# 薬理学
## ―医薬品の作用―

| | |
|---|---|
| 明治薬科大学名誉教授 | 竹内幸一 |
| 徳島大学大学院ヘルスバイオサイエンス研究部教授 | 福井裕行　編集 |
| 帝京大学薬学部教授 | 栗原順一 |

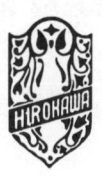

東京　廣川書店　発行

## 執筆者一覧（五十音順）

| | |
|---|---|
| 赤木　宏行 | 広島国際大学薬学部教授 |
| 石橋　芳雄 | 明治薬科大学准教授 |
| 大石　一彦 | 明治薬科大学教授 |
| 小野　景義 | 帝京大学薬学部教授 |
| 栗原　順一 | 帝京大学薬学部教授 |
| 小山　　豊 | 大阪大谷大学薬学部教授 |
| 髙田　芳伸 | 奥羽大学薬学部教授 |
| 竹内　幸一 | 明治薬科大学名誉教授 |
| 中牟田弘道 | 広島国際大学薬学部教授 |
| 萩原　幸彦 | 昭和薬科大学教授 |
| 菱沼　　滋 | 明治薬科大学准教授 |
| 福井　裕行 | 徳島大学大学院ヘルスバイオサイエンス研究部教授 |
| 福岡　正道 | 帝京平成大学薬学部教授 |
| 福森　隆次 | 昭和薬科大学教授 |
| 藤田　　貢 | 広島国際大学薬学部准教授 |
| 堀江　修一 | 女子栄養大学栄養学部教授 |
| 堀尾　修平 | 徳島大学大学院ヘルスバイオサイエンス研究部助教 |
| 三田　充男 | 明治薬科大学准教授 |

# まえがき

　平成18年4月から実施される薬剤師教育6年制を前に，日本薬学会から教育内容のカリキュラム案が提示された．また，新薬剤師国家試験出題基準（90回～94回）に準拠して，90回薬剤師国家試験が実施された．現在，これらに基づいた教科書作りがいくつか進行している．

　薬理学関係の書籍も，基礎から臨床へ，モノからヒトへ，薬理から薬物治療へ，言い方はいろいろあろうが，患者中心の，個別化（テーラーメイド）医療をめざした方向に進展している．すなわち，医薬品の作用機序の理解だけにとどまらず，薬物治療，医薬品の安全対策に結びつけた学習が必要になってきた．同時に疾病・病態からの学習も必要となってきた．従って，薬理学で取扱われる目次や項目も，これまでのモノ（医薬品）中心のタイトルから，疾病・病態のタイトルも混在している．

　新薬剤師国家試験出題基準から，強心薬，狭心薬は心不全治療薬，虚血性心疾患治療薬の中に組込まれ，オータコイドの項目はなくなった．消化器・泌尿器系の薬物では，肝・胆・膵臓機能改善薬，排尿障害治療薬・頻尿治療薬などが追加され，統合失調症，認知症の新語や，抗悪性腫瘍薬には分子標的治療薬が登場した．いずれにせよ，年間30以上の新医薬品の登場，それらを組込んだ薬物治療のガイドラインの改定をも考慮しながら，臨床薬理学にどう進展させてゆくのか．

　時勢に流されずに，薬理学は基本的な作用機序を追いかけるべきかもしれないとの思いもある．しかしながら，本書で取扱う主要医薬品には，効能・効果，用法・用量，警告・禁忌，副作用，相互作用なども記述することにした．基礎薬理学から薬物療法への方向性を加味している．医薬品名の表示はこれまで同様とした．第15改正日本薬局方から実施となる新表示は次回の改訂にまわすことにした．

　わが国において販売，使用される医薬品を中心に，ひとまずは4年生，将来は5～6年生の病院実習，薬局実習を実施する学生の基礎知識となるように配慮して構成した．従って，従来の薬理学とはやや趣を異にしている．また，意に満たない点も少なくないと考えている．

　本書を利用していただく方々からの忌憚のないご批判を仰ぎ，改善を加えてゆきたい．本書の出版に御協力をいただいた分担執筆者の諸先生に感謝する．また，本書の出版を推進していただいた廣川書店社長廣川節男氏をはじめ編集部の皆様に感謝申し上げたい．

　2005年8月

竹内　幸一<br>
福井　裕行<br>
栗原　順一

# 目 次

## 第1章 薬物の作用機序 … 1

### 1.1 薬物作用 … 1
1.1.1 促進薬と抑制薬　1
1.1.2 種々の薬物作用　1
1.1.3 薬理作用の特異的作用と非特異的作用　2
1.1.4 薬物と標的分子の相互作用　2

### 1.2 薬物の用量と反応 … 3
1.2.1 用量と反応の解析　3
1.2.2 余剰受容体　4
1.2.3 競合拮抗薬と非可逆的拮抗薬　6
1.2.4 部分作動薬と逆作動薬　7

### 1.3 受容体情報伝達 … 8
1.3.1 受容体　8
1.3.2 細胞内情報伝達物質（セカンドメッセンジャー）　13

### 1.4 内因性リガンド受容体以外の薬物の標的分子 … 18
1.4.1 酵 素　18
1.4.2 イオンチャネル　19
1.4.3 構造タンパク質　21

### 1.5 新たな薬物受容体と創薬 … 21
1.5.1 構造活性相関と受容体サブタイプ　21
1.5.2 ゲノム創薬　22

### 1.6 薬物の消失に関わる分子 … 23
1.6.1 トランスポーター　23
1.6.2 薬物代謝酵素　24

## 第2章 末梢神経系およびその効果器に作用する薬物 … 27

### 2.1 自律神経系およびその効果器に作用する薬物 … 27
2.1.1 自律神経系の機能と形態　27
2.1.2 自律神経系の化学伝達　33
2.1.3 化学伝達物質の生合成と分解　35
2.1.4 自律神経伝達と受容体　37
2.1.5 末梢神経作用薬の分類　40

2.1.6 アドレナリン作動薬　41
2.1.7 間接型アドレナリン作動薬　51
2.1.8 中間型アドレナリン作動薬　52
2.1.9 アドレナリン受容体遮断薬　53
2.1.10 アドレナリン作動性神経遮断薬　61
2.1.11 コリン作動薬　63
2.1.12 抗コリン薬　71
2.1.13 自律神経節遮断薬　76

2.2 体性神経系およびその効果器に作用する薬物 …………………………… 78
2.2.1 局所麻酔薬　78
2.2.2 神経筋接合部遮断薬　83

# 第3章 中枢神経系に作用する薬物 …………………………………… 93

3.1 中枢神経作用薬総論 ……………………………………………………… 93
3.1.1 神経細胞の電気的特徴　93
3.1.2 シナプス伝達　94
3.1.3 神経伝達物質のシナプス後での作用　96
3.1.4 シナプス後電位　97
3.1.5 シナプス伝達効率の変化　100
3.1.6 中枢神経作用薬の作用点　100
3.1.7 血液-脳関門　101

3.2 全身麻酔薬 ……………………………………………………………… 102
3.2.1 麻酔の段階　102
3.2.2 全身麻酔薬の作用機序　104
3.2.3 吸入麻酔薬　105
3.2.4 静脈麻酔薬　108
3.2.5 神経遮断性鎮痛法　109
3.2.6 麻酔前投薬　110

3.3 催眠薬 ………………………………………………………………… 110
3.3.1 睡眠と睡眠障害　111
3.3.2 催眠薬　113

3.4 向精神薬 ……………………………………………………………… 122
3.4.1 抗精神病薬　122
3.4.2 抗不安薬　129
3.4.3 抗うつ薬と気分安定薬　133

3.5 抗てんかん薬 ………………………………………………………… 141
3.5.1 てんかん発作　141
3.5.2 抗てんかん薬　143

## 3.6 中枢性筋弛緩薬 …………………………………………………………… *146*
## 3.7 抗パーキンソン病薬 ………………………………………………………… *148*
    3.7.1 　パーキンソン病の病態生理　148
    3.7.2 　抗パーキンソン病薬　151
## 3.8 鎮痛薬 ……………………………………………………………………… *156*
    3.8.1 　痛覚の発現機構　156
    3.8.2 　麻薬性鎮痛薬　161
## 3.9 解熱鎮痛薬 ………………………………………………………………… *167*
    3.9.1 　サリチル酸誘導体　167
    3.9.2 　パラアミノフェノール誘導体　168
    3.9.3 　ピラゾロン誘導体　168
## 3.10 中枢興奮薬 ……………………………………………………………… *169*
    3.10.1 　中枢興奮薬の分類　169
    3.10.2 　大脳皮質興奮薬　170
    3.10.3 　中枢性呼吸興奮薬　173
    3.10.4 　脊髄興奮薬　173
## 3.11 めまい治療薬 ……………………………………………………………… *174*
    3.11.1 　めまいの治療薬（鎮暈薬）　174
## 3.12 脳循環代謝改善薬 ………………………………………………………… *176*
    3.12.1 　脳循環改善薬（脳血管拡張薬）　177
    3.12.2 　脳代謝改善薬（神経機能賦活薬）　178
    3.12.3 　内因性生理活性物質　180
## 3.13 抗アルツハイマー病薬 …………………………………………………… *181*

# 第4章　免疫系に作用する薬物 ………………………………………… *185*

## 4.1 免疫抑制薬 ………………………………………………………………… *185*
    4.1.1 　細胞毒性薬　185
    4.1.2 　特異的免疫抑制薬　186
    4.1.3 　糖質コルチコイド　188
    4.1.4 　抗体製剤　188
    4.1.5 　拒絶反応に対する薬物療法　189
## 4.2 免疫増強薬 ………………………………………………………………… *189*
    4.2.1 　サイトカイン類　189
    4.2.2 　非特異的賦活薬　190
## 4.3 免疫調節薬 ………………………………………………………………… *191*
    4.3.1 　疾患修飾抗リウマチ薬　191
## 4.4 ワクチン・抗血清 ………………………………………………………… *193*
    4.4.1 　ワクチン　194

4.4.2　抗体製剤　194

# 第5章　抗アレルギー薬 … *197*

## 5.1　抗ヒスタミン薬 … *198*
5.1.1　ヒスタミン　198
5.1.2　ヒスタミン受容体　201
5.1.3　ヒスタミンの生理作用　202
5.1.4　ヒスタミン受容体遮断薬　204

## 5.2　ケミカルメディエーター遊離阻害薬 … *207*
5.2.1　酸性抗アレルギー薬　207
5.2.2　塩基性抗アレルギー薬　207

## 5.3　ケミカルメディエーター合成阻害薬 … *209*
5.3.1　トロンボキサン $A_2$（$TXA_2$）合成阻害薬　209
5.3.2　ロイコトリエン（LT）合成阻害薬　209
5.3.3　Th2サイトカイン阻害薬　209

## 5.4　ケミカルメディエーター拮抗薬 … *210*
5.4.1　抗ヒスタミン薬　210
5.4.2　$TXA_2$拮抗薬　210
5.4.3　LT拮抗薬　210

## 5.5　オータコイド … *210*
5.5.1　ヒスタミン　211
5.5.2　セロトニン　211
5.5.3　キニン類　216
5.5.4　タキキニン類　218
5.5.5　レニン・アンギオテンシン　219
5.5.6　エンドセリン　223
5.5.7　エイコサノイド　225
5.5.8　血小板活性化因子　232
5.5.9　プリン誘導体（ATP・ADP・アデノシン）　233

# 第6章　抗炎症薬 … *235*

## 6.1　ステロイド性抗炎症薬 … *235*
6.1.1　作用機序　236
6.1.2　ステロイド性抗炎症薬の種類　236
6.1.3　薬理作用　236
6.1.4　薬物動態　236
6.1.5　副作用・投与上の注意　237

## 6.2　非ステロイド性抗炎症薬 … *237*

6.2.1 作用機序　237
6.2.2 非ステロイド性抗炎症薬の種類　238
6.2.3 非ステロイド性抗炎症薬の薬理作用　240
6.2.4 薬物動態　241
6.2.5 副作用・投与上の注意　241

## 第7章　心臓血管系に作用する薬物　243

### 7.1　循環器系の形態と機能　243
7.1.1 血液循環　243
7.1.2 心　臓　244
7.1.3 血　管　245
7.1.4 循環系の調節機構　245

### 7.2　心不全治療薬　247
7.2.1 心不全の病態と薬物療法　247
7.2.2 心機能を高める薬物　248
7.2.3 心臓にかかる負荷を軽減する薬物　255
7.2.4 その他　257

### 7.3　不整脈治療薬　257
### 7.4　虚血性心疾患治療薬　264
### 7.5　高血圧症治療薬　272
7.5.1 カルシウム拮抗薬　273
7.5.2 レニン-アンギオテンシン系抑制薬　276
7.5.3 降圧利尿薬　279
7.5.4 アドレナリン$\beta$受容体遮断薬（$\alpha\beta$遮断薬を含む）　280
7.5.5 アドレナリン$\alpha$受容体遮断薬　282
7.5.6 中枢性交感神経抑制薬　282
7.5.7 末梢性交感神経抑制薬　283
7.5.8 古典的血管拡張薬　283

### 7.6　低血圧症治療薬　284
### 7.7　末梢循環障害治療薬（末梢血管拡張薬）　287
7.7.1 プロスタグランジン製剤　287
7.7.2 ニコチン酸系薬　288
7.7.3 アドレナリン$\alpha$受容体遮断薬　288
7.7.4 アドレナリン$\beta$受容体刺激薬　289
7.7.5 その他　289

## 第8章　呼吸器系に作用する薬物　291

### 8.1　呼吸器の生理・解剖　291

8.2　呼吸興奮薬 …………………………………………………………… *292*

　　8.3　鎮咳・去痰薬 ………………………………………………………… *294*

　　　　8.3.1　鎮咳薬　294

　　　　8.3.2　去痰薬　298

　　8.4　気管支喘息治療薬 …………………………………………………… *301*

## 第9章　消化器系に作用する薬物 ……………………………………… *315*

　　9.1　消化器系の機能調節機構 …………………………………………… *315*

　　9.2　健胃消化薬 …………………………………………………………… *316*

　　9.3　胃腸機能調節薬 ……………………………………………………… *316*

　　　　9.3.1　副交感神経興奮様薬　316

　　　　9.3.2　抗ドパミン薬　316

　　　　9.3.3　その他　317

　　9.4　消化性潰瘍治療薬 …………………………………………………… *317*

　　　　9.4.1　攻撃因子を抑制する薬物　318

　　　　9.4.2　防御因子を増強する薬物　321

　　　　9.4.3　*Helicobacter pylori*（*H. pylori*）の除菌　322

　　9.5　催吐薬および制吐薬 ………………………………………………… *322*

　　　　9.5.1　催吐薬　322

　　　　9.5.2　制吐薬　323

　　9.6　下剤（瀉下薬） ……………………………………………………… *324*

　　　　9.6.1　機械的下剤　324

　　　　9.6.2　刺激性下剤　325

　　　　9.6.3　その他　326

　　9.7　止瀉薬 ………………………………………………………………… *326*

　　　　9.7.1　吸着薬　326

　　　　9.7.2　収れん薬　326

　　　　9.7.3　腸運動抑制薬　326

　　　　9.7.4　その他　327

　　9.8　利胆薬 ………………………………………………………………… *327*

　　　　9.8.1　催胆薬　327

　　　　9.8.2　排胆薬　328

　　　　9.8.3　胆石溶解薬　328

## 第10章　泌尿器系に作用する薬物 ……………………………………… *331*

　　10.1　体液の平衡ならびに腎臓の機能 …………………………………… *331*

　　　　10.1.1　体液の平衡　331

　　　　10.1.2　腎臓の機能　332

10.2 利尿薬 ………………………………………………………………… *335*
    10.2.1 ベンゾチアジアジン誘導体 336
    10.2.2 ループ利尿薬 337
    10.2.3 カリウム保持性利尿薬 338
    10.2.4 炭酸脱水酵素阻害薬 339
    10.2.5 浸透圧性利尿薬 340

10.3 排尿障害・頻尿治療薬 ……………………………………………… *341*
    10.3.1 排尿障害治療薬 341
    10.3.2 頻尿治療薬 342

## 第11章 生殖器系に作用する薬物 ……………………………………… *343*

11.1 性機能不全治療薬 …………………………………………………… *343*

11.2 子宮収縮薬 …………………………………………………………… *344*
    11.2.1 プロスタグランジン製剤 344
    11.2.2 麦角アルカロイド製剤 345
    11.2.3 オキシトシン 346

11.3 子宮弛緩薬 …………………………………………………………… *346*
    11.3.1 $\beta_2$受容体刺激薬 347
    11.3.2 抗コリン薬 347
    11.3.3 その他 348

11.4 避妊薬 ………………………………………………………………… *348*

## 第12章 血液・造血器官に作用する薬物 ……………………………… *349*

12.1 貧血治療薬 …………………………………………………………… *349*
    12.1.1 再生不良性貧血の治療薬 350
    12.1.2 腎性貧血の治療薬 351
    12.1.3 巨赤芽球性貧血の治療薬 351
    12.1.4 鉄欠乏性貧血の治療薬 354
    12.1.5 溶血性貧血の治療薬 356

12.2 白血球減少症治療薬 ………………………………………………… *356*

12.3 血液凝固阻害薬および止血薬 ……………………………………… *358*
    12.3.1 血液凝固阻害薬 359
    12.3.2 止血薬 364

12.4 血小板凝集阻害薬 …………………………………………………… *367*

12.5 血栓溶解薬 …………………………………………………………… *371*

12.6 血液代用薬 …………………………………………………………… *373*

12.7 血液製剤 ……………………………………………………………… *374*

## 第13章　眼に作用する薬物 …………………………………… *377*

### 13.1　点眼薬 …………………………………………………………… *377*
- 13.1.1　散瞳薬　378
- 13.1.2　縮瞳薬　378
- 13.1.3　局所麻酔薬　379
- 13.1.4　抗菌薬　379
- 13.1.5　角膜治療薬　379
- 13.1.6　血管収縮薬　380
- 13.1.7　眼精疲労　380

### 13.2　白内障治療薬 …………………………………………………… *381*

### 13.3　緑内障治療薬 …………………………………………………… *382*
- 13.3.1　開放隅角緑内障　383
- 13.3.2　閉塞隅角（狭隅角）緑内障　386

### 13.4　アレルギー性結膜炎治療薬 …………………………………… *387*

## 第14章　皮膚に作用する薬物 …………………………………… *389*

### 14.1　皮膚潰瘍治療薬 ………………………………………………… *390*

### 14.2　鎮痒・消炎・鎮痛薬 …………………………………………… *391*

### 14.3　角化症・乾癬・魚鱗癬治療薬 ………………………………… *392*

### 14.4　アトピー性皮膚炎 ……………………………………………… *394*

## 第15章　内分泌・代謝系に作用する薬物 …………………… *395*

### 15.1　ホルモン ………………………………………………………… *395*
- 15.1.1　ホルモン受容体　395
- 15.1.2　視床下部-下垂体系　397
- 15.1.3　視床下部ホルモン　398
- 15.1.4　下垂体前葉ホルモン　400
- 15.1.5　下垂体後葉ホルモン　402
- 15.1.6　甲状腺ホルモンと抗甲状腺薬　403
- 15.1.7　カルシウム代謝に関与するホルモン　405
- 15.1.8　膵臓ホルモン　407
- 15.1.9　副　腎　409
- 15.1.10　性ホルモン　413
- 15.1.11　消化管ホルモンとその関連薬　417

### 15.2　ビタミン ………………………………………………………… *418*
- 15.2.1　脂溶性ビタミン　419
- 15.2.2　水溶性ビタミン　423

- **15.3 糖尿病治療薬** ……… *426*
- **15.4 高脂血症治療薬** ……… *431*
- **15.5 高尿酸血症・痛風治療薬** ……… *437*
- **15.6 代謝性骨疾患治療薬** ……… *439*

## 第16章 病原微生物に作用する薬物 ……… *445*

- **16.1 抗細菌薬** ……… *445*
  - 16.1.1 抗菌作用と抗菌スペクトル　445
  - 16.1.2 postantibiotic effect（PAE）　447
  - 16.1.3 抗細菌薬の種類　447
  - 16.1.4 細胞壁（ペプチドグリカン）合成阻害薬　448
  - 16.1.5 細菌のタンパク質合成阻害薬　458
  - 16.1.6 細菌の核酸合成阻害薬　463
  - 16.1.7 葉酸合成阻害薬　466
  - 16.1.8 細菌の細胞膜障害薬　467
- **16.2 抗抗酸菌薬** ……… *468*
  - 16.2.1 抗結核薬　468
  - 16.2.2 抗ハンセン病薬　470
- **16.3 抗真菌薬** ……… *471*
  - 16.3.1 真菌細胞膜に作用する抗真菌薬　472
  - 16.3.2 核酸合成阻害薬　475
  - 16.3.3 有糸分裂阻害薬　475
  - 16.3.4 真菌細胞壁合成阻害薬　476
- **16.4 抗ウイルス薬** ……… *476*
  - 16.4.1 抗ヘルペスウイルス薬，抗水痘・帯状疱疹ウイルス薬　476
  - 16.4.2 抗HIV薬　478
  - 16.4.3 抗インフルエンザウイルス薬　482
  - 16.4.4 抗B型，C型肝炎ウイルス薬　483
  - 16.4.5 抗RSウイルス薬　484
- **16.5 抗寄生虫薬** ……… *484*
  - 16.5.1 抗原虫薬　485
  - 16.5.2 駆虫薬　486
- **16.6 消毒薬** ……… *488*
  - 16.6.1 手指消毒薬　488
  - 16.6.2 環境消毒薬　491

## 第17章 抗悪性腫瘍薬 ……… *493*

- **17.1 アルキル化薬** ……… *495*

17.1.1 ナイトロジェンマスタード類　495
17.1.2 エチレンイミン類　497
17.1.3 メタンスルホン酸類　498
17.1.4 ニトロソ尿素類　498
17.1.5 トリアゼン類　499
17.2 代謝拮抗薬 ……………………………………………………………… *499*
17.2.1 葉酸代謝拮抗薬　499
17.2.2 ピリミジン代謝拮抗薬　501
17.2.3 プリン代謝拮抗薬　505
17.2.4 その他　507
17.3 抗生物質 ………………………………………………………………… *507*
17.3.1 RNA（およびDNA）合成阻害薬　507
17.3.2 DNA合成阻害薬　510
17.4 白金錯体 ………………………………………………………………… *513*
17.5 天然物由来物質 ………………………………………………………… *515*
17.6 ホルモン療法薬 ………………………………………………………… *519*
17.7 免疫療法薬 ……………………………………………………………… *522*
17.8 分子標的治療薬 ………………………………………………………… *524*
17.9 その他 …………………………………………………………………… *527*

## 第18章　診断用薬 …………………………………………………………… *531*

18.1 造影剤 …………………………………………………………………… *531*
18.1.1 X線診断用　531
18.1.2 磁気共鳴断層撮影（MRI）用　532
18.1.3 超音波診断用　532
18.1.4 造影補助剤　532
18.2 内・外分泌機能検査薬 ………………………………………………… *533*
18.2.1 下垂体機能検査に用いるもの　533
18.2.2 インスリン分泌機能検査に用いるもの　534
18.2.3 副甲状腺機能検査に用いるもの　534
18.2.4 外分泌機能検査に用いるもの　534
18.3 肝・腎機能検査薬 ……………………………………………………… *535*
18.4 放射性診断薬 …………………………………………………………… *535*
18.5 体外検査薬（妊娠，糖尿，潜血など）………………………………… *536*
18.6 その他 …………………………………………………………………… *537*

## 第19章　薬効薬理と一般薬理 ……………………………………………… *539*

19.1 医薬品開発のプロセス ………………………………………………… *539*

**19.2 非臨床試験** ……………………………………………………………… *542*
 19.2.1 薬理試験 542
 19.2.2 毒性試験 544
 19.2.3 薬剤学的試験 545
**19.3 臨床試験（治験）** ……………………………………………………… *545*
**19.4 市販後調査** ……………………………………………………………… *546*

## 第 20 章　医薬品の安全性 ……………………………………………… *549*

**20.1 副作用とその作用機序** ………………………………………………… *549*
 20.1.1 副作用の分類 549
 20.1.2 副作用の機序 550
**20.2 薬物動態学的要因による副作用** ……………………………………… *552*
 20.2.1 薬物の吸収と副作用 552
 20.2.2 薬物の分布と副作用 553
 20.2.3 薬物の排泄と副作用 554
 20.2.4 薬物の代謝と副作用 554
**20.3 シトクロム P450 の多型と副作用発現** ……………………………… *558*
 20.3.1 シトクロム P450 の多型 558
 20.3.2 シトクロム P450 の阻害による薬物（食物）相互作用と副作用 560
 20.3.3 シトクロム P450 の誘導による代謝物の毒性 562

索　引 ………………………………………………………………………… *563*

# Chapter 1

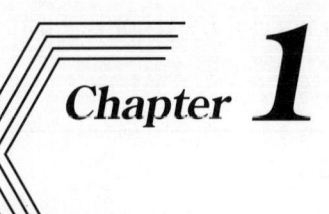

# 薬物の作用機序

## 到達目標
- 薬物の用量と作用の関係を説明できる．
- アゴニスト（刺激薬・作用薬）とアンタゴニスト（拮抗薬・遮断薬）について説明できる．
- 薬物の作用するしくみについて，受容体，酵素，チャネルを例にあげて説明できる．
- 代表的な薬物受容体を列挙し，刺激あるいは阻害された場合の生理反応を説明できる．
- 薬効に個人差ができる要因を列挙できる．
- 薬物の主作用と副作用（有害作用），毒性との関係について説明できる．

## 1.1 薬物作用

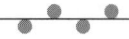

### 1.1.1 促進薬と抑制薬

薬物が生体に及ぼす作用を薬理作用という．薬理作用は，生体の本来もっている機能を強めたり，弱めたりすることにより発現する．促進薬と抑制薬は，文字通りそれぞれ，生体に対して興奮作用と抑制作用を引き起こす．生体機能を促進させる薬理作用を興奮作用と呼び，機能を低下させる作用を抑制作用と呼ぶ．作用は，多くの場合可逆的であるが，抑制作用が非可逆的に停止した場合を麻痺と呼ぶ．

### 1.1.2 種々の薬物作用

薬物の作用は種々の表現で記載される．主として次のような用語が用いられる．
1) 直接作用と間接作用：薬物が器官，組織，細胞に直接作用して，その機能を変える場合を**直接作用**と呼び，二次的に他の器官，組織，細胞の機能を変える場合を**間接作用**と呼ぶ．
2) 局所作用と全身作用：薬物が適用部位に限局して作用を発現する場合を**局所作用**と呼び，適用部位から吸収されて全身に分布することにより作用を発現する場合を**全身作用**と呼ぶ．
3) 選択作用と一般作用：全身作用において，薬物が特定の器官，組織にのみ強く作用する場合を**選択作用**と呼び，多くの器官，組織に，同じように作用する場合を**一般作用**と呼ぶ．
4) 主作用と副作用：治療目的にかなった作用を**主作用**と呼び，それ以外の作用を**副作用**と呼ぶ．

また，医薬外薬品のうち毒性の強いものや，医薬品でも常用量以上の大量使用により引き起こされる有害な作用を中毒と呼ぶ．

## 1.1.3 薬理作用の特異的作用と非特異的作用

### 1. 特異的作用

多くの薬物は，特異的作用により薬理作用を発現する．薬物の特異的作用は，薬物が生体内の標的分子内に存在する特異的結合部位に結合して発現する．標的分子の特異的結合部位は，薬物の有機化学構造にフィットする構造を有する．標的分子は，多くの場合タンパク質であり，生体内リガンド受容体（通常，受容体といえばこれを指す），酵素，イオンチャネル，トランスポーターなどが含まれる．さらに，特異的作用を介して発現すると考えられる薬物であっても，標的分子が未知の薬物も多く存在する．しかし，生体内リガンド受容体が，薬物の標的分子の中の主役である．薬物の標的分子を薬物受容体と呼ぶことが可能であるが，生体の情報伝達を行う生体内リガンド受容体と紛らわしい．そこで，本書では受容体は生体内リガンド受容体に限ることにする．

### 2. 非特異的作用

非特異的作用とは，薬物が特異的に結合する標的をもたず，物理化学的性質に基づいて発現する作用をいう．薬物全体では少数である．例として，浸透圧作用による塩類下剤，浸透圧利尿薬，中和作用による制酸薬，機械的保護作用による軟膏薬，タンパク質変性作用によるアルコール消毒，キレート結合による重金属解毒薬などがある．

## 1.1.4 薬物と標的分子の相互作用

### 1. 標的分子

生体において，種々の分子が生理機能を担っている．特異的作用をもつ薬物は，ある特定の標的分子に結合して作用を発現する．多くの薬物標的分子は，生体内情報伝達において重要な機能をもつタンパク質である．薬物標的分子には，受容体，酵素，イオンチャネル，トランスポーター，構造タンパク質など多岐のものが含まれる．しかし，これらのタンパクの中で，何故，ある特定のタンパクが薬物の標的分子になりうるか，という問いに対する答を明確に示すことは，薬物の開発において大変重要なことである．標的分子として最も頻度が高く，重要なものが受容体である．受容体に対する内因性リガンドは，神経伝達物質，ホルモン，オータコイド，サイトカインなどである．内因性リガンド受容体の命名と，それに作用する薬物は，国際薬理学連合受容体命名薬物分類委員会により，毎年 *Trends in Pharmacological Sciences* に掲載される．薬物の標的分子の相互作用については，薬物と受容体の相互作用を中心に述べる．

## 2. 薬物（リガンド）の構造

例外もあるが，薬物は多くの場合，有機化合物である．薬物は薬物受容体と特異的に結合し，相互作用する．多くの場合，薬物はそのままの構造で薬物受容体と結合するが，体内で変化して結合するようになる場合もある（プロドラッグと呼ぶ）．薬物は標的分子と結合するために，適切な投与法により投与する．薬物は，固体，液体，気体のいずれも存在する．また，多くの薬物の分子量は 100～1,000 であり，弱酸または弱塩基である．また，イオン結合などの強い結合以外に，水素結合，van der Waals 結合など弱い結合が特異的結合として必要である．そして，当然ながら立体異性をもつ構造である．

## 3. 作動薬と拮抗薬

薬物には，受容体に結合して受容体を活性化するものと，活性化された受容体に対して拮抗的に結合して受容体活性を抑制するものがある．前者を作動薬，刺激薬，アゴニストなどと呼び，後者を拮抗薬，遮断薬，アンタゴニスト，ブロッカーなど様々な名前で呼ぶ．作動薬は受容体に直接結合して作用を引き起こすものと，受容体を間接的に活性化するものがある．拮抗薬は，受容体に直接結合し，他のリガンドの結合を阻害する．いずれにしても，薬物と受容体との結合により生理機能に著明な影響が現れる．しかし，受容体機能と生理機能との間には，種々の情報ネットワークが存在するため，受容体の活性化・不活化と生理機能の促進・抑制状態とは必ずしも相関しない．

## 4. 薬物の受容体に対する特異性

薬物は，ある特定の受容体に対してのみ特異的に結合することを理想とする．薬物は，その分子構造に適合した受容体分子内ポケットに入り込んで複合体を形成する．受容体には構造が類似した受容体サブタイプ，あるいは受容体サブクラスが存在することが多く，薬物が受容体サブタイプを区別せず，結合する可能性は極めて高い．さらに，その他の受容体や受容体以外のタンパク質と結合する可能性も低くない．このような薬物-受容体結合は，薬物の副作用の原因となると考えられる．

# 1.2 薬物の用量と反応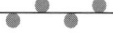

## 1.2.1 用量と反応の解析

受容体の薬物に対する親和性が，薬物・受容体複合体を形成する薬物の濃度を決め，用量-反応の関係を決定する．また，受容体の発現量が薬物反応の最大反応を決定する．

*in vitro* の実験系においては，薬物による作用発現は理想的な条件に近くなり，薬物の濃度と作用の強さの関係は，以下の直角双曲線の式で表される（図 1.1A）．

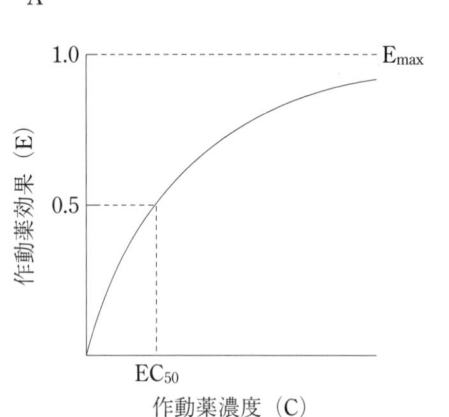 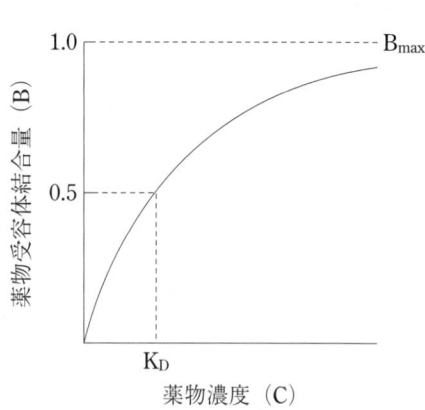

**図 1.1　薬物濃度に対する薬物効果曲線 A および薬物濃度に対するリガンドの受容体への結合曲線 B**
最大の作動薬効果（E = 1.0）の半分（E = 0.5）を引き出す薬物濃度（C）を $EC_{50}$ と呼び，リガンドの最大受容体結合量（B = 1.0）の半分（B = 0.5）を引き出す薬物濃度（C）を $K_D$ と呼ぶ．

$$E = \frac{E_{max} \times C}{C + EC_{50}}$$

ただし，E は濃度 C における作用の強さ，$E_{max}$ はその薬物によって引き起こされる最大効果，そして，$EC_{50}$ は最大効果の 50％を引き起こす薬物の濃度を表す．

　一方，放射性同位元素で標識したリガンド（薬物）を用いた結合試験により，受容体の特異的リガンド結合部位へのリガンド結合が確かめられており，以下の直角双曲線の式で表される（図 1.1 B）．

$$B = \frac{B_{max} \times C}{C + K_D}$$

ただし，B は濃度 C におけるリガンド結合量，$B_{max}$ はリガンドの最大結合量（受容体の密度），$K_D$（解離定数）はリガンドの最大結合量の 50％が結合しているときのリガンドの濃度である．すなわち，質量作用に類似した関係式より，薬物の濃度と作用の関係においても，薬物の受容体への結合が基礎になっていることを示唆している．しかし，$EC_{50}$ 値と $K_D$ 値が等しい場合もあるが，等しくならない場合もある．

　用量−反応曲線を図示する方法として，薬物の濃度を対数で表すことが多く，用量−反応の関係を比較するのが容易になる．

### 1.2.2　余剰受容体

　余剰受容体が存在する場合，すべての受容体に薬物が結合する濃度よりも低い濃度で最大反応が得られる（図 1.2, 曲線 A）．非可逆的拮抗薬の濃度を上げていくと，ある濃度までは作動薬の濃度を上げることにより最大反応が得られる（図 1.2, 曲線 B）．しかし，ある濃度以上になると，

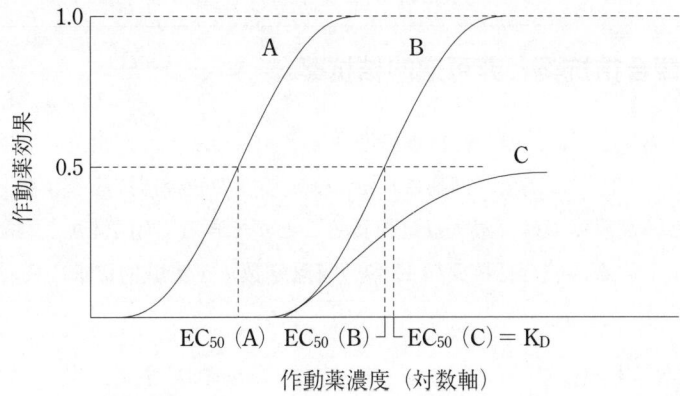

**図1.2　余剰受容体が存在する場合の作動薬濃度-作動薬効果曲線**
A：拮抗薬のない場合，最大作動薬効果の半分の効果は，$EC_{50}$（A）の濃度で引き起こされる．B：すべての余剰受容体を拮抗薬で遮断した場合，最大作動薬効果の半分の効果は，$EC_{50}$ B の濃度で引き起こされる．C：余剰受容体を過剰の拮抗薬で遮断した場合，作動薬の最大効果は低下する．しかし，最大作動薬効果の半分の効果は $EC_{50}$（B）の濃度から変化しない．

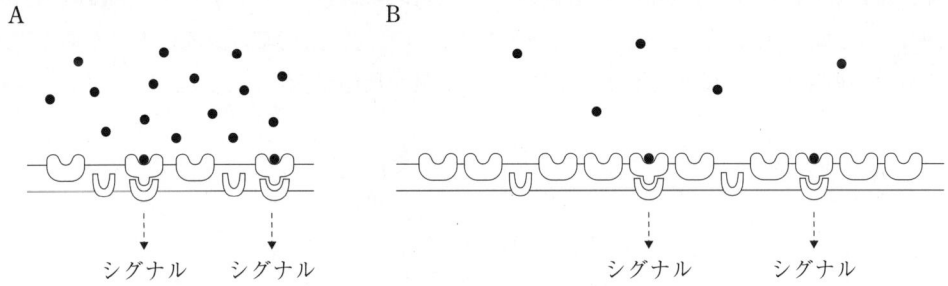

**図1.3　余剰受容体による感受性の亢進**
A：余剰受容体がない場合，受容体に対する親和性が Kd の作動薬は，Kd の濃度で最大薬物効果の半分の効果が引き起こされる．B：余剰受容体がある場合，受容体に対する親和性が Kd の作動薬は，Kd よりはるかに低い濃度で最大薬物効果の半分の効果が引き起こされる．作動薬が Kd よりはるかに低い濃度で受容体以降のシグナル伝達機構が最大に達する．

余剰受容体がなくなるので，作動薬の濃度を上げても最大反応は得られなくなる（図1.2，曲線C）．余剰受容体が存在する場合の反応の増強は，図1.3により説明できる．図1.3 A は，余剰受容体がない場合を示す．作動薬の濃度が Kd の時，受容体の 50％，すなわち，4個の受容体の半分の2個の受容体に作動薬が結合する．4個の効果器によるシグナルは，4個の受容体で最大反応が引き起こされるので，2個の受容体刺激による反応は，最大反応の半分である．図1.3Bは，余剰受容体がある場合を示す．受容体数が多いので，2個の受容体に作動薬が結合するためには，Kd よりはるかに低い濃度で十分である．最大反応は4個の効果器に4個の受容体が結合すればよいので，2個の受容体による最大反応の半分の反応は，Kd よりはるかに低い作動薬の濃度で引き起こされる．余剰受容体による現象の例として，心筋のアドレナリン β 受容体を介する陽性変力作用が知られている．

## 1.2.3 競合拮抗薬と非可逆的拮抗薬

一定濃度の作動薬存在下に，競合拮抗薬の濃度を上昇させると，作動薬の作用は抑制され，高濃度の拮抗薬により，作用は完全に抑制される．一定濃度の競合拮抗薬の存在下に，作動薬の濃度を上昇させると，高濃度では，最大反応を得ることができる（図1.4 A）．すなわち，用量-反応曲線が右方シフトする．競合拮抗薬の $K_i$ 値（解離定数）を実験的に求めるためにシルドの式 Schild equation を用いる．

$$\frac{EC_{50}b}{EC_{50}a} = 1 + \frac{[I]}{K_i}$$

ただし，$EC_{50}a$ は，競合拮抗薬非存在下に一定の反応を得るための作動薬の濃度であり，$EC_{50}b$ は，競合拮抗薬の濃度［I］の存在下に同じ大きさの反応を得るための作動薬の濃度である．

非可逆的拮抗薬は，受容体を不可逆的に不活化するので，受容体数の減少が起こる場合と同じである．作動薬による最大反応は，不活化された受容体数に従って減少する（図1.4 B）．しかし，$EC_{50}$ 値は変化しない．余剰受容体が存在する場合，非可逆的拮抗薬の濃度の上昇がある程度以内であれば，$EC_{50}$ 値の上昇と高濃度の作動薬による最大反応が得られる．

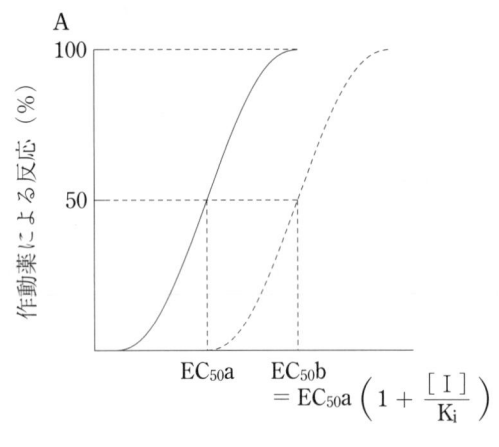
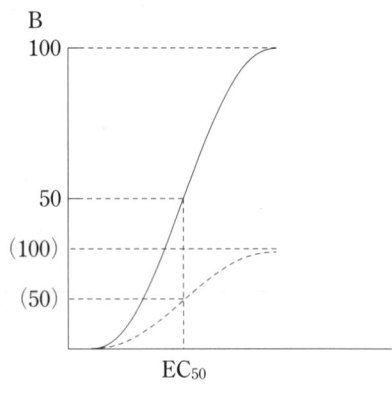

**図1.4 競合拮抗薬（A）と非可逆的拮抗薬（B）の薬物濃度-薬物反応曲線**
競合拮抗薬と作動薬は，受容体の同じ部位に結合する．競合拮抗薬が作動薬と受容体の結合を阻害するため，作動薬の濃度を高めることにより，作動薬の最大反応が得られる．薬物濃度-薬物反応曲線が全体として右方移動し，薬物の $EC_{50}$ は $EC_{50}a$ から $EC_{50}b$ に移動する．非可逆的拮抗薬が存在する場合，拮抗薬と作動薬それぞれの受容体への結合部位は異なる．そのため，$EC_{50}$ は変化しないが薬物の最大効果は減弱する．

## *1.2.4* 部分作動薬と逆作動薬

### 1. 部分作動薬

作動薬の受容体への結合により，受容体の構造変化が引き起こされ，受容体・効果器共役，効果器の活性化によりシグナルが下流に発信される．完全作動薬は，シグナルの発信が最大限に引き起こされる（図1.5 A）のに対して，部分作動薬は，不十分にしか引き起こされない（図1.5 B）．完全拮抗薬は，受容体に結合するが，シグナルは発信されない（図1.5 C）．詳細に述べると，受容体の作動薬結合部位には，複数個のアミノ酸残基が関係すると考えられる．このアミノ酸残基は，受容体シグナルの伝達に関与するものとしないものに分けられる．完全拮抗薬は，受容体のシグナル発信には関係のない部位に結合するが，シグナルを発信する作動薬結合部位には結合しないと考えられる．部分作動薬の受容体への最大結合量は，完全作動薬の最大結合量と全く同じである．図1.5Dは，3種のリガンドの濃度-反応曲線を示す．完全作動薬と部分作動薬の親和性が等しい（Kdが等しい）場合，部分作動薬の固有活性（$a_A$）を最大反応とする濃度-反応曲線が得られる．部分作動薬が存在する場合，完全作動薬の作用は，部分作動薬が作用する成分だけ減少する．多くの競合拮抗薬は，部分作動薬としての性質をもつ．そのために，完全作動薬が存在し

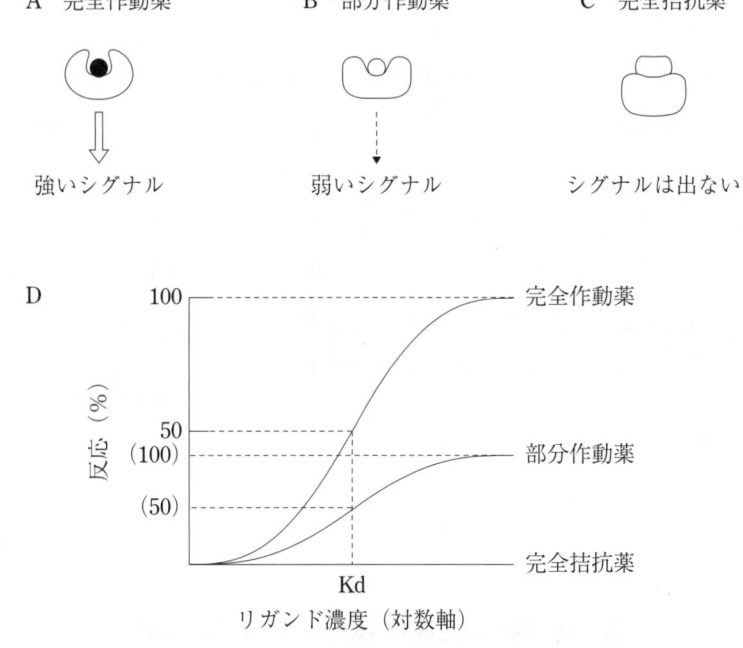

**図1.5 部分作動薬の受容体結合と薬理反応の特性**
完全作動薬（A）は強いシグナルを発生する．部分作動薬（B）は固有活性に従って最大反応が決定される．例えば固有活性が（$a_A = 0.4$）の場合，最大反応は完全作動薬の40％である．完全拮抗薬（C）は濃度を増やしても反応は0である．Kdが同じ場合，固有活性に従って薬物作用は増加する（D）．

ない場合には，作動薬として作用し，完全作動薬が存在する場合には，拮抗薬として作用する．

### 2. 逆作動薬（インバースアゴニスト）

受容体は，リガンドが存在しなくてもある程度の活性をもち，シグナルを発している場合がある．すなわち，リガンドが存在しなくても，一部の受容体の構造は，活性化状態であると考えられる．インバースアゴニストは，受容体と結合すると，一部の活性状態の受容体は不活化状態に移行すると考えられる．

## 1.3 受容体情報伝達

### 1.3.1 受容体

薬物の生体に対する作用において，最初，受容体という概念はなかった．しかし，薬物の構造活性相関における薬理学的研究により，薬物の特異的結合部位として，受容体の概念は確立された．その後，分子薬理学的研究法の進展に従って，受容体はタンパク質であることが確定した．そして，受容体は生体の内因性リガンド，および薬物の情報が細胞内に伝達するための装置として，情報伝達の律速段階であり，生体機能の調節に積極的に関与している．薬物の作用部位として最も頻度の高いものは受容体であり，薬物の作用部位として重要であることを示している．

受容体情報伝達機構には5種類の機構が明らかにされている．(1) リガンドと受容体の結合がGTP結合タンパク質を活性化し，細胞内セカンドメッセンジャーのレベルを調節する（図1.6 A）．

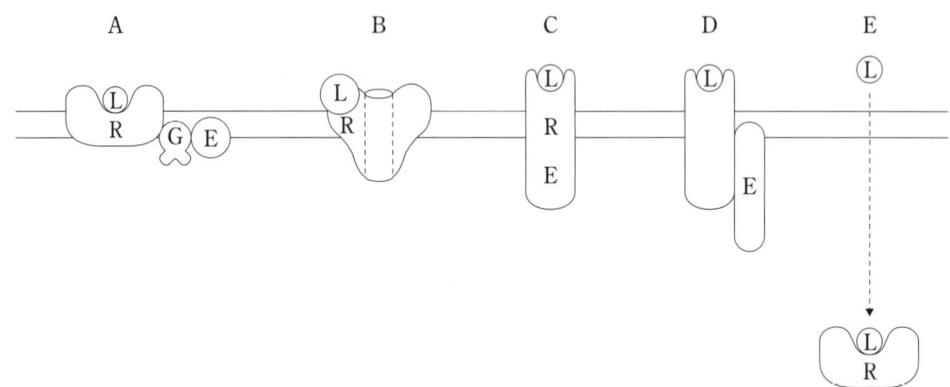

**図1.6 種々の受容体（R）シグナル伝達機構**

A：Gタンパク質（G）を介して効果器（E）に伝わるシグナル伝達機構．B：受容体に内蔵されるイオンチャネルを介するシグナル伝達機構．C：受容体の細胞外領域にリガンドが結合すると，細胞内領域の酵素活性が上昇するシグナル伝達機構．D：受容体の細胞外領域へのリガンドが結合すると，細胞内でタンパク-タンパク結合を介してチロシンキナーゼが活性化される．E：脂溶性のリガンドが細胞膜を通過して細胞内受容体と結合し，シグナル伝達を引き起こす．

(2) 受容体がイオンチャネルを有し，リガンドの結合に伴いチャネルが開口する（図 1.6 B）．(3) 細胞膜を貫通する受容体の細胞内ドメインに存在する酵素活性がリガンドの結合に伴い調節される（図 1.6 C）．(4) リガンドと受容体の結合が細胞内にチロシンキナーゼと結合し，それを活性化する（図 1.6 D）．(5) 脂溶性リガンドが細胞膜を通過し，細胞内受容体と結合し，作用を発揮する（図 1.6 E）．

## 1. Gタンパク質（GTP 結合タンパク質）共役型受容体（GPCR, G protein-coupled receptor）

GPCR は，7 回膜貫通（7 TM）型受容体，ロドプシン型受容体とも呼ばれる．分子量 40 K〜60 K の一本鎖タンパク質であり，7 個の疎水性アミノ酸残基より構成される膜貫通領域を有する（図 1.7）．アドレナリン，アセチルコリン，ヒスタミンなどの低分子リガンドの特異的結合部位は，受容体の細胞膜貫通領域の細胞外に近い領域に存在する．7 個の膜貫通領域が円筒状の高次構造を形成し，その内部にリガンド結合ポケットが存在する（図 1.7 A）．そして，第Ⅲ膜貫通領域にリガンドとイオン結合で強く結合する酸性アミノ酸残基が存在し，第Ⅴおよび第Ⅵ膜貫通領域が G タンパク質との共役に重要な機能をもつ（図 1.7 B）．リガンドとの結合により活性化された受容体により，G タンパク質は結合している GDP を GTP と交換し，活性化される（図 1.8）．G タンパク質は，Gs, Gi, Gq, Gt などのファミリーを形成する（表 1.1）．Gs は，アデニル酸シクラーゼと共役し，Gs の活性化に伴うアデニル酸シクラーゼの活性化により，細胞内のサイクリック AMP レベルを上昇させる．Gi もアデニル酸シクラーゼと共役するが，Gi の活性化は，アデニル酸シクラーゼ活性の抑制により，サイクリック AMP（cAMP）レベルを低下させる．心筋においては，Gi は $K^+$ チャネルと共役し，活性化によりチャネルを開口させる．Gq はホスホリパーゼ（C-$\beta$）と共役し，活性化に伴い，イノシトール 1,4,5-三リン酸（$IP_3$ あるいは $InsP_3$）とジアシルグリセロール（DG）のレベルを上昇させる．$IP_3$ は細胞内 $Ca^{2+}$ 貯蔵部位に存在する $IP_3$ 受容体に結合し，$Ca^{2+}$ 遊離を促し，細胞内 $Ca^{2+}$ レベルを上昇させる．Gi と共役する受容体の中にも PLC-$\beta$ と共役する受容体がある．PLC-$\beta$ を活性化し，細胞内 $Ca^{2+}$ レベルの上昇を来たす受容体を，$Ca^{2+}$ 受容体と総称する．Gt（トランスデューシン）は，網膜の光に対する受容体であるロドプシンと共役し，サイクリック GMP（cGMP）ホスホジエステラーゼを活性化し，cGMP の加水分解を促進する．G タンパク質共役型受容体は，共役する 4 種類の G タンパク質

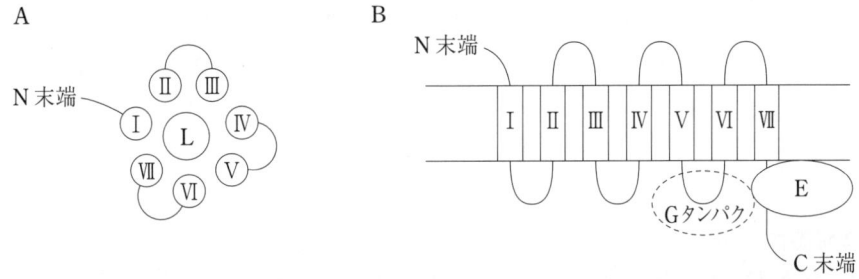

**図 1.7 G タンパク共役型受容体のリガンドポケットとシグナル伝達機構**
A：受容体を細胞外から見た模式図．ノルアドレナリンなどの場合，受容体の膜貫通領域の細胞外に近いところにリガンド結合部位が存在する．B：受容体を細胞膜の断面に沿って見た図．G タンパク質は受容体の第 3 細胞内ループに結合する場合が多い．L：リガンド．生体内リガンド，ノルアドレナリンなど．E：エフェクター（受容体シグナルを発生する酵素）．

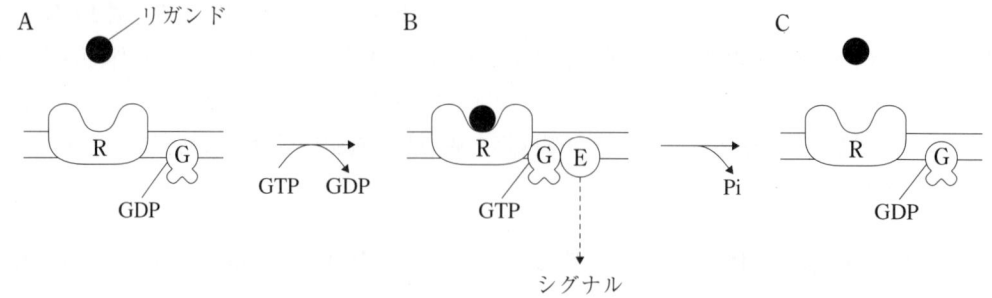

**図 1.8 G タンパク質の活性化**
G タンパク質は受容体が活性化していないとき，GDP が結合している（A）．リガンドが受容体と結合すると，G タンパク質が受容体に結合し，GDP と GTP との交換が起こる（B）．そして，効果器へのシグナル伝達が引き起こされる（C）．

**表 1.1 G タンパク質とその共役する受容体および効果器**

| G タンパク質 | 共役する受容体 | 効果器およびシグナル伝達経路 |
|---|---|---|
| Gs | $\beta$ アドレナリン受容体<br>ヒスタミン $H_2$ 受容体<br>グルカゴン受容体<br>など | i）アデニル酸シクラーゼ活性化による cAMP レベル上昇 |
| Gi | $\alpha_2$ アドレナリン受容体<br>$M_2$ ムスカリン受容体<br>5-$HT_1$ セロトニン受容体<br>など | i）アデニル酸シクラーゼ活性抑制による cAMP レベル降下<br>ii）心筋 $Ca^{2+}$ チャネル開口による心拍数減少 |
| Gq | $\alpha_1$ アドレナリン受容体<br>$M_3$ ムスカリン受容体<br>ヒスタミン $H_1$ 受容体<br>など | ホスホリパーゼ C 活性化による $IP_3$ とジアシルグリセロールレベルの上昇と細胞内 $Ca^{2+}$ レベル上昇 |
| Gt | ロドプシン<br>色オプシン<br>など | cGMP ホスホジエステラーゼ活性化による cGMP レベル低下 |

に従って分類することができる．この種の受容体を標的とする生体内リガンドは，神経伝達物質，オータコイド，ホルモンである．これらのリガンドは，細胞内分泌顆粒内に貯蔵され，細胞の刺激に従って遊離され，比較的迅速な反応を引き起こすという共通性を有する．受容体の種類では，このタイプが圧倒的に多い．生体内リガンドが不明のオーファン受容体も多数データベースに載せられている．

**a. 受容体脱感作**

受容体の反復刺激により，同じ刺激に対する反応性が低下する現象は，（受容体）脱感作と呼ばれる．GPCR のみならず，他の種類の受容体においても観察される．脱感作には，受容体の特異的リガンドで引き起こされる同種脱感作と，他の受容体刺激で引き起こされる異種脱感作がある．脱感作には三つのステップがある．第 1 は，受容体と効果器の共役が起こらなくなること

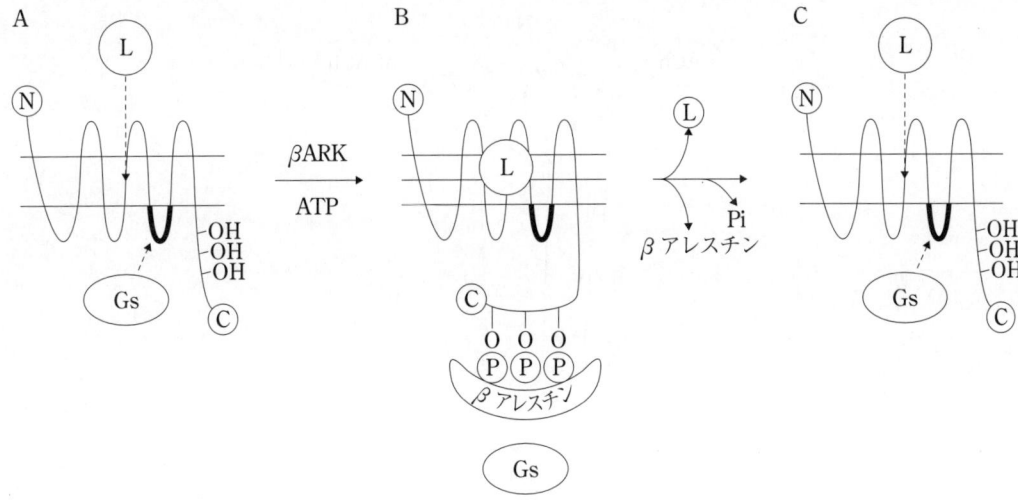

**図1.9 代表的なGタンパク質共役型受容体であるアドレナリンβ受容体のβアレスチンによるシグナル抑制機構**
A：β受容体に作動薬が結合すると，Gsタンパク質が受容体の第3細胞内ループに結合する．
B：このような高次構造は，βARKの基質となり，受容体C末端のセリン残基，スレオニン残基がリン酸化される．すると，リン酸化セリン残基およびリン酸化スレオニン残基にβアレスチンが結合し，Gsタンパク質が受容体に結合することを妨げる．これにより，シグナルは減弱する．C：作動薬が受容体から離れると，リン酸化された受容体よりリン酸が加水分解され，βアレスチンが受容体から解離する．その後，再び受容体は活性化可能な状態に戻る．

（脱共役）であり，第2は，受容体の細胞内移行であり，第3は，受容体タンパクの分解による受容体数の減少（ダウンレギュレーション）である．三つのステップは，時間経過に従って進行すると考えられる．詳細なメカニズムは，未知の部分が多いが，受容体と効果器の脱共役について，βアドレナリン受容体に関してある程度明らかにされている（図1.9）．βアドレナリン受容体にリガンドが結合すると，受容体のタンパク質構造に変化が起こり，βアドレナリン受容体キナーゼ（βARK，最近はGタンパク質共役型受容体キナーゼと呼ばれ，いくつかのアイソザイムが存在する）の基質となり，受容体のカルボキシル末端のセリンおよびスレオニン残基がリン酸化される．リン酸化された受容体にβアレスチンという第3のタンパク質が結合する．その結果，βアドレナリン受容体とGsタンパク質との結合が弱くなり，アデニル酸シクラーゼの活性化も減弱する．すなわち，アゴニストの作用が低下する．βアドレナリン受容体からアゴニストが離れることにより，βARKによるリン酸化はなくなり，代わりに脱リン酸化酵素による受容体の脱リン酸化が起こる．その結果，受容体と効果器の共役は，正常に起こるようになる．

受容体は，受容体遺伝子からのタンパク質合成機構により合成され，生体内リガンドや作用薬の刺激により細胞内移行する．細胞内の受容体の一部は，リサイクルされて再び細胞膜上に戻り，残りは細胞内で分解される．通常は，受容体の合成と細胞内移行および分解のバランスがとれ，細胞膜上の受容体レベルは一定に保たれている．しかし，病的状態などを含めて過剰な受容体刺激が引き起こされる場合，受容体レベルは減少する．また，受容体遺伝子プロモーターを活性化する刺激が強力に引き起こされた場合，受容体レベルは上昇する．受容体レベルの増減は，情報

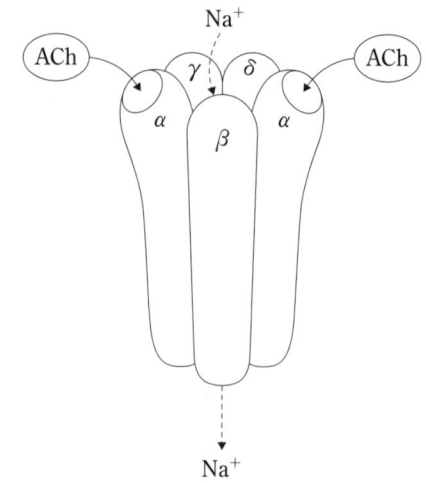

**図 1.10　ニコチン性アセチルコリン受容体**
4 種類のサブユニット（$\alpha$, $\beta$, $\gamma$, $\delta$）が存在し，2 個の $\alpha$ サブユニットと $\beta$, $\gamma$, $\delta$ サブユニットが各 1 個ずつ，ドーナツ状に合計 5 個結合して，内部にイオンチャネルを形成する．アセチルコリンは $\alpha$ サブユニットに結合し，一つの受容体に 2 個のアセチルコリンが結合する．$\alpha$ サブユニットは他のそれぞれのサブユニットと同様に 4 個の膜貫通領域をもつ．

伝達の増減をもたらす．

## 2. イオンチャネル内蔵型受容体

　リガンドの結合によりイオンチャネルを開口させる．3〜5 個のサブユニットにより構成される．多種類のサブユニット（2〜5 種類）により多数のアイソフォームが存在する．ニコチン性アセチルコリン受容体は，その分子内に $Na^+$ チャネルをもつ（図 1.10）．$5-HT_3$ セロトニン受容体，およびグルタミン酸受容体のうち AMPA 受容体とカイニン酸受容体の分子内チャネルは，$Na^+$ および $K^+$ を通過させ，NMDA グルタミン酸受容体は，$Na^+$, $K^+$ および $Ca^{2+}$ を通過させる．ATP により作動される P2X 受容体は，受容体内に $Ca^{2+}$ チャネルを内蔵する．GABA（$\gamma$-アミノ酪酸）受容体，グリシン受容体は，分子内に $Cl^-$ チャネルをもつ．以上の受容体に内蔵されるイオンチャネルサブユニットは，2〜4 個の膜貫通領域を有する．また，細胞内受容体である $IP_3$ 受容体は，受容体分子内に $Ca^{2+}$ チャネルをもつ．

## 3. 1 回膜貫通型受容体群

**a. 受容体型チロシンキナーゼ，受容体型セリン・スレオニンキナーゼ，受容体型グアニル酸シクラーゼ**

　インスリン受容体，EGF（表皮成長因子）受容体，PDGF（血小板由来成長因子）受容体は，細胞内ドメインにチロシンキナーゼ活性をもつ．また，TNF-$\beta$（トランスフォーミング成長因子）受容体は，セリンキナーゼ活性をもち，ANP（心房性ナトリウム利尿ペプチド）受容体は，グアニル酸シクラーゼ活性をもつ．

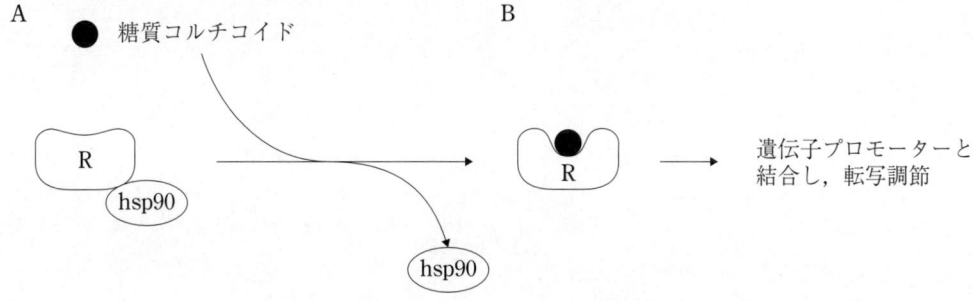

**図 1.11 糖質コルチコイド受容体の活性化機構**
糖質コルチコイド受容体はリガンド（糖質コルチコイド）と結合していないとき，熱ショックタンパク（hsp90）と結合し，不活化されている（A）．リガンドが受容体に結合すると，hsp90が受容体から解離し，受容体が活性型に変換する（B）．活性型受容体は核内に移動し，遺伝子プロモーターと結合し，遺伝子転写活性を調節する．

#### b. 受容体に酵素活性をもたない受容体

リガンドと受容体が結合することにより，非受容体型チロシンキナーゼの活性化が引き起こされ，リン酸化されたチロシン残基に，細胞内情報タンパク質が次々と結合し，情報が伝達される．造血，免疫応答，細胞接着に関する情報物質に対する受容体が含まれる．

### 4. 細胞内脂溶性リガンド受容体

ステロイドホルモン（糖質コルチコイド，鉱質コルチコイド，性ホルモン），甲状腺ホルモン，ビタミン D は，細胞膜を通過し，細胞内に存在するそれぞれの特異的受容体に結合する．リガンド-受容体複合体は核内に移行し，遺伝子の転写調節部位 response element に結合し，転写調節を行う．このような受容体を遺伝子作用型受容体と呼ぶ．遺伝子作用型受容体は，タンパク質合成を伴うので，作用発現まで数十分から数時間を要する．そして，リガンド濃度が低下した後も，長時間にわたって作用が持続する．遺伝子作用型受容体には共通の活性化機構がある．リガンドが存在しない時，受容体は熱ショックタンパク質（hsp90）に結合している（図1.11）．リガンドが受容体に結合すると，hsp90は受容体から解離し，受容体リガンド複合体が核内に移行する．そして，受容体のDNA結合ドメインが遺伝子の転写調節部位に結合し，遺伝子転写が促進される．

## 1.3.2　細胞内情報伝達物質（セカンドメッセンジャー）

### 1. サイクリック AMP（cAMP）

アデニル酸シクラーゼによりATPを基質にして生成する．Gsと共役するGPCRがリガンドと結合することにより合成され，セカンドメッセンジャーとして働く．Giと共役するGPCRにより抑制的作用を受ける．肝臓におけるエネルギー動員，心筋における陽性変時作用および陽性変力作用，腎臓における水の再吸収，副甲状腺ホルモンによるカルシウム代謝，副腎皮質ホルモン

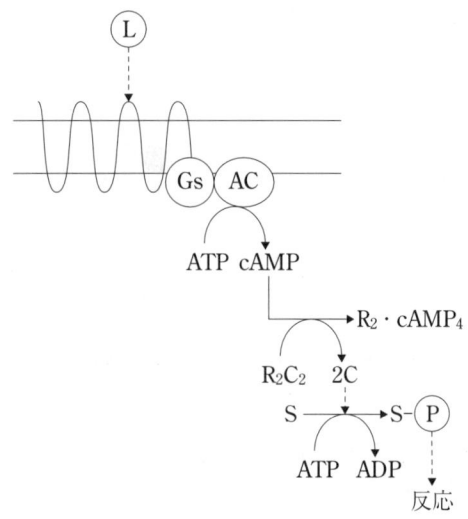

**図 1.12 cAMP のセカンドメッセンジャーシグナル**
Gタンパク質共役型受容体に作動薬が結合し，Gs タンパク質とアデニル酸シクラーゼが活性化され，cAMP レベルが上昇する．cAMP は cAMP 依存性プロテインキナーゼ（A キナーゼ）と結合する．A キナーゼが 2 個の調節サブユニットと 2 個の触媒サブユニットからなる四量体である．4 個の cAMP が 2 個の調節サブユニットと結合し，2 個の触媒サブユニットが解離する．触媒サブユニットは種々の標的タンパク質のセリン残基，スレオニン残基をリン酸化し，反応を起こす．

や性ホルモンの産生，平滑筋の弛緩，胃壁細胞における胃酸の産生などに関与する．cAMP の作用はほとんどが cAMP 依存性プロテインキナーゼ（A キナーゼ）を活性化により引き起こされる（図 1.12）．A キナーゼは，cAMP 結合（R）サブユニットと触媒（C）サブユニットに分かれ，両者は，それぞれ二量体であり，ヘテロ四量体として構成される．cAMP が R サブユニットに結合すると，R サブユニットと C サブユニットが解離し，C サブユニットが活性化され，種々の標的タンパク質のリン酸化を行う．A キナーゼの基質として，肝臓のホスホリラーゼキナーゼ，心筋の電位依存性カルシウムイオンチャネル，平滑筋のミオシン軽鎖キナーゼなどがある．cAMP は，環状ヌクレオチドホスホジエステラーゼ（PDE）により分解される．PDE にはいくつかのアイソザイムが存在する．カフェイン，テオフィリン，テオブロミンなど，キサンチン誘導体の標的である．

## 2. ホスホリパーゼ C とカルシウム

　Gタンパク質共役型受容体のうち，Gq と共役する受容体の活性化は，ホスホリパーゼ C（PLC）の PLC-$\beta$ アイソザイムを活性化し，受容体型チロシンキナーゼの PLC-$\gamma$ の活性化を引き起こす（図 1.13）．PLC は，膜に微量に存在するホスファチジルイノシトール 4,5-二リン酸（$PIP_2$）を基質にして，加水分解の結果，イノシトール 1,4,5-三リン酸（$IP_3$ あるいは $InsP_3$）とジアシルグリセロール（DG）の 2 種類のセカンドメッセンジャーを生成する．$IP_3$ は，細胞質に拡散し，細胞内 $Ca^{2+}$ ストアに存在する $IP_3$ 受容体に結合し，$Ca^{2+}$ ストアから $Ca^{2+}$ を遊離させる．一方 DG は，細胞膜近傍で，$Ca^{2+}$ およびリン脂質とともにプロテインキナーゼ C（PKC）

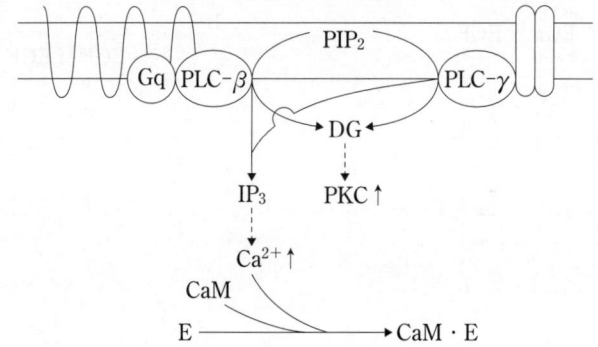

**図 1.13 ホスファチジルイノシトール・カルシウムシグナル伝達機構**
Gq タンパク質共役型受容体はホスホリパーゼ C-$\beta$（PLC-$\beta$）を活性化し，チロシンキナーゼ活性化を引き起こす受容体シグナルは PLC-$\gamma$ を活性化する．いずれのアイソザイムも $IP_3$ とジアシルグリセロールを生成し，$IP_3$ は細胞内 $Ca^{2+}$ レベル上昇を引き起こし，ジアシルグリセロールはプロテインキナーゼ C（PKC）を活性化する．

を活性化する．PLC には多くのアイソザイムが存在し，受容体の種類により特異的な PLC が活性化される．また，PKC にも多くのアイソザイムが存在し，活性化機構が異なる．

### 3. サイクリック GMP（cGMP）

グアニル酸シクラーゼにより GTP を基質にして生成する．グアニル酸シクラーゼには可溶性酵素と膜酵素が存在する．血管平滑筋に存在する可溶性酵素は，一酸化窒素（NO）により活性化され，ミオシン軽鎖キナーゼの脱リン酸化を伴って血管を拡張させる．NO は，血管内皮細胞でアセチルコリンやヒスタミンによりそれぞれの受容体刺激を介して産生され，細胞膜を通過して血管平滑筋に到達する．代表的な血管内皮由来平滑筋弛緩因子（EDRF）である．ニトログリセリンなどの血管拡張薬は，NO を遊離し，可溶性グアニル酸シクラーゼを活性化する．膜酵素のグアニル酸シクラーゼは，心房性ナトリウム利尿ペプチド受容体の細胞内ドメインとして同定された．リガンドの結合により酵素活性は上昇する．cGMP は，cGMP 依存性プロテインキナーゼを活性化し，標的タンパク質をリン酸化する．

### 4. 情報伝達の相互作用（クロストーク）

cAMP シグナルと PLC シグナルは，細胞の種類により，拮抗的に働いたり相補的に働く．血管平滑筋では，PLC シグナルは平滑筋の収縮を引き起こし，cAMP シグナルが弛緩を引き起こす．一方，肝臓では両者ともにグリコーゲン分解を促進させる．

### 5. プロテインキナーゼ

受容体シグナルには種々のプロテインキナーゼの活性化が伴う．プロテインキナーゼは，リン酸化するアミノ酸残基の違いにより 2 種類に分類される．一つはセリン・スレオニンキナーゼであり，タンパク質分子のセリン残基およびスレオニン残基のリン酸化を引き起こす．もう一つはチロシンキナーゼであり，タンパク質分子のチロシン残基をリン酸化する．GPCR の脱感作，す

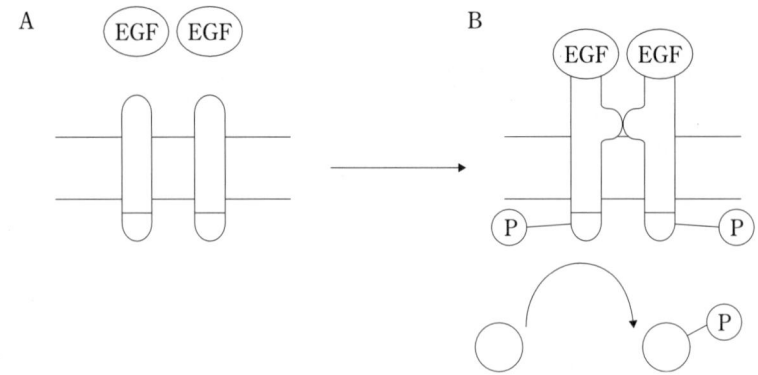

**図1.14 EGF受容体の活性化機構**
EGF受容体は細胞内に酵素（チロシンキナーゼ）活性をもつ1回膜貫通型受容体である（A）．受容体にリガンド（EGF）が結合すると，二つの受容体が二量体化する（B）．その結果，受容体細胞内領域のチロシンキナーゼが活性化され，相対する受容体のチロシンリン酸化が引き起こされる（自己リン酸化）．さらに，多くの標的タンパク質のチロシンリン酸化を引き起こす．

なわち受容体シグナルの低下は，受容体自身のセリン残基およびスレオニン残基のリン酸化が関係する．また，チロシンキナーゼをもつ受容体は，受容体刺激により受容体分子のチロシン残基のリン酸化（自己リン酸化）により，シグナルの増幅が記憶される（図1.14）．受容体刺激により活性化されたプロテインキナーゼは，受容体以外にも種々の標的タンパク質のリン酸化を引き起こし，シグナル伝達を引き起こす．受容体からリガンドが解離すると，リン酸化タンパク質の脱リン酸化がゆっくり進み，シグナル伝達が低下する．細胞に存在するプロテインキナーゼの種類は，それぞれの細胞で異なり，また，細胞のcAMP濃度や$Ca^{2+}$濃度の上昇の程度も細胞によって異なっている．その結果，様々な細胞応答が作り出されることになる．

**a. チロシンキナーゼシグナル**

チロシンキナーゼが活性化され，チロシンがリン酸化されると，リン酸化チロシンを認識する種々のアダプタータンパク質が会合する．アダプタータンパク質は，いくつかの特異的な領域を認識して会合する．これらの領域には，SH2（Src homology-2）領域，PTB（phosphotyrosine binding）領域，SH3領域，PH領域などがある．チロシンキナーゼシグナルによりPLCγの活性化が引き起こされるが，PLCγは2個のSH2と1個のSH3を有する．

**b. 低分子量GTP結合タンパク質（低分子量Gタンパク質）**

細胞内には，分子量21 kDa前後の単量体GTP結合タンパク質ファミリーが存在する．チロシンキナーゼシグナルにより活性化される．5種類のサブファミリー，ⅰ）Rasファミリー，ⅱ）Rhoファミリー，ⅲ）Rabファミリー，ⅳ）Arfファミリー，ⅴ）Sarl, Ranなどが存在する．Rasは細胞の増殖・分化に関与し，MAP（mitogen-activated protein）キナーゼは，Rasシグナルの下流の代表的なものである（図1.15）．活性化されると核内に移行し，細胞増殖・分化の調節や遺伝子の転写調節を行う．

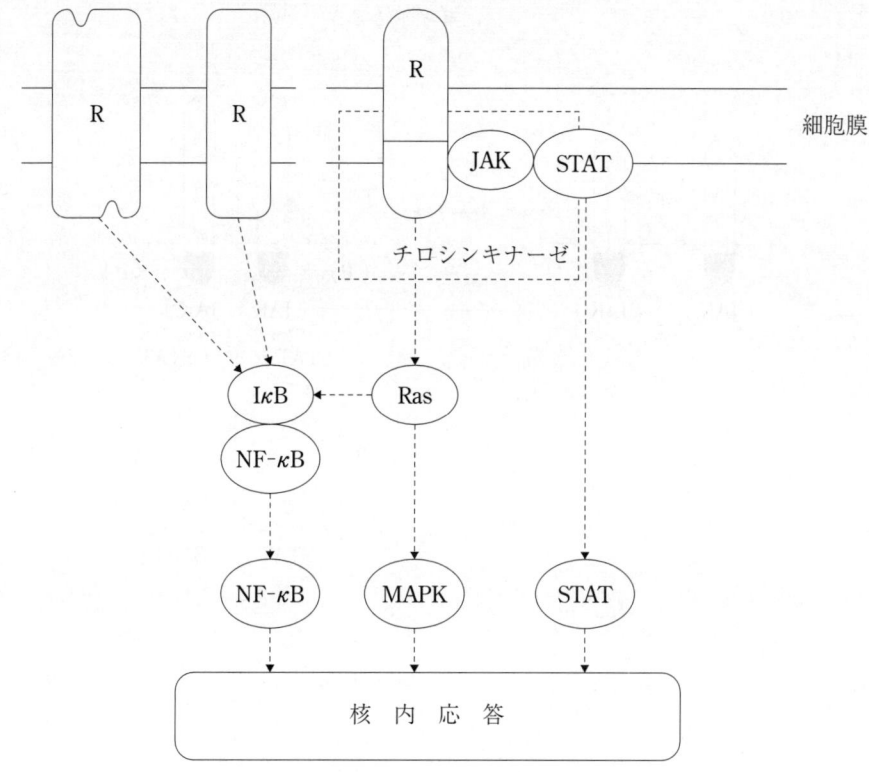

**図 1.15　種々のチロシンキナーゼシグナル**
チロシンキナーゼ活性化による最も重要なシグナル伝達経路は，低分子量 G タンパク質を介して，MAP キナーゼカスケードを活性化するシグナルである．その他のシグナルとして，JAK-STAT 経路がある．また，チロシンキナーゼシグナルと G タンパク質共役型受容体シグナルの両方から活性化される NF-κB シグナルがある．いずれもタンパク質が核内に入り，多くの場合，転写因子として核内応答を引き起こす．

#### c. JAK-STAT

　JAK-STAT は，サイトカイン受容体シグナルを核内に伝える（図 1.16）．受容体はリガンドが存在しない時，JAK（Janus kinase）と複合体を形成している．リガンドが受容体に結合すると JAK のチロシンキナーゼが活性化され，受容体分子のチロシン残基がリン酸化される．さらに，リン酸化された受容体に STAT（signal transducer and activator of transcription）タンパク質が結合する．STAT タンパク質は，リン酸化されると二量体を形成して核内に移行し，遺伝子転写調節を行う（図 1.16）．

#### d. NF-κB（nuclear factor for κ-chain gene in B cells）

　NF-κB は，非活性化状態のとき，IκB と複合体を形成する．チロシンキナーゼシグナルおよび G タンパク質共役型受容体シグナルにより複合体が解離し，NF-κB が核内に移行し，遺伝子転写因子として機能する（図 1.15）．

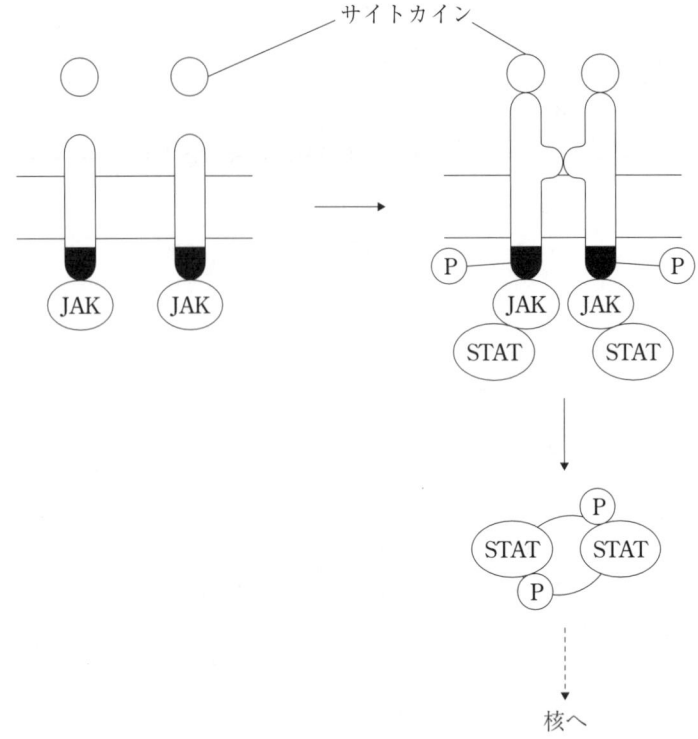

**図 1.16 サイトカイン受容体のシグナル伝達機構**
サイトカイン受容体は受容体分子内にチロシンキナーゼ活性をもたない．サイトカインが受容体に結合していないとき，サイトカイン受容体はJAK（Janus kinase）というチロシンキナーゼと結合している．サイトカインが受容体に結合するとJAKが活性化され，STATをリン酸化する．リン酸化STATは二量体を形成して細胞の核内に移行し，特定の遺伝子転写を亢進させる．

## 1.4 内因性リガンド受容体以外の薬物の標的分子

酵素，イオンチャネル，構造タンパク質（チュブリンなど）が含まれる．

### 1.4.1 酵素

　薬物の標的分子として最も頻度の高いものは，受容体（生体内リガンド受容体）であるが，それに次いで多い標的分子は酵素である．通常，酵素を標的とする薬物は，酵素阻害薬がほとんどである．薬物の標的分子が，酵素の活性化薬である少数例として，ジヒドロ葉酸還元酵素活性薬のメトトレキサートがある．受容体がシグナルの律速段階であるのに対し，シグナルに強い影響を与える酵素はその一部である．ほとんどの場合，シグナルに強い影響を与える酵素が，薬物の標的分子になっている．

## 1.4.2 イオンチャネル

イオンチャネルは，イオンの電荷に従ってカチオンチャネル（$Na^+$, $K^+$, $Ca^{2+}$）とアニオンチャネル（$Cl^-$）に分類される．一方，イオンチャネルの開閉機構に従って，リガンド作動性チャネルと電位依存性チャネルに分類される．前者は，チャネル内蔵型受容体（前述）としてニコチン性アセチルコリン受容体，グルタミン酸受容体，P2X受容体，GABA受容体などがある．また，GPCRのセカンドメッセンジャーであるcAMPおよびcGMPにより作動される細胞内サイクリックヌクレオチド作動性チャネルが存在する．また，もう一つのセカンドメッセンジャーである$IP_3$受容体作動性$Ca^{2+}$チャネルが，細胞内$Ca^{2+}$貯蔵部位に存在する．後者の電位依存性チャネルには，$Na^+$, $K^+$, $Ca^{2+}$の3種が存在する．

### 1. $Na^+$チャネル

$Na^+$濃度は細胞外で高く（125〜140 mM），細胞内で低い（約5 mM）．細胞内外の濃度勾配は，能動輸送系トランスポーターであるナトリウムポンプ（$Na^+$, $K^+$-ATPase）の働きによる結果である．電位依存性の$Na^+$チャネルは，神経細胞，骨格筋細胞，心筋細胞に多く，これらの組織の細胞を興奮性細胞と呼ぶ．細胞の脱分極がある閾値に達すると，電位依存性$Na^+$チャネルの透過性が急激に上昇して活動電位が発生する．電位依存性$Na^+$は，6個の膜貫通領域をもつドメインの擬似四量体構造からなる高分子量（約26万）の単量体（$\alpha$サブユニット）（図1.17）と，小さな$\beta$サブユニットから構成される．$\alpha$サブユニットにより，イオンチャネルが形成される．組織（細胞）によりサブタイプが存在し，フグ毒は骨格筋のチャネルと一部の脳のチャネルに抑制作用を示す．

### 2. $Ca^{2+}$チャネル

$Ca^{2+}$濃度も$Na^+$濃度と同様に，細胞外に比べて細胞内で低いが，$Ca^{2+}$濃度の細胞内外の勾配は極めて大きく，約10,000倍である．また，小胞体に$Ca^{2+}$貯蔵能力がある（細胞内$Ca^{2+}$貯蔵部位）．この濃度勾配は，能動輸送系のカルシウムポンプ（$Ca^{2+}$-ATPase）の働きの結果である．細胞内$Ca^{2+}$濃度の上昇は，細胞外$Ca^{2+}$の流入と細胞内$Ca^{2+}$貯蔵部位からの放出により引き起こされ，$Ca^{2+}$と特異的に結合するタンパク質（$Ca^{2+}$受容体）を介して，極めて多くの生体機能

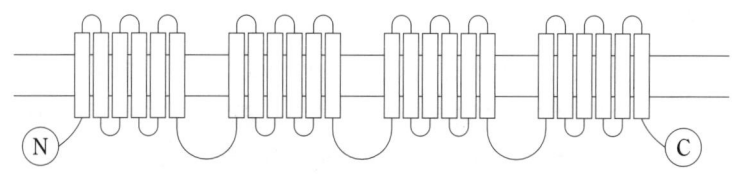

**図1.17　電位依存性$Na^+$チャネルの分子構造**
電位依存性の$Na^+$チャネルのチャネル構造は$\alpha$サブユニットにより形成される．$\alpha$サブユニットは6個の膜貫通領域をもつドメインの擬似四量体構造をもつ大きな分子量（約26万）のタンパク質である．

（筋収縮，神経伝達物質，ホルモン，オータコイドなどの生体内活性物質の分泌，細胞運動，代謝，免疫機能など）に関与する．細胞内 $Ca^{2+}$ 濃度変化は，蛍光色素で可視化され，$Ca^{2+}$ ウェーブや $Ca^{2+}$ オシレーションなどの現象が見いだされている．

### a. 電位依存性 $Ca^{2+}$ チャネル

電位依存性 $Ca^{2+}$ チャネルの分子構造は，電位依存性 $Na^+$ チャネルと同様に，6個の膜貫通領域をもつドメインの擬似四量体構造からなる高分子量の単量体（$\alpha_1$ サブユニット）と，小さなサブユニット，$\alpha_2$，$\beta$ および $\gamma$ サブユニットから構成される．$\alpha_1$ サブユニットの構造の違いにより，L, T, N, P, R 型の $Ca^{2+}$ チャネルサブタイプを形成する．骨格筋，心筋，平滑筋の細胞膜には，電位依存性 $Ca^{2+}$ チャネルのうち L 型が発現し，筋収縮に必要な $Ca^{2+}$ 流入に重要な役割を果たす．ジヒドロピリジン系カルシウム拮抗薬などは，L 型 $Ca^{2+}$ チャネルの遮断薬である．神経終末には N 型が発現し，神経興奮による神経伝達物質遊離（興奮分泌連関）に重要な役割を果たしている．骨格筋や心筋は素早い筋収縮を起こすために，短時間に大量の $Ca^{2+}$ 動員，興奮収縮連関が引き起こされる．そのために骨格筋では，横行小管系と筋小胞体が複雑な構造を形成し，横行小管系の L 型 $Ca^{2+}$ チャネルの開口シグナルが，筋小胞体のリアノジン受容体内の $Ca^{2+}$ チャネルを開口させ，筋収縮を引き起こす．心筋では横行小管系の L 型 $Ca^{2+}$ チャネルを介して流入した $Ca^{2+}$ が，リアノジン受容体内 $Ca^{2+}$ チャネルを開口させ，筋小胞体内からの $Ca^{2+}$ 遊離を促進させる（$Ca^{2+}$ 作動性 $Ca^{2+}$ 遊離）．

### b. 受容体作動性 $Ca^{2+}$ チャネル

ホスホリパーゼ C を活性化する G タンパク質共役型受容体は，細胞内 $Ca^{2+}$ 濃度を上昇させるので $Ca^{2+}$ 動員受容体と呼ばれる．これらの G タンパク質共役型受容体とチロシンキナーゼを活性化する受容体は，PLC を活性化し細胞内 $IP_3$ の蓄積を引き起こす．細胞内小胞体には $IP_3$ 受容体が存在し，受容体内に $Ca^{2+}$ チャネルをもつ．細胞内 $IP_3$ レベル上昇による $IP_3$ 受容体の刺激は，チャネルを開き小胞体内 $Ca^{2+}$ を細胞質内に放出させ，細胞内 $Ca^{2+}$ 濃度を上昇させる（$IP_3$ 作動性 $Ca^{2+}$ 遊離）．細胞内 $Ca^{2+}$ 貯蔵部位の $Ca^{2+}$ が枯渇すると，細胞外から $Ca^{2+}$ が流入し，細胞内 $Ca^{2+}$ 貯蔵部位に $Ca^{2+}$ を充填する．この $Ca^{2+}$ 流入を行う細胞膜 $Ca^{2+}$ チャネルをストア共役型 $Ca^{2+}$ チャネルと呼ぶ．このチャネルは，受容体作動性 $Ca^{2+}$ チャネルの役割を担っていると考えられるが，その分子構造は明らかにされていない．

## 3. $K^+$ チャネル

$K^+$ 濃度は $Na^+$ 濃度とは逆に，細胞内で高く，細胞外で低く保たれている．この細胞膜を挟んだイオン勾配は，ナトリウムポンプの働きの結果である．細胞膜 $K^+$ チャネルの閉鎖は，細胞膜電位の脱分極を引き起こし，チャネルの開口は過分極を引き起こす．

### a. 電位依存性 $K^+$ チャネル

電位依存性 $K^+$ チャネルは，心筋細胞や神経細胞など興奮膜をもつ細胞に発現する．脱分極により開口し，活動電位の持続時間や頻度を調節する．電位依存性 $K^+$ チャネルは，6個の膜貫通

領域をもつタンパク質の四量体である．不整脈治療薬のうち，クラスIII群の薬物の標的として，遮断作用を受ける．

#### b. 内向き整流性 $K^+$ チャネル

ATP感受性 $K^+$ チャネルやGタンパク質制御性 $K^+$ チャネルなどがある．ATP感受性 $K^+$ チャネルは，心筋，骨格筋，平滑筋，神経細胞，膵 $\beta$ 細胞などに存在し，ATPにより開口する．Gタンパク質制御性 $K^+$ チャネルは心臓に存在する．副交感神経伝達物質であるアセチルコリンにより，$M_2$ ムスカリン性アセチルコリン受容体が活性化され，Gタンパク質から解離した $\beta\gamma$ 複合体により活性化される．Gタンパク質制御性 $K^+$ チャネルの開口は，徐脈を引き起こす．

### 1.4.3 構造タンパク質

コルヒチンとチュブリンとの関係のように，構造タンパク質が薬物受容体となることもある．

## 1.5 新たな薬物受容体と創薬

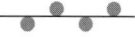

### 1.5.1 構造活性相関と受容体サブタイプ

新たな受容体の発見は，創薬のための基礎である．受容体は薬物による生理学的反応，あるいは生化学的反応から明らかにされてきた．そして，構造の類似した薬物（リガンド）を用いる構造活性相関により，受容体の同定や受容体サブタイプの存在が明らかにされた．ある薬物の作用が，構造の類似したリガンドにより，作用が模倣されたり拮抗されたりするとき，すなわち，構造活性相関が見いだされるとき，特異的受容体の存在が示唆される．そして，作動薬として作用するリガンドが，別の反応系においては拮抗薬として作用する場合，あるいは作用の程度が異なる場合，受容体サブタイプの存在が示唆される．受容体サブタイプは生物進化の過程で生まれてきたと考えられる．例えば，アセチルコリン受容体には，ニコチン受容体とムスカリン受容体のサブタイプが存在し，アドレナリン受容体には，$\alpha$ 受容体と $\beta$ 受容体のサブタイプが存在する．

#### 1. 遺伝子からの受容体の同定

薬理学的に同定された受容体は，放射性同位元素で標識されたリガンドを用いる放射性リガンド結合試験により，受容体とリガンドの結合親和性，受容体量（最大放射性リガンド結合量）をはじめとして，受容体の種々の性質が調べられる．さらに，放射性リガンド結合試験は，受容体タンパク質精製におけるアッセイ法として用いられる．受容体の数は，一部の例外を除いて，非常に少ないのが普通である．また，多くの受容体は膜タンパク質である．そのため，受容体をコードする受容体cDNAの単離（受容体クローニング）を行い，リコンビナント受容体を発現させ，受容体研究を行う．cDNAとはmRNAに相補的なDNAである．受容体クローニングのため

に，受容体 mRNA をできるだけ多く含む組織の mRNA から逆転写酵素により cDNA を作成し，cDNA を含むプール（cDNA ライブラリー）を作成する．クローニングの成功の鍵は，求める受容体 cDNA が cDNA ライブラリーの中にどの位多く含まれるかに大きく依存する．基本的な受容体 cDNA クローニングでは，受容体タンパク質を精製し，部分一次構造を決定し，それに相当する部分 cDNA 配列を合成する．そして，合成した cDNA に相補的な cDNA クローンを cDNA ライブラリーより単離する．しかし，この方法ではうまくいかないことも多いので，種々の発現クローニングの方法が考案された．分子生物学の発展により，既存の受容体遺伝子クローンが次々と単離された．さらに，ヒトゲノムの解読もなされ，ゲノム情報からの受容体クローニングが多く行われるようになった．分子生物学的手法は，新しい受容体同定の方法として必須であり，受容体サブクラスの発見やリガンドの不明な受容体（オーファン受容体）の真のリガンドの同定などを通して，新たな生体機能の解析と治療薬の開発が期待されている．

## 1.5.2　ゲノム創薬

ヒトゲノムの解析が終了し，遺伝情報を利用した創薬が期待される．

### 1. 薬理ゲノミクスと SNP

受容体を始めとする薬物受容体遺伝子には，遺伝子多型の存在が報告されている．SNP（single nucleotide polymorphism, スニップ，一塩基多型）は，遺伝子中に存在する1個の塩基変異により，機能変化をきたしたものである．薬物に対する反応性に影響を及ぼすことがある．このような個人的な遺伝子変異に対して，個人最適化医療（テーラーメイド医療）が進展されるべきである．

### 2. プロテオミクス創薬

創薬において，薬物受容体タンパク質立体構造解析と薬物結合の解析が必要である．タンパク質の立体構造解析は，X 線結晶解析を行い，その解析データを用いてコンピュータモデリングによる立体構造解析を行う．一方，薬物と受容体は，アミノ酸残基とのイオン結合，水素結合などを介して結合すると考えられる．そこで，部位特異的変異薬物受容体を用いる研究により，結合に関与すると考えられるアミノ酸残基を同定する．そして，コンピュータモデリングと組み合わせて，薬物受容体にフィットする薬物の設計を行う．

### 3. プロテオーム解析

疾患時あるいは薬物投与時における発現タンパク質プロフィールの解析（プロテオーム解析）は，薬物の標的受容体タンパク質の同定に有用な方法である．プロテオーム解析には，二次元電気泳動，高速液体クロマトグラフィー，プロテインチップなどが用いられる．

## 1.6 薬物の消失に関わる分子

### 1.6.1 トランスポーター

トランスポーターには，イオントランスポーターと薬物トランスポーターがある．イオントランスポーターは，能動輸送系，共輸送系，交換輸送系がある．能動輸送系はエネルギー（ATP）依存的であり，ポンプとも呼ばれる．薬物トランスポーターには，エネルギー（ATP）依存的なトランスポーターとエネルギー非依存的なトランスポーターがある．エネルギー依存的なものにはABCトランスポーター（ATP依存性薬物トランスポーター，多剤排出トランスポーター）ファミリーがあり，非依存的なものには，有機イオントランスポーターファミリー，肝由来有機アニオントランスポーターファミリー，ペプチドトランスポーターファミリー，アミノ酸トランスポーターファミリーがある．多くの薬物トランスポーター，および共輸送系イオントランスポーターの分子構造は12回膜貫通型の単量体である．

#### 1. 薬物トランスポーター

**a. ABCトランスポーターファミリー**

MDR（multi-drug resistance，P糖タンパク質）ファミリーとMRP（multi-drug resistance-associated protein）ファミリーに分類される．MDRファミリーは，小腸，肝臓の毛細胆管，腎臓の尿細管，血液脳関門や血液胎盤関門など関与する血管内皮細胞に存在し，何らかの理由で細胞内に侵入した薬物を細胞外に排出する役割をもつ．MRPファミリーのうち，MRP2は肝細胞内で代謝・解毒された水溶性抱合体を毛細胆管に排泄する役割をもつ．

**b. 有機イオントランスポーターファミリー**

OAT（organic anion transporter）ファミリー，OCT（organic cation transporter）ファミリー，およびNTCP（$Na^+$-taurocholic acid cotransporter protein）に分類される．腎臓の近位尿細管において，有機アニオンがOATを介して分泌される．また，コリン，ノルエピネフリン，エピネフリン，ドパミン，セロトニンなどの神経伝達物質はOCTを介して再取り込みされる．

**c. 肝由来有機アニオントランスポーターファミリー**

肝臓に特異的に発現する有機アニオントランスポーターである．中心静脈から抱合型ステロイド，甲状腺ホルモン，プロスタグランジンなどを肝細胞膜に発現する肝由来有機アニオントランスポーターファミリーを介して肝細胞内に取り込む．

**d. ペプチドトランスポーターファミリー**

小腸および腎臓に発現する．小腸では粘膜表面のブラッシュボーダー細胞膜に存在し，これを

介して，タンパク質の消化により精製したジペプチドおよびトリペプチドが吸収される．腎臓ではこのトランスポーターを介して，糸球体でろ過されたジペプチドやトリペプチドが再吸収される．

**e. アミノ酸トランスポーターファミリー**

アミノ酸トランスポーターファミリーは，酸性アミノ酸トランスポーター，中性アミノ酸トランスポーター，塩基性アミノ酸トランスポーターに分類される．中性アミノ酸トランスポーターは，血液脳関門や血液胎盤関門で重要な働きを担っている．

## 1.6.2　薬物代謝酵素

生体が摂取した薬物は，一定時間の後に排泄される必要がある．薬物以外にも xenobiotics と呼ばれる生体異物が，単独，あるいは食物などに混入して摂取されている．xenobiotics のほとんどは無害であるが，一部の有害物質は速やかに排泄される必要がある．

水溶性の高い薬物（および生体異物）は，排泄が速やかである．しかし，脂溶性の高い薬物は，細胞内に貯留したり，血中で高分子のタンパク質と結合したり，腎臓での再吸収が強い，などの理由で排泄されにくい．そこで，脂溶性の高い薬物は，体内で代謝され，水溶性の高い化合物に変換される必要がある．主な代謝組織は肝臓である．多くの場合，代謝とともに薬物の作用も減弱ないしは消失する．しかし，薬物の消化管からの吸収の増加や消化管に対する障害の軽減のために，体内で代謝されることにより，薬物の作用が増強するように設計する場合もある．このように，代謝後に活性を示す薬物をプロドラッグ（p.3）と呼ぶ．

多くの薬物が生体内に吸収されてから，排泄されるまでに受ける生体内変換は，第Ⅰ相および

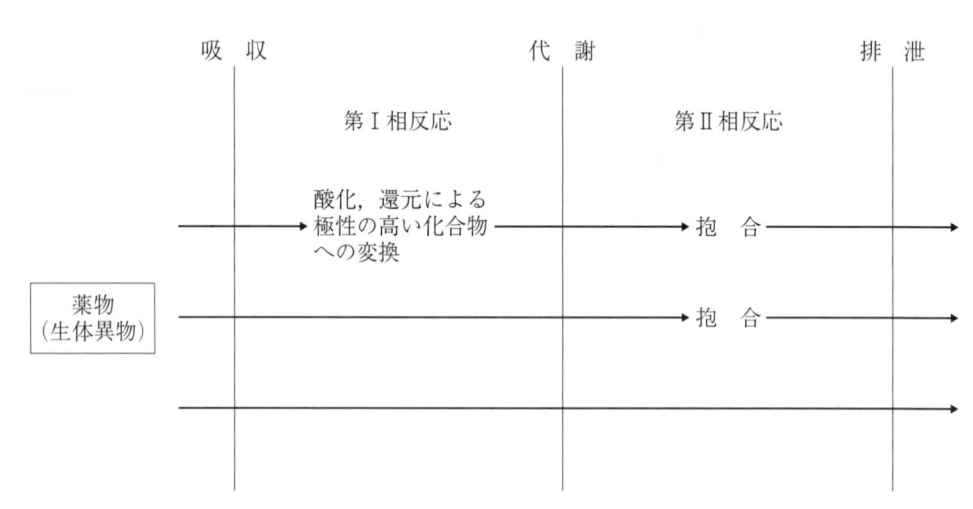

図 1.18　薬物代謝における第Ⅰ相反応と第Ⅱ相反応

第Ⅱ相反応の二つに分類される（図1.18）

## 1. 第Ⅰ相反応

第Ⅰ相反応は，薬物をより極性の高い化合物に変換させる反応である（表1.2）．小腸で吸収された薬物は，肝臓で強力に代謝され，初回通過効果 first-pass effect を受ける．この効果のために，経口投与以外の投与法を必要とする薬物がある．

肝臓およびその他の組織に，ミクロソーム混合機能酸化酵素系 mixed function oxidase（モノオキシゲナーゼ系）が存在し，酸化反応による薬物代謝を行う．モノオキシゲナーゼ系では，シトクロム P450（CYP）というヘム酵素による酸化還元反応が重要な役割を果している．薬物の酸化に際して，酸素の添加反応とシトクロム P450 内の鉄イオンの酸化反応が共役する．酸化された鉄イオン（$Fe^{3+}$）は，フラビンタンパク質の NADPH-シトクロム P450 により還元される（$Fe^{2+}$ に変換される）（図1.19）．シトクロム P450 は，細胞下分画の滑面ミクロソームに存在する．シトクロム P450 には，種々の分子種（CYP 1A2, CYP 2A6, CYP 2C9, CYP 2C19, CYP 2D6, CYP 2E1, CYP3A4 など）が存在する．種々の分子種の中には，フェノバルビタールなどにより酵素活性が誘導される CYP（CYP 2C9, CYP 2C19, CYP 3A4）があり，薬物相互作用の原因となる．また，分子多型が多く，薬物代謝の個人差の原因となる．その他，シトクロム P450 以外の酸化反応，還元反応，加水分解反応による薬物代謝がある．

表 1.2 第Ⅰ相反応

| 反応の種類 | 反応を受ける薬物 |
|---|---|
| シトクロム P450 依存性酸化反応　　芳香族水酸化 | フェノバルビタール，プロプラノロール，フェニルブタゾン，フェニトイン　イブプロフェン，ペントバルビタール，ジギトキシン |
| アルキル化炭素水酸化 | |
| 脱アルキル化 | モルヒネ，カフェイン，コデイン，6-メルカプトプリン |
| 窒素原子酸化 | アセトアミノフェン，ニコチン |
| 硫黄原子酸化 | シメチジン，クロルプロマジン |
| 脱アミノ化 | アンフェタミン，ジアゼパム |
| 脱硫化 | チオペンタール，パラチオン |
| シトクロム P450 非依存性酸化反応 | アミトリプチリン，クロルプロマジン，アドレナリン，エタノール |
| 還元反応 | ダントロレン，クロラムフェニコール，ナロキソン |
| 加水分解 | スキサメトニウム，プロカイン，アスピリン，プロカインアミド，リドカイン，インドメタシン |

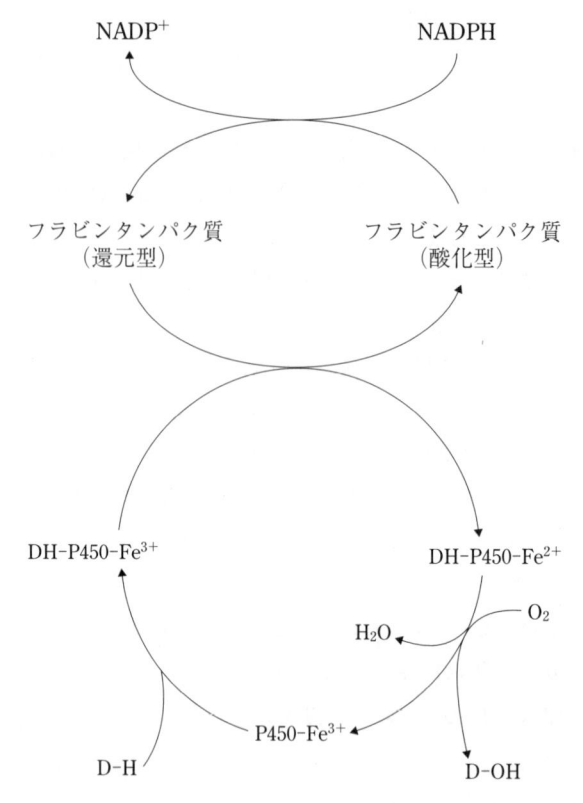

**図 1.19 薬物代謝におけるミクロソーム代謝酵素群**
薬物代謝第Ⅰ相反応において，シトクロム P450 とフラビンタンパク質により酸化反応が触媒される．

### 2. 第Ⅱ相反応

　薬物はそのままで，あるいは，第Ⅰ相反応による代謝を受けた後，種々の抱合反応により，薬物抱合体を形成する．薬物抱合体は水溶性が高く，排泄が容易になる．しかし，肝臓などに対する毒性や発癌性をもつ抱合体が産生される場合もある．第Ⅱ相反応には，グルクロン酸抱合，アセチル抱合，グルタチオン抱合，グリシン抱合，硫酸抱合，メチル抱合などがある（表 1.3）．

**表 1.3 第Ⅱ相反応**

| 抱合反応 | 抱合反応物質 | 抱合反応酵素 |
| --- | --- | --- |
| グルクロン酸抱合 | UDP-グルクロン酸 | UDP-グルクロン酸転移酵素 |
| アセチル抱合 | アセチル CoA | アセチル転移酵素 |
| グルタチオン抱合 | グルタチオン | グルタチオン $S$-転移酵素 |
| グリシン抱合 | グリシン | アセチル CoA グリシン転移酵素 |
| 硫酸抱合 | ホスホアデノシンホスホ硫酸 | 硫酸転移酵素 |
| メチル抱合 | $S$-アデノシルメチオニン | メチル基転移酵素 |

# Chapter 2
## 末梢神経系およびその効果器に作用する薬物

### 到達目標

- 交感神経系に作用し，その支配器官の機能を修飾する代表的な薬物をあげ，薬理作用，機序，主な副作用について説明できる．
- 副交感神経系に作用し，その支配器官の機能を修飾する代表的な薬物をあげ，薬理作用，機序，主な副作用について説明できる．
- 神経節に作用する薬物をあげ，薬理作用，機序，主な副作用について説明できる．
- 知覚神経に作用する代表的な薬物（局所麻酔薬など）をあげ，薬理作用，機序，主な副作用について説明できる．
- 運動神経系に作用する代表的な薬物（末梢性筋弛緩薬など）をあげ，薬理作用，機序，主な副作用について説明できる．
- 上記の薬物のうち代表的なものについて基本構造を示すことができる．

神経は，神経伝達物質によって，シナプスおよび神経効果器接合部において，情報の伝達を行っている．平滑筋や心筋，腺細胞，骨格筋に影響を及ぼす多くの薬物の作用は，神経節あるいは効果器の細胞で，自律神経や体性神経から遊離される神経伝達物質の作用を，模倣するか修飾するかという観点から理解し，分類することができる．本章では，自律神経系および体性神経系の生理およびその効果器に作用する薬物について解説する．

## 2.1 自律神経系およびその効果器に作用する薬物

### 2.1.1 自律神経系の機能と形態

#### 1. 末梢神経系の分類

神経系は中枢神経系と末梢神経系に大別され，末梢神経系は，さらに体性神経系 somatic nervous system と自律神経系 autonomic nervous system とに区別される（表2.1）．

末梢神経系は中枢神経系（脳と脊髄からなる）から末梢臓器に情報を伝える**遠心路 efferent nerve fiber** と，末梢受容器から中枢神経系に情報を伝える**求心路 afferent nerve fiber** とからな

表2.1 神経系の分類

| 神経系 | 中枢神経系 | 脳髄（脳）および脊髄で構成 統合と反射を行う | | 大脳皮質，小脳，視床下部，橋，脊髄，大脳基底核，視床，中脳，延髄 | |
|---|---|---|---|---|---|
| | 末梢神経系 | 中枢神経と末梢諸器官との情報（または指令）伝導路 | 体性神経系 | 遠心性神経 | 運動神経 |
| | | | | 求心性神経 | 知覚神経 |
| | | | 自律神経系 | 遠心性神経 | 交感神経 |
| | | | | | 副交感神経 |
| | | | | 求心性神経 | 内臓の感覚神経 |

る．体性神経系の遠心路は**運動神経 motor nerve** で，中枢（脊髄全般）から出て骨格筋に直接到達し，骨格筋の随意運動をつかさどる．このため，動物性神経あるいは随意神経とも呼ばれる．体性神経系の求心路は皮膚，骨格筋，関節などの感覚を中枢に伝える**知覚神経 sensory nerve** である．

　自律神経系の遠心路は，中枢（脳幹，脊髄の胸髄，腰髄および仙髄部分）の一定部位から出て，全身の臓器組織（内臓平滑筋，心臓，腺，血管）に到達する．この神経はわれわれの意志の力で左右し得ない，いわゆる自律性をもっている．このため，自律神経は**植物性神経 vegetable nerve** あるいは**不随意神経 involuntary nerve** とも呼ばれる．また同じ遠心性線維である運動神経は，中枢の脊髄を出て，途中でニューロンを交代することなく，末梢の骨格筋に達するのに対し，自律神経線維は，中枢を出て末梢器官に達するまでに，途中で必ず一度，**神経節 ganglion** においてニューロンを交代する．神経節の前部および後部の神経は，それぞれ節前線維および節後線維，また神経線維終末と次の神経細胞あるいは**効果器 effector organ** とのつなぎ目はシナプス synapse と呼ばれる．

　シナプスにおける興奮の伝達は，神経終末から遊離される特別な化学物質を介して行われる．この物質は**化学的神経伝達物質 chemical neurotransmitter**，または単に**伝達物質 transmitter** と呼ばれる．神経興奮により遊離した伝達物質は，シナプス後膜にある**受容体 receptor** に結合し，興奮を細胞に伝達する．自律神経系は解剖学的にも機能的にも明らかに異なる二つの系，すなわち**交感神経 sympathetic nerve** と**副交感神経 parasympathetic nerve** に分けられる．原則として，節前線維は有髄，節後線維は無髄である．一般に，自律神経系は遠心路の交感神経と副交感神経を意味することが多いが，実際は多数の求心路が存在する．例えば，動脈系の圧受容器や化学受容器，心臓や消化器の機械的受容器（伸展または圧受容器）からの求心線維があり，主として臓器の知覚，心臓，血管運動および呼吸の興奮を中枢に伝えるものである．現在では，これら内臓求心路 visceral afferent fibers を自律神経の求心路と考えるようになった．

## 2. 自律神経の臓器支配と構造

　自律神経系の中枢は，脳幹と脊髄にある．これらの中枢は，さらに視床下部や大脳のような高次中枢により調節，制御されている．特に，視床下部は，最も重要な自律神経中枢で，体温，エネルギー代謝，血圧，体液組成などの調節に関与している．この高次中枢は，視床，線条体，大

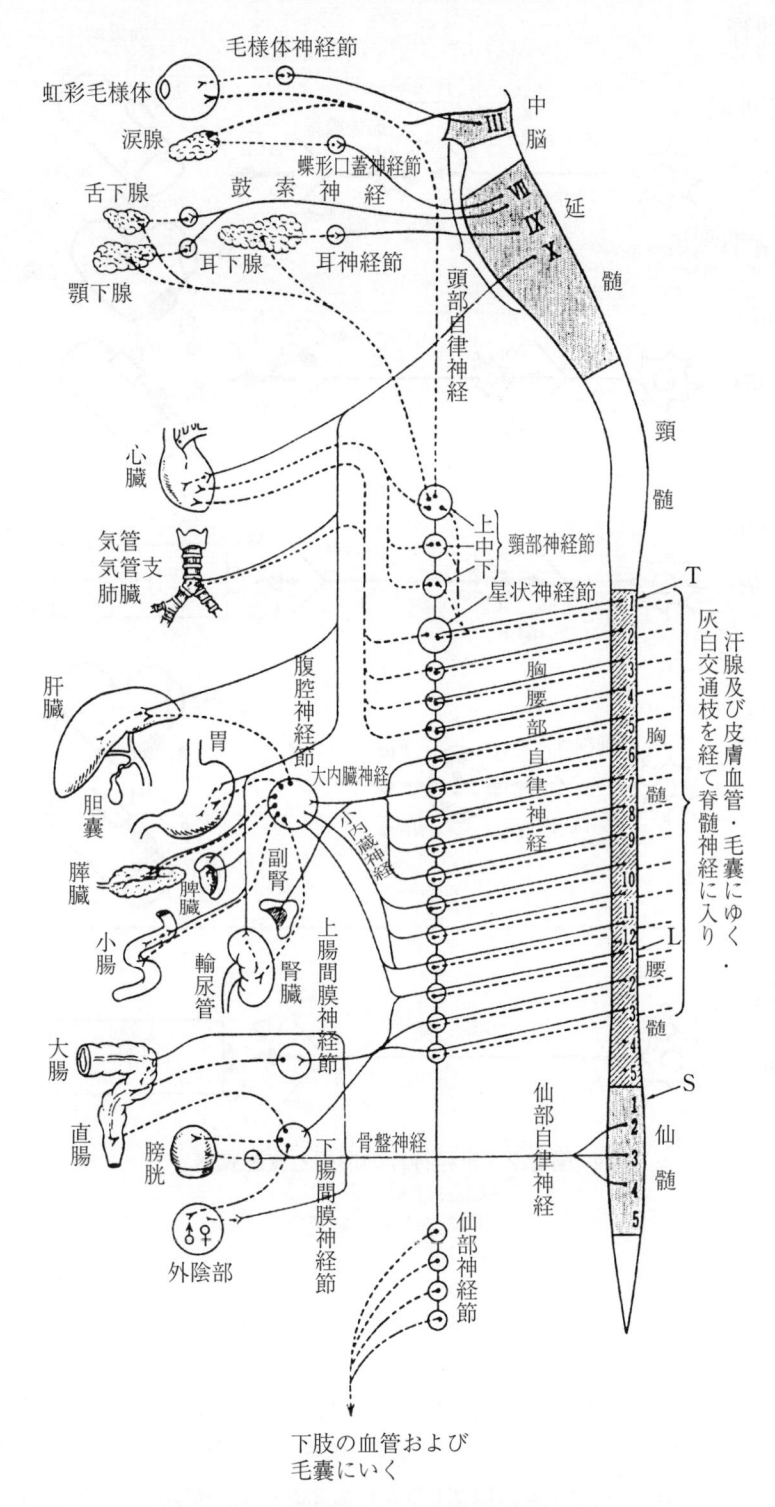

**図 2.1　自律神経による神経支配模式図**

実線は節前線維，点線は節後線維．胸髄・腰髄から交感神経が，中脳・延髄・仙髄から副交感神経が発する．

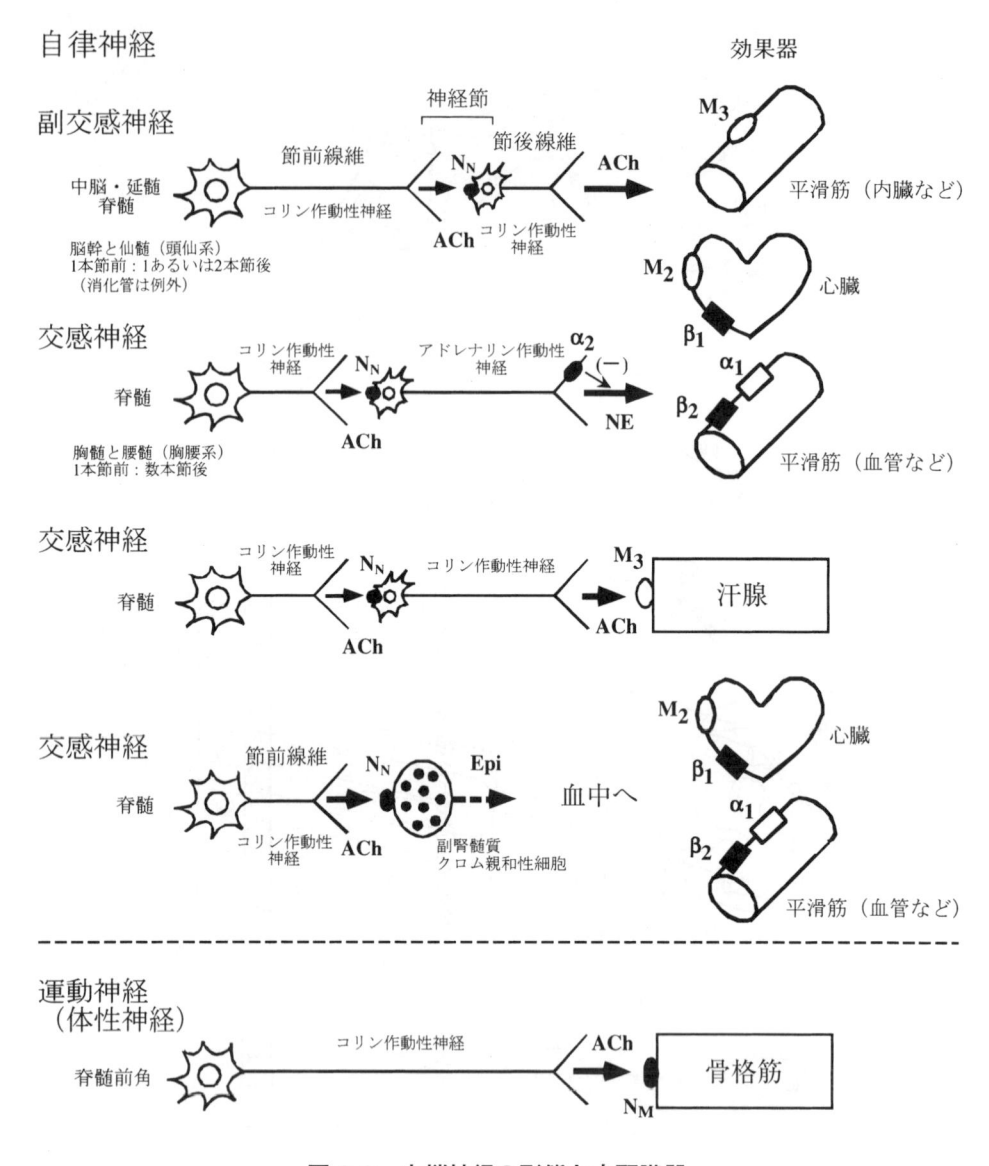

**図 2.2 末梢神経の形態と支配臓器**
ACh：アセチルコリン
NE：ノルエピネフリン
Epi：エピネフリン

脳皮質のほか，情動と深い関係のある**大脳辺縁系 limbic system** からの影響も受けながら自律神経系の機能を統合している．

　交感神経の節前線維は，胸髄（T1〜T12）および腰髄（L1〜L3）から，副交感神経のそれは中脳（動眼神経（第Ⅲ脳神経）），延髄（顔面神経（第Ⅶ），舌咽神経（第Ⅸ），迷走神経（第Ⅹ））および仙髄（S2〜S4）から発する（図2.1および図2.2）．交感神経の節後線維は，副交感神経の節後線維に比べて非常に長く，肉眼的にもその経過をたどることが可能である．そのため，節後線維の**外科的除神経 denervation** が可能となる．また副腎髄質は，節前線維（小内臓神経）の直接支配を受け，節後線維を欠いている．副交感神経の場合は，節前線維が交感神経に比べて

はるかに長く，支配臓器内に神経節が存在する場合が多い．しかし，例外的に，支配臓器から離れた場所に神経節を形成するもの，例えば毛様体，口蓋および耳神経節がある．また副交感神経は，節後線維が短いこと，1本の節前線維から興奮を受ける節後線維の数が少ないという二つの事実から，交感神経に比べて局所独立性が比較的強く，局所的調節を行っているといえる．

### 3. 自律神経の機能

基本的な生体機能を維持するための役割は，主に副交感神経が果たし，外からの刺激に応じるときに働くのは交感神経である（表2.2）．緊張などにより交感神経系の活動が高まると，心臓は強く速く拍動し，皮膚内臓の血管は収縮し，骨格筋と心肝肺の血管は拡張する．多くの血液が筋に流れ，肝グリコーゲン分解により血糖値が上がり，筋グリコーゲン分解も起こり，筋の激しい活動が支えられる．脾臓も収縮して赤血球を送り出す．一方，消化管の運動や分泌は抑制され，括約筋は収縮する．瞳孔は散大して入射光量を増し，立毛も起こる．気管支は拡張して十分な酸素が補給される．

交感神経系は，闘争と逃走 fight and flight または闘争と驚愕 fight and fright のときに優位となり，一方，副交感神経は，消化吸収，生体の回復などを司り，休養と栄養 rest and repast のために働くとされる（表2.2）．

内臓諸器官に病変が生じたとき，その活動を促進，もしくは抑制することにより，症状を改善することが可能なことが多い．そのために，これらの神経の働きと同じような効果を上げる薬物，または神経の働きを抑えるような効果を上げる薬物が使用される．本章で扱う薬物は，神経の興奮を臓器へ伝える化学伝達物質に化学的に類似するものといえる．

化学伝達物質を受けとめて，情報を得て対応する部位が薬物受容体であり，幾つかに分類される．これに特異的に結合して反応を起こさせる伝達物質，そして同様な作用を示す物質を，**作動薬 agonist** もしくは刺激薬 stimulant といい，受容体に結合するが，自身では反応を起こす力がなく，活性物質の結合を妨げて，反応が起こらないようにする物質を**拮抗薬 antagonist** もしくは**遮断薬 blocker** という．

末梢臓器の多くは，交感・副交感神経遠心路の**二重支配 dual innervation** を受け，しかもそれらの刺激効果は，互いに拮抗的である（表2.2および表2.3）．例えば，心臓の拍動は交感神経

表2.2　自律神経系の役割

|  |  | 促進される機能 | 抑制される機能 |
|---|---|---|---|
| 交感神経 | fight, flight, fright<br>闘争，逃走，驚がく<br>緊張 | 心機能<br>血管（収縮）<br>気道（通気量増大）<br>エネルギー放出（グリコーゲン・脂肪分解）<br>瞳孔（散瞳） | 消化管<br>排便，排尿 |
| 副交感神経 | rest, repast<br>休養，栄養<br>くつろぎ | 消化管（運動・消化液分泌）<br>排便，排尿<br>エネルギー備蓄（グリコーゲン合成） | 心機能<br>気道（通気量減少）<br>瞳孔（縮瞳） |

### 表 2.3 自律神経の興奮と効果器の反応（＿＿は重要）

| 臓 器 | 交感神経 受容体 | | | 副交感神経 受容体 | | |
|---|---|---|---|---|---|---|
| 脳血管 | 収縮 | α | （弱い） | — | | |
| 瞳孔散大筋 | 収縮 | α | 散瞳 | | | |
| 瞳孔括約筋 | — | | | 収縮 | M | 縮瞳 |
| 毛様体筋 | 弛緩 | β | 遠視 | 収縮 | M | 近視　眼圧低下 |
| 涙 腺 | | | | 分泌 | M | |
| 唾液腺 | 分泌 | α | 少量の濃厚な分泌 | 分泌 | M | 大量分泌 |
| | 分泌 | β | アミラーゼ分泌 | | | |
| 唾液腺血管 | 収縮 | α | 血流減少 | 拡張 | M | 血流増大 |
| 心収縮力 | 増大 | $β_1$ | ｝心 　正変力作用 | 減少 | M | ｝心 |
| 心拍数 | 増加 | $β_1$ | 促進　正変時作用 | 減少 | M | 抑制 |
| AV伝導速度 | 増大 | $β_1$ | 　　　正変伝導作用 | 減少 | M | |
| 冠血管 | 拡張 | $β_2$ | 冠血流増大（収縮　α） | — | | |
| 気管支筋 | 拡張 | $β_2$ | 気道抵抗減小（収縮　α） | 収縮 | M | 気道抵抗増大 |
| 肺血管 | 拡張 | $β_2$ | （収縮　α） | | | |
| 気道粘液腺 | —? | | | 分泌 | M | |
| 肝グリコーゲン分解（ヒト） | 上昇 | $β_2+α$ | 血糖上昇 | | | |
| 　グリコーゲン合成 | | | | 上昇 | M | |
| 脂肪細胞・脂肪分解 | 上昇 | $β_1$ | 血中遊離脂肪酸上昇 | | | |
| 骨格筋グリコーゲン分解 | 上昇 | $β_2$ | ATP生産　血中乳酸上昇 | | | |
| 胆 嚢 | 弛緩 | | | 収縮 | M | ｝胆汁放出 |
| 胆 管 | 拡張 | | | 収縮 | M | |
| 胆管括約筋 | 収縮 | | | 弛緩 | M | |
| 肝血管 | 拡張 | $β_2$ | 血流増大 | — | | |
| 骨格筋血管 | 拡張 | $β_2$ | 血流増大（収縮　α） | — | | |
| | （拡張 | M） | 生理的意義？ | | | |
| 脾 臓 | 収縮 | α | 赤血球放出 | — | | |
| 副腎髄質 | カテコールアミン放出 | N | 節前線維のみ | | | |
| 腎血管 | 収縮 | α | 尿量減少 | | | |
| 腎レニン放出 | 上昇 | $β_2$ | 昇圧 | | | |
| 胃腸平滑筋 | 弛緩 | $α,β_1$ | 蠕動減少 | 収縮 | M | 蠕動緊張増大 |
| 　括約筋 | 収縮 | α | | 弛緩 | M | |
| 　分 泌 | ? | | | 増大 | M | 消化液分泌 |
| 膀胱排尿筋 | 弛緩 | $β_2$ | （弱い） | 収縮 | M | ｝排尿 |
| 　括約筋 | 収縮 | α | （弱い） | 弛緩 | M | |
| 生殖器外陰血管 | 収縮 | α | | 拡張 | M | 勃起 |
| 　精嚢, 精管 | 収縮 | α | 射精 | | | |
| 　子宮（ヒト）妊娠 | 収縮 | α | （弛緩　$β_2$） | ? | | |
| 　　　　　　非妊 | 弛緩 | $β_2$ | | | | |
| 汗腺　エクリン腺 | 分泌 | M | 全身的分泌 | — | | |
| 　　　アポクリン腺 | 分泌 | α | 局所的濃厚分泌 | — | | |
| 皮膚血管 | 収縮 | α | 蒼白 | ｝昇圧（拡張　$β_2$） | — （一部拡張：顔面など） | |
| 内臓血管（冠,肺,肝を除く） | 収縮 | α | 血流減少 | | | |
| 毛嚢立毛筋 | 収縮 | α | 立毛 | — | | |

—は神経支配なしとしてもよいもの．（　）は劣位であることを示す．

で促進され，副交感神経で抑制される．胃や腸の運動性は，交感神経で抑制され，副交感神経で促進される．瞳孔では，交感神経が放射状の散大筋を収縮させて散瞳を起こす．副交感神経は，同心円状の括約筋を収縮させて縮瞳を起こす．正常状態では，交感，副交感神経のいずれの支配が優位にたっているかは臓器組織ごとに異なっている．例えば，交感神経支配の優位な効果器は，血管（細小動脈，静脈），瞳孔散大筋など，副交感神経支配の優位な効果器は，平滑筋（消化管，気管支，膀胱），瞳孔括約筋，唾液腺などである．なお，これら自律神経線維は，その神経伝達物質のノルエピネフリンおよびアセチルコリンにより，**アドレナリン作動性神経 adrenergic neuron** および**コリン作動性神経 cholinergic neuron** とも分類される（Daleの提唱，1933）．一般にアドレナリン作動性は，交感神経節後線維のみで，交感神経節前神経および副交感神経節前・節後線維は共にコリン作動性である．しかし，例外として，汗腺は交感神経支配であるが，その節後線維はコリン作動性である（図2.2）．

## 2.1.2　自律神経系の化学伝達

### 1. 化学伝達物質としての条件

化学伝達物質であることを証明するための条件としては，以下の基準がすべて満たされていることが必要である．
① 神経組織に実在し，またシナプスにおける合成，分解経路が明らかであること
② 神経刺激により神経組織外に遊離が見られること
③ 遊離した物質を速やかに消失させる不活性化機構が存在すること
④ 神経刺激による器官への効果と，その物質を適用したときの効果がよく似ていること
⑤ その物質の作用に対し拮抗または増強する薬物は，神経刺激効果に対しても同様に拮抗または増強すること．

### 2. アドレナリン作動性とコリン作動性神経（図2.1，図2.2）

この分類に従うと，アドレナリン作動性神経は，① 交感神経節後線維のみである．一方，コリン作動性神経は，① 交感および副交感神経の節前線維，② 副交感神経節後線維，③ 交感神経である汗腺分泌神経の節後線維，④ 骨格筋の交感性血管拡張神経，⑤ 副腎分泌神経（交感神経節前線維に相当する小内臓神経が支配），⑥ 運動神経である．

### 3. シナプス伝達の機構

シナプスにおける興奮伝達については，まず神経側では化学伝達物質の合成，貯蔵，遊離および再取込みが，また効果器側では細胞膜の**脱分極 depolarization** や**過分極 hyperpolarization** などがある．チロシン tyrosine およびコリン choline が神経内にまず取り込まれた後，種々の合成酵素の働きを受けて，それぞれノルエピネフリンおよびアセチルコリンに合成される（図2.3，図2.4）．これらの物質は，神経終末にある**アミン貯蔵顆粒**（図2.3のノルエピネフリン顆粒，神経顆粒ともいう）**granule** または**シナプス小胞 synaptic vesicle** と呼ばれる部位に貯蔵される．

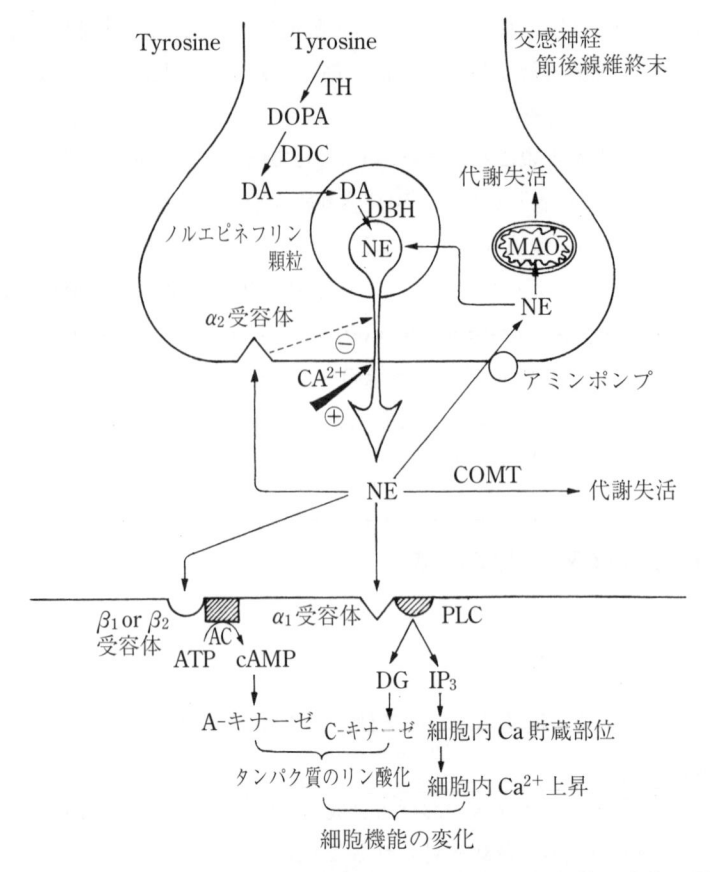

**図 2.3　アドレナリン作動性神経終末での NE の生合成，貯蔵，遊離**
　　　　AC ：アデニル酸シクラーゼ　adenylate cyclase
　　　　DG ：ジアシルグリセロール　diacylglycerol
　　　　IP$_3$：イノシトール-3リン酸　inositol triphosphate

　神経興奮が神経終末に到達すると，これらの化学伝達物質は，そのほかの顆粒内容物（ATP など）とともに**シナプス間隙 synaptic cleft** に放出される．この放出過程は**開口分泌 exocytosis** と呼ばれる．開口分泌が起こるためには，神経細胞内への Ca$^{2+}$ の流入が必須である．遊離した伝達物質が，シナプス後膜の受容体と結合した後，後膜の局所性の脱分極がある**閾値 threshold** に到達すると，細胞膜に伝播性の活動電位が発生し，興奮が効果器全般に拡がって効果が現れる．つまり伝達物質の役割は，このようなシナプス後膜に限局した電位変化などを起こす引き金となることである．化学伝達物質は，その後，不活化過程によって代謝分解され受容体より離脱する．

　遊離したが受容体と結合しなかったノルエピネフリンは，大部分がそのまま神経終末のアミントランスポーター（アミンポンプ）を介した能動輸送により再取込みされ，再利用される（図 2.3）．

　アセチルコリンの場合も同様に，神経終末から放出された後，シナプス後膜の受容体と結合して効果器細胞を興奮させる．その後，アセチルコリンエステラーゼ acetylcholinesterase により分解を受ける．分解により生じたコリンは，神経終末から Na$^+$ に依存して取り込まれ，アセチ

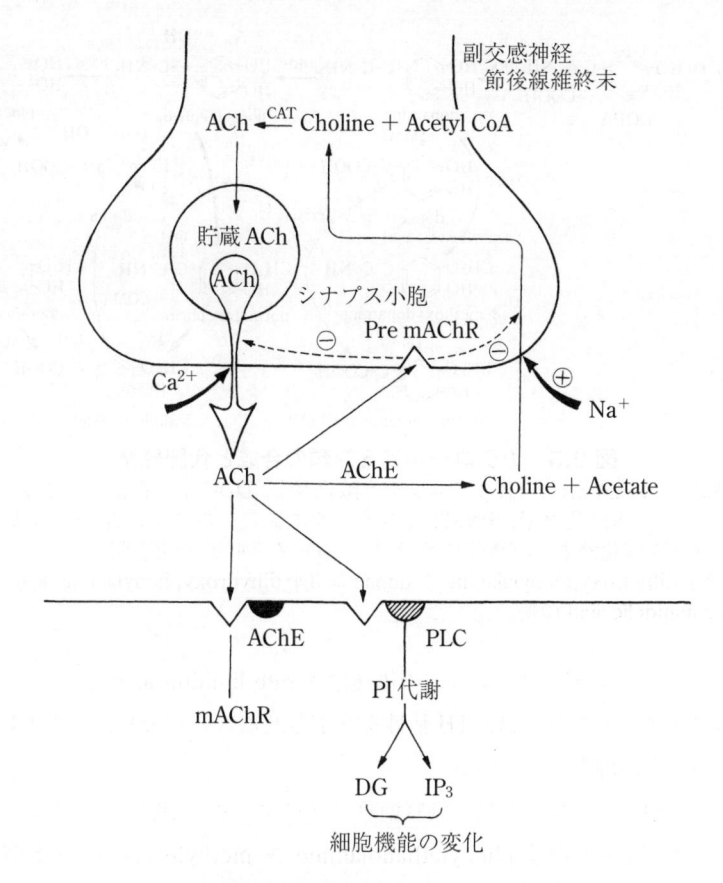

**図 2.4 コリン作動性神経終末での ACh の生合成，貯蔵，遊離**
Pre mAChR：シナプス前ムスカリン受容体
AChE：アセチルコリンエステラーゼ，CAT：コリンアセチルトランスフェラーゼ

ルコリンの合成に利用される（図 2.4）．

## 2.1.3　化学伝達物質の生合成と分解

### 1. カテコールアミン類の生合成と分解（図 2.5）

　交感神経の化学伝達物質であるノルエピネフリンは，アドレナリン作動性神経内で，チロシンからドパ DOPA（dihydroxyphenylalanine），ドパミン dopamine（DA）を経て合成される．神経終末で放出されたノルエピネフリンは，その大部分が神経終末に取り込まれるが，一部は，シナプス間隙に存在するカテコール-$O$-メチル基転移酵素 catechol-$O$-methyltransferase（COMT）によって不活化される．取り込まれたノルエピネフリンは，神経細胞内でミトコンドリア外膜に存在するモノアミン酸化酵素 monoamine oxidase（MAO）によっても代謝失活される．一般に，血中に入ったアミン類は，肝臓および腎臓で MAO や COMT によって分解を受けたり，また肝臓でグルクロン酸抱合，硫酸抱合を受けて代謝失活される．チロシン水酸化酵素 tyrosine hydroxylase（TH）によりチロシンからドパが生成される反応は，以後の合成経路のどのステッ

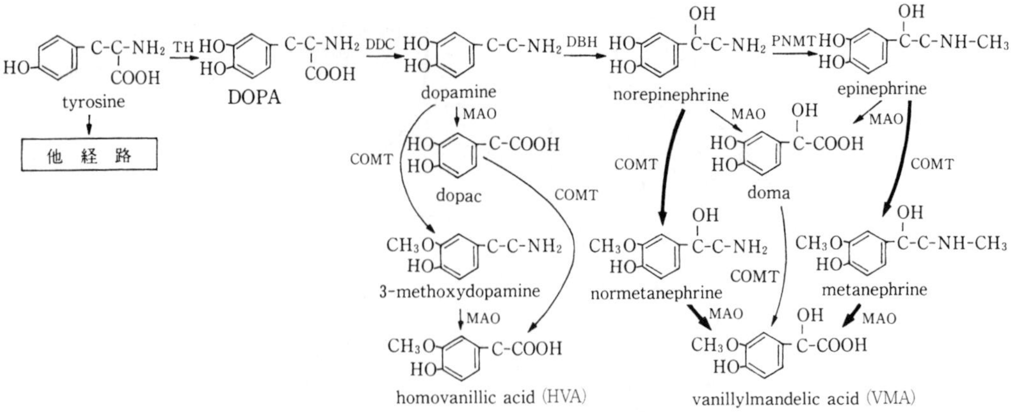

**図 2.5 カテコールアミン類の合成と代謝経路**

各種反応を触媒する諸酵素は，TH：チロシン水酸化酵素，DDC：芳香族アミノ酸脱炭酸酵素，DBH：ドパミン-$\beta$水酸化酵素，PNMT：フェニルエタノールアミン$N$-メチル基転移酵素，MAO：モノアミン酸化酵素，COMT：カテコール$O$-メチル基転移酵素．

DOPA は 3,4-dihydroxyphenylalanine：dopac は 3,4-dihydroxyphenylacetic acid：doma は 3,4-dihydroxymandelic acid の略．

プよりも遅いので，ノルエピネフリン合成の律速段階 rate limiting step になっている．この際，最終産物であるノルエピネフリンは，TH 活性を低下させることにより，ノルエピネフリン合成に負のフィードバック制御をかけている．

副腎髄質ホルモンのエピネフリンは，副腎髄質のクロマフィン細胞に含まれるフェニルエタノールアミン-$N$-メチル基転移酵素 phenylethanolamine-$N$-methyltransferase（PNMT）により，ノルエピネフリンから合成される．この際，$S$-adenosyl methionine がメチル基供与体として必要である．また PNMT の生合成は，副腎皮質から分泌される糖質コルチコイドにより，活性化される方向に調節を受けている．

これらカテコールアミン，すなわちドパミン，ノルエピネフリンおよびエピネフリンの分解には，2 種の異なる代謝酵素が関与する．カテコール-$O$-メチル基転移酵素（COMT）は，生体内に広く分布し，特に腎と肝に多い．エピネフリンその他のカテコールアミン類のメタ位の-OH を-OCH$_3$ にする作用をもっている．交感神経終末より放出されたノルエピネフリンやエピネフリンが最初に受ける代謝は，主として COMT によるもので，これにより失活される．他の一つはモノアミン酸化酵素（MAO）である．MAO には A 型と B 型がある．A 型 MAO は，主にノルエピネフリン，エピネフリンおよびセロトニンを，B 型 MAO は，ドパミンやチラミンをそれぞれ基質にして不活化する．脳や肝には A 型と B 型の両者が，胎盤には A 型のみが，またリンパ球には B 型のみが存在するが，脳内でのドパミン代謝は，主に B 型によって行われている．ドパミン，ノルエピネフリンおよびエピネフリンの生合成と分解代謝に関与する酵素を図 2.5 に示す．

## 2. アセチルコリンの生合成と分解（図 2.6）

アセチルコリンは，コリン作動性神経の細胞膜を通って取り込まれたコリンを原料として，アセチル CoA の存在下，コリンアセチラーゼ choline acetylase あるいはコリンアセチル基転移酵素 choline acetyltransferase（CAT）の触媒により合成される．合成されたアセチルコリンは，神

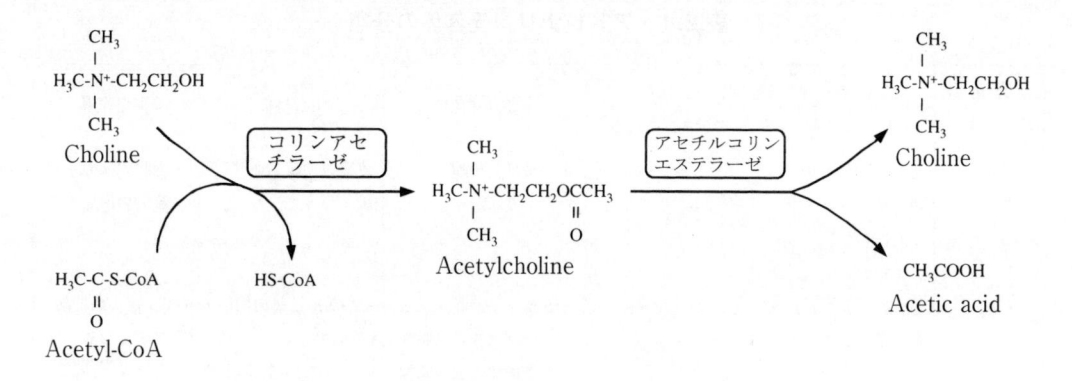

図2.6 アセチルコリンの合成と代謝

経終末膨大部のシナプス小胞中に蓄えられる.

　神経興奮によって遊離されたアセチルコリンは，受容体に結合して興奮伝達の役割を果たした後は，速やかにアセチルコリンエステラーゼ acetylcholinesterase（AChE）によって加水分解され，コリンと酢酸になる．コリンは，神経内に取り込まれてアセチルコリンの合成に再利用される．コリンエステラーゼには，真性コリンエステラーゼ true cholinesterase（アセチルコリンエステラーゼ）と偽性コリンエステラーゼ pseudocholinesterase（ブチリルコリンエステラーゼ）の2種類がある．アセチルコリンエステラーゼは，コリン作動性神経終末や赤血球などに存在して，アセチルコリンに高い基質特異性を示す．ブチリルコリンエステラーゼは血漿・肝臓・脳グリア細胞などに存在して，アセチルコリンのほかにベンゾイルコリン，スキサメトニウム，ブチリルコリンなども加水分解する．

### 3. シナプス前膜での再取込み（図2.3, 2.4）

　アドレナリン作動性神経の場合（図2.3），シナプス間隙に放出されたノルエピネフリンの一部は，シナプス後膜にある受容体と結合後，分解されるが，大部分は神経終末の前膜を通して，細胞内に再取込み reuptake される．

　取り込まれたアミンは，さらにアミン貯蔵顆粒内に取り込まれる．これらの機構は，①濃度勾配に逆行して取り込まれ，②ウワバイン（強心配糖体）によって非競合的に抑制されることから，能動輸送と考えられている．

　神経終末細胞内へのアミンの再取込みは，塩酸コカインや塩酸アミトリプチリン（三環系抗うつ薬）によって阻害され，神経細胞内のアミン貯蔵顆粒内への取込みは，レセルピンによって阻害される．コリン作動性神経の場合（図2.4），コリンの神経終末への取込みは，ヘミコリニウム-3 hemicholinium-3 によって阻害される．

### 2.1.4　自律神経伝達と受容体

　先に述べた化学伝達が行われるためには，効果器側に化学伝達物質と選択的に結合する特殊な部位があると考えられ，この部位を**受容体（レセプター）** receptor という．自律神経系に関与

表2.4 アドレナリン受容体の分類

| 受容体の<br>サブタイプ | アゴニスト* | アンタゴニスト | 主要存在部位 | 主な機能 | 主な作用 |
|---|---|---|---|---|---|
| $\alpha_1$ | Ep ≧ NE > Iso<br>特異的アゴニスト<br>メトキサミン<br>フェニレフリン | プラゾシン | ・シナプス後膜 | 皮膚・内臓の血管収縮 | ・細胞内へのCa流入の増加 |
| $\alpha_2$ | Ep ≧ NE > Iso<br>特異的アゴニスト<br>クロニジン | ヨヒンビン<br>ピペロキサン | ・シナプス前膜 → NE遊離の抑制<br>・シナプス後膜(腸管を支配する副交感神経終末上に前シナプス抑制をかけるシナプスの後膜部分)<br>・ヒト・ウサギ血小板<br>・ヒト脂肪細胞 | ACh遊離を抑制→して腸管平滑筋を弛緩 | ・Ca流入の抑制<br>・アデニル酸シクラーゼの抑制 |
| $\alpha = \alpha_1 + \alpha_2$ | NE($\alpha_1, \alpha_2, \beta_1 \gg \beta_2$) | フェノキシベンザミン<br>フェントラミン<br>ダイベナミン | | | |
| $\beta_1$ | Iso > Ep = NE<br>ドブタミン | アテノロール<br>メトプロロール<br>アセブトロール<br>プラクトロール | ・心臓(特に心室) → 心臓興奮<br>・脂肪組織 → 脂肪酸遊離<br>・腸 → 弛緩 | | アデニル酸シクラーゼの活性化によるcAMPを介して |
| $\beta_2$ | Iso > Ep ≫ NE<br>特異的アゴニスト<br>サルブタモール<br>テルブタリン<br>イソクスプリン | ブトキサミン | ・血管(大部分) → 拡張<br>・骨格筋 → 収縮<br>・肝臓 → グリコーゲン分解<br>・気管支筋 → 弛緩<br>・子宮 → 弛緩 | | |
| $\beta = \beta_1 + \beta_2$ | Iso ($\beta_1, \beta_2 \gg \alpha$)<br>Ep ($\alpha, \beta_1, \beta_2$) | ピンドロール<br>プロプラノロール<br>アルプレノロール | | | |

*NE, Ep および Iso については各受容体への親和性を比較した. なお, Iso はイソプレナリンの略号である.

表2.5 ムスカリン受容体の分類と機能

| サブタイプ | 分布 | 細胞内情報伝達 | 機能 |
|---|---|---|---|
| $M_1$ | 中枢神経系, 神経節 | PI代謝回転亢進 | 中枢神経興奮<br>自律神経節興奮 |
| $M_2$ | 心臓 | アデニル酸シクラーゼ抑制 | 心臓抑制 |
| $M_3$ | 分泌腺, 平滑筋 | PI代謝回転亢進 | 平滑筋収縮<br>分泌促進 |

する受容体は, 大別してアドレナリン受容体とアセチルコリン受容体がある. アドレナリン受容体について, Ahlquist (1948) はエピネフリン, ノルエピネフリンおよびイソプレナリンなどの作動薬 agonist (刺激薬 stimulant ともいう) を用いて実験した. その結果, アドレナリン受容体

に，α受容体とβ受容体の二種類があるという説を唱えた．その後，これら受容体に関連する化合物が多数合成され，その中から刺激薬とともに**拮抗薬 antagonist**，（**遮断薬 blocker**）も数多く見出されてきた．アドレナリン受容体のうち，β受容体を選択的に刺激，または遮断する薬物が合成されるようになり，Land ら（1967）は多くの交感神経興奮様薬のβ作用を詳細に検討した．その結果，同じβ作用でも，心機能促進に比較的有効な薬物と，気管支拡張に有効な薬物とに分類できることを見出し，β受容体を$β_1$と$β_2$の二つのサブタイプに区分した．これらのβ受容体サブタイプは，ともにアデニル酸シクラーゼ adenylate cyclase を活性化し，$β_1$受容体の刺激は，心臓興奮と脂肪分解を起こし，$β_2$受容体の刺激は，気管支拡張，血管拡張およびグリコーゲン分解を起こす（表2.4）．また，近年では，脂肪分解に関係する$β_3$受容体も発見されており，注目されている（Topics）．

また，α受容体も，$α_1$および$α_2$の二つのサブタイプに区分された．すなわち交感神経終末の支配を受けている効果器細胞膜（シナプス後膜）に存在し，交感神経の機能発現に関与する$α_1$受容体と，神経終末に存在し，アデニル酸シクラーゼの抑制を介してノルエピネフリン遊離を抑制的に調節している$α_2$受容体である．この$α_2$受容体は，遊離したノルエピネフリン自体が交感神経終末からのノルエピネフリン遊離を抑制するという，負のフィードバック機能をもっている．このような受容体を**自己受容体 autoreceptor**という．これらアドレナリン受容体の分類，存在部位および生理作用を表2.4に示した．

一方，アセチルコリン受容体は，①心筋や平滑筋（抗コリン薬のアトロピンが遮断），②自律神経節（節遮断薬のテトラエチルアンモニウムが遮断），および③骨格筋（筋弛緩薬のツボクラリンが遮断）に局在する3種類がある．そのうち①を**ムスカリン受容体 muscarinic receptor**，②と③を**ニコチン受容体 nicotinic receptor**と呼んでいる．ムスカリン受容体は，$M_1$，$M_2$，$M_3$の各サブタイプに細区分される（$M_4$および$M_5$サブタイプも存在するが，詳細な機能は未だ明らかではない）．それぞれのサブタイプが分布する生体内組織，細胞内情報伝達および機能を表2.5に示す．ムスカリン受容体サブタイプに関する先駆的研究から，$M_1$受容体遮断薬の塩酸ピレンゼピンが Hammer らによって開発された（1980）．アトロピンが$M_1$〜$M_3$の3種のサブタイプをすべて遮断するのに対し，塩酸ピレンゼピンは，自律神経節などの$M_1$サブタイプを選択的に遮断することで，副作用の少ない抗コリン性潰瘍治療薬として用いられている．一方，ニ

## TOPICS

### $β_3$アドレナリン受容体刺激薬

カテコールアミンは，脂肪組織において脂肪の分解を促す．この効果はβアドレナリン受容体の$β_1$，$β_3$サブタイプを介して現れる．$β_3$アドレナリン受容体は主に脂肪組織に発現しており，脂肪分解や熱産生を起こす．64番目のアミノ酸トリプトファンがアルギニンに変異したミスセンス変異を持つ人は，日本人では，人口の3分の1を占めるといわれており，こうした人では，肥満，熱産生機構の異常，インスリン抵抗性糖尿病の早期発症が起こりやすい．$β_3$受容体の刺激薬は，白色脂肪細胞の分解作用，褐色脂肪細胞におけるエネルギー消費作用，さらに全身に分布するUCP-2および褐色脂肪細胞と骨格筋に分布するUCP-3などのUCPファミリーの活性化作用を示すため，肥満や糖尿病発症の優れた治療薬になる可能性があり，現在米国で臨床治験中である．

コチン受容体は，自律神経節や中枢神経系に多いとされる $N_N$ サブタイプと，運動神経筋接合部に存在する $N_M$ サブタイプがある．これら2種のサブタイプは，ともに1価のカチオン（$Na^+$，$K^+$）や2価のカチオン（$Ca^{2+}$）の透過性亢進により，脱分極を生じる．

## 2.1.5 自律神経作用薬の分類

薬物の作用部位，作用機序あるいは作用様式から以下のように分類される（表2.6，表2.7）．

**表2.6 アドレナリン作動性神経系に作用する薬物の分類**

| | | |
|---|---|---|
| シナプス前部に作用するもの | 伝達物質生合成阻害 | α-メチルチロシン |
| | 前駆物質として伝達物質合成系へ入る | ドロキシドパ，メチルドパ |
| | 神経終末への取り込み阻害 | コカイン，イミプラミン |
| | 貯蔵顆粒への取り込み阻害 | レセルピン |
| | 伝達物質の遊離促進 | チラミン，アンフェタミン |
| | 伝達物質の遊離阻害 | ブレチリウム |
| シナプス後膜に作用するもの | 受容体刺激薬（アゴニスト） | ノルエピネフリン（α≫β），エピネフリン（α, β），イソプレナリン（β），フェニレフリン（$α_1$），クロニジン（$α_2$），ドブタミン（$β_1$），サルブタモール（$β_2$） |
| | 受容体遮断薬（アンタゴニスト） | フェントラミン（α），プラゾシン（$α_1$），ヨヒンビン（$α_2$），プロプラノロール（β），メトプロロール（$β_1$），ブトキサミン（$β_2$） |
| | 伝達物質分解酵素の阻害 | MAO阻害薬（サフラジン）<br>COMT阻害薬（ピロガロール，フロプロピオン） |

**表2.7 コリン作動性神経系に作用する薬物の分類**

| | | | | |
|---|---|---|---|---|
| シナプス前部に作用するもの | 伝達物質生合成阻害 | コリンアセチラーゼ阻害薬 | | |
| | 神経終末への取り込み阻害 | ヘミコリニウム-3 | | |
| | 貯蔵顆粒への取り込み阻害 | ベサミコール | | |
| | 伝達物質の遊離促進 | 黒後家グモ毒素 | | |
| | 伝達物質の遊離阻害 | ボツリヌス毒素 | | |
| | | 神経効果器接合部（M） | 神経節（$N_N$） | 神経筋接合部（または骨格筋終板）（$N_M$） |
| シナプス後膜に作用するもの | 受容体刺激薬（アゴニスト） | ムスカリン ピロカルピン メタコリン | ニコチン（初期） | ニコチン（初期）エドロホニウム |
| | 受容体遮断薬（アンタゴニスト） | アトロピン スコポラミン | ニコチン（大量）ヘキサメトニウム | ニコチン（大量）ツボクラリン スキサメトニウム α-ブンガロトキシン |
| | 伝達物質分解酵素の阻害 | コリンエステラーゼ阻害薬（フィゾスチグミン，ネオスチグミン，エドロホニウム，ドネペジル，サリン） | | |

第2章　末梢神経系およびその効果器に作用する薬物

末梢神経作用薬の多くは，シナプス後膜の受容体に作用して，シナプスの神経伝達に影響を及ぼすが，シナプス前膜（神経終末）に作用する薬物もある．また，伝達物質の生合成，再取り込み，貯蔵，遊離，分解などに作用する薬物がある．本書では，自律神経系をアドレナリン作動性神経系とコリン作動性神経系に分類したのと同様に，自律神経作用薬をアドレナリン作動薬とコリン作動薬，およびそれぞれの遮断薬に分類した．

## 2.1.6　アドレナリン作動薬

アドレナリン作動性神経を刺激した場合と同様の作用を示す薬物を，アドレナリン作動薬 adrenergic agents（交感神経興奮様薬 sympathomimetics）といい，エピネフリンはこのグループの代表的薬物である．

ノルエピネフリンと類似の化学構造をもつエピネフリン，イソプレナリン，ドパミンなどは分子中にカテコール基をもっているため，一般にカテコールアミンと呼ばれている．またフェノール性 OH 基を欠く一連のフェニルエチルアミン誘導体にも類似の作用が認められる．

これらの薬物は，アドレナリン受容体での作用様式から，受容体に直接作用するものと，交感神経終末に取り込まれ，終末からのノルエピネフリンの遊離を介して間接的に作用するもの，およびその中間型（混合型）に分類される．一般に，カテコール核をもつ薬物は受容体に直接作用し，芳香環上に OH 基を欠くものは間接作用する傾向がある．しかし，芳香環に OH 基をもたないものでも，側鎖の $\beta$ 位に OH 基をもつもの（例えば塩酸エフェドリン），あるいはカテコール核はもつが $\beta$ 位に OH 基を欠くもの（例えば塩酸ドパミン）は，直接，間接の両作用を示す（図 2.7，表 2.8）．

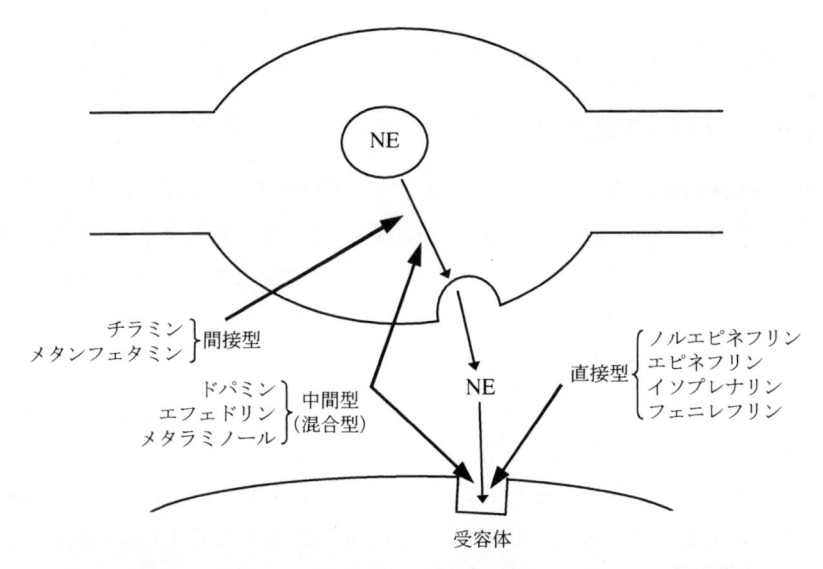

**図 2.7　直接型，間接型および中間型アドレナリン作動薬**

表2.8 アドレナリン作動薬の化学構造と分類

| | 薬物 | | | | | | | 受容体* | 用途 |
|---|---|---|---|---|---|---|---|---|---|
| 直接型 | エピネフリン（アドレナリン） | OH | OH | OH | H | CH$_3$ | H | $\alpha, \beta$ | 気管支拡張，アレルギー症状の緩解 |
| | ノルエピネフリン（ノルアドレナリン） | OH | OH | OH | H | H | H | $\alpha, \beta_1 > \beta_2$ | 血管収縮 |
| | イソプレナリン（イソプロテレノール） | OH | OH | OH | HCH・(CH$_3$)$_2$ | | H | $\beta$ | 気管支拡張 |
| | エピニン | OH | OH | H | H | CH$_3$ | H | ($\beta$) | 血管収縮 |
| | フェニレフリン | H | OH | OH | H | CH$_3$ | H | $\alpha$ | 鼻出血の止血，昇圧 |
| | シネフリン | OH | H | OH | H | CH$_3$ | H | $\alpha$ | 昇圧 |
| 中間型 | ドパミン | OH | OH | H | H | H | H | $\alpha, \beta$, D | 心収縮力増大，利尿 |
| | フェニルエタノールアミン | H | H | OH | H | H | H | $\alpha$ | |
| | エフェドリン | H | H | OH | CH$_3$ | CH$_3$ | H | $\alpha, \beta$ | 気管支拡張 |
| | メチルエフェドリン | H | H | OH | CH$_3$ | CH$_3$ | CH$_3$ | $\alpha, \beta_2$ | 気管支拡張 |
| | メタラミノール | H | OH | OH | CH$_3$ | H | H | $\alpha, \beta$ | 昇圧 |
| 間接型 | チラミン | OH | H | H | H | H | H | $\alpha$ | ―― |
| | アンフェタミン | H | H | H | CH$_3$ | H | H | $\alpha(\beta)$（直） | 中枢興奮 |
| | メタンフェタミン | H | H | H | CH$_3$ | CH$_3$ | H | $\alpha(\beta)$（直） | 中枢興奮 |

＊受容体$\beta$に数字を記入しない場合は，$\beta_1$および$\beta_2$両方を意味する．

　直接作用型に属するイソプレナリンは，神経内に全く取り込まれないので，塩酸コカインによって作用の増強も減弱も認められない．間接作用型は，塩酸コカインの前投与により神経終末への取り込みが抑制されるため，作用が減弱することになる．

## 1. 直接型アドレナリン作動薬

**エピネフリン　epinephrine**（劇）　エピネフリン（アドレナリン）は副腎髄質から分泌される一種のホルモンである．OliverやSchäferら（1895）によって，副腎髄質中に血圧上昇物質が存在することが見出された．高峰ら（1901）によって初めて結晶が抽出された．液剤：1 mg/mL，注射剤：1 mg/mL/A，皮下注，筋注：1回0.2～1 mg，静注：蘇生等の緊急時；1回0.25 mg以下（生食液等で希釈し，できるだけゆっくり静注，必要あれば5～15分毎に繰り返す），注射：手術時出血や局所麻酔薬作用延長のため0.1％溶液として，単独または血管収縮薬未添加の局所麻酔薬10 mLに1～2滴の割合で添加して用いる．またアナフィラキシーショックには0.2～1 mgを，皮下注ないし筋注，点滴静注には0.02～0.5 $\mu$g/kg/分，点眼：点眼液として1.25％1回1滴，1日1～2回点眼（患者の反応または症状に応じて点眼回数を2日に1回に減ずる），吸入：気管支痙れんの寛解のため5～10倍に希釈して吸入（1回の投与量は0.3 mg以内）（2～5分間たって効果が不十分な場合でも，もう一度行うのを限度とする．続けて用いる必要がある場合でも，少なくとも4～6時間の間隔をおく）

**ノルエピネフリン　norepinephrine**(劇)　　点滴静注：1回1 mg（250 mLの生食液，5％ブドウ糖液，血漿または全血などに溶解して使用，点滴速度は，1分間につき0.5〜1.0 mLであるが，血圧を絶えず観察して適宜調節），皮下注：1回0.1〜1 mg

　一方，ノルエピネフリン（ノルアドレナリン）は，交感神経終末から遊離される化学的神経伝達物質である．

エピネフリン　　　　　　　　　　ノルエピネフリン

● **薬理作用**

① 心臓，血管，血圧に対する作用（図2.8）：エピネフリンは，心筋に対する直接作用により心機能を興奮させるため，心拍数は増加（positive chronotropic effect）する．また，収縮期 systole が短縮して強力となり（positive inotropic effect），心拍出量（1回の拍出量×1分間の心拍数）は増加する．心臓の仕事量ならびに酸素消費量は著しく増加する．不応期の短縮，房室間の伝導速度の上昇がみられる．なお，著しく血圧が上昇したときには，頸動脈洞や大動脈弓にある圧受容器からの求心性刺激が第IX脳神経（舌咽神経）を介して自律神経中枢へ送られ，迷走神経を介する心抑制が起こる．すなわち迷走神経反射 vagus reflex により，徐脈が生じる場合がある．ノルエピネフリンは，エピネフリンよりも血圧上昇作用が強いため，反射性徐脈が起こりやすい．

　エピネフリンは血管に対して，収縮作用（$\alpha_1$効果）と拡張作用（$\beta_2$効果）を示す．これは，血管壁に$\alpha$（大部分は$\alpha_1$）および$\beta$（大部分は$\beta_2$）受容体が存在するからである．血管収縮作用は，細小動脈において最も著しい．皮膚，粘膜の毛細血管も収縮するが，一般の毛細血管，静脈，太い動脈ではそれほど著しくない．他方，骨格筋の血管や心臓の冠動脈は拡張する（$\beta_2$効果）．これらの結果，末梢抵抗は変わらないかまたは減少する．エピネフリンを静注すると，細小動脈の一過性収縮と心拍数増加のため，収縮期血圧は上昇するが，拡張期血圧は変わらないかまたは下降する．ノルエピネフリンでは，$\beta$効果が現れないので収縮期血圧，拡張期血圧ともに上昇するが，その持続時間は短い．

② 呼吸に対する作用：エピネフリンを静脈内に注射すると，血圧上昇に伴う頸動脈洞の圧受容器を介する反射により，一過性の無呼吸を起こす．エピネフリンは，呼吸中枢への著明な直接作用はないが，酸素消費の増加による二次的な呼吸興奮を起こすことがある．

③ 平滑筋に対する作用：エピネフリンは，消化管の平滑筋を弛緩させるが（$\alpha$および$\beta$効果），多くの内臓括約筋に対しては収縮的に作用する．

　気管支の平滑筋に対しても弛緩作用を示すが，これは$\beta$効果であるから，エピネフリンのほうが作用が強い．ノルエピネフリンの作用は，それほど強いものではないが，気管支分泌の抑制および気管支粘膜の充血を除去する（共に$\alpha$効果）作用により，呼吸を楽にすることになる．

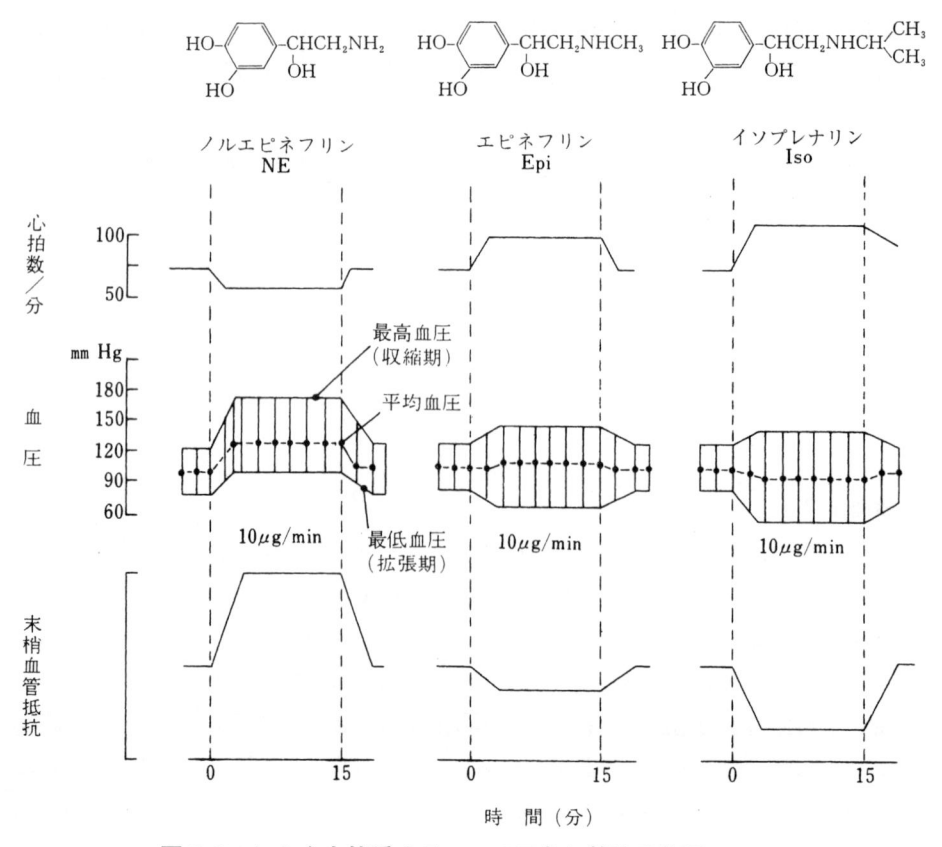

図 2.8 ヒト心血管系カテコールアミン静注の作用
(Allwood ら, 1963)

　眼の平滑筋に対しては収縮的に作用する．すなわち，瞳孔散大筋の収縮によって瞳孔は散大（α効果）し，眼窩の平滑筋の収縮によって眼球突出が起こり，ネコの場合は瞬膜が収縮する．また，エピネフリンの点眼により血管収縮が強く起こるため，眼の充血が消失する．さらに，原発性開放隅角緑内障の場合，血管収縮による房水産生の低下が起こり，眼圧が低下する．

　子宮筋に対する作用は，動物の種類や状態の変化などによって様々である．ヒトでは原則として促進的，ときに抑制的である．

　排尿筋の運動と緊張を抑制（β効果）する．また括約筋の緊張を上昇（α効果）させて排尿を抑制する．

④ 分泌腺に対する作用：エピネフリンは消化管，気管支などの分泌を若干減少させるが，その他の多くの分泌腺に対して直接の影響はほとんどない．唾液腺分泌の量は少ないが，濃厚な唾液を分泌する．いわゆる固唾をのむ状態の唾液である．

⑤ 物質代謝に及ぼす影響：エピネフリンは，物質代謝に対して著しい影響を及ぼし，特に肝臓で解糖作用 glycogenolysis を促進する作用が重要である（図 2.9 参照）．

● 吸収・運命　注射時には図 2.5 の経路を経て代謝される．エピネフリンを内服すると，速や

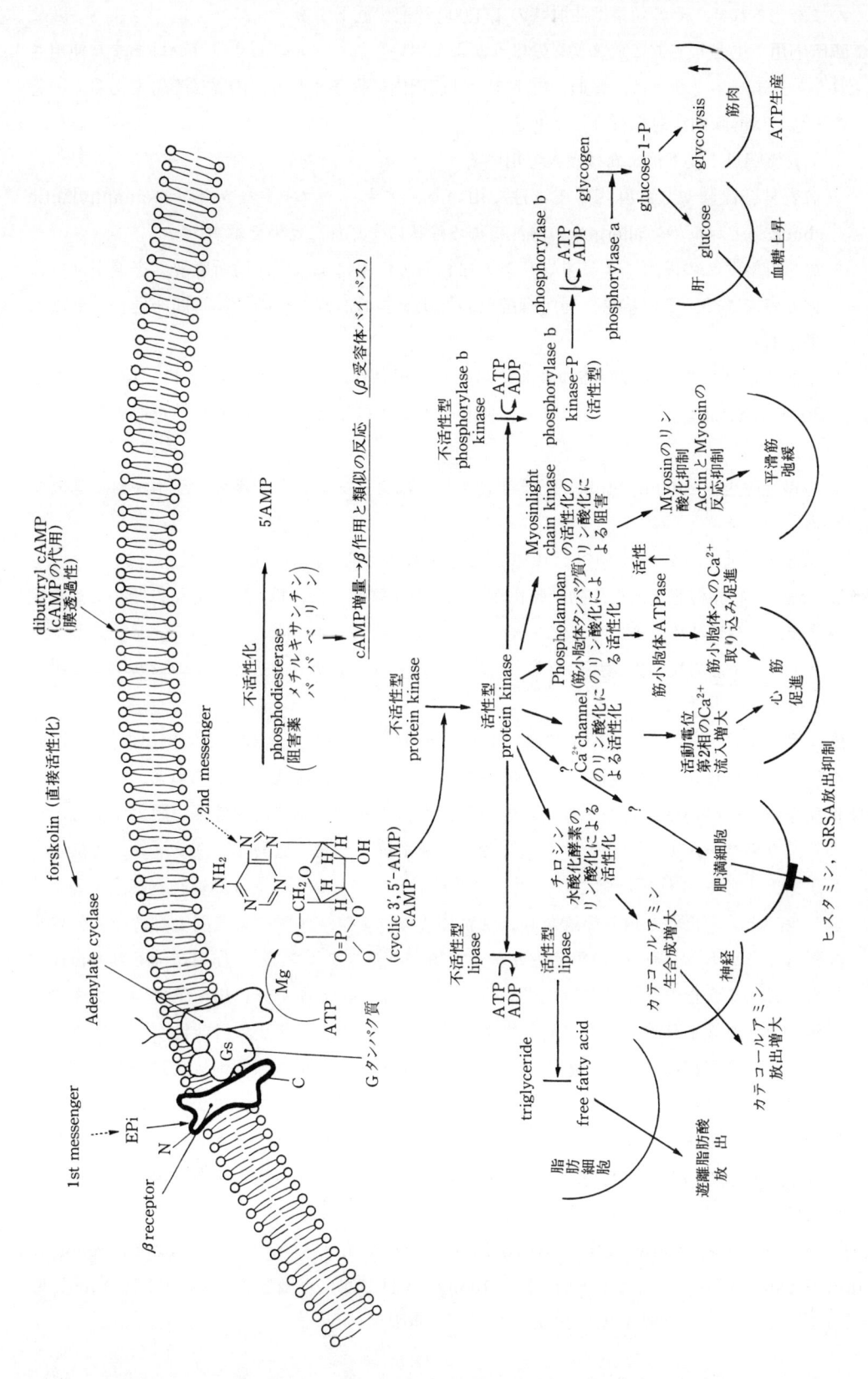

図2.9 サイクリックAMPのセカンドメッセンジャーとしての役割

かに酸化されて，その効果は注射時の 1/1,000 程度に低下する．
- ●**臨床応用** 主としてエピネフリンのほうがよく用いられ，ノルエピネフリンはあまり使用されない．エピネフリンは，普通，皮下または筋肉内に投与される．内服は不可である．緊急の場合には静脈内注射を行うこともある．
  ① 気管支喘息：皮下注または吸入で用いる．
  ② 血管神経浮腫やじん麻疹：皮下注で用いる．アナフィラキシーショック anaphylactic shock やアレルゲン allergen の静注による症状にすぐれた効果を示す．
  ③ 局所麻酔薬との併用：エピネフリンの血管収縮作用によって，局所麻酔薬を適用部位に長く停滞させ，その結果，局所麻酔薬の作用を強め，かつその持続時間を延長させる効果がある．
  ④ 止血：エピネフリンは組織の表面における毛細血管からの出血に対し 1：1,000 ～ 1：20,000 倍溶液を止血薬として使う．眼科においては結膜の充血除去や，止血の目的で使う．
  ⑤ 心機能障害：Adams-Stokes 症候群を伴う完全房室ブロックの場合，皮下注射で奏効する．
  ⑥ 低血圧：種々のショック時において，血圧上昇の目的で注射する．
- ●**禁　忌** 甲状腺機能亢進症，動脈硬化症，冠状血管機能不全，糖尿病，心室性頻拍等の重症不整脈，精神神経症．またハロタン等のハロゲン含有吸入麻酔薬，ブチロフェノン系・フェノチアジン系等の統合失調症治療薬，$\alpha$ 遮断薬，イソプレナリン等のカテコールアミン系薬物を投与中の患者．
- ●**副作用** 顔面蒼白，心悸亢進，頭痛，不安，大量投与で血圧上昇による脳内出血，肺浮腫，不整脈などがある．対症療法として血管拡張薬や交感神経抑制薬が用いられる．
- ●**相互作用** 1) MAO 阻害薬：作用増強され，血圧の異常上昇（代謝酵素を阻害することにより，カテコールアミン感受性亢進），2) 三環系抗うつ薬（塩酸イミプラミン，塩酸アミトリプチリン等）：作用増強され，血圧の異常上昇（アドレナリン作動性神経終末でのカテコールアミンの再取り込みを遮断し，受容体でのカテコールアミン濃度上昇），3) 分娩促進薬（オキシトシン等），麦角アルカロイド類（エルゴタミン等）：作用増強され，血圧の異常上昇（これらの薬物の血管平滑筋収縮作用により，血圧上昇作用増強），4) ジギタリス製剤：異所性不整脈（ともに異所性刺激能を有し，不整脈発現の可能性が高くなる，5) キニジン：心室細動（相互に心筋に対する作用増強），6) 甲状腺製剤（チロキシン等）：冠不全発作（甲状腺ホルモンは心筋の $\beta$ 受容体を増加させるため，カテコールアミン感受性亢進），7) 非選択性 $\beta$ 遮断薬（塩酸プロプラノロール等）：血圧上昇，徐脈（$\beta$ 遮断作用により，$\alpha$ 刺激作用が優位になる），8) 血糖降下薬（インスリン等）の作用減弱（血糖上昇作用による）

**塩酸イソプレナリン　isoprenaline hydrochloride**（塩酸イソプロテレノール isoproterenol hydrochloride）（劇）　　内服：1 回 7.5 ～ 15 mg　1 日 3 回，点滴静注：1 回 0.2 ～ 1 mg，吸入：1 回 3 mg（自然呼吸下 3 ～ 10 分でエアゾール吸入）

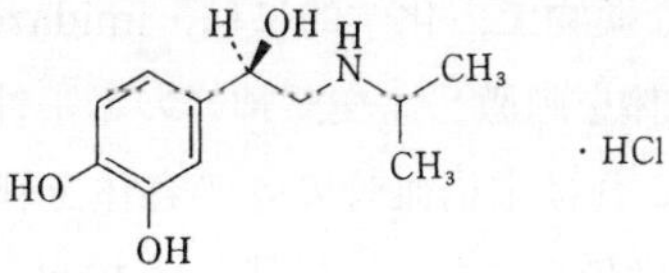

*l*-塩酸イソプレナリン

- ●**薬理作用**　血管系における$\alpha$効果が極めて弱い．そのため大量投与の場合を除き，主に$\beta_1$および$\beta_2$効果を示すと考えてよい．いずれの血管も拡張し，末梢の血管抵抗は減少する．拡張期血圧は下降する（図2.8）．しかし腎および脳血流量は無変化か，または減少する．

　心臓作用は，エピネフリン，ノルエピネフリンより明らかに強力である．平滑筋に対しては，総じて弛緩作用（$\beta$効果）を示すが，特に気管支，消化管で著しい．この作用は，気管支喘息治療薬として応用されるが，心臓に対する促進作用は副作用として働く．この心臓作用をできるだけ少なくするため，吸入・噴霧法で適用される．また，この目的には，塩酸イソプレナリンに代わり，最近では硫酸サルブタモールに始まる比較的選択性のある$\beta_2$刺激薬（後述）が使われるようになった．物質代謝ならびに中枢神経系に対する作用は，おおむねエピネフリンと同様である．

- ●**吸収・運命**　注射または吸入で容易に吸収されるが，内服では効果は不定である．エピネフリンと同様の経路で分解，排泄される．
- ●**臨床応用**　気管支喘息に気管支拡張薬として，吸入・噴霧で適用される．
- ●**副作用**　動物実験の結果によれば，急性毒性はエピネフリンに比較して弱いが，不整脈を起こしやすい．副作用としては，血清$K^+$値の低下，心悸亢進，頻脈，頭痛，皮膚の熱感などがある．

### 2. 直接型の$\alpha_1$作動薬

**塩酸フェニレフリン　phenylephrine hydrochloride**（劇），**塩酸エチレフリン etilefrine hydrochloride**（劇），**塩酸メトキサミン methoxamine hydrochloride**，**塩酸ミドドリン midodrine hydrochloride** などがある．塩酸メトキサミンおよび塩酸ミドドリンは，非カテコールアミン系薬物でCOMTによって分解されない．主として，低血圧，ショック時の血圧低下の治療に応用される．

### 3. 直接型の$\alpha_2$作動薬

**塩酸クロニジン　clonidine hydrochloride**　　内服：1回0.075～0.15 mg　1日3回，重症では1回0.3 mg　1日3回

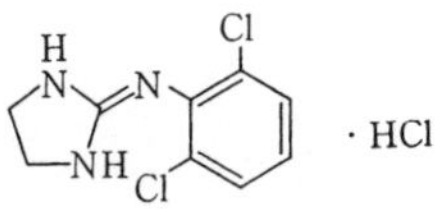

塩酸クロニジン

中枢性の降圧薬として重要な薬物で，化学的には，imidazoline 誘導体に属する．延髄の血管運動中枢に存在する $\alpha_2$ 受容体を刺激し，交感神経の緊張性を低下させる．ヒトに静注すると一過性の昇圧が起こるが，これは末梢血管の $\alpha$ 受容体を刺激するためで，次いで血圧下降が現れる．1.5 時間で血中濃度は最高になり，半減期は 10 時間である．

副作用として幻覚，錯乱，口渇，眠気，徐脈，起立低血圧がある．大量のクロニジンを長期投与して，突然休薬すると，急激な血圧上昇を示すことがあるが，これは $\alpha_1$ 遮断薬で防止できる．類似薬に**メチルドパ methyldopa**，**塩酸グアンファシン guanfacine hydrochloride**（劇），**酢酸グアナベンズ guanabenz acetate**（劇）などがある．

**メチルドパ methyldopa**　　内服：1 日 250 ～ 750 mg　分 1 ～ 3，降圧効果が得られるまで，数日以上の間隔をおいて 1 日 250 mg ずつ増量，維持量は 1 日 250 ～ 2,000 mg

アミノ酸構造をもつので，血液-脳関門を通過し，中枢の（ノル）アドレナリン作動性神経細胞内におけるノルエピネフリンの生合成過程により $\alpha$-メチルノルエピネフリンに変換される．$\alpha$-メチルノルエピネフリンは，ノルエピネフリンと同様に顆粒内に貯蔵，遊離され，塩酸クロニジンと同様に中枢の $\alpha_2$ 受容体を刺激し，中枢性の降圧作用を示す．内服後 48 時間で最大効果を示す．

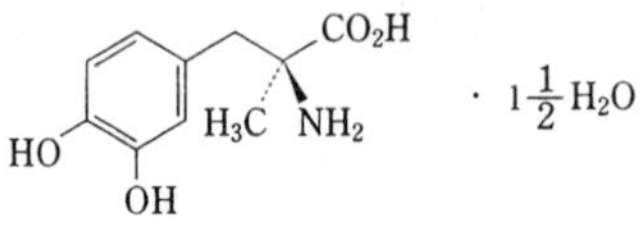

メチルドパ

## 4. 直接型の $\beta_1$ 作動薬

**塩酸ドブタミン dobutamine hydrochloride**（劇）　　点滴・持続静注：1 ～ 5 $\mu$g/kg/分，20 $\mu$g/kg/分まで増量可

ドパミンの誘導体であるが，$\beta_1$ 受容体に選択性をもつ．肝臓の COMT により代謝されるので，内服では無効．急性循環不全における心収縮力増強に用いられる．類似薬に**デノパミン denopamine** があり，これは内服で用いられる．

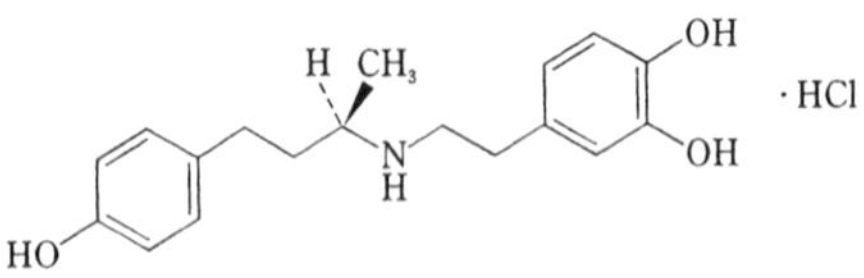

塩酸ドブタミン 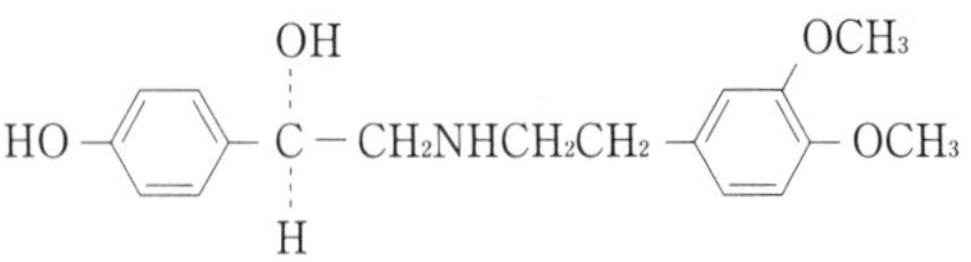　　　　　　　　　　デノパミン

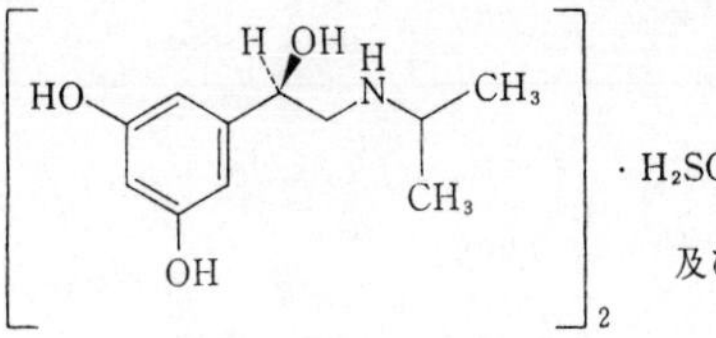

及び鏡像異性体

硫酸オルシプレナリン

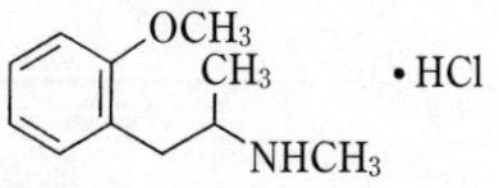

塩酸メトキシフェナミン

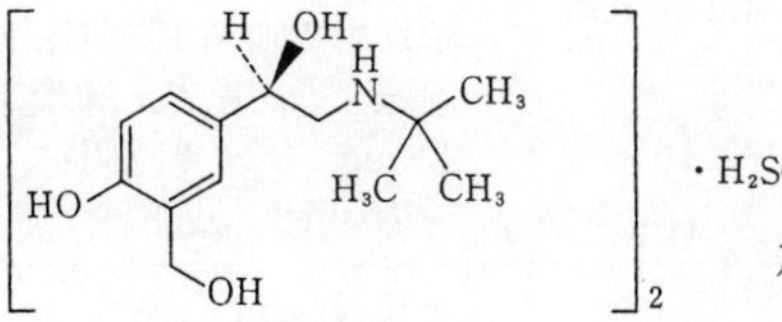

及び鏡像異性体

硫酸サルブタモール

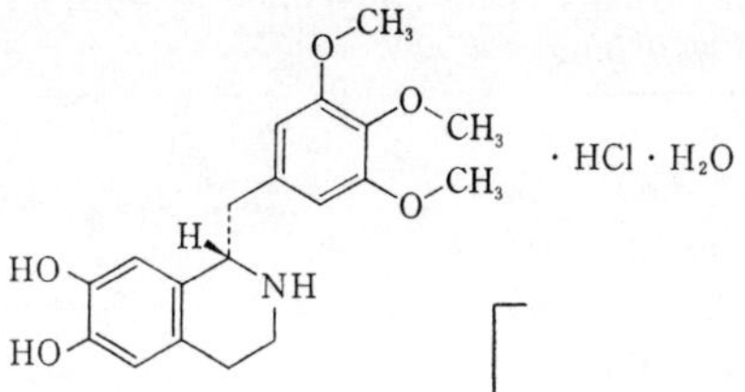

塩酸トリメトキノール

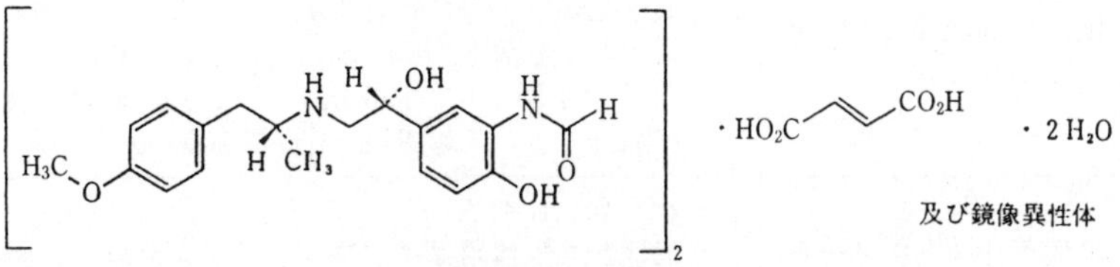

及び鏡像異性体

フマル酸ホルモテロール

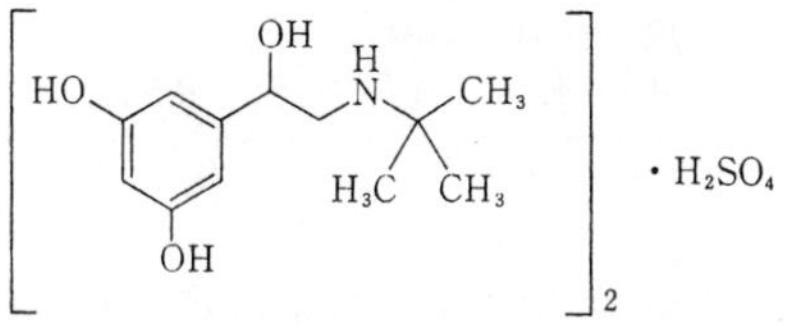

硫酸テルブタリン

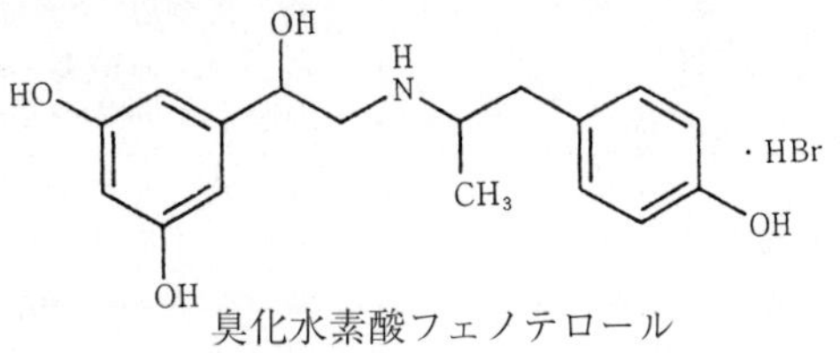

臭化水素酸フェノテロール

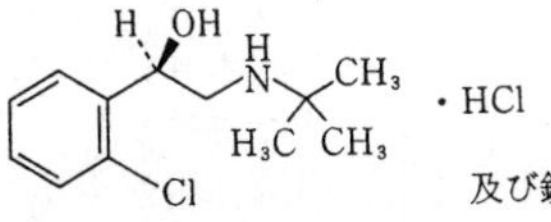

及び鏡像異性体

塩酸ツロブテロール

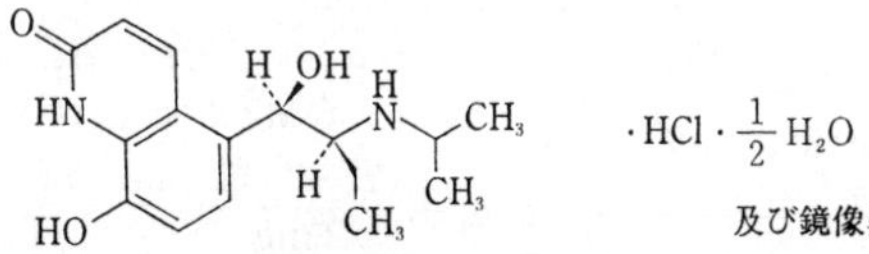

及び鏡像異性体

塩酸プロカテロール

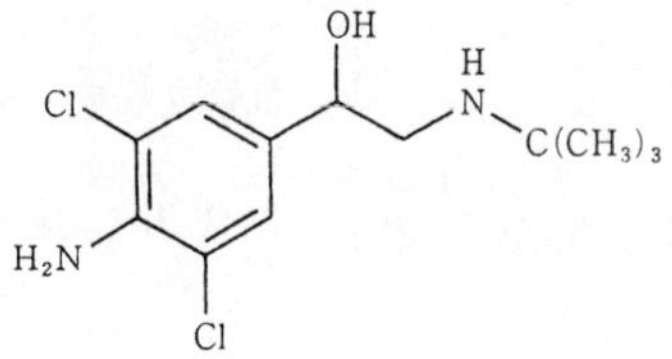

塩酸クレンブテロール

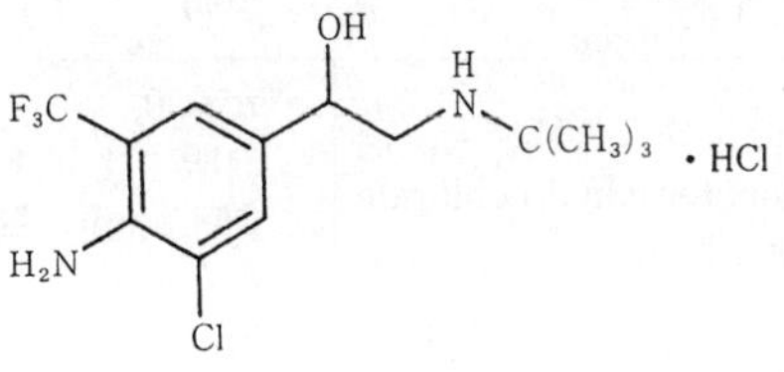

塩酸マブテロール

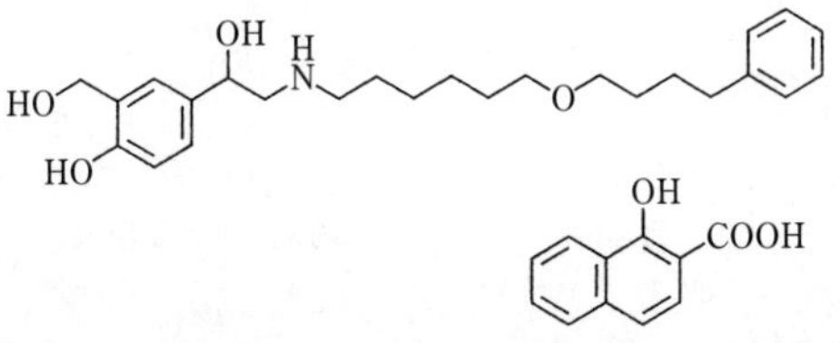

キシナホ酸サルメテロール

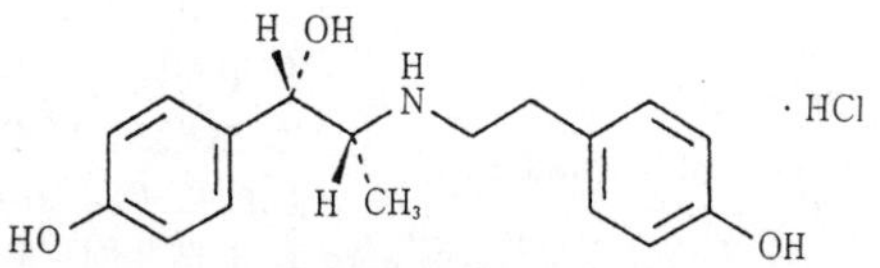

塩酸リトドリン

**図2.10　$\beta_2$ 受容体作動薬の構造式**

## 表 2.9　$\beta_2$ 受容体作動薬

| 薬剤 | 特徴 | 共通事項 |
|---|---|---|
| 硫酸オルシプレナリン<br>orciprenaline sulfate（劇）<br>（第1世代） | ・$\alpha < \beta$, $\beta_1 = \beta_2$<br>・$\beta_2$ 刺激作用により気管支拡張作用<br>・心臓血管系に対する作用はイソプレナリンより弱い<br>・気管支喘息，慢性気管支炎<br>・副作用：血清 $K^+$ 値低下，心悸亢進，頭痛<br>・内服：〔気管支・肺疾患〕1回 10 mg　1日3回，〔心臓疾患〕1回 10～20 mg　2～4時間毎，吸入：ネブライザーを用い1回 0.2～0.5 mL（4～10 mg），皮下注・筋・注静：1回 0.5 mg | |
| 塩酸メトキシフェナミン<br>methoxyphenamine hydrochloride<br>（第1世代） | ・$\alpha < \beta$, $\beta_1 < \beta_2$<br>・エフェドリン様の気管支拡張作用をもつ<br>・中枢刺激作用，脈管刺激作用，昇圧作用は少ない<br>・気管支喘息，慢性気管支炎<br>・副作用：血清 $K^+$ 値低下，心悸亢進，頭痛<br>・内服：1回 50～100 mg　1日3回または就寝時1回，発作時：1回 100 mg　3～4時間毎，1日量 500 mg まで | |
| 塩酸トリメトキノール<br>trimetoquinol hydrochloride（劇）<br>（第1世代） | ・$\alpha \approx 0$, $\beta_1 < \beta_2$<br>・気管支拡張作用はイソプレナリンより強く，持続時間が長い<br>・心臓刺激作用は少ない<br>・気管支喘息，慢性気管支炎<br>・副作用：血清 $K^+$ 値低下，心悸亢進，振戦，頭痛<br>・内服：1回 2～4 mg　1日2～3回，吸入：1回 0.25～0.5 mL | |
| 硫酸サルブタモール<br>salbutamol sulfate<br>（第2世代） | ・$\alpha \approx 0$, $\beta_1 < \beta_2$, 持続性<br>・内服：1回 4 mg　1日3回（症状の激しい場合：1回 8 mg　1日3回），吸入：吸入液1回 1.5～2.5 mg，エアゾール1回 200 $\mu g$（2吸入） | ・第1世代，第2世代，第3世代と新しくなるに従って，$\alpha$ 作用がなくなり，$\beta_2$ 作用の選択性が高まり，作用時間が長くなる<br>・刺激作用が少なく比較的選択的に $\beta_2$ 受容体に作用し，気管支，子宮，骨格筋内血管などの平滑筋を弛緩<br>・気管支喘息，慢性気管支炎<br>・副作用：血清 $K^+$ 値低下，動悸，頻脈，振戦，頭痛，悪心，消化器障害<br>・高血圧，冠動脈疾患，うっ血性心不全，甲状腺機能亢進症，糖尿病の患者への使用は注意<br>・頻回投与によって効力低下（$\beta$ 受容体数の減少；down regulation） |
| 硫酸テルブタリン<br>terbutaline sulfate（毒）<br>（第2世代） | ・$\alpha \approx 0$, $\beta_1 < \beta_2$, 持続性<br>・COMT に抵抗性<br>・内服：1回 4 mg　1日3回，皮下注：1回 0.2 mg | |
| フマル酸ホルモテロール<br>formoterol fumarate<br>（第3世代） | ・$\alpha \approx 0$, $\beta_1 \ll \beta_2$, 持続性↑<br>・気道の $\beta_2$ 受容体に特異的に作用<br>・内服：1日 160 $\mu g$　分2 | |
| 塩酸ツロブテロール<br>tulobuterol hydrochloride<br>（第3世代） | ・$\alpha \approx 0$, $\beta_1 \ll \beta_2$, 持続性↑<br>・内服：1回 1 mg　1日2回，テープ：1日1回 2 mg　胸部，背部または上腕部のいずれかに貼付 | |
| 臭化水素酸フェノテロール<br>fenoterol hydrobromide<br>（第3世代） | ・$\alpha \approx 0$, $\beta_1 \ll \beta_2$, 持続性↑<br>・内服：1回 2.5 mg　1日3回，吸入：エアゾール1回2吸入（0.2 mg） | |
| 塩酸プロカテロール<br>procaterol hydrochloride<br>（第3世代） | ・$\alpha \approx 0$, $\beta_1 \ll \beta_2$, 持続性↑<br>・作用発現速やか<br>・MAO および COMT に抵抗性<br>・内服：1回 50 $\mu g$　1日1回（就寝前）または1日2回（朝・就寝前），吸入：エアゾール1回 20 $\mu g$，吸入液1回 30～50 $\mu g$ | |

第 2 章　末梢神経系およびその効果器に作用する薬物

表 2.9　つづき

| 塩酸クレンブテロール<br>clenbuterol hydrochloride<br>（第 3 世代） | ・$\alpha \approx 0$, $\beta_1 \ll \beta_2$, 持続性↑<br>・内服：1 回 20 $\mu$g　1 日 2 回（朝・就寝前），<br>　頓用：1 回 20 $\mu$g |
|---|---|
| 塩酸マブテロール<br>mabuterol hydrochloride<br>（第 3 世代） | ・$\alpha \approx 0$, $\beta_1 \ll \beta_2$, 持続性↑<br>・内服：1 回 50 $\mu$g　1 日 2 回（朝・就寝前），<br>　頓用：1 回 50 $\mu$g |
| キシナホ酸サルメテロール<br>salmeterol xinafoate<br>（第 3 世代） | ・$\alpha \approx 0$, $\beta_1 \ll \beta_2$, 持続性↑↑<br>・吸入：1 回 50 $\mu$g　1 日 2 回　朝および就寝前 |
| 塩酸リトドリン<br>ritodrine hydrochloride<br>（劇） | ・子宮筋に選択的に作用する $\beta_2$ 刺激薬で子宮弛緩薬として使用<br>・切迫早産，切迫流産<br>・内服：1 回 5 mg　1 日 3 回，点滴静注：毎分 50～150 $\mu$g |

### 5. 直接型の $\beta_2$ 作動薬

　血管や気管支平滑筋には，比較的多くの $\beta_2$ 受容体が存在し，またラット肝臓やハムスターの肺組織には，$\beta_2$ 受容体のみが存在するといわれている．この $\beta_2$ 受容体に選択性が高い薬物を図 2.10 と表 2.9 にまとめた．これらの薬物は，気管支平滑筋を弛緩させるので，主として気管支拡張薬として使用される．心臓に対する作用は極めて弱いので，吸入または内服でも心臓活動には影響せず，気管支喘息の治療に有用である．

## 2.1.7　間接型アドレナリン作動薬

**チラミン　tyramine**　この種の薬物の原型である．ノルエピネフリンを遊離させて交感神経活性を現すので，頻回投与すると，エフェドリンの場合と同様にタキフィラキシーを起こす．チラミンを多く含む食物（チーズ，赤ワイン，にしん，肝，チョコレート）を MAO 阻害薬服用時に摂取すると，高血圧発作を起こす場合がある．

HO-〈 〉-CH₂-CH₂-NH₂

チラミン

**塩酸メタンフェタミン　methamphetamine hydrochloride**（劇），**アンフェタミン　amphetamine**

塩酸メタンフェタミン　　　　　　　　　　　アンフェタミン

塩酸エフェドリンに類似した作用がある．中枢興奮作用が強い．右旋性光学異性体（$d$体）のほうが左旋性（$l$体）よりも中枢作用が強い．食欲抑制効果があるため，やせ薬としても用いられる．連用によって耐性を生じやすく，また精神的依存を生じる．急性中毒症状としては，不穏，攻撃性，幻覚などの中枢興奮が著しい．覚せい剤取締規制により一般の使用は禁止されている．

## 2.1.8　中間型アドレナリン作動薬

**塩酸ドパミン　dopamine hydrochloride**（劇）　　点滴静注：$1 \sim 5\,\mu g/kg/$分，$20\,\mu g/kg/$分まで増量可

塩酸ドパミン

ノルエピネフリン生合成のための前駆物質である．塩酸ドパミンには，ドパミン受容体刺激作用，$\beta_1$受容体刺激作用，$\alpha_1$受容体刺激作用があり，投与量によりこの三つの作用の現れ方が異なる．一般的には，$2 \sim 3\,\mu g/kg/$分以下の少量で使用すると，選択的に血管$D_1$受容体を刺激し，腎血管や内臓血管の拡張によって血流が増加して利尿作用が現れる．中等量（$2 \sim 5\,\mu g/kg/$分）では，利尿作用に加えて心臓$\beta_1$受容体刺激やNE遊離促進（交感神経終末の$D_2$受容体刺激による）により心収縮力を増加させるため，急性心不全に使用される．高用量（$5\,\mu g/kg/$分以上）では，$\alpha_1$受容体刺激作用が強く発現し，末梢血管の収縮により，血圧が上昇する．したがって，塩酸ドパミンは，血圧が低く，乏尿状態の心不全に有用である．経口投与では無効で，血液-脳関門は通らない．

**塩酸エフェドリン　ephedrine hydrochloride**（劇）　　内服：1回12.5 mg～25 mg　1日1～3回，皮下注：1回25～40 mg

**塩酸メチルエフェドリン　methylephedrine hydrochloride**　　内服：1回25～50 mg　1日3回，皮下注・筋注：1回40 mg

塩酸エフェドリン　　　　　　　　　　$dl$-塩酸メチルエフェドリン

●**薬理作用**　塩酸エフェドリンの作用の強さは，エピネフリンの1/100以下にすぎないが，ベンゼン核にOH基がないため，より安定で内服によっても十分作用を現し，その上持続的である．ノルエピネフリンの遊離作用という間接作用のほか，$\alpha$，$\beta$両受容体への直接作用（主に$\beta$作用）をもつ中間型のアドレナリン作動薬である．静注すると，心機能亢進作用と血管収縮作用によって血圧を上昇させる．第2回目の注射を10～20分程度の短時間に行うと，血圧の上昇（主に間接作用）は著しく阻止される．この現象を，タキフィラキシ

— tachyphylaxis と呼んでいる．タキフィラキシー発現の原因については，① 先に投与したエフェドリンにより，受容体が遮断されたままであるためであろうとする説，② 神経顆粒中のノルエピネフリンが，急速に減少し，間接作用が減弱するためであろうとする説がある．

その他，胃，脾，立毛筋，子宮，膀胱や分泌腺に対してもエピネフリンと同様に作用するが，はるかに弱い作用である．中枢神経系に対しては，エピネフリンより強い覚せい作用と呼吸興奮作用を示す．

塩酸メチルエフェドリンは，気管支拡張作用が塩酸エフェドリンよりも弱いが，副作用としての血圧上昇作用，中枢興奮作用は弱いので，気管支喘息によく用いられる．

● **吸収・運命** いずれの適用でも容易にしかも完全に吸収される．モノアミンオキシダーゼ（MAO）の作用を受けにくいが，肝臓である程度脱アミノ化され，また抱合もみられる．投与量の 40％程度がそのままの形で尿中に排泄される．

● **臨床応用** エピネフリンと同じ目的で使われる．気管支喘息，喘息性（様）気管支炎，感冒，急性気管支炎，慢性気管支炎，肺結核，上気道炎（咽喉頭炎，鼻カタル）などの疾患に伴う，咳嗽，鼻粘膜の充血・腫脹，脊椎麻酔時の血圧降下防止などである．

● **副作用** 悪心，発汗，めまい，振戦，心悸亢進，神経過敏，不眠などの中枢神経症状がみられる．また，連用により心室収縮力の低下，期外収縮が現れる．

## 2.1.9 アドレナリン受容体遮断薬

アドレナリン作動性神経の受容体とそのサブタイプについてはすでに述べた．アドレナリン受容体遮断薬は，これらの受容体を遮断する．$α$ 受容体遮断薬と $β$ 受容体遮断薬とに分けることができる．

### 1. α受容体遮断薬　α-adrenergic blocking agents

$α$ 受容体遮断薬（$α$ 遮断薬）には，天然品と合成品がある．天然品としては，麦角アルカロイド（非選択的 $α$ 遮断薬）およびヨヒンビン（選択的 $α_2$ 遮断薬）があり，合成品としては $β$-ハロアルキルアミン（dibenamine, phenoxybenzamine），イミダゾリン誘導体（phentolamine, tolazoline），あるいはキナゾリン誘導体（prazosin, bunazosin）がある．これら遮断薬のうち，$β$-ハロアルキルアミン誘導体は，$α$ 受容体のアルキル化による非競合的遮断作用を，他の遮断薬は競合的遮断作用を示す．また，$α_1$ および $α_2$ の選択的遮断薬には，キナゾリン誘導体（$α_1$ 受容体）とヨヒンビン（$α_2$ 受容体）があり，他は非選択的 $α$ 遮断薬である．

ここでは，天然品の麦角アルカロイドとヨヒンビンおよび合成品のフェノキシベンザミンとキナゾリン誘導体について述べる．

### a. 麦角アルカロイド　ergot alkaloid

ライ麦 rye に好んで寄生する一種の菌 *Claviceps purpurea* の菌核を乾燥したものを麦角（バッカク）*Secale cornutum* という．

麦角の中には，有効成分として，多くのアルカロイドが見いだされるが，化学的にこれを3種に分けることができる．すなわち，アミノ酸アルカロイドの ergotoxine 属と ergotamine 属およびアミンアルカロイドの ergometrine 属である．Stoll と Hoffman (1943) の研究により，ergotoxine 属の ergotoxine は ergocristine, ergocryptine および ergocornine の混合したアルカロイドであることが知られた．

麦角アルカロイドとその誘導体には，次のような多くの薬理作用がある．

● 薬理作用

① アドレナリン作動性神経遮断作用（α受容体遮断作用）．エピネフリンの昇圧作用を抑制，または逆転させる．

② 延髄最後野 area postrema にある化学受容器引き金帯 chemoreceptor trigger zone（CTZ）のドパミン $D_2$ 受容体を介して嘔吐中枢を刺激し，嘔吐を起こす．大量で痙れんや精神障害を起こす．

③ 子宮，血管，消化管の平滑筋に直接作用して収縮させる．特に，子宮収縮作用は，臨床的に意義の高いものがある（子宮収縮薬のマレイン酸エルゴメトリン）．

④ 催幻覚作用．リゼルグ酸ジエチルアミド lysergic acid diethylamide（LSD-25）が催幻覚作用をもつ．

⑤ 酒石酸エルゴタミンは片頭痛発作に有効である．エルゴタミンの血管収縮作用が，脳表面の痛覚受容体刺激を少なくするためであると考えられている．

⑥ エピネフリンにより生じる肝グリコーゲン分解や過血糖に対する抑制作用が強い．

⑦ 下垂体前葉および線条体に存在するドパミン $D_2$ 受容体を刺激し，乳汁分泌抑制および抗パーキンソン病作用（メシル酸ブロモクリプチン）を示す．

麦角アルカロイドのうち，重要な3種のアルカロイド，**酒石酸エルゴタミン**（劇），**マレイン酸エルゴメトリン**（劇）および**マレイン酸メチルエルゴメトリン**（劇）について，薬理作用を表 2.10 に示す．

表 2.10　麦角アルカロイドの薬理作用

| 薬物名 | α遮断 | 子宮収縮 | 血管収縮 | 血圧 | 催吐 | 用途 |
|---|---|---|---|---|---|---|
| マレイン酸エルゴメトリン | − | ++ 速効 | + | ↑ | + | 子宮収縮（出産後の子宮復古，弛緩出血，人工妊娠中絶） |
| マレイン酸メチルエルゴメトリン | − | ++ 速効 | (±) | ↑ | + | 子宮収縮（出産後の子宮復古，弛緩出血，人工妊娠中絶） |
| 酒石酸エルゴタミン | ++ | + 遅効 | ++ | ↑ | + | 片頭痛 |

## TOPICS

### アドレナリン反転

Dale（1905）は，エピネフリンの血圧作用が麦角アルカロイド前処置により，昇圧から降圧に逆転される現象，すなわちアドレナリン反転（血圧反転）adrenaline reversal を報告した．これが後の Ahlquist（1948）の $\alpha$ および $\beta$ 受容体の概念への導入になった．なお，エピネフリンのこのような血圧作用は，ネコ以外の動物では，必ずしもきれいに現れるとは限らない．これは動物種により，循環器系のアドレナリン受容体サブタイプの分布が異なるからである．

### b. ヨヒンビン yohimbine

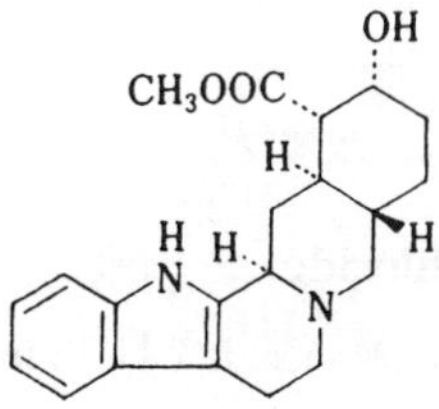

ヨヒンビン

アフリカ原産の植物 *Corynanthe yohimbe* に含まれるアルカロイドである．$\alpha_2$ 受容体に選択性の高い薬物として，薬理学的研究に用いられるが，他の直接作用もあるので，アドレナリン $\alpha_2$ 受容体遮断薬としての臨床応用の価値はない．交感神経終末の $\alpha_2$ 受容体（シナプス前 $\alpha$ 受容体）を遮断し，神経興奮によるノルエピネフリン遊離を促進する．作用の持続は短い．ヨヒンビンは，催淫薬として古くから知られているが，実用的価値は低い．

## TOPICS

### オートレセプターとヘテロレセプター

遊離された神経伝達物質は，神経終末に存在するその神経伝達物質の受容体を刺激して，自らの遊離を調節している．例えば，ノルエピネフリンは，$\alpha_2$ 受容体を介して遊離が抑制される負のフィードバック機構 negative feedback mechanism をもつ．また $\beta_2$ 受容体を介して遊離が促進される正のフィードバック機構 positive feedback mechanism が働く場合もある．このような受容体をオートレセプター（自己受容体）という．これに対し，神経伝達物質が他の神経伝達物質を利用する神経の終末にある受容体を刺激して，他の神経伝達物質の遊離を調節する場合がある．このような受容体をヘテロレセプター heteroreceptor という．多くの神経伝達物質は，このようにシナプス間隙濃度を調節し，シナプス伝達を正常に維持している．

### c. 合成 $\alpha$ 受容体遮断薬

**塩酸フェノキシベンザミン phenoxybenzamine hydrochloride** 強力な $\alpha$ 遮断薬で，その遮断作用は徐々に進み，最終的に $\alpha$ 受容体と非可逆的な共有結合を形成する．したがって，作用発現は遅く，持続性で非競合的遮断作用を示す．

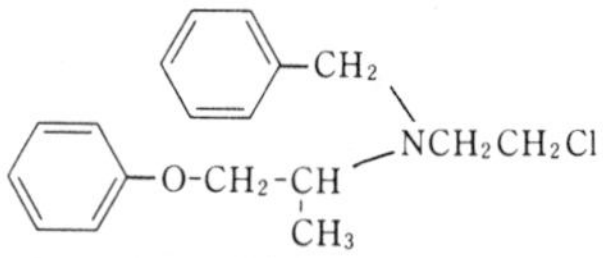

フェノキシベンザミン

**塩酸プラゾシン　prazosin hydrochloride**　　内服：初期；1日1～1.5 mg　分2～3より開始，効果不十分な場合；1～2週間の間隔をおいて1日1.5～6 mgまで漸増　分2～3，本態性高血圧症，腎性高血圧症では，まれに1日15 mgまで漸増

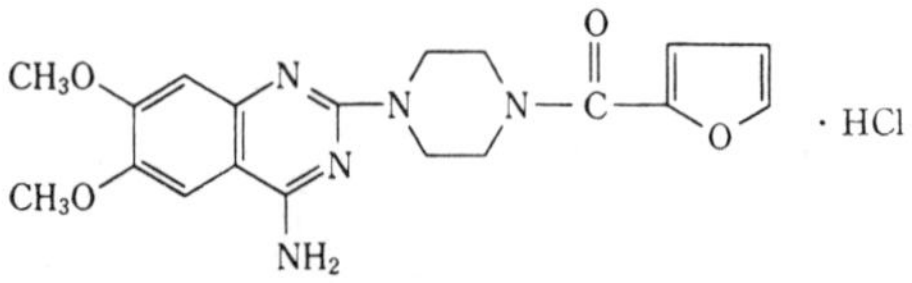

塩酸プラゾシン

**塩酸ブナゾシン　bunazosin hydrochloride**　　内服：初期；1日1.5 mg　分2～3，効果不十分な場合；1日3～6 mgまで漸増，最高量；1日12 mg，点眼：0.01％1回1滴　1日2回

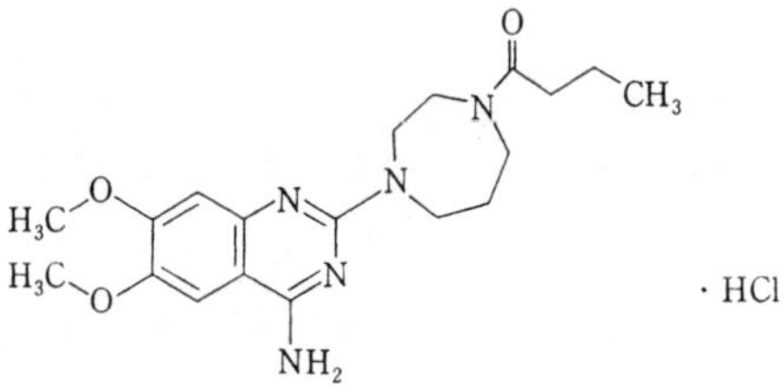

塩酸ブナゾシン

**塩酸テラゾシン　terazosin hydrochloride**　　内服：〔高血圧〕1日0.5 mg　分2より開始，効果不十分な場合；1日1～4 mgに漸増　分2，1日最高投与量；8 mgまで，〔排尿障害〕1日1 mg分2から開始し1日2 mgに漸増　分2

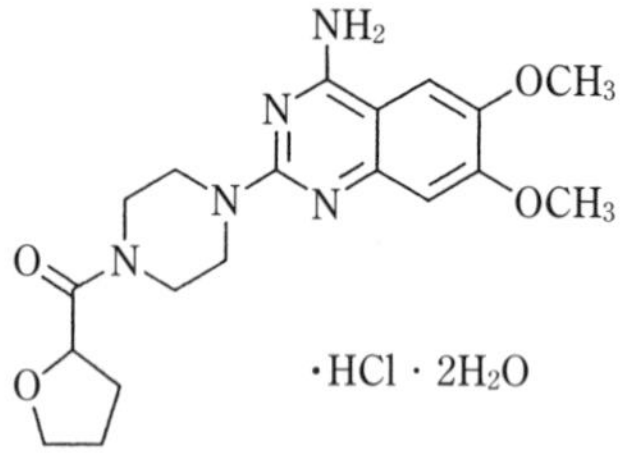

塩酸テラゾシン

**メシル酸ドキサゾシン　doxazosin mesilate**　　内服：1日1回0.5 mgより投与開始，効果不十分な場合；1～2週間の間隔をおいて1～4 mgに漸増，1日最高投与量；8 mg（ただし，褐色細胞腫による高血圧症に対しては1日最高投与量を16 mgまでとする）

　プラゾシンなどのキナゾリン誘導体は，$\alpha$遮断作用のうち特に$\alpha_1$遮断作用が強く，高血圧症の治療薬として使用されている．動脈静脈ともに拡張して，心仕事量は軽減し血圧は下降する．一方，カテコールアミンの神経終末からの遊離をフィードバック的に抑制する$\alpha_2$受容体

の遮断作用は非常に弱いので，一般のα遮断薬（例えば，フェントラミンなど）にみられる頻脈は起こりにくい．

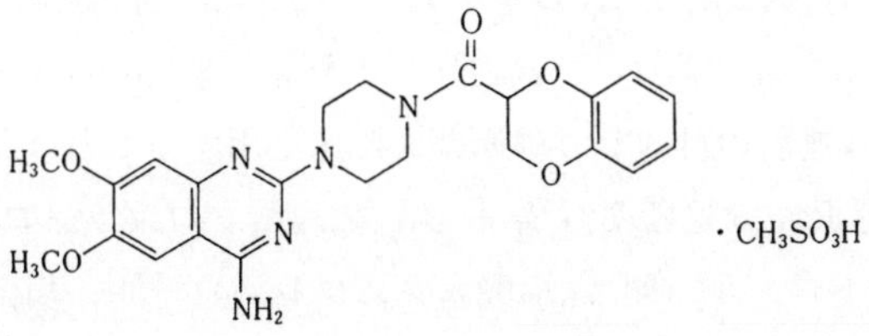

メシル酸ドキサゾシン

- ●**臨床応用** α遮断薬は，β遮断薬や抗コリン薬とは異なり，臨床応用は比較的少ないが，次のような適用法がある．
    ① 主に末梢血管障害，すなわち四肢の循環改善，交感神経緊張症による血管収縮レイノー病 Raynaud's syndrome，四肢冷感症などにβ-ハロアルキルアミン誘導体，イミダゾリン誘導体，麦角アルカロイド系のメシル酸ジヒドロエルゴトキシンなどを用いる．
    ② 末梢血管障害への交感神経切除の適否，クロム親和性細胞腫 pheochromocytoma（褐色細胞腫）の診断には，イミダゾリン誘導体のメシル酸フェントラミンを用いる．
    ③ 高血圧症の治療には，α遮断作用の強い塩酸プラゾシンなどを用いる．抵抗血管と容量血管の両者を拡張させ，降圧による反射性交感神経緊張（頻脈など）を生じにくい．心臓に対する前負荷と後負荷をともに減少させ，心不全合併症例に有用である．
- ●**副作用** 急激な血圧下降によるショック，起立性低血圧，頻脈，鼻閉，消化管障害，狭心症，不整脈など．

**塩酸タムスロシン　tamsulosin hydrochloride**　内服：1日1回 0.2 mg 適宜増減

**ナフトピジル　naftopidil**　内服：1日1回 25 mg（食後）より投与開始，効果不十分な場合；1〜2週間の間隔をおいて 50〜75 mg 漸増，1日最高投与量；75 mg

尿道および前立腺部のα₁受容体を遮断することにより，尿道内圧を低下させ，前立腺肥大症に伴う排尿障害を改善する．

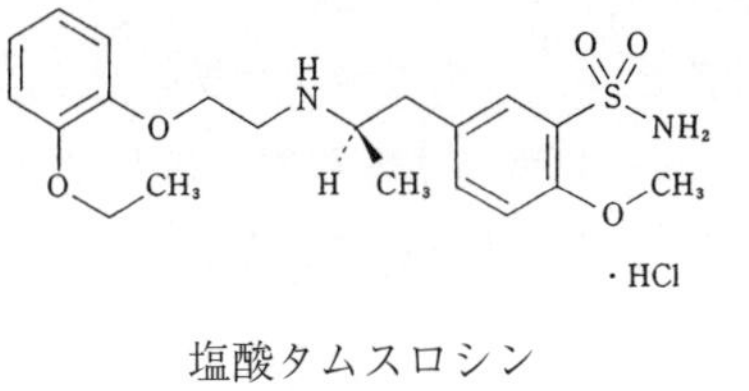

塩酸タムスロシン 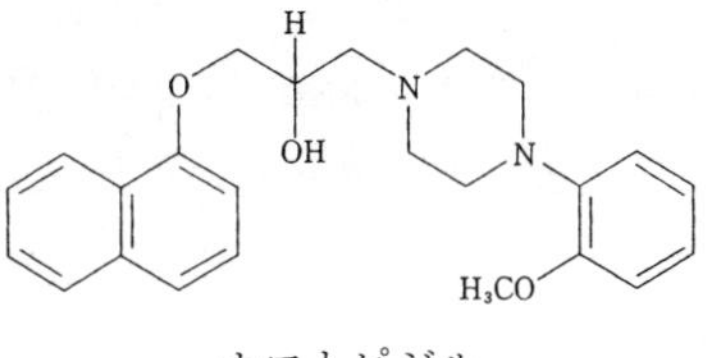　　　　　　　　　ナフトピジル

## 2. β受容体遮断薬　β-adrenergic blocking agents

β受容体遮断薬（β遮断薬）は，アドレナリン作動薬の一種であるイソプレナリンのカテコール核にある2個のOH基をともにClで置換した合成品 dichloroisoproterenol（DCI）が最初である（Powell & Slater, 1958）．これにより，それまで未知の領域だったβ受容体遮断薬の研究が盛んに進められ，数多くの薬物が合成され検討されてきた．その主なβ遮断薬の化学構造式

を図2.11に示した．これらβ遮断薬はα遮断薬と異なり，特に側鎖に共通の$\beta$-isopropylaminoethanol構造，またはこれと類似の結合鎖をもっているのが特徴といえる．β遮断薬はその組織選択性により，受容体の$\beta_1$と$\beta_2$のサブタイプに分けて考えられる．β遮断薬のうち，心臓の$\beta_1$受容体の遮断作用をもつ薬物は，高血圧，不整脈，狭心症の治療や予防に広く用いられるが，平滑筋の$\beta_2$受容体遮断の目的でβ遮断薬を臨床応用することはない．

主な薬物として，非選択性β遮断薬（$\beta_1 + \beta_2$）の塩酸プロプラノロール（劇），塩酸アルプレノロール（劇），ピンドロール（劇），塩酸オクスプレノロール，塩酸ブフェトロール（劇），塩酸インデノロール（劇），塩酸ブクモロール，塩酸ブプラノロール（劇），塩酸カルテオロール，$\beta_1$遮断薬の塩酸アセブトロール（劇），アテノロール，酒石酸メトプロロール（劇），フマル酸ビソプロロール，さらに$\beta_2$遮断薬のブトキサミンなどがある．このほかβ遮断作用に$\alpha_1$遮断作用を併有させた塩酸ラベタロール（劇），カルベジロール，塩酸アロチノロールなどがある．β遮断薬の中には，$\beta_1$および$\beta_2$受容体への親和性に差異を示すものもあるが，臨床的に最も使用されているのは塩酸プロプラノロールである．そこで塩酸プロプラノロールを中心にβ遮断薬の薬理作用を述べる．

**塩酸プロプラノロール　propranolol hydrochloride**（劇）　　内服：〔本態性高血圧症〕1日30～60mg　分3，効果不十分な場合；120mgまで漸増，〔狭心症〕1日1回60mg，静注：1回2～10mgを徐々に

塩酸プロプラノロール

● **薬理作用**　心臓におけるβ受容体遮断により，心拍数の減少，血圧の低下，房室結節における不応期の延長などがみられる．不整脈に対する抑制作用は，β受容体の遮断と心筋に対する直接作用，すなわちキニジン様作用によるものとみられる．β遮断薬は，$\beta_2$作用による気管支拡張も遮断するので気道抵抗を増加させる．この作用は，正常時は軽度で臨床的にも大した意味はないが，喘息患者では大きな問題となるおそれがある．

カテコールアミンによりβ受容体が刺激をうけると，アデニル酸シクラーゼが活性化されることから，β遮断薬により，アデニル酸シクラーゼに関連する物質代謝も抑制される．しかしその影響は動物の種類，個々の薬物によっても必ずしも一様ではない．

● **臨床応用**
① 不整脈：上室性または心室性の期外収縮，発作性頻脈，心房細動，洞性頻脈などカテコールアミン過敏による不整脈，またはジギタリスに由来する不整脈にもよい．
② 狭心症：作用機序は，心仕事量および酸素消費の低下が主である．冠血流量も減少させる可能性がある．
③ 高血圧症：作用機序は，主として心拍出量の低下による．このほか，中枢のβ受容体遮断，レニン分泌の抑制，圧受容器を介する末梢血管抵抗の低下などの関与が考えられている．

### $\beta_1+\beta_2$-遮断薬

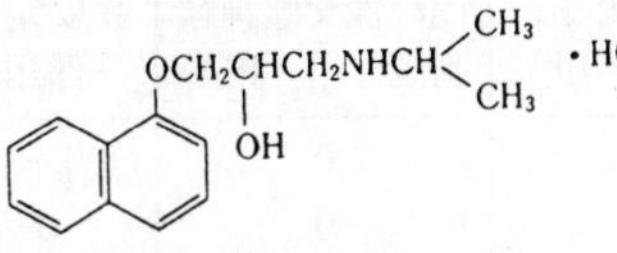

塩酸プロプラノロール

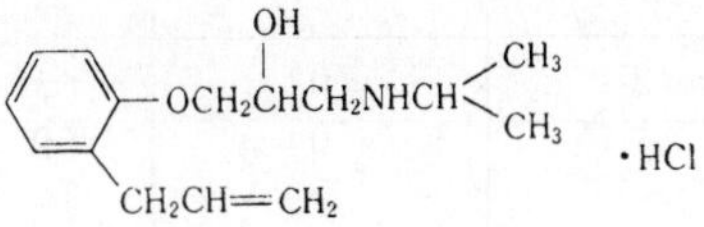

塩酸アルプレノロール

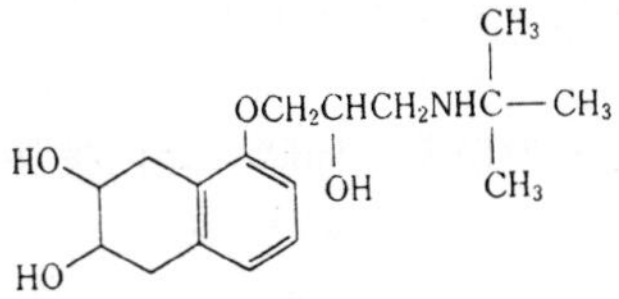

ナドロール

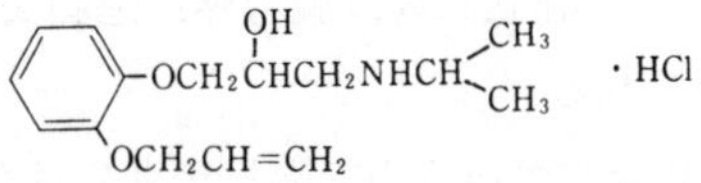

塩酸オクスプレノロール

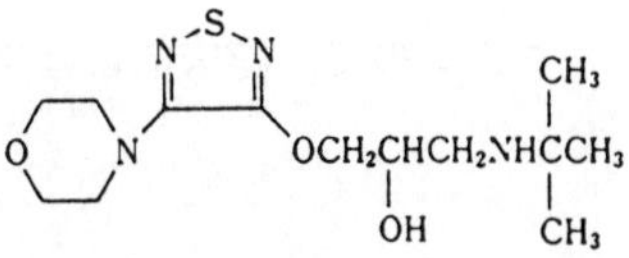

チモロール

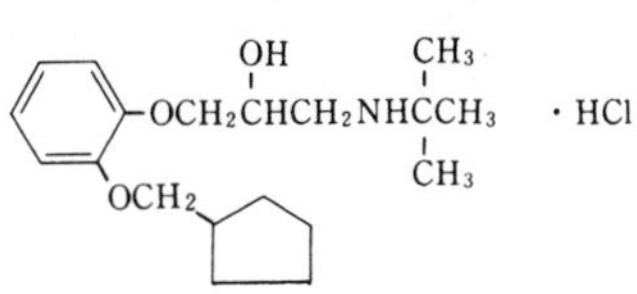

塩酸ブフェトロール

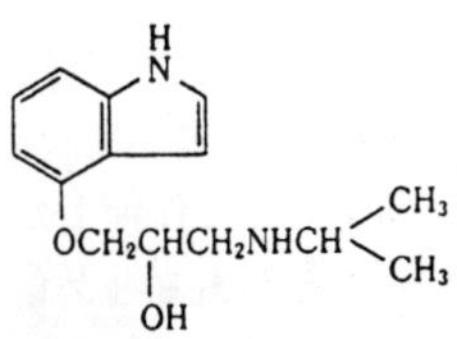

ピンドロール

### $\beta_1$-遮断薬

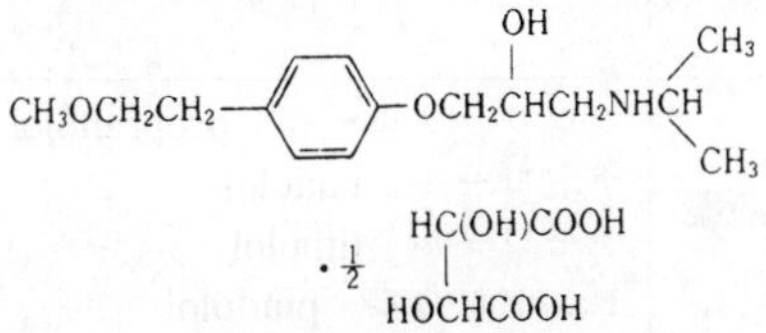

酒石酸メトプロロール

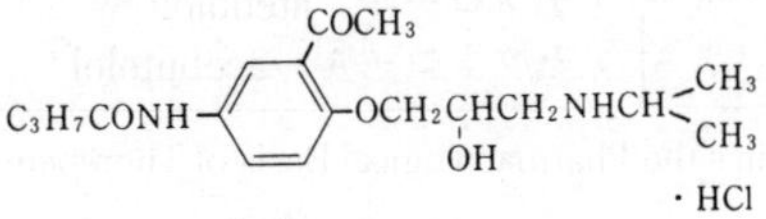

塩酸アセブトロール

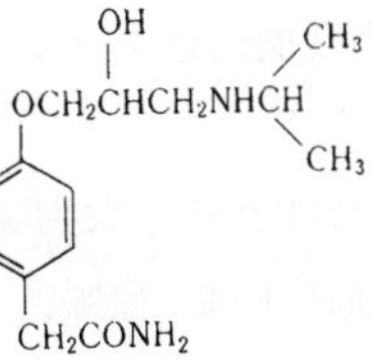

アテノロール

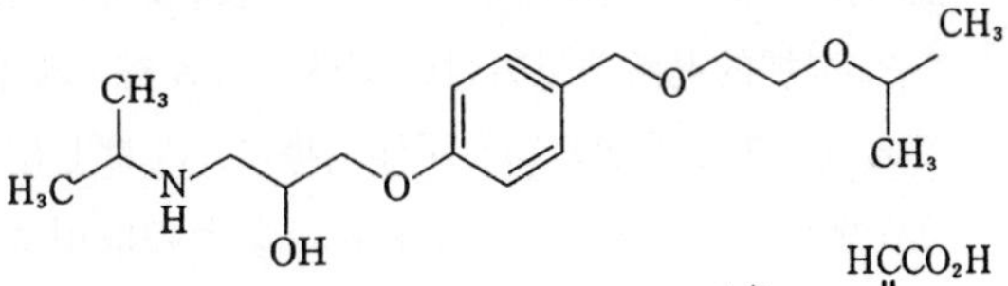

フマル酸ビソプロロール

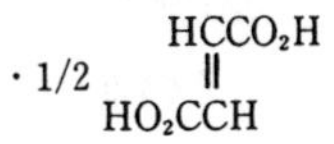

### $\alpha+\beta$-遮断薬

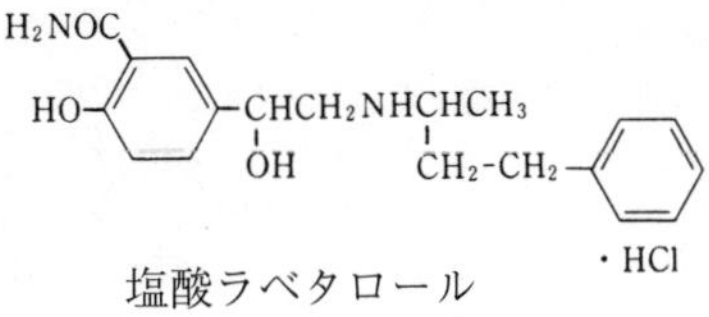

塩酸ラベタロール

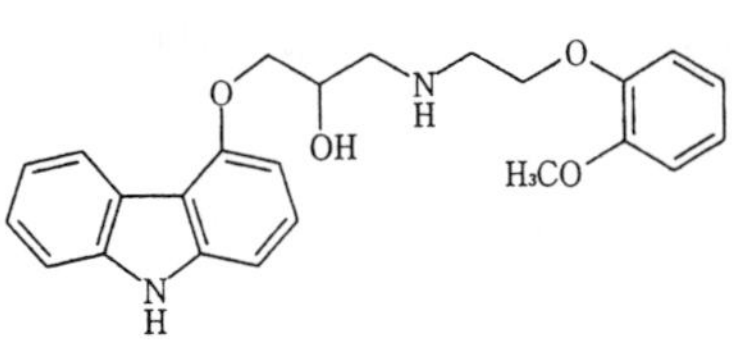

カルベジロール

**図 2.11 主な $\beta$ 遮断薬**

表 2.11　各種 β 遮断薬の薬理的性質の比較

| | β 遮断薬 | β 遮断薬としての強さ（propranolol との比） | 内因性交感神経刺激作用（ISA） | 膜安定化作用 |
|---|---|---|---|---|
| I　$\beta_1 + \beta_2$ 遮断薬 | プロプラノロール　propranolol<br>ナドロール　nadolol<br>チモロール　timolol<br>ピンドロール　pindolol | 1<br>0.5<br>5〜10<br>5〜10 | 0<br>0<br>±<br>++ | ++<br>0<br>0<br>± |
| II　$\beta_1$ 遮断薬 | メトプロロール　metoprolol<br>アテノロール　atenolol<br>アセブトロール　acebutolol | 0.5〜2<br>1<br>0.3 | 0<br>0<br>+ | ±<br>0<br>+ |

Goodman & Gilman's the Pharmacological Basis of Therapeutics (9th Ed., 1995) より一部引用.

④ クロム親和性細胞腫：腫瘍摘出前および術後処置として α 遮断薬と同時に経口投与で，摘出手術中には静注投与する．
⑤ その他の緑内障，甲状腺機能亢進，大動脈狭窄に用いられる．

● **副作用**　うっ血性心不全，血圧下降，徐脈，末梢血行不全，房室ブロックなどの循環器障害，悪心，嘔吐，下痢，便秘などの消化器症状，頭痛，抑うつ，睡眠障害，脱力感，運動失調，視野狭窄などの神経症状，まれに発疹などの過敏症がみられる．

　$\beta_1$ 選択的遮断薬以外は，気管支れん縮，喘息発作誘発などがあるので喘息患者には禁忌である．また重症の高血圧症治療に，しばしばアドレナリン作動性神経遮断薬との併用を行うが要注意である．また血糖降下薬との併用は血糖上昇反射が働かずに危険である．

　その他の主な β 遮断薬について，β 遮断効果，内因性交感神経興奮様作用[*1]および膜安定化作用[*2]の程度を表 2.11 に示す．β 遮断薬として最初に開発されたジクロロイソプロテレノール（DCI）はそれ自身，内因性交感神経興奮様作用が強すぎるので，臨床的には用いられなかった．

ジクロロイソプロテレノール

---

[*1]　内因性交感神経興奮様作用（ISA）は，部分作動薬 partial agonist としての作用である．すなわち，交感神経の緊張低下時に ISA をもつ β 遮断薬を適用すると，遮断薬が心臓に対して作動薬として働き，心不全の誘発を防ぐと考えられる．しかし，まれに筋麻痺を生じることがある（クレアチンキナーゼの増加による）．

[*2]　膜安定化作用とは，心臓では抑制作用，すなわちキニジン様作用（抗不整脈作用）となり，知覚神経では局所麻酔作用となる．いずれにしても大量に用いたときに発現する．

## 2.1.10　アドレナリン作動性神経遮断薬

アドレナリン作動性神経遮断薬 adrenergic neurone blockers は，アドレナリン受容体遮断薬と異なり，受容体には作用せず，神経終末におけるノルエピネフリンの蓄積および遊離を阻害することによって遮断作用を発現する．本群に属する薬物は，その適用により，いわゆる除神経効果 denervation effect を招き，効果器細胞（post）の受容体（$α_1$ または $β$ 受容体）が増加する．この場合，神経終末からノルエピネフリンを置換放出させる間接型作用薬（チラミンなど）の作用は失われるが，直接型アドレナリン作動薬の作用はむしろ増強される．このような現象を過感受性 supersensitivity という．

**レセルピン　reserpine**（劇）　内服：〔降圧〕1日 0.2〜0.5 mg　分 1〜3，維持量；1日 0.1〜0.25 mg，〔鎮静〕1日 0.2〜2 mg から開始，患者反応を観察しながら増減，皮下注・筋注：〔降圧〕1回 0.1〜0.5 mg　1日 1〜2回，重症・速効期待；1回 0.5〜2.5 mg

レセルピン

● **薬理作用**　インド蛇木 *Rauwolfia serpentina* の根より抽出されたアルカロイドで，シナプス

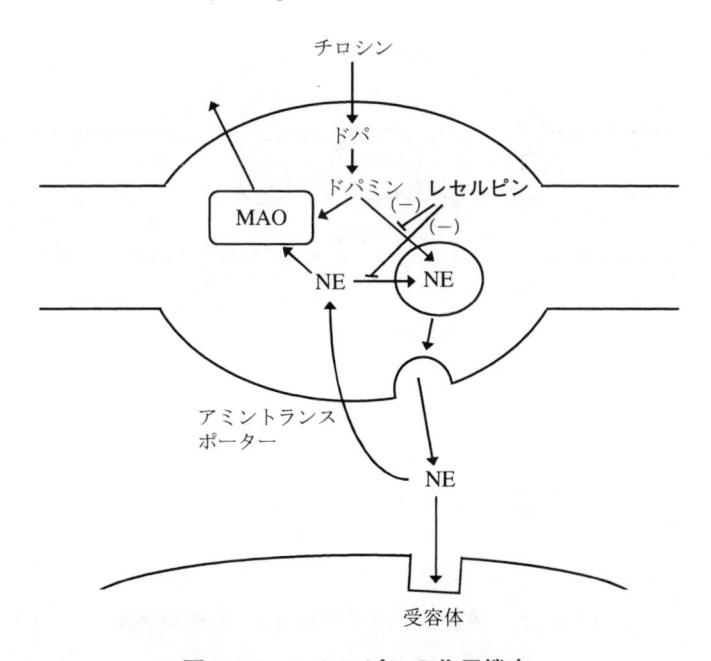

図 2.12　レセルピンの作用機序

小胞へのカテコールアミンの取り込み機構を阻害し，小胞中のカテコールアミンを減少させる（図2.12）．小胞外にとどまるカテコールアミンは増えるが，速やかにMAOで酸化的脱アミノ化を受け，不活性化される．このため，レセルピンを特にアドレナリン枯渇薬と呼び，後述の硫酸グアネチジンなどをアドレナリン作動性神経遮断薬とする場合もある．この作用は，交感神経終末のほか，副腎髄質（やや不完全）および中枢神経（セロトニンも枯渇）でもみられる．降圧作用は主に末梢の枯渇作用に起因し，効果は正常カテコールアミン含量が1/3に減ったときに現れる．この効果は，新しいシナプス小胞が軸索流にのって下ってきて初めて消失するので，レセルピンの作用は極めて持続的である．降圧効果発現時に徐脈を伴うことが多く，末梢抵抗も減少するが，抗高血圧作用は心拍出量の減少に由来するとされる．中枢ではメジャートランキライザー（強力型静穏薬）として知られるが，フェノチアジン系やブチロフェノン系のメジャートランキライザーにアレルギーのある場合以外は使用されない．

- **臨床応用** 高血圧（軽度～中等度）
- **警　告** 重篤なうつ状態が現れることがある．使用上の注意に特に留意する．
- **副作用** ねむけ，うつなどの中枢抑制，うつ傾向のある人や老人には危険（自殺），消化管の緊張，運動，胃酸分泌を増大し，下痢，消化性潰瘍（レセルピン潰瘍と呼ばれる）を生じる場合がある．

**硫酸グアネチジン　guanethidine sulfate**　化学的に［2-(hexahydro-1-azocinyl)ethyl］guanidineというグアニジン誘導体である．アドレナリン作動性神経終末よりカテコールアミンを徐々に枯渇させ，降圧を示す．硫酸グアネチジンの作用様式は，① まずノルエピネフリンの放出抑制が起こる．これはブレチリウムの作用と同じく，膜安定化作用によると考えられ

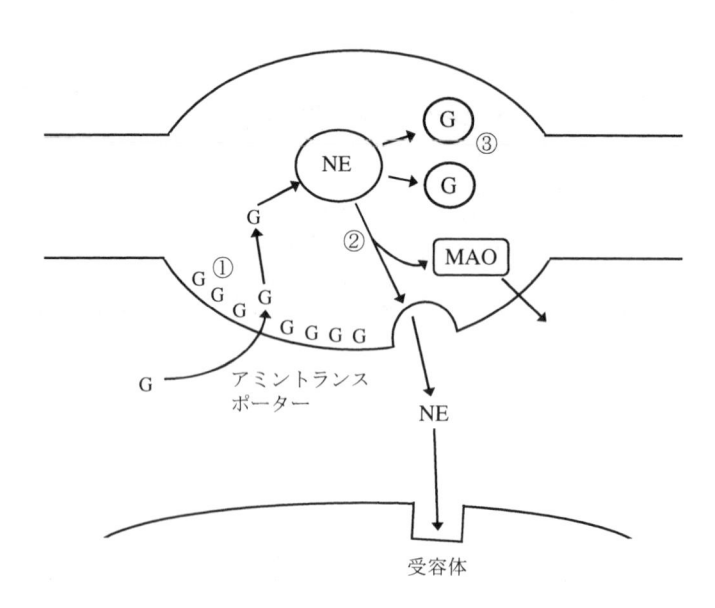

図2.13　硫酸グアネチジン（G）の作用機序

る．通常量では，伝導を遮断するほどの膜安定化作用は示さないが，硫酸グアネチジンはアミントランスポーターを介して終末細胞内に取り込まれ，神経終末シナプス前膜に高濃度に集まり，そこで膜安定化作用を示すとされる．次いで，② シナプス小胞からノルエピネフリンを放出して，一過性の血圧上昇作用を生じる．③ 最終的にはグアネチジンが小胞内カテコールアミンと入れ代わり，終末のカテコールアミンが枯渇する（図2.13）．そのため，血圧が持続的に下降する．主に，中等度以上の高血圧症の治療に用いられていたが，副作用が強いため，現在は使用されていない．極性が高く血液-脳関門を通過しないので，中枢作用はない．また，副腎のカテコールアミンは枯渇させない．

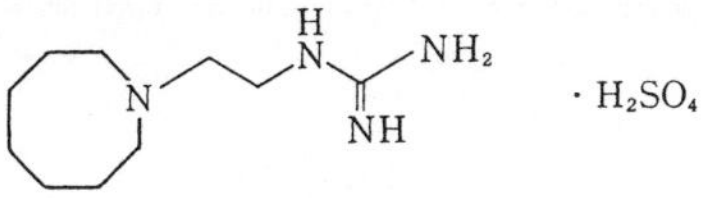

硫酸グアネチジン

**トシル酸ブレチリウム　bretylium tosylate**　アドレナリン作動性神経終末からのノルエピネフリン放出を抑制する作用をもつ．効果が不安定なこと，耐性を生じること，さらに作用時間が短いこと，毒性，副作用が強いため臨床的には価値が少ない．

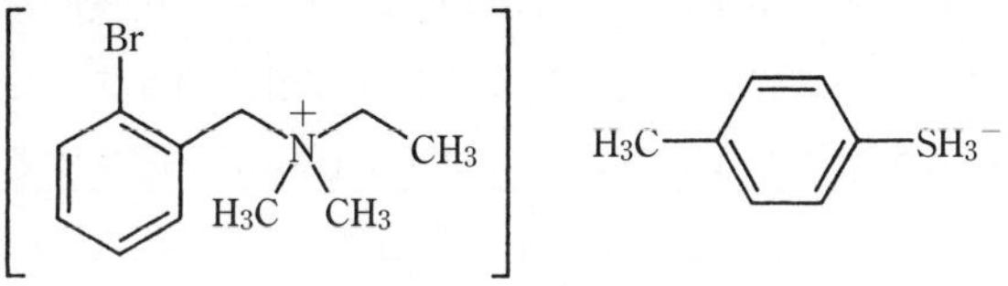

トシル酸ブレチリウム

## 2.1.11　コリン作動薬

コリン作動性神経を電気的に刺激した場合と類似の作用を生じる薬物を，コリン作動薬 cholinergic agents（副交感神経興奮様薬 parasympathomimetics）と呼ぶ．この種の薬物には作用機序からみて，アドレナリン作動薬の場合と同様に，直接的なものと間接的なものとがある．前者に属するものはコリンエステル，ムスカリン，塩酸ピロカルピンなどで，後者に属するものはフィゾスチグミン（エゼリン），ネオスチグミンなどである．

## 1. コリンエステル類　choline esters

コリンエステル類の代表的化合物について薬理学的性質を比較する（表2.12）．

**塩化アセチルコリン　acetylcholine chloride（劇）**　　筋注：〔腰痛，肩こり〕局所に対し15～30 mg，皮下注・筋注：〔麻酔後の腸管麻痺，消化管機能低下のみられる急性胃拡張〕1回0.1 g　1日1～2回，〔円形脱毛症〕1回0.1 g 局所皮内の数か所に毎週1回ずつ注射

アセチルコリンは，A. von Baeyer（1886）によって初めて合成された．強い塩基で酸と可溶性の塩をつくる．塩酸塩は結晶しにくく，極めて吸湿性である．アセチルコリンは動物体内の至るところにみられるが，分解されやすいので血液や組織では痕跡的に証明しうるにすぎない．

$$H_3C-COO-CH_2CH_2-N^+(CH_3)_3 \cdot Cl^-$$

塩化アセチルコリン

- **薬理作用**　アセチルコリンは，副交感神経節後線維の支配下にある効果器（平滑筋，心筋，分泌腺）の受容体を刺激するとともに，自律神経節，ならびに運動神経の支配下にある骨格筋の受容体に対しても興奮作用を示す．前者の作用を生じる代表的な薬物はムスカリンであるので，アセチルコリンのこの作用をムスカリン様作用，関与する受容体をムスカリン受容体と呼ぶ．また，後者をアセチルコリンのニコチン様作用，関与する受容体をニコチン受容体と呼ぶ．

　一般にムスカリン様作用はニコチン様作用よりも強力である．ムスカリン様作用は，硫酸アトロピンにより完全に抑制することができる．動物実験では，硫酸アトロピン投与後，比較的大量のアセチルコリンを投与すると，血圧の上昇を来すが（ネコやイヌで観察されるがラットやウサギでは起こりにくい），これはアセチルコリンのニコチン様作用によって，交感神経節や副腎髄質が興奮するためである．節遮断薬またはアドレナリン作動性神経遮断薬によって，この血圧上昇を抑制することができる．

　アセチルコリンの作用は極めて一過性であるのが特徴であるが，これは，血液や組織内に存在するコリンエステラーゼ choline esterase によって，コリンと酢酸とに加水分解されるためである．フィゾスチグミンやネオスチグミンは，アセチルコリンエステラーゼや非特異的コリンエステラーゼの活性を阻害して，アセチルコリンの作用を増強，かつ持続させる．

- **適　応**　麻酔後の腸管麻痺，消化管機能低下のみられる急性胃拡張，円形脱毛症，腰痛，肩こり

- **禁　忌**　気管支喘息，甲状腺機能亢進症，重篤な心疾患，消化性潰瘍，本薬物に過敏反応の既往歴，アジソン病，消化管または膀胱頸部に閉塞，てんかん，パーキンソニズム，妊婦または妊娠の可能性の患者

- **副作用**　ショック，アナフィラキシー様症状（蕁麻疹，チアノーゼ，不快感，口内異常感，喘鳴，眩暈，便意，耳鳴，発汗等，消化器障害（悪心・嘔吐，唾液分泌過多，便失禁，腸痙れん）

● **相互作用** 1）コリン作動薬：作用増強（ムスカリン様作用およびニコチン様作用増強），2）コリンエステラーゼ阻害薬（ネオスチグミンなど）：作用増強（アセチルコリン分解抑制），3）アドレナリン作動薬（エピネフリン，イソプレナリン等）：作用減弱（自律神経系の支配臓器において拮抗的に作用），4）抗コリン薬（硫酸アトロピンなど）：作用減弱（ムスカリン受容体で競合的に拮抗），5）亜硝酸・硝酸塩系の血管拡張薬：作用減弱（平滑筋において拮抗的に作用）

アセチルコリンは作用が一過性であるので，臨床的にはほとんど用いず，塩化ベタネコール bethanechol chloride などの合成コリンエステルが主として用いられる．コリンエステル

**表 2.12 コリンエステル類と天然アルカロイドの薬理学的性質**

| | ChE 感受性 | ムスカリン様作用 | | | ニコチン様作用 | 適 応 |
| --- | --- | --- | --- | --- | --- | --- |
| | | 心血管系 | 消化管 膀胱 | アトロピン 抵抗性 | | |
| 塩化アセチルコリン | ++ | +++ | ++ | +++ | ++ | 腸管麻痺 円形脱毛症 |
| メタコリン | + | +++ | ++ | +++ | + | |
| カルバコール | − | + | +++ | ++ | +++ | |
| 塩化ベタネコール | − | ± | +++ | ++ | − | 腸管麻痺 尿閉 |
| ムスカリン | − | ++ | +++ | +++ | − | |
| 塩酸ピロカルピン | − | + | +++ | +++ | − | 緑内障 |

類の薬理学的性質を表 2.12 に示す．

$$\underset{\text{メタコリン}}{\text{H}_3\text{C-N}^+(\text{CH}_3)_2\text{-CH}_2\text{-CH(CH}_3\text{)-O-CONH}_2} \qquad \underset{\text{カルバコール}}{\text{H}_3\text{C-N}^+(\text{CH}_3)_2\text{-CH}_2\text{-CH}_2\text{-O-CONH}_2} \qquad \underset{\text{塩化ベタネコール}}{\text{H}_3\text{C-N}^+(\text{CH}_3)_2\text{-CH}_2\text{-CH(CH}_3\text{)-O-CONH}_2\ \text{Cl}^-}$$

## 2. コリン作動性アルカロイド

**ムスカリン　muscarine**　ムスカリンは，Schmiedeberg（1869）によって，毒キノコの一種であるベニテングタケ *Amanita muscaria* から分離されたアルカロイドである．その名称はハエ（muscid）を殺すことに由来している．

ムスカリン

- **薬理作用**　ムスカリンは，アセチルコリンと同じく，コリン作動性神経の支配下にある効果器のアセチルコリン受容体を刺激するが，その作用は，少量の硫酸アトロピンによって容易に抑制される．アセチルコリンと異なるのは，自律神経節および神経筋接合部の終板に対するニコチン様作用がない点である（表 2.12）．したがって，アセチルコリンの薬理作用のうち，ムスカリンによって発現する作用と同じ効果をムスカリン様作用という．
- **臨床応用**　ムスカリンは，治療の目的には全く使われないが，研究用試薬として貴重な薬物である．

**塩酸ピロカルピン　pilocarpine hydrochloride**（劇）　　点眼：0.5〜4％溶液 1 回 1〜2 滴 1 日 3〜5 回，眼軟膏：1 日 1〜2 回　結膜嚢内に塗布

　塩酸ピロカルピンは，南米に原産する一種の灌木 *Pilocarpus jaborandi* および *P. microphyllus* の葉から得られるアルカロイドである．塩酸ピロカルピンは，極めて吸湿性に富んだ半透明の結晶である．水に極めてよく溶け，わずかに苦味を有する．ムスカリン様作用は強いが，ニコチン様作用は比較的弱い（表 2.12）．アセチルコリンの作用に比べると弱く，部分作動薬である．

　外分泌腺刺激作用が著明に現れ，発汗，唾液分泌を起こすことが特徴である．臨床上は緑内障治療薬，縮瞳薬として用いられる．

塩酸ピロカルピン

**アレコリン　arecoline**　アレコリンは，ビンロウ *Areca catechu* の子実に含まれるアルカロイ

ドである．強いピロカルピン様の刺激作用や毒キノコ様中毒症状を示す．イヌの駆虫薬として用いられる．

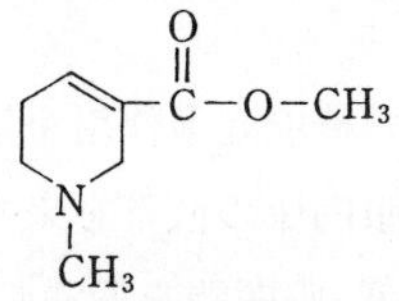

アレコリン

### 3. コリンエステラーゼ阻害薬　cholinesterase inhibitors

コリンエステラーゼ阻害薬は，神経興奮により遊離されたアセチルコリンの分解を抑制し，神経効果器接合部，神経節および中枢神経シナプスにおいてアセチルコリン濃度を高め，間接的にシナプス後膜へのアセチルコリンの作用を増強持続させ，ムスカリン様作用とニコチン様作用を現す．

コリンエステラーゼ (ChE) の阻害薬には，可逆的阻害薬と非可逆的阻害薬がある．可逆的阻害薬のムスカリン様作用は緑内障の治療に，ニコチン様作用は重症筋無力症の診断と治療に用いられる．非可逆的阻害薬には，強力な殺虫剤が含まれており，神経毒ガスとして化学兵器にもなりうる．

ChE の活性中心は，アセチルコリンの四級アンモニウム基を電気的に引きつけるアニオン部 anionic site とアシル基の炭素と反応するエステル結合部 esteratic site から構成されている．ChE の活性部位と結合したアセチルコリン分子は，エステル結合部のセリンによってエステル結合が切断され，コリンを遊離し，酵素はアセチル化される．アセチル化された酵素は不安定で急速に加水分解を受け，元の活性型の酵素になる（図 2.14）．

可逆的 ChE 阻害薬のネオスチグミンは，アセチルコリンと同様，この酵素の基質として分解される．しかし，ネオスチグミンが代謝された場合に形成されるカルバミル化された酵素の加水分解は，アセチル化された酵素の分解に比べて遅いため，結果的に酵素活性の再生が遅れ，酵素活性を阻害したことになる．

有機リン化合物によって，エステル結合部がリン酸化された場合は，非常に安定な結合を作り，その酵素は非可逆的に失活する．しかし，非可逆的とはいえ，少しずつ分解され，また新たに酵素が生合成されるため，その機能は徐々に回復する（図 2.14）．

**フィゾスチグミン　physostigmine**　フィゾスチグミン（エゼリン）は，西部アフリカ原産植物 *Physostigma venenosum* の実（Calabar bean）中に含まれる三級アミンアルカロイドである．

硫酸フィゾスチグミン，あるいはサリチル酸フィゾスチグミンが用いられる．水溶液を長く放置すると分解して赤色となる．

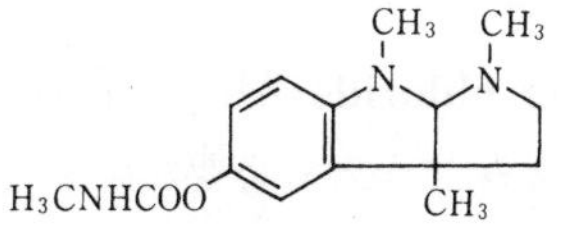

フィゾスチグミン

●**薬理作用** フィゾスチグミンの作用は，ChE の阻害によりアセチルコリンの作用が増強された結果とみなされる．その ChE に対する阻害作用は可逆的で，作用は 2～4 時間程度である．主な作用は，

① 平滑筋臓器，特に胃腸に対し強い機能亢進作用を呈する．

② 眼では，縮瞳，調節器痙れん，眼内圧の低下を来す．

③ 三級アミン構造であるので，血液-脳関門を通過して中枢神経を興奮させ，のちに麻痺させる．

④ 骨格筋の興奮性を高め，収縮を増大する．

⑤ 心機能に対し，強い抑制作用を呈する．

●**臨床応用** わが国では，比較的毒性が強いので，臨床的には応用されていない．メチル硫酸ネオスチグミンが使用されている．

**メチル硫酸ネオスチグミン neostigmine methylsulfate**(劇)　内服：1回 15～30 mg　1日 1～3 回，皮下注・筋注：1回 0.25～1.0 mg　1日 1～3 回（重症筋無力症の場合は年齢，症状により増減），点眼：1回 2～3 滴　1日 4 回（点眼液：1 mL 中メチル硫酸ネオスチグミン 0.05 mg 含有）

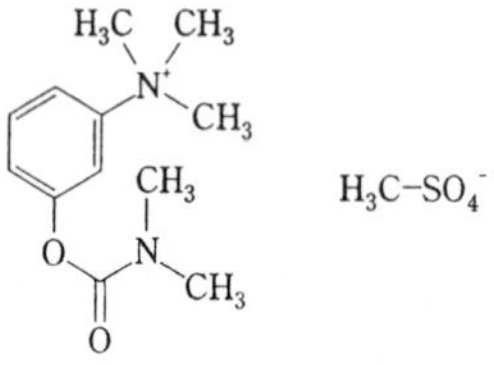

メチル硫酸ネオスチグミン

フィゾスチグミンの薬理作用は，分子中のカルバミン酸エステル群の存在によることが知られ，

$$一般式\quad R-C_6H_4-O-\underset{O}{\overset{}{C}}N\begin{matrix}R_2\\R_1\end{matrix}$$

の形をとる化合物のいくつかがフィゾスチグミン類似の作用を生じる．その一つがネオスチグミンで，フィゾスチグミンが三級アミンであるのに対し，四級アンモニウム構造をもつ．

一般にネオスチグミンの作用は，フィゾスチグミンのそれと類似するが，ネオスチグミンでは，特に骨格筋，膀胱，胃腸に対する作用が著しい．したがって，臨床的にもメチル硫酸ネオスチグミン，臭化ネオスチグミンとしてこれらの作用が応用される．なおニコチン受容体刺激を介する骨格筋に対する作用を利用して，重症筋無力症 myasthenia gravis にこれを用いる場合は，硫酸アトロピンを併用して副交感神経系を遮断しておく必要がある．

ネオスチグミン類似の薬物に次の数種がある．

**塩化エドロホニウム edrophonium chloride**(劇)　静注：1回 10 mg（初めに 2 mg を 15～30 秒かけて静注，45 秒後に反応をみたうえで必要に応じて残りの 8 mg を静注）

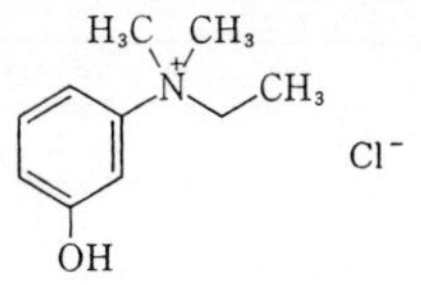

塩化エドロホニウム

構造は簡単で作用の持続は極めて短い．主として重症筋無力症の診断の目的に用いられる．

**臭化ピリドスチグミン　pyridostigmine bromide**(劇)　　内服：1日180 mg　分3
作用強度はネオスチグミンの1/4程度．主として重症筋無力症の治療に使われる．

**塩化アンベノニウム　ambenonium chloride**　　内服：1日15 mg　分3
ネオスチグミンに比べ作用はより持続性で副作用（特に消化管）が少ないという．ピリドスチグミンとともに重症筋無力症の治療に使う．

**臭化ジスチグミン　distigmine bromide**(毒)　　内服：1日5～20 mg　分1～4，点眼：0.5
あるいは1％溶液1回1滴　1日1～2回
排尿障害，重症筋無力症，緑内障に用いる．

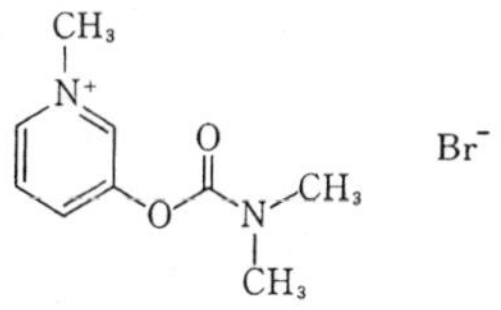

臭化ピリドスチグミン 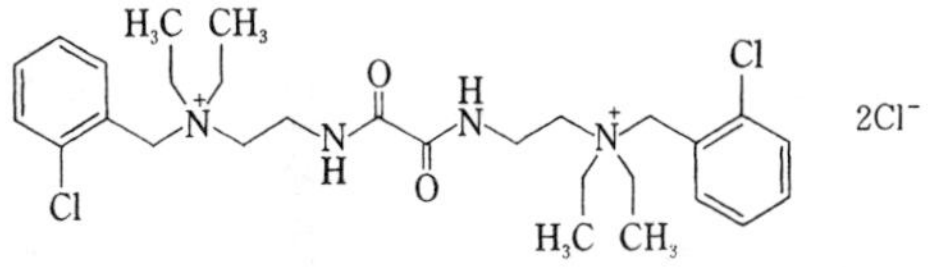　　　　　　　塩化アンベノニウム

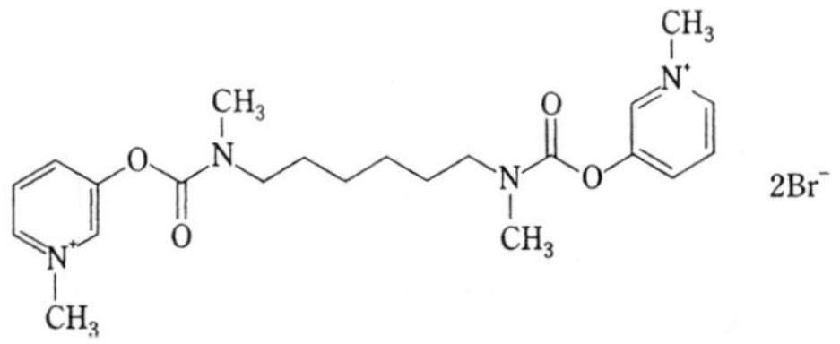

臭化ジスチグミン

## 4. 有機リン化合物

●**薬理作用**　有機リン化合物 organic phosphorous compounds には，殺虫剤として用いられる有機リン農薬（パラチオン，スミチオン）や神経毒ガス（サリン，タブン）などがある．これらはフィゾスチグミンやネオスチグミンと同じく ChE 阻害作用を有するが，その阻害は非可逆的である．アセチルコリンの蓄積症状を来し，特にムスカリン様作用による発汗，胃腸仙痛，ニコチン様作用で骨格筋の痙れんを招く．
　有機リン化合物は，脂溶性のため，皮膚から体内へ，さらに血液-脳関門を通過して，強い中毒作用を現す．

**ジイソプロピルフルオロホスフェート　diisopropylfluorophosphate：DFP**　　ChE 阻害作用の持続時間は極めて長く，週余に及ぶ．縮瞳を来して眼内圧を低下させる．

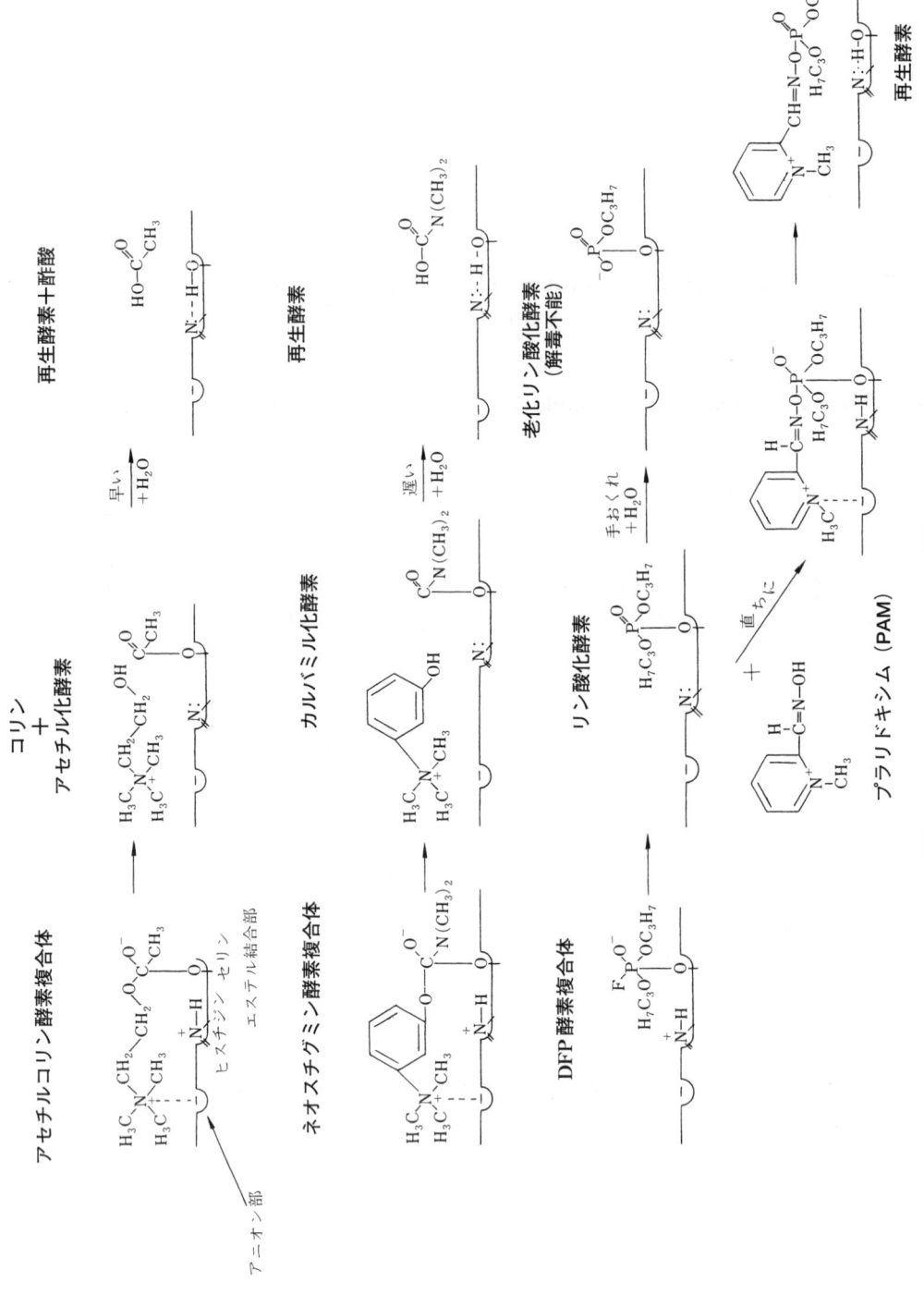

図 2.14 コリンエステラーゼ阻害のメカニズム

**テトラエチルピロホスフェート　tetraethylpyrophosphate：TEPP**　水溶液は不安定である．ラッカセイ油またはプロピレングリコールに溶かしたものは安定である．一般に TEPP の作用は DFP に比べて作用の発現は速いが持続時間は短い．

**ヨウ化エコチオパート　ecothiopate iodide**（毒）　他の有機リン化合物に比べ，水溶液で安定である．強力かつ持続的に縮瞳，眼内圧低下を来す．かつては，緑内障の治療に用いられた．

ジイソプロピルフルオロホスフェート　　テトラエチルピロホスフェート　　ヨウ化エコチオパート

有機リン化合物は，フィゾスチグミンやネオスチグミンと異なり，ChE と強力かつ非可逆的に結合し，種々の重篤な中毒症状を招く．この原因となる ChE の非可逆的失活状態は，pyridine-2-aldoxime methiodide（プラリドキシム pralidoxime，PAM）および obidoxime のような oxime 化合物（RCH＝NOH）により緩解される．したがって PAM やその誘導体である obidoxime は，有機リン化合物中毒の解毒薬として使われる．これらの薬物はコリンエステラーゼ再賦活薬と呼ばれる．その機構を図 2.14 に示す．

## 2.1.12　抗コリン薬

コリン作動性神経節後線維の支配下にある臓器，組織の受容体に対し抑制的に働く薬物を，抗コリン薬 cholinergic blocking agents, parasympatholytics, anticholinergic agents と呼ぶ．これらの薬物は，神経終末から遊離されるアセチルコリンの作用を完全に遮断する．代表的な薬物は，ベラドンナアルカロイドの硫酸アトロピンである．

### 1. ベラドンナアルカロイド　belladonna alkaloids

**硫酸アトロピン　atropine sulfate**（毒）　内服：1日 1.5 mg　分3〔非薬物性パーキンソニズム〕最初：1日 0.5～1.0 mg　分3，以後漸次増量，〔有機リン系殺虫剤中毒の軽症例〕皮下注・筋注（場合により静注）0.5～1.0 mg，〔有機リン系殺虫剤中毒〕皮下注：軽症；1回 0.5～1.0 mg，皮下・筋・静注：中等症；1回 1～2 mg（必要があればその後 20～30 分毎に反復），静注：重症；初回 2～4 mg，皮下注・筋注・静注：〔ECT（電気痙れん療法）の前投与の場合〕1回 0.5 mg，点眼：1％溶液 1回 1～2滴　1日 1～3回，1％眼軟膏：1～3回結膜嚢に塗布

アトロピンは，ナス科 Solanaceae に属する植物（例えば *Atropa belladonna*, *Datula tramonium*, *Hyoscyamus niger* など）の根や葉に由来する．

これらの植物中の有効成分は，主として *l*-ヒヨスチアミンで，ほかに少量の *l*-スコポラミンを含有する．アトロピンは *l*-ヒヨスチアミンが抽出過程で，*dl*-ヒヨスチアミンにラセミ化したものである．アトロピンは tropine（tropanol）の，スコポラミンは scopine の tropic acid

硫酸アトロピン

ester である．

●**薬理作用**　硫酸アトロピンは，アセチルコリンと同じ受容体に可逆的に結合する性質を有し，その結果，アセチルコリンの作用を競合的に阻害する．個々の臓器機能に対する作用を述べる．

① 心臓ならびに血管に対する作用：ヒトに少量の硫酸アトロピン（0.6 mg 程度）を皮下に投与すると心拍数が減少する．これは迷走神経中枢の興奮の結果である．大量では一過性の拍動減少のあと，心拍数の増加が現れることがある．通常量では，血圧変化はほとんど見られないが，大量では，普通，収縮期血圧が上昇する．皮膚の発赤は少量でも見られるが，大量では顕著な発赤を来す．

② 平滑筋臓器に対する作用：消化管では一般に緊張性の低下，運動の抑制，腺分泌の低下を来す．膀胱は，基底部は弛緩するが，括約筋の緊張性は亢進する．輸尿管は，少なくとも運動亢進状態にあるときは，抑制される．子宮も，塩酸ピロカルピンなどによって，運動亢進状態にあるときは，弛緩する．気管支筋も弛緩する．

③ 分泌腺に対する作用：汗腺，唾液腺，粘液腺など，すべて少量の硫酸アトロピンで抑制される．胃液または膵液の分泌は，神経性のものは抑制されるが，ガストリン gastrin またはセクレチン secretin による分泌は影響されない．

④ 眼に対する作用：0.2～1％硫酸アトロピン1～2滴を眼に適用すると，瞳孔の散大を来すが，これはコリン作動性神経の支配下にある瞳孔括約筋の弛緩による．散瞳の結果，眼内圧の亢進を来す．内圧の亢進は，シュレム Schlemm 管の圧迫とフォンタナ Fontana 腔の閉塞による．毛様体筋が弛緩するため，チン小体帯に引っぱられてレンズ（硝子体）が扁平となり，焦点は遠点に固定して近距離にある物体は不鮮明になる．なお軽度の眼球突出を来す．

⑤ 中枢神経系に対する作用：硫酸アトロピンは延髄のみならず，上位の中枢に対しても興奮作用を生じる．通常量（0.1～1.0 mg）では，迷走神経中枢の興奮，呼吸中枢の興奮を起こすに過ぎないが，中等量では興奮作用が著しく，不安，過敏，混乱，幻覚などのあとには麻痺状態に移行し，延髄機能の麻痺によって死に至る．

●**吸収・運命**　硫酸アトロピンは，普通，内服されるが，しばしば皮下注射のほか，まれには，筋肉内注射，静脈内注射も行われる．

　消化管から速やかに，しかも完全に吸収される．眼では希薄液を結膜嚢内に滴下する．眼軟膏もある．吸収された硫酸アトロピンは速やかに血中から消失する．主として肝臓で分解されるが，投与量の1/3程度はそのまま尿中に排泄される．

●**臨床応用**　硫酸アトロピン atropine sulfate，ロート根 scopolia rhizoma，ロートエキス

scopolia extract（劇），ロートエキス散 scopolia extract powder（劇）などが用いられる．
① 全身麻酔時に起こる気道粘膜刺激による分泌亢進を抑制（麻酔前投薬 preanesthetic medication）する．
② モルヒネ系鎮痛薬適用時の平滑筋収縮作用，腹部手術時に発生しやすい迷走神経反射（徐脈や血圧下降）を遮断する．
③ 平滑筋の異常緊張を緩和する（鎮痙作用）．
④ 眼検査に際し，散瞳，調節機能麻痺を起こさせる目的で使用されるが，作用が持続性であるのが欠点．短時間の散瞳にはトロピカミドのほうが便利である．
⑤ パーキンソン病治療薬（臭化水素酸スコポラミンのほうが優れている）．
⑥ 有機リン化合物による毒性発現を阻止する．

● 耐 性　耐性獲得は特に中枢神経作用において著しい．パーキンソン症候群の治療に硫酸アトロピンを連用すると，次第に増量せねばならなくなり，1日50 mg以上にも達する．

● 禁 忌　緑内障（眼圧上昇），前立腺肥大による排尿障害（排尿困難悪化），麻痺性イレウス（悪化）

● 副作用　毒性は動物の種類によって異なる．例えば硫酸アトロピンを皮下注射した場合の致死量は，ネコで約0.03 g/kgであるが，ウサギでは0.7 g/kg程度である．ヒトは比較的敏感で，50 mgの内服で死亡したという報告がある．
　大量の硫酸アトロピンで中毒した場合は，薬理作用の項で記述した末梢ならびに中枢症状がみられ，致死的中毒では中枢の麻痺による症状がみられる．解毒にはメチル硫酸ネオスチグミン，塩酸ピロカルピンを用いる．

● 相互作用　1）抗コリン作用をもつ薬物（三環系抗うつ薬，フェノチアジン系薬物，イソニアジド，抗ヒスタミン薬など）：相加的に抗コリン作用増強（口渇，便秘，麻痺性イレウス，尿閉等），2）MAO阻害薬：抗コリン作用増強，ジギタリス製剤（ジゴキシン等）の血中濃度上昇

**臭化水素酸スコポラミン　scopolamine hydrobromide（*l*-hyoscine）**（劇）　皮下注：1回0.25～0.5 mg，臭化ブチルスコポラミン；内服：1回10～20 mg　1日3～5回，静注・皮下注・筋注：1回10～20 mg，坐剤：1回10～20 mg　1日1～5回　直腸内挿入

臭化水素酸スコポラミン

● 薬理作用　末梢作用は，硫酸アトロピンと本質的に同様であるが，作用強度が異なる．その違いは器官によって異なり，瞳孔ならびに汗腺分泌に及ぼす作用を除いては，硫酸アトロピンに比べると，臭化水素酸スコポラミンのほうが弱く，かつ作用の持続時間も短い．
　中枢神経系に対しては，硫酸アトロピンとは反対に，末梢作用の現れる少量から抑制作用が現れる．特に鎮静効果が強く，塩酸モルヒネ，バルビツール酸系薬物と併用すると，鎮

痛・催眠作用を増強する．しかも，これら薬物の呼吸抑制作用には拮抗し，硫酸アトロピンと同様の気道分泌抑制作用があるので，臭化水素酸スコポラミンは，麻薬前投薬にも応用される．また，錐体外路系障害による振戦，硬直を抑制し，動揺病にも有効である．

四級アンモニウム型の臭化ブチルスコポラミン scopolamine butylbromide（劇）は，胃・十二指腸潰瘍，胃炎などに鎮痙薬として使用される．

## 2. アトロピン代用薬　atropine substitutes

硫酸アトロピンと類似の作用を有する種々の薬物が，硫酸アトロピンの代わりに，散瞳薬，鎮痙薬として使われる．

### a. 散瞳薬として用いられるアトロピン代用薬

**臭化水素酸ホマトロピン　homatropine hydrobromide**　化学的には tropine の mandelic acid ester で，天然には存在しない．臭化水素酸ホマトロピンの作用は，硫酸アトロピンに類するが，作用はより弱く，持続時間も短い．アトロピン代用薬として眼科で検査の目的に供されたが，現在では，ほとんど使用されていない．

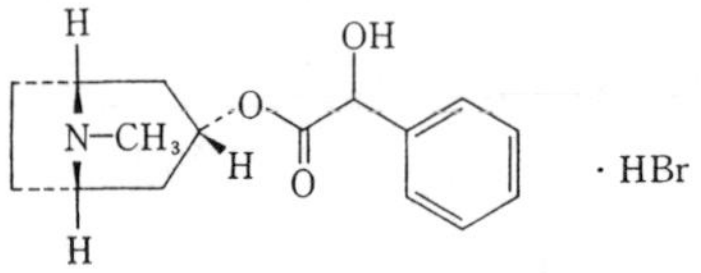

臭化水素酸ホマトロピン

**トロピカミド　tropicamide**　〔診断または治療を目的とする散瞳〕点眼：0.4％溶液1日1回1～2滴，〔調節麻痺〕点眼：1回1滴　3～5分おきに2～3回

三級アミン型で散瞳作用の発現は比較的速いが，持続時間は短い．診断および治療を目的とする散瞳と調節麻痺に用いる．

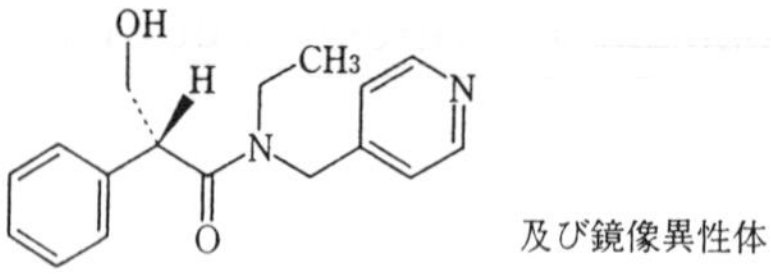

トロピカミド　及び鏡像異性体

以上の薬物のほか，**塩酸シクロペントラート cyclopentolate hydrochloride** が散瞳薬として応用されている．

### b. 鎮痙薬として用いられるアトロピン代用薬

化学的には四級アンモニウム化合物が多く，抗コリン性鎮痙薬とも称する．

**臭化プロパンテリン propantheline bromide**　内服：1回15 mg　1日3～4回．xanthene-9-carboxylate 誘導体の四級アンモニウム化合物である．通常使用される少量では，硫酸アトロピンと同じく抗コリン作用を生じるにすぎない．増量するに従って，節遮断作用，神経筋接合部遮断作用を来す．中枢作用はない．平滑筋に対する抗ムスカリン作用は硫酸アトロピンよ

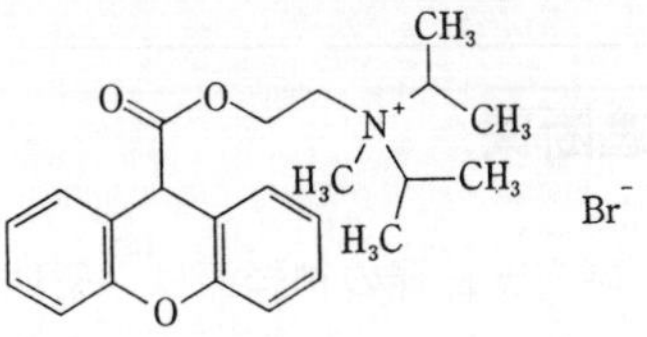

臭化プロパンテリン

り強い．

**臭化メチルベナクチジウム　methylbenactyzium bromide**　内服：1回 10～20 mg　1日 3～4回．鎮痙作用が強く胃運動，胃液分泌を抑制し，神経節遮断作用もある．胃痛，胃酸過多，胃・十二指腸潰瘍に用いる．

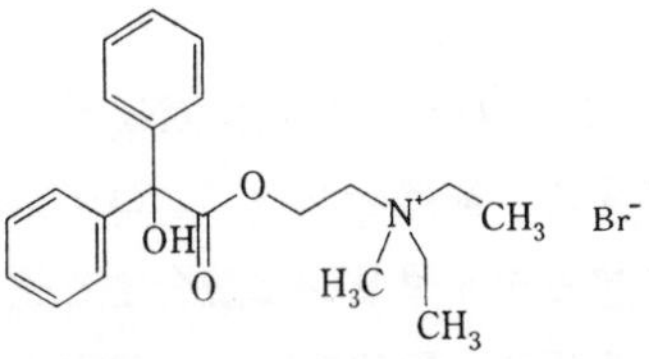

臭化メチルベナクチジウム

　その他の抗コリン性鎮痙薬としては，臭化メチルアニソトロピン anisotropine methylbromide，ヨウ化オキサピウム oxapium iodide，臭化バレタメート valethamate bromide，塩酸ピペリドレート（三級アミン）piperidolate hydrochloride（劇），臭化ブトロピウム butropium bromide（劇），塩化トロスピウム trospium chloride，臭化チメピジウム timepidium bromide（劇），臭化チキジウム tiquizium bromide，ヨウ化チエモニウム tiemonium iodide（劇），塩酸ジシクロベリン（三級アミン）dicycloverine hydrochloride などがある．また，臭化メペンゾラート mepenzolate bromide は過敏性大腸症の治療に使用される．

**c. 胃酸分泌の選択的抑制薬**

**塩酸ピレンゼピン　pirenzepine hydrochloride**（劇）　内服：1回 25 mg，1日 3～4回，〔上部消化管出血〕点滴静注：1回 20 mg，1日 3回，〔胃液分泌亢進の抑制〕点滴静注：1回 20 mg，1日 2回，〔麻酔前投薬〕静注：1回 10 mg

　胃の神経組織や分泌細胞のムスカリン $M_1$ 受容体を選択的に遮断して，胃液分泌を抑制するといわれる．硫酸アトロピンに比べて $M_2$ 遮断作用による心悸亢進や，$M_3$ 遮断作用による口渇，便秘などの副作用が発現しにくい．急性胃炎，慢性胃炎の急性増悪期の消化器症状の改善および胃潰瘍，十二指腸潰瘍に使用される．

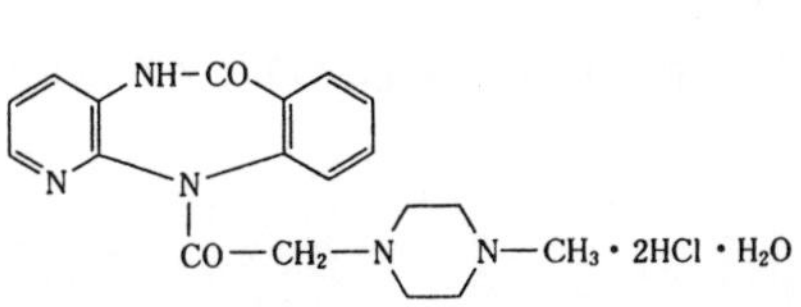

塩酸ピレンゼピン

## 2.1.13 自律神経節遮断薬

　自律神経節のうち，交感神経・副交感神経の神経節は，薬理学的にはほとんど差異はなく，本節で論じる自律神経節に作用する薬物は，この両神経節に対し同じように作用して，それぞれの機能に影響をもたらす．むしろこれら自律神経節遮断薬 ganglionic blocking agents（単に節遮断薬 ganglion blockers ともいう）によって現れる生理反応の差異は，生体組織の神経支配によって左右される．すなわち器官組織は，交感および副交感両神経の二重支配を受けているが，そのどちらかに優位性が片寄っているので，節遮断薬を適用した場合，器官への影響は，支配優位の神経が遮断されたのと同じ結果となる．主要器官の自律神経の優位性と節遮断による影響を表2.13 に示す．

　自律神経節の遮断薬は，主としてニコチン受容体（$N_N$ サブタイプ）を遮断することにより，節前から節後への興奮伝達を遮断する．節遮断薬は，ニコチン受容体を持続的脱分極により遮断する脱分極性遮断薬と，受容体でアセチルコリンと競合する競合的遮断薬に分類される．前者はニコチンに代表される化合物で，少量では節興奮薬として作用するが，大量投与すると脱分極性に神経節を遮断する．

**ニコチン　nicotine**（劇）　　ニコチンは，タバコ *Nicotina tabacum* の葉に含まれる油状のアルカロイドで，水に難溶性であるが脂溶性の溶媒にはよく溶ける．揮発性で特有の臭気を有する．

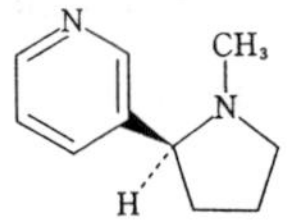

ニコチン

- ●**薬理作用**　ニコチンは，自律神経節に対し初めは興奮的に，のちに麻痺的に作用する．
  ① 循環器系に対する作用：心臓は副交感神経支配が優位であるため，心拍数は減少したのちに増加する．血管系は交感神経支配が優位であるため，皮膚血管，冠状血管，内臓血管などの収縮，血圧上昇を来し，次いで血圧を下降させる．
  ② 消化器系・外分泌腺に対する作用：消化管は副交感神経が優位のため，蠕動，気管支筋，子宮，膀胱などの運動は，初期に亢進したのちに麻痺を来す．
  ③ 中枢神経系に対する作用：中枢神経，特に延髄，小脳などに対して初めは興奮的に作用し，のちに麻痺を起こす．そのため，迷走神経核，呼吸中枢，血管運動神経中枢，痙れん中枢，小脳，脊髄などの刺激により呼吸困難，痙れんなどを起こし，次いでこれらの中枢の麻痺のため虚脱症状を呈して死に至る．神経筋接合部に対しても二相性の作用を示し，骨格筋は初め線維性れん縮を起こし，のちクラーレ様麻痺を来す．

表 2.13 種々の部位における交感神経性あるいは副交感神経性緊張の優位性と自律神経節遮断に伴う反応

| 部 位 | 優位緊張 | 節遮断の効果 |
|---|---|---|
| 小 動 脈 | 交感神経（アドレナリン作動性） | 血管拡張；末梢血流増加；血圧下降 |
| 静 脈 | 交感神経（アドレナリン作動性） | 拡張；血液貯留；静脈還流の減少；心拍出量の減少 |
| 心 臓 | 副交感神経（コリン作動性） | 頻脈 |
| 虹 彩 | 副交感神経（コリン作動性） | 散瞳 |
| 毛様体筋 | 副交感神経（コリン作動性） | 毛様体筋麻痺；遠視化 |
| 胃 腸 管 | 副交感神経（コリン作動性） | 緊張低下と運動減少；便秘；胃，膵臓の分泌減少 |
| 膀 胱 | 副交感神経（コリン作動性） | 尿貯留 |
| 唾 液 腺 | 副交感神経（コリン作動性） | 口内乾燥 |
| 汗 腺 | 交感神経（コリン作動性） | 無汗症 |

※汗腺は解剖学的には交感神経ではあるが，伝達物質はアセチルコリン
(Goodman & Gilman's The Pharmacological Basis of Therapeutics 10th Ed., 2003 より引用，一部改変)

- ●中毒作用
  ① 急性ニコチン中毒：急性中毒の原因は，タバコやニコチン含有の殺虫剤などの誤飲である．殺虫剤などに用いられるニコチン製剤は，5％程度のニコチンを含むため，1 mL 程度で致死量になる．症状としては，比較的軽症の場合は，悪心，嘔吐，めまい，流涎，手足の痙れんなどが現れる．重症の場合は，すみやかに虚脱症状を呈し，意識消失，痙れんなどを来し，呼吸麻痺におちいる．重症中毒の治療には，効果が的確なものはないが，胃の洗浄，炭末の投与などを行い，大量の中枢興奮薬などを試みる．またしばしば人工呼吸が効を奏する．
  ② 慢性ニコチン中毒：中毒症状として特に目立つのは，心機能障害で期外収縮，狭心症を来す．また，しばしば視力の障害を来す（toxic amblyopia, tobacco amblyopia）．これは喫煙を止めると消失する場合が多い．近年，気道の悪性腫瘍，特に肺癌罹患率が急激に増加の傾向にあるが，統計的観察によれば，喫煙者に肺癌が圧倒的に多い結果になっており，注目されているところである．
- ●吸収・運命　ニコチンは，皮膚，粘膜から速やかに吸収される．吸収されたニコチンは，体内で速やかに分解され，最高でも 10％程度がそのまま尿中に排泄されるにすぎない．分解は主として肝臓で行われる．動物実験により肝，肺，腎にニコチン分解酵素の存在が証明されている．
- ●臨床応用　基礎疾患をもち，医師に禁煙が必要と診断された喫煙者にニコチン依存状態を一時的に補い，最終的に禁煙に導く禁煙補助薬として，ガムあるいは貼布剤として使用する．また，殺虫剤として，果樹，花弁の消毒の目的に使われる．ニコチンは，猛烈な毒性を有する塩基のため，取り扱いには十分注意する必要がある．

**臭化ヘキサメトニウム　hexamethonium bromide**　類似薬物にテトラエチルアンモニウム

tetraethylammonium がある．これらの薬物は，末梢血管の拡張により血圧を下降させ，さらに平滑筋臓器，特に消化管，膀胱の運動を抑制する．

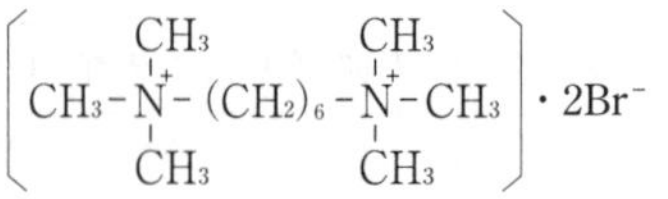

$$\left[ CH_3-\overset{CH_3}{\underset{CH_3}{\overset{|}{N^+}}}-(CH_2)_6-\overset{CH_3}{\underset{CH_3}{\overset{|}{N^+}}}-CH_3 \right] \cdot 2Br^-$$

臭化ヘキサメトニウム

**塩酸メカミラミン　mecamylamine hydrochloride**　作用強度はヘキサメトニウムと同程度である．作用の発現がより緩慢で持続時間が長い．二級アミンのため血液-脳関門を通る．

**カンシル酸トリメタファン　trimetaphan camsilate（毒）**　作用の発現はすみやかで一過性である．手術の際に血圧を低く保つために用いられていた．ヒスタミン遊離作用がある．

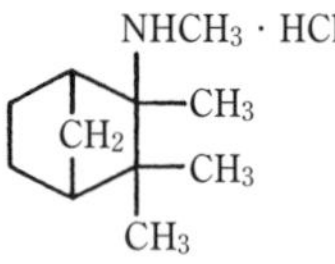

塩酸メカミラミン 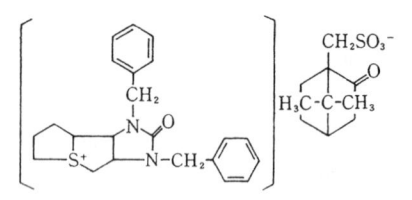　　　　　　　　　カンシル酸トリメタファン

# 2.2 体性神経系およびその効果器に作用する薬物

## 2.2.1 局所麻酔薬

局所麻酔薬 local anesthesics は意識に影響を及ぼすことなく，投与局所の知覚，特に痛覚を鈍麻させる薬物である．

### 1. 局所麻酔の様式

局所麻酔には，以下のような様式がある（図 2.15）．

① 表面麻酔 surface anesthesia：粘膜，角膜の表面に適用する．粘膜や角膜は薬物をよく吸収するので，毒性が低く，吸収されにくい局所麻酔薬がよい．

② 浸潤麻酔 infiltration anesthesia：手術部位およびその周辺組織へ注射により浸透させる．エピネフリンと併用することにより，適用部位の血管が収縮し局所麻酔薬の吸収が遅くなる．その結果，麻酔持続時間が延長される．

③ 伝導（伝達）麻酔 conduction anesthesia：神経幹，神経束あるいは神経叢に適用する．局所麻酔薬が浸透しにくいため高濃度が必要であり，運動神経も遮断される．

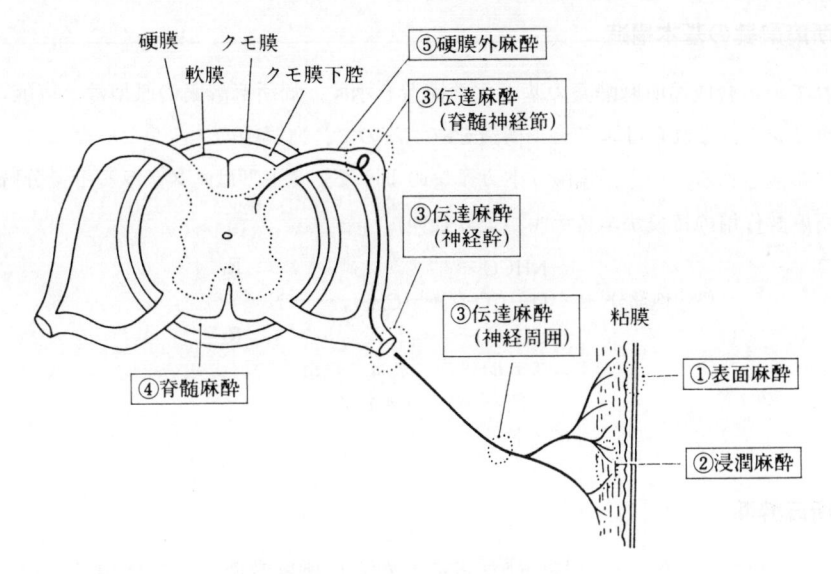

**図 2.15 局所麻酔の種類**

④ 脊髄（脊椎）麻酔 spinal anesthesia：第 2 腰椎から第 1 仙椎の間でクモ膜下腔に注入し，脊髄神経の伝導を遮断する．したがって，知覚麻痺とともに運動神経麻痺も伴う．局所麻酔薬の比重が脳脊髄液のそれより高い場合は，注入部位より下方に，低い場合は上方に拡散するので，麻酔範囲は注入部位，薬液の比重，量，濃度，患者の体位などで決まる．

⑤ 硬膜外麻酔 epidural anesthesia：通常は，腰椎から仙椎レベルの硬膜上腔に投与し，脊髄神経の硬膜上腔部で伝導を遮断する．ペインクリニック領域で広く利用される方法である．癌の痛み，頑固な痛みの緩和の目的で使用することもある．

## 2. 局所麻酔薬の作用機序

神経の興奮とその伝導には，$Na^+$ チャネル開口による神経細胞膜の脱分極が関与する．局所麻酔薬は，$Na^+$ チャネル遮断薬であり，膜の脱分極（活動電位の発生）を抑制して知覚神経を麻痺させる．静止電位を変えないで活動電位を抑制するため，膜安定化薬とも呼ばれる．有効濃度は mmol/L オーダーである．局所麻酔薬は，低濃度で比較的選択的に痛覚神経に作用するが，高濃度になれば麻酔作用はその他の神経にも及ぶ．細い神経線維のほうが局所麻酔作用を受けやすいため，無髄交感神経節後線維→痛覚→冷感→温覚→触覚→圧覚→運動神経の順に遮断作用が発現する．髄鞘で包まれていない無髄線維は，有髄線維よりも局所麻酔作用を受けやすいという特徴がある．適用部位や用量によっては，神経細胞以外に筋細胞（骨格筋，心筋，平滑筋）の $Na^+$ チャネルにも抑制を及ぼす．また，局所麻酔薬の抑制作用には刺激頻度/電位依存性（use-dependent inhibition）がある．塩酸コカイン以外の局所麻酔薬はエピネフリンと併用される．これは，エピネフリンの血管収縮作用により局所麻酔薬の吸収を遅らせ，その結果，① 作用を持続させ，② 全身性の副作用を軽減するためである．

## 3. 局所麻酔薬の基本構造

繁用されている合成局所麻酔薬の基本化学構造を示す．局所麻酔薬の原型は，塩酸コカイン，塩酸プロカインで，これらはエステル構造を有するので，血漿中のエステラーゼにより分解されて，尿中に排泄される．一方，塩酸リドカインのようなアミド型はエステラーゼで分解されないため，局所麻酔作用の持続がエステル型より長い．

$$\text{脂溶性部分} + \begin{array}{c}-\text{NHCO}-\\-\text{O}-\text{CO}-\\-\text{CO}-\text{O}-\end{array} + (\text{CH}_2)_n + -\text{N}\begin{array}{c}R_1\\R_2\end{array}$$

エステル　　　アルキル鎖
または　　　$n=1\sim3$
アミド

## 4. 局所麻酔薬

塩酸コカインは，なめると舌がしびれることから局所麻酔薬として応用された．その後，1905年に合成局所麻酔薬として塩酸プロカインが開発されて以来，多くの合成局所麻酔薬が合成された．

### a. エステル型

**塩酸コカイン　cocaine hydrochloride**(劇)(麻)　　粘膜：5～10％溶液，点眼：0.5～4％溶液，外用：1～5％の軟膏として使用

　　南米原産のコカノキ科コカノキ属（*Erythroxylon coca*）の葉に存在するアルカロイド．化学構造はbenzoylmethylecgonineである．局所適用すると，神経伝導のインパルスを抑制することにより局所麻酔効果を発現する．知覚神経線維に対する伝導遮断作用が強く，粘膜からの浸透性，組織への浸潤性が高い．中枢神経興奮作用が強く，ヒトでは多幸感が得られる．嘔吐中枢にも作用する．塩酸コカインは，交感神経終末のアミン取り込み機構を阻害するための薬理学的試薬としても用いられる．熱に不安定で，薬物依存性（精神的依存）などの強い毒性があるので，現在はほとんど用いられていない．

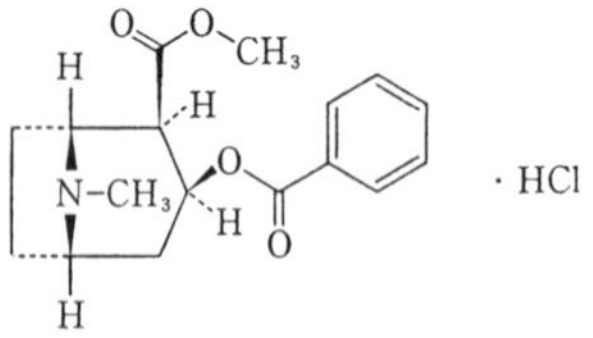

塩酸コカイン

**塩酸プロカイン　procaine hydrochloride**(劇)　〔脊椎麻酔（腰椎麻酔）〕5～10％注とし，低位麻酔には50～100 mg，高位麻酔には150～200 mg，〔硬膜外麻酔〕1.5～2％注とし，200～400 mg使用（基準最高用量1回600 mg），〔伝達麻酔〕1～2％注とし，10～400 mg使用，〔浸潤麻酔〕0.25～0.5％注とし，1回1,000 mgの範囲内で使用（基準最高用量1回

1,000 mg），〔歯科領域麻酔〕2％注とし，エピネフリンを添加したものを用い，伝達麻酔，浸潤麻酔には10～100 mg使用

　エステル型の合成局所麻酔薬として最初に合成された．現在では，塩酸リドカインなどが用いられる．局所麻酔作用の強さは，塩酸コカインとほぼ同程度であるが，吸収による全身作用はその1/5～1/10と低く，安全な薬物である．粘膜からは吸収されないので，表面麻酔には適さない．作用発現は速いが，血管拡張作用があるために，速やかに注射部位から循環血中に移動し，大部分が血漿中のエステラーゼによって加水分解されるので，作用持続時間は短い．塩酸プロカインは体内で分解されてパラアミノ安息香酸を生成し，スルホンアミド系抗菌薬の作用を減弱させることがある．

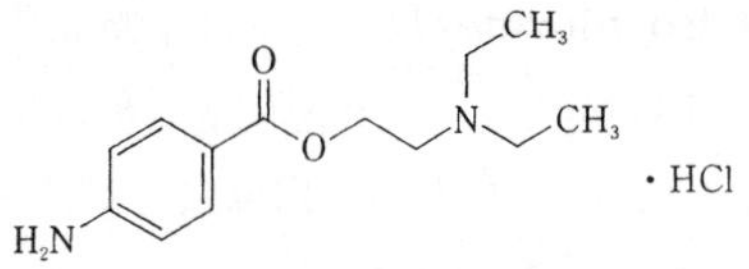

塩酸プロカイン

**塩酸テトラカイン　tetracaine hydrochloride**（劇）　　〔脊椎麻酔（腰椎麻酔）〕高比重溶液；0.1～0.5％注とし6～15 mg，低比重溶液；0.1％注とし6～15 mg，〔硬膜外麻酔〕0.15～0.2％注とし30～60 mg，〔伝達麻酔〕0.2％注とし10～75 mg（基準最高用量1回100 mg），〔浸潤麻酔〕0.1％注とし20～30 mg（基準最高用量1回100 mg），〔表面麻酔〕0.25～2％液とし5～80 mg

　塩酸プロカインより作用は強く，作用発現が速いが，毒性も強い．

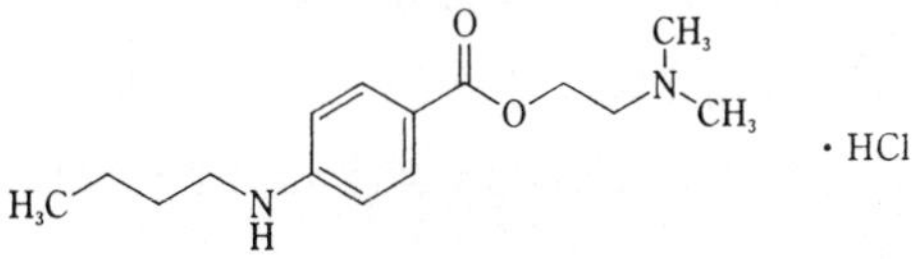

塩酸テトラカイン

**塩酸オキシブプロカイン　oxybuprocaine hydrochloride**（劇）　　点眼：0.05％溶液1回1～2滴，1日2～5回，0.4％溶液1回1～4滴

　主として眼底測定や流涙症，咽喉頭，気管，食道粘膜の表面麻酔として用いられる．局所刺激作用が少なく，非常に速効性で，持続時間は短い．

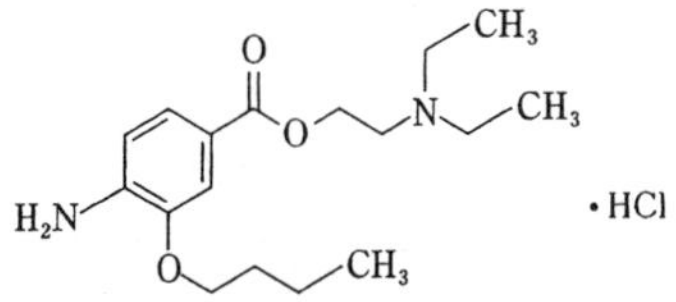

塩酸オキシブプロカイン

**アミノ安息香酸エチル　ethyl aminobenzoate**　　内服：1日0.6～1.0 g，分3，外用：5～15％の軟膏剤，液剤，散布剤として，または1個中200～300 mgを含有する坐薬として，適宜患部に使用する

水に溶けにくいが表面麻酔作用があり，胃炎や胃潰瘍の疼痛に内服で用いられる．外傷や熱傷には外用でも使用する．

アミノ安息香酸エチル

### b. アミド型

**塩酸リドカイン　lidocaine hydrochloride**（劇）　　〔抗不整脈薬として〕静注：〔静注用 2 %；静脈内 1 回投与法〕1 回 50 〜 100 mg（1 〜 2 mg/kg，2 %注射液 2.5 〜 5 mL），1 〜 2 分間で緩徐に静注，筋注：1 回 10 〜 15 mg，〔点滴用 10 %；点滴静脈内投与法〕1 〜 2 mg/分の速度で静脈内注射，〔脊椎麻酔用〕中位麻酔；60 〜 80 mg，高位麻酔；80 〜 100 mg，鞍状麻酔；40 〜 50 mg，〔硬膜外麻酔〕25 〜 150 mg，〔伝達麻酔〕15 〜 200 mg，〔浸潤麻酔〕20 〜 200 mg，〔表面麻酔〕1 %・2 %注；適量を塗布または噴霧

化学構造的には aminoethyl amide であり，代表的なアミド型の合成局所麻酔薬である．すべての適用法に有効で，現在，最も頻用されている．作用の発現が速く，強力しかも持続性であり，局所刺激作用は弱い．塩酸リドカインは肝臓のオキシダーゼによりモノエチルグリシンキシリダイドとグリシンキシリダイドに代謝される．両代謝産物もまた局所麻酔作用を有し，ヒトでは更に代謝を受け，約 75 %がキシリダイドとして尿中に排泄される．塩酸リドカインは水，アルコールに溶けやすく製剤化が容易である．少量のエピネフリン（たとえば 0.0005 %）を添加しておくと作用持続時間が長くなる．心筋に対してはキニジン様作用が強く，抗不整脈薬としても使用される．点滴用を静注する医療事故がみられる．

塩酸リドカイン

●**適　応**　期外収縮（心室性，上室性），発作性頻拍（心室性，上室性），急性心筋梗塞時および手術に伴う心室性不整脈の予防，脊椎麻酔（腰椎麻酔），硬膜外麻酔，伝達麻酔，浸潤麻酔

**オキセサゼイン　oxethazaine**　　内服：1 日 15 〜 40 mg　分 3 〜 4

胃粘膜局所麻酔薬として用いられる．胃酸に安定で，胃腸疾患の疼痛・吐気・嘔吐に内服で使用される．

**塩酸ジブカイン　dibucaine hydrochloride**（劇）　　注射：〔仙骨麻酔〕1 回 10 〜 30 mg，〔伝達麻酔〕1 回 3 〜 40 mg（基準最高用量 1 回 40 mg），〔浸潤麻酔〕1 回 1 〜 40 mg（基準最高用量 1 回 40 mg），〔表面麻酔〕耳鼻咽喉科（粘膜麻酔）；1 〜 2 %液噴霧または塗布，眼科；0.05 〜 0.1 %液 1 〜 5 滴点眼，尿道粘膜麻酔；0.1 %液　男子 10 〜 20 mg，女子 3 〜 7 mg,

膀胱粘膜；0.025～0.05％液10～20 mg，局所鎮痛；0.025～0.05％液

麻酔作用と毒性が強く，持続時間が長い．浸透力が強く，粘膜はもちろん皮膚からも吸収されるが，注射部位に炎症を生じることがある．

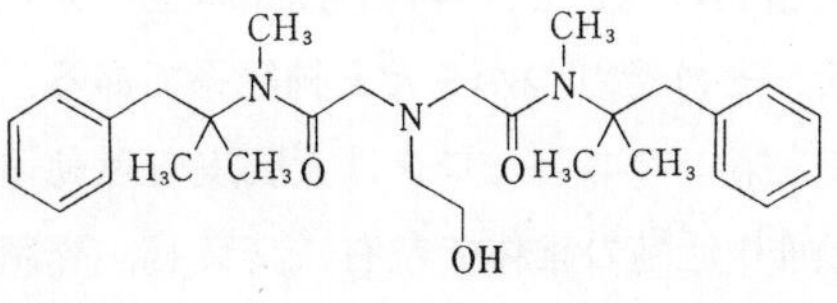

オキセサゼイン 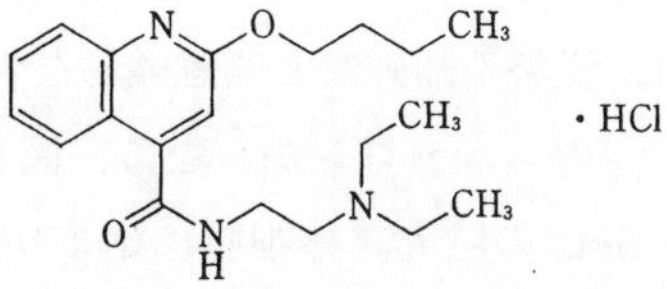　　　　　　　　　塩酸ジブカイン

**塩酸メピバカイン**　mepivacaine hydrochloride（劇）　　注射：基準最高用量：1回 500 mg

〔硬膜外麻酔〕50～400 mg，〔伝達麻酔〕指趾神経遮断には20～160 mg，肋間神経遮断には25 mg，交感神経遮断には25 mg，〔浸潤麻酔〕10～400 mg

薬理作用は，塩酸リドカインに類似しているが，作用発現が速く，持続時間がやや長い．粘膜からほとんど浸透しないことが塩酸リドカインとは異なる．

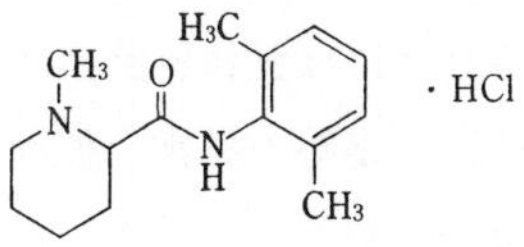

塩酸メピバカイン

● **副作用および使用上の注意**　多量に吸収されると全身作用が起こる．
　① 中枢作用：痙れんやふるえなどの興奮作用が現れる．痙れんにはバルビツール酸系薬物が拮抗する．興奮の後に呼吸抑制から中枢神経全体の抑制が現れる．
　② 末梢作用：循環系では，全身血管拡張作用による低血圧，心室内伝導障害ひいては心停止を起こす．その他，アナフィラキシーショック，局所の湿疹様皮膚炎を起こす．

## 2.2.2　神経筋接合部遮断薬

骨格筋の運動は，体性神経系 somatic nervous system に属する運動神経に支配されている．前述したように，体性神経系は，求心性の知覚神経と遠心性の運動神経とに分けられる．知覚神経系は，感覚器，筋，関節など末梢からのインパルスを大脳皮質の知覚領へ伝え，運動神経系は，大脳皮質の運動領や小脳などから，随意的あるいは不随意的な命令を骨格筋に送って，運動を起こさせる．

骨格筋を弛緩させる薬物には，中枢神経系に作用する中枢性筋弛緩薬 centrally acting muscle relaxants と，運動神経末端と骨格筋の接合部，すなわち神経筋接合部 neuromuscular junction に作用する末梢性筋弛緩薬 peripherally acting muscle relaxants がある．本節では後者の薬物について述べる．

## 1. 運動神経系の経路

運動神経系には，延髄の錐体を通過する錐体路 pyramidal tract と錐体を通過しない錐体外路 extrapyramidal tract とがある．錐体路系は意識的な骨格筋の働きを，錐体外路系は筋の緊張，身体の平衡，姿勢の制御など無意識的な骨格筋の働きを，それぞれつかさどる神経系である．錐体路系は二つのニューロンからなる．図 2.16 のように，第一のニューロンは大脳皮質運動領（第 4 野）の Betz の巨大錐体細胞に始まり，内包，橋を通り延髄の錐体で左右に交叉し，脊髄の側索を下降し，前角細胞に至る．次いで，前角細胞からの第二のニューロンが骨格筋に達する．錐体外路系は錐体路系以外のすべての運動性遠心路を一括したものである．大脳皮質運動領の第 6 野を主とする細胞群よりはじまり，脊髄前角に達するまでに 2〜6 ニューロンが連鎖をなし，数種〜十数種の経路がある．大脳皮質のほかにも，小脳，線条体，赤核などから出発するニューロン群がある．

この錐体路系と錐体外路系は，前者が新幹線の超特急に，後者は在来線の各駅停車にたとえられる．われわれの日常の運動は，両者が緊密に協同して行われる．たとえば歩行を例にとってみると，歩きはじめや止まるときのように意志が働くときには錐体路系が，歩いている時のようにほとんど無意識に手足を動かしているときには錐体外路系が働いている．四肢および躯幹の独特な持続性振戦，筋肉の硬直，運動の緩慢，姿勢の異常，仮面様顔貌などを主徴とするパーキンソン症候群は，錐体外路の障害によるものである．

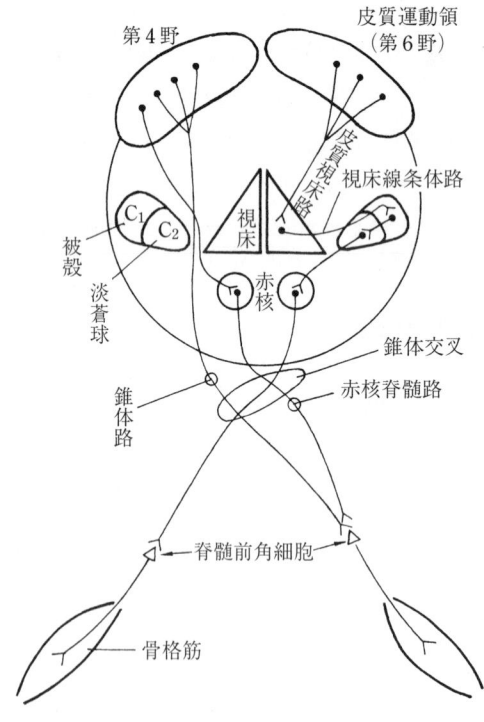

**図 2.16　錐体路と錐体外路の構成**

## 2. 神経筋接合部

　運動神経系を伝わってきたインパルスは，神経筋接合部において伝達されて筋を興奮させる．神経筋接合部では，神経線維は髄鞘を失って枝分かれし，筋細胞膜の一部である終板 endplate に入り込む．神経終末と終板の間には，5Å くらいの間隙があり，電気抵抗の少ない組織液で満たされている．終板には，幅 0.1 $\mu$m, 長さ 1 $\mu$m 以下のヒダがあり，神経終末はこのような構造に包まれている．神経終末部位にはミトコンドリアのほかに，化学伝達物質であるアセチルコリン（ACh）を貯蔵する小胞がある．神経筋接合部の化学伝達は，次のような順序で行われ，骨格筋の収縮が起こる（図 2.17）．

① 脊髄の運動神経細胞からのインパルスが神経終末部に達する．
② 神経終末部に脱分極が起こり，小胞内の ACh が遊離する．
③ 遊離した ACh が，終板部の受容体 receptor（ニコチン $N_M$ 受容体）と結合すると終板の $Na^+$ 透過性が増加し，膜の脱分極が起こり，終板電位 endplate potential が発生する．ACh は，終板付近に存在するアセチルコリンエステラーゼにより分解される．
④ 終板電位が，静止電位（約 $-90$ mV）からある閾値（約 $-50$ mV）に達すると（この電位は，伝導性はなく ACh の量に応じて大きくなる），筋の細胞膜に活動電位 action potential が発生する．
⑤ 活動電位は筋線維に沿って伝導し，横行小管系（T 管系ともいう）transverse tubule を通り筋小胞体（sarcoplasmic reticulum）に伝えられ，筋小胞体からリアノジン受容体を介して $Ca^{2+}$ が遊離する．
⑥ 弛緩時にはアクチンとミオシンの相互作用にトロポミオシンが抑制をかけているが，細胞質の $Ca^{2+}$ 濃度が上昇（弛緩時の $10^{-7}$ mol/L から収縮時には $10^{-5}$ mol/L に上昇）することにより，その抑制をトロポニンが $Ca^{2+}$ 依存的にはずす．その結果，収縮タンパク質の相互作用が

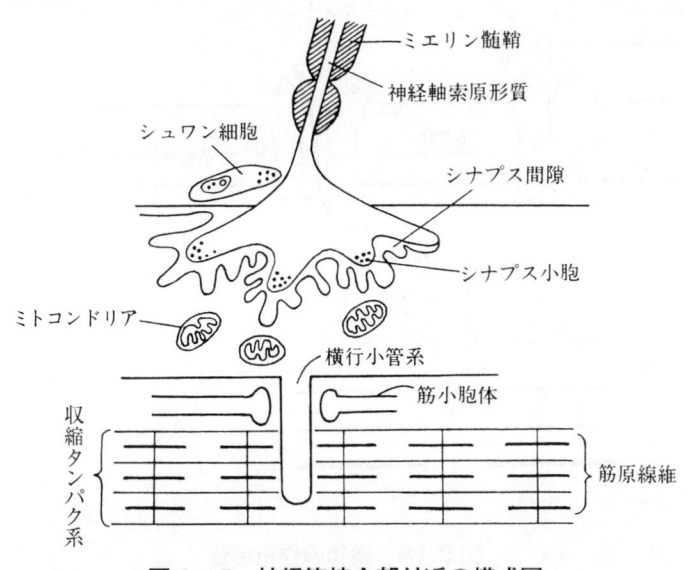

**図 2.17　神経筋接合部付近の模式図**

生じて，収縮が起こる．

## 3. 末梢性筋弛緩薬

神経筋接合部に作用して骨格筋を弛緩させる薬物を，末梢性筋弛緩薬または神経筋接合部遮断薬という．

神経筋接合部における伝達と骨格筋の収縮は，上述のような順序で行われる．したがって，これらの各部位のいずれかを阻害すれば筋弛緩が起こる．それを作用様式により分類すると次の通りになる（図 2.18）．

① シナプス前部に作用する（ヘミコリニウム-3，ボツリヌス毒素）．
② シナプス後部に作用する（ツボクラリンとスキサメトニウム：競合的遮断薬と非競合的（脱分極型）遮断薬）．

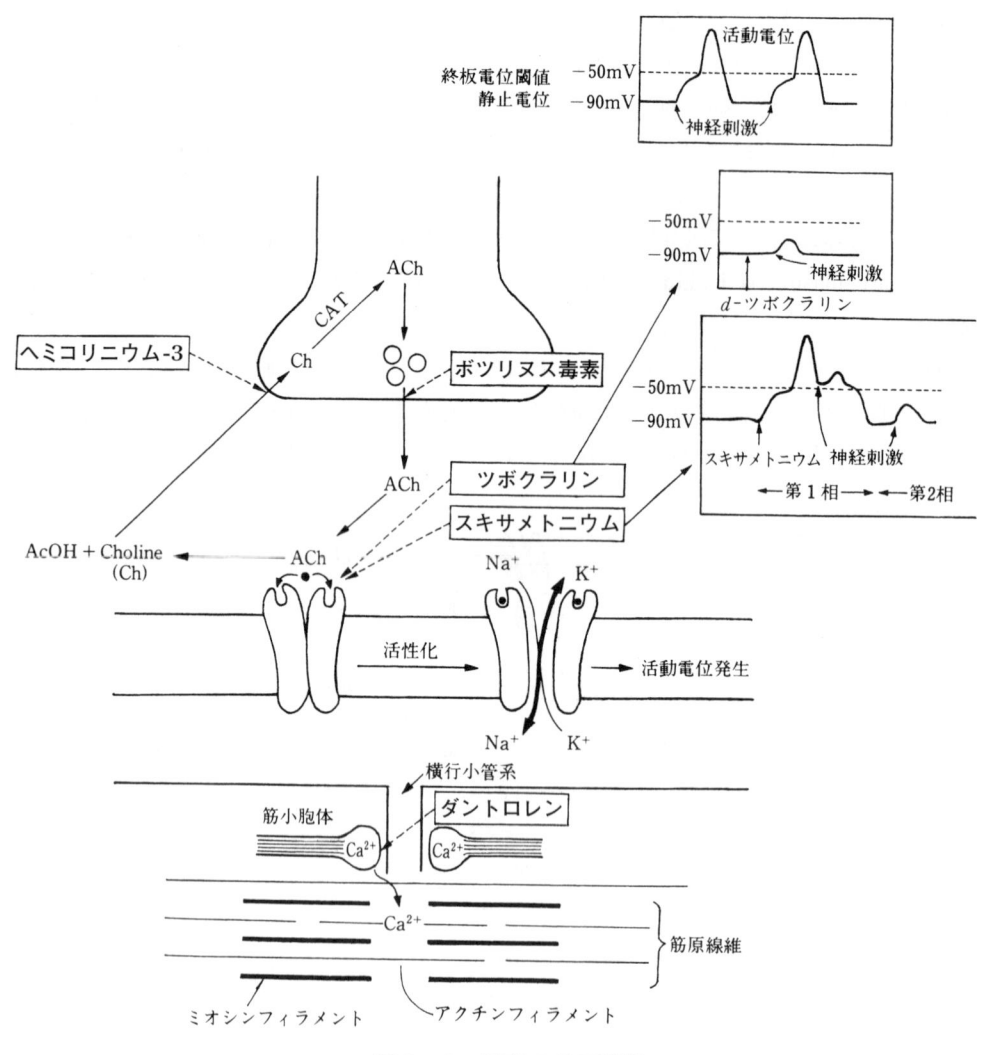

**図 2.18 薬物の作用部位**
□内の薬物が筋弛緩作用を示す．

③筋に直接作用して筋細胞膜の興奮性を低下させる（塩酸プロカイン，塩酸キニーネ，テトロドトキシン）．
④筋小胞体の $Ca^{2+}$ の遊離を抑制する（ダントロレンナトリウム）．
　臨床的に使用されているのは，②〜④にあたる薬物である．

### a. 競合的遮断薬　competitive blocking agents
　ニコチン受容体（$N_M$）に結合してAChと$N_M$受容体を互いに競り合う．両者の競り合いは受容体に対するそれぞれの親和性とモル濃度によって左右される．

**塩化ツボクラリン　tubocurarine chloride**（毒）　　クラーレcurareは，南米アマゾン地方のインディアンが野獣をとらえるための矢毒として使用していたもので，*Chondodendron tomentosum*（ツヅラフジ科）の樹皮から抽出したものである．$d$体が$l$体に比べ筋弛緩作用が20〜60倍強い．ツボクラリン中の2個のN原子がクラーレ作用発現に重要な因子になっている．また2個のN原子間の距離が13〜15Åであることが，受容体との結合に関係するものと思われる．

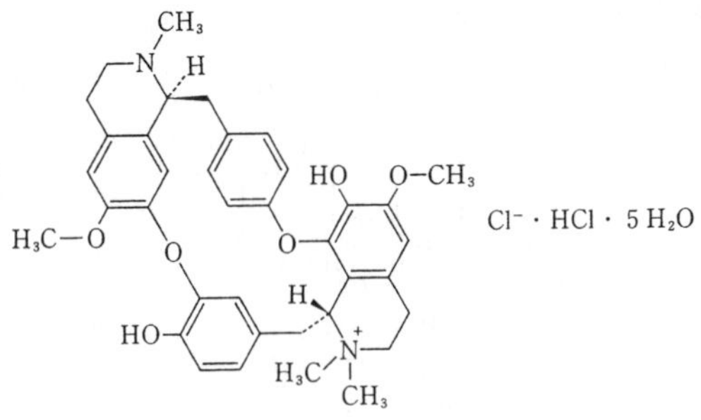

塩化ツボクラリン

● **薬理作用**　ツボクラリンは，神経筋接合部の終板の$N_M$受容体をAChと競り合い，AChの受容体への結合を妨げる．19世紀にClaude Bernardがその作用点が神経筋接合部であることを証明し，Kufflerは単一筋線維を用いた実験で，ツボクラリンの作用が発現すると終板電位の発生が小さくなり，活動電位が発生しないことを報告している．

　ツボクラリンの静注投与により骨格筋が麻痺する．麻痺は，小さく速く動く筋（外眼筋，咽喉，手指，足，耳など）でまず起こる．次に四肢，頭躯幹筋，最後に肋間筋，横隔膜が麻痺して呼吸が停止する．麻痺の回復はこの逆の順序で進む．

　呼吸停止の際は，人工呼吸が有効である．またメチル硫酸ネオスチグミンのようなコリンエステラーゼ阻害薬が劇的な解毒作用を示す．この際，アセチルコリンのムスカリン様作用を防止するために硫酸アトロピンを併用する．ツボクラリンの作用持続は短く，かつほとんど可逆的である．

　ツボクラリンは，四級アンモニウム構造をもつ塩基であるので，消化管からの吸収は悪く，吸収されても肝臓で分解される．したがって内服では無効である．また同様な理由で，血液−脳関門を通過しにくいため，ほとんど中枢作用を示さない．自律神経節と副腎髄質のニコチン受容体もツボクラリンにより遮断されるが，この作用には筋弛緩作用よりもかなり大量

を必要とする．

　ツボクラリンは，ヒスタミン遊離作用を有するので，皮内または静注でヒスタミンと同様な皮膚反応や，気管支れん縮，血圧低下，気管および唾液の分泌亢進をきたす．

　全身麻酔薬（エーテル，ハロタン）は接合部後膜の安定化作用により，アミノグリコシド系（硫酸ストレプトマイシン，硫酸カナマイシン）やポリミキシンBなどの抗生物質はACh遊離を抑制するため，いずれも筋弛緩作用を増強する．また低カリウム血症，特に重症筋無力症の患者では，筋弛緩効果は大きい．

- ●**吸収・運命**　ツボクラリンは，消化管からの吸収が悪く，しかも代謝も極めてわずかである．静注により体内に広く分布し，特に神経筋接合部に集まるが，作用持続時間は短く30分以下である．このように作用時間が短いのは，神経筋接合部から他の組織へ速やかに再分布するためと考えられている．

　投与方法のいかんにかかわらず，投与量の30％は未変化のまま数時間以内に尿中に排泄され，残りは体内で分解される．

**臭化パンクロニウム　pancuronium bromide**（毒）　　静注：初回量 0.08 mg/kg，術中必要に応じて 0.02〜0.04 mg/kg 追加

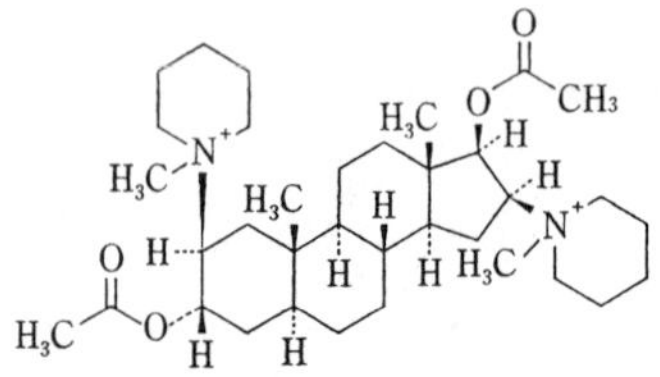

臭化パンクロニウム

- ●**適　応**　脳神経外科，一般外科，小児外科，産婦人科，整形外科，耳鼻科，泌尿器科，口腔外科など各科領域における手術時の筋弛緩
- ●**禁　忌**　本薬物または臭素に過敏症の既往歴，重症腎障害（主として腎排泄のため排泄遅延により作用遷延），重症筋無力症，筋無力症候群
- ●**副作用**　ショック（気管支痙れん，血圧下降，頻脈，全身発赤等），アナフィラキシー様症状，遷延性無呼吸，横紋筋融解症（筋肉痛，脱力感，CK上昇，血中および尿中ミオグロビン上昇），呼吸器（気管支痙れん，喘鳴，吃逆，喘息発作，気道内分泌過多），循環器（脈拍数増加，血圧の上昇または下降）

**臭化ベクロニウム　vecuronium bromide**（毒）　　静注：初回量 0.08〜0.1 mg/kg，術中必要に応じて 0.02〜0.04 mg/kg 追加

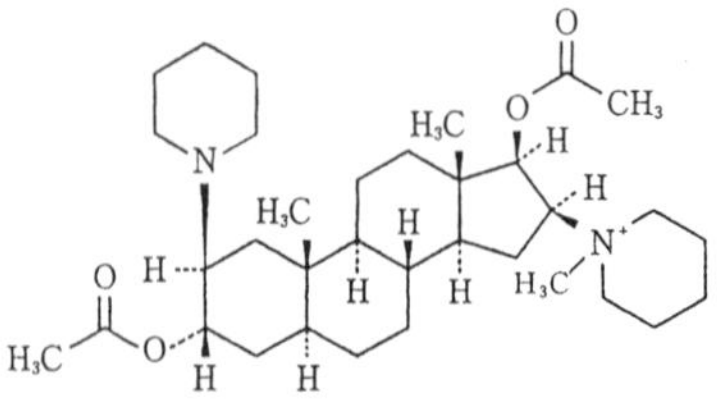

臭化ベクロニウム

● **適　応**　麻酔時の筋弛緩，気管内挿管時の筋弛緩

　両者は共に，化学構造にステロイド骨格をもつ．前者の作用は，ツボクラリンの約5倍の強さで，その持続時間は同程度である．ヒスタミン遊離作用は認められず，血圧は変化しない．後者は，臭化パンクロニウムのアナログで，その作用の強さはツボクラリンの7～8倍で，作用持続時間は短い．

**b. 非競合的（脱分極型）遮断薬　noncompetitive（depolarizing）blocking agents**

　終板の脱分極を起こさないツボクラリンなどと異なり，この型の薬物はAChと同様にそれ自体が終板に脱分極を生じさせる．AChのようにアセチルコリンエステラーゼによって数ミリ秒という速さでは分解されないため，脱分極が持続して再分極が遅れるため，次のインパルスが伝達されず筋弛緩を起こす．このような薬物を脱分極型遮断薬といい，塩化スキサメトニウムやデカメトニウムがこれに属する．脱分極型遮断薬は，アセチルコリン受容体に結合して終板を脱分極させるので，初期（第1相）に筋の線維束性れん縮が一過性に起こり，次いで筋弛緩に移行する．脱分極は徐々に回復して再分極するが，遮断作用はなお持続する．この時期には，終板のニコチン受容体のAChに対する感受性が低下し，競合的遮断薬を作用させたときと同様な状態になる（第2相）（図2.19）．表2.14に競合的遮断薬と脱分極型遮断薬の作用の比較を示す．

（A）競合的遮断薬

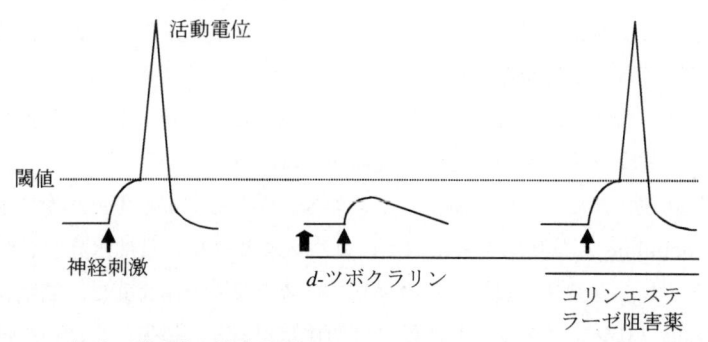

（B）脱分極型遮断薬

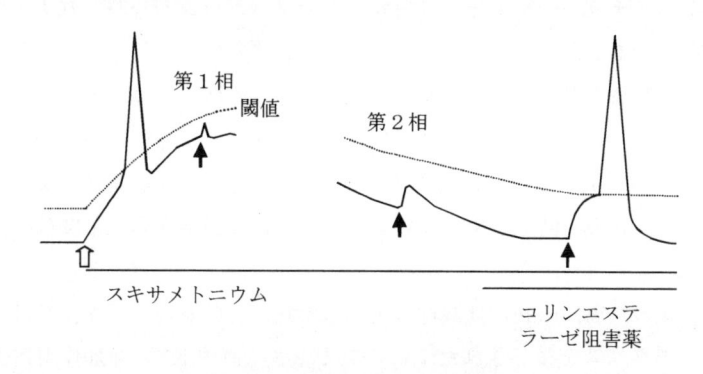

**図2.19　神経筋接合部遮断薬**
（粕谷　豊　他編集（2002）INTEGRATED ESSENTIALS薬理学　改訂第4版，p.90，図Ⅲ-2，南江堂を改変）

表2.14 競合的遮断薬と脱分極型遮断薬の作用の比較

|  | 競合的遮断薬 | 脱分極型遮断薬 | |
|---|---|---|---|
|  |  | 第1相 | 第2相 |
| 終板電位に対する作用 | 抑 制 | 脱分極 | 抑 制 |
| コリンエステラーゼ阻害薬の影響 | 拮 抗 | 増 強 | 拮 抗 |
| 筋選択性 | 呼吸筋＜四肢筋 | 呼吸筋＜四肢筋 | 呼吸筋＜四肢筋 |

**塩化スキサメトニウム（サクシニルコリン） suxamethonium chloride（succinylcholine）**
（毒） 静注：間欠投与法；1回10〜60 mg，持続点滴法；0.1〜0.2％溶液を2.5 mg/分程度の速度で持続注入，乳幼児および小児には1 mg/kg（静注が不可能な場合2〜3 mg/kgを筋注）

塩化スキサメトニウム

- **薬理作用** 終板遮断により，筋弛緩および麻痺を来す．筋弛緩に先立って一過性の線維束性収縮を起こす．効力はツボクラリンよりやや弱い．作用発現はきわめて早く，作用持続時間はきわめて短い．ヒスタミン遊離作用はない．神経節に対する抑制作用は弱いが，初期において，特に子どもで興奮作用がみられ，不整脈や心停止を来すことがある．これはアトロピン前処置で予防できる．外眼筋の拘縮により眼内圧を上昇させる．
- **適 応** 麻酔時の筋弛緩，気管内挿管時，骨折・脱臼の整復時，喉頭痙れんの筋弛緩，精神神経科における電撃療法の際の筋弛緩，腹部腫瘤診断時
- **吸収・運命** 静注されたものは，血漿コリンエステラーゼによりすみやかに加水分解されてsuccinylmonocholine となり，のちに徐々にコハク酸とコリンに加水分解される．メチル硫酸ネオスチグミン，有機リン製剤などのコリンエステラーゼ阻害薬は，筋弛緩作用を増強する．血漿中の偽コリンエステラーゼ活性には個体差があり，遺伝的に活性の低い家族性非特異的コリンエステラーゼ欠損症では塩化スキサメトニウムが分解されず，作用が持続するので注意が必要である．
- **警 告** 本剤による呼吸停止について，1）使用に当たっては，必ずガス麻酔器または人工呼吸器を準備すること．使用時は呼吸停止を起こすことが非常に多いので，人工呼吸や挿管に熟練した医師によってだけ使用すること．2）本剤による呼吸停止は，注入後極めて速やかなので，人工呼吸の時期を失しないように，事前に設備その他の準備・点検を十分に行うこと．
- **禁 忌** 重症の熱傷，広範性挫滅性外傷，尿毒症，四肢麻痺，ジギタリス中毒の既往歴あるいは最近ジギタリスを投与されたことのある患者（血中$K^+$の増加作用により心停止のおそれ），緑内障（眼内圧亢進作用がある）
- **副作用** ジギタリスを使用している患者では，多形性心室頻拍（torsades de pointes）や房

第 2 章　末梢神経系およびその効果器に作用する薬物

室ブロックを誘発する可能性が強いので注意が必要である．筋ジストロフィー患者に対しての適用は危険である．

## TOPICS

### メトニウム化合物

デカメトニウムは脱分極性遮断薬であるが，N-N 間に $(CH_2)_{10}$ が結合し，その距離は 13～15Å といわれる．この薬物は N-N 間に $(CH_2)_6$ が結合した節遮断薬のヘキサメトニウムと共に，構造活性相関上興味ある薬物であるが，現在はいずれも臨床には応用されず薬理実験用の試薬としてのみ用いられる．

### c. その他

**ダントロレンナトリウム　dantrolene sodium**　内服：1 日 1 回 25 mg から開始，1 週毎に 25 mg ずつ増量（分 2～3）して維持量を決定（1 日最高投与量は 1 日 150 mg　分 3），静注：初回量 1 mg/kg，症状改善が認められない場合 1 mg/kg ずつ追加，投与総量は 7 mg/kg まで

ダントロレンナトリウム

- **薬理作用**　神経筋接合部を介した作用は認められない．骨格筋細胞膜における横行小管系（T 管系）の脱分極信号に伴う筋小胞体のリアノジン受容体を介した $Ca^{2+}$ 遊離を減少させ，筋の興奮収縮連関を抑制するものと考えられる．したがって，筋の活動電位は発生するが，筋収縮は起こらない．心筋・平滑筋に対して臨床用量でほとんど影響を及ぼさない．
- **適応**　各種脳脊髄性痙性麻痺，悪性高熱症（ハロタン，スキサメトニウム，リドカインなどの副作用），悪性症候群（統合失調症治療薬や抗うつ薬の副作用）
- **副作用**　呼吸不全，ショック，イレウス，ねむけ，頭痛，めまい，不眠，痙れん，脱力感，肝機能障害，血小板減少，排尿困難，消化器症状などがある．

## TOPICS

### 悪性高熱症

揮発性麻酔薬や神経筋遮断薬（特にスキサメトニウム）によって急速に体温が上昇し，60～70％が死に至る症候群である．これは骨格筋細胞内の筋小胞体膜にあって $Ca^{2+}$ 放出チャネルとして機能するリアノジン受容体タンパク質に遺伝的な異常があるために，上記薬物により $Ca^{2+}$ 放出チャネルが長時間にわたって開口して細胞内 $Ca^{2+}$ 濃度が上昇することにより起こる．治療にはダントロレンナトリウムが用いられる．

# Chapter 3
# 中枢神経系に作用する薬物

## 到達目標

- 代表的な全身麻酔薬をあげ，その薬理作用，機序，主な副作用について説明できる．
- 代表的な催眠薬をあげ，その薬理作用，機序，主な副作用について説明できる．
- 代表的な精神疾患（統合失調症，うつ病，不安神経症など）の治療薬をあげ，その薬理作用，機序，主な副作用について説明できる．
- 代表的なてんかんの治療薬をあげ，その薬理作用，機序，主な副作用について説明できる．
- 代表的な中枢性筋弛緩薬をあげ，その薬理作用，機序，主な副作用について説明できる．
- 代表的なパーキンソン病の治療薬をあげ，その薬理作用，機序，主な副作用について説明できる．
- 代表的な鎮痛薬をあげ，その薬理作用，機序，主な副作用について説明できる．
- 代表的な解熱鎮痛薬をあげ，その薬理作用，機序，主な副作用について説明できる．

中枢神経系は神経回路網で構築されており，その中でもっとも重要なステップは，シナプスにおける神経伝達で，この段階で種々の修飾を受け機能が調節されている．したがって，中枢神経作用薬の作用点の多くもシナプス伝達にある．ある中枢神経作用薬は，シナプス後部にある受容体を刺激したり，遮断したりする．ほかの薬は，シナプス前部において神経伝達物質の産生，貯蔵，遊離，不活性化に影響を与えることにより作用する．

## 3.1 中枢神経作用薬総論

### 3.1.1 神経細胞の電気的特徴

神経細胞は，$-40 \sim -90$ mV の静止膜電位を帯びている．そして，刺激により活動電位 action potential と呼ばれるパルス状の電位変化（インパルス）が生じる．活動電位が生じることを細胞の興奮という．興奮していない静止時には，ナトリウムイオン $Na^+$ は細胞外に多く，カリウムイオン $K^+$ は細胞内に多い．一定の電気刺激を加えて神経細胞を興奮させると，細胞外の $Na^+$ が内部に流入し，膜電位は一瞬陽性に上昇する（これを脱分極という）．すると $K^+$ が細胞

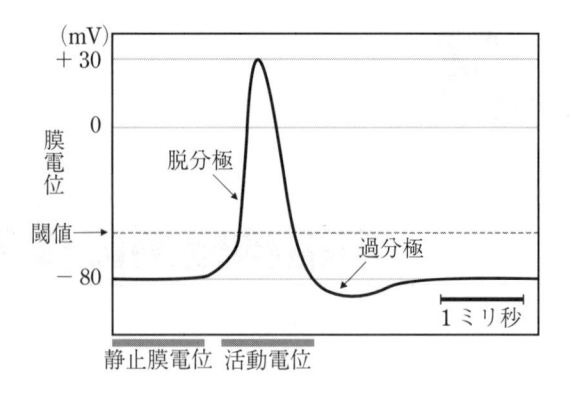

**図 3.1　活動電位の発生**

外に流出するので，直ちに電位は下がる．短時間，静止時よりもやや電位が下がり（過分極），再び静止時の電位となる．興奮した部分は，約3ミリ秒は再度興奮できないようになっているために（これを不応期という），興奮は逆戻りせずに一方向に進んでいく．活動電位が発生するためには，ある一定以上の大きさの脱分極が必要である．このしきいを閾値（いきち）と呼ぶ．したがって，神経細胞にとっては興奮するか否かのどちらかであり，その中間はないので，個々の神経の興奮は0か1かのデジタルな情報である．

## 3.1.2　シナプス伝達

神経終末まで到達した活動電位は，シナプス synapse において情報の受け渡しを行う．これをシナプス伝達 synaptic transmission と呼ぶ．シナプスでは，神経終末から神経伝達物質が遊離（放出，分泌）され，樹状突起や細胞体上にある神経伝達物質に対する受容体に作用する（図 3.2）．このような化学シナプス chemical synapse とは別に，神経細胞どうしが癒合しているような電気シナプス electrical synapse もある．また化学シナプスは，遊離された神経伝達物質が作用する点が限局している directed synapse（例，神経筋接合部 neuromuscular junction）と，遊離点と

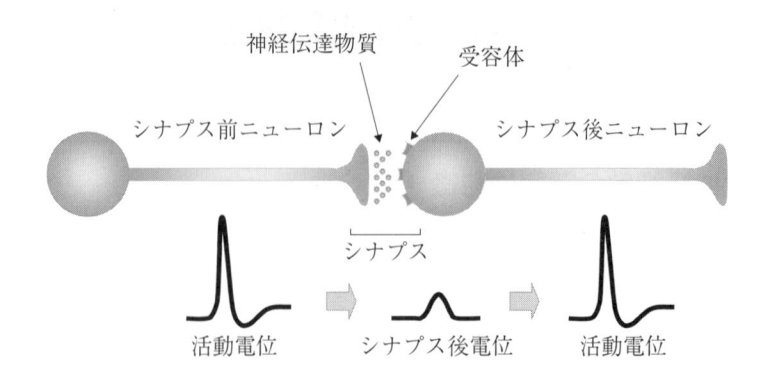

**図 3.2　シナプス伝達**

## 表3.1 主要な神経伝達物質および候補物質

| | |
|---|---|
| ・アセチルコリン<br>・アミン系<br>　ノルエピネフリン<br>　ドパミン<br>　セロトニン（5-HT）<br>　ヒスタミン<br>・アミノ酸系<br>　GABA（$\gamma$-アミノ酪酸）<br>　グルタミン酸<br>　グリシン | ・ペプチド系<br>　サブスタンスP<br>　エンケファリン<br>　ノシセプチン<br>　ソマトスタチン<br>　オレキシン<br>・プリン系<br>　ATP<br>・その他の候補物質<br>　一酸化窒素（NO） |

作用点が1対1ではなく広がっている non-directed synapse（例，アミン系シナプス）がある．神経系に作用する薬の多くは化学シナプスに作用し，その薬理作用を発揮する．

化学シナプスの情報伝達を行う神経伝達物質 neurotransmitter の定義は，① 神経終末に存在し，合成され，そして分解される，② 神経刺激により分泌され，外から与えたときも同じ作用を現す，③ 神経伝達物質の作用を修飾する作動薬・拮抗薬が存在する，などがあげられる．表3.1に代表的な神経伝達物質を示す．

神経伝達物質は，そのニューロンにおいて，特異的に合成・貯蔵・遊離され，さらに不活化される．その特異性により，それぞれの神経系に特異的に作用する薬が開発されている．神経伝達物質の遊離は，興奮分泌連関 excitation-secretion coupling と呼ばれ，$Ca^{2+}$ が重要な役割を果たす．活動電位として神経終末に到着した興奮は，シナプス前部の電位依存性 $Ca^{2+}$ チャネルの開口により，細胞内に $Ca^{2+}$ の流入を引き起こす（図3.3）．細胞外の $Ca^{2+}$ 濃度は 1〜2 mM で，細胞内の 50〜200 nM と約1万倍の差があり，急激な細胞内 $Ca^{2+}$ 濃度の上昇は，シナプス小胞と細胞膜の癒合を生じ，開口分泌 exocytosis により神経伝達物質がシナプス間隙へ放出される．

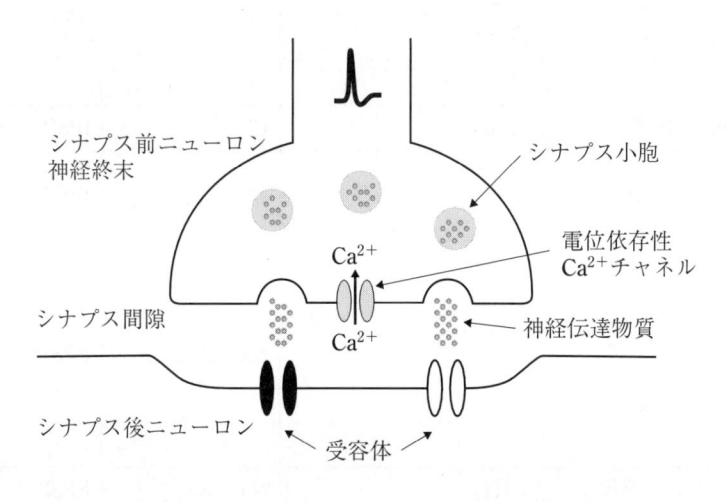

**図3.3 シナプスにおける情報伝達の過程**

### 3.1.3 神経伝達物質のシナプス後での作用

シナプス間隙に放出された神経伝達物質は，その特異的受容体に結合することによって，その情報を次の神経に伝達する．受容体のシナプスにおける存在部位により，① 自己受容体 autoreceptor（シナプス前受容体），② シナプス後受容体，③ シナプス外受容体（例えばグリア細胞など）に分類される．受容体の中には ①〜③ の性質を重複してもっているものもある．

受容体刺激により情報が伝わる反応には2種類ある（表3.2，表3.3）．一つは速く情報を伝達するイオンチャネル内蔵型受容体で，この受容体の本質は，透過イオンの選択性と速いゲート開閉にある．もう一つはGタンパク質共役型受容体で，比較的ゆっくりと情報を伝達するタイプである．Gタンパク質共役型受容体の本質は，神経伝達物質との結合シグナルを，細胞内セカンドメッセンジャーの濃度変化やイオンチャネルのコンダクタンス変化として反映させることにある．

**表 3.2 イオンチャネル内蔵型受容体**

| 受容体 | サブユニット | 透過イオン | シナプス電位 |
|---|---|---|---|
| グルタミン酸受容体 | | | |
| AMPA型 | GluR1-4（GluRα1-α4） | $Na^+, K^+$ | EPSP |
| カイニン酸型 | GluR5-7（GluRβ1-β3） | $Na^+, K^+$ | EPSP |
| | KA-1, 2（GluRγ1, γ2） | | |
| NMDA型 | NR2A-D（GluRε1-ε4） | $Na^+, K^+, Ca^{2+}$ | EPSP |
| | NR1（GluRζ1） | | |
| | NR3A, 3B（GluRχ1） | | |
| $GABA_A$ 受容体 | α1-α6 | $Cl^-$ | IPSP |
| | β1-β4 | | |
| | γ1-γ4 | | |
| | δ1 | | |
| $GABA_C$ 受容体 | ρ1-ρ3 | $Cl^-$ | IPSP |
| グリシン受容体 | α1-α4 | $Cl^-$ | IPSP |
| | β | | |
| アセチルコリン受容体（ニコチン性） | α1-α9 | $Na^+, K^+, Ca^{2+}$ | EPSP |
| | β1-β4 | | |
| | γ | | |
| | δ | | |
| | ε | | |
| セロトニン受容体 | $5-HT_3$ | $Na^+, K^+$ | EPSP |

## 表3.3 Gタンパク質共役型受容体

| 受容体 | サブタイプ | 受容体メカニズム | 効果 |
|---|---|---|---|
| グルタミン酸受容体 | | | |
| グループI | mGluR1/5 | カリウムコンダクタンス低下<br>PLCβ（IP$_3$/DAG 産生↑） | 興奮性（シナプス後性） |
| グループII | mGluR2/3 | カリウムコンダクタンス低下<br>アデニル酸シクラーゼ（cAMP↓） | 抑制性（シナプス前性） |
| グループIII | mGluR4/6～8 | カリウムコンダクタンス低下<br>アデニル酸シクラーゼ（cAMP↓） | 抑制性（シナプス前性） |
| GABA$_B$受容体 | GABA$_B$R1, GABA$_B$R2<br>（ヘテロ二量体） | カリウムコンダクタンス上昇<br>アデニル酸シクラーゼ（cAMP↓） | 抑制性 |
| アセチルコリン受容体<br>（ムスカリン性） | M$_1$, M$_3$, M$_5$ | カリウムコンダクタンス低下<br>PLCβ（IP$_3$/DAG↑） | 興奮性 |
| | M$_2$, M$_4$ | カリウムコンダクタンス上昇<br>アデニル酸シクラーゼ（cAMP↓） | 抑制性 |
| ドパミン受容体 | D$_1$, D$_5$, (D$_1$-like) | アデニル酸シクラーゼ（cAMP↑） | 抑制性 |
| | D$_2$, D$_3$, D$_4$ (D$_2$-like) | カリウムコンダクタンス上昇<br>カルシウムコンダクタンス低下<br>アデニル酸シクラーゼ（cAMP↓） | 抑制性<br>（シナプス前・後） |
| アドレナリン受容体 | α$_1$ (α$_{1A}$, α$_{1B}$, α$_{1D}$) | カリウムコンダクタンス低下<br>PLCβ（IP$_3$/DAG↑） | 興奮性 |
| | α$_2$ (α$_{2A}$, α$_{2B}$, α$_{2C}$) | カリウムコンダクタンス上昇<br>カルシウムコンダクタンス低下<br>アデニル酸シクラーゼ（cAMP↓） | 抑制性<br>（シナプス前・後） |
| | β (β$_1$, β$_2$, β$_3$) | カリウムコンダクタンス低下<br>アデニル酸シクラーゼ（cAMP↑） | 興奮性・抑制性 |
| セロトニン受容体 | 5-HT$_1$ | カリウムコンダクタンス上昇<br>アデニル酸シクラーゼ（cAMP↓） | 抑制性 |
| | 5-HT$_2$ | カリウムコンダクタンス低下<br>PLCβ（IP$_3$/DAG↑） | 興奮性 |
| | 5-HT$_4$, 5-HT$_6$, 5-HT$_7$ | カリウムコンダクタンス低下<br>アデニル酸シクラーゼ（cAMP↑） | 興奮性 |

## 3.1.4 シナプス後電位

　中枢神経系では，ほとんどのシナプスにある受容体はイオンチャネルを形成，もしくはカップリング（共役）している．すなわち神経伝達物質がシナプス後膜の受容体に結合すると，急速であるが，一時的なイオンチャネルの開口を引き起こす．チャネルが開くと細胞膜内外のイオンが濃度勾配に従い流れるようになる．ニューロンの細胞膜をはさんでのイオン濃度の変化は，シナプス後電位を変え，特定のイオンの移動量とその方向に依存して，シナプス後膜の脱分極と過分極を引き起こす（図3.4）．

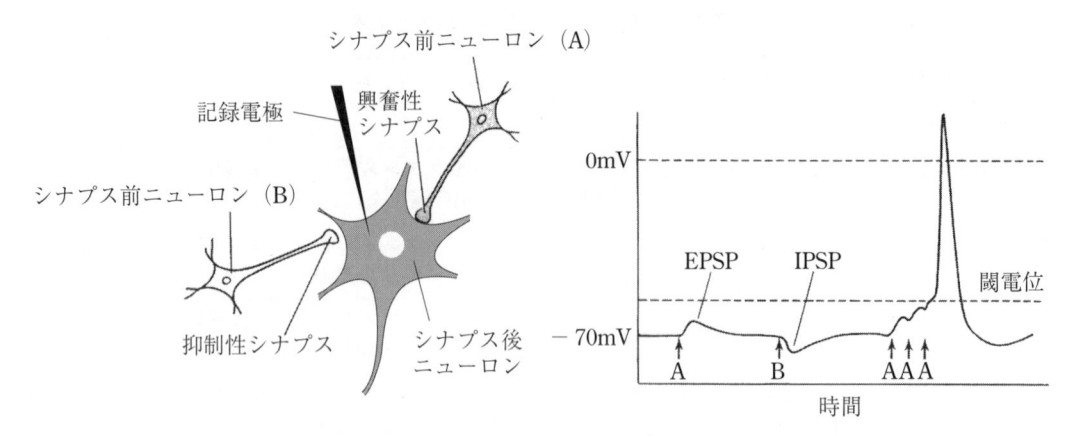

**図3.4 興奮性シナプス後電位(EPSP)と抑制性シナプス後電位(IPSP)**
左図のようにシナプス後ニューロンの膜電位を記録しながら，興奮性シナプスを形成している
シナプス前ニューロン(A)を刺激するとEPSPが記録される．また，抑制性シナプスを形成
するシナプス前ニューロン(B)を刺激するとIPSPが記録される．右図の矢印はニューロン
(A)，ニューロン(B)を刺激した時点を示す．ニューロン(A)を繰り返し刺激して，EPSP
が重なり，電位が閾電位に達すると活動電位が生じる．
(シンプル生理学 改訂第3版, p.16, 図2-18, 南江堂)

### 1. 興奮性経路

神経伝達物質はそれが引き起こす活動に応じて，興奮性のものと抑制性のものに分けられる．興奮性ニューロンの刺激は，シナプス後膜の脱分極を引き起こすようなイオンの動きをもたらす．この興奮性シナプス後電位 excitatory postsynaptic potential (EPSP) は，以下のようにして生じる．

(1) 興奮性ニューロンの刺激がグルタミン酸，セロトニンやアセチルコリンのような神経伝達物質の放出を引き起こし，シナプス後膜の受容体に結合する．このことが，$Na^+$透過性の一時的な増大を引き起こす．(2) この$Na^+$の内向き電流が弱い脱分極，すなわち興奮性シナプス後電位(EPSP)を引き起こす．(3) 刺激される興奮性ニューロン数が増加すると，より多くの興奮性神経伝達物質が放出され，最終的にシナプス後の細胞においてEPSP脱分極が閾値を超えて，活動電位を引き起こす．

### 2. 抑制性経路

抑制性ニューロンによる刺激はシナプス後膜に過分極を起こすイオンの動きを生じさせる．この抑制性シナプス後電位 inhibitory postsynaptic potential (IPSP) は，以下のようにして生じる．

(1) 抑制性ニューロンの活動はGABA ($\gamma$-aminobutyric acid) やグリシン glycine のような神経伝達物質を遊離し，シナプス後膜の受容体に結合する．この結合が$K^+$や$Cl^-$のような特異的イオンの透過性を一時的に増加させる．(2) 内向きの$Cl^-$流入と外向きの$K^+$の流出によって弱い過分極，すなわちIPSPが引き起こされて，シナプス後電位を発火する閾値から遠ざける．このことが活動電位の発生を減少させる．

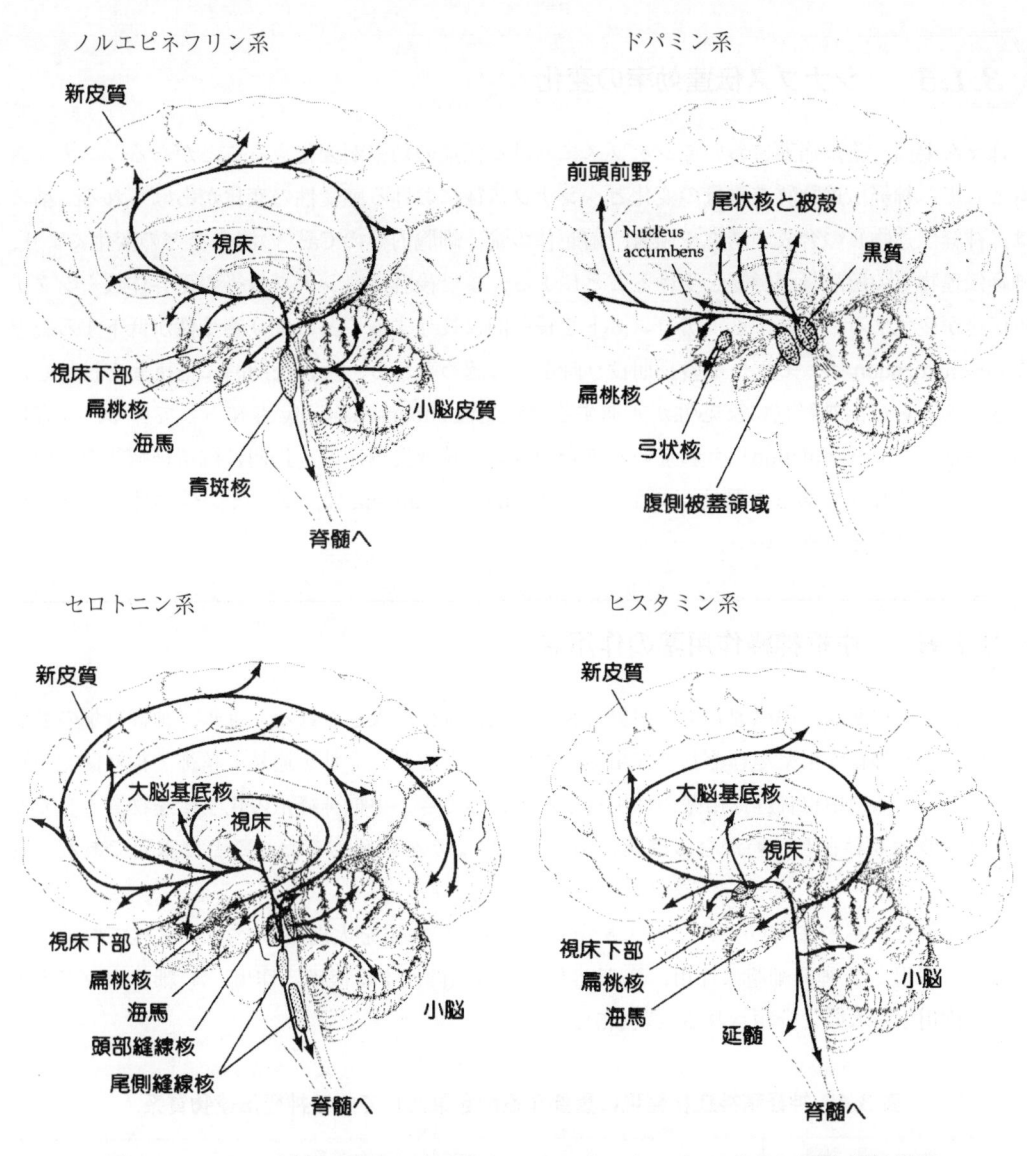

**図 3.5** ノルエピネフリン，ドパミン，セロトニン，ヒスタミン系中枢神経路
(ニューロンから脳へ 第3版, p.711, 廣川書店)

## 3. EPSP と IPSP の複合的効果

　中枢神経系のほとんどのニューロンは，EPSP と IPSP 両方の入力を受けている（図 3.4）．このようにいくつかの異なる神経伝達物質が一つのニューロンに働くが，それぞれに特異的な受容体に結合する．全体の結果として起こる作用は，ニューロンに対するさまざまな神経伝達物質の作用の総和によって決まる．神経伝達物質は，中枢神経系において均一に分布しているわけではなく，神経細胞群として存在し，その軸索は脳の特定の部位にシナプスを形成する．それゆえ，多くの神経経路は，化学的にコードされており，ある種の神経経路を選択的に変化させることができると思われる（図 3.5）．

## 3.1.5 シナプス伝達効率の変化

様々な要因，薬，病態においてシナプスにおける伝達の効率が変化することがある．メカニズムとして，神経伝達物質遊離量の変化と，シナプス後における感受性の変化があげられる．前者は，神経伝達物質の合成の誘導や阻害，前駆体の量，細胞内への$Ca^{2+}$の流入などの変化により，神経伝達物質の遊離量が影響を受けることによる．また後者は，シナプス後の受容体数やシグナル伝達が変化することによる．アゴニストを長期的に投与することにより感受性が低下する脱感作 desensitization は，モルヒネの長期投与時などに認められる．逆に長期的に拮抗薬を投与したとき，あるいは除神経後に反応性が亢進する過感受性 supersensitivity も知られている．受容体の数が増加（up-regulation）されている場合が多い．統合失調症に，長期に抗精神病薬を用いたときに生じる症状である遅発性ジスキネジア tardive dyskinesia は，ドパミン受容体の過感受性が一因として考えられている．

## 3.1.6 中枢神経作用薬の作用点

中枢神経作用薬は，中枢興奮薬，中枢抑制薬，向精神薬に大別される．近年，神経科学の進歩に伴い，中枢神経作用薬それぞれの作用機序が明らかとなり，それを通して精神・神経機能の解明が進んでいる．中枢神経作用薬の作用機序を考えるとき，中枢神経系の化学伝達物質としてどのような物質が存在し，いかなる機能に関与しているかを理解しておくことは重要である（表3.4）．

中枢神経作用薬の作用点（ターゲット分子）の違いで作用を大別すると，① すべての細胞に一般的に作用，② 神経細胞に作用，③ 神経伝達物質の関連する機構に作用，④ 細胞内シグナル伝達に作用するものに分類される（表3.5）．

**表3.4　神経精神症状発現に重要な役割を果たしている神経伝達物質系**

| | 症状 | 神経伝達物質系 |
|---|---|---|
| 神経症状 | 運動異常 | ドパミン系，アセチルコリン系，セロトニン系 |
| | 痙れん | GABA系 |
| 精神症状 | 不安 | ノルエピネフリン系，GABA系，セロトニン系，オピオイドペプチド系 |
| | うつ（病） | セロトニン系，ノルエピネフリン系，CRH系 |
| | 意欲 | ノルエピネフリン系，ドパミン系，TRH系 |
| | 幻覚・妄想 | ドパミン系，セロトニン系，オピオイドペプチド系 |
| | 意識・覚せい | ノルエピネフリン系，セロトニン系，アセチルコリン系，TRH系 |
| | 記憶・認知 | アセチルコリン系，ソマトスタチン系，グルタミン酸系，ドパミン系，バソプレシン系，CRH系 |

CRH：副腎皮質刺激ホルモン放出ホルモン，GABA：γ-アミノ酪酸，TRH：甲状腺刺激ホルモン放出ホルモン

表 3.5 中枢神経作用薬のターゲット

| 作用点 | 薬物 | 臨床応用 |
|---|---|---|
| 細胞膜の脂質 | ハロタン<br>亜酸化窒素 | 全身麻酔薬 |
| 神経伝達物質の合成<br>　　　　　取り込み<br>　　　　　遊離<br><br>　　　　　再取り込み<br>　　　　　分解 | レボドパ<br>レセルピン<br>アンフェタミン<br>アマンタジン<br>イミプラミン<br>MAO 阻害薬 | パーキンソン病<br>統合失調症（現在は使用しない）<br>中枢興奮薬<br>パーキンソン病<br>うつ病<br>うつ病 |
| 受容体　Gタンパク質共役型<br><br>　　　　イオンチャネル内蔵型 | クロルプロマジン<br>モルヒネ<br>ジアゼパム | 統合失調症<br>鎮痛薬<br>鎮静・催眠薬, 抗痙れん薬 |
| 電位依存性イオンチャネル | フェニトイン | 抗痙れん薬 |
| 細胞内情報伝達機構 | リチウム | そう病 |

薬物が特異的にある作用点にのみ作用することを特異性 specificity があるという．しかし，多くの薬はターゲット分子のみに作用して効果を現すのではなく，化学分子構造に基づいてその他の分子にも作用しうる．特に高濃度では多くの作用点をもっている．三環系抗うつ薬として使われる塩酸アミトリプチリンは，抗うつ作用の作用点であるアミン再取り込み機構以外に，ヒスタミン $H_1$, $H_2$ 受容体にも作用する．目的とする薬理作用以外の効果は，副作用となることが多い．例えば，塩酸アミトリプチリンの副作用の眠気は，ヒスタミン $H_1$ 受容体遮断作用による．

中枢神経作用薬の作用機序を，分子レベルでなく全体でみるとき，神経細胞群が自発的に興奮し，緊張性 tone をもって機能していることを考慮する必要がある．特定の神経群において，静止状態のときと活発に自発興奮しているときとでは，薬の効果が異なることがある．中枢神経抑制薬や麻酔薬は，活発に自発興奮している神経群によく作用する．

中枢神経系においては，興奮性と抑制性制御システムとがバランスをとって機能を保っている．薬物がこの相反するシステム群のどちらに作用するかによって，全体の効果が変わってくる．例えば，エタノールは中枢神経抑制薬であるが，低濃度では抑制性制御システムを選択的に抑制するため，興奮性制御システムが相対的に活発になり興奮する（脱抑制）．ほろ酔いのときに気分が高揚することはよく経験することである．

### 3.1.7　血液-脳関門　blood-brain barrier

薬物が中枢神経系に作用するためには，血液や髄液を介して神経細胞へ移行しなければならない．しかし，薬物によっては移行が困難なものもある．血液や髄液と脳細胞との間に存在する，このような物質交換の障壁を血液-脳関門という．脳毛細血管の内皮細胞が関門を構成している（図 3.6）．一般的に，血液-脳関門を通過するのは遊離型で，イオン化されず脂溶性の高い薬物である．反対に，血漿タンパク質と結合している薬物，水溶性薬物，四級アンモニウム塩などイ

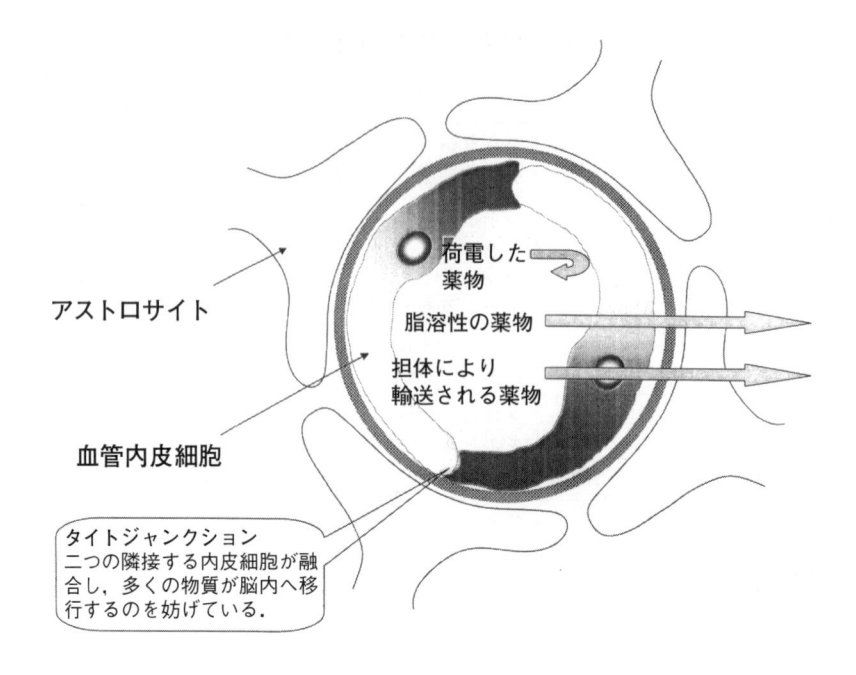

**図3.6 脳毛細血管の透過性**

オン化したもの（例えば，ノルエピネフリン，エピネフリン，セロトニン，アセチルコリン，スキサメトニウム，ネオスチグミン，ツボクラリンなど）は，脳に移行しにくい．また，トランスポーター（担体）による輸送により血液-脳関門を通過する薬物もある．一般に，胎児や新生児，幼児においては血液-脳関門が不完全なため，投薬には注意を要する．

# 3.2 全身麻酔薬

全身麻酔とは，無痛，意識の消失，記憶の喪失，骨格筋の弛緩，反射の消失を特徴とする状態である．全身麻酔薬 general anesthetics は，主に外科手術のために全身的に適用され，中枢神経系の機能を可逆的に抑制して全身麻酔の状態をもたらす．全身麻酔薬を大別すると，吸入麻酔薬（ガス，揮発性麻酔薬）と静脈麻酔薬に分類できる．現在，一つの全身麻酔薬単独投与で十分な全身麻酔状態をきたすものはなく，いくつかの薬物の併用が必要である．

## 3.2.1 麻酔の段階

全身麻酔薬は，中枢神経系を全般的に抑制するが，脳脊髄における部位感受性の違いから，大脳→間脳・中脳→小脳→脊髄→延髄の順に抑制される（不規則性下行性麻痺）．全身麻酔薬の種類や併用される薬物などにより，麻酔の進行は必ずしも同じではないが，全身麻酔薬の麻酔の経過は，エーテル麻酔時の徴候を基に，中枢神経系の抑制の深さに応じた4段階に区別されている

(表3.6)．現在用いられている麻酔導入と覚せいが速い吸入麻酔薬や静脈麻酔薬では，このような経過が観察されることはまれである．

(1) 第Ⅰ期 first stage（導入期 introduction）

痛覚が鈍麻する．意識は不完全ながら保たれる．脈拍はやや増加し，血圧は上昇することが多く，呼吸は不規則になる．

(2) 第Ⅱ期 second stage（発揚期 excitement）

意識が消失する．大脳皮質とくに新皮質系から脳幹部への抑制が解除される結果，自己抑制を失い，泣いたり，笑ったり，うわごとをいったりする見かけ上の興奮状態が現れる．瞳孔は散大し，血圧は上昇，呼吸は不整となる．咳，嘔吐，対光などの反射は存在し，骨格筋の緊張も高く，手術は行えない．

(3) 第Ⅲ期 third stage（外科的麻酔期 stage of surgical anesthesia）

中枢神経系が，延髄を除き全般的に抑制される．呼吸筋以外の骨格筋はほとんど弛緩し，外科

表3.6 麻酔深度の進行と各段階における身体的徴候

|  |  | 第Ⅰ期（導入期） | 第Ⅱ期（発揚期） | 第Ⅲ期（外科的麻酔期） | | | | 第Ⅳ期（延髄麻痺期） |
|---|---|---|---|---|---|---|---|---|
|  |  |  |  | 第1相 | 第2相 | 第3相 | 第4相 |  |
| 呼吸 | 胸式 腹式 |  |  |  |  |  |  |  |
| 瞳孔の大きさ |  | 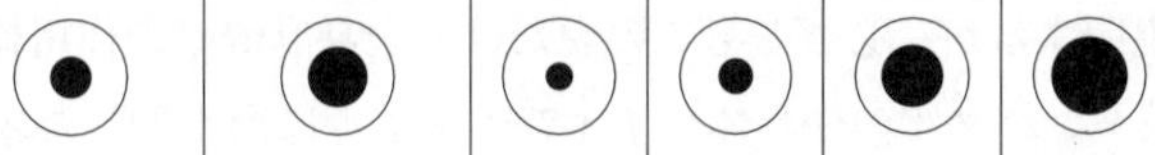 ● | ● | ・ | ● | ● | ● |  |
| 眼球運動 |  | 随意的 | 活発 | 次第に減少 | 固定 | 固定 | 固定 | 固定 |
| 骨格筋 |  | 正常 | 運動亢進 | 軽度の弛緩 | 中等度の弛緩 | 高度の弛緩 | 高度の弛緩 | 極度の弛緩 |
| 反射 | まつ毛 眼瞼 結膜 | 有 有 有 | 消失 有 有 | 消失 消失 |  |  |  |  |
| 反射 | 屈曲 | 有 | 有 | 有 | 消失 |  |  |  |
| 反射 | 咽頭 喉頭 嚥下 嘔吐 | 有 有 有 有 | 有 有 有 有 | 消失 有 有 有 | 消失 消失 消失 |  |  |  |
| 反射 | 気管分岐部 内臓牽引 肛門括約筋 | 有 有 有 | 有 有 有 | 有 有 有 | 有 有 有 | 有 有 有 | 消失 消失 有 | 消失 |
| 意識 |  | 不完全ながら保たれる | 消失 |  |  |  |  |  |

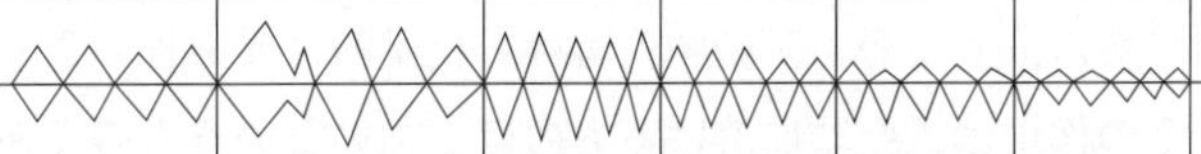

(New 薬理学 改訂第2版，表Ⅳ-24，南江堂より改変)

手術が可能となる．この時期はさらに 4 相（plane）に区分できる．

第 1 相　呼吸は深く規則的になる．上肢下肢の筋肉は弛緩するが，腹壁筋の弛緩は不十分である．

第 2 相　腹壁筋は弛緩し，開腹手術可能．瞳孔は縮小し，眼球固定状態となる．脈拍，血圧は正常．反射の一部（角膜，咽頭，皮膚など）は消失する．

第 3 相　瞳孔はやや散大．脈拍は速く弱くなる．血圧，体温が下降する．すべての骨格筋は著しく弛緩する．全身麻酔はこの相までを限界とする．

第 4 相　瞳孔散大．血圧下降．危険な状態になる．

(4) 第Ⅳ期 fourth stage（延髄麻痺期 stage of medullary paralysis）

延髄の呼吸中枢と血管運動中枢が抑制される．呼吸がほとんど認められず，心停止までの時期である．

## 3.2.2　全身麻酔薬の作用機序

　全身麻酔薬の作用機序については，現在までに多くの仮説が提唱されてきたが，いまだ明らかではない．Hans Meyer（1899）と Ernst Overton（1901）により提唱された「リポイド説」（Meyer-Overton の法則）は，全身麻酔作用の強さがオリーブ油への溶解度と相関するという知見に基づいたものである．すなわち，脂肪に溶ける化学的に反応性の乏しい物質のすべてに全身麻酔作用があり，その作用は，脂肪に溶けるものほど強いというものである．この説は，全身麻酔薬の性質をよく説明するが，必ずしもこの説だけで全身麻酔薬の作用機構を説明できない．最近では，麻酔薬が膜タンパク質の受容体やイオンチャネルに働く「膜タンパク説」が有力である．ハロゲン化吸入麻酔薬や多くの静脈麻酔薬は，$GABA_A$ 受容体の機能を亢進させ，中枢抑制作用を示す．また，吸入麻酔薬の多くは，神経型ニコチン受容体を抑制し，鎮痛効果の発現に関与している可能性がある．ケタミンや亜酸化窒素は，$GABA_A$ 受容体に対してほとんど影響を示さないが，NMDA 受容体を阻害することにより意識の消失をもたらす可能性がある．一方，4 回膜貫通型カリウムチャネルのいくつかは，吸入麻酔薬によって活性化することが知られている．

### TOPICS

#### 脳血流と麻酔薬

　一般に全身血圧が生理的範囲内で変化しても，脳血流は一定に維持される機構がある．これは脳循環の自己調節能 autoregulation と呼ばれている．揮発性麻酔薬は，濃度依存性に脳血管を拡張し，この機構を破綻させ，潅流圧依存性に脳血流を増加させる．この作用はハロタン，エンフルランで強く，イソフルラン，セボフルランでは軽度である．

### 3.2.3　吸入麻酔薬

吸入麻酔薬は，吸収，排泄が肺を介して速やかに行われるため，投与量の調節が容易である．血液/ガス分配係数 blood/gas partition coefficient は，平衡状態に達した吸入麻酔薬の濃度に対する血液中の吸入麻酔薬の濃度の比である．麻酔への導入ならびに，麻酔からの覚せい速度は，薬物の血液/ガス分配係数に起因し，この値が小さいほど速く平衡状態に達して，麻酔導入ならびに覚せいが速やかである（図3.7）．例えば，血液/ガス分配係数が小さい亜酸化窒素は，吸入麻酔薬の導入と麻酔からの回復が速い．

吸入麻酔薬の強さは，最小肺胞内濃度（MAC：minimum alveolar concentration）で表される．MACは生体に痛み刺激を負荷したとき，50％の動物（ヒト）が仮性疼痛反射（屈曲反射など）を示さなくなる肺胞濃度（v/v%）である．MACは全身麻酔薬の$ED_{50}$値と考えればよく，この値が小さいほど強力な麻酔作用を示すことになる．実際の外科手術などでは，MAC値の1.5〜2.0倍の濃度を必要とする．

体内に入ったガスは，すべてそのままの形で呼気中に排出されるのではなく，一部は代謝される．特にハロゲン含有全身麻酔薬においては，代謝の割合が大きい．ハロタンについては肝毒性などに注意が必要となる．

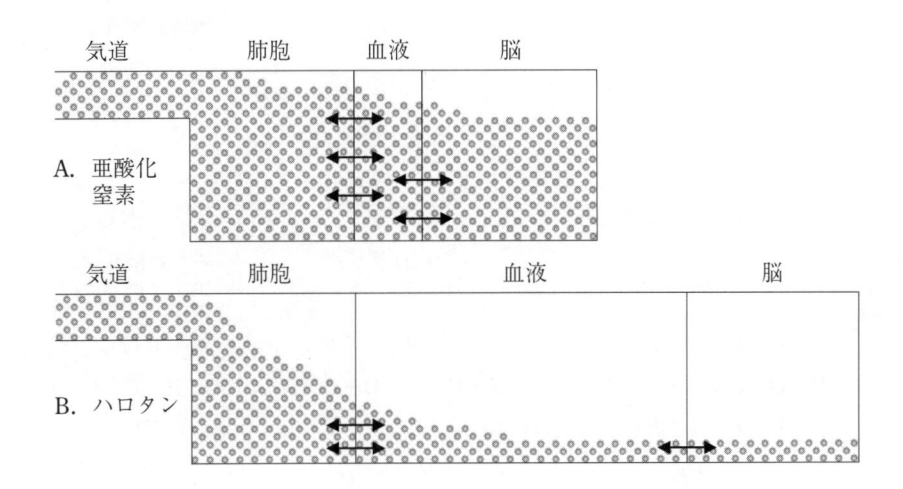

**図3.7　吸入麻酔薬の溶解性と麻酔の導入時間**

血液への溶解性を，血液コンパートメントの相対的サイズで示す（溶解性が高いほどサイズが大きい）．コンパートメントでの吸入麻酔薬の相対的分圧は，コンパートメントに満たす薬物の量で示す．特定の濃度もしくは分圧で吸入した2種類の吸入麻酔薬（A：亜酸化窒素，B：ハロタン）で比較すると，溶解性の高いハロタンのほうが，亜酸化窒素よりも肺胞での分圧と等しい血液中分圧に達するのに長い時間を必要とする．吸入麻酔薬の脳での濃度は，血液中濃度よりも早く上昇することはないので，麻酔の導入は亜酸化窒素のほうがハロタンよりも速くなる．

表 3.7 吸入麻酔薬の特徴

| | 化学的性質 | 引火性 | MAC (v/v%) | 血液・ガス分配係数 | 導入・覚せい | 麻酔作用 | 鎮痛作用 | 筋弛緩作用 | 血圧下降作用 | 体内代謝率 (%) | 備考 |
|---|---|---|---|---|---|---|---|---|---|---|---|
| エーテル | 揮液 | + | 1.9 | 15 | 遅 | 強 | 強 | 強 | 無 | 5〜10 | 気道分泌の増加<br>覚せい時の悪心・嘔吐 |
| ハロタン | 揮液 | − | 0.8 | 2.3 | 速 | 強 | 弱 | 弱 | 有 | 20 | 心筋のカテコールアミン感受性増大，肝障害，心室性不整脈，時に悪性高熱症を誘発 |
| エンフルラン | 揮液 | − | 1.7 | 1.9 | 速 | 強 | 中 | 強 | 有 | 2 | ハロタンに比べ心筋への影響が少ない．肝障害，悪性高熱症の発現はハロタンに比べ少ない． |
| イソフルラン | 揮液 | − | 1.4 | 1.3 | 速 | 強 | 中 | 強 | 有 | 0.2 | 同上 |
| セボフルラン | 揮液 | − | 1.7 | 0.6 | 速 | 強 | 中 | 中 | 有 | 2 | 同上 |
| 亜酸化窒素 | 気体 | − | 105 | 0.4 | 速 | 弱 | 強 | 弱 | 無 | | $N_2O$ 80 %，$O_2$ 20 % 混合で用いる．<br>造血機能障害 |

$C_2H_5-O-C_2H_5$

エーテル

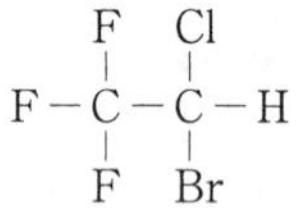

ハロタン

$N_2O$

亜酸化窒素

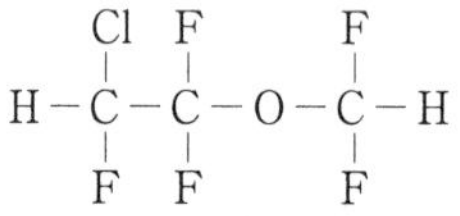

エンフルラン

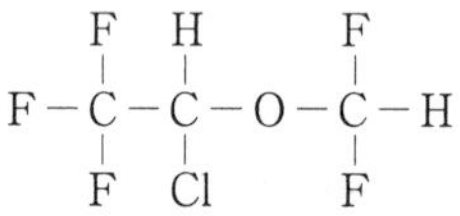

イソフルラン

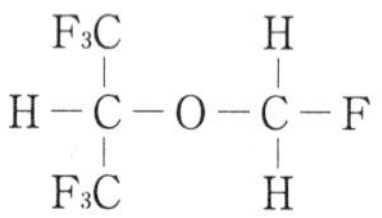

セボフルラン

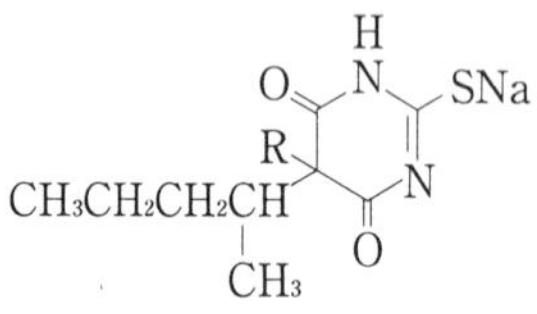

チオペンタールナトリウム　ケタミン　プロポフォール

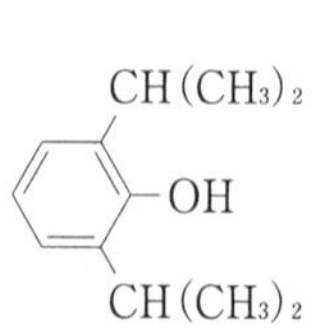

R = $C_2H_5$　　チオペンタールナトリウム
R = $CH_2=CHCH_2$　チアミラールナトリウム

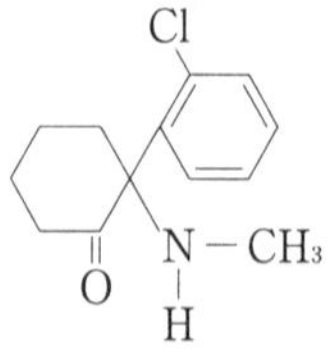

## 1. ハロゲン炭化水素

**ハロタン　halothane**　　導入：本剤 1.5 〜 2.0 ％を含む酸素，または酸素・亜酸化窒素混合ガスを吸入．維持：0.5 〜 1.5 ％の濃度で血圧の変動に注意しながら維持．
- ●**薬理作用**　揮発性麻酔薬であるが引火性がなく，麻酔効果が強い．鎮痛作用と筋弛緩作用は弱い．
- ●**副作用**　血管支配の交感神経系の緊張低下のために血圧が降下する．換気量の低下により呼吸抑制を引き起こすことがある．まれに悪性高熱症を引き起こすことがある．肝障害を引き起こすことがある．
- ●**相互作用**　心臓の刺激伝導系におけるカテコールアミンの感受性を増大する（心被刺激性亢進作用）ので，麻酔中にカテコールアミン類を投与すると重篤な不整脈をきたす．

## 2. エーテル系

**麻酔用エーテル　anesthetic ether**　　心臓に対する影響は，他の吸入麻酔薬に比べて比較的少ないが，麻酔への導入，ならびに麻酔からの回復速度が遅く，長い興奮期をもつ．引火性があり，他の吸入麻酔薬と比べて利点が少ないのでほとんど使用されていない．

## 3. ハロゲン化エーテル系

**エンフルラン　enflurane**　　導入：酸素，または酸素・亜酸化窒素混合ガスなどと併用．最初 0.5 ％から始め，数呼吸毎に 0.5 ％ずつ上げ，手術に必要な濃度とする．最高 4 ％まで．維持：最小有効濃度で維持．最高 2 ％まで．
- ●**薬理作用**　エーテル臭のある揮発性麻酔薬．麻酔導入と覚せいは速い．筋弛緩作用は強い．
- ●**副作用**　心筋収縮力抑制作用と末梢血管抵抗性抑制によって血圧下降が起こるが，徐脈や不整脈は発現しない．心被刺激性亢進作用は弱く，エピネフリンとの併用はハロタンより安全で可能である．呼吸抑制を引き起こすことがある．まれに悪性高熱症を引き起こすことがある．肝障害を引き起こすことがある．

**イソフルラン　isoflurane**
- ●**薬理作用**　エンフルランの異性体．麻酔導入と覚せいは速い．心筋収縮力抑制作用と末梢血管抵抗減少作用はエンフルランより弱い．体内で代謝を受けにくく，内臓毒性は非常に弱い．

**セボフルラン　sevoflurane**　　作用はイソフルランに類似し，循環器系への影響は，ハロタン，エンフルランと比較すると弱い．

## 4. 亜酸化窒素（笑気）　nitrous oxide（$N_2O$）

無色・無臭・無味のガス．
- ●**薬理作用**　麻酔導入期に顔面筋が収縮し，被検者が笑いの表情になるので笑気と呼ばれる．鎮痛作用は強い（20 ％以上の濃度）が，麻酔作用は弱く，80 ％以上の濃度を必要とする．筋弛緩作用はない．麻酔導入と覚せいは速い．使用濃度が高いので，低酸素症にならないよう，酸素の併用吸入が必要である．高濃度の亜酸化窒素と他の吸入麻酔薬を併用した場合，

その吸入麻酔薬の肺胞内濃度が速く上昇し，MAC は 1/2 〜 1/3 に減少するので（二次ガス効果），麻酔の導入を早めることができる．

### 3.2.4　静脈麻酔薬

静脈注射で用いられる全身麻酔薬である．麻酔の導入は速いが，麻酔の深度調節がむずかしい．作用持続が短いので，短時間の小手術や導入麻酔に用いられる．また吸入麻酔の使用量を少なくするための基礎麻酔薬としても用いられる．

**チオペンタールナトリウム　thiopental sodium，チアミラールナトリウム　thiamylal sodium**
- **薬理作用**　どちらも超短時間作用型のチオバルビツール酸誘導体である．$GABA_A$ 受容体に結合し，GABA の作用を増強して $Cl^-$ チャネル開口を促進することで，中枢神経系を全般的に抑制するが，特に大脳皮質と脳幹網様体の抑制が強い．4 〜 8 mg/kg を静脈注射すると発揚期を経由せず 30 秒以内に速やかに意識消失が起こり，30 分以内に回復する．鎮痛作用や筋弛緩作用はない．脂肪組織への移行・蓄積が起こりやすく，これが作用時間に関係している（図 3.8）．
- **適　応**　吸入麻酔の導入に用いる．
- **副作用**　血圧低下，心筋収縮力抑制，呼吸抑制．
- **禁　忌**　ポルフィリン症患者では，急性の発作を誘発し，四肢麻痺を起こしたり，死亡したりすることがあるので禁忌である．

**塩酸ケタミン　ketamine hydrochloride**　　静注：初回 1 〜 2 mg/kg，筋注：初回 5 〜 10 mg/kg．

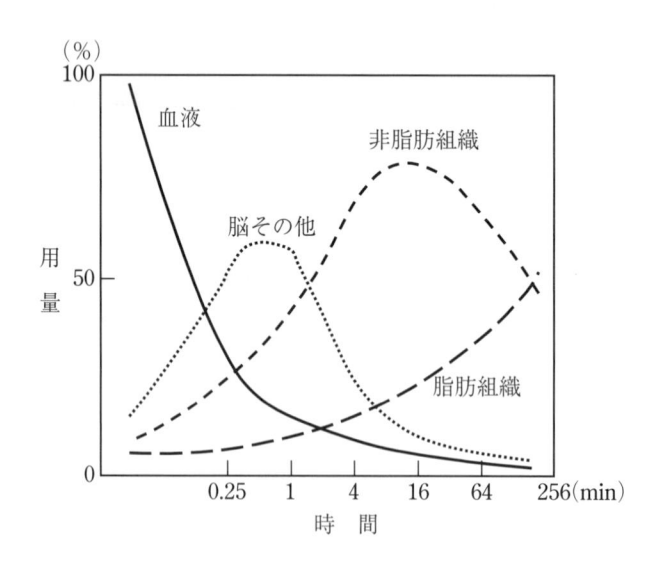

図 3.8　チオペンタールナトリウム単回静脈投与後の再分布の時間経過

- ●**薬理作用**　フェンシクリジン phencyclidine の誘導体．NMDA 受容体遮断薬として作用する．意識の解離状態をもたらす．すなわち，導入期には被検者は周囲の環境からの解離感をもち，意識の完全な消失を伴うことなく，カタレプシー様の特異な不動化状態になり，回復後これらのことを記憶していない．脳波上では大脳皮質が徐波化するにもかかわらず，大脳辺縁系では覚せい波を示すので，解離性麻酔薬とも呼ばれる．麻酔効果の発現は比較的速やかで，鎮痛効果が強い．
- ●**適　応**　手術，検査・処置時の全身麻酔．吸入麻酔の導入．難治性疼痛．
- ●**副作用**　心血管系への直接作用，および中枢を介する交感神経刺激作用により，血圧が上昇し頻脈となる．脳血流量は増加し，脳脊髄液圧は上昇する．ケタミン麻酔からの回復時に，見当識障害，幻覚，悪夢といった「覚せい時現象 emergence phenomena」と呼ばれる作用を伴うので，小児を除き，あまり使用されない．

**プロポフォール　propofol**　導入：0.5 mg/kg/10 秒の速度で，就眠が得られるまで静脈内投与．維持：酸素・亜酸化窒素混合ガスと併用し，4～10 mg/kg/時の速度で静注する．

アルキルフェノールの 1 種で脂溶性が高く水に溶けにくい．非水溶性のためロイシン含有エマルジョンとして用いる．バルビツール酸誘導体やベンゾジアゼピン誘導体と同様に，$GABA_A$ 受容体に結合して GABA の作用を増強し，$Cl^-$ チャネル開口を促進する．鎮痛作用はないが，麻酔導入は非常に速やかで，覚せいもチオペンタールよりも速い．脳圧を上昇させない．また，脳血流の自己調節能は維持される．麻酔導入と持続点滴による全静脈麻酔 total intravenous anesthesia（TIVA）に使用される．

### 3.2.5　神経遮断性鎮痛法　neuroleptoanalgesia（NLA）

神経遮断薬 neuroleptics と強力な鎮痛薬を併用すると，呼びかけには応答するが，不安の減少，体動の抑制，周囲に対する無関心などを伴った，小手術の可能な鎮痛状態が誘発される．標準的な方法として，ドロペリドールとフェンタニルを用いる．タラモナールは，ドロペリドールとフェンタニルを 50：1 の割合で混ぜたものであり，循環系に対する目立った作用がなく，肝臓への負担も少ない．麻酔深度の調節がむずかしい．ジアゼパムとペンタゾシンという組み合わせも利用される．意識を消失させたほうがよい場合は，亜酸化窒素などの全身麻酔薬の併用により，鎮痛を伴った麻酔状態（神経遮断性麻酔）をもたらすことが可能となる．

### 3.2.6 麻酔前投薬　preanesthetic medication

　全身麻酔を導入するにあたって，患者の精神的，身体的負担を軽減する目的で用いられる薬物である．つまり，①患者の不安除去，②興奮状態の鎮静化，③嘔吐および気道分泌の抑制，④痛覚閾値の上昇などのために用いられる．抗不安薬のベンゾジアゼピン誘導体，鎮静薬として短時間型のバルビツール酸誘導体，鎮痛薬のモルヒネ，フェンタニル，抗コリン薬のアトロピン，スコポラミン，鎮静・制吐作用のあるフェノチアジン誘導体などが用いられる．麻酔前投薬として用いる場合，患者の状態や手術の種類などを考慮して投与することはいうまでもない．

表3.8　麻酔前投与薬と使用目的

| 種　類 | 医薬品 | 目　的 |
|---|---|---|
| 麻薬性鎮痛薬 | モルヒネ，ペチジン，フェンタニルなど | 鎮痛ならびに不安除去 |
| 抗コリン薬 | アトロピン，スコポラミンなど | 麻酔薬による気道分泌亢進を抑制．徐脈の抑制．気管支痙れん抑制．手術に対する健忘 |
| フェノチアジン系・ブチロフェノン型薬物 | クロルプロマジン，ハロペリドールなど | 不安除去，嘔吐防止，基礎代謝低下（フェノチアジン系） |
| ベンゾジアゼピン系薬物 | ジアゼパムなど | 不安除去，手術に対する健忘 |
| 静脈麻酔薬 | チオペンタール，チアミラール | 基礎麻酔（麻酔時発揚期の抑制） |
| 筋弛緩薬 | ツボクラリン，ベクロニウム，スキサメトニウムなど | 気管内挿管（スキサメトニウム），骨格筋弛緩 |

## 3.3　催眠薬

　睡眠・覚せい障害は，種々の精神・身体的疾患により誘発される．不眠症は，睡眠・覚せい障害の中で，最も頻度の高い病態であるが，不眠症の最大の問題点は，眠れないことによる睡眠不足を取り戻そうとする焦りが加重されて，ますます不眠に陥りやすいことである．こうした不眠症の治療は薬物療法が中心になる．
　催眠薬 hypnotics は，自然睡眠に近い中枢神経抑制作用を引き起こす薬物群で，理想的な薬物としては，①効果発現が早い．②徐波睡眠とレム睡眠の出現割合に影響を与えず，自然睡眠に近い睡眠を誘発する．③薬物効果が長期持続せず，日中の活動に支障をきたさない．④安全域が広く，連用による耐性・依存性を生じない，などがあげられる．
　催眠薬は，化学構造的にベンゾジアゼピン系，バルビツール酸系，その他に分類される．現在は，上記の条件をおおむね満たす催眠薬として，ベンゾジアゼピン系薬物が不眠症の第1選択薬となっている．

一方，睡眠・覚せいのリズム（生体リズム）障害に起因する睡眠障害（例えば時差症候群）もクローズアップされ，その薬物療法がいろいろと試みられている．

## TOPICS

### 上行性脳幹網様体賦活系

覚せいの状態は，上行性脳幹網様体賦活系によって制御されている．この賦活系は，次の二つの主要な神経回路からなっている．すなわち，網様体視床-皮質路と網様体から視床下部と前脳基底部への経路である．最近では，この上行性脳幹網様体賦活系の概念が拡大され，青斑核からのノルアドレナリン作動性経路，縫線核からのセロトニン作動性経路，腹側被蓋野からのドパミン作動性経路，および視床下部の結節乳頭核からのヒスタミン作動性経路を含めて考えるようになった．これらの投射により，視床への入力がなくても大脳皮質の活性化が生じうると考えられている．

## 3.3.1 睡眠と睡眠障害

### 1. 睡　眠

ヒトをはじめとした動物は，意識水準の変化により覚せいと睡眠を繰り返す．睡眠中は刺激に対する反応性が低下しているが，昏睡とは異なり容易に覚せいする．睡眠は一定の脳波変化を伴う．したがって，脳波を記録すれば，睡眠深度を客観的に観察できる．睡眠は脳波パターンにより徐波睡眠 slow wave sleep と速波睡眠（レム睡眠：rapid eye movement sleep：REM sleep）に大別されるが，徐波睡眠は，睡眠深度によりさらに4段階に分けられる．

### 2. 不眠症のタイプと薬物の選択

不眠症は，①入眠障害，②中途覚せい，③早朝覚せい，④睡眠満足感の欠如の4タイプに分類される．

①は寝つきが悪いが，寝つけば朝まで熟睡できるタイプで，速効で作用時間の短い入眠薬が使用される．②，③は老人やうつ病などの精神障害，強いストレスがあるときに認められ，途中覚せい後は入眠困難になるタイプで，遅効性で持続時間の長い催眠薬が有効である．④は夢などをよくみて覚せいし，熟眠感がないタイプで，睡眠作用が強く，持続時間も中間型～長時間型の催眠薬を用いる．

## TOPICS

### 徐波睡眠とレム睡眠

　睡眠はまず徐波睡眠から始まる（図3.9参照）．徐波睡眠はノンレム睡眠 non-REM sleep とも呼ばれる．覚せい期の$\alpha$波が次第に減少し，低振幅徐波の$\theta$波が現れてくる第1期入眠期（数分間）を過ぎると，脳波は次第に高振幅徐波化していく．第2期の軽睡眠期には，脳波はさらに徐波化し，13～15 Hz の紡錘波 spindle wave が認められるようになる．第3期中等度睡眠期になると，紡錘波とともに高振幅徐波の$\delta$波が現れる．第4期深眠期には紡錘波は消失し，$\delta$波が主になる．

　睡眠中の脳波を観察していると，睡眠が深いにもかかわらず，突然覚せい型の脳波（低振幅速波）を示す時期がある（図3.10参照）．この時期には，速い律動的な眼球運動 rapid eye movement が認められ，筋肉は著しく弛緩する．呼吸の乱れ，陰茎の勃起，瞳孔散大，脳血流量の増加などの自律神経機能の変動を伴う．このレム睡眠へは，必ず徐波睡眠第4期を経て移行する．レム睡眠の出現周期は約90分で，1晩に3～6回出現し，1回の平均持続時間は5～10分である．レム睡眠期には夢体験が高率に現れる．

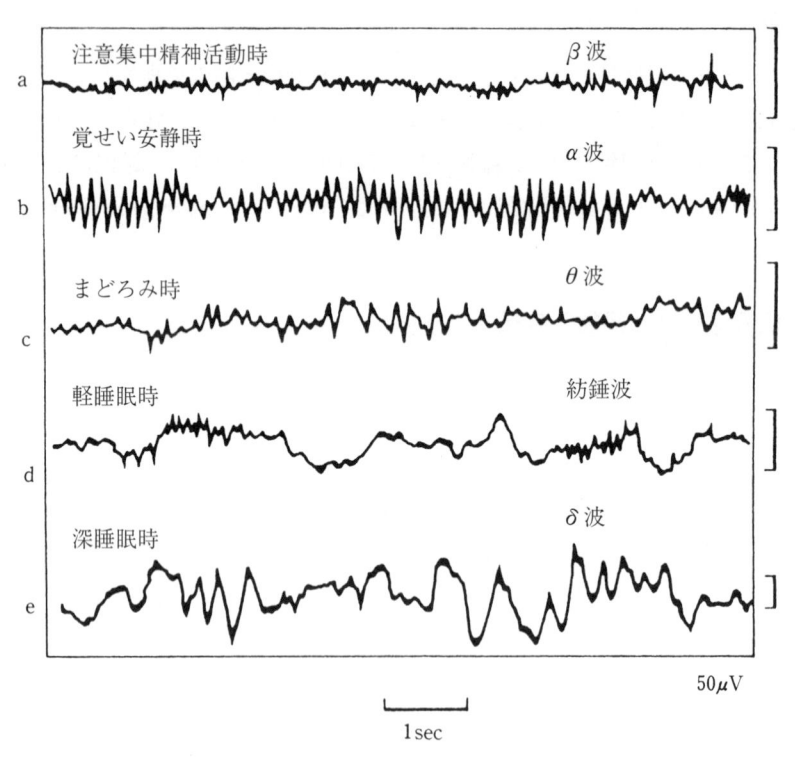

図3.9　各睡眠段階における皮質脳波パターン

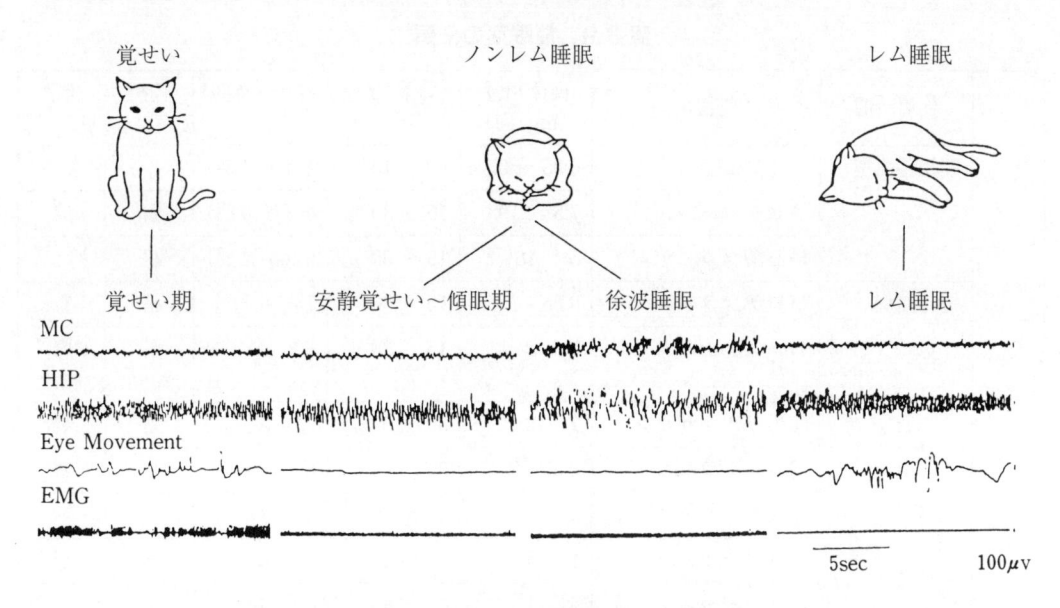

**図 3.10 覚せいと睡眠のポリグラフ**
MC：皮質（運動野）脳波，HIP：海馬脳波，Eye Movement：眼球運動，EMG：頸部筋電図

## 3.3.2 催眠薬

### 1. ベンゾジアゼピン系催眠薬

　1967年，ニトラゼパム nitrazepam が催眠薬として使用されて以来，種々のベンゾジアゼピン系薬物 benzodiazepines が開発され，優れた催眠作用と安全性のため，臨床で用いられる催眠薬の主流となっている．ベンゾジアゼピン系薬物は，$GABA_A$ 受容体のベンゾジアゼピン結合部位への結合能と，催眠・抗不安作用の臨床用量がよく相関している．ベンゾジアゼピン系催眠薬は，ベンゾジアゼピン誘導体，チエノジアゼピン誘導体，非ベンゾジアゼピン誘導体のシクロピロロン誘導体に細分されるが，基本的な薬理作用と作用機序は同一である．催眠作用の強さ，持続時間の違いにより，各タイプの不眠症に使い分けられている．個々のベンゾジアゼピン系催眠薬の化学構造とその特徴に関しては構造式と表3.9に示す．

表 3.9 催眠薬の分類

| | 作用時間 | 薬物名 | 臨床用量 (mg/回) | 効果（分） | 持続（時間） | 代謝 | 排泄 |
|---|---|---|---|---|---|---|---|
| ベンゾジアゼピン系 | 超短時間型 | トリアゾラム | 0.25～0.5 | 10～15 | 3（半減期） | | |
| | | ゾピクロン | 7.5～10 | 15～30 | 4（半減期） | 肝 | 腎 |
| | | 酒石酸ゾルピデム | 5～10 | 15～60 | 2（半減期） | 肝 | |
| | 短時間型 | ブロチゾラム | 0.25 | 15～30 | 7～8 | 肝 | 腎 |
| | | ロルメタゼパム | 1～2 | 15～30 | 6～8 | 肝 | 腎 胆汁 |
| | | 塩酸リルマザホン | 1～2 | 30～60 | 7～8 | 肝 | 腎 |
| | 中間型 | フルニトラゼパム | 0.5～2 | 30 | 6～8 | 肝 | 腎 |
| | | ニメタゼパム | 3～5 | 15～30 | 4～8 | 肝 | |
| | | エスタゾラム | 1～4 | 15～30 | 4～6 | 肝 | |
| | | ニトラゼパム | 5～10 | 15～45 | 6～8 | 肝 | |
| | 中・長時間型 | クアゼパム | 20 | 15～60 | 6～8 | 肝 | 腎 |
| | 長時間型 | フルラゼパム | 10～30 | 15 | 6～8 | (肝) | 胆汁 |
| | | ハロキサゾラム | 5～10 | 30～40 | 6～9 | 肝 | 腎 |
| バルビツール酸系 | 短時間型 | ペントバルビタールカルシウム | 50～100 | 20～30 | 1～2 | 肝 | |
| | 中間型 | アモバルビタール | 100～300 | 20～30 | 4～6 | 肝 | |
| | 長時間型 | フェノバルビタール | 30～200 | 60～120 | 7～9 | | 腎 |
| その他 | 短時間型 | トリクロホスナトリウム | 1000～2000 | 30～60 | 50～60分 | 肝（血中） | 腎 |
| | 中間型 | ブロムワレリル尿素 | 500～800 | 15～30 | 3～6 | 肝 | (腎) |
| | | 抱水クロラール | 500～1000 | 15～30 | 40～70分 | 肝 | (腎) |

● **薬理作用** 催眠・鎮静作用のほか，抗痙れん作用，抗不安作用，筋弛緩作用をもっている．これらの作用の効力は，個々のベンゾジアゼピン系薬物によってそれぞれ異なっている．作用は，いずれも $GABA_A$ 受容体の機能を亢進させることにより出現する（図3.11）．すなわち，GABA存在下にベンゾジアゼピン誘導体が，$GABA_A$ 受容体のベンゾジアゼピン結合部位に結合すると，$Cl^-$ チャネルの開口が亢進して $Cl^-$ が細胞内に流入する．これによりシナプス後膜に過分極が起こり，神経の過剰活動が抑制される．

ベンゾジアゼピン系薬物は，大脳辺縁系と視床下部の活動を抑制し，不安や緊張を和らげて入眠しやすい状態に移行させることで催眠・鎮静作用を発現する．ベンゾジアゼピン系催眠薬により誘発される催眠の特徴は，徐波睡眠，レム睡眠の出現頻度にほとんど影響を与えず，比較的自然睡眠に近い睡眠パターンをとることである．しかし，徐波睡眠をさらに分析

## ベンゾジアゼピン誘導体

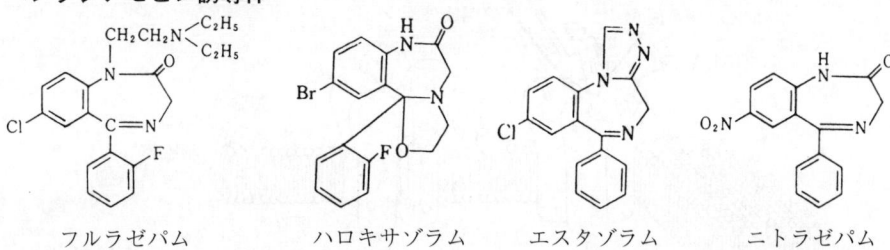

フルラゼパム　　ハロキサゾラム　　エスタゾラム　　ニトラゼパム

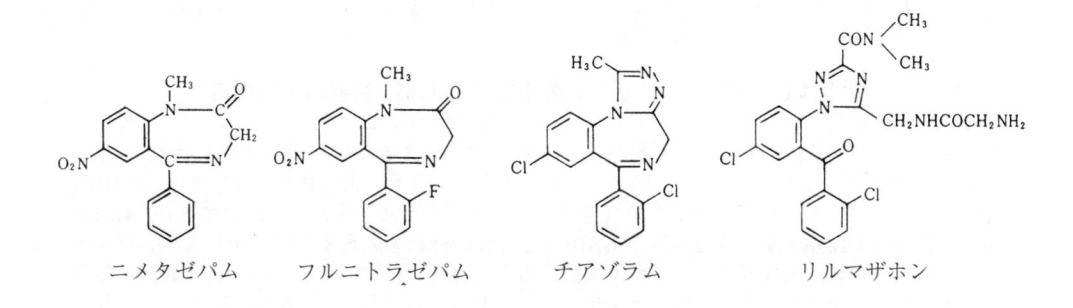

ニメタゼパム　　フルニトラゼパム　　チアゾラム　　リルマザホン

## チエノジアゼピン誘導体

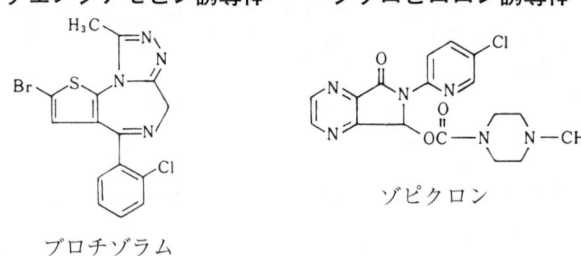

ブロチゾラム

## シクロピロロン誘導体

ゾピクロン

すると，深睡眠相（睡眠段階3，4）を抑制し，浅睡眠相（睡眠段階2）を増加させる傾向にある．ただし，薬物離脱時において，深睡眠相が増加する，いわゆるリバウンド現象は発現しない．

● **吸収・運命**　消化管からよく吸収され，1～2時間のうちに最高血中濃度に達する．超短時間作用型，短時間作用型，中間作用型（フルニトラゼパムを除く）の薬物は，肝でグルクロン酸抱合体として尿中に排泄される．長時間作用型の薬物は，肝臓で代謝されて活性代謝産物を生じるので，定常状態に達するのが遅く，半減期も長い．ゾピクロンは，血中濃度の半減期が短く，加齢により肝機能や腎機能が低下して，薬物代謝や排泄が低下している高齢者には注意を要する．

● **適　応**　血中半減期によって①超短時間作用型（2～4時間），②短時間作用型（6～10時間），③中間作用型（20～30時間），④長時間作用型（50～100時間）に分けられる（表3.9）．これらのうち，超短時間作用型，短時間作用型に分類される薬物群は翌朝への持ち越し効果が少なく，覚せい時の気分が良いことから，入眠障害タイプの不眠症に適している．中間作用型，長時間作用型に分類される薬物群は，中途覚せい型，早朝覚せい型の不眠

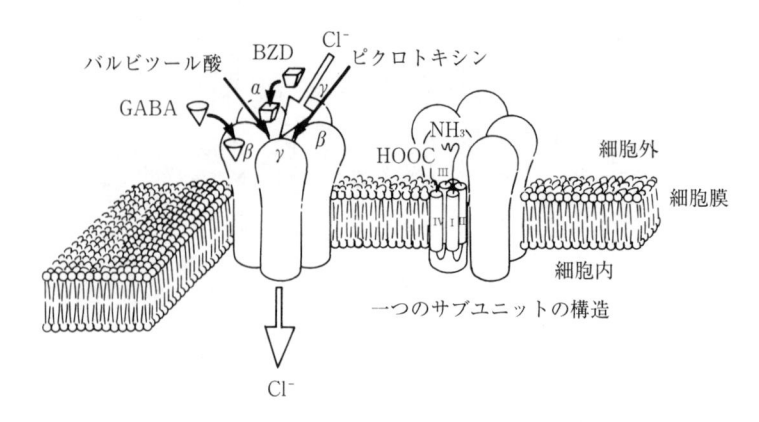

**図3.11 ベンゾジアゼピン系薬物の $GABA_A$ 受容体への作用**

$GABA_A$ 受容体は，五つの異なるサブユニットから構成される $Cl^-$ チャネルである．多種類のサブユニットが異なった組合せで配置される結果，$GABA_A$ 受容体は分子多様性を示す．GABAは $\alpha$ と $\beta$ サブユニットに結合し，$Cl^-$ イオンの流入を増加させ，過分極を引き起こす．$GABA_A$ 受容体のベンゾジアゼピン（BZD）結合部位にベンゾジアゼピン系薬物が結合すると，GABA結合部位への GABA の結合能を高め，$GABA_A$ 受容体の機能を亢進する．しかし，ベンゾジアゼピン系薬物自体が直接 $Cl^-$ チャネルを開口することはない．ベンゾジアゼピン系薬物の結合には $\alpha$ サブユニットが，効果発現には $\gamma$ サブユニットが必須である．一方，ピクロトキシンは，$\beta$ サブユニットの孔側に結合し，GABAの作用を阻害する．その他，バルビツール酸系薬物は，$\beta$ サブユニットに，エタノールは $\gamma$ サブユニットに結合し，GABAの作用を亢進する．なお，$\omega 1$ 受容体とは，$\alpha 1$ サブユニットを含むベンゾジアゼピン結合部位のことであり，ゾルピデムが選択的に結合し，GABAの作用を亢進する．

症に適用される．中間作用型，長時間作用型の薬物は，反復投与により翌朝の持ち越し効果が出やすいので注意が必要である．しかし，日中の不安を有する症例には，これらの薬物の抗不安作用により，持ち越し効果がプラスに作用する場合もある．

● **副作用** 重篤な副作用は少ない．しかし，薬物動態の相違と相関して次に示す作用については留意しなければならない．

① 長時間作用型の薬物においては，翌日においても眠気，行動力低下，運動失調（骨格筋弛緩作用による）などの持ち越し効果 hangover が発現しやすい．

② 短時間作用型の薬物においては，早朝不眠が現れやすく，一過性に血中濃度が上昇するため，前向性健忘症を起こしやすい．また連用による耐性が形成されやすく，連用中止による反跳性不眠 rebound isomnia，日中の不安の増大などの退薬症状が出やすい．したがって，退薬は徐々に行うことが必要である（長時間作用型の薬物は血中半減期が長く，急に退薬しても退薬症状は現れない）．

● **禁忌** 催奇形性についての報告があるので，妊婦への適用は注意を要する．ベンゾジアゼピン系薬物のもつ弱い抗コリン作用が，眼圧を上昇させるため，急性狭隅角緑内障には禁忌である．また，筋弛緩作用があるため重症筋無力症の患者には禁忌である．

## 2. ベンゾジアゼピン拮抗薬

フルマゼニル flumazenil は $GABA_A$ 受容体のベンゾジアゼピン結合部位に結合し，ベンゾジア

ゼピン系薬物によるGABA$_A$受容体の機能亢進を遮断する．静脈内注射のみ有効である．

## 3. バルビツール酸系催眠薬

　バルビツール酸系催眠薬 barbiturates は，Fisherら（1903）によって導入されて以来，催眠薬・鎮静薬の主力として使用されてきた．しかし，ベンゾジアゼピン系催眠薬・鎮静薬が出現してからは，バルビツール酸系薬物は，①強い依存性，耐性形成能をもつこと，②過量投与による急性中毒（呼吸麻痺）が発現することなどからその座を奪われ，催眠薬としての使用は，急性で短時間に改善が期待できそうな不眠に限られる．現在では，長時間作用型のものが抗てんかん薬として，超短時間作用型のものが静脈麻酔薬・麻酔補助薬として使用されている．

　バルビツール酸系催眠薬も作用時間によって，超短時間作用型（作用時間1時間以内：チオペンタール thiopental，ヘキソバルビタール hexobarbital，チアミラール thiamylal），短時間作用型（作用時間3時間以下：ペントバルビタール pentobarbital，セコバルビタール secobarbital），中間作用型（作用時間3〜6時間：アモバルビタール amobarbital），長時間作用型（作用時間6時間以上：フェノバルビタール phenobarbital，メタルビタール metarbital）に分類される（表3.9）．

- **薬理作用**　中枢神経系に対して全般的に抑制作用を示すが，特に上行性脳幹網様体賦活系および視床を抑制することにより昏睡を誘発する．用量により，鎮静作用，催眠作用，麻酔作用を発現させる．麻酔作用は，致死量の1/2，催眠量は麻酔量の1/3，鎮静量は麻酔量の1/4程度である．抗痙れん作用は，麻酔量で現れるが，フェノバルビタール，メタルビタールなどの抗痙れん作用は，鎮静作用量ないしそれ以下で発現し，抗てんかん薬として応用される．

　バルビツール酸系薬物の作用機序は，GABA$_A$受容体のバルビツール酸結合部位に結合してGABA結合部位へのGABAの結合能を高め，GABAによる細胞内へのCl$^-$流入を増強させることである．その結果，膜電位が過分極して興奮性シナプス伝達が抑制される（ベンゾジアゼピン系薬物もGABA$_A$受容体を介する細胞内へのCl$^-$流入を増強するが，GABA$_A$受容体サブユニット内での結合部位が異なる）．

　バルビツール酸系催眠薬によって誘発される睡眠の最も大きい特徴は，レム睡眠が著明に抑制されることである（図3.12）．したがって，誘発される睡眠は生理的睡眠とは異なるものであり，薬物離脱時においてレム睡眠が急増するリバウンド現象が現れる．徐波睡眠期においても，睡眠段階3，4相に当たる深睡眠を抑制し，睡眠段階2相（浅睡眠期）を増加させる．

- **吸収・運命**　吸収は，非解離型の量と脂溶性の強さによる．一般に作用時間の短い薬物は，高い脂溶性を示す（チオペンタール，チアミラール：イオウ元素が入っているのが特徴で，脂肪組織への薬物移行により作用時間が短い）．バルビツール酸系薬物は，肝の薬物代謝酵素誘導作用があるので，薬物相互作用に注意する必要がある（ヘキソバルビタールは肝臓での酵素分解により作用時間が短い）．

- **臨床応用**　催眠作用の発現が早く，作用時間の短いタイプの薬物は，入眠薬として用い，自然睡眠へ移行させる．長時間作用型の薬物は熟眠薬として，中間作用型の薬物は入眠・熟眠

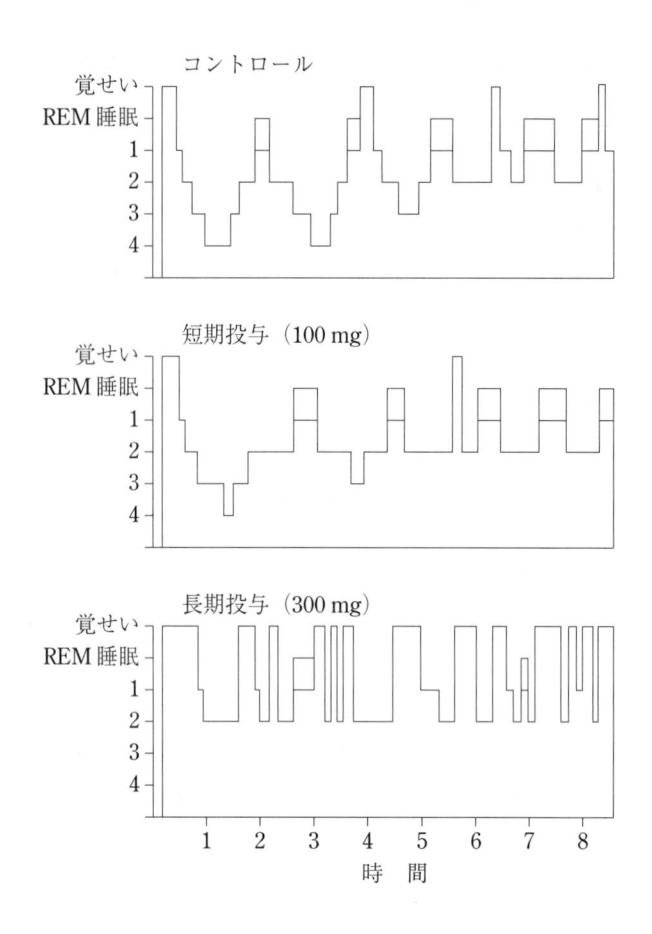

**図 3.12 バルビツール酸誘導体の連用によるソムノグラムの変化**

一晩の睡眠深度を記録したグラフをソムノグラムと呼ぶ．正常コントロールにおいては，一晩に5回程度REM睡眠が出現し，数回覚せいする．バルビツール酸系睡眠薬の使用が短期であれば顕著ではないが，stage 3＋4の減少がみられる．これに対して長期間の使用では，REM睡眠が抑制され，覚せい回数が多くなる．
(医系薬理学, p.280, 図3-13, 中外医学社)

薬として用いられる．フェノバルビタールは，抗てんかん薬として大発作に用いられる．その他，ベンゾジアゼピン系薬物の作用増強の目的で併用されることもある．精神科領域における特殊な用途として，チオペンタールによる麻酔下（興奮期）で問診を行うことがある（薬物インタビュー）．

● **副作用・中毒** 過量により急性中毒が起こり，昏睡，呼吸抑制，血圧下降などが現れ，呼吸麻痺で死に至る．急性中毒には胃洗浄，血液透析などを行う．また，ジモルホラミン，ベメグリドなどの呼吸中枢興奮薬を適用する．小児や老人では鎮静・睡眠作用により，興奮・錯乱作用が発現することがある．

バルビツール酸系薬物の大きな問題点は，耐性と身体的・精神的依存性の形成である．長期間にわたり大量のバルビツール酸系薬物を使用することは避け，退薬時には十分注意する．耐性発現の要因として，肝臓での薬物代謝酵素誘導による分解促進が大きな要因となってい

る．

## 4. その他の催眠薬

ブロムワレリル尿素 bromvaleryl urea，抱水クロラール chloral hydrate，トリクロホスナトリウム triclofos sodium などがある．これらの薬物には，ベンゾジアゼピン系催眠薬，あるいはバルビツール酸系催眠薬よりもすぐれた利点は見いだせず，特殊な場合を除き使用頻度は低い．

ブロムワレリル尿素は，古くから用いられてきた中間作用型の催眠薬である．血中に入ると $Br^-$ を遊離し，鎮静・催眠作用を発現する．ブロムワレリル尿素には薬物依存性がある．また，ブロム疹が現れることがある．

抱水クロラールとトリクロホスナトリウムは，いずれも体内でトリクロロエタノールとなって作用する．抱水クロラールは中間作用型，トリクロホスナトリウムは短時間作用型催眠薬として比較的自然睡眠に近い睡眠を誘発し，乳幼児の脳波，心電図検査などに使用される．

生体リズム障害（非24時間睡眠・覚せいリズム症候群や時差症候群）に起因する睡眠障害には，光照射療法（午前中2500〜3000ルックスの光を約2〜3時間照射する）と併用したときのメラトニンの効果が注目されている．

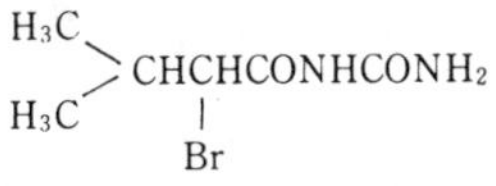

ブロムワレリル尿素 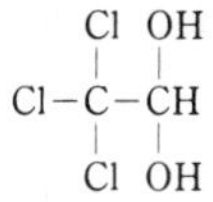　　抱水クロラール 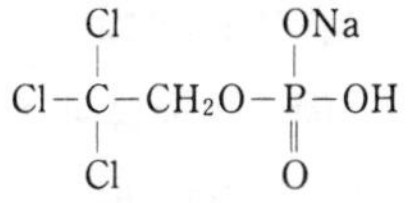　　トリクロホスナトリウム（トリクロホロエチルリン酸）

## 5. 脂肪族アルコール類　aliphatic alcohols

一般に脂肪族アルコールは中枢抑制作用をもつ．中枢抑制作用は，分子量の増加とともに，またハロゲンの導入により強くなる．

**エタノール　ethanol**　エタノールを摂取すると胃・小腸から急速に吸収されて体内の水分に分布する．したがって，体内アルコール濃度は，組織内水含有量に依存する．血中濃度は，呼気中のアルコール含有量と平衡する．

● 薬理作用

① 中枢神経系に対する作用：エタノールの中枢抑制作用は，全身麻酔薬の場合と同様，不規則性下行性麻痺を示し，最後に延髄が抑制される．しかし，全身麻酔薬と比較して興奮期が著しく長い．この興奮は見かけ上の興奮で，上位脳からの抑制性制御機構の脱抑制の結果である．アルコールの血中濃度と中枢作用との関係を表3.10に示す．バルビツール酸系薬物やベンゾジアゼピン系薬物は，エタノールと交叉耐性を起こすことから，エタノールは，$GABA_A$ 受容体に作用し，その機能を亢進すると考えられる．その他に，電位依存性カルシウムチャネルや電位依存性ナトリウムチャネルの阻害も報告されている．

② 呼吸・循環系に対する作用：少量で呼吸を促進（血圧下降による反射性反応），多量で呼

表 3.10 エタノールの血中濃度と中枢症状

| エタノールの血中濃度 | 症　状 |
|---|---|
| 50 mg/100 mL 以下 | 脱抑制による興奮（おしゃべり，自制心の欠如） |
| 50〜200 mg/100 mL | 感覚機能低下，思考判断力低下，運動能力低下 |
| 200〜300 mg/100 mL | 視力障害，言語障害，記憶喪失 |
| 300〜350 mg/100 mL | 昏迷，意識喪失 |
| 350〜600 mg/100 mL | 昏迷，昏睡，呼吸・循環系不全→生命の危険（死） |

吸を抑制（呼吸中枢の抑制）する．循環系に対しては末梢血管を拡張させる．この作用は代謝産物のアセトアルデヒドの血管拡張作用によるが，一部は，エタノール自身による血管運動中枢抑制作用によると考えられる．皮膚血管拡張により暖かく感じるが，熱放散は促進し，体温は低下する．大量では体温中枢も抑制するため体温下降が顕著となる．

③ 消化器系：少量のエタノールは胃酸分泌を促進する．ガストリン分泌促進と胃粘膜の直接刺激作用に起因するもので，アトロピンによっては抑制されない．多量では胃酸分泌を含め消化機能は抑制される．

　また，肝の脂肪蓄積を促進させる．これは，交感神経系の亢進により，$\beta$受容体を介して蓄積脂肪から脂肪が動員されるためと考えられている．アルコール依存症では脂肪肝から肝硬変を起こす．

④ 利尿作用：抗利尿ホルモン（ADH：バソプレシン）の分泌を抑制し，尿量を増加させる．

⑤ 局所作用：タンパク質凝固作用と脱水作用のため，皮膚，粘膜の収れん作用をもつ．この作用は，殺菌作用発現に関係する．殺菌作用は 70 % 水溶液で最も強い．神経線維，下垂体などに 90 % アルコールを直接適用することにより，痛みの除去（神経ブロック）に応用されることもある．

⑥ その他：代謝産物のアセトアルデヒドは，副腎髄質からのアドレナリン分泌を促進する．

● 代　謝　エタノールの大半（80〜90 %）は肝のアルコール脱水素酵素 alcohol dehydrogenase により，残りは MEOS（microsomal ethanol oxidizing system, cytochrome P-450）によりアセトアルデヒドとなり，さらにアルデヒド脱水素酵素 aldehyde dehydrogenase によって酢酸とアセチル-CoA となって TCA 回路に入る（図 3.13）．代謝速度は血中濃度に関係なく一定で，10〜15 mL/hr である．

● 中　毒

① 急性中毒：350 mg/100 mL 以上のエタノールの摂取は，昏睡，体温下降，心機能抑制，呼吸抑制などが現れ死に至る場合がある．治療には，胃洗浄，呼吸管理を行い，重症の場合は，血液透析が必要である．

② 二日酔：摂取後，翌日まで頭痛，脱力感，めまい，悪心，嘔吐などの症状が残ることを

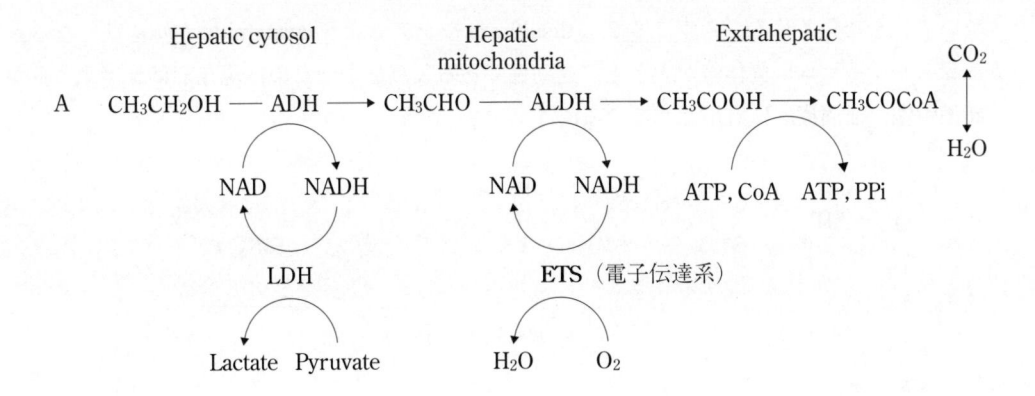

A　CH₃CH₂OH ── ADH → CH₃CHO ── ALDH → CH₃COOH → CH₃COCoA

（Hepatic cytosol / Hepatic mitochondria / Extrahepatic）
NAD/NADH, LDH (Lactate/Pyruvate), NAD/NADH, ETS（電子伝達系）H₂O/O₂, ATP, CoA → ATP, PPi, CO₂/H₂O

B　$C_2H_5OH + NADPH + H^+ + O_2$ ── MEOS ── → $CH_3CHO + NADP^+ + 2H_2O$

**図 3.13　エタノールの代謝経路**
エタノールは，通常肝臓の alcohol dehydrogenase（ADH），aldehyde dehydrogenase（ALDH）にて代謝される（A）が，量が多くなると肝臓の薬物代謝酵素である microsomal ethanol oxidizing system（MEOS）（B）によっても代謝される．
（新薬理学入門 第2版，p.92，図 3-39，南山堂）

二日酔 hangover という．これらの症状には代謝産物であるアセトアルデヒドが関与している．一般に水の補給とアシドーシスに対する処置（ブドウ糖，炭酸水素ナトリウムの投与）を行う．

　日本人には，お酒に弱い人が多い．アルコール脱水素酵素とアルデヒド脱水素酵素には，多型性が存在する．日本人の約 90 ％は，異型アルコール脱水素酵素をもっている（ヨーロッパ人は約 10 ％）．一方，アルデヒド脱水素酵素においては，low Km 酵素の欠損者が日本人の約 40 ％存在する．異型アルコール脱水素酵素は，正常型アルコール代謝酵素より活性が高く，エタノールからアセトアルデヒドへの代謝は速いが，low Km アルデヒド脱水素酵素が欠損していると，体内にアセトアルデヒドの蓄積が起こる．このように，お酒に対する強さの違いは，アルコール代謝酵素の遺伝的な個人差・人種差による．

③ アルコール依存症：アルコール依存症 alcohol dependence syndrome は，エタノールを定期的に大量摂取することにより発現し，高度の身体的依存と中程度の耐性を生じる．

　アルコール依存症患者が，急に断酒すると禁断症状が現れる．振戦，自律神経症状，幻覚，せん妄が出現し，痙れん発作を伴うこともある．治療にはベンゾジアゼピン系薬物を用いる．耐性発現の機構としては，体内エタノールの酸化速度の促進も考えられるが，中枢神経系のエタノール感受性低下が重要である．アルコール依存症では，肝の脂肪変性，肝硬変，胃炎，心筋症，多発性末梢神経障害，Korsakoff 症候群，Wernicke 脳症などの合併症が発生する．

● 嫌酒薬

　アルデヒド脱水素酵素を阻害し，少量のエタノール飲酒でもアセトアルデヒドによる二日

酔い症状を誘発させるジスルフィラム disulfiram やシアナミド cyanamide が嫌酒薬となる．
ジスルフィラムは個体差が大きく，遅効性である欠点をもつため，現在ではシアナミドが断酒療法，節酒療法に汎用されている．

$$\begin{matrix}C_2H_5\\C_2H_5\end{matrix}\!\!>\!\!N\!-\!\underset{\underset{S}{\|}}{C}\!-\!S\!-\!S\!-\!\underset{\underset{S}{\|}}{C}\!-\!N\!<\!\!\begin{matrix}C_2H_5\\C_2H_5\end{matrix}$$

ジスルフィラム

$H_2NC \equiv N$

シアナミド

## 3.4 向精神薬

中枢神経系に作用する薬物のうち，特異的に精神機能および情動面に影響を与える薬物を向精神薬 psychotropic drugs という．臨床で用いられている向精神薬には，抗精神病薬，抗不安薬，抗うつ薬がある（図3.14）．また，正常な精神機能の変容を起こす薬物（幻覚薬）もこのカテゴリーに属し，あるものは乱用される危険性がある．

### 3.4.1 抗精神病薬 antipsychotics

抗精神病薬は，統合失調症，中毒性精神病，器質精神病や躁病の治療に使用され，幻覚・妄想や精神運動興奮を特異的に抑える薬物である．精神遮断薬 neuroleptics あるいは強力精神安定薬 major tranquilizer と呼ばれることもある．フェノチアジン系，ブチロフェノン系，ベンズアミド系に代表される定型抗精神病薬のほか，セロトニン・ドパミンアンタゴニスト（SDA）や多元受容体標的化抗精神病薬 multi-acting receptor targeted antipsychotics（MARTA）などの非定型抗精神病薬が開発されている．

統合失調症 schizophrenia の多くは，青年期～成人期に発病する．その発症頻度は，人口の約 0.8 %であるが，両親が統合失調症の場合，約 12 %に上昇する．また，一卵性双生児の発症危険率は 50 %以上と高く，何らかの遺伝因子が関与していると考えられる．統合失調症は，主に急性期に発現する妄想・幻覚・精神運動興奮などの陽性症状と，自発性減退・関心の消失・感情の平板化などの陰性症状があり，特有の精神異常状態を示す．症状や経過から，破瓜型，緊張型，妄想型などに分類される．多くの抗精神病薬は，陽性症状にはよく奏効するが，陰性症状への有効性は低い．また，最大の抗精神病作用は，長期投与の後に得られる．一方，陰性症状には，$5\text{-HT}_{2A}$ 受容体遮断作用を併せもつリスペリドンやクロザピンが有効である．

統合失調症の病因は未だ明らかではないが，いくつかの仮説が提唱されている．

**ドパミン仮説**

メタンフェタミンやアンフェタミンなど，中枢のドパミンを放出させる薬物が，統合失調症様症状を発現させること，抗精神病薬は，すべて抗ドパミン作用をもち，これらの薬物の臨床上の効力と，ドパミン $D_2$ 受容体遮断作用とがよく相関することから（図3.15），統合失調症の発症

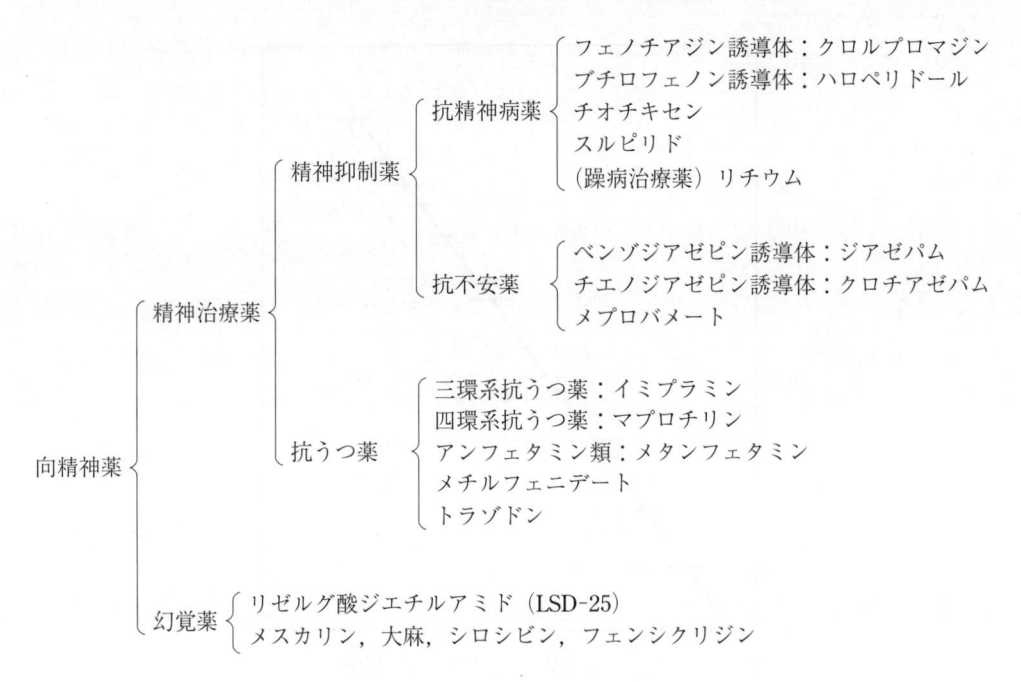

```
                                   ┌ フェノチアジン誘導体：クロルプロマジン
                                   │ ブチロフェノン誘導体：ハロペリドール
                     ┌ 抗精神病薬 ┤ チオチキセン
                     │             │ スルピリド
          ┌ 精神抑制薬┤             └ (躁病治療薬) リチウム
          │          │
          │          │             ┌ ベンゾジアゼピン誘導体：ジアゼパム
          │          └ 抗不安薬   ┤ チエノジアゼピン誘導体：クロチアゼパム
  ┌ 精神治療薬┤                    └ メプロバメート
  │       │
  │       │             ┌ 三環系抗うつ薬：イミプラミン
  │       │             │ 四環系抗うつ薬：マプロチリン
向精神薬┤ └ 抗うつ薬 ┤ アンフェタミン類：メタンフェタミン
  │                     │ メチルフェニデート
  │                     └ トラゾドン
  │
  │         ┌ リゼルグ酸ジエチルアミド (LSD-25)
  └ 幻覚薬 ┤
            └ メスカリン, 大麻, シロシビン, フェンシクリジン
```

**図3.14　向精神薬の分類**

に，中枢ドパミン神経系の関与が考えられる．実際，統合失調症患者の脳内ドパミン代謝および$D_2$受容体は正常人より増加していることが知られている．

中枢のドパミン作動性神経には，中脳黒質-線条体系（錐体外路機能に関与），視床下部-下垂体前葉系（プロラクチン分泌抑制）と中脳腹側被蓋野-辺縁系・前頭葉皮質系があり，統合失調症，特にその陽性症状の発現には，中脳腹側被蓋野-辺縁系・前頭葉皮質系の亢進が関係していると考えられる（図3.5）．

#### グルタミン酸系の異常

グルタミン酸受容体を遮断するフェンシクリジンやケタミンは，幻覚などの陽性症状や，陰性症状と類似した症状を発現させる．これらのことより，統合失調症の病因にNMDA受容体の機能障害が関与すると考えられる．

#### セロトニン系の異常

陰性症状の改善には，$5-HT_{2A}$受容体遮断作用をもつクロザピンやリスペリドンが有効であることから，中枢のセロトニン作動性神経系の関与が考えられる．

### 1. フェノチアジン誘導体

フェノチアジン誘導体 phenothiazine derivatives の代表である塩酸クロルプロマジン chlorpromazine hydrochloride は，抗ヒスタミン薬の開発から生まれた薬物である．化学的には，側鎖に脂肪族 aliphatic 鎖（クロルプロマジン），ピペラジン piperazine 基（フルフェナジン fluphenazine），およびピペリジン piperidine 基（チオリダジン thioridazine）を含む化合物に分類される（表3.11）．一般的に，塩酸クロルプロマジンに代表される脂肪族側鎖をもつ化合物は

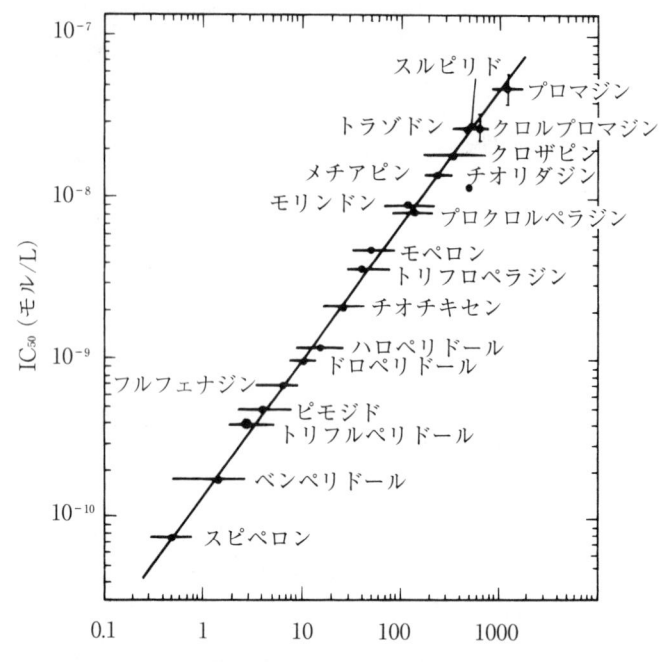

**図 3.15 抗精神病薬の平均臨床用量と $D_2$ 受容体遮断作用 ($IC_{50}$) との相関**
(Seemam, 1980)

効力が比較的弱い．アドレナリン $\alpha_1$ 受容体，ドパミン $D_2$ 受容体，ヒスタミン $H_1$ 受容体，セロトニン $5\text{-}HT_{2A}$ 受容体，ムスカリン受容体に対する遮断作用があり，多様な薬理作用を示す．フルフェナジンのように側鎖にピペラジンを有する化合物は作用が強力であるが，抗コリン作用は弱いため，急性の錐体外路障害を起こす危険性がある．塩酸チオリダジンのようにピペリジン側鎖を有する化合物は抗コリン作用が強く錐体外路系の副作用が弱い．

● 薬理作用

① 抗精神病作用：幻覚，妄想，情動不安定，強迫観念などの統合失調症症状を改善する．中脳腹側被蓋野-辺縁系におけるドパミン $D_2$ 受容体遮断作用によると考えられている．

② 鎮静作用：ヒスタミン $H_1$ 受容体とアドレナリン $\alpha_1$ 受容体遮断作用による．周囲に無関心になる．また，眠気が現れ傾眠状態になるが，呼べば覚せいする．この作用により全身麻酔薬や催眠薬の作用は延長される．

③ 体温下降作用：視床下部の体温調節中枢を抑制し，体温を下降させる．正常体温を下げるため，低温手術に応用される．また，高温環境下では逆に高体温を起こすことがある．

④ 制吐作用：延髄第 4 脳室底の化学受容器引き金帯 chemoreceptor trigger zone（CTZ）を抑制し，制吐作用を示す．ドパミン $D_2$ 受容体遮断作用によると考えられている．アポモルヒネあるいはバッカクアルカロイドのように，CTZ に直接作用して嘔吐を起こす薬物に対しては著明に拮抗するが，胃腸管刺激に由来する嘔吐には拮抗しない．

⑤ 条件回避反応抑制作用：実験動物において，条件回避反応を選択的に抑制するが，無条

第3章 中枢神経系に作用する薬物

表3.11 フェノチアジン誘導体

一般式（フェノチアジン骨格：位置番号 1, 2, 3, 4, 5(S), 6, 7, 8, 9, 10(N)、N に $R_1$、2位に $R_2$）

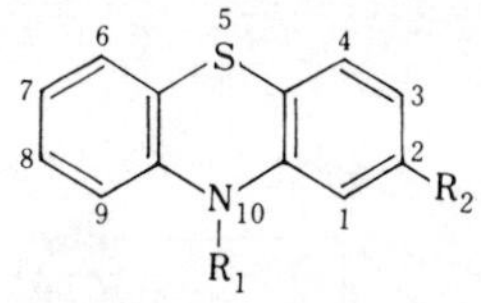

| | $R_1$ | $R_2$ |
|---|---|---|
| 脂肪鎖をもつもの | | |
| 　クロルプロマジン | $-CH_2-CH_2-CH_2-N(CH_3)_2$ | $-Cl$ |
| 　レボメプロマジン | $-CH_2-CH(CH_3)-CH_2-N(CH_3)_2$ | $-OCH_3$ |
| ピペリジン基をもつもの | | |
| 　チオリダジン | 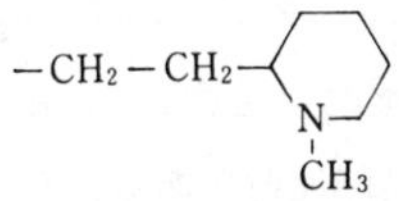 $-CH_2-CH_2-$(N-メチルピペリジン-2-イル) | $-SCH_3$ |
| 　プロペリシアジン | 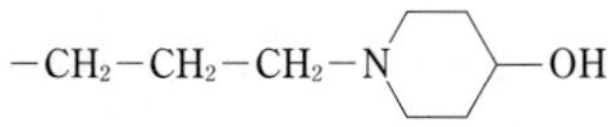 $-CH_2-CH_2-CH_2-N$(4-ヒドロキシピペリジル) | $-CN$ |
| ピペラジン基をもつもの | | |
| 　プロクロルペラジン | $-CH_2-CH_2-CH_2-N$(4-メチルピペラジル) | $-Cl$ |
| 　トリフロペラジン | $-CH_2-CH_2-CH_2-N$(4-メチルピペラジル) | $-CF_3$ |
| 　ペルフェナジン | $-CH_2-CH_2-CH_2-N$(4-(2-ヒドロキシエチル)ピペラジル) | $-Cl$ |
| 　フルフェナジン | $-CH_2-CH_2-CH_2-N$(4-(2-ヒドロキシエチル)ピペラジル) | $-CF_3$ |

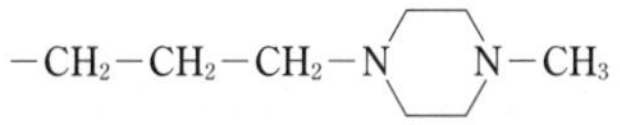

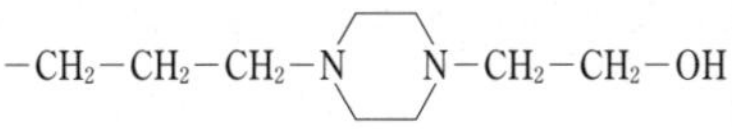

件回避反応は抑制しない．この作用は臨床効果とよく相関性を有するため，抗精神病薬のスクリーニングに利用される．

⑥ 抗アンフェタミン作用：アンフェタミンの運動量増加作用を著明に抑制する．

⑦ その他：実験動物の自発運動を抑制する．大量投与によりカタレプシーを起こす．抗ヒスタミン作用を有し，鎮痒作用に寄与している．

● **呼吸・運命** 消化管からよく吸収され，作用は1時間後にピークに達し，4～5時間持続する．約10％がスルホキサイドの形になって尿中に排泄され，グルクロナイドとして排泄される部分も多い．

● **臨床応用** 統合失調症，躁病，神経症における不安・緊張に用いられる．また，麻酔前投薬として，あるいは低温手術の目的にも用いられる．

● **副作用**

① 錐体外路障害：中脳黒質-線条体系のドパミン $D_2$ 受容体遮断により，パーキンソン病様症状，急性ジストニア，アカシジアなどが起こる．これらの錐体外路障害の改善には，抗コリン性パーキンソン病治療薬（塩酸トリヘキシフェニジル，ビペリデン）を併用す

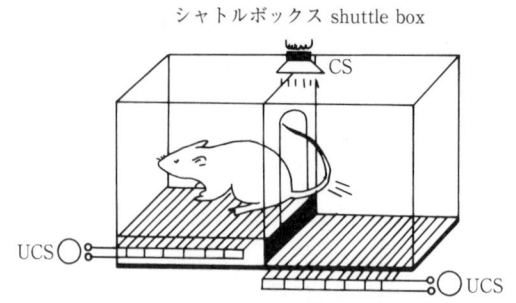

> ### TOPICS
> 
> **条件回避反応**
> 
> シャトルボックス shuttle box
> 
> CS：条件刺激　UCS：無条件刺激
> 
> シャトルボックス shuttle box（box は 2 室に分けてあり，床に電流を流せるようになっている）の中に動物を入れ，その部屋の床に電流を通じると，動物は電気ショックのこない部屋へ逃避反応 escape response を示す．これは無条件反射である．ショックに先行して音や光を刺激として与え（これを条件刺激という），その後に電流ショックを与えると，次第に音・光などの条件刺激のみで逃避反応を起こすようになる．これを条件回避反応 conditional avoidance response と呼ぶ．抗精神病薬は特異的に条件回避反応を抑制することから，そのスクリーニングに応用されている．

る．また，数か月の長期間投与により，難治性の遅発性ジスキネジアが起こる．これは，長期のドパミン $D_2$ 受容体遮断により過感受性 supersensitivity が生じ，ドパミン作動性神経の機能が亢進するためと考えられている．

② 悪性症候群：副作用の中では最も重篤で致死的である．脳内のドパミン $D_2$ 受容体が急激に遮断されることによる．

③ 起立性低血圧：治療初期に起立性低血圧や反射性頻脈が現れることがある．末梢のアドレナリン $\alpha_1$ 受容体遮断作用による．

④ プロラクチン分泌の増加：プロラクチンの分泌は視床下部-下垂体前葉系のドパミン神経により抑制性に調節されている．ドパミン受容体遮断作用によりプロラクチン分泌が増加する．その結果，女性化乳房，乳汁漏出を示すことがある．

⑤ その他：痙れん閾値を低下させるため，てんかんの既往歴のある患者には注意が必要である．まれに，黄疸などの肝障害，顆粒球減少症などの血液障害が現れることがある．

## TOPICS

### 悪性症候群

悪性症候群 malignant syndrome は，フェノチアジン系，ブチロフェノン系などの向精神薬による治療中に，高熱，意識障害，筋強剛，発汗，脱水症状などを呈する重篤な副作用である．典型的な場合は，悪性症候群の前駆症状として，無動，発汗，頻脈，筋硬直，振戦，言語・嚥下障害，流涎，体温上昇などがある．この段階で適切な処置をせず，そのまま放置すると悪性症候群に進行し，体温は 1～2 日の間に 38～40 度，さらに 40 度以上に上昇し，意識障害，急速に進行する脱水症状や栄養障害，呼吸障害，循環虚脱をきたし，ついには死に至ることもある．発生機序は未だ不明であるが，ドパミン作動性神経が体温下降に，セロトニン作動神経が体温上昇に関与しており，悪性症候群の発症には，脳内のドパミン $D_2$ 受容体が急激に遮断されることによるドパミン・セロトニン不均衡状態が関与していると考えられる．また，ノルエピネフリンが関与するという説や骨格筋のカルシウム代謝異常などの説もある．治療にはダントロレンを用いる．

**塩酸クロルプロマジン　chlorpromazine hydrochloride**　内服，通常：1 日 30～100 mg，分服．精神科領域：1 日 50～450 mg，分服．注射，1 回 10～50 mg，緩徐に筋注．

**レボメプロマジン　levomepromazine**　内服，1 日 25～200 mg，分服．注射，1 回 25 mg，筋注．

**フルフェナジン　fluphenazine**　内服，1 日 1～10 mg，分服．

**塩酸チオリダジン　thioridazine hydrochloride**　内服，1 日 30～90 mg，分服．1 日 400 mg まで．

### 2. ブチロフェノン誘導体

ハロペリドール haloperidol に代表されるブチロフェノン誘導体 butyrophenone derivatives は，一般的にフェノチアジン誘導体より抗精神病作用が強力である．とくにアポモルヒネ，アンフェタミンなど，ドパミン作動薬に対する拮抗作用は 30～40 倍強い．また，制吐作用もフェノチアジン系薬物より強力である．鎮静作用はフェノチアジン誘導体より弱い．

フェノチアジン誘導体と同様，統合失調症や躁病の興奮状態に適用される．臨床用量では抗アドレナリン作用はほとんど現れない．また，抗コリン作用が弱いため，連用により錐体外路障害を起こしやすい．動物に投与した場合，著明なカタレプシーを惹起する．また，悪性症候群を誘発することがある．

**ハロペリドール　haloperidol**　内服，1 日 0.75～2.25 mg から始め漸増．維持，1 日 3～6 mg．注射，1 回 5 mg，1 日 1～2 回，筋注，静注．

**ドロペリドール　droperidol**　導入麻酔，0.25～0.5 mg/kg をフェンタニル 5～10 $\mu$g/kg とともに緩徐に静注．麻酔前投与，0.05～0.1 mg/kg を麻酔開始 30～60 分前に筋注．
　　ドロペリドールは強力な鎮静効果を有するため，フェンタニル fentanyl との併用による全身麻酔，あるいは単独投与による麻酔前投薬として用いられる．

**スピペロン　spiperone**　内服，初期：約 1 週間 1 日 0.5～1.5 mg，以降漸増し，1 日 1.5～

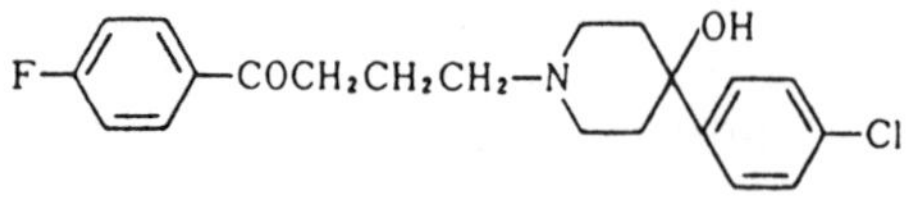

ハロペリドール 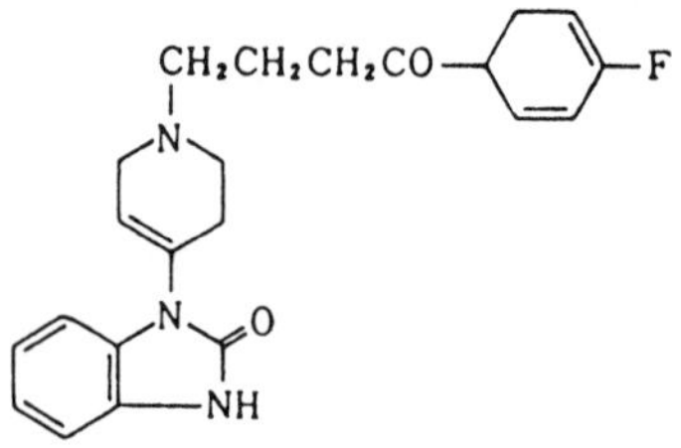　　　　　　　　　　　　　ドロペリドール

### TOPICS

#### 錐体外路障害と抗コリン作用

　錐体外路系は，黒質から線条体へ投射するドパミン作動性神経と線条体内のコリン作動性神経のバランスで制御されている．抗精神病薬のもつドパミン $D_2$ 受容体遮断作用は，コリン作動性神経優位にそのバランスをシフトさせて錐体外路症状を発現する．優位になったコリン作動性神経系は，ムスカリン受容体の遮断により抑制できる．クロルプロマジンやチオリダジンは，ムスカリン受容体遮断作用を併せもつが，ハロペリドールやフルフェナジンは，ムスカリン受容体遮断作用が弱いので，錐体外路症状を起こしやすい．

4.5 mg.
　スピペロンは，抗精神病作用が最も強力である．$D_2$ 受容体とともに $5-HT_{2A}$ 受容体を遮断する．
　その他，ブロムペリドール，塩酸フロロピパミド（塩酸ピパンペロン），塩酸モペロン，チミペロンなどがある．
　ピモジド pimozide は，強い $D_2$ 受容体遮断作用と中等度の $5-HT_{2A}$ 受容体遮断作用をもつ．鎮静作用は弱く，意欲増進賦活作用がある．

### 3. その他

**スルピリド　sulpiride**　内服，統合失調症：1日 300～600 mg，分服．1日 1200 mg まで増量可．うつ病：1日 150～300 mg，分服．1日 600 mg まで可．
　ベンザミド系の薬物で，強力な抗ドパミン作用を有するが，他のアミン類の抑制作用はほとんどない．しかし，親水性が強いため中枢への移行が制限され，効力が低い．統合失調症，胃・十二指腸潰瘍の治療に用いられる．また，精神興奮作用を有するため，うつ病，うつ状態

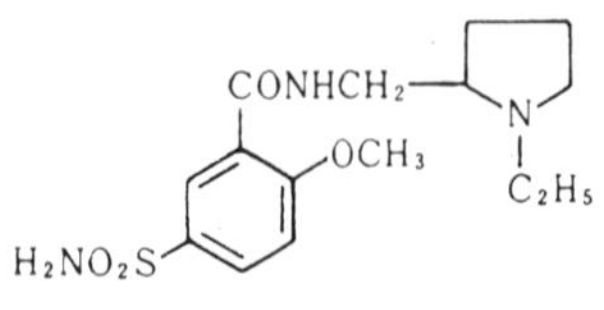

スルピリド 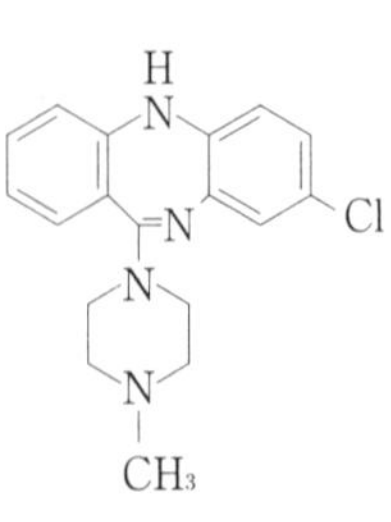　　　　クロザピン 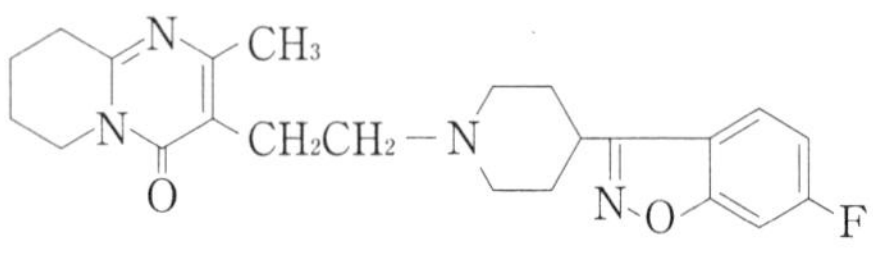　　　　リスペリドン

の治療にも用いられる．

　フェノチアジン系，ブチロフェノン系薬物と同様，錐体外路障害を起こすことがある．また，ゴナドトロピン，プロラクチン分泌異常に由来すると考えられる無月経，乳汁分泌，女性化乳房が現れることがある．

**クロザピン　clozapine**　　$D_4$受容体を$D_2$受容体よりも選択的に遮断し，$D_2$受容体遮断作用を主作用とする他の抗精神病薬に抵抗性を示す陰性症状にも効果があるとされているが，わが国では抗精神病薬として使用されていない．また，5-$HT_{2A}$受容体を同時に遮断する．

**リスペリドン　risperidone**　　内服，1回1mg　1日2回より始め，徐々に増量．維持量，1日2～6mg．

　$D_2$受容体遮断作用と強い5-$HT_{2A}$受容体遮断作用をもち，セロトニン・ドパミンアンタゴニスト（SDA）と呼ばれている．陽性症状とともに陰性症状にも強い効果を示す．錐体外路障害が比較的軽度である．

**フマル酸クエチアピン　quetiapine fumarate，オランザピン　olanzapine**　　セロトニン・ドパミン受容体に加えて多くの受容体に作用し抗精神病作用を示すので，多元受容体標的化抗精神病薬 multi-acting receptor targeted antipsychotics（MARTA）と呼ばれている．塩酸クロルプロマジンも多くの受容体を遮断するが，塩酸クロルプロマジンに比べて錐体外路症状が少ない．

## TOPICS

### セロトニン5-$HT_{2A}$受容体と抗精神病作用

　セロトニン5-$HT_{2A}$受容体は，ドパミンの遊離を抑制している．統合失調症では，前頭前野のドパミン神経系が低下しており，陰性症状や認知障害を引き起こしていると考えられている．5-$HT_{2A}$受容体を遮断すると，ドパミンの遊離が促進され陰性症状が改善されると考えられている．一方で，5-$HT_{2A}$受容体遮断は，黒質のドパミン作動性神経の発火増加や線条体でのドパミンの遊離を促進することにより錐体外路症状を抑制すると考えられる．

## 3.4.2　抗不安薬　antianxiety drugs

　不安や緊張感を選択的に取り除くために用いる薬物群である．穏和精神安定薬 minor tranquilizerとも呼ばれる．古くは，抱水クロラールや長時間型バルビツレートの低用量が用いられてきた．しかし，1950年代後半にクロルジアゼポキシドが合成されて以来，数多くのベンゾジアゼピン誘導体が開発され，抗不安薬の主流となっている．それ以外に，5-$HT_{1A}$受容体作動薬，SSRI，SNRIなどが使用される．SSRI，SNRIについては3.4.3（p.134）を参照．

　抗不安薬は神経症 neurosisの治療に有効であるとともに，身体的疾患（いわゆる心身症）の治療にも有効である．手術に伴う不安除去に麻酔前投与薬としても用いられる．

　神経症は，精神的原因により生じた精神的，身体的症状が慢性的・持続的に続く状態をいう．神経症は，統合失調症とは異なり，病気であることの自覚をもち，人格の崩壊を起こさない．ま

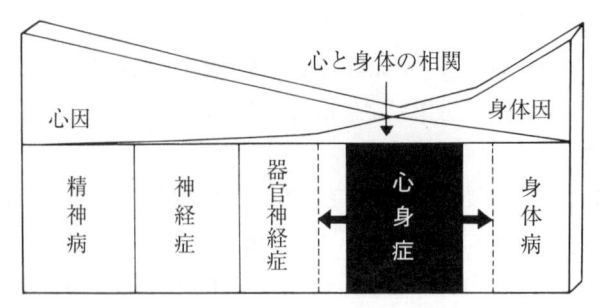

**図 3.16 心身症**
心身症は心因と身体因が相関することにより起こる病気として位置づけられる．

た，身体症状は非器質的である．神経症は，① 不安神経症（パニック障害ともいわれ，不安発作とそれに対する予期不安とで構成される神経症．不安発作とは，動悸，呼吸困難，めまい感，冷や汗，手足のしびれ感などが突然出現し，それに伴って強烈な不安感がおそってくる状態），② 強迫神経症（正常ではばかばかしいと思われる行為・観念が頭に浮かび，それを抑えようとすると強い不安を感じる．例えば，手を何時間も洗う洗浄強迫や，確認強迫など），③ 恐怖症（高所恐怖症，先端恐怖症，閉所恐怖症など），④ ヒステリー（無意識の動機により，多彩な精神的，身体的症状が発現する．疾病利得〈病気になることによって何らかの利益を得ようとする〉が認められる），⑤ 心気症（器質的な障害が認められないのに，些細な身体の不調を強く自覚し不安を感じる）など，類型は多彩である．

器質性の身体的疾患の中には，ストレスなどの要因が強く関与しているものがある．心身症 psychosomatic disease は，精神的要因によって起こる病気のことで（図 3.16），消化器潰瘍，慢性胃炎，過換気症候群，月経前緊張症，神経性皮膚炎などはその例である．

## 1. ベンゾジアゼピン誘導体　benzodiazepine derivatives

現在臨床で応用されているのはクロルジアゼポキシド chlordiazepoxide, ジアゼパム diazepam, ニトラゼパム nitrazepam, オキサゼパム oxazepam など10数種である．また，クロチアゼパム clotiazepam のように，チエノジアゼピン誘導体もある（表 3.12）．

● 薬理作用

① 抗不安作用：不安状態を軽減する．主な作用部位は視床下部や大脳辺縁系などの情動に関係した中枢と考えられている．実験動物に報酬と罰を与える葛藤行動において，罰による行動抑制効果を減弱させる作用がある（抗コンフリクト作用）．また，動物の闘争行動を抑制して馴化させる作用が強い．

② 催眠作用：バルビツール酸誘導体と同様に，脳幹網様体の刺激による脳波覚せいを遮断する作用を有する（3.3 催眠薬の項 p.113 参照）．

③ 筋弛緩作用：延髄の多シナプス反射を抑制し，筋弛緩作用を示す．

④ 抗痙れん作用：ストリキニーネ，ペンテトラゾール（ペンチレンテトラゾール）などの薬物痙れん，および電気ショック痙れんを抑制する．

　　ベンゾジアゼピン系薬物の中枢抑制作用は，$GABA_A$ 受容体機構の増強によると考えられている（3.3 催眠薬の項 p.113 参照）．

## 表 3.12 抗不安薬の分類

|  | 作用時間 | 薬物名 | 臨床用量（mg/日） |
|---|---|---|---|
| ベンゾジアゼピン系 | 短時間型 | エチゾラム | 3 |
|  |  | クロチアゼパム | 15〜30 |
|  |  | フルタゾラム | 12 |
|  | 中間型 | ロラゼパム | 1〜3 |
|  |  | アルプラゾラム | 1.2 |
|  |  | フルジアゼパム | 0.75 |
|  |  | ブロマゼパム | 6〜15 |
|  | 長時間型 | メキサゾラム | 1.5〜3 |
|  |  | ジアゼパム | 15 |
|  |  | クロキサゾラム | 3〜12 |
|  |  | クロルジアゼポキシド | 20〜60 |
|  |  | メダゼパム | 10〜30 |
|  |  | オキサゾラム | 10〜20 |
|  | 超長時間型 | フルトプラゼパム | 2〜4 |
|  |  | プラゼパム | 10〜15 |
| 非ベンゾジアゼピン系 |  | クエン酸タンドスピロン | 30 |

● **吸収・分布** 消化管からよく吸収される．オキサゼパムは経口投与により，比較的ゆっくりと吸収され，最高血中濃度に達するまで数時間を要する．ジアゼパムは吸収が速く，約1時間で最高血中濃度に達する．大部分のベンゾジアゼピン誘導体は血漿タンパク質との親和性が強く，高率に結合する．

● **臨床応用** 神経症，うつ病における不安・緊張，胃・十二指腸潰瘍，高血圧症の患者の不安・緊張などに用いられる．麻酔前投薬，不眠症における入眠薬としても用いられる．

● **毒性・副作用** ベンゾジアゼピン系薬物は安全域が広いが，中枢抑制作用の結果，眠気，ふらつき，注意力・集中力の低下，歩行失調を生じる．また，食欲増進が起こり，体重が増加することがある．

ベンゾジアゼピン系薬物は身体的依存性を有し，長期大量投与後に急に投与を中止した場合，痙れん発作を伴う激しい禁断症状を示すことがある．

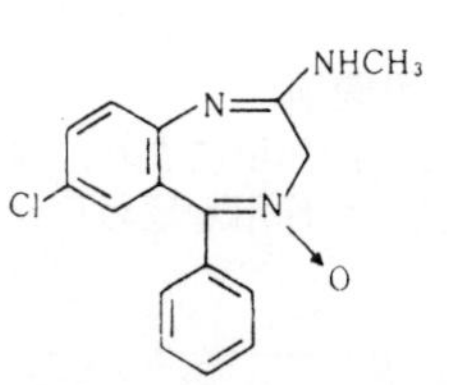

クロルジアゼポキシド 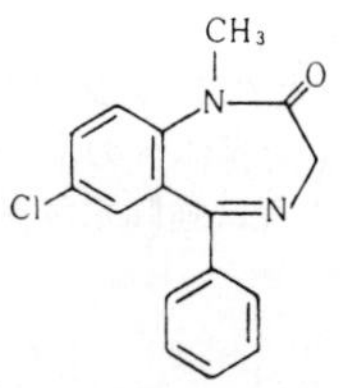　　　ジアゼパム 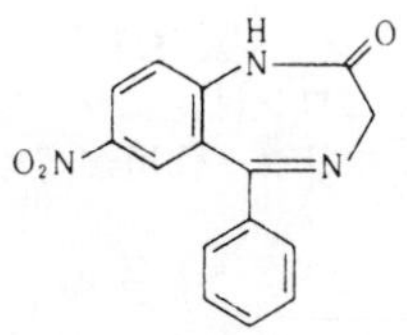　　　ニトラゼパム

オキサゼパム　　　　　　クロチアゼパム　　　　　　フルマゼニル

## 2. その他

**クエン酸タンドスピロン　tandospirone citrate**　　5-$HT_{1A}$受容体作動薬である．不安の発現には，大脳辺縁系が最も関与していると考えられている．縫線核から扁桃核などの大脳辺縁系へ投射しているセロトニン作動性神経は不安の誘発を促進するが，タンドスピロンは，自己受容体として働く5-$HT_{1A}$受容体の部分作動薬として作用し，セロトニン作動性神経を抑制することで抗不安作用を発現する．鎮静・催眠作用，中枢性筋弛緩作用，健忘作用のない新しいタイプの抗不安薬として臨床で応用されている（図3.17）．

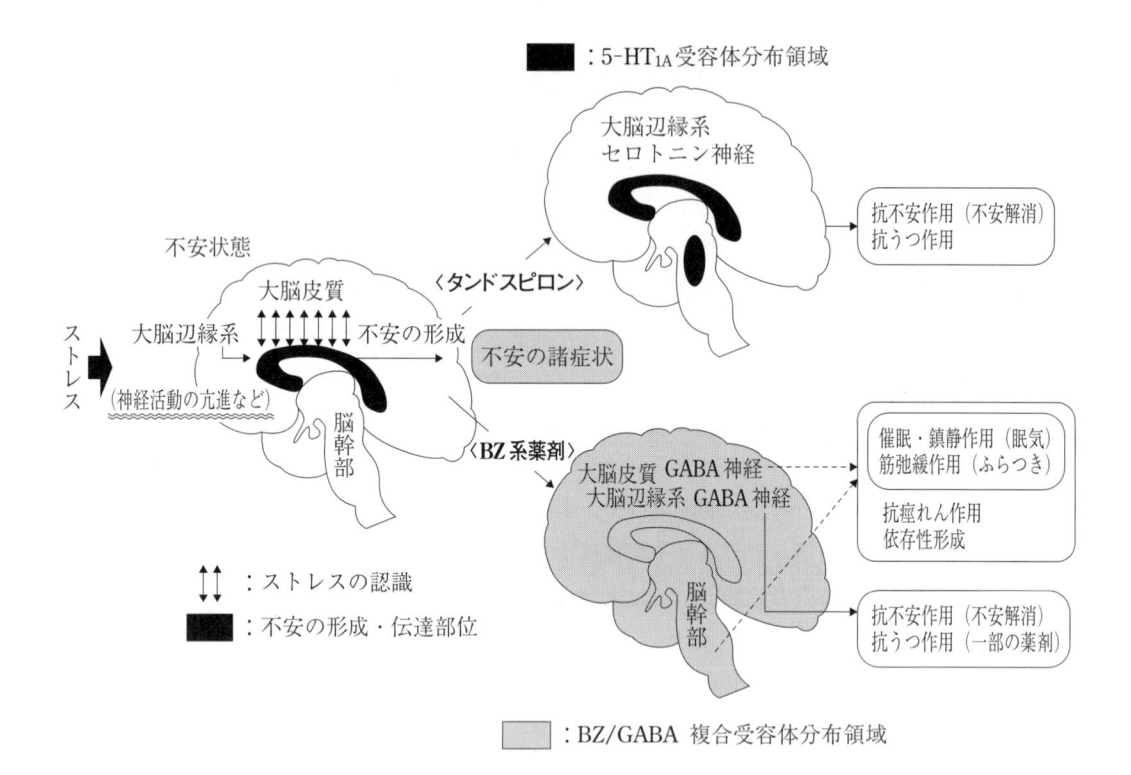

**図3.17　タンドスピロンとベンゾジアゼピンの作用機構**
タンドスピロンは主にシナプス後の5-$HT_{1A}$受容体への部分作動薬としての作用により，強力な抗コンフリクト作用が認められている．さらに強制水泳試験などで抗うつ作用も認められている．

## TOPICS

### なぜタンドスピロンが抗不安作用を発現できるのか？

セロトニン作動性神経の樹状突起に存在する$5\text{-}HT_{1A}$自己受容体は，同一の神経細胞，または隣接する神経細胞の軸索の側枝から遊離したセロトニンによって活性化されたときに，縫線核セロトニン作動性神経の発火を減少させる．タンドスピロンは，$5\text{-}HT_{1A}$自己受容体の部分作動薬として作用し，セロトニン作動性神経を抑制することで抗不安作用を発現する．なお，前脳内の軸索終末にあるシナプス前自己受容体のサブタイプは，異なった薬理学的性質をもっており，$5\text{-}HT_{1D}$（ヒト）または$5\text{-}HT_{1B}$（げっ歯類）として分類されてきた．これらの受容体はセロトニン放出を調節する（表3.13参照）．

表3.13 セロトニン受容体サブタイプと作用薬

| 受容体 | サブタイプ | 部位および作用 | アゴニスト | アンタゴニスト |
|---|---|---|---|---|
| $5\text{-}HT_1$ Gi | $5\text{-}HT_{1A}$ | 縫線核，海馬<br>自己受容体<br>cAMP ↓，$K^+$ channel ↑ | 8-OH-DPAT<br>タンドスピロン | シアノピンドロール<br>WAY100635 |
| | $5\text{-}HT_{1B}$ | 黒質，基底核，自己受容体<br>5-HTの遊離抑制，cAMP ↓ | CP93129 | シアノピンドロール |
| | $5\text{-}HT_{1D}$ | 脳，頭蓋内血管，自己受容体<br>5-HTの遊離抑制，cAMP ↓ | スマトリプタン<br>（偏頭痛治療薬） | メチオテピン |
| | $5\text{-}HT_{1E}$ | 皮質，被殻，cAMP ↓ | | |
| | $5\text{-}HT_{1F}$ | 皮質，海馬，cAMP ↓ | | |
| $5\text{-}HT_2$ Gq | $5\text{-}HT_{2A}$ | 血小板，平滑筋，大脳皮質<br>$IP_3$ ↑ | α-methyl-5-HT | リタンセリン<br>ケタンセリン |
| | $5\text{-}HT_{2B}$ | 胃底部，$IP_3$ ↑ | α-methyl-5-HT | SB204741 |
| | $5\text{-}HT_{2C}$ | 黒質，海馬，脈絡叢，$IP_3$ ↑ | α-methyl-5-HT | メスレルジン |
| $5\text{-}HT_3$ | | 延髄最後野，知覚・腸壁神経<br>$Na^+$, $K^+$チャネル（脱分極） | 2-methyl-5-HT | オンダンセトロン<br>グラニセトロン |
| $5\text{-}HT_4$ | | 脳，腸壁神経，平滑筋<br>cAMP ↑ | モサプリド<br>シサプリド | SB204070 |
| $5\text{-}HT_{5A,B}$ | | 脳 | | |
| $5\text{-}HT_{6,7}$ | | 脳，cAMP ↑ | | |

### 3.4.3 抗うつ薬と気分安定薬 antidepressant drugs and mood stabilizer

気分障害 mood disorders（感情障害 affective disorders）は，第一次症状として気分の変動に特徴があり，双極性と単極性の二つのタイプに大きく分けられる．双極性障害はいわゆる躁うつ病といわれるもので，躁状態とうつ状態が程度の差はあれ周期的に交互に現れる．単極性障害に

は感情の抑制を主症状とするうつ病性障害 depressive disorder のほか，感情の高揚を主な症状とする躁病 mania も含まれる．うつ状態は，精神的・肉体的ストレスに対する生体の反応である．通常は，ストレス状態になって体内の恒常性が乱れても，自然に回復する．しかし，うつ病は，そうした自然治癒力を超えてうつ状態が長期間続き，一時的に回復しても，すぐに再発してしまう．初めてのうつ病エピソード（症状が発現している状態）は，強いストレスを伴う出来事をきっかけに発症することが多い．

本章で扱う薬物の多くは，そのような病的なうつ状態に使用される．抗うつ薬 antidepressant drugs は，今まで三環系や四環系抗うつ薬が主役であったが，現在では，選択的セロトニン再取込み阻害薬 selective serotonin reuptake inhibitor（SSRI）やセロトニン・ノルアドレナリン再取込み阻害薬 serotonin-noradrenaline reuptake inhibitor（SNRI）なども使用される．抗うつ薬の作用発現には，中枢モノアミン神経系が関係しており，抗うつ薬は，セロトニンやノルアドレナリンの再取込み，遊離，代謝のいずれかに影響を及ぼす．一方，気分安定薬 mood stabilizer は，気分変動を抑制し，躁うつ両病相の予防効果をもつ薬物の総称である．現在，炭酸リチウムのほか，抗てんかん薬のカルバマゼピンやバルプロ酸ナトリウムが用いられている．

## TOPICS

### うつ病と躁うつ病

うつ病の生涯罹患率は，男性が15％，女性が25％であり，男性よりも女性のほうが高い．これに対して，躁うつ病の生涯罹患率は全人口の約1％で，男女で大きな差がない．発症年齢は，うつ病が約40歳であるのに対して，躁うつ病は30歳である．これら気分障害の病因の一つには，遺伝的要因が関係していると考えられている．特に躁うつ病には遺伝的関与が高い．両親の一方が躁うつ病だと，25％の子供が躁うつ病もしくはうつ病になる．両親とも躁うつ病であると，確率は50～75％に高まる．また，双生児について調査した結果でも，遺伝的関与が示唆されている．さらに，特定の人格傾向の人にうつ病性障害が起こりやすい．責任感が強く，仕事熱心で，やる時は徹底的にやる．その一方で他人への配慮も忘れない．こういう性格をメランコリー親和型というが，うつ病性障害との関連性が高い．

● うつ病性障害

うつ病性障害は，精神的および身体的症状を伴う最もありふれた疾患の一つである．アメリカ精神医学会（APA）が発行する精神疾患の診断・統計マニュアル（第4版）によれば，うつ病性障害は，大うつ病性障害（いわゆるうつ病），気分変調性障害（軽いうつ症状が2年以上続く），特定不能のうつ病性障害などに分けられる．

うつ病エピソードは，抑うつ気分，思考の異常（思考の遅滞，思考内容の悲観性，絶望感，劣等感，罪悪感），行動異常（行動量の低下，無言・無動・無反応）などの症状を示し，身体症状として睡眠，食欲などの生体リズムの乱れや自律神経系機能の変調をきたす．

## TOPICS

### 気分障害（うつ病・躁うつ病）の生物学的成因仮説

脳内モノアミン（カテコールアミン，セロトニン）を枯渇させるレセルピンにより，うつ病状が誘発されるが，このうつ状態は，脳内モノアミンを増加させることにより改善される．また，うつ病患者の脳脊髄液では，セロトニンやノルエピネフリンが減少し，尿中のセロトニン，ノルエピネフリンならびにそれらの代謝産物が減少している．これらのことから，うつ状態は中枢神経内におけるモノアミン類，すなわちノルエピネフリンやセロトニンの含量低下に起因すると考える説が，約40年前に登場した「モノアミン仮説」である．最近の研究では，モノアミン類の含量低下が，うつ病性障害の唯一の決定因子ではないことを示している．同様に重要なのは，中枢神経系のモノアミン受容体の数と感受性変化である．さらにこれらモノアミン類のほかに，ドパミン，GABA，いくつかの神経ペプチドや副腎皮質ホルモンなども気分障害の病態生理に関係していると考えられている．また，最も新しい仮説として，抗うつ薬は，海馬における神経新生を促すことで抗うつ作用を発現するとする「神経新生仮説」も提唱されている（表3.14参照）．

表3.14　気分障害（うつ病・躁うつ病）の生物学的成因仮説

| 年代 | 成因仮説 | 抗うつ薬の作用機序 |
|---|---|---|
| 1960年代 | モノアミン欠乏仮説 | モノアミン利用率の亢進 |
| 1970年代 | モノアミン受容体仮説 | $\beta$，$5\text{-}HT_{2A}$受容体数の減少<br>受容体機能の低下 |
| 1980年代 | GABA仮説 | GABA受容体数の増加 |
|  | セカンドメッセンジャー不均衡仮説 |  |
| 1990年代 | 遺伝子発現制御仮説 | 神経成長因子発現による生存維持 |
| 2001年 | ニューロキニン仮説 |  |
| 2003年 | 神経新生仮説 | 海馬領域の神経新生 |

## TOPICS

### モノアミン仮説と抗うつ薬の作用発現

「モノアミン仮説」によれば，うつ病では，シナプス後のモノアミン（セロトニンやアドレナリン）受容体が，何らかの原因で過感受性 supersensitivity（受容体感受性や量の増大）になっているが，通常状態では，神経伝達はシナプス前のフィードバック機構（モノアミン放出抑制など）などにより何とか釣り合いを保ち，一見正常と変わらない機能を維持している．ところがストレスがかかると，モノアミン量が一挙に増えるため，受容体の脱感作 desensitization（感受作低下や受容体量の減少）が間に合わなくなるか，もしくは，もともと脱感作機構が障害されているため，伝達が過剰になってしまい発症する．抗うつ薬は，シナプス間隙のモノアミン量を増加させることで受容体の脱感作を引き起こし，うつ状態を改善するとされるが，脱感作には数週間かかると考えられる（図3.18参照）．

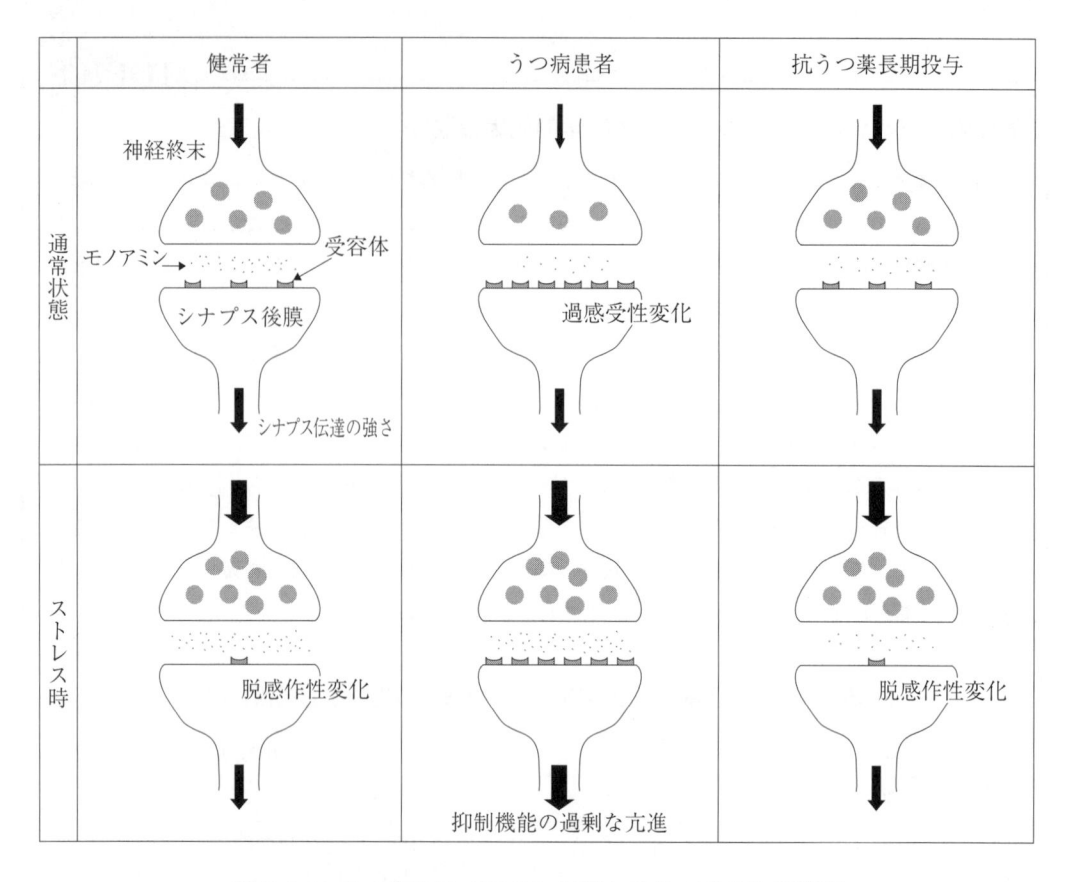

|  | 健常者 | うつ病患者 | 抗うつ薬長期投与 |
|---|---|---|---|
| 通常状態 | 神経終末／モノアミン／受容体／シナプス後膜／シナプス伝達の強さ | 過感受性変化 |  |
| ストレス時 | 脱感作性変化 | 抑制機能の過剰な亢進 | 脱感作性変化 |

**図3.18 うつ病のモノアミン仮説と抗うつ薬の作用機序**

## TOPICS

### 仮面うつ病　masked depression

うつ病の中で，身体症状が表に出て，抑うつ，思考制止などの精神症状が乏しいものを，身体疾患の仮面をかぶっている意味で仮面うつ病という．身体症状としては，消化器症状（胃痛，食欲不振など），呼吸器症状（呼吸困難など），循環器症状（低血圧，心悸亢進など）など多彩である．抗うつ薬によく反応する．

### ●躁病エピソード

感情は爽快に高ぶり，行動は過多．思考過程は速く，多弁，誇大観念・妄想がみられる．抑制がきかなくなり，次々と行動に移る．易怒などもみられる．

## 1. 抗うつ薬

### a. 三環系抗うつ薬　tricyclic antidepressants

塩酸イミプラミン imipramine hydrochloride，塩酸アミトリプチリン amitriptyline hydrochloride およびそれぞれの N-脱メチル化体であるデシプラミン desipramine，ノルトリプ

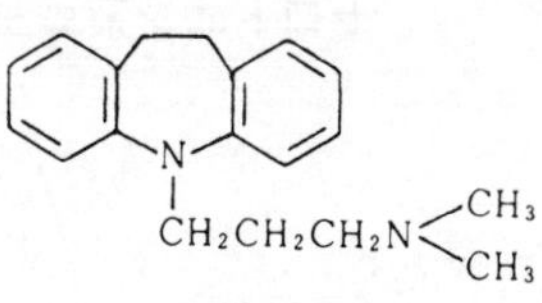

イミプラミン 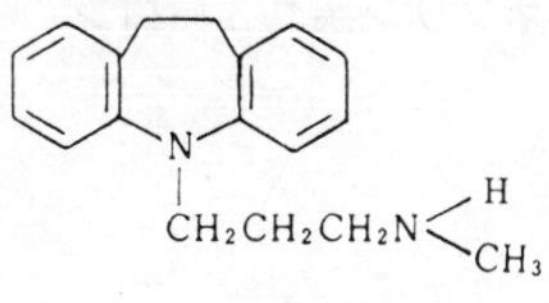　　　　　　　　デシプラミン

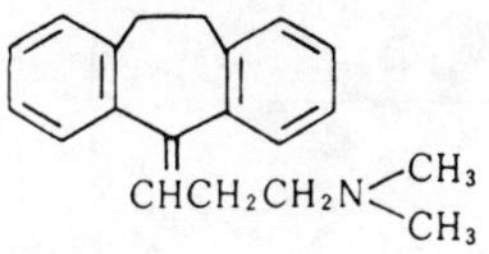

アミトリプチリン 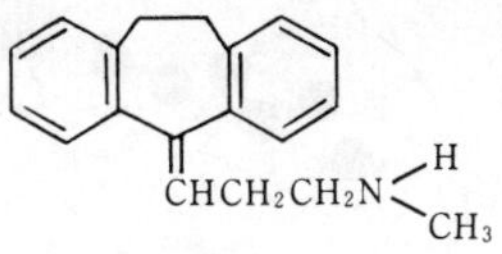　　　　　　ノルトリプチリン

チリン nortryptyline に関連した物質，塩酸クロミプラミン，アモキサピン，マレイン酸トリミプラミン，塩酸ドスレピン，塩酸ロフェプラミンが三環系抗うつ薬と呼ばれる．

● **薬理作用**　正常人に投与すると，眠気などの軽度の鎮静作用を示すが，うつ病患者に2～3週間投与すると気分の高揚が起こる．このほか，三環系抗うつ薬は強い抗コリン作用をもつ．

　三環系抗うつ薬は，すべて，ノルエピネフリン，セロトニン神経終末における神経伝達物質の再取込み reuptake を遮断する（図3.19）．一般的に，N-脱メチル化体すなわち二級アミン型の三環系抗うつ薬はノルエピネフリン再取込み阻害作用が強く，三級アミン型の薬物は，セロトニンの再取込み阻害作用が強い．神経終末における再取込みは，伝達物質の不活性化機構であるため，本機構の抑制は，神経伝達物質の作用の増強を起こす．しかし，伝達物質再取込み阻害作用は，投与後数時間で現れるのに対し，明確な抗うつ効果が出現するまでには，さらに2～3週間かかる．このため，三環系抗うつ薬の抗うつ作用を，伝達物質再取込み阻害作用のみでは説明しにくい．現在のところ，再取込み抑制により，二次的に受容体の感受性の低下 down regulation が起こり，これが抗うつ治療効果の発現に寄与しているとも考えられている．

　いずれの三環系抗うつ薬も抗コリン作用，抗ヒスタミン作用を有する．

● **副作用**　抗コリン作用による視力障害，口渇，便秘，尿閉を起こす．循環器系に対しては，起立性低血圧，不整脈を起こすことがある．眼内圧が上昇するため，緑内障の患者には禁忌である．

　モノアミン酸化酵素阻害薬との併用により，発汗，異常高熱，全身痙れんを誘発することがあるので，併用は避ける．

### b. 四環系抗うつ薬

　塩酸マプロチリン maprotiline hydrochloride，塩酸ミアンセリン mianserin hydrochloride，マレイン酸セチプチリン setiptiline maleate などは四環構造を有する薬物である．薬理作用，臨床応用は三環系抗うつ薬に類似している．抗コリン作用はほとんどない．

　マプロチリンはノルエピネフリン再取込み阻害作用を有しているが，セロトニン再取込み阻害

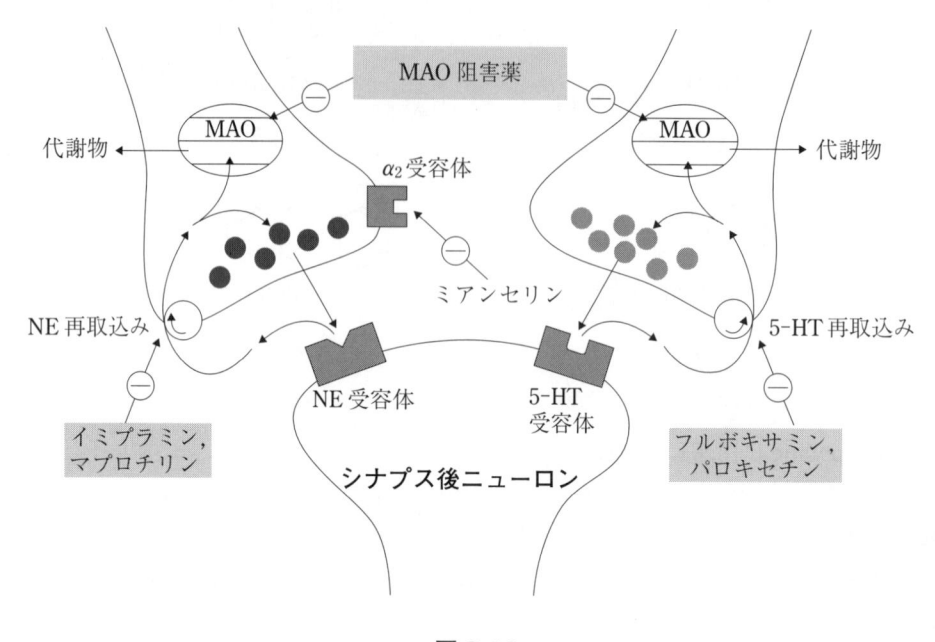

**図 3.19**

作用はほとんどない．ミアンセリンとセチプチリンは，シナプス前 $\alpha_2$ 受容体を遮断してノルエピネフリンの遊離を増加させる．また，ミアンセリン，セチプチリンは，セロトニンやノルアドレナリンの再取込み抑制作用は弱く，循環系に対する副作用が少ない．これらの薬物は三環系抗うつ薬に比べて速効性であることが特徴である．

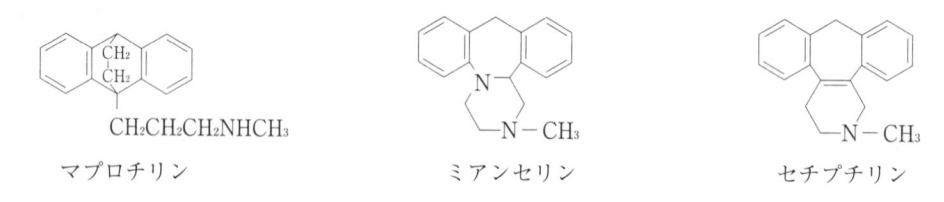

マプロチリン　　　　　ミアンセリン　　　　　セチプチリン

### c. 選択的セロトニン再取込み阻害薬　selective serotonin reuptake inhibitor（SSRI）

マイレン酸フルボキサミン fluvoxamine maleate, 塩酸パロキセチン水和物 paroxetine hydrochloride, フルオキセチン fluoxetine は，三環系あるいは四環系抗うつ薬とはまったく異なる化学構造と薬理作用をもつ抗うつ薬で，強力なセロトニン再取込み阻害作用を有するが，他のモノアミンに対する作用はほとんどないことから，選択的セロトニン再取込み阻害薬（SSRI）と呼ばれる（表 3.15）．

SSRI の利点は，$\alpha_1$ 受容体遮断作用がなく，抗コリン作用，心毒性，精神運動機能抑制が弱い

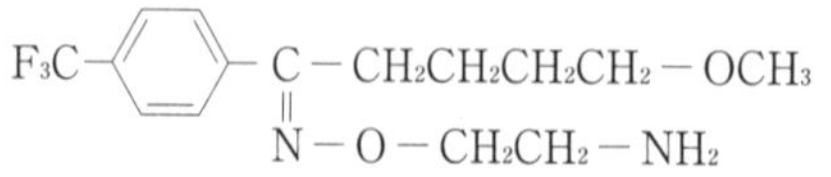

フルボキサミン 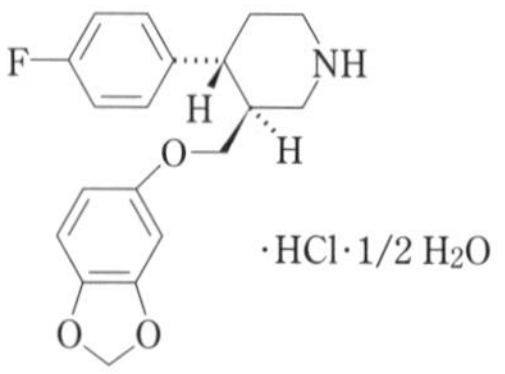　　　　　パロキセチン

表 3.15 SSRI と三環系抗うつ薬のモノアミン取込み阻害作用の選択性（IC$_{50}$ 値：nM）

|  |  | 5-HT 取込み阻害 | NA 取込み阻害 | NA/5-HT 取込み阻害比 |
|---|---|---|---|---|
| SSRI | フルボキサミン | 3.8 | 620 | 160 |
|  | フルオキセチン | 6.8 | 370 | 34 |
| 三環系抗うつ薬 | アミトリプチリン | 39 | 24 | 0.62 |
|  | イミプラミン | 35 | 14 | 0.40 |

（Hyttel, 1993 を一部改変）

ことである．抗うつ作用とともに，パニック障害，強迫障害にも有効である．SSRI も三環系抗うつ薬と同様に，明らかな臨床効果が出るまでに 2〜3 週間を要する．副作用としては，悪心，食欲低下，性機能低下などがあげられる．

塩酸トラゾドン trazodone hydrochloride は，セロトニン取込み阻害作用をもち，初期に SSRI に分類されていたが，その作用は弱く，むしろ 5-HT$_{2A}$ 受容体遮断薬として抗うつ作用を示すと考えられる．5-HT$_{2A}$ 受容体遮断性の抗うつ薬は，鎮静作用が強く眠気を生じるが，抗コリン作用，心毒性などの副作用は弱い．

### d. セロトニン・ノルエピネフリン再取込み阻害薬　serotonin-noradrenaline reuptake inhibitor（SNRI）

塩酸ミルナシプラン milnacipran hydrochloride は，セロトニンとノルエピネフリンの再取込みを特異的に阻害し，シナプス間隙でのセロトニンとノルエピネフリンの濃度を上昇させる．受容体への親和性は低く，副作用の少ない安全な抗うつ薬である．三環系抗うつ薬や SSRI と比べて抗うつ効果の発現が早く，うつ病の急性期治療に有効である．

### e. モノアミン酸化酵素（MAO）阻害薬　monoamine oxidase（MAO）inhibitor

結核の治療薬として開発されたイプロニアジド iproniazid が，抑うつ状態の患者の気分を高揚させる効果を有することが明らかとなり，多くの MAO 阻害薬が開発された．しかし，肝障害などの副作用のため，多くの MAO 阻害薬の使用が中止された．わが国で抗うつ薬として用いられていた MAO 阻害薬は，塩酸サフラジン safrazine hydrochloride のみであるが，現在では使用されない．

抗うつ薬の選択：三環系抗うつ薬は，モノアミンの再取込み阻害作用という共通の作用を有しているが，ノルエピネフリン系，セロトニン系への阻害強度の違い，ならびに抗コリン作用など，他の作用の強弱により，それぞれ特徴をもっている（図 3.20）．したがって，うつ症状のタイプによる抗うつ薬の選択は重要である．不安・焦燥，心気症状の強い患者には抗うつ作用と強い鎮静作用をもつ塩酸アミトリプチリンやマレイン酸トリミプラミンなど，意欲減退，精神運動抑制

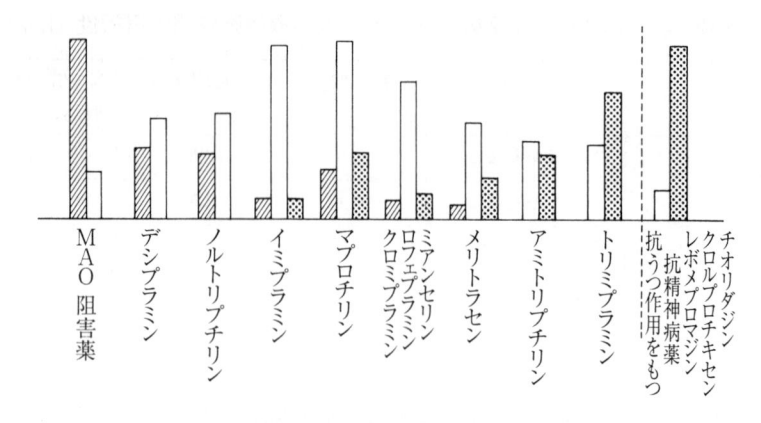

**図 3.20　抗うつ薬の症状別作用スペクトラム**
▨ 精神運動賦活作用　　□ 抑うつ気分解放，気分高揚作用　　▩ 鎮静・抗不安作用

患者では塩酸ノルトリプチリン，悲哀感，抑うつが強い患者には塩酸イミプラミンや塩酸クロミプラミンなどが用いられる．

### 2. 気分安定薬

気分安定薬 mood stabilizer は，気分変動を抑制し，躁うつ両病相の予防効果をもつ薬物の総称である．現在，炭酸リチウムのほか，抗てんかん薬のカルバマゼピンやバルプロ酸ナトリウムが用いられている．また，抗精神病薬のハロペリドールも急性期の躁病に用いられる．

**炭酸リチウム　lithium carbonate**　躁病および躁うつ病の躁状態の治療に応用される．正常人に対しては，ほとんど効果を示さないが，躁病患者には著明な効果を示す．また，70〜80％の躁うつ両病相の発病を抑える予防効果がある．作用機序は明らかでないが，イノシトールリン脂質（PI）の代謝回転抑制作用が注目されている．$Li^+$ が臨床血中濃度と同じ濃度で，イノシトール-1-リン酸分解酵素 inositol monophosphatase を特異的に阻害するからである．PI 代謝回転が抑制される結果，これを介する受容体機能が変化を受けることが考えられる．そのほか，$Li^+$ は $Na^+$, $K^+$-ATPase 活性や，アデニル酸シクラーゼ活性を抑制する．

リチウムは消化管からよく吸収される．その至適有効血中濃度は，0.8〜1.2 mEq/L で，1.5 mEq/L 以上になると中毒症状の発現の頻度が増す．このように安全域が小さいので，投薬中は，血中濃度モニタリングが必要である．服用 10 日ほどで抗躁作用が現れ，3〜4 週間で緩解状態になる．

副作用は，悪心，手足の振戦，口渇，多尿など．維持療法中に，胃腸障害，不整脈，甲状腺機能低下などが出現することがある．催奇形性があり，母乳へも移行するので，妊婦，乳児をもつ女性には禁忌である．低ナトリウム血症状態（減塩療法，チアジド系利尿薬の使用中）では，リチウムの排泄は抑制される．

**カルバマゼピン，バルプロ酸ナトリウム**　躁病を発症したてんかん患者が，抗てんかん薬で躁状態が改善したことから，使用されるようになった．抗てんかん作用に比べて，抗躁作用は発現までに時間がかかるので，抗てんかん作用とは作用機作が異なると考えられている．最近，これらの気分安定薬が，リチウムと同じく，PI 代謝回転の抑制を引き起こすことが示された．

## 3.5 抗てんかん薬

臨床的に痙れん発作，特にてんかん epilepsy の発作を抑制する薬物を抗てんかん薬 antiepileptic drugs と呼ぶ．動物実験では，薬物（主に中枢興奮薬）あるいは電気的刺激によって引き起こされる痙れんを抑制する．

### 3.5.1 てんかん発作

#### 1. てんかんの種類

てんかんは，神経疾患の中では最も多い疾患の一つで，生涯罹患率は，全人口の 0.5～1％である．てんかんとは，通常，意識障害とともに突発性で短時間の痙れん発作を起こす慢性脳疾患をいう．てんかんには，意識障害を伴わない発作型もあり，その発作は多様である．また，脳波にてんかん性発作波形が認められる（図 3.21）．

てんかんは，大脳皮質の一側から焦点性に発生する部分発作と，大脳両半球に広がった全般発作に分類される（International League Against Epilepsy, ILAE による国際分類による）．

**1. 部分発作**（身体の一部分に発作が限局している）
　1) 単純部分発作：意識障害がなく，比較的単純な症状を呈する発作．発作時に大脳皮質のどの部位が刺激されたかにより，現れる症状が異なる．運動症状を示すもの（回転，姿勢，

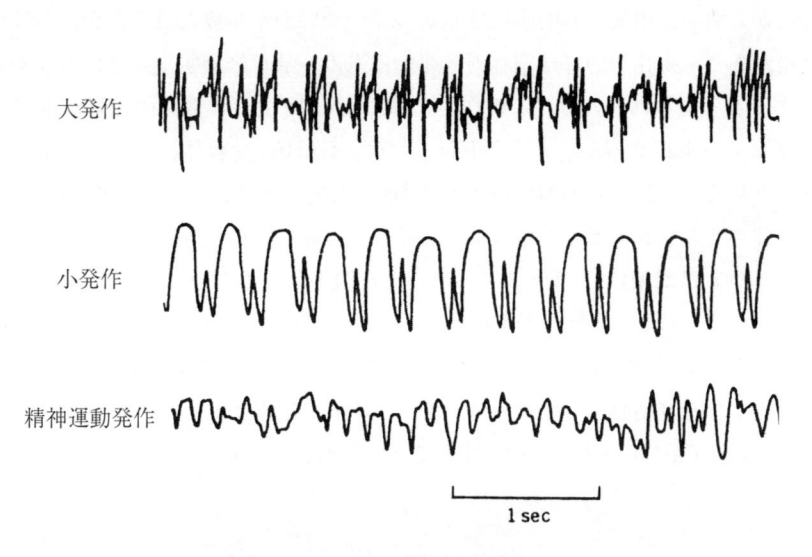

**図 3.21　てんかん脳波の典型例**
（New 薬理学：改訂 2 版，2 刷，図IV-11，南江堂より引用）

運動など），感覚症状を示すもの（視覚，聴覚，味覚，嗅覚など），自律神経症状（吐き気，発汗，立毛，顔面蒼白など），精神症状（既視体験，恐怖，巨視，音楽，情景など）などがある．

2）複雑部分発作：（精神運動発作が含まれる）意識のなくなる発作．初めから意識がなくなる，もしくは，単純部分発作から移行する．側頭葉てんかんの精神運動発作や自動症もこれにあたる．

3）二次性全般化：1）や2）から全般性の強直間代発作に移行するもの．身体の一部の痙れんに始まって，全身に広がっていくものをジャクソン型という．

2. **全般発作**（発作が身体全体に及ぶ）

1）欠神発作（小発作に含まれる）：短時間（30秒以内）の意識消失とともに動作が停止する．軽い間代痙れんなどを伴うこともある．

2）ミオクローヌス発作：両側四肢の筋肉がすばやく不随意に痙れんする発作．通常は意識障害なし．

3）強直間代発作（大発作）：意識消失とともに全般性の強直間代痙れん発作（全身の筋肉の強直，その後，四肢の屈曲・伸展を伴う発作）が生じ，短時間（数分）で回復する．

4）脱力発作：意識と筋肉の緊張が突然消失する．小児の点頭てんかんなどもこれにあたる．

3. **未分類のてんかん発作**

## 2. てんかん発作の発生機序と抗てんかん薬の作用機序

てんかんの発生機序は明らかではないが，脳内に高頻度異常放電を発する神経が焦点となり，これより脳内に異常放電が拡大して発作を起こすと考えられている．また，抑制性神経伝達物質（GABAなど）の減少，興奮性伝達物質（グルタミン酸など）の増加，細胞興奮性の増大（グリア機能障害など）によって，てんかんが発病すると考えられている．

抗てんかん薬の作用機序も明確にはわかっていないが，一般に抗てんかん薬は神経細胞膜の安定化作用があり，生化学的には細胞内情報伝達系の一部を修飾することによりイオンの膜透過性を抑制すると考えられている．この作用には，$GABA_A$受容体機能の亢進が重要な役割を演じている．フェノバルビタール，プリミドンなどは，$GABA_A$受容体に結合し，GABAの受容体への親和性を高めることにより$GABA_A$受容体機能を亢進させる．ベンゾジアゼピン誘導体も同様に，この受容体のベンゾジアゼピン結合部位に結合し，GABAの受容体への親和性を高める．バルプロ酸ナトリウムはGABAトランスアミナーゼを阻害してGABAの分解を阻害する．これらの薬物の作用の結果，$Cl^-$の細胞内流入が増大し，神経細胞を過分極させることにより神経の異常発射を抑制する．大発作に有効なフェニトインやカルバマゼピンは，電位依存性$Na^+$チャネルを抑制することで神経活動を抑制する．また，小発作に有効なトリメタジオン，エトスクシミドは，T型電位依存性$Ca^{2+}$チャネルを抑制することで神経活動を抑制する．

## TOPICS

### てんかんとカリウムチャネル作用薬

分子遺伝学の進展により,てんかん発作の原因遺伝子として,多くのイオンチャネル異常が発見された.局在関連性てんかんではニコチン受容体の異常が,幼児期に惹起される熱性痙れん(日本では全人口の5〜10%)では電位依存性$Na^+$チャネルの異常が同定された.最近では,患者数の多くを占める全般性てんかんのうち,良性家族性新生児痙れんの原因遺伝子が,QT延長症候群(重篤な不整脈)の原因遺伝子である$K^+$チャネル(KCNQ1)と同じファミリーに属するKCNQ2,KCNQ3であることが報告された.この$K^+$チャネルは神経細胞の興奮性制御に重要な役割を果たしており,新規抗てんかん薬として開口薬の開発が期待される.

### 3.5.2 抗てんかん薬

現在,てんかん発作の発現を抗てんかん薬により抑制しコントロールすることが可能となっている.しかし,てんかんを完治させる薬物はなく,長期にわたり(一生)服用し続けなくてはならない.したがって,副作用の発現を軽減するためにも血中濃度のモニタリングを行うことが必

**表3.16 発作型による薬剤選択**

| | 発作型 | 第一選択 | 第二選択 | 無効薬 |
|---|---|---|---|---|
| 部分発作 | 単純部分発作 | カルバマゼピン | フェニトイン<br>バルプロ酸ナトリウム<br>プリミドン<br>フェノバルビタール | エトスクシミド<br>トリメタジオン |
| | 複雑部分発作 | カルバマゼピン | バルプロ酸ナトリウム<br>フェニトイン<br>プリミドン<br>スルチアム | エトスクシミド<br>トリメタジオン |
| 全般発作 | 欠神発作 | バルプロ酸ナトリウム<br>エトスクシミド | クロナゼパム | フェノバルビタール<br>フェニトイン<br>カルバマゼピン<br>プリミドン |
| | ミオクローヌス型 | クロナゼパム | バルプロ酸ナトリウム<br>ジアゼパム | カルバマゼピン |
| | 強直間代発作 | フェニトイン<br>カルバマゼピン<br>バルプロ酸ナトリウム | フェノバルビタール<br>プリミドン | エトスクシミド |
| | 脱力発作 | バルプロ酸ナトリウム<br>クロナゼパム | ジアゼパム<br>ニトラゼパム | |

要である．抗てんかん薬は，表3.16に示すような発作型に基づいて選択する．多くの抗痙れん薬は，造血機能への副作用や催奇形性能をもつので，特に妊婦への情報提供が必要である．

### 1. バルビツール酸誘導体　barbiturates

長時間型バルビタール酸誘導体 barbiturates のフェノバルビタールが抗てんかん薬として用いられる．また，関連薬にプリミドンがある．

**フェノバルビタール　phenobarbital**　　内服，1日30～200 mg，1～4回分服．注射，1回50～200 mg．

- ●薬理作用　過度の鎮静作用を現さない量（0.1～0.2 g/日）で抗痙れん作用を示す．他の催眠薬や麻酔薬として用いられるバルビツール酸誘導体とこの点で異なる．
- ●適　応　強直間代発作，部分発作に有効．欠神発作には効果がない．
- ●副作用　鎮静作用がある点が，フェニトインやカルバマゼピンと異なる．

**プリミドン　primidone**　　バルビツール酸誘導体の同族化合物で，生体内でフェノバルビタールとフェニルエチルマロンアミドの活性代謝物に変換される．臨床用途はフェノバルビタールと同様である．

### 2. ヒダントイン誘導体　hydantoins

化学構造上バルビツール酸誘導体と共通部分があり，したがって薬理作用もバルビツール酸誘導体と同様で，主に強直間代発作，部分発作に有効である．

**フェニトイン　phenytoin**　　内服，1日200～300 mg，3回分服．注射，1回125～250 mg，50 mg/分を超えない速度で徐々に静注．

　フェニトインは，電撃ショックによる痙れんを特異的に抑制するために開発された薬物である．

- ●適　応　強直間代発作，部分発作に有効であるが，欠神発作は逆に悪化する．
- ●動　態　消化管からよく吸収され，主に血漿タンパク質と結合する．半減期は24～40時間と長く，血中濃度が有効血中濃度（10～20 µg/mL）以上に上昇すると中毒症状が現れるので，血中濃度のモニターが必要である．
- ●副作用　認知障害や学習能力低下などの中枢神経症状，歯肉の過形成，リンパ球増多の血液障害，催奇形性障害などがある．

### 3. オキサゾリジン誘導体　oxazolidines

**トリメタジオン　trimethadione**　　内服，1日1.0 g，3回分服．

- ●適　応　欠神発作に有効であるが，強直間代発作は逆に悪化する．
- ●動　態　経口投与でよく吸収され，脱メチル化されて活性代謝物のジメタジオンになる．
- ●副作用　眠気，運動失調などがある．催奇形性能が強く（胎児トリメタジオン症候群），他の薬物が無効な欠神発作にのみ用いる．

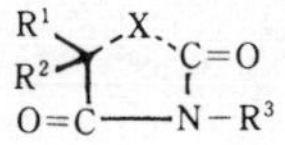

抗てんかん薬の一般構造式

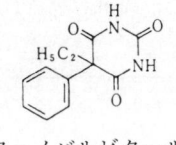

$R^1, R^2, R^3$：HまたはCH$_3$、C$_2$H$_5$、C$_6$H$_5$など．
X：$-CO-NH-$（barbiturate）
　　$-NH-$（hydantoin）
　　$-O-$（oxazolidinedione）
　　$-CH_2-$（suximide）

フェノバルビタール 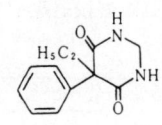　　プリミドン 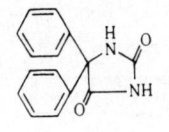　　フェニトイン 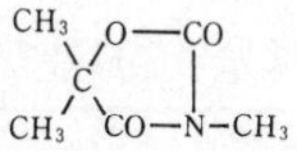　　トリメタジオン

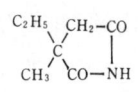

エトスクシミド 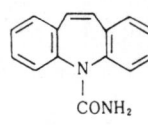　　カルバマゼピン 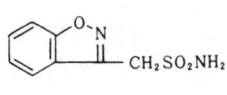　　ゾニサミド 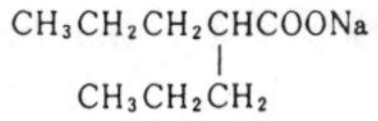　　バルプロ酸ナトリウム

### 4. サクシニミド誘導体　succinimides

**エトスクシミド　ethosuximides**　　内服，1日450～1,000 mg，2～3回分服．
- **薬理作用**　ペンテトラゾール pentetrazol 誘発痙れんに拮抗し，電撃ショック誘発痙れんの閾値を上昇させる．
- **適　応**　欠神発作の第一選択薬であり，トリメタジオンの副作用を除く目的で開発された．強直間代発作，部分発作には無効である．
- **副作用**　トリメタジオンに比べ副作用は少ないが，時に眠気，運動障害が起こる．

### 5. イミノスチルベン誘導体　iminostilbenes

**カルバマゼピン　carbamazepine**　　内服，最初1日200～400 mg，1～2回分服．至適効果が得られるまで増量．
- **薬理作用**　フェニトインと類似した抗痙れん作用を有する．ペンテトラゾール pentetrazol 誘発痙れんに軽度に拮抗する点でフェニトインと異なる．また，鎮静，嘔吐，抗コリン作用がある．
- **適　応**　三叉神経痛治療薬として用いられていたが，現在では欠神発作以外のてんかん，特に強直間代発作，部分発作の第一選択薬となっている．

### 6. ベンゾイソキサゾール誘導体　benzoisoxazoles

**ゾニサミド　zonisamide**　　わが国で開発された抗てんかん薬で，欠神発作やミオクローヌス発作を除く強直間代発作や部分発作に有効である．特に他の抗てんかん薬で発作が抑制されない難治症例を含む全般発作，部分発作に有効である．

> **TOPICS**
>
> **てんかん重積症**
>
> てんかん発作が繰り返し起こる状態をいう．大発作の重積状態が続くと，発作と発作の間に十分な意識の回復がなく，低酸素状態が持続することにより脳障害後遺症や生命の危険がある．てんかん重積症は大発作以外でも起こる．

### 7. 炭酸脱水酵素阻害薬　carbonic anhydrase inhibitors

**アセタゾラミド acetazolamide**　炭酸脱水酵素阻害作用をもつ利尿薬であるが，抗てんかん薬としても用いられる．強直間代発作，欠神発作，部分発作に有効であるが，他の抗てんかん薬で効果が不十分なときに補助薬として付加的に用いられる．

### 8. アセチル尿素誘導体　acetylureas

**アセチルフェネトライド　acetylpheneturide**　トリメタジオンやエトスクシミドと類似構造をもつ．抗痙れん作用が強く，部分発作に最も効果があるが，強直間代発作，欠神発作にも効果がある．しかし，重篤な副作用があるので，他の薬が無効の症例にのみ用いられる最終選択薬である．過敏症状，白血球減少，肝，腎臓機能障害および発疹などの副作用がある．

### 9. ベンゾジアゼピン誘導体　benzodiazepines

抗痙れん作用の強いジアゼパム diazepam，クロナゼパム clonazepam が抗てんかん薬として用いられる．特に，てんかん発作重積状態の治療に有用である．

### 10. GABAトランスアミナーゼ阻害薬　GABA transaminase inhibitors

**バルプロ酸ナトリウム　sodium valproate**　内服，1日 400 ～ 1,200 mg，2 ～ 3 回分服.
　抑制性伝達物質のGABA（$\gamma$-アミノ酪酸）の分解酵素であるGABAトランスアミナーゼを阻害することにより，GABA量を増加させる．その結果，抑制性神経活動が高まり，神経の異常興奮を抑制する．てんかん発作に対する有効スペクトルが広く，すべてのてんかんに有効であるが，特に欠神発作に有効である．

## 3.6　中枢性筋弛緩薬

　骨格筋の緊張は，脊髄前柱に存在する$\alpha$運動ニューロンと$\gamma$運動ニューロンの協調により保たれている．$\alpha$運動ニューロンは，骨格筋の終板に終末し，その興奮は骨格筋の収縮を起こす．$\gamma$運動ニューロンは，骨格筋の間に散在する筋紡錘に終末し，その興奮は筋紡錘の伸張を起こす．筋紡錘には求心性線維が分布していて，筋紡錘が伸張されると求心性インパ

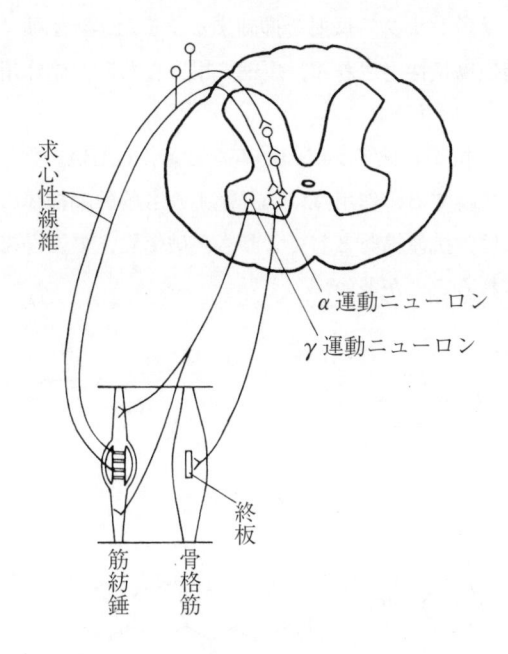

**図 3.22　γ環による骨格筋緊張の調節**

ルスが発生する．これが求心性線維を介して脊髄へ送られ，直接あるいは一つ以上の介在ニューロンを介してα運動ニューロンに伝えられる（それぞれ，単および多シナプス反射という）．その結果，α運動ニューロンの興奮性が高まり，筋の緊張が増す．このγ運動ニューロンに始まり，α運動ニューロンに終わる回路を，γ（ガンマ）環という．上位中枢は，α運動ニューロンならびにγ運動ニューロンの両方を支配し，これにより骨格筋の緊張を制御している（図 3.22）．

このような筋の緊張に関わる中枢神経機構を抑制することにより骨格筋の弛緩を生じる薬物を，中枢性筋弛緩薬 centrally acting muscle relaxants という．多くの薬物は，主として脊髄の多シナプス反射経路を抑制することにより作用を発現する．臨床的には，筋の痙縮，急性の筋スパスムなどに応用される．

**メフェネシン　mephenesin**　　高位の中枢神経系に対しては抑制作用を示さず，脳幹網様体および脊髄の多シナプス反射経路を抑制して筋の弛緩を生じる．単シナプス反射は抑制しない．ストリキニーネによる痙れんによく拮抗する．現在では臨床応用されていない．

　類似薬にカルバミン酸クロルフェネシン chlorphenesin carbamate があり，腰痛，筋肉痛などの補助剤として用いられる．

**塩酸トルペリゾン　tolperizone hydrochloride**　　脊髄で単および多シナプス反射を抑制する．また，γ運動ニューロンに投射する脳幹からの下行性経路を遮断する．痙性麻痺に用いられる．

　類似薬にエペリゾン eperisone，アフロクアロン afloqualone がある．

**バクロフェン　baclofen**　　抑制性伝達物質 GABA の誘導体である．$GABA_B$ 受容体を選択的に

刺激する．脊髄の単および多シナプス反射を抑制する．また，γ運動ニューロン活動を抑制する．多発性硬化症や脊髄損傷に伴う痙れん，痙縮に用いられる．副作用として，眠気，脱力感などがみられる．

**ベンゾジアゼピン誘導体**　抗不安薬のジアゼパムなども，$GABA_A$ 受容体に対する機能促進作用を介して筋弛緩作用を発現する．作用点は，脊髄よりも脳幹網様体のほうが主要であると考えられている．臨床的には，抗痙縮薬としてよりも，破傷風，てんかんなどの急激な筋異常収縮の抑制の目的で用いられることが多い．

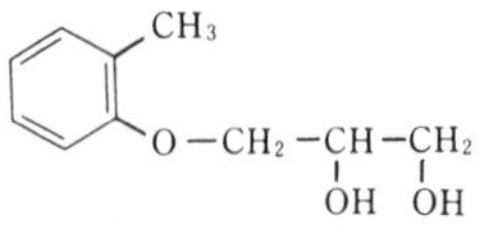

メフェネシン 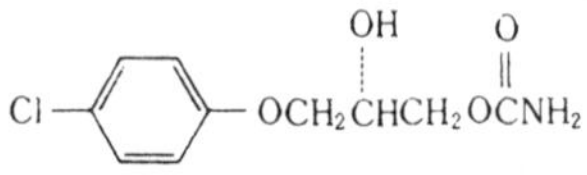　　カルバミン酸クロルフェネシン 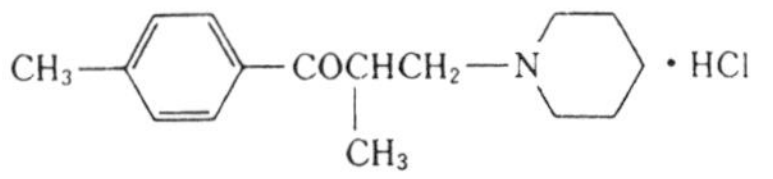　　塩酸トルペリゾン

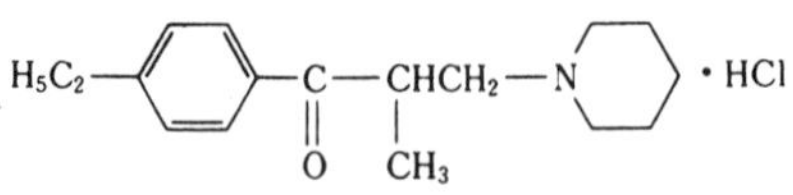

塩酸エペリゾン 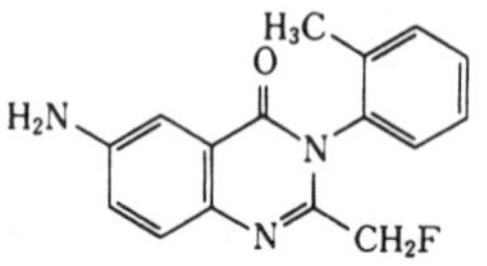　　アフロクアロン 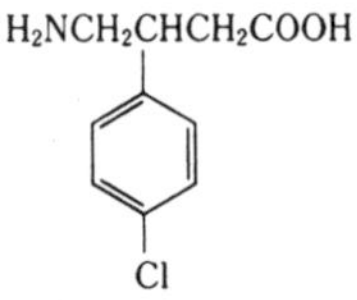　　バクロフェン

## 3.7 抗パーキンソン病薬

パーキンソン病は，中枢神経系の黒質から線条体に投射しているドパミン作動性神経の選択的変性・細胞死により発症する，慢性的な進行性の神経変性疾患である．線条体におけるドパミン作動系とコリン作動系の機能バランスを改善する目的で抗パーキンソン病薬 antiparkinsonism drugs が使用される．

### 3.7.1　パーキンソン病の病態生理

パーキンソン病は，黒質から線条体に投射しているドパミン作動性神経の変性・脱落に基づく退行性疾患である．ドパミン作動性神経内のレヴィ小体 Lewy body と呼ばれる特殊な細胞内構造物の出現が特徴的である．

線条体は大脳基底核に含まれ，錐体外路系の主要部位の一つである．線条体のニューロンは，黒質-線条体系ドパミン作動性神経により抑制性の調節を受け，他方，線条体の介在性コリン作動性神経により興奮性の調節を受けている．したがって，パーキンソン病は線条体のドパミン含量が低下し，そのため錐体外路系におけるドパミン作動性神経とコリン作動性神経のバランスが崩れ，コリン作動性神経が優位になった状態と考えることができる．したがって，薬物治療は，

第 3 章　中枢神経系に作用する薬物

## TOPICS

### 錐体外路系とパーキンソン病

　錐体外路系とは，錐体路が意図する運動プログラムが，円滑に誤りなく実行されるように調整するシステムである（図 3.23 参照）．大脳基底核は，大脳皮質の広範な領域からの入力を受け，視床を介して大脳皮質へ抑制性出力を返すことにより，随意運動系を制御している．この抑制性出力は，大脳基底核内の直接路と間接路のバランスで調節されている．直接路は大脳基底核の出力部である淡蒼球内節や黒質網様部を抑制しているのに対して，間接路は大脳基底核の出力部を興奮させる．大脳基底核から視床に至る出力神経は GABA 作動性であるから，直接路は視床・大脳皮質を興奮（脱抑制）させ，間接路は視床・大脳皮質を抑制することになる．黒質-線条体系ドパミン作動性神経は，直接路優位にバランスをシフトさせ，コリン作動性神経は，間接路優位にシフトさせる．パーキンソン病では黒質-線条体ドパミン作動性神経が変性・脱落し，ドパミン含量が低下する結果，間接路が優位となり，大脳基底核からの抑制性の出力が増加している．逆にハンチントン病では直接路が優位になり，大脳基底核による視床・大脳皮質の抑制が少なくなっている．

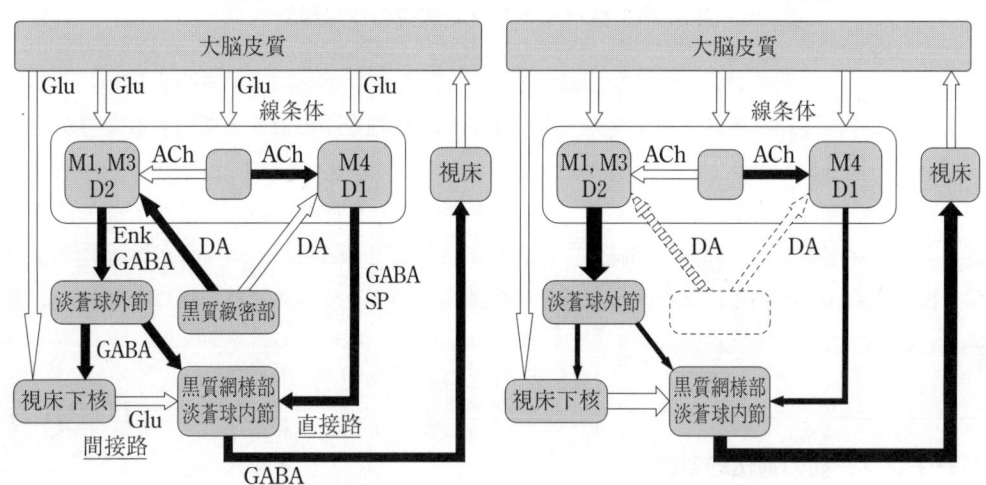

**図 3.23　錐体外路系とパーキンソン病**

錐体外路系の神経回路と，パーキンソン病における大脳基底核病変部位（点線部）と，それによるバランスの変化を示す．矢印の太さで活動性を表現した．

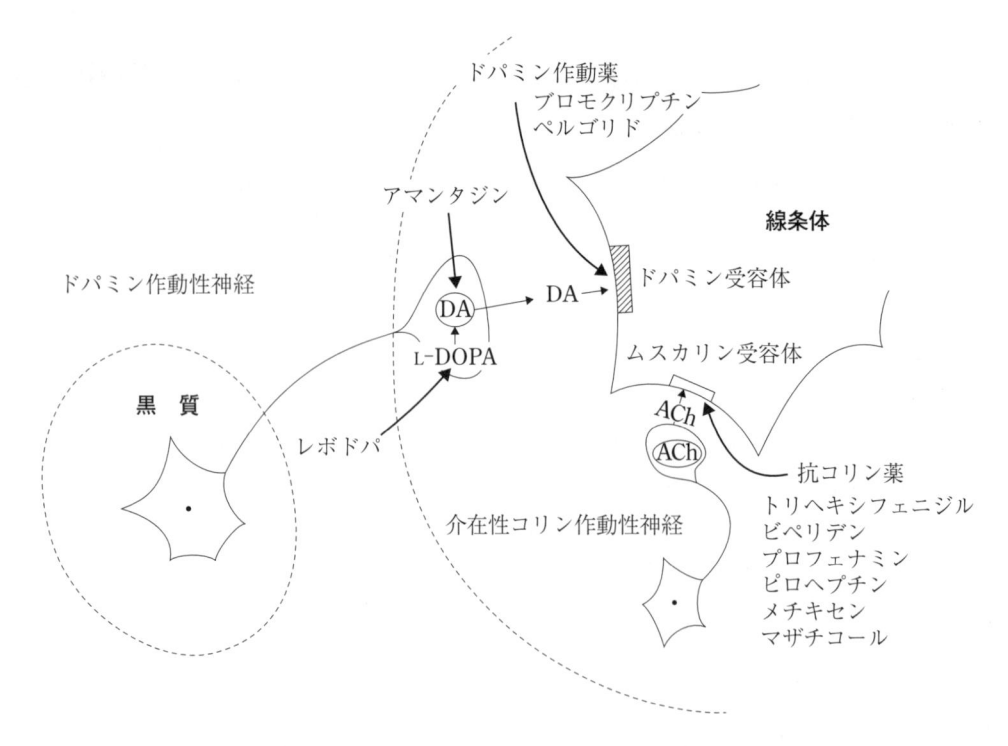

図 3.24　抗パーキンソン病薬の作用部位

欠如しているドパミンを補充する薬物や，ドパミン作動性神経系の機能を増強する薬物が治療の主流である（図 3.24）．

パーキンソン病は，黒質-線条体ドパミン作動性神経系の異常のほか，一部に，青斑核から投射されるノルアドレナリン作動性神経系，縫線核から投射されるセロトニン作動性神経系などの異常が関与する場合がある．また，定型抗精神病薬のドパミン受容体遮断作用により起こる場合がある．

## TOPICS

### パーキンソン病の遺伝的要因

パーキンソン病の大部分は弧発性で，40〜70歳で発病する．弧発性パーキンソン病は多因子性疾患で，環境因子が加わって発症すると考えられている．一方，遺伝性のものとして，若年性パーキンソン病と優性遺伝型パーキンソン病が解析されている．前者は，比較的症状が軽度で，黒質ドパミン作動性神経の変性はみられるが，レヴィ小体は観察されない．この原因遺伝子（parkin）は第6染色体上にある．後者の原因遺伝子は，4番染色体上の α-synuclein 遺伝子で，点変異が A53T にあるためにレヴィ小体を形成することが明らかにされた．実際に，α-synuclein をマウス脳に過剰発現させると，黒質や皮質でレヴィ小体の蓄積がみられ，運動障害も生じる．

パーキンソン病の主要症状は，筋固縮 rigidity，無動 akinesia，振戦 tremor，姿勢障害などの運動障害である．筋固縮は，安静状態で四肢を他動的に伸展，屈曲させたときに拮抗筋の緊張亢

進により起こる硬い抵抗感から判定できる．無動は，あらゆる動作の開始，遂行が緩慢，運動速度の低下など，運動開始困難の症状をいう．表情筋の無動，筋固縮によって仮面様顔貌となる．また，無動の部分症状として，歩行の開始または歩行中に足底があたかも床面にへばりついたようになって歩けなくなる，すくみ現象がある．振戦とは，不随意のふるえをいう．安静状態に出現し運動開始で抑制される安静時振戦と，動作時に特定の姿勢をとることにより出現する姿勢振戦に分けられる．

このほか，自律神経障害，起立性低血圧，流涎，括約筋障害，多汗，四肢末梢循環障害などが現れる．

## 3.7.2 抗パーキンソン病薬（表3.17）

### 1. レボドパ

**レボドパ　levodopa**　　内服，1日250〜750 mg，1〜3回食直後分服．以降2〜3日毎に1日250 mgずつ増量し，症例毎に最適量を決め維持量とする．標準維持量は1日1.5〜3.5 mg．

レボドパ，すなわちL-DOPA（L-3,4-dihydroxyphenylalanine）は，不足したドパミンを補充することにより治療効果を発現する．

表3.17　抗パーキンソン病薬

| 分類 | 作用別 | 薬物 | 解説 |
|---|---|---|---|
| ドパミン作動薬 | 生合成促進 | レボドパ | DAの前駆体で，芳香族-L-アミノ酸脱炭酸酵素によりDAとなる． |
| | | レボドパ＋カルビドパ＝10：1 レボドパ＋ベンセラジド＝4：1 | カルビドパは，芳香族-L-アミノ酸脱炭酸酵素を阻害するために，末梢でのレボドパの利用を減少させる．また血液-脳関門を通らない．したがって，カルビドパやベンセラジドとの併用により，レボドパの量が1/5になる． |
| | 遊離促進 | 塩酸アマンタジン | DAを遊離させる．振戦の初期に有効． |
| | 受容体刺激 | メシル酸ブロモクリプチン | DA受容体を直接刺激する．副作用が少ない． |
| | | メシル酸ペルゴリド，カベルゴリン，塩酸タリペキソール | DA受容体を直接刺激する．作用時間が長い． |
| | 分解阻害 | 塩酸セレギリン | MAO$_B$を選択的に阻害する．レボドパで効果不十分な時に用いる．固縮や無動の改善がある．三環性抗うつ薬との併用は禁忌． |
| 抗コリン薬 | ムスカリン受容体遮断 | 塩酸トリヘキシフェニジル | 末梢作用が弱い．振戦に有効． |
| | | ビペリデン | 上記に同じ． |

DA：ドパミン

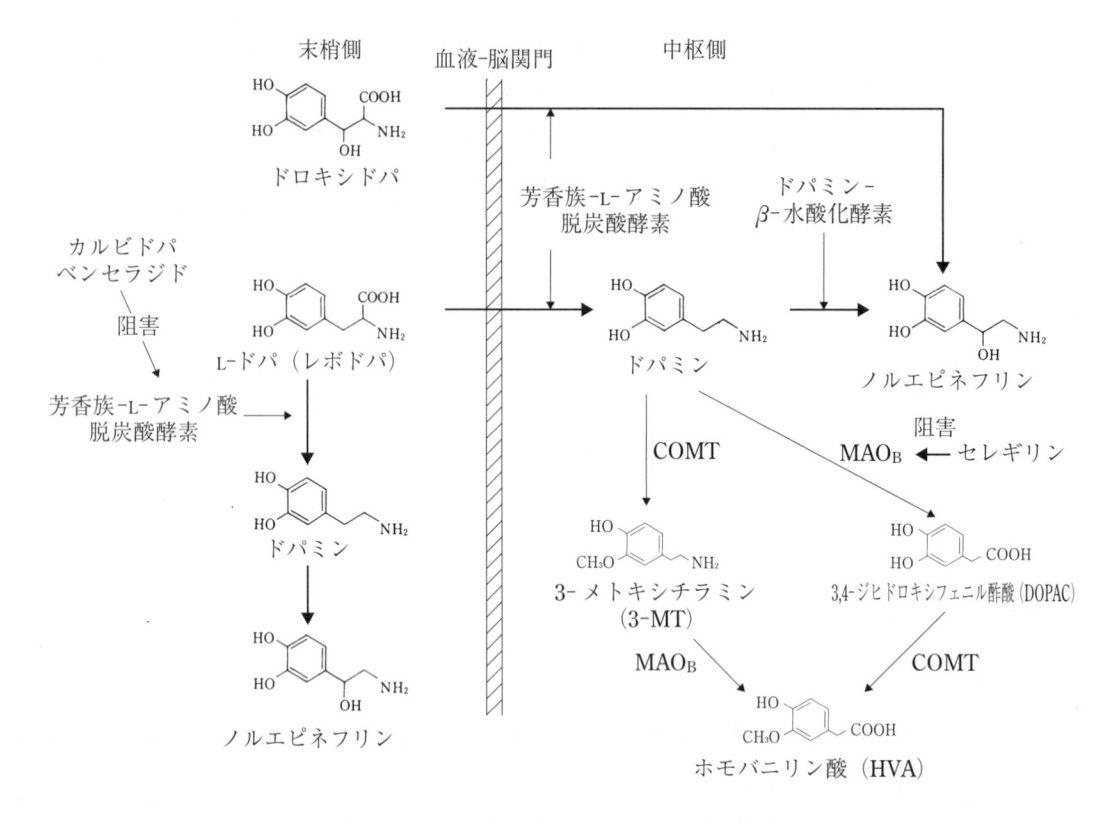

図 3.25　レボドパとドロキシドパの代謝

- ●**薬理作用**　筋硬直と無動は，レボドパの投与により急速に改善される．また，連用により振戦も徐々に軽減される．精神的には感情鈍麻，知的活動が改善される．

　ドパミン自体は血液-脳関門を通過しない．その前駆体であるレボドパは血液-脳関門を通過し，能動輸送によって中枢のドパミン作動性神経細胞内に入る．細胞内に入ったレボドパは，芳香族-L-アミノ酸脱炭酸酵素 aromatic-L-amino acid decarboxylase により脱炭酸されてドパミンに変換される（図 3.25）．

- ●**適　応**　パーキンソン病，パーキンソン症候群
- ●**動　態**　レボドパは十二指腸で大部分が吸収される．胃液の酸性度により影響を受ける．制酸剤，牛乳は胃液を中和するためレボドパの吸収が弱められる．また，高タンパク質はレボドパの脳への取り込みを抑制する．ビタミン $B_6$（ピリドキシン）は芳香族-L-アミノ酸脱炭酸酵素の補酵素であるため，その併用はレボドパの効果を抑制する．すなわち，末梢でのレボドパからドパミンへの代謝が亢進し，生成したドパミンは血液-脳関門を通過できないからである．
- ●**副作用**　幻覚，せん妄，悪心，嘔吐，不整脈などがみられる．長期投与により異常な不随意運動が現れる．また，精神障害もみられることがある．

　末梢組織には，脱炭酸酵素が多く存在している．レボドパを単独で使用すると，投与したレボドパの大部分が，末梢でこの酵素によりドパミンに脱炭酸される．このために大量のレボドパの投与を必要とする．そこで，レボドパの投与量を下げるために，血液-脳関門を通

過しない末梢性の芳香族-L-アミノ酸脱炭酸酵素阻害薬であるカルビドパ carbidopa, あるいは塩酸ベンセラジド benserazide hydrochloride を併用する．また，レボドパ長期投与において，wearing off 効果（レボドパの投与間隔を短くしなければ発作が起こるようになる），on and off 効果（レボドパの投与時間と無関係に突然薬効が消える），up and down 現象（症状の改善と増悪に日内変動が起こる）などが発生することがある．

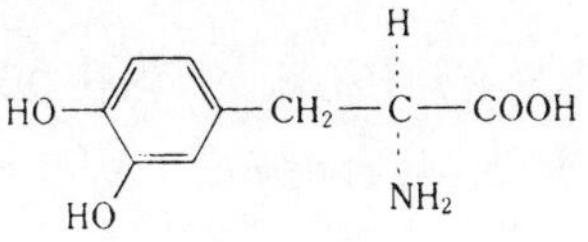

レボドパ

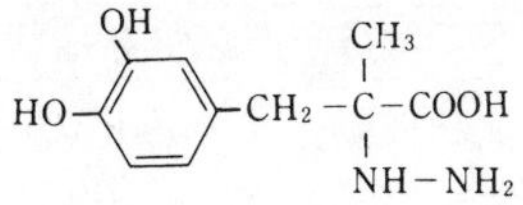

カルビドパ

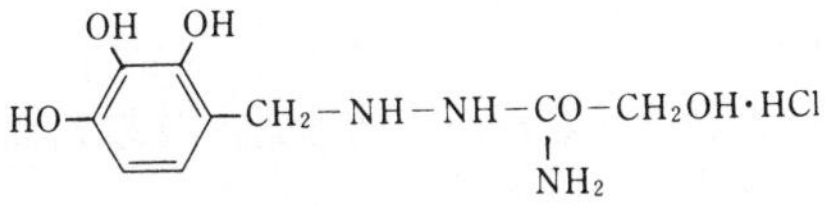

塩酸ベンセラジド

## 2. ドパミン作動薬

メシル酸ブロモクリプチン bromocriptine mesilate, メシル酸ペルゴリド pergolide mesilate, カベルゴリン cabergoline, 塩酸タリペキソール talipexole hydrochlolide, 塩酸ロピニロール ropinirol hydrochloride などがある．ドパミン受容体に直接作用して，ドパミン様の薬理作用を示す．

**メシル酸ブロモクリプチン**　　内服，1日1回 2.5 mg, 夕食直後．効果をみながら1日5〜7.5 mg まで漸増し，2〜3回分服．

- **薬理作用**　ブロモクリプチンは麦角アルカロイドの誘導体で，ドパミン $D_2$ 受容体を選択的に刺激して抗パーキンソン病作用を発現する．
  　パーキンソン症状の改善は全般に及ぶとされる．レボドパ長期投与による効果の減弱や副作用の発現を遅らせる目的で，レボドパとブロモクリプチンが併用される．
- **適応**　パーキンソン病
- **動態**　初回通過効果を強く受けるので，脳で利用されるのはごくわずかである．ほとんどは胆汁中に排泄される．
- **副作用**　食欲低下，吐き気，嘔吐などの消化器症状，幻覚，妄想などの精神症状の副作用がある．

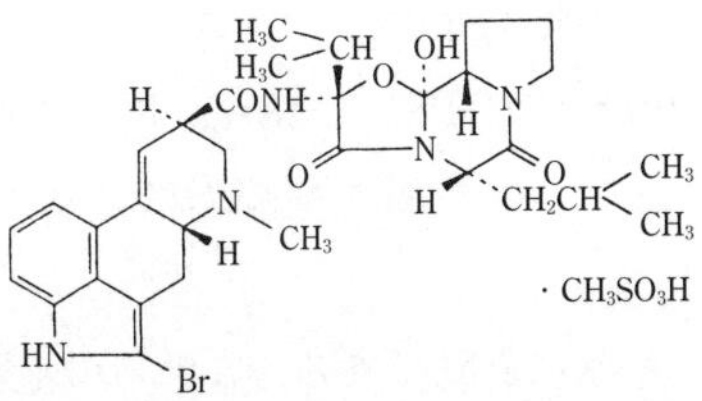

メシル酸ブロモクリプチン

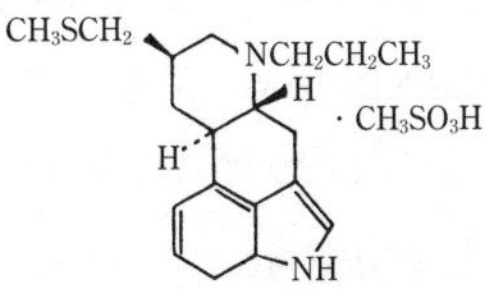

メシル酸ペルゴリド

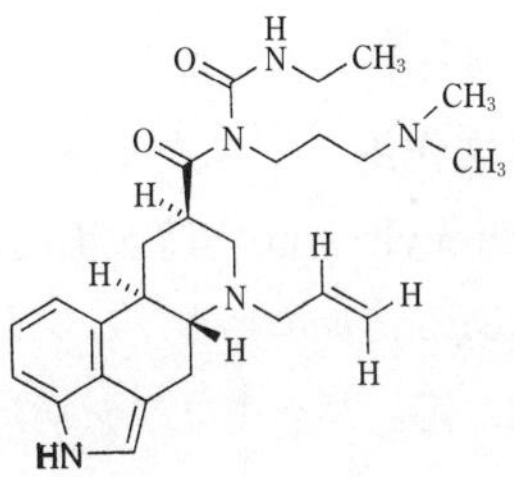

カベルゴリン

## 3. ドパミン遊離促進薬

**塩酸アマンタジン　amantadine hydrochloride**　　内服，初期量1日100 mg，分服1～2回，1週間後維持量1日200 mg，分服2回．

- ●薬理作用　ドパミン作動性神経終末からのドパミン放出の促進，再取り込み抑制作用がある．
- ●適　応　ほぼすべてのパーキンソン症状に対して有効であるが，振戦の改善率は低い．レボドパとの併用で症状変動，すくみ足の改善に有効な場合がある．$A_2$型インフルエンザに対する抗ウイルス薬としても用いられる．
- ●動　態　胃，腸管から容易に吸収され，投与後数日以内で最大となる．体内で代謝を受けることなく，尿中にそのまま排泄される．
- ●副作用　幻覚，精神不安，めまいなどが現れるため，精神異常のある患者や，脳萎縮のある患者への投与はしないほうがよい．

## 4. 抗コリン薬

塩酸トリヘキシフェニジル trihexyphenidyl hydrochloride, ビペリデン biperiden, プロフェナミン profenamine, 塩酸ピロヘプチン piroheptine hydrochloride, 塩酸メチキセン metixene hydrochloride, 塩酸マザチコール mazaticol hydrochloride などがある．

**塩酸トリヘキシフェニジル　trihexyphenidyl hydrochloride**　　内服，1日2～10 mg，分服3～4回．

- ●薬理作用　線条体でドパミンに対して相対的に優位になっているコリン作動性神経系を遮断することによって作用を発現する．抗パーキンソン病作用のある抗コリン薬は，ムスカリン$M_1$受容体と高い親和性をもち，この受容体を遮断する．
- ●適　応　抗コリン薬は，レボドパ治療の補助的な薬物として使用される．比較的初期の段階の軽症のパーキンソン病に適応される．特に振戦と筋固縮の改善率はよいとされている．CDP-コリンは脳内ドパミン増加作用があり，抗コリン薬と併用すると有効である．
- ●動　態　抗コリン薬は服用後2～4時間後に効果のピークが現れる．
- ●副作用　末梢性ムスカリン受容体の遮断による，口渇，視力障害，緑内障，排尿困難などがある．中枢性副作用として注意すべきものは，短期，長期記憶障害であり，薬物の中止で回復するといわれている．

**ドロキシドパ　droxidopa**　　内服，1日1回100 mgより開始，隔日に100 mgずつ増量，最適投与量を決め維持量とする．標準維持量は1日600 mg，分服3回．

- ●薬理作用　ドロキシドパ droxidopa, すなわち L-*threo*-DOPS（L-*threo*-3,4-dihydroxyphenylserine）は人工的に合成されたアミノ酸で，L-アミノ酸脱炭酸酵素により生理活性のあるノルエピネフリンに変換される．
- ●適　応　パーキンソン病における，すくみ足，たちくらみに有効である．これらの症状には，レボドパ治療が無効であることから中枢神経系のノルエピネフリン欠乏の関与が考えられている．

- ●**動　態**　血液-脳関門の透過性はレボドパより低いが，L-アミノ酸脱炭酸酵素に対する親和性はレボドパと同等である．反応速度が遅いために，ゆっくりとノルエピネフリンに変換される．
- ●**副作用**　幻覚，精神過敏，さらには過度の昇圧反応を起こすことがあり，過量投与を注意する．カルビドパ，ベンセラジドの併用が作用増強に有効である．

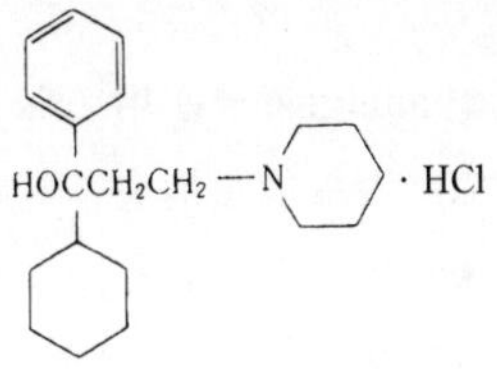

塩酸トリヘキシフェニジル 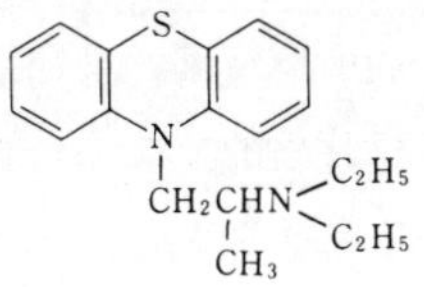　　プロフェナミン 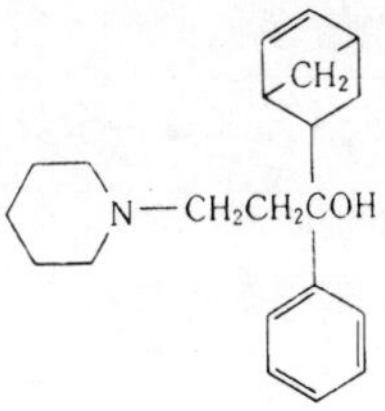　　ビペリデン

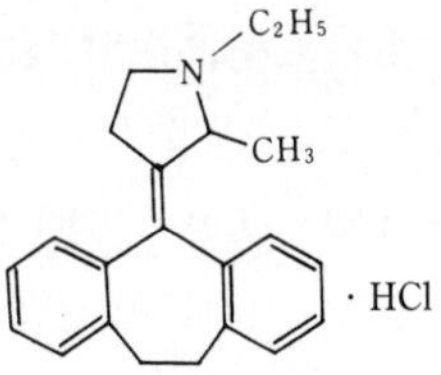

塩酸ピロヘプチン 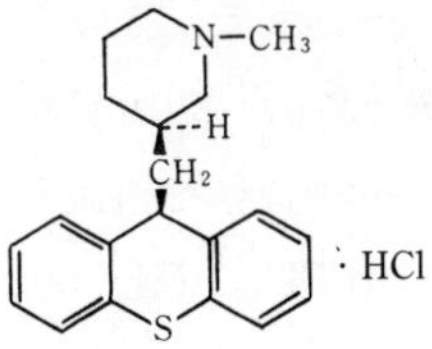　　塩酸メチキセン 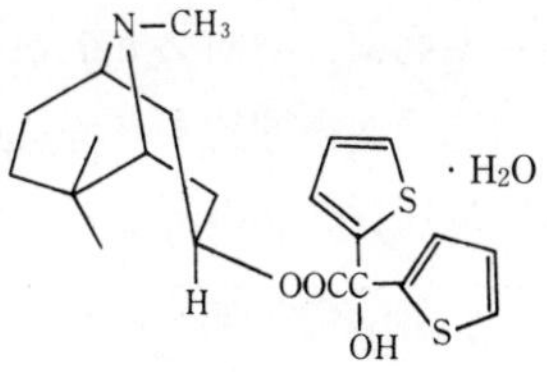　　塩酸マザチコール

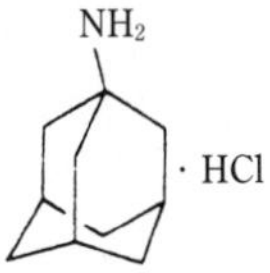

塩酸アマンタジン 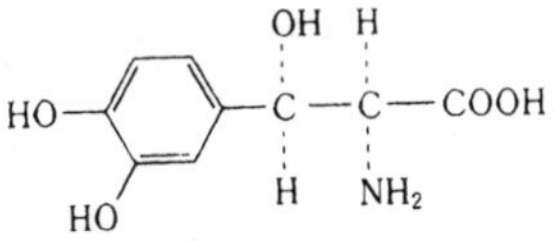　　ドロキシドパ 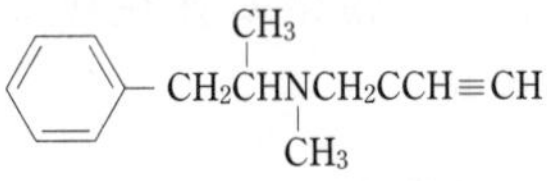　　塩酸セレギリン（デプレニル）

**塩酸セレギリン　selegiline hydrochloride**　（デプレニル：deprenyl）　内服，1日1回2.5 mg を朝食後から開始し，2週毎に1日量として 2.5 mg ずつ増量し，最適投与量を定めて維持量とする．標準維持量は1日 7.5 mg．

　モノアミンオキシダーゼ（MAO）には，A型とB型が存在する．$MAO_A$ は，神経終末内に存在し，エピネフリン，ノルエピネフリン，セロトニンなどを基質とする．一方，$MAO_B$ は神経外に存在し，フェニルエチルアミン（ドパミンも含まれる）を基質とする．セレギリンは $MAO_B$ を選択的に阻害する薬物で，神経間隙へ遊離されたドパミンの分解を抑え，シナプス間隙でのドパミン濃度を上昇させることにより，パーキンソン病の症状を改善する．特に，レボドパと併用すると治療効果を増強し，レボドパの用量を減じることもできる．しかし，臨床効果は短く，晩期のパーキンソン病に対して適用される．非特異的な MAO 阻害薬とは異なり，エピネフリン，ノルエピネフリンに対する作用増強効果は弱く，チラミン含有食品によっても血圧上昇の危険はない．化学構造からもわかるように，覚せい剤原料として規制されている．

## 3.8 鎮痛薬

痛みは，生体における警告系としての機能を果たしている．したがって，臨床的に最も多くみられる症状であり，どのような臨床分野においても，患者の訴える痛みを除去することは重要な課題である．

痛みを除去するには，全身麻酔薬，局所麻酔薬および鎮痛薬 analgesics が用いられる．しかし，全身麻酔薬と局所麻酔薬は痛みに特異的でなく，脳の広範な機能を消失させたり（全身麻酔薬），末梢知覚神経を非選択的に麻痺させたり（局所麻酔薬）することにより，鎮痛作用を発現させる薬物群である．鎮痛薬は，痛み以外の諸感覚（触覚，視覚，聴覚，温覚など）にほとんど影響を与えない用量で，選択的に痛みを抑制する薬物群である．

鎮痛薬は大きく2群に分類される．一つは，主に中枢神経系に作用して強力な鎮痛作用を発現させる麻薬性鎮痛薬 narcotic analgesics で，もう一つは，主に末梢に作用して知覚神経の痛みの感受性を抑制する解熱鎮痛薬 antipyretic analgesics である．

本節では痛覚の発生，ならびにその抑制機構を概説し，麻薬性鎮痛薬とその関連薬について述べる．解熱鎮痛薬については3.9（p.167）で述べる．

### 3.8.1 痛覚の発現機構

#### 1. 末梢組織における痛みの受容

生体の内外の情報は，感覚受容器で刺激として受容され，神経インパルスに変換される．一般にそれぞれの感覚はその受容器が最も敏感に応答する刺激（適当刺激）をもつ．例えば，機械的圧刺激は触覚，熱刺激は温覚，光刺激は視覚に関与する．しかし，痛覚における刺激の形態は多様で，適当刺激をもたない．圧，熱，化学的刺激など，いずれの刺激でも生体組織を損傷，あるいは損傷する可能性をもつ強度になると痛覚が発現する．このような痛覚を発現させる刺激を，包括的に侵害刺激 noxious stimuli という．一方，侵害刺激を特異的に受容する受容器の存在はなく，網目状に広がった知覚神経の自由終末が侵害受容器 nociceptor となると考えられている．

侵害受容器には三つのタイプが知られている．それらは，①強い圧刺激に対して応答する高閾値圧受容器 high threshold mechanoreceptor, ②強い熱刺激に対して応答する温熱性侵害受容器 thermal nociceptor, ③圧，熱，化学的刺激のいずれにも応答するポリモーダル侵害受容器 polymodal nociceptor である．ヒトにおいてはポリモーダル侵害受容器が，痛みの受容に大きな割合を占めていると考えられている．

## 2. 発痛物質

先に述べたとおり，侵害刺激に対する特異的な受容器は存在せず，知覚神経の自由終末が痛み刺激を受容する．特に，ポリモーダル侵害受容器を介する痛みについては，さまざまな侵害刺激で組織損傷が発生することにより生じた化学物質（発痛物質）が，大きく関与していると考えられる．内因性の発痛物質候補としてはブラジキニン bradykinin，セロトニン serotonin，プロスタグランジン $E_2$ などがあげられる．これらの中で，ブラジキニンは，ヒト動脈内，あるいは腹腔内注射によっても痛みを発生し，侵害刺激を加えたとき，局所の損傷の結果皮下組織からも産生・遊離されるので，有力な内因性発痛物質候補である．セロトニンは，カンタリジン発痛試験では強力な発痛作用が認められるが，動脈内，皮内投与によっては発痛作用を示さない．しかし，痛覚過敏には関与していると思われる．プロスタグランジン $E_2$ は，それ自身の発痛作用は強くないが，ブラジキニンの発痛作用に対しては，低濃度でも著しい増強作用を示す．同様の作用は，プロスタグランジン $I_2$ にも認められている．このようなことから，痛覚に関するプロスタグランジンの作用は，セロトニンと同様に内因性の痛覚増強因子としての役割が重要である．痛覚増強因子としては他に，アデノシン adenosine も関与していると考えられる．

**TOPICS**

### 仮性疼痛反応

熱いやかんをつかんだとき，反射的に手を引く屈曲反射が起こる．このように痛みに伴って起こる反射的な二次反応のことを，仮性疼痛反応という．この反応は，痛覚情報が中枢神経系を上行するレベルにより異なっている．脊髄レベルでは屈曲反射が，脳幹レベルでは啼鳴反応，視床下部・大脳辺縁系レベルでは自律神経性反応，情動反応，大脳皮質では意志が働いた攻撃，逃避，防御反応が発現する．動物を用いた鎮痛薬の検定の際には，これらの仮性疼痛反応を指標として用いる．したがって，痛みそのものの抑制作用を調べているわけではないことに留意すべきである．

## 3. 痛みの経路

痛覚は，末梢受容器からの神経インパルスが，痛覚伝導路を経て大脳皮質知覚領に到達して初めて認知される．しかし，無脳児でも痛みを感じることから，痛みは視床レベルで感じ，大脳皮質知覚領は，痛みの部位の認知に関与しているとも考えられる．

痛みを伝える一次求心線維は，即時痛（刺痛：first pain）を伝える有髄のAδ線維と，遅延痛（灼熱痛：second pain）を伝える無髄のC線維に大別される．一次求心線維には，サブスタンスP，ソマトスタチン，コレシストキニンなどのペプチドを，単独あるいは複数組み合わせて含有するものがあり，これらのペプチドが，一次求心線維の伝達物質である可能性が考えられている．特に，侵害性圧刺激によりサブスタンスPの遊離が，侵害性熱刺激によりソマトスタチンの遊離が脊髄後角で認められており，侵害刺激の種類によりそれを伝える神経が異なる可能性が考えられる．

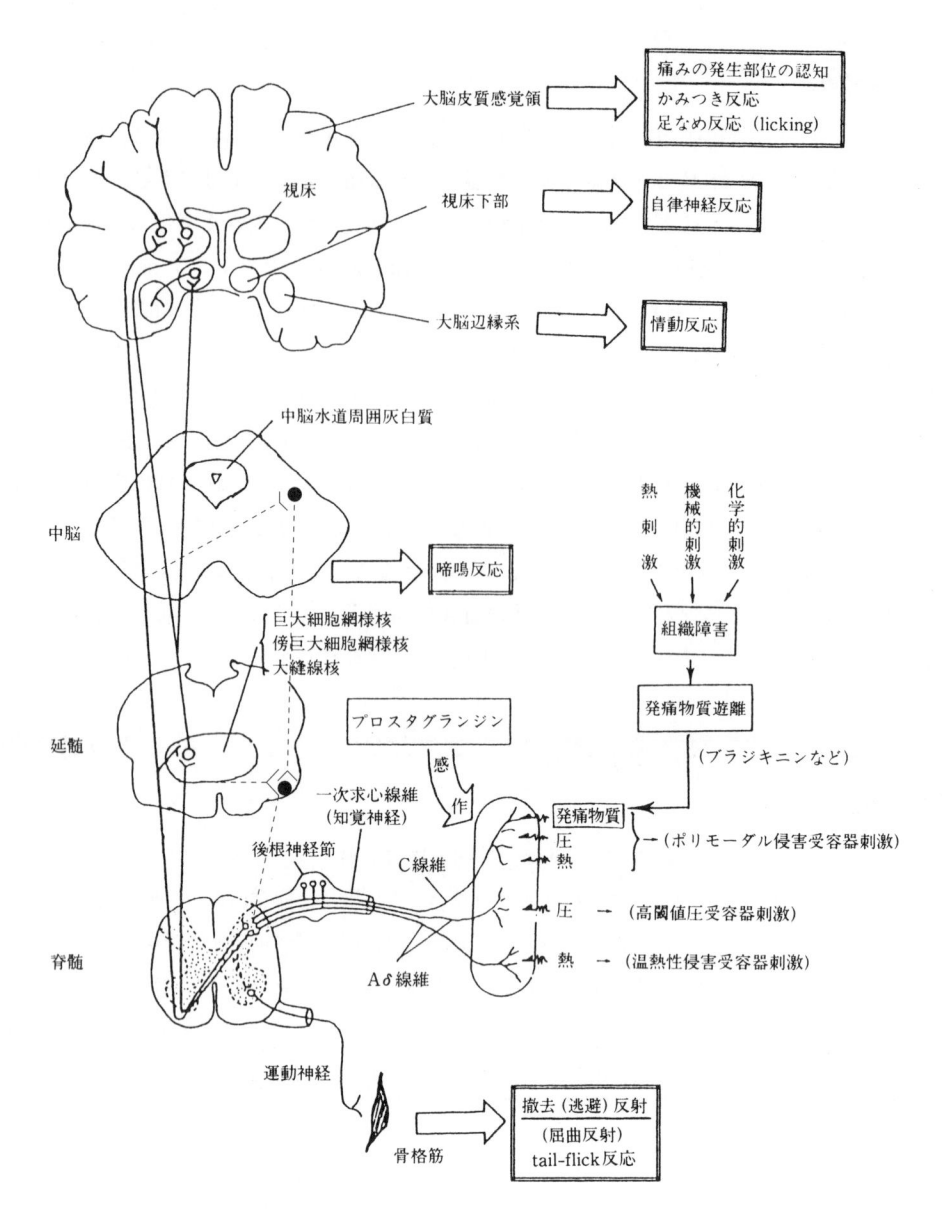

**図 3.26　侵害刺激（痛覚刺激）の受容と痛覚求心路ならびに痛覚抑制機構**
末梢での痛みの発現機構とその痛覚情報の上行性経路を示している．黒丸・破線で示した神経は痛覚に対する下行性抑制系である．白い矢印で示したのは各レベルでの仮性疼痛反応である．

痛みは一次求心線維により脊髄後角に入り，二次求心線維に伝達される．二次求心線維の大部分は，脊髄レベルで交差し，反対側の前側索を上行する．二次求心線維は，大別して3経路が考えられている．①即時痛を伝える経路で，視床腹側基底核や外腹側核に投射する（新脊髄視床路）．②遅延痛を伝える経路は，主として視床髄板内核や後核群に投射するものとシナプスを形成する（旧脊髄視床路）．さらに，③脳幹網様体に投射し，ニューロンを変えて視床髄板内核，視床下部→大脳辺縁系へ投射するものがあり，この系は，遅延痛の伝達とともに痛みに伴う不安などの情動反応や血圧上昇などの自律神経反応に関与する．内臓痛は③の経路との関連が深い．

## 4. 痛覚の生理的抑制機構

例えば戦場などで意識が高揚し，極端なストレス状態におちいっているときに痛みの感覚が抑制されること，あるいは，針麻酔により鎮痛作用が発現することなどは，生体内に痛覚を抑制する生理的な機構が存在することを示している．麻薬性鎮痛薬の鎮痛効果発現に際しても，この内因性に存在する痛覚抑制系の活性化が重要である．

生理的な痛みの制御は，主に，一次求心線維と二次求心線維がシナプスを形成する脊髄後角部位でなされている．脊髄後角には，求心性入力の変調機能をもつ膠様質 substantia gelatinosa が存在し，この脊髄内系を介して痛覚伝達が抑制される．もう一つの系は，脳幹部より脊髄へ下行する抑制性神経を介するもの（下行性疼痛抑制系）で，中脳水道周囲灰白質 periaqueductal gray (PAG) より延髄大縫線核 N. raphe magnus (NRM) を経て，下行性セロトニン作動神経を介して抑制する系と，延髄傍巨大細胞網様核 N. reticularis para-gigantocellularis (NRPG) より下行性ノルアドレナリン作動性神経を介して抑制する系などが存在している．また，視床下部，青斑核などからの脊髄への下行性抑制系の存在も知られている．これらの抑制系は，痛みに対する負のフィードバック機構として存在しているものと考えられる（図 3.26）．

## 5. オピオイド受容体とオピオイドペプチド （表 3.18，表 3.19）

麻薬性鎮痛薬とその関連薬物，ならびにオピオイドペプチド類は，オピオイド opioids と総称され，それらの受容体も一括してオピオイド受容体 opioid receptors と呼ばれる．モルヒネの効果は選択的であり，特異的拮抗薬が存在することにより，麻薬性鎮痛薬と特異的に結合する受容体の存在が想定されていた．1973 年にその存在が確認された．また，受容体の存在は，その受容体と結合する内因性のリガンドが存在することを意味しており，1975 年，内因性モルヒネ様物質として，メチオニン-エンケファリン，ロイシン-エンケファリン（いずれもペンタペプチド）が同定された．その後，β-エンドルフィン（アミノ酸 31 個），ダイノルフィン（アミノ酸

表 3.18 内因性オピオイドペプチドの化学構造

| 物質名（発見者） | アミノ酸配列 |
|---|---|
| メチオニン-エンケファリン (Hughes & Kosterlitz) | Tyr-Gly-Gly-Phe-Met |
| ロイシン-エンケファリン (Hughes & Kosterlitz) | Tyr-Gly-Gly-Phe-Leu |
| ダイノルフィン A (1-17) (Goldstein, Tachibana) | Tyr-Gly-Gly-Phe-Leu-Arg-Arg-Ile-Arg-Pro-Lys-Leu-Lys-Trp-Asp-Asn-Gln |
| $\alpha^*$-および$\beta$-ネオエンドルフィン (Matsuo ら) | Tyr-Gly-Gly-Phe-Leu-Arg-Lys-Tyr-Pro-(Lys)* |
| β-エンドルフィン (Li, Smyth, Guillemin, Chretien) | Tyr-Gly-Gly-Phe-Met-Thr-Ser-Glu-Lys-Ser-Gln-Thr-Pro-Leu-Val-Thr-Leu-Phe-Lys-Asn-Ala-Ile-Lys-Asn-Ala-His-Lys-Lys-Gly-Gln |
| kyotorphin (Takagi ら) | Tyr-Arg |

注) kyotorphin は内因性のメチオニン-エンケファリン遊離物質とされている．

表3.19 オピオイド受容体の種類

| サブタイプ | 所在 | 内因性活性物質候補 | 作用薬 | 拮抗薬 | 機能 |
|---|---|---|---|---|---|
| $\mu$ | 脳，脊髄 モルモット小腸 | $\beta$-エンドルフィン エンケファリン | モルヒネ DAMGO | ナロキソン | 鎮痛作用，陶酔感，呼吸抑制，腸管抑制 |
| $\delta$ | 脳，脊髄 マウス輸精管 | $\beta$-エンドルフィン エンケファリン | DPDPE DTLET | ナルトリンドール | 鎮痛作用，神経伝達物質の遊離調節，腸管抑制 |
| $\kappa$ | 脳，脊髄 | ダイノルフィンA (1-17) | ペンタゾシン ブレマゾシン | MR2266 | 鎮痛作用，鎮静作用 腸管抑制 |

DAMGO：Tyr-D-Ala-Gly-NMe-Phe-Gly-ol, DPDPE：Tyr-D-Pen-Gly-Phe-D-Pen（Pen：penicillamine），
DTLET：Tyr-D-Thr-Gly-Phe-Leu-Thr

17個）などが見いだされており，これらのモルヒネ様ペプチドを総称して，オピオイドペプチド opioid peptides と呼ぶ．これらのオピオイドペプチドの特徴は，いずれもN末端のアミノ酸配列がTyr-Gly-Gly-Phe-で，5位のアミノ酸がMetあるいはLeuであることである．オピオイド受容体ならびにオピオイドペプチドは，前述した痛覚抑制系で重要な部位であるPAG, NRPG, 脊髄後角膠様質などに高濃度に存在している．また，扁桃核，大脳辺縁系，視床下部，線条体にも存在している．そのほか，回腸，輸精管などの末梢器官にも，その存在が知られているが，これらの部位においてオピオイドは抑制的に作用する．

## TOPICS

### オピオイド受容体のサブタイプ

オピオイド受容体は，麻薬性鎮痛薬ならびに関連化合物の薬理作用の違い，作用強度の違いやオピオイド受容体結合試験の結合能の違いによって，サブタイプが存在することが明らかにされ，ミュー（$\mu$），デルタ（$\delta$），カッパー（$\kappa$）などに分類されている．いずれもGiタンパク質と共役しており，アデニル酸シクラーゼ活性の抑制，$K^+$チャネルの開口促進，$Ca^{2+}$チャネルの開口抑制などを引き起こす．$\mu$, $\delta$, $\kappa$受容体はいずれも鎮痛作用発現に関与しているが，$\mu$受容体は，脊髄より上部の鎮痛，呼吸抑制，多幸感に関与していると考えられており，麻薬性鎮痛薬の麻薬性（依存性形成）に関与している．$\delta$受容体は，大脳辺縁系に高濃度に存在することから，感情行動変化への関与が考えられる．$\kappa$受容体は，脊髄での鎮痛作用，鎮静に関与しているようである．しかし，これらのサブタイプの生理的意義に関しては，現在までのところ十分に明らかにされているわけではない．

いずれにしても，内因性オピオイドペプチドは，これらのオピオイド受容体に作用して痛覚制御を含む多様な生理作用を発現させていると考えられ，麻薬性鎮痛薬の鎮痛作用や副作用もこれらの生理機構を介して発現すると解釈できる．

## 3.8.2 麻薬性鎮痛薬

麻薬性鎮痛薬は，天然物のアヘン，アヘンアルカロイドやモルヒネとその誘導体および構造関連合成薬をいう．鎮痛作用は極めて強力で，ほとんどすべての疼痛に有効である．しかし，大部分のモルヒネ関連薬物は，精神的，身体的依存性を形成し，強い退薬（禁断）症状を誘発するため，麻薬に指定され，法的に厳しい規制下に扱われている．

### 1. モルヒネ関連薬物

**硫酸モルヒネ　morphine sulfate**　　　内服，1日 20 ～ 120 mg，1 ～ 2 回分服．
**塩酸モルヒネ　morphine hydrochloride**　　　注射，1 回 5 ～ 10 mg，皮下注，1 回 50 ～ 200 mg，持続点滴静注．

中枢神経系に作用して，鎮痛，鎮咳，鎮静，呼吸抑制などの中枢抑制作用を示すとともに，催吐，縮瞳，脊髄興奮などの中枢興奮作用をもつ．さらに，末梢作用として強力な消化管平滑筋収縮作用を示す．このようにモルヒネの作用は多岐にわたり，かつ複雑である．モルヒネに対する耐性は，中枢抑制作用に顕著に形成されるが，中枢興奮作用や末梢作用にはほとんど形成されない．

モルヒネを除く他の麻薬性鎮痛薬の薬理作用も，質的にはモルヒネとほぼ同一である．

● **薬理作用**　$\mu$ 受容体を介して，中枢神経系や消化器系に対する薬理作用を発現するが，$\delta$ や $\kappa$ 受容体に対しても親和性を示す．

① 鎮痛作用：モルヒネは，痛覚求心路を内因性の痛覚抑制系を介して，選択的に遮断することによって，強い鎮痛作用を発現させる．成人における鎮痛用量は，5 ～ 15 mg で，鎮静作用は認められるが催眠作用は示さない．モルヒネは，肝臓で代謝され不活化されるので，経口投与では効果は弱い．

鎮痛作用の機序は，中脳水道周囲灰白質部位のオピオイド受容体に結合し，延髄大縫線核を経由する下行性疼痛抑制系の活性化である（図 3.27）．さらに，脊髄後角レベルにおける直接抑制作用，上行性痛覚求心路の中継核でもある延髄巨大細胞網様核 N. reticularis gigantocellularis（NRGC）における痛覚伝達の抑制作用なども，痛覚抑制に重要な役割を演じている．

さらに，大脳皮質にも作用し，痛みの閾値を上昇させる．大脳辺縁系への作用は疼痛に伴う情動反応を抑え，痛みに対する関心を消失させるのに役立っている．

② 精神作用・鎮静作用：陶酔感 euphoria を生じ，モルヒネ慢性中毒の原因となる．しかし，痛みのない者においては，初期には不快感 dysphoria を起こす場合がある．

モルヒネは，用量によっては睡眠を引き起こす．10 ～ 30 mg の投与では睡眠に入っても外来刺激で覚せいするが，30 mg 以上になると大脳の機能は消失して覚せいせず，昏睡 coma に陥る．

モルヒネの鎮静作用には種差がある．鎮痛量のモルヒネで，ヒト，サル，イヌ，ウサギ，ラットなどでは鎮静作用が発現するが，ネコ，ウマ，マウスなどでは，逆に興奮作

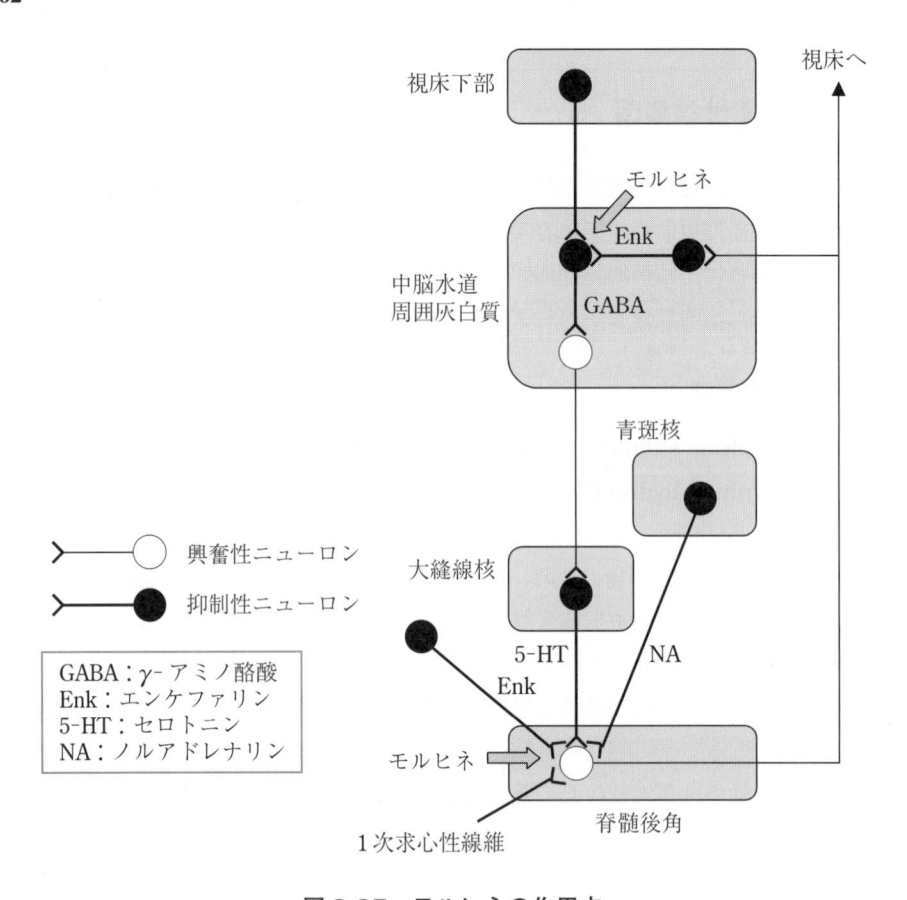

**図 3.27　モルヒネの作用点**

## TOPICS

### アヘンアルカロイド

アヘン opium はケシ（*Papaver somniferum*）の未熟果実に傷をつけ，得られる乳液を乾燥したもので，20種以上のアルカロイドを含んでいるが，主なものはフェナントレン誘導体のモルヒネ（10%），コデイン（0.5%），テバイン（0.2%）とベンジルイソキノリン誘導体のパパベリン（1%），ノスカピン（6%），ナルセイン（0.3%）の6種である．これらのうち，ベンジルイソキノリン誘導体に属するものには鎮痛作用はなく麻薬には属さない．パパベリンは鎮痙薬，ノスカピンは鎮咳薬としての応用がある．

用が発現する．

③呼吸抑制作用：延髄呼吸中枢を強く抑制し，この作用がモルヒネの急性中毒死の主因となる．大量投与時には，チェーン-ストークス Cheyne-Stokes 呼吸となり，最終的には呼吸停止に至る．

呼吸抑制作用は鎮痛の生じる用量でも認められ，呼吸頻度が減少するとともに呼吸深度が大きくなる．したがって，心疾患その他で誘発される呼吸中枢の異常興奮に起因す

る呼吸困難（過呼吸・頻呼吸）には，呼吸鎮静薬として用いられる．
④ 鎮咳作用：延髄の咳中枢を抑制する．モルヒネの鎮咳作用は，鎮咳薬として用いられるコデインの作用よりも強い．心不全による肺うっ血，肺浮腫が原因となる激しい咳に対して応用される．
⑤ 血管運動中枢抑制作用：血管運動中枢を抑制し，動脈や静脈を拡張させる．この結果，心臓に対する負荷が軽減し，肺うっ血，肺浮腫を減少させるので，うっ血性心不全に応用される．血圧低下には，モルヒネのもつヒスタミン遊離作用も一部関与しているものと考えられる．
⑥ 催吐作用：延髄の化学受容器引き金帯 chemoreceptor trigger zone（CTZ）を興奮させ，悪心・嘔吐を起こす．
⑦ 縮瞳作用：中脳第Ⅲ脳神経核を刺激することにより，副交感神経系（動眼神経：興奮により瞳孔括約筋収縮）を刺激して，縮瞳を引き起こす．したがって，アトロピンの点眼投与で拮抗される．モルヒネの点眼投与では縮瞳は出現しない．モルヒネの縮瞳作用には耐性が発現せず，モルヒネ慢性中毒の診断に応用される．
⑧ 脊髄興奮作用：ストリキニーネ様の反射亢進が認められる．マウスにモルヒネを投与すると，特有の挙尾反応（ストラウプ Straub の挙尾反応）を示すが，この反応は脊髄興奮作用による．
⑨ 平滑筋収縮作用：消化管の緊張を高め，蠕動運動を抑制する．モルヒネ投与により著明な便秘をきたし，止瀉薬としての応用がある．
⑩ その他の作用：治療量のモルヒネで基礎代謝が低下し，酸素消費の減少，肝グリコーゲンの減少，血糖上昇，体温低下などがみられる．また，視床下部に作用して抗利尿ホルモンの分泌を増加させ，尿量を減少させる．Oddi 括約筋を痙縮させて胆汁排泄を抑制する．

● 適 応　ほとんどすべての痛みに効果を示す．しかし，耐性，依存性が発現するため，痛みの除去を目的とする場合においても，術後疼痛，末期癌の疼痛，心筋梗塞時の疼痛などに限って用いられる．さらに特殊な応用としては，急性肺水腫や急性心不全に伴う呼吸困難（過呼吸）に用いる．

● 動 態　肝で代謝され，主にグルクロン酸抱合を受けて，容易に不活性化される．したがって，皮下投与や筋肉内投与に比べ，内服による薬効は弱い．胎盤を通過して胎児にも作用しうる．血中半減期はヒトで約3時間で，大部分は尿中に排泄される．

● 中 毒

① 急性中毒：急性中毒は50〜200 mg の投与で現れる．深い昏睡状態に陥り，血圧下降，体温下降，呼吸抑制をきたし，最後は呼吸麻痺で死に至る．モルヒネ急性中毒時には，極度の縮瞳が発現する．これがバルビツール酸誘導体など，他の中枢抑制薬による中毒との鑑別に重要である．最も有効な治療は麻薬拮抗薬の投与である．

② 耐性と薬物依存（慢性中毒）：モルヒネを連用すると，耐性とともに精神的，身体的依存性が形成される．耐性はモルヒネの中枢抑制作用（モルヒネの薬理作用の項の①〜⑤）には形成されるが，中枢興奮作用（モルヒネの薬理作用の項の⑥〜⑧）と腸管収縮作用

（便秘）には形成されない．

　慢性中毒症状としては，便秘，不眠，食欲不振などをきたし，次第に身体ならびに精神機能の荒廃が起こる．身体的依存が形成されると，突然の休薬や麻酔拮抗薬ナロキソンの投与によって，発汗，振戦，不安，不眠，血圧上昇，嘔吐，下痢などの退薬症状（禁断症状）が発現する．

　これらの退薬症状はモルヒネなどの麻薬性鎮痛薬の投与によって消失する．慢性中毒の治療には，比較的退薬症状発現が軽度なメサドンに置換した後，メサドン量を漸減していく方法が用いられる．

## 2. モルヒネ以外の麻薬性鎮痛薬

　麻薬性鎮痛薬としては，リン酸コデイン codeine phosphate，リン酸ジヒドロコデイン dihydrocodeine phosphate，塩酸エチルモルヒネ ethylmorphine hydrochloride，塩酸ペチジン pethidine hydrochloride，フェンタニル fentanyl，メサドン methadone，塩酸オキシコドン oxycodone hydrochloride などがあげられる．

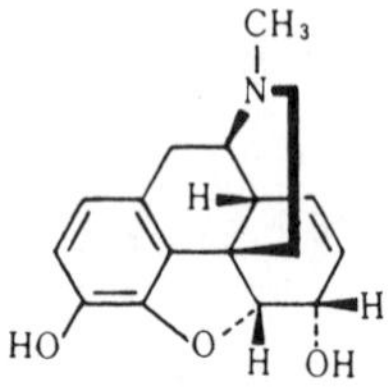

モルヒネ 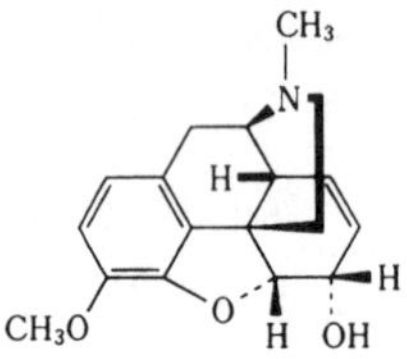　　　　　　　　　　　コデイン

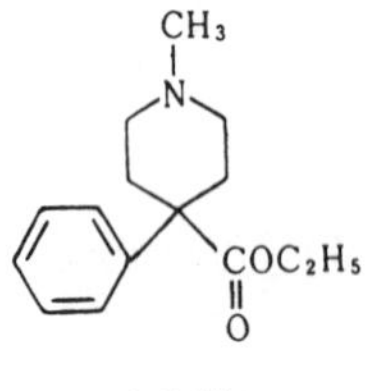

ペチジン
（メペリジン）　　　フェンタニル 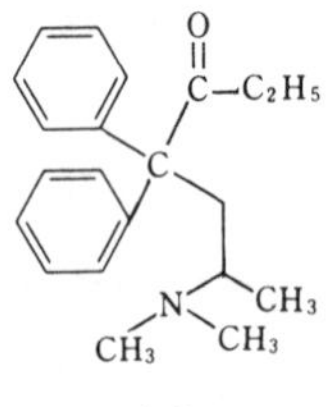　　　メサドン

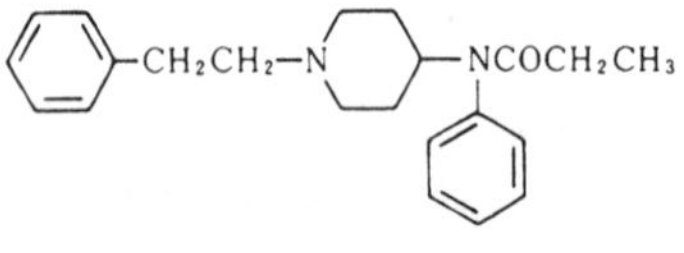

　コデインの鎮痛作用は，モルヒネの約 1/6 で，呼吸抑制，便秘作用，依存形成能もモルヒネより弱い．鎮咳薬として用いられるが，鎮咳作用もモルヒネより弱い．

　フェンタニルの鎮痛作用は，モルヒネの約 80 倍と強力であるが，作用時間は非常に短い（1時間以内）．全身麻酔時の麻酔前投与薬として用いられるほか，ドロペリドールと併用して神経遮断性鎮痛に用いられる．

　ペチジンの鎮痛作用は，モルヒネの約 1/8 である．モルヒネに比較し，依存形成能は中等度で，作用時間も比較的短い（2〜4時間）．

　メサドンは，モルヒネと同等度の鎮痛作用をもつが，依存形成能はモルヒネより弱いので，モルヒネ中毒患者に対する代替療法に用いられる（日本では市販されていない）．

## 3. 麻薬拮抗性鎮痛薬

　一般的に，モルヒネなど麻薬性鎮痛薬のNの置換基を，アリル基，ジメチルアリル基，シクロプロピルメチル基に置き換えると麻薬拮抗性が生じる．これらの基に置換したモルヒネ誘導体のなかで，麻薬性鎮痛薬の作用に対して拮抗作用を示すとともに，それ自身を単独に用いた場合には鎮痛作用を発現させる薬物群を，麻薬拮抗性鎮痛薬 agonist-antagonist analgesics という．ナロルフィン nalorphine（モルヒネのN置換基をアリル基に換えたもの），ペンタゾシン pentazocine，塩酸ブプレノルフィン buprenorphine hydrochloride，酒石酸ブトルファノール butorphanol tartrate などである．

　ナロルフィンは，モルヒネと同等の鎮痛作用をもつが，不快感が強く，鎮痛薬としては用いられない．ペンタゾシンは，モルヒネの1/3の鎮痛作用をもつ．ブプレノルフィン，ブトルファノールの鎮痛作用は，モルヒネよりも強く，作用時間も長いのが特徴である．

　これらの薬物群の特徴は，$\mu$受容体に強い親和性をもつ麻薬性鎮痛薬とは異なり，$\kappa$受容体に強い親和性をもっていることである．また，薬物依存形成能が弱く，麻薬には指定されていない．

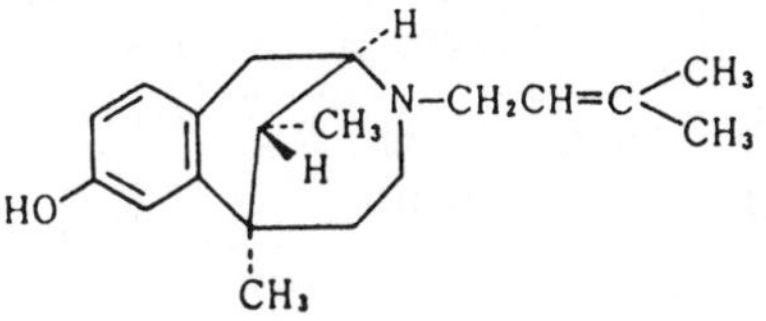

ペンタゾシン 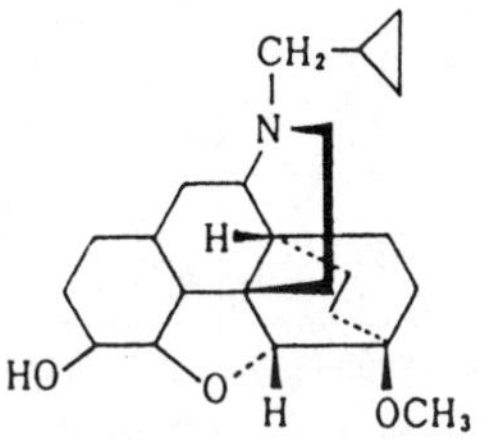　　　　　ブプレノルフィン 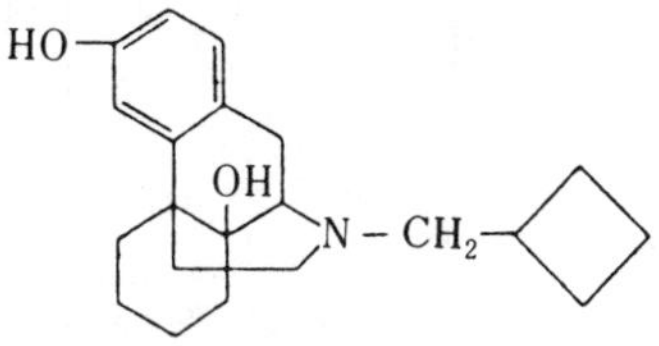　　　　　ブトルファノール

## 4. 麻薬拮抗薬

　麻薬拮抗性鎮痛薬も麻薬拮抗作用をもつが，ここで扱う薬物群は，それ自身はまったく鎮痛作用をもたず，麻薬拮抗作用のみをもつ純粋な拮抗薬をいう．

　塩酸ナロキソン naloxone hydrochloride は，それ自身，まったく鎮痛作用を示さず麻薬性鎮痛薬の作用を特異的に遮断する．これらの薬物は，$\mu$受容体に対する親和性が強いが，$\delta$受容体，$\kappa$受容体に対する遮断作用ももち，麻薬拮抗性鎮痛薬の鎮痛作用にも拮抗作用を示す．

　他に，酒石酸レバロルファン levallorphan tartrate があげられる．この薬物はヒトにおいては

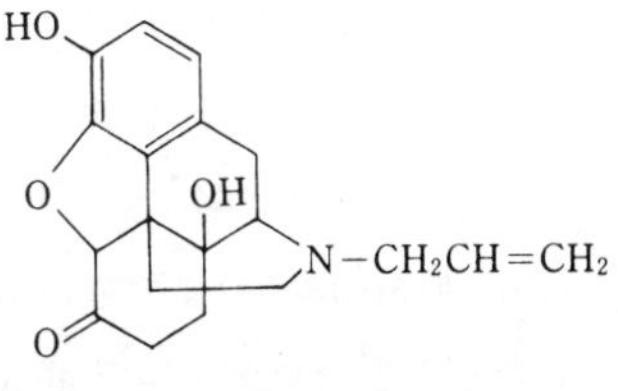

ナロキソン 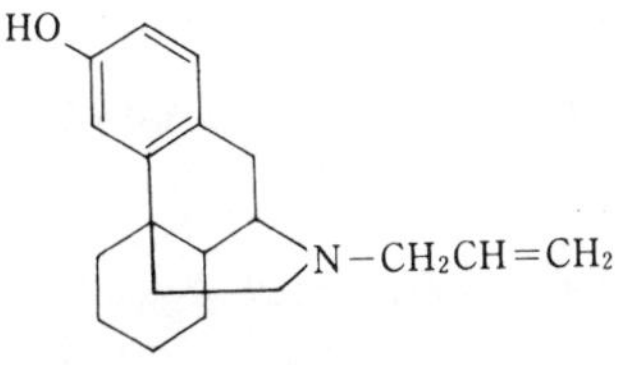　　　　　　　レバロルファン

鎮痛作用が発現せず，純粋な麻薬拮抗薬の様相を示すが，ラットなどでは鎮痛作用が認められ，麻薬拮抗薬としての選択性が劣っている．

## 5. 鎮痛補助薬

痛みの種類は，神経学的にみて四つに分けられるが（表3.20），癌患者においてもこれらの複合した痛みが存在する．

体性痛 somatic pain と内臓痛 visceral pain は，侵害受容器を介する痛みである．癌患者において，体性痛は，骨転移に伴う痛みが代表的なもので，疼くような長期にわたる鈍痛であり，内臓痛は膵臓癌，肝癌などの浸潤によって起こる持続的な鈍痛である．これらの侵害受容器を介する痛みは，非ステロイド性抗炎症薬（NSAIDs）や，オピオイド系鎮痛薬によく反応する．痛覚求心路遮断による痛みや，交感神経系が関与した痛みは，神経因性疼痛 neuropathic pain と呼ばれ，オピオイド系鎮痛薬にも反応しにくい．

**表3.20 痛みの種類と治療法**

| 痛みの種類 | | 痛みの性状 | 代表的な疾患 | 治療法 |
|---|---|---|---|---|
| 侵害受容性疼痛 | 体性痛 | 長く続く鈍痛 | 癌骨転移の痛み<br>筋れん縮 | オピオイド<br>NSAIDs<br>筋弛緩薬 |
| | 内臓痛 | 長く続く鈍痛 | 膵癌，肝癌などの皮膜伸展による痛み | オピオイド<br>NSAIDs |
| 神経因性疼痛 | 痛覚求心路遮断による痛み | 灼熱感や締め付け感を伴う痛み | 癌の神経叢浸潤による痛み<br>（帯状疱疹） | （オピオイド）<br>三環系抗うつ薬<br>抗痙れん薬<br>抗不整脈薬<br>ステロイド |
| | 交感神経系が関与した痛み | 灼熱感や締め付け感を伴う痛み | 反射性交感神経萎縮症 | 交感神経ブロック |

### TOPICS

#### アロディニア

身体の痛みは神経を伝わって（痛覚伝導路）脳で認識される．刺激が慢性的に続くと，痛覚伝導路に変化が起き，感覚異常を生じる．例えば，進行癌の強い痛みや帯状疱疹後神経痛などの触っただけで激痛が走るという状態などがそうである．その原因の一つは，器質的な変化が起こることである．通常，C線維は脊髄後角の浅い層にシナプスを形成し，触覚刺激を伝える Aβ 線維は，深い層にシナプスを形成している．神経が損傷され2〜3か月が経過すると，C線維は萎縮して脱落するのに対し，Aβ 線維は深い層から発芽して，痛みに深い関係がある1層に到達し，Aβ 線維を介して痛みが起こるようになる．こういう状態になると，中枢神経系はそれまで痛みとは感じなかった触覚刺激にも反応して痛みを感じるようになる．こうした痛みをアロディニア allodynia という．一度，このような神経因性疼痛が完成すると，モルヒネや消炎鎮痛薬など通常の鎮痛薬に抵抗を示し，非常に難治性となる．

鎮痛補助薬とは，①癌患者によくみられる痛み以外の諸症状の改善，②モルヒネに反応しない痛みの治療のために用いられる薬物である．モルヒネが効きにくい神経因性疼痛 neuropathic pain には，抗痙れん薬（カルバマゼピン，バルプロ酸ナトリウム，クロナゼパム）や抗うつ薬（マレイン酸フルボキサミン，塩酸アミトリプチリン），抗不整脈薬（塩酸メキシレチン），NMDA拮抗薬（塩酸ケタミン）などが有効な場合がある．

## 3.9 解熱鎮痛薬

　解熱鎮痛薬は，非ステロイド性抗炎症薬と呼ばれることもある．これらの薬物は解熱，鎮痛，抗炎症，尿酸排泄などの目的で使用される．主としてシクロオキシゲナーゼ（COX）を阻害することにより，損傷を受けた組織においてアラキドン酸からのプロスタグランジン産生を抑制し，組織損傷によって生じた発痛物質であるブラジキニンなどに対する侵害受容器の感受性を低下させることにより痛みを抑えると考えられる．

　体温調節中枢は視床下部にあり，温度を高めると熱放散のためにコリン作動性の反応，温度を下げると熱産生のためのアドレナリン作動性の反応が起こる．通常は，正常体温の設定温度で両者のバランスが調節されている．細菌感染や各種の刺激により組織や細胞が損傷を受けると，好中球・単球，マクロファージなどから IL-1，TNF-α などのサイトカインが遊離され，それが視床下部視束前野の体温調節中枢を刺激してプロスタグランジン $E_2$ の生産を促す．プロスタグランジン $E_2$ は体温調節中枢の設定温度を上げるため，体温は上昇する．解熱鎮痛薬はこのプロスタグランジン $E_2$ の産生を抑制し，この設定温度を正常状態に戻して体温を下げる．したがって，解熱鎮痛薬は正常体温には影響しない．

### 3.9.1 サリチル酸誘導体

サリチル酸ナトリウム sodium salicylate，アスピリン aspirin などがある．また，類似化合物にサリチルアミド salicylamide やエテンザミド ethenzamide がある．

**アスピリン　aspirin**　　内服，1回 0.5〜1.5 g，1日 1〜4.5 g．

● 薬理作用

① 鎮痛作用：軽度ないし中等度の痛みに対してよく用いられる．慢性の術後疼痛や炎症性の痛みには非常に有効であるが，内臓痛には効果がない．

② 解熱作用：視床下部に作用して熱の放散を増大させ，発熱時の体温を下げる．

③ 抗炎症，抗リウマチ作用：弱い抗炎症作用，抗リウマチ作用がある．腎尿細管からの尿酸の再吸収を抑制して尿酸排泄を促進するので，痛風の痛みを抑制する．

④ 抗血小板作用：血小板のシクロオキシゲナーゼ（COX-1）阻害（アセチル化による不可逆的阻害）により，プロスタグランジン産生の抑制からトロンボキサン $A_2$ 産生を抑制し

て血小板凝集を抑制する．ただし，高用量を用いると内皮細胞でのプロスタグランジン $I_2$（血小板凝集抑制作用）産生も抑制し，凝集抑制作用が抑えられてしまう．

- **適　応**　関節リウマチ，リウマチ熱，関節痛などの炎症性の痛み，痛風の痛みなど．頭痛，歯痛，月経痛，術後疼痛，解熱など．
- **副作用**　ショック，アナフィラキシー様症状，Stevens-Johnson 症候群，Lyell 症候群，再生不良性貧血，喘息発作誘発，過敏症，白血球減少，血小板減少，出血時間延長，悪心・嘔吐，消化管出血，肝・胃機能障害など．

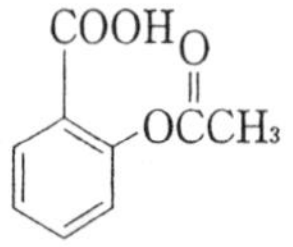

　　　アスピリン 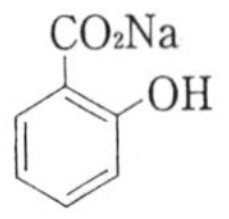　　　サリチル酸ナトリウム 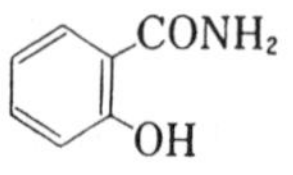　　　サリチルアミド 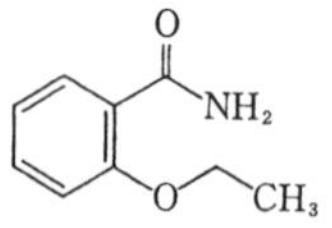　　　エテンザミド

## TOPICS

### シクロオキシゲナーゼのアイソザイム

シクロオキシゲナーゼには2種類のアイソザイム COX-1，COX-2 がある．COX-1 は常在型（構成型）で多くの生理機能を担い，COX-2 は誘導型で炎症刺激により局所で増加し，炎症反応の発現に関与する．従来の非ステロイド性抗炎症薬の多くは COX-2 よりも COX-1 を強く阻害し，その副作用の一部は COX-1 阻害による．エトドラクやロフェコキシブは，COX-2 を比較的選択的に阻害するため，COX-1 阻害による副作用（胃腸障害，出血傾向，腎障害）が少ない．

### 3.9.2　パラアミノフェノール誘導体

フェナセチン phenacetin とアセトアミノフェン acetaminophen がある．アスピリンと同等の解熱・鎮痛作用を有するが，抗炎症作用はほとんどない．解熱・鎮痛作用は COX 阻害以外の作用によると考えられるが，その詳細は不明である．フェナセチンは，体内で代謝されて，ほとんどがアセトアミノフェンになる．アセトアミノフェンは，比較的副作用が少なく，アスピリンが副作用で使えない患者やピリン系解熱鎮痛薬に過敏症の患者にも使用できる．フェナセチンは，過量投与による腎，肝，心臓の壊死の報告があり，現在では使用されない．

### 3.9.3　ピラゾロン誘導体

ピラゾロン核を有するスルピリン sulpyrine，アンチピリン antipyrine，アミノピリンは，ピリン系解熱鎮痛薬と呼ばれる（アスピリンはピリン系ではない）．解熱・鎮痛作用が比較的強い．

アンチピリンとアミノピリンは，19世紀後半から解熱薬として使用されてきた．過敏症，重篤な骨髄障害，筋肉内注射により筋拘縮などが問題となってから使用頻度が少なくなった．アミ

ノピリンは，胃内で食物中の亜硝酸と反応して，発癌性のあるジニトロソアミンを生成するので，内服薬としては使用されない．

このほか，アンチピリン，カフェイン，クエン酸からなるミグレニン migrenin は，頭痛に用いられる．

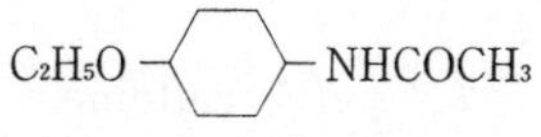

C₂H₅O—〈 〉—NHCOCH₃    HO—〈 〉—NHCOCH₃

フェナセチン 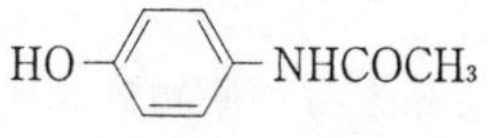           アセトアミノフェン

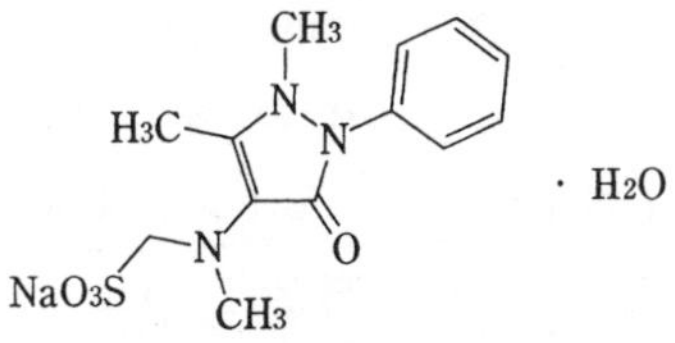

スルピリン 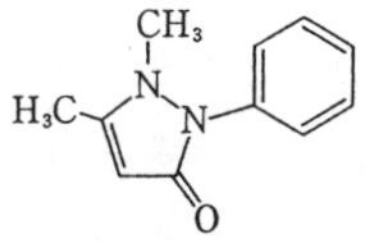            アンチピリン

## 3.10 中枢興奮薬

中枢神経系の機能を亢進させ，興奮作用を示す薬物を中枢興奮薬という．作用部位に応じて，大脳皮質興奮薬，脳幹興奮薬，脊髄興奮薬の三つに区別されるが，増量するといずれも中枢神経系全体を興奮させ，不安，頭痛，幻覚，さらに大量では四肢の痙れんを起こす．この項に含まれるほとんどの薬物は，安全域が狭いので，治療に用いる際には慎重な取り扱いが求められる．

### 3.10.1 中枢興奮薬の分類

① 大脳皮質興奮薬：主として大脳皮質に作用して精神機能の興奮を起こす薬物．カフェインなどのキサンチン誘導体，覚せいアミン類などがある．

② 脳幹興奮薬：脳幹および大脳皮質に作用し，中枢抑制状態に拮抗する．単独で痙れんを起こす薬物と，主として延髄の呼吸・血管運動中枢に作用して，呼吸興奮・血圧上昇を起こす薬物がある．前者にピクロトキシン，ペンテトラゾール，ベメグリドなど，後者にニケタミド，ジモルホラミンなどがある．

③ 脊髄興奮薬：脊髄反射を亢進して強直性痙れんを誘発する薬物．ストリキニーネがある．

## 3.10.2 大脳皮質興奮薬

### 1. キサンチン誘導体　xanthine derivatives

キサンチン骨格をもつ薬物群．代表的なものに，カフェイン caffeine，テオフィリン theophylline，テオブロミン theobromine があり，コーヒー，お茶，ココアなどに含まれる．

- **薬理作用**　上記三つのキサンチン誘導体は，中枢興奮作用，心臓興奮作用，平滑筋弛緩作用，利尿作用をもつ．中枢興奮作用は，カフェイン＞テオフィリン＞テオブロミンの順で強く，残り三つの作用はテオフィリン＞テオブロミン＞カフェインの順で強い．
  ① 中枢神経系に対する作用：大脳皮質に作用し，とくに精神機能ならびに知覚機能を亢進する．眠気，疲労感を感じなくなり，思考力は増す（カフェインでは 50〜200 mg で発現）．また延髄にも作用し，呼吸中枢・血管運動中枢の興奮を起こす．
  ② 循環系に対する作用：心筋に作用して収縮力を強め，心拍出量の増大と心拍数の増加が起こる．血管にも直接作用して血管拡張を起こす．しかし，脳の血管では収縮を起こすため，片頭痛に有効である．血圧は軽度に上昇する場合が多い．
  ③ 平滑筋に対する作用：気管支平滑筋を弛緩させる．気管支喘息患者において，発作を抑制し，肺活量を著明に増大させる．
  ④ 腎臓に対する作用：強心作用に起因する心拍出量の増大と腎血管拡張作用の二つの作用により腎血流量の増大を起こす．また，尿細管への直接作用による $Na^+$ イオンおよび $Cl^-$ イオンの再吸収抑制による水の再吸収機能を抑制する．これらの作用により利尿作用が発現する．
  ⑤ 骨格筋に対する作用：精神機能の亢進により，二次的に骨格筋の疲労感を軽減する．大量では筋小胞体にも直接作用する．
  ⑥ その他の作用：カフェインは，胃液の分泌を高め，潰瘍の発生を促すことがある．カフェインは，また，基礎代謝を軽度に増加させる．
  ⑦ 作用機序：ⅰ）ホスホジエステラーゼの阻害により，cyclic AMP を増加させる．この作用は，強心作用・平滑筋弛緩作用に寄与している．ⅱ）アデノシン受容体を遮断する．この作用は中枢興奮作用および利尿作用に寄与している．ⅲ）筋小胞体からの $Ca^{2+}$ 遊離を起こす（カフェイン拘縮）．
- **適応**　眠気，倦怠感，血管拡張性および脳圧亢進性頭痛（片頭痛，高血圧性頭痛，カフェイン禁断性頭痛など）．
- **副作用**　不眠，不安，精神興奮，神経過敏症，体温上昇などがみられる．循環系では期外収縮，頻脈が現れ，呼吸促進もみられる．呼吸器症状（呼吸促進，呼吸麻痺など）などの増悪を起こすことがある．
- **相互作用**　① キサンチン系薬剤（アミノフィリン，ジプロフィリン，テオフィリンなど）の併用，中枢神経興奮薬：過度の中枢神経刺激作用（併用薬の代謝・排泄を遅延），② MAO 阻害薬：頻脈，血圧上昇など，③ シメチジン：過度の中枢神経刺激作用（本剤の代

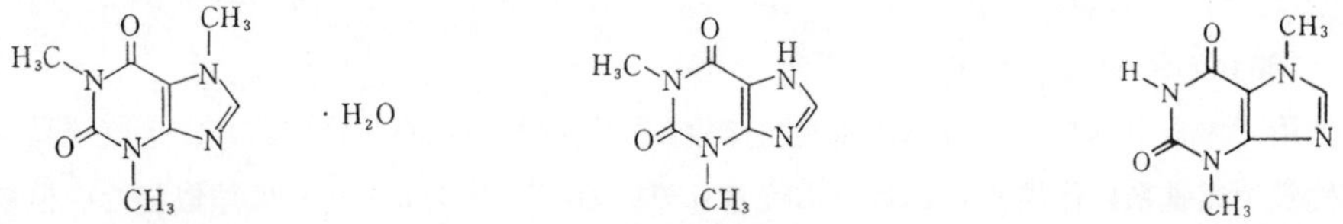

カフェイン　　　　　　　テオフィリン　　　　　　テオブロミン

謝・排泄を遅延).

**安息香酸ナトリウムカフェイン　caffeine and sodium benzoate**　カフェインに安息香酸ナトリウムを添加して溶解性を高めた製剤で，アンナカとも呼ばれる．内服：1回 0.1～0.6 g 1日 2～3回．注射：1回 0.1～0.4 g 1日 1～3回，皮下注または筋注投与．

**アミノフィリン　aminophylline**　テオフィリンとエチレンジアミンとの結合体．主に気管支喘息の治療に用いられる．内服：1日 300～400 mg，1日 3～4回（増減）．注射：1回

### TOPICS

#### カフェイン飲料

コーヒー，お茶には1杯につき 100～150 mg のカフェインが含まれている．また，インスタントコーヒー，ココアには1杯につき約 50 mg，コーラ飲料1本中には 30～50 mg のカフェインが含まれている．カフェイン飲料には習慣性，精神的依存性がある．これは，カフェインが適度に中枢神経系を興奮させるからである．強度のコーヒー常用者では，カフェインが切れて約 20 時間後あたりで頭痛さえ経験する場合がある．

### 2. 覚せいアミン類

塩酸メタンフェタミン methamphetamine hydrochloride，アンフェタミン　amphetamine は，間接作用型のアミンで，ドパミン，ノルエピネフリンの放出促進，MAO 阻害作用により中枢興奮作用を示す．覚せい水準を高め，疲労感を除く．動物では著明な自発運動の増加が現れる．上行性脳幹網様体賦活系，大脳皮質に作用する．視床下部の食欲中枢に作用すると食欲減退を起こす．

副作用として，血圧上昇，異常興奮を起こす．長期連用により精神的依存を引き起こし，幻覚，うわごとなどの統合失調症様の症状が現れることもある．これらは社会悪の原因となりうるので，両薬物は覚せい剤取締法により規制されている．身体的依存性はほとんどみられない．

メタンフェタミン　　　　　　　　　　　アンフェタミン

## 3. 塩酸メチルフェニデート　methylphenidate hydrochloride

1日20〜60 mgを内服．

- ●**薬理作用**　大脳半球および脳幹に高濃度に分布することが認められており，上位運動中枢および知覚・感覚系に作用することが示唆されている．アンフェタミンに類似した中枢神経興奮作用を有するが，循環器系や自律神経系に対する作用は，ほとんどみられない．
- ●**適　応**　①抗うつ薬で効果不十分な以下の疾患に対する抗うつ薬との併用：難治性うつ病，遷延性うつ病，②ナルコレプシー．
- ●**禁　忌**　①過度の不安，緊張，興奮性（中枢神経刺激作用により症状悪化），②緑内障（眼圧上昇），③甲状腺機能亢進（循環器系に影響），④不整頻脈，狭心症（症状悪化），⑤重症うつ病（症状悪化）．
- ●**副作用**　①剥脱性皮膚炎，②脳動脈炎および梗塞，狭心症，③悪性症候群（発熱，高度の筋硬直，CK上昇など）．
- ●**相互作用**　①昇圧薬の作用増強（交感神経刺激作用），②MAO阻害薬の作用増強（交感神経刺激作用），③ワルファリンカリウムの作用増強（ワルファリンカリウムの半減期延長），④抗痙れん薬（フェノバルビタール，フェニトイン，プリミドン）の作用増強（本剤によるこれら薬剤の代謝阻害），⑤三環系抗うつ薬（塩酸イミプラミンなど）の作用増強（本剤が三環系抗うつ薬の代謝を阻害し，血中濃度を上昇），⑥グアネチジンの降圧作用を減弱

## TOPICS

### 覚せい剤

　覚せい剤とは，狭義には覚せい剤取締法で規制されている薬物．広義には中枢神経刺激薬である．中枢神経刺激薬は，脳神経系に作用して心身の働きを一時的に活性化する働きをもつ広義の向精神薬の一種である．

　覚せい剤取締法で規制されている薬物として，フェニルアミノプロパン（アンフェタミン），フェニルメチルアミノプロパン（メタンフェタミン），およびその塩類やそれらを含有するものがある．これらは乱用により，精神的依存や身体的依存が生じ薬物依存症となりやすい．幻覚妄想状態を起こす場合もある．また，統合失調症のような精神症状などの後遺症を起こすこともある．あらゆる犯罪に結びつくことから，日本では他の麻薬と区別され，所持，製造，摂取が厳しく規制されている．

　覚せい剤取締法で規制されていない中枢神経刺激薬としては，メチルフェニデート，コカイン，MDMA（3,4-methylendioxymethamphetamine：通称エクスタシー）などがある．これらは麻薬及び向精神薬取締法による規制対象となっている．特にコカインとMDMAは，麻薬として厳しく規制されている．メチルフェニデートは向精神薬に分類される．

　一般に「覚せい剤」といった場合，塩酸メタンフェタミンを指すことが多く，塩酸メタンフェタミンはヒロポン，スピード，シャブなど多くの別名をもつ．ヒロポンは塩酸メタンフェタミンの商品名の一つである．

第3章　中枢神経系に作用する薬物

（交感神経刺激作用を有するためグアネチジンの交感神経遮断作用に拮抗），⑦ アルコール：精神神経系の副作用を増強．

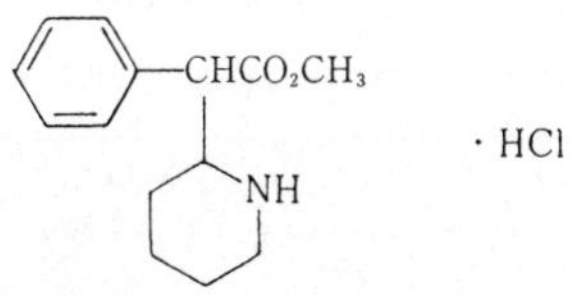

塩酸メチルフェニデート

## 3.10.3　中枢性呼吸興奮薬

**ジモルホラミン　dimorphoramine**　　注：45 mg（静注用）・30 mg（筋注用）/2 mL
静注：1回 30〜45 mg．必要に応じて反復，1日 250 mg まで．筋注・皮下注：1回 30〜60 mg．必要に応じて反復1日 200 mg まで．
- **薬理作用**　呼吸抑制時に使用すると，延髄の呼吸中枢に作用して呼吸量を増大させる．同時に交感神経系興奮作用により血圧の上昇と心筋収縮力の増大を起こし，低下した循環機能を改善する．末梢性の血管収縮作用も認められる．薬物中毒・麻酔薬による中枢性呼吸抑制，その他の呼吸・循環障害に用いられる．安全域は比較的広いが，大量では間代性または強直性痙れんを起こす．
- **適応**　以下の場合の呼吸障害および循環機能低下：新生児仮死，ショック，催眠薬中毒，溺水，肺炎，熱性疾患，麻酔剤使用時．
- **副作用**　①呼吸器（咳嗽），②精神神経（めまい，耳鳴），③その他（口内熱感・しびれ感，全身しびれ感）．

**4. ペンテトラゾール　pentetrazol**

中枢神経系すべての部位に作用し興奮を起こす．シナプス前および後抑制に影響しないで，ニューロンの興奮性を高める．大量では間代性痙れんを起こし，ついで強直性痙れんを起こす．てんかん患者に投与すると，少量で異常波が出現するため，てんかんの診断に応用されている．

**ベメグリド　bemegride**　　バルビタールやグルテチミドと類似構造をもつ．ペンテトラゾールに似た中枢興奮作用があり，痙れん症状も似ている．バルビタール中毒の治療，てんかんの診断に用いられる．大量静注により痙れん，筋のれん縮，悪心，嘔吐などを起こす．

## 3.10.4　脊髄興奮薬

**ストリキニーネ　strychnine**　　ホミカの種子から得られるアルカロイドである．主として脊髄に作用するが，脳幹，視床にも作用する．抑制性伝達物質グリシンの受容体を特異的に遮断することにより，シナプス後抑制を遮断する．このため，脊髄反射経路において，運動神経の反射性興奮が起こり，知覚刺激によって強直性痙れんが引き起こされる．脊髄における作用部位

は，レンショウ Renshow 細胞（介在ニューロン）が運動神経との間につくる抑制性シナプスの後膜である．ストリキニーネを経口投与すると，その苦味性により，反射性に胃液分泌亢進，消化管運動の亢進を起こす．毒性が強いため，臨床目的には使用されない．

## TOPICS

### ピクロトキシン　picrotoxin

ツヅラフジ科植物 *Anamirta cocculus* の種子に含まれる．主に脳幹部に作用するが，大脳皮質も興奮させる．特に延髄の嘔吐中枢，血管運動中枢，呼吸中枢，迷走神経背側核を興奮させるため，嘔吐，血圧上昇，呼吸促進，徐脈を生じる．大量では脊髄にも作用し，痙れんを誘発させる．これは自発的に生じ，はじめは間代性痙れん，やがて強直性-間代性痙れんに変わる．

ピクロトキシンは，$GABA_A$ 受容体 $Cl^-$ チャネル複合体に作用して GABA 作動性の $Cl^-$ 電流を抑制することにより，受容体遮断を起こす．これにより，シナプス伝達を抑制する機構が阻害されて興奮作用が発現すると考えられている．安全域が狭く，臨床的には使用されない．

## 3.11　めまい治療薬

めまいは，内耳や脳が関係している体平衡系（バランス系）が，器質的あるいは機能的に障害されたときに生じる．視覚や三半規管と耳石器の前庭迷路，体の深部知覚などからの刺激が脳幹に伝えられ，そこで調節を受け，反射的に目や四肢の筋肉を動かすことで，体のバランスを保つ．それと同時に，脳幹から大脳に情報が伝わり，現在のバランス感覚を認識し，それがさらに小脳に送られてバランス感覚を維持する．このような一連のネットワークを体平衡系と呼ぶ．この情報処理プロセスのどこかに異常が生じると，体はバランスを保つことができず，症状としてめまいが起こる．異常の原因として，脳の循環障害，自律神経失調，糖尿病などによる代謝障害，ストレスなどの心因性のものなどがある．

めまいは病巣の部位別に分類することもできる．内耳迷路から脳幹前庭神経核までの経路に障害があるものは末梢性めまいと呼び，メニエル病（TOPICS 参照）が代表的疾患である．前庭神経核〜小脳間の経路に障害があるものを中枢性めまいと呼び，脳梗塞などが引き金になる．いずれの場合も回転性（目がまわる状態）の症状が見られる．前庭神経核を介さないめまいは非回転性であり，酸素欠乏，低血糖，心身症，うつ病などの原因で起こる．

### 3.11.1　めまいの治療薬（鎮暈薬）

#### 1.　抗ヒスタミン薬

ジフェンヒドラミン → 抗ヒスタミン薬の項参照（p.204）
ジメンヒドリナート　dimenhydrinate　ジフェンヒドラミンと 8-クロルテオフィリンの塩

剤．内服錠：50 mg〔通常〕1回50 mg　1日3～4回〔予防〕1回50～100 mg を30分～1時間前に服用　＊原則として1日200 mg を超えない．
- **薬理作用**　迷路機能の亢進を抑制して，めまい症状を軽快させるほか，嘔吐中枢にも抑制作用を示し，悪心・嘔吐を鎮める．
- **適　応**　①以下の疾患または状態に伴う悪心・嘔吐・めまい：動揺病，メニエル症候群，放射線宿酔，②手術後の悪心・嘔吐．
- **禁　忌**　①MAO 阻害薬投与中，②ジフェニルメタン系薬剤（ジメンヒドリナート，塩酸メクリジンなど）に過敏症の既往歴．
- **副作用**　①精神神経（眠気，頭痛，手足のしびれ，手指の振戦，めまい，目のかすみ，ふらふら感，不眠，知覚異常など），②過敏症（発疹，光線過敏症など），③消化器（胸やけ，胃痛など），④その他（口渇，疲労感）．
- **相互作用**　〈併用禁忌〉MAO 阻害薬（塩酸サフラジン）：抗コリン作用が持続・増強．〈併用注意〉①中枢神経抑制薬（バルビツール酸誘導体・麻酔薬など），アルコール：相互に作用を増強するので慎重に投与，②第8脳神経障害を起こすおそれのあるアミノ配糖体系抗生物質（硫酸ストレプトマイシン，硫酸カナマイシンなど）：難聴を不顕性化．

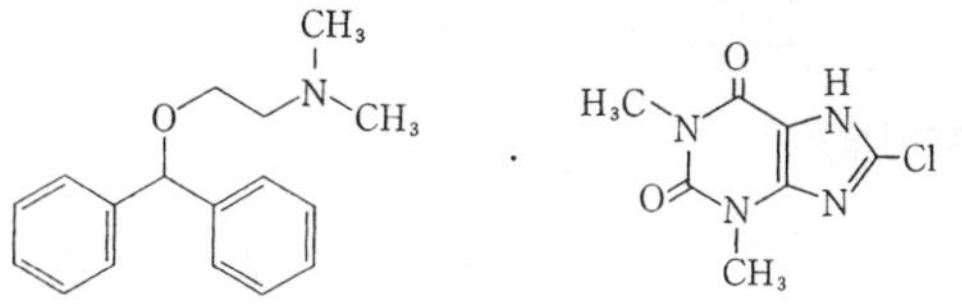

ジメンヒドリナート

## 2. 脳血管拡張薬

**塩酸イソプレナリン** → 自律神経作用薬の項参照（p.46）

**塩酸ジフェニドール　difenidol hydrochloride**　　顆粒：10％　錠：25 mg　1回25～50 mg　1日3回．
- **薬理作用**　めまいの原因の一つとされる椎骨脳底動脈の循環不全を改善し，迷路機能を正常化する．
- **適　応**　内耳障害に基づくめまい．
- **禁　忌**　①重篤な腎機能障害，②本剤に過敏症の既往歴．
- **副作用**　①精神神経（浮動感・不安定感，幻覚，頭痛，頭重感など），②皮膚（発疹，蕁麻疹），③眼（調節障害，散瞳），④消化器（口渇，食欲不振，胃・腹部不快感，胸やけ，悪

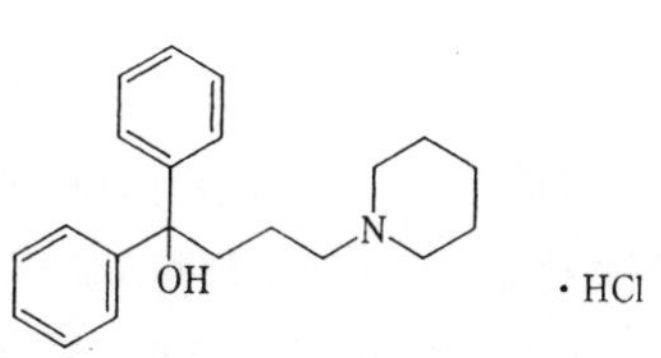

塩酸ジフェニドール

心・嘔吐，胃痛），⑤肝臓（AST・ALT・Al-Pの上昇などの肝機能異常），⑥その他（動悸，顔面熱感，傾眠，口内違和感，排尿困難）．

**メシル酸ベタヒスチン　betahistine mesilate**　　錠：6・12 mg　1回6〜12 mg　1日3回．

- ●**薬理作用**　中枢性・末梢性を問わず，広範囲の前庭機能障害によるめまいの治療薬として使用される．微小循環系，特に内耳の毛細血管前括約筋を弛緩し，内耳血管条の血流を増加させるほか，内耳毛細血管の透過性を調整することにより，内リンパ水腫を除去する．また，内頸動脈の血流量を増加させ，脳循環も改善してめまい感を消退させる．
- ●**適　応**　メニエル病，めまい感．
- ●**副作用**　①消化器（悪心・嘔吐），②過敏症（発疹）．

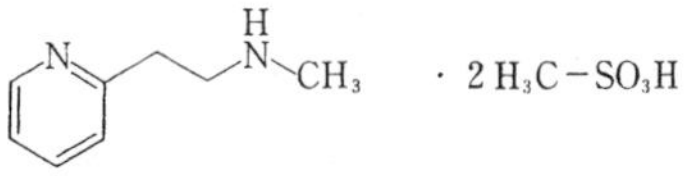

メシル酸ベタヒスチン

### TOPICS

#### メニエル病（内リンパ水腫）

内耳の内リンパ液が内リンパ腔内に正常量を超えて貯留し，内圧が高くなることによって引き起こされる．内圧が上昇する原因は不明である．厚生労働省が定めた診断基準では，①回転性めまい発作を反復すること，②耳鳴，難聴などの蝸牛症状が反復，消長すること，③①，②の症候をきたす中枢神経疾患，ならびに原因既知のめまいや難聴を主訴とする疾患ではないこと，の三つを満たせばメニエル病であることが確実と定義されている．難治性疾患であり，薬物治療では対症療法が用いられる．鎮暈薬の他には，体液排泄のための利尿薬，脳循環代謝改善薬，副腎皮質ホルモンなどが適用される．メニエル病に類似の用語として「メニエル症候群」が使われることがあるが，これは，原因不明のめまいを伴う症状一般を指す俗語であり，医学的な疾患名としては扱われない．

## 3.12　脳循環代謝改善薬

　脳梗塞や脳血管障害に伴う後遺症を改善する目的で用いられる．脳循環改善薬は，主に自覚症状の改善に，脳代謝賦活薬は，精神症状の改善に効果があると考えられている．
　脳循環代謝改善薬は，脳卒中後遺症（脳循環改善薬・脳代謝改善薬），一過性脳虚血発作（脳循環改善薬），脳動脈硬化症（脳循環改善薬），多発梗塞性痴呆（脳循環改善薬・脳代謝改善薬）などに応用される．このほか，脳血栓症には抗血小板薬，脳梗塞症には抗凝血薬が再発防止のために用いられる．脳循環改善薬，脳代謝改善薬は，多くの場合，自覚症状（頭痛，立ちくらみ，めまい，手足のしびれなど）には有効であるが，精神症状，神経症状に対しての効果は少ない．

精神症状，神経症状には，対症療法として抗うつ薬，抗不安薬などが用いられる．脳出血において頭蓋内出血が止まっていない急性期や脳梗塞急性期には，脳血管拡張薬によって病巣部の血流が減少する盗血現象 steal phenomenon が起こることがある．したがって，急性期の脳血管拡張薬の使用は逆効果となる場合があり，原則として使用を控える．

### 3.12.1 脳循環改善薬（脳血管拡張薬）

脳血管拡張薬は，脳循環を改善することにより，結果的に脳エネルギー代謝を亢進しようとする薬物である．脳血管を選択的に拡張させる薬物と，赤血球変形能改善，血小板凝集抑制などの血液の性状を改善させる薬物とに大別される．

**酒石酸イフェンプロジル　ifenprodil tartrate**　錠：10・20 mg　1回20 mg　1日3回．
- **薬理作用**　脳血管拡張作用と脳代謝賦活作用・血小板凝集抑制作用を併せもつことから，自覚症状や神経症状の改善のみならず，脳梗塞の予防的効果も期待されている．抗アドレナリン作用，抗セロトニン作用・抗ヒスタミン作用をもつとされている．脳血管障害患者において，全脳および病巣部局所の血流増加が認められており，この作用は血管平滑筋直接弛緩作用および交感神経α受容体遮断作用によると考えられている．また，血小板粘着能抑制作用のほか，血小板凝集抑制作用が報告されている．
- **適応**　脳梗塞後遺症，脳出血後遺症に伴うめまいの改善．
- **禁忌**　頭蓋内出血発作後，止血が完成していないと考えられる患者．
- **副作用**　①消化器（口渇，悪心・嘔吐，食欲不振，胸やけ，下痢，便秘，口内炎，腹痛），②精神・神経（頭痛，めまい，不眠，眠気），③過敏症（発疹，皮膚そう痒感），④循環器（動悸，立ちくらみ，頻脈，顔面潮紅，のぼせ感），⑤肝臓（AST・ALT の上昇），⑥血液（貧血），⑦その他（顔面浮腫，上・下肢のしびれ感）．
- **相互作用**　①出血傾向をきたすと考えられる薬剤：出血傾向増強のおそれ（本剤の血小板粘着能・凝集能抑制作用による），②ドロキシドパの作用減弱のおそれ（本剤の $\alpha_1$ 受容体遮断作用による）．

酒石酸イフェンプロジル

**ニセルゴリン　nicergorine**　錠：5 mg　散：1％（0.5 g/包）　1日15 mg　3回分服．
- **薬理作用**　脳循環改善作用：脳血管障害患者の内頸および椎骨動脈で脳血流増加，また虚血病巣部の脳血流増加．血液流動性改善作用：ADP，コラーゲンなどによる血小板凝集抑制作用および赤血球変形能亢進作用．
- **適応**　脳梗塞後遺症に伴う慢性脳循環障害による意欲低下の改善．
- **禁忌**　頭蓋内出血後，止血が完成していないと考えられる患者（出血を助長するおそれ）．

- ●副作用　以下の場合は中止など処置：① 消化器（食欲不振，下痢，便秘，悪心，腹痛，口渇），② 肝臓（肝機能障害），③ 循環器（めまい，立ちくらみ，動悸，ほてり），④ 精神・神経（眠気，倦怠感，頭痛，耳鳴，不眠），⑤ 過敏症（発疹，蕁麻疹）．

**イブジラスト　ibudilast**　　カプセル：10 mg　1回 10 mg　1日3回．
- ●薬理作用　① ロイコトリエン・PAF 拮抗作用を有し，また，気道分泌および粘液線毛輸送能を促進させ，気道過敏性を改善する．② プロスタサイクリンの血管弛緩作用を増強し，脳局所血流量増加作用を有する．
- ●適　応　① 気管支喘息，② 脳梗塞後遺症に伴う慢性脳循環障害によるめまいの改善．
- ●禁　忌　頭蓋内出血後，止血が完成していないと考えられる患者（止血完成の遅延のおそれ）．
- ●副作用　① 血小板減少，② 肝機能障害（AST・ALT・Al-P・γ-GTP・総ビリルビンなどの上昇を伴う），黄疸．

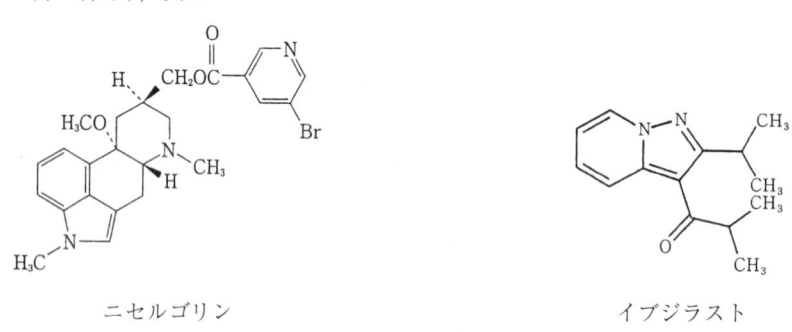

ニセルゴリン　　　　　　　　　　　　　　　　イブジラスト

## 3.12.2　脳代謝改善薬（神経機能賦活薬）

脳の神経細胞のエネルギー代謝を亢進させる，あるいは神経伝達物質に対して作用増強を示す薬物を総称して脳代謝改善薬と呼ぶ．

**塩酸メクロフェノキサート　meclofenoxate hydrochloride**　　錠：100 mg　注：250・750 mg/V

[内]　1回 100〜300 mg　1日3回．[注] 1回 250 mg　1日 1〜3回　静注．
- ●薬理作用　脳酸素，ブドウ糖消費改善，ATP 生成増加などのエネルギー代謝を賦活させることにより，脳機能障害を改善しようとするものである．① 成人の脳血管障害患者において，局所脳血流の変化を $^{133}$Xe-クリアランス法で検討した結果，脳血流量の増加が認められている．② 中枢神経賦活作用，脳内グルコース代謝促進作用，抗低酸素作用，脳内コリン増加作用が認められている．
- ●適　応　頭部外傷後遺症におけるめまい，脳術後の意識障害．
- ●副作用　[内] ① 過敏症（発疹），② 精神・神経（不眠，頭痛，焦燥感，興奮，痙れん発作の増強），③ 消化器（悪心，食欲不振，胃痛），④ 肝臓（AST・ALT・Al-P の上昇）．[注] ① 過敏症（発疹），② 精神・神経（不眠，焦燥感，興奮，不安，痙れん），③ 肝臓（AST・ALT・Al-P の上昇），④ 循環器（血圧変動），⑤ その他（血管痛，熱感，全身違和

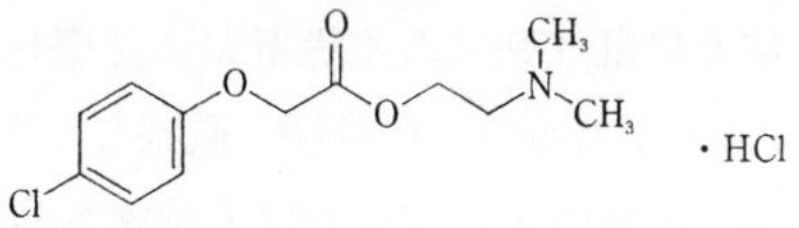

塩酸メクロフェノキサート

感）．

**塩酸チアプリド　tiapride hydrochloride**　錠：25・50 mg　細粒：10％　1日75〜150 mg　3回分服．
- ●薬理作用　ドパミン受容体に対する親和性が強く，抗ドパミン作用がある．脳内への透過性が強く，抗うつ作用，抗不安作用を有する．ドパミン$D_2$受容体遮断作用をもち，緩和な抗精神病薬である．
- ●適　応　①脳梗塞後遺症に伴う攻撃的行為，精神興奮，徘徊，せん妄の改善，②特発性ジスキネジアおよびパーキンソニズムに伴うジスキネジア．
- ●副作用　①悪性症候群（0.1％未満）．本症発生時には白血球増加，血清CKの上昇が多くみられる．また，ミオグロビン尿を伴う腎機能の低下がみられる．なお高熱が持続し，意識障害，呼吸困難，循環虚脱，脱水症状，急性腎不全へと移行し，死亡した例の報告がある．②昏睡（0.1〜5％未満），③痙れん（0.1〜5％未満）．
- ●相互作用　①ベンザミド系薬剤（メトクロプラミド，スルピリドなど），フェノチアジン系薬剤（塩酸クロルプロマジンなど），ブチロフェノン系薬剤（ハロペリドールなど）：内分泌機能異常，錐体外路症状が発現しやすくなる（両剤ともに抗ドパミン作用を有するため，併用により作用増強），②中枢神経抑制薬（バルビツール酸誘導体，麻酔薬など），アルコール（飲酒）：相互に中枢神経抑制作用増強あり（両剤ともに中枢神経抑制作用を有する）．

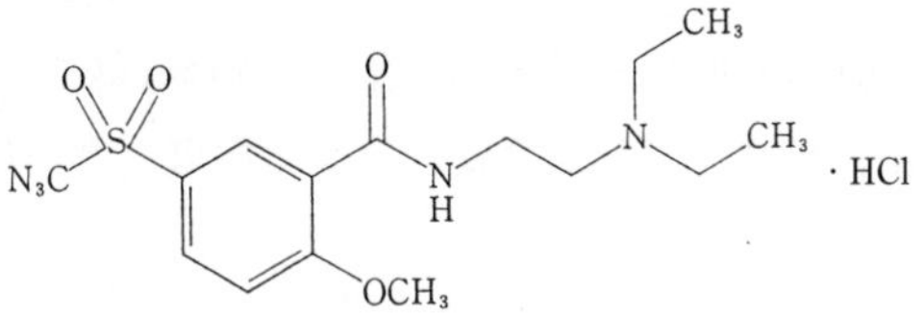

塩酸チアプリド

**塩酸アマンタジン　amantadine hydrochloride**　錠：50・100 mg　細粒：10％〔脳梗塞後遺症〕1日100〜150 mg　2〜3回分服．〔パーキンソン症候群〕初期量：1日100 mg　分1〜2．1週後維持量：1日200 mg　2回分服．
- ●薬理作用　抗ウイルス薬として開発され，後にパーキンソン病に対する有効性が明らかになった薬物である．黒質線条体路のドパミン作動性ニューロンにおいて，ドパミンの放出促進作用や再取込み抑制作用などにより奏効すると考えられている．脳卒中慢性期や認知症における自発性低下や意欲低下，情緒障害などの神経症状に対しても速やかな効果を示すが，これはドパミン系とセロトニン系を介した中枢賦活作用によると考えられている．

- ●**適　応**　①脳梗塞後遺症に伴う意欲・自発性低下の改善　②パーキンソン症候群.
- ●**警　告**　①てんかんまたはその既往歴のある患者および痙れん素因のある患者では，発作を誘発または悪化させることがあるので注意深く観察し，異常が認められた場合には減量などの適切な措置を講じる．②催奇形性が疑われる症例報告があり，また，動物実験による催奇形性の報告があるので，妊娠の可能性のある女性には投与しないこと．
- ●**禁　忌**　①妊婦および授乳婦，②塩酸アマンタジンに過敏症の既往歴．
- ●**副作用**　①悪性症候群（急激な減量または中止で，高熱，意識障害，高度の筋硬直，不随意運動，ショック症状など），②皮膚粘膜眼症候群（Stevens-Johnson症候群），中毒性表皮壊死症（Lyell症候群），③視力低下を伴うびまん性表在性角膜炎，角膜上皮浮腫様症状，④心不全，⑤肝機能障害（AST・ALT・$\gamma$-GTPの上昇など），⑥腎障害．腎機能低下患者では，本剤の排泄遅延が起こりやすい，⑦意識障害（昏睡を含む），精神症状（幻覚，妄想，せん妄，錯乱など），痙れん．特に腎機能低下患者では現れやすいため注意．
- ●**相互作用**　①他の抗パーキンソン薬（抗コリン薬，レボドパ），中枢興奮薬（メタンフェタミンなど），食欲抑制剤（マジンドール）：幻覚，睡眠障害などの副作用が増強，②チアジド系利尿薬：腎クリアランス低下による作用増強の報告．

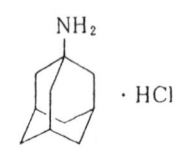

塩酸アマンタジン

**ジヒドロエルゴトキシン　dihydroergotoxine**　末梢血管拡張作用のほかに，アセチルコリン系などの神経伝達物質に対する増強作用を有する．

**イデベノン　idebenone**　細胞ミトコンドリア内の電子伝達系の促進，ブドウ糖脳内移行促進作用などの効果により，脳エネルギー代謝を賦活して神経機能を改善すると考えられている．臨床的には，自発性低下，抑うつ気分，不安，焦燥，興奮などの精神症状の改善に有用である．

### 3.12.3　内在性生理活性物質

ATP，シトクロム $c$ など生体内に存在する物質の中には，直接脳代謝を亢進し，神経機能を賦活させる作用をもつものがある（表3.21）．

表 3.21 神経機能賦活作用を持つ内在性生理活性物質

| 物質名 | 作用機序 |
|---|---|
| アデノシン三リン酸（ATP） | 2個のリン酸基がATPaseによって分解され，高い遊離エネルギーを放出する．ATPはリン酸供与体として，各種の補酵素を介して，糖質，脂肪，タンパク質の代謝などに関与する |
| シトクロム $c$ | 脳血管障害時に，脳血流量，脳酸素供給量，酸素消費量を増加させ，脳血管抵抗を減少させるとともに，脳出血および脳塞栓の出血傾向を抑制する．また，冠循環の機能低下や心障害などによる，酸素欠乏状態にある心筋の酸素利用率を高める |
| シチコリン | ①レシチンの前駆物質であり，レシチン生合成を促進し，代謝異常を改善する．②脳幹網様体，特に上行性網様体賦活系の働きを促進して，意識水準を高め，また錐体路系にも作用し運動機能を高める．③脳障害などの病的状態において，脳血流量，脳酸素量を増大し，脳循環を改善する．④パーキンソン病に関連あるドパミン代謝に関与し，脳内ドパミンを増加させる |
| 酒石酸プロチレリン | 下垂体前葉を刺激してTSH（thyroid stimulating hormone）およびプロラクチンの分泌を促進する．自発運動亢進作用，覚せい促進作用，脳波賦活作用，運動失調改善作用，下垂体TSH分泌作用が認められる |
| ガンマ-アミノ酪酸（GABA） | TCAサイクルの導入部に必要なヘキソキナーゼ活性を高め，糖質代謝を促進し，脳代謝を改善する |

## 3.13 抗アルツハイマー病薬

痴呆（厚生労働省が定めた行政用語では認知症）は，新しい体験事象を覚えられない（記銘力障害）・広範囲な認知障害のために社会的活動に支障が出る場合と定義されている．認知症には原因が明らかなものも含まれる．慢性硬膜下出血腫，正常圧水頭症，甲状腺機能低下症，ビタミン欠乏症，うつ病，他疾患の薬物療法による副作用などが該当し，それぞれ原因を除くことで痴呆症状の改善がみられる．これに対し，アルツハイマー病 Alzheimer disease は，脳の病的萎縮を伴う進行性の知的機能の低下を主症状とする疾患である．現在のところ，発症の原因は明確にされておらず，完治させるための療法はない．大脳皮質前頭葉，側頭葉の神経細胞数が減少し，組織萎縮がみられる．神経細胞同士をつなぐシナプスが減少し，老人斑と呼ばれる色素沈着，神経原線維変化が認められる．これらは $\beta$ アミロイドタンパク質やタウタンパク質の代謝が異常を起こしたために生じると考えられている．

これとは別に，アルツハイマー病患者の死後剖検脳で，大脳皮質や海馬に投射するコリン作動性神経の起始核であるマイネルト基底核の細胞が変性脱落している知見が示された．さらに，伝達物質であるAChの生合成能の低下と認知症の進行度に相関があることが示された．これらを基にAChの分解に係るコリンエステラーゼを阻害する薬物の探索が行われた．従来から知られているコリンエステラーゼ阻害薬は，末梢・循環系のACh分解も強く抑制して副作用を惹起したり，血液-脳関門の通過性が悪いなどの欠点があった．そこで，脳への移行率が高く，末梢の

酵素活性を阻害しないタイプの薬物が探索された結果，米国でタクリンが臨床治療薬として発売された．ついで，より特異性の高いドネペジルがわが国で開発され，アルツハイマー病治療薬として実用化されるに至っている．本薬剤はアルツハイマー病の症状の進行を軽度に抑制するが，その効果はあくまでも対症療法であり，投与中止により症状の悪化がみられる．また長期投与例のデータでは投与38週を過ぎると，ADAS-Jcogの得点は投与前より悪化している．したがって，特に介護者に対しては，本薬剤に過度の期待を抱かぬように，投与前に作用機序や期待される効果について十分な説明が必要である．

**塩酸ドネペジル donepezil hydrochloride \*** 錠：3・5 mg 細粒：0.5％ 1日1回3 mgから開始し，1～2週間後に5 mgに増量．投与開始後1～2週間は消化器系の副作用の発現を抑える目的で，1日1回3 mgを投与し，その後5 mgに増量する．3 mgでは効果が十分ではないので，必ず5 mgを使用する必要がある．

- **薬理作用** アセチルコリンエステラーゼ（ChE）を可逆的に阻害することにより，脳内アセチルコリン量を増加させ，脳内コリン作動性神経系を賦活する．
- **適 応** 軽度および中等度のアルツハイマー病における，痴呆症状の進行抑制\*．重度の症例に対する効果は確認されていない．また，本剤がアルツハイマー病の病態そのものの進行を抑制するという成績は得られていない．アルツハイマー病以外の認知症において，本剤の有効性は未確認である．
- **禁 忌** 本剤の成分またはピペリジン誘導体に対し過敏症の既往歴．
- **副作用** 主な副作用は，食欲不振，嘔気・嘔吐，腹痛，下痢などの消化器症状であるが，3 mg投与の準備期間を設ければ，問題となることは少ない．また，本剤はコリン作動性作用があるので，洞不全症候群などの心伝導障害のある患者，消化性潰瘍の既往のある患者，気管支喘息の既往のある患者への投与には十分な注意が必要である．
- **相互作用** ①塩化スキサメトニウムの脱分極性筋弛緩作用を増強する可能性がある．②コリン作動薬（塩化アセチルコリン，塩化カルプロニウム，塩化ベタネコール，ナパジシル酸アクラトニウム），ChE阻害薬（塩化アンベノニウム，臭化ジスチグミン，臭化ピリドスチ

塩酸ドネペジル

---

\* 本薬剤の治験により，効果が確認された軽度および中等度のアルツハイマー病とは，DSM-Ⅳにより，アルツハイマー病と診断され，Hachinskiの脳虚血スコアで4点以下の患者のうち，CDR（Clinical Dementia Rating）が1または2，MMSE（Mini-Mental State Examination）が10～26点，ADAS-Jcog（Alzheimer's Disease Assessment Scale cognitive subscale 日本語版）が15点以上の患者である．わが国で行われたプラセボを対照とした二重盲検比較試験では，24週間投与後の全般臨床症状，ADAS-Jcog，CDRのいずれの評価法においても，その差は軽度ではあるが，ドネペジル群が有意に優れているという結果であった．

グミン，ネオスチグミンなど）：これらの薬物の作用が増強される可能性がある．③ 中枢性抗コリン薬（塩酸トリヘキシフェニジル，塩酸ピロヘプチン，塩酸マザチコール，塩酸メチキセン，塩酸ビペリデンなど），アトロピン系抗コリン薬（臭化ブチルスコポラミン，硫酸アトロピンなど）：互いに干渉し，それぞれの効果を減弱させる可能性がある．④ NSAIDs：コリン系の賦活により胃酸分泌が促進され，消化性潰瘍を起こす可能性がある．

# Chapter 4

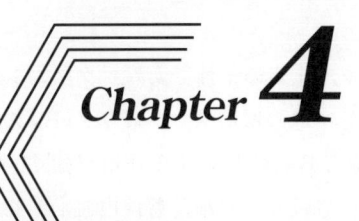

# 免疫系に作用する薬物

### 到達目標
- 代表的な免疫抑制薬をあげ，その薬理，作用，機序，主な副作用について説明できる．
- 代表的な関節リウマチの治療薬をあげ，作用，機序，主な副作用について説明できる．
- 代表的なワクチンおよび抗体製剤について基本的特徴と臨床応用を説明できる．

　免疫応答は，自己と非自己を識別することによって，微生物などの侵入から生体を守るだけでなく，腫瘍の発生を監視，排除するという重要な役割を担っている．その一方で，臓器移植の場合，移植された臓器に対する免疫系の攻撃は，むしろ有害な拒絶反応となる．また，免疫機構の破綻は，自己免疫疾患と呼ばれる多様な病態を引き起こすため，これらを抑制する必要がある．本章では，免疫系に作用する薬物について述べると共に，ワクチンや抗体製剤などの生物由来製品についても解説する．

## 4.1 免疫抑制薬

　臓器移植における拒絶反応の抑制や自己免疫疾患の治療のために，種々の免疫抑制薬が使用されている．免疫抑制薬は，リンパ球などの免疫系細胞の機能を用量依存的に抑制するため，免疫反応の異常亢進だけでなく，本来の機能である病原性微生物に対する生体防御反応も抑制する．したがって，免疫抑制薬の使用は慎重に行わなければならない．免疫抑制薬はその作用機序から，細胞毒性薬，特異的免疫抑制薬，糖質コルチコイドに分類される．

### 4.1.1　細胞毒性薬

　血液細胞は，白血球，赤血球および血小板から構成されている．このうち，白血球には，顆粒球（好中球，好塩基球，好酸球）やNK細胞の他に，免疫担当細胞として単球（マクロファージ）やリンパ球（T細胞，B細胞など）が含まれる．これらの血液細胞は，すべて骨髄幹細胞より作られる．第一世代の免疫抑制薬であるシクロホスファミド，アザチオプリン，メトトレキサートなどは，骨髄幹細胞の増殖分化を抑制する薬物であり，免疫担当細胞の働きを抑制するが，同時に赤血球，血小板の生成も抑えてしまうため副作用が大きい．なお，これらの薬物は，悪性腫瘍

の治療にも用いられる薬物である．

**シクロホスファミド　cyclophosphamide（CPA）**　アルキル化薬の一種であり，グアニンの$NH_2$基と結合することによってDNA複製を阻害する．リンパ球の増殖やマクロファージの抗原処理過程を抑制して，強い免疫抑制作用を発現する．特にB細胞に対する作用が強く，細胞性免疫よりも体液性免疫を強く抑制する．癌腫，骨髄腫，悪性リンパ腫，急性白血病，膠原病の治療に用いられる．

●**副作用**　白血球減少，脱毛，感染症誘発などがある．

**アザチオプリン　azathioprine（AZP）**　核酸プリンの代謝阻害薬であり，生体内で6-メルカプトプリンに変換されて作用する．抗原刺激によって分裂期に入ったリンパ球に作用して，これを死滅させる結果，抗体産生が抑制されて免疫機能が低下する．また，免疫グロブリンの生合成も抑制する．膠原病，臓器移植時の拒絶反応抑制に用いられる．

●**副作用**　白血球減少，消化器障害，肝障害，腎障害などがある．

**メトトレキサート　methotrexate（MTX）**　葉酸代謝拮抗薬であり，ジヒドロ葉酸還元酵素 dihydrofolate reductase の阻害により，活性型であるテトラヒドロ葉酸の形成を抑制する．この結果，DNAやRNAの合成が障害されて細胞増殖が抑制される．体液性免疫よりも細胞性免疫の抑制作用が強い．膠原病，慢性骨髄性白血病（特に小児白血病），肉腫，悪性リンパ腫の治療あるいは関節リウマチに用いられる．

●**副作用**　白血球減少，脱毛，肝障害，腎障害などがある．

**ミゾリビン　mizoribine**　イミダゾール系核酸誘導体で，プリン生合成系におけるキサントシン一リン酸（XMP）からグアノシン一リン酸（GMP）への変換を阻害する．核酸合成阻害により，リンパ球の増殖を強く抑制するが，骨髄抑制は比較的弱い．移植時の拒絶反応抑制や関節リウマチの治療に用いられる．

●**副作用**　白血球減少，血小板減少，肝障害などがある．

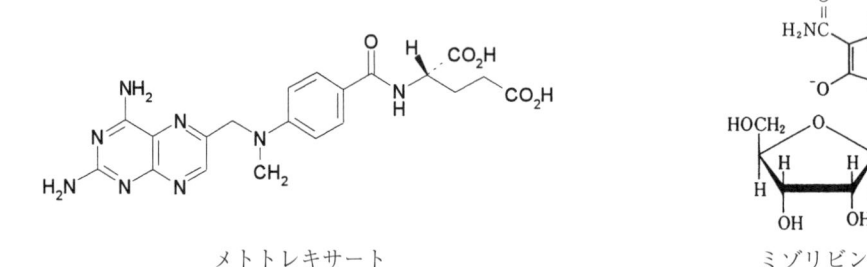

メトトレキサート　　　　　　　　　　　　ミゾリビン

## 4.1.2　特異的免疫抑制薬

特異的免疫抑制薬には，シクロスポリン，タクロリムス水和物，塩酸グスペリムス，ミコフェノール酸モフェチルがある．

**シクロスポリン　ciclosporin（CYA）とタクロリムス水和物　tacrolimus hydrate**　シクロスポリンは真菌が産生する環状ペプチドであり，タクロリムス水和物はマクロライド系化合物である．これらの薬物は，細胞毒性薬の欠点であった骨髄抑制作用がなく，T細胞の働きだけ

Ala-D-Ala-MeLeu-MeLeu-MeVal-N-　-Abu-MeGly-MeLeu-Val-MeLeu

Abu＝(2S)-2-アミノ酪酸
MeGly＝N-メチルグリシン
MeLeu＝N-メチルロイシン
MeVal＝N-メチルバリン

シクロスポリン

タクロリムス水和物（FK506）

を抑制することで，臓器移植の発展に多大な貢献をしてきた．また，ネフローゼ症候群などの種々の自己免疫疾患にも用いられている．．タクロリムス水和物の免疫抑制作用は，シクロスポリンより10～100倍強い．シクロスポリンとタクロリムス水和物は，化学構造が異なっているにもかかわらず共通の作用を有している．両薬物ともに，ヘルパーT細胞からのインターロイキン2（IL-2）産生を抑制し，T細胞の増殖を抑制することにより拒絶反応を防ぐ．また，細胞傷害性T細胞の誘導や肥満細胞の脱顆粒も抑制する．

シクロスポリンはシクロフィリン，タクロリムス水和物はFK結合タンパク質（FKBP）と呼ばれる細胞内標的タンパク質と結合する．これらの標的タンパク質は，イムノフィリンと総称されている．シクロスポリンあるいはタクロリムス水和物が，それぞれのイムノフィリンと結合すると，どちらの複合体もカルシニューリンと呼ばれるセリン/スレオニン脱リン酸化酵素を阻害する．その結果，活性化T細胞内の転写因子NF-AT（nuclear factor of activated T cell）活性化を阻害することにより，IL-2遺伝子発現が阻害される．

●**副作用**　重大な副作用として，シクロスポリンには腎臓，肝臓，膵臓機能障害が，タクロリムス水和物にはこれらに加えて心臓障害があり，定期的な臨床検査が必要である．

　経口投与では薬剤の吸収が一定せず，また有効血中濃度と副作用出現域血中濃度が近接しているため，血中濃度（トラフレベル）のモニタリングが必要である．すなわち，血中濃度が高いと副作用が発現し，血中濃度が低いと，移植時には拒絶反応が起こる．両薬物ともに，シトクロムP450により代謝を受ける．他剤によるP450酵素誘導により血中濃度が低下し，他剤による酵素阻害により血中濃度が上昇する．また，腎毒性を有する薬剤同士の併用により腎障害が増強される．

**塩酸グスペリムス　gusperimus hydrochloride**　　Bacillus属の培養上清から分離されたspergualinの類縁合成化合物である．グスペリムスは，臓器移植直後の急性拒絶反応に関与する細胞傷害性Tリンパ球，抗体産生に関与するBリンパ球に作用して分化，増殖を抑制するが，シクロスポリンやタクロリムス水和物と異なり，IL-2の産生を抑制しない．

●**副作用**　血液障害（汎血球減少，白血球減少，血小板減少，赤血球減少，ヘモグロビン減少，ヘマトクリット減少）が現れることがあるので，頻回に血液検査を行い，必要に応じて輸血等の適切な処置を行う．

**ミコフェノール酸モフェチル　mycophenolate mofetil**　生体内で速やかに活性代謝物ミコフェノール酸（MPA）に加水分解される．MPAは，二つのプリン生合成経路（de novo系，salvage系）のうち，de novo系の律速酵素であるイノシンモノホスフェート脱水素酵素を非競合的，可逆的かつ特異的に阻害することにより，GTP，デオキシGTPを枯渇させ，DNA合成を抑制する．T，Bリンパ球細胞は，核酸合成を主としてde novo系に依存するのに対して，免疫系以外の細胞はde novo，salvage両系に依存している．MPAはsalvage系酵素には影響しないため，結果的にリンパ球細胞の増殖を選択的に抑制し，臓器移植後に発症する拒絶反応の形成不全を誘導する．腎移植後の難治性拒絶反応の治療（既存の治療薬が無効または副作用などのため投与できず，難治性拒絶反応と診断された場合）や腎移植，心移植，肝移植や肺移植における拒絶反応の抑制に適用される．

### 4.1.3　糖質コルチコイド

副腎皮質ホルモンである糖質コルチコイドは，免疫抑制作用も有している．特徴は，骨髄抑制作用はなく，細胞性免疫および液性免疫ともに抑制することである．多くの副腎皮質ホルモンの中で，免疫抑制薬として用いられるものに，プレドニゾロン prednisolone，メチルプレドニゾロン methylprednisolone などがある．作用機序としては，マクロファージの集積抑制，T細胞増殖因子IL-2の産生抑制による細胞傷害性T細胞の機能分化抑制，免疫グロブリンの産生低下などが考えられている．液性免疫を抑制することから，膠原病などの自己免疫疾患に広く応用されている．また，腎臓移植の際の免疫抑制にも利用されている．この免疫抑制作用は副作用ともなり，感染症の罹患や悪化に注意する必要がある．なお，糖質コルチコイドの詳細については第6章を参照．

### 4.1.4　抗体製剤

#### 1. ムロモナブ-CD3　muromonab-CD3

T細胞表面抗原CD3に対するモノクローナル抗体であるムロモナブ-CD3は，腎移植後の急性拒絶反応治療薬として用いられる．

#### 2. バシリキシマブ（遺伝子組換え）　basiliximab（genetical recombination）

ヒトIL-2受容体α鎖に対するマウスモノクローナル抗体であるRFT-5をもとに，ヒトにおける免疫原性を減弱させたヒト/マウスキメラ型モノクローナル抗体である．IL-2の受容体結合を阻害する．腎移植後の急性拒絶反応の抑制に用いられる．

そのほか乾燥抗ヒトリンパ球ウマ免疫グロブリンが腎移植に伴う拒絶反応の抑制に用いられる．

### 4.1.5 拒絶反応に対する薬物療法

シクロスポリン，タクロリムスなどの臨床応用により，臓器移植の成績は飛躍的に向上している．メチルプレドニゾロン，プレドニゾロン，シクロスポリン，タクロリムス，アザチオプリン，ミゾリビンなどは，免疫抑制効果の維持に用いられる．一方，拒絶反応の治療薬としては，メチルプレドニゾロン注射剤，抗ヒトリンパ球ウマ免疫グロブリン，ムロモナブ-CD3，塩酸グスペリムスなどが使用されている．これらの薬物の免疫抑制効果は優れているが，副作用もあるので，投与には十分な配慮が必要となる．

## 4.2 免疫増強薬

免疫増強薬は免疫賦活薬とも呼ばれ，抗ウイルス薬および抗腫瘍薬として使用される．サイトカイン類や非特異的賦活薬などが含まれる．

表 4.1 免疫増強薬

| 種　類 | 主な免疫増強薬 |
|---|---|
| サイトカイン類 | IFN-$\alpha$，IFN-$\beta$，IFN-$\gamma$，IL-2 遺伝子組換え体 |
| 非特異的賦活薬 | 乾燥 BCG（膀胱内用），ウベニメクス |

### 4.2.1 サイトカイン類

#### 1. インターフェロン（IFN）-$\alpha$ および IFN-$\beta$

IFN-$\alpha$ および IFN-$\beta$ は，抗ウイルス作用と抗腫瘍作用を有するサイトカインである．抗ウイルス作用は，IFN-$\alpha$，IFN-$\beta$ の作用を受けた細胞内で eIF-2-protein kinase，2′, 5′-oligoadenylate synthetase および 2′-phosphodiesterase などの酵素が誘導され，ウイルスタンパク質の合成が阻害される直接作用と，リンパ球，単球等の宿主免疫系の活性化を介する間接作用により，ウイルスの排除を促進する．抗腫瘍作用は，腫瘍細胞に作用してその増殖を抑制する直接作用と，宿主免疫系を中心とした生体防御機構を増強して腫瘍の増大を抑制する間接作用による．

インターフェロン-$\alpha$2a（遺伝子組換え型） interferon-$\alpha$2a（genetical recombination），インターフェロン-$\alpha$2b（遺伝子組換え型） interferon-$\alpha$2b（genetical recombination）およびインターフェロン-$\beta$ interferon-$\beta$ が臨床応用されている．
- ●適　応　IFN-$\alpha$ は，C 型慢性活動性肝炎におけるウイルス血症の改善，HBe 抗原陽性でかつ DNA ポリメラーゼ陽性の B 型慢性活動性肝炎のウイルス血症の改善，腎癌，慢性骨髄性白血病，多発性骨髄腫に適用される．また，IFN-$\beta$ は IFN-$\alpha$ と同様，C，B 型慢性活動性

肝炎におけるウイルス血症の改善の他に，膠芽腫，髄芽腫，星細胞腫および皮膚悪性黒色腫に適用される．

- **副作用**　間質性肺炎，自殺企図が現れることがあるので，使用上の注意に十分留意し，患者に対し，副作用発現の可能性について十分説明する．
- **禁忌**　本剤や他のインターフェロン過敏歴，ワクチンなど生物学的製剤過敏歴，小柴胡湯投与中，自己免疫性肝炎．

### 2. インターフェロン-γ1a（遺伝子組換え）　interferon-γ1a（genetical recombination）

ヒト末梢血リンパ球に作用して，ナチュラルキラー活性や抗体依存性細胞傷害活性を増強する．また，腫瘍細胞に直接作用して，細胞増殖抑制作用を示す．腎癌，菌状息肉症に適用される．

### 3. インターロイキン-2（遺伝子組換え）interleukin-2（genetical recombination）

ヒトインターロイキン-2は，Tリンパ球から産生されるリンホカインであり，抗原特異的キラーT細胞，あるいはナチュラルキラー（NK）細胞，リンホカイン活性化キラー（LAK）細胞などの抗原非特異的キラー細胞の活性化や増殖促進等によって抗腫瘍作用をもたらす．

遺伝子組換え型インターロイキン-2製剤として，**セルモロイキン celmoleukin** と**テセロイキン teceleukin** がある．

- **適応**　セルモロイキンは血管肉腫，テセロイキンは血管肉腫と腎癌に適用される．
- **副作用**　体液貯留，うっ血性心不全，抑うつ，自殺企画，感染症の増悪，発熱，全身倦怠感，頭痛，好酸球増多，肝機能障害，消化器症状，筋肉・関節痛，過敏症，血圧低下，不整脈，下肢冷感，汎血球減少，白血球増加，フィブリノーゲン減少，腎障害，口腔内アフタ，呼吸困難，喘息発作，見当識障害など．
- **モニターすべき項目**　心機能，自殺企図，CBC，肝機能．
- **併用禁忌**　副腎皮質ホルモン剤は効果を減弱する．ヨード系X線造影剤はインターロイキンを含む治療を受けた患者が，引き続きヨード系X線造影剤を投与後1〜4時間後に発熱，悪寒，戦慄，悪心，嘔吐，紅斑，低血圧などが現れたとの報告がある．

## 4.2.2　非特異的賦活薬

**乾燥BCG（膀胱内用）　freeze-dried BCG（intravesical）**　フィブロネクチンを介して腫瘍細胞内に取り込まれ，この細胞は抗原提示細胞として，あるいはマクロファージに貪食されることにより，Tリンパ球の感作が成立する．細胞傷害性Tリンパ球は，標的腫瘍細胞を直接に傷害する．Tリンパ球の産生する種々のサイトカインもまた，腫瘍細胞に傷害的に作用する．膀胱内に注入して表在性膀胱癌や膀胱上皮内癌の治療に用いられる．

- **禁忌**　AIDS，白血病，リンパ腫等併発疾患，または抗癌療法（細胞傷害性薬剤療法，放射線照射）による免疫抑制状態，および先天性または後天性免疫不全，HIVキャリアおよび免疫抑制量のステロイド剤，または他の免疫抑制剤を投与している患者，明白な活動性の結核症，熱性疾患，尿路感染症，または妊娠している可能性のある婦人．

**ウベニメクス　ubenimex**　作用機序は確立していないが，抗腫瘍免疫能を活性化すると考えられている．成人急性非リンパ性白血病の完全寛解導入後に維持強化化学療法剤と併用する．

**ピシバニール　picibanil**　溶連菌の弱毒株をベンジルペニシリンの存在下に処理し，凍結乾燥した菌体製剤．宿主免疫能を賦活し，抗腫瘍効果を発現する．

**クレスチン　krestin**　カワラタケの菌糸体より抽出したタンパク質結合多糖体で免疫賦活作用を示す．

## 4.3 免疫調節薬

　関節リウマチ（RA）は，多発性の滑膜関節炎を主病変とする全身性炎症疾患であり，30～50歳代の女性（男女比 1：3）に好発するが，小児発症（若年性関節リウマチ）や高齢発症もみられる．病変部位の関節滑膜では，マクロファージ，T細胞の強い浸潤と線維芽細胞様滑膜細胞の増殖を認め，これらの細胞よりサイトカインが過剰に産生されている．また，IgGとリウマトイド因子による免疫複合体の関節への沈着，補体活性化および好中球による組織障害もみられる．RAの病態である血管新生，滑膜細胞増殖，炎症性細胞浸潤，骨破壊，全身性炎症性反応には，多様なサイトカインが関与するが，特にTNF$\alpha$は炎症性サイトカインカスケードを形成することにより，炎症と関節破壊の進展に重要な役割を果たしている．

　RAの薬物療法の目標は，関節滑膜の炎症を抑えて，関節破壊の進行を阻止することである．薬物療法には，主に消炎鎮痛を目的とする非ステロイド性抗炎症薬（NSAIDs）や副腎皮質ステロイドホルモン（第6章参照）と，滑膜の炎症や自己反応性のTリンパ球を制御する疾患修飾抗リウマチ薬（DMARDs）が含まれる．

### 4.3.1　疾患修飾抗リウマチ薬 Disease Modifying Antirheumatic Drugs(DMARDs)

#### 1. 免疫調節薬

　金製剤（オーラノフィン，金チオリンゴ酸ナトリウム），SH基製剤（D-ペニシラミン，ブシラミン），ロベンザリット，アクタリット，サラゾスルファピリジンがある．これらの多くは遅効性であるが，効果がみられると長期間持続し，免疫学的指標の改善をみる．しかしながら，すべてのRA患者に同等に効果がみられるわけではなく，重篤な副作用も存在する．また，長期使用により不応性もみられる．

**金製剤**

　金製剤には，**オーラノフィン auranofin**，**金チオリンゴ酸ナトリウム sodium aurothiomalate** がある．リンパ球の増殖抑制作用，血中の免疫グロブリン，リウマトイド因子レベルの低下作用，補体の不活化，マクロファージの活性を抑制する作用などが知られているが，その作用機

序は不明である．

### SH 基製剤

**D-ペニシラミン penicillamine，ブシラミン bucillamine**　分子内に SH 基を有する薬物である．ペニシラミンは，ペニシリンの加水分解によって得られるアミノ酸の一種で，L 型は毒性が強いため，臨床的には D 型が使用される．ブシラミンは，2 個の SH 基を有するシステイン誘導体で，D-ペニシラミンと類似構造を持つ．これらの作用機序は不明な点が多いが，SH 基は，マクログロブリンの S-S 結合を解離，小分子化させ，また，19S リウマトイド因子の S-S 結合も解離，小分子化させ，凝集力を失わせる．

**アクタリット　actarit**　胸腺からのサプレッサー T リンパ球の分化誘導，IL-2 の産生増強による T リンパ球増加，および活性化した T リンパ球による抑制性因子の産生という免疫応答反応により効果を発現する．

● **副作用**　ネフローゼ症候群，間質性肺炎．重篤な副作用が少なく，軽症の RA に使用される．

**サラゾスルファピリジン　salazosulfapyridine**　T 細胞やマクロファージに作用して，サイトカイン産生を抑制し，異常な抗体産生を抑制する．副作用として消化器症状が多くみられる．重大な副作用として再生不良性貧血，汎血球減少症，無顆粒球症，皮膚粘膜眼症候群，中毒性表皮壊死症，間質性肺炎，伝染性単核球症様症状，急性腎不全などがある．

**ロベンザリットニナトリウム　lobenzarit disodium**　免疫調節作用により免疫異常を改善する薬物で，ときに重篤な腎障害がみられる．

### 2. 免疫抑制薬

メトトレキサート，ミゾリビン，レフルノミドがある．これらの薬剤は，ときに重篤な副作用もみられるため定期的な検査が必要である．

**メトトレキサート　methotrexate（MTX）**　葉酸代謝拮抗薬で，少量間欠経口投与（2〜8 mg/週）により比較的早期に効果がみられる．不応性も少なく，長期寛解維持も可能であるため，中心的な抗リウマチ薬として位置づけられている．本章 4.1.1 細胞毒性薬の項参照．

**ミゾリビン　mizoribine**　ミゾリビンはプリン合成阻害薬であり，イノシン酸からグアニル酸に至る経路を拮抗阻害することにより核酸合成を抑制する．副作用として，骨髄機能抑制，感染症，間質性肺炎，急性腎不全，肝機能障害がある．

**レフルノミド　leflunomide**　イソキサゾール系化合物であるレフルノミドは，ピリミジンの合成を阻害し，細胞周期の G1 arrest をもたらすことにより免疫を抑制する．MTX と同等の有効性が認められる．腸管や肝臓などで代謝されて作用するプロドラッグで，血中タンパク質との高い結合性と腸肝循環により，活性体の血中半減期は 15〜18 日と長く，1 日 1 回の投与で済む．

### 3. 抗体製剤

**インフリキシマブ　infliximab**　　TNFαを標的としたキメラ抗TNFαモノクローナル抗体である．メトトレキサート（MTX）の治療で十分効果が得られない場合にMTXと併用で用いられる．早期より効果がみられ，有効率も高く，関節破壊を抑制する効果もみられる．しかし，結核を含む感染症や過敏反応などの副作用がみられる．

### 4. RAの標準的薬物治療

　従来の関節リウマチ（RA）の治療法は，まず最も副作用の少ない薬物，多くは非ステロイド抗炎症薬や弱い抗リウマチ薬を選択する．半年程度経過しても効果不十分であれば，現在投与中の薬より効果が期待できるが，副作用も増すと考えられる薬物に切り替える．それでも効果が不十分であれば，ステロイド薬や免疫抑制薬を投与するという薬物治療が一般的で，ピラミッド方式と呼ばれていた．しかし，この方法では，RAが悪化するなどの理由から，近年，罹病早期から比較的低用量（10 mg/日以下）のステロイド薬を炎症の強い時期に用いる，あるいはMTXなどを比較的早期から使って寛解を得てから，副作用の少ない薬剤に変えていく，いわゆるステップダウンブリッジ方式が主流になっている．さらに抗体製剤などが加わった薬物治療体系に進展している．

　新しい薬物治療では，RA患者の疾患活動性を3分類して抗リウマチ薬の適応をはかる．比較的早期のX線学的に骨破壊が不明確で炎症反応値も高くない場合には，オーラノフィン，アクタリットなど，効果はさほど高くないが，重篤な副作用の少ない薬剤が適応される．もう少し疾患活動性が高く，臨床症状と炎症反応が中等度以上でX線学的にも骨破壊像を認める場合には，サラゾスルファピリジン，ブシラミン，金チオリンゴ酸ナトリウム，D-ペニシラミンなどの抗リウマチ作用の比較的強い薬剤が適応される．さらに疾患活動性が強く，他の抗RA剤が無効の難治性RAには，MTX，レフルノミドが適応される．抗リウマチ薬の有効率は30～70％である．いずれも遅効性で，多くは効果発現まで2～3か月を要するので，最低3か月は投与を続け，3か月続けても効果がみられない場合は，他の薬剤に変更するのが標準的な考え方である．上記の3グループの抗リウマチ薬投与に関しても，3か月を目途にステップアップする．一般に抗リウマチ薬は，副作用発現率が高く，どの薬でも有害事象は20～50％とされる．副作用は，消化器症状と皮疹とが最も多く，必ずしも投薬を中止する必要はない．しかし，血液障害，腎障害，間質性肺炎などの生命にかかわる重篤な副作用もあり，注意を要する．一般に副作用発現率は，用量に依存するが，腎機能障害や肝機能障害のみられる患者，および高齢者では薬剤の蓄積が起こり，意外に低用量でも副作用が出るので特に注意が必要である．

## 4.4　ワクチン・抗血清

　ワクチンおよび抗血清は，生物由来製品に含まれる．生物由来製品とは，人その他の生物（植

物を除く）に由来するものを原料または材料として製造される医薬品，医薬部外品，化粧品または医療用具のうち，保健衛生上特別の注意を要するものとして，厚生労働大臣が薬事・食品衛生審議会の意見を聴いて指定するものである．ワクチン，抗毒素，遺伝子組換えタンパク質，培養細胞由来のタンパク質，ヘパリン等の動物抽出成分などが含まれる．また，輸血用血液製剤，人血漿分画製剤，人臓器抽出医薬品など，特に危害の発生または拡大を防止するための措置を講ずる必要があるものは，特定生物由来製品に含まれる．

### 4.4.1　ワクチン　vaccine

病原性微生物またはその由来物質の抗原性を残したまま，無毒化あるいは弱毒化した製剤である．製剤としては，弱毒生ワクチン，不活化ワクチン，トキソイドの3種類があり，いずれも投与することにより能動免疫を獲得させる．また近年，遺伝子操作によるワクチンの開発も行われている．

#### 1. 生ワクチン

病原性微生物を変異させ，感染力が極めて弱いか，あるいは全く発病しない程度までに弱毒化したものである．生ワクチンは免疫原性や感染防御効果の点では優れているが，副作用のリスクがある．おたふくかぜワクチン，水痘ワクチン，風しんワクチン，麻しんワクチン，ポリオワクチン，痘そうワクチン，BCGワクチンがある．

#### 2. 不活化ワクチン

病原細菌やウイルスに物理的（熱や紫外線）または化学的（フェノール，ホルマリン，$\beta$-プロピオラクトン）な処置を行い，抗原性を保持しつつ不活化したものである．B型肝炎ワクチン，百日せきワクチン，日本脳炎ワクチン，インフルエンザHAワクチン，コレラワクチン，狂犬病ワクチンなどがある．

#### 3. トキソイド

細菌が産生する菌体外毒素の毒性部位をホルマリンにより変性無毒化して，抗原性だけを残したものがトキソイドで，ジフテリアトキソイド，破傷風トキソイド，はぶトキソイドがある．

#### 4. サブユニットワクチン

ウイルスのゲノム中で表面抗原に関連した部位を，組換えDNA技術を用いてベクターに組み込む．これを酵母やCHO細胞に導入して表面抗原糖タンパク質を産生させた後に精製し，ワクチンとして用いるものである．この方法はB型肝炎ワクチンで使用されている．

### 4.4.2　抗体製剤

病原性微生物，外毒素あるいはトキソイドで，ウマなどを免疫し，血清中に生じた抗毒素を精

製した製剤である．抗毒素製剤は，体内毒素を中和するのに用いられる（受動免疫）．抗毒素としてはジフテリア抗毒素，ガス壊疽抗毒素，ボツリヌス抗毒素，破傷風抗毒素，はぶ抗毒素，まむし抗毒素がある．また，新しい抗体製剤としてモノクローナル抗体製剤がある（表 4.2）．

**表 4.2 モノクローナル抗体製剤**

| 製　剤 | タイプ | 標　的 | 適　応 |
|---|---|---|---|
| ムロモナブ-CD3 | マウス | CD3 | 腎移植後の急性拒絶反応の治療 |
| 抗ヒトミオシン抗体 Fab-ETPA-In111 | マウス | ヒトミオシン | 心シンチグラフィによる心筋細胞壊死，炎症部位の診断 |
| トラスツズマブ | ヒト化 | EGF受容体 | HER2過剰発現転移性乳癌 |
| リツキシマブ | キメラ | CD20 | CD20陽性B細胞性非ホジキンリンパ腫 |
| パリビズマブ | ヒト化 | RSV | 新生児，乳幼児RSV感染の重篤な下気道疾患発生抑制 |
| インフリキシマブ | キメラ | TNF$\alpha$ | クローン病，関節リウマチ |
| バシリキシマブ | キメラ | CD25 | 腎移植後の急性拒絶反応 |

# Chapter 5

# 抗アレルギー薬

> **到達目標**
> ・代表的なアレルギーの治療薬をあげ，作用機序，臨床応用および主な副作用について説明できる．

　免疫反応が過度に，あるいは生体に不利に働き，その結果，生体にとって有害な反応が起こる場合，これをアレルギーという．アレルギーは4型（Ⅰ，Ⅱ，Ⅲ，Ⅳ型）に分類される（表5.1）．Ⅰ～Ⅲ型は抗体が関与し，Ⅳ型は免疫細胞（マクロファージ，Tリンパ球）が関与する．

　とくにⅠ型アレルギーは，狭義のアレルギーとしてよく知られる．Ⅰ型アレルギーは，まずアレルゲン（抗原）に対する抗体（IgE）が，肥満細胞上のIgE受容体に結合することで，肥満細胞が感作される（図5.1）．感作された細胞の受容体に結合したIgE抗体に，さらにアレルゲンが結合すると，IgE抗体分子間に架橋反応が起こる．その結果，IgE受容体どうしが凝集し，これが引き金となって細胞内で一連の反応が誘発される．その結果，肥満細胞から脱顆粒によりヒスタミンを中心とする各種活性物質が放出される．同時に，肥満細胞の刺激により，新たにロイコトリエン（LT），血小板活性化因子（PAF），トロンボキサン$A_2$（$TXA_2$），およびその他のプロスタグランジン類（PGs）が合成され放出される．これらの物質により，平滑筋の収縮，血管透過性の亢進などが起こる．代表的な疾患として，アレルギー性鼻炎，アレルギー性皮膚炎，花粉症，気管支喘息，じん麻疹などがある．

表5.1　アレルギーの型の分類（Coombs and Gell）

| 型 | 反応 | 作用因子 | 化学伝達物質 | 反応時間 | 疾患 |
|---|---|---|---|---|---|
| Ⅰ | アナフィラキシー | IgE抗体 | ヒスタミン<br>ロイコトリエン<br>PAF<br>プロスタグランジン | 30分以内 | アレルギー性鼻炎，花粉症，じん麻疹，気管支喘息 |
| Ⅱ | 細胞障害反応 | IgM抗体<br>IgG抗体<br>補体 | | | 溶血性貧血，血小板減少症，橋本病 |
| Ⅲ | 免疫複合体反応 | IgM抗体<br>IgG抗体<br>補体 | | 3～8時間 | 血清病，糸球体腎炎，全身性エリテマトーデス |
| Ⅳ | 遅延型反応 | T細胞 | リンホカイン | 24～28時間 | ツベルクリン反応，接触皮膚炎 |

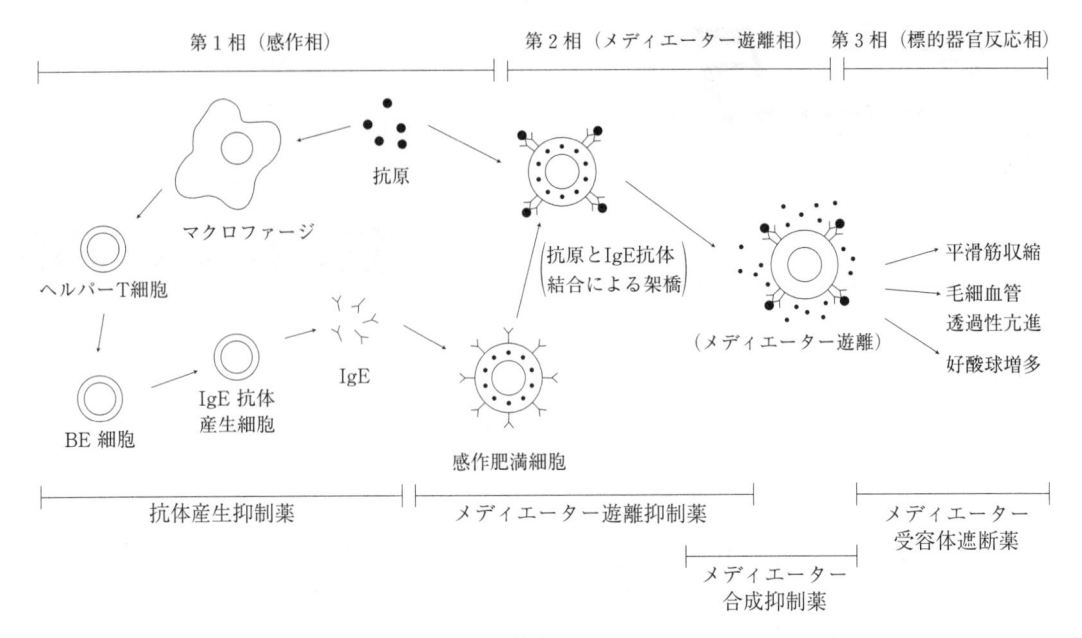

**図 5.1　I 型アレルギー反応機構と抗アレルギー薬の作用部位**
（江田ら，一部改変）

　抗アレルギー薬は，アレルギー反応を抑制する薬であり，とくに I 型アレルギーに対しては，図 5.1 に示すように，ケミカルメディエーター遊離阻害薬，ケミカルメディエーター合成阻害薬，ケミカルメディエーター遮断薬が知られる．

# 5.1　抗ヒスタミン薬

　I 型アレルギーの主要な化学伝達物質はヒスタミンであり，抗ヒスタミン薬は，その標的細胞への作用を遮断することで抗アレルギー作用を示す．

## 5.1.1　ヒスタミン

　ヒスタミン histamine，すなわちイミダゾールエチルアミン（β-アミノエチルイミダゾール）は 1907 年に化学的に合成され，その生理作用は 1910 年に Dale らにより見いだされた．その作用は即時型免疫反応（I 型アレルギー反応）に類似することが指摘され，さらに 1927 年に生体組織中に存在することが確かめられた．種々の組織に存在することから，ギリシャ語の組織 "histos" という単語に化学構造上の特徴であるアミンをあわせて histamine と命名された．ヒスタミンは，末梢組織では I 型アレルギーおよび胃酸分泌の化学伝達物質として，中枢神経系ではヒスタミン神経系の伝達物質として機能する．

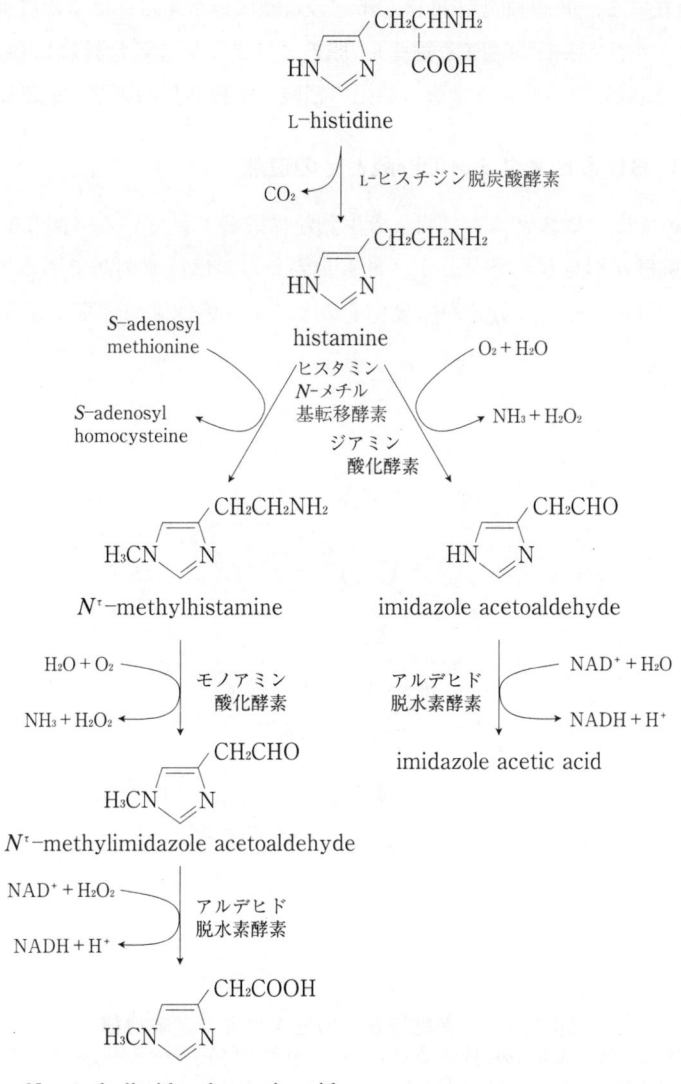

## 第5章 抗アレルギー薬

**図5.2 ヒスタミンの合成分解経路**

### 1. 生合成と分布

アミノ酸の一つであるL-ヒスチジンの脱炭酸により生成される．触媒する酵素はヒスチジン脱炭酸酵素 histidine decarboxylase（HDC）である（図5.2）．

ヒスタミンの不活性化には2種類の経路があり，動物種，臓器により異なる．一つの経路は，ヒスタミン N-メチル基転移酵素 histamine N-methyltransferase（HMT）によるもので，もう一つは，ジアミンオキシダーゼ diamine oxidase（DAO）（ヒスタミナーゼ）による経路である．

生体内のヒスタミンのほとんどは，組織の肥満細胞（マスト細胞）と血液中の好塩基性白血球

(好塩基球) に存在する．肥満細胞[*1]はほとんどの組織に分布する．はるかに少ない量が胃粘膜のエンテロクロマフィン様細胞（ECL 細胞），脳のヒスタミン作動性神経に存在する．さらに，マクロファージ，細胞分裂の盛んな細胞（胎児の細胞，治癒過程の細胞，癌細胞）に存在する．

## 2. 肥満細胞におけるヒスタミンの貯蔵とその遊離

肥満細胞においては，ヒスタミンは粗大分泌顆粒に貯蔵されている（図 5.3）．種々の刺激によりヒスタミン遊離が引き起こされるが，最も重要なものは抗原刺激である．肥満細胞は IgE 受容体を発現しており，そこに IgE が結合することにより感作肥満細胞となる．抗原刺激[*2]に

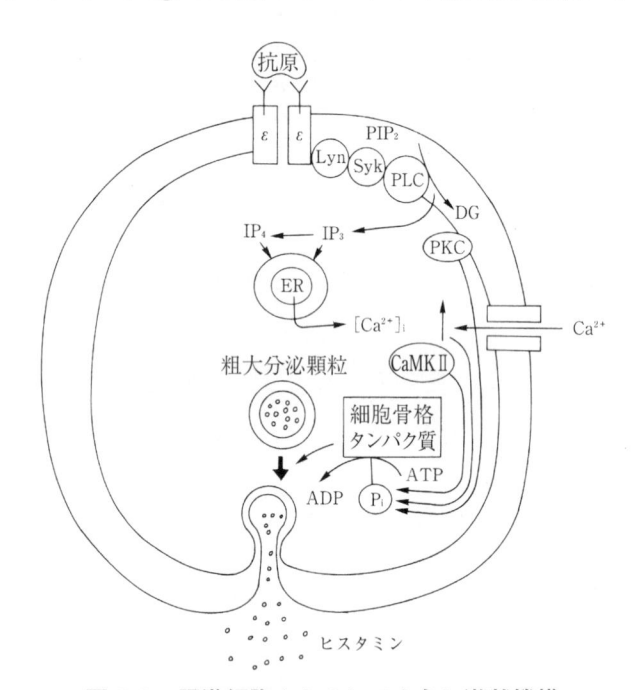

**図 5.3 肥満細胞からのヒスタミン遊離機構**

抗原-IgE 抗体複合体による IgE 抗体受容体（ε）刺激により，チロシンキナーゼ（Lyn, Syk）を介してホスホリパーゼ C（PLC）が活性化される．生成したイノシトール三リン酸（$IP_3$）と，それがさらにリン酸化された $IP_4$ により細胞内 $Ca^{2+}$ 貯蔵部位（ER）より $Ca^{2+}$ が遊離される．また，細胞外 $Ca^{2+}$ も同時に流入し，細胞内 $Ca^{2+}$ 濃度（$[Ca^{2+}]_i$）が上昇する．さらに $[Ca^{2+}]_i$ の上昇，カルシウムカルモジュリン依存性プロテインキナーゼⅡ（CaMKⅡ）とプロテインキナーゼ C（PKC）により，細胞骨格タンパク質のリン酸化が起こり，最終的に粗大分泌顆粒よりヒスタミンが遊離される． (前山らを改変)

---

[*1] 肥満細胞の幼弱細胞は骨髄で産生され，血液を循環し，成熟とともに種々の組織に移行する．肥満細胞には 2 種類存在する．一つは結合組織型であり，細胞内にグルコサミノグリカンの一種であるヘパリンを含有し，トルイジンブルーで紫色に染色される（メタクロマジー）．もう一つは粘膜型であり，コンドロイチン硫酸を含有する．ヒスタミンはグルコサミノグリカンと結合することで浸透圧を低く保ったまま濃縮されている．

[*2] 抗原刺激以外に，物理的刺激（圧力，温度，光），化学的刺激（compound 48/80, A23187, ポリミキシン，ハチ毒，モルヒネ，合成 ACTH, ツボクラリン，パンクロニウムなどの塩基性筋弛緩薬），知覚神経伝達物質（サブスタンス P），補体（アナフィラトキシン）によってもヒスタミン遊離が引き起こされる．

よりIgE受容体の凝集が起こり，一連の細胞内過程を経て脱顆粒によりヒスタミンが遊離される．肥満細胞からのヒスタミン遊離には細胞外$Ca^{2+}$の流入が必須である．

## 5.1.2 ヒスタミン受容体

ヒスタミン受容体は，現在4種類のサブタイプ，すなわち$H_1$，$H_2$，$H_3$，$H_4$の各受容体の存在が明らかになっている．

### 1. $H_1$受容体

$H_1$受容体[*1]は7個の膜貫通領域をもつGタンパク質共役型受容体（G protein-coupled receptor, GPCR）である．Gタンパク質の$G_{q/11}$タンパク質を介してホスホリパーゼC（PLC$\beta$）と共役し，イノシトール三リン酸とジアシルグリセロールを生成する（図5.4）．イノシトール三リン酸は細胞内カルシウム貯蔵部位より$Ca^{2+}$の遊離を引き起こし，$Ca^{2+}$とジアシルグリセロールによりプロテインキナーゼCが活性化される．

### 2. $H_2$受容体

$H_2$受容体[*2]もGタンパク質共役型受容体であり，Gsタンパク質を介してアデニル酸シクラーゼの活性化によりcAMPを生成する．cAMPはプロテインキナーゼAの活性化により標的タンパク質をリン酸化する（図5.4）．

### 3. $H_3$受容体

$H_3$受容体[*3]はGタンパク質共役型受容体であり，$G_{i/o}$タンパク質を介してcAMP産生を抑制する（図5.4）．中枢ヒスタミン神経系のシナプス前膜に存在し，ヒスタミンの遊離・合成を調節するオートレセプターとして機能する．また，ヘテロレセプターとしてアセチルコリン，ノルエピネフリン，セロトニン，ドパミンの各神経系のシナプス前膜にも存在する．

### 4. $H_4$受容体

$H_4$受容体[*4]は中枢，末梢に分布する．とくに末梢白血球，骨髄に多く分布している．Gタンパク質共役型受容体であり，受容体のシグナル機構は$H_3$受容体と類似する．

---

[*1] ヒトの$H_1$受容体は487個のアミノ酸より構成される．第III膜貫通領域のアスパラギン酸残基（$Asp^{107}$）がヒスタミンのアミノ基とイオン結合で強く結合し，第V膜貫通領域のリジンおよびアスパラギン残基（$Lys^{191}$, $Asp^{198}$），第VI膜貫通領域のチロシンおよびトリプトファン残基（$Tyr^{428}$, $Trp^{431}$）とイミダゾール基が相互作用を行い，Gタンパク質の活性化を引き起こすと考えられる．

[*2] ヒトの$H_2$受容体は359個のアミノ酸で構成される．第III膜貫通領域のアスパラギン酸残基はヒスタミンのアミノ基の結合部位である．

[*3] ヒトの$H_3$受容体は445個のアミノ酸で構成される．しかし，数種のスプライスバリアントが存在することが知られている．

[*4] ヒトの$H_4$受容体は390個のアミノ酸で構成される．

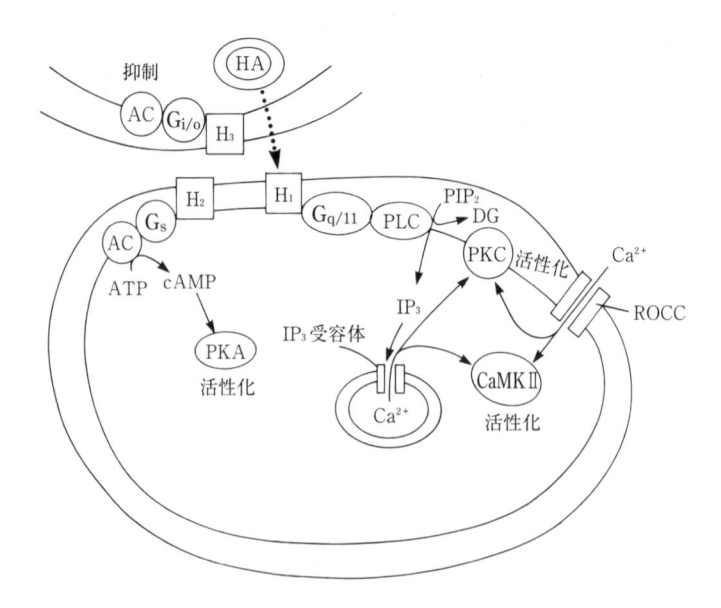

**図 5.4 ヒスタミン受容体サブタイプの情報伝達機構**

ヒスタミン（HA）含有細胞から遊離された HA は，ヒスタミン $H_1$ 受容体（$H_1$）刺激により GTP 結合タンパク質（$G_{q/11}$）を介してホスホリパーゼ C（PLC）を活性化させ，ホスファチジルイノシトール 4,5-二リン酸（$PIP_2$）よりイノシトール 1,4,5-三リン酸（$IP_3$）およびジアシルグリセロール（DG）を生成する．$IP_3$ は細胞内 $Ca^{2+}$ 貯蔵部位より $Ca^{2+}$ を遊離させ，また未知のシグナルにより，受容体作動性カルシウムチャネル（ROCC）より細胞外 $Ca^{2+}$ の流入を引き起こす．$Ca^{2+}$ と DG はプロテインキナーゼ C（PKC）の活性化を，$Ca^{2+}$ はカルシウムカルモジュリン依存性プロテインキナーゼ II（CaMK II）の活性化を引き起こす．ヒスタミン $H_2$ 受容体（$H_2$）の刺激により GTP 結合タンパク質（$G_s$）を介してアデニル酸シクラーゼ（AC）が活性化され，ATP より，サイクリック AMP（cAMP）の生成が亢進し，cAMP はプロテインキナーゼ A（PKA）を活性化する．またヒスタミン $H_3$ 受容体（$H_3$）刺激は GTP 結合タンパク質（$G_{i/o}$）を介して AC 活性を抑制する．

## 5.1.3 ヒスタミンの生理作用

### 1. 心血管系

毛細血管および後毛細血管小静脈内皮細胞の $H_1$ 受容体に作用すると，細胞収縮により細胞間隙が広がり，血漿成分が漏出して組織に浮腫が生じる．

小動脈を拡張させ，血圧降下，顔面紅潮，頭痛を引き起こす．主として血管内皮細胞の $H_1$ 受容体刺激により産生される血管弛緩因子（NO および $PGI_2$）が血管平滑筋を弛緩させる．血管平滑筋の $H_2$ 受容体刺激も平滑筋弛緩に関与する．その結果，血圧は最高血圧および最低血圧がともに下降する．アナフィラキシーショックでは大量のヒスタミンが肥満細胞より遊離されて血管平滑筋が弛緩し，急激な血圧降下が起こる．

ルイスの 3 重反応 Lewis's triple response：ヒスタミンの皮内注射により，数秒後，注射部位に小さな紅斑 flash が出現し，ついで，その周囲 1 cm の範囲に淡紅色の斑状隆起 flare が起こり，1〜2 分後に最初の紅斑から膨疹 wheal を生じる．最初の紅斑は $H_1$ 受容体を介するヒスタミン

の直接作用により血管拡張が起こったためであり，淡紅色斑状隆起は知覚神経の $H_1$ 受容体を介する軸索反射が起こったためであり，膨疹は $H_1$ 受容体を介する毛細血管透過性亢進が起こったためである．

$H_2$ 受容体を介した心拍数増加が起こる．またヒスタミンの作用による血圧低下に対する反射，および，$H_1$ 受容体を介して副腎から遊離されたカテコールアミンの作用により間接的に心拍数増加，心筋収縮力増大が起こる．

### 2. 種々の平滑筋に対する作用

気管支において $H_1$ 受容体を介した収縮が起こる．作用は動物種差が大きく，モルモットでは極めて強く，窒息して死に至る．ヒトでは気管支喘息の患者でヒスタミン感受性が高まっている．ヒスタミン吸入による発作誘発試験は気道過敏症の診断に用いられる．

子宮においては，一般に $H_1$ 受容体を介した収縮が起こる．しかしラット子宮では $H_2$ 受容体を介した弛緩が起こる．ヒトでは妊娠時のみに $H_1$ 受容体を介した収縮が起こる．

一般に腸管平滑筋は $H_1$ 受容体を介して収縮を起こす．

### 3. 胃酸分泌作用

強力な胃酸分泌作用を示す．$H_2$ 受容体を介して壁細胞 parietal cell * からの胃酸（塩酸）分泌を促進する．

### 4. 神経系

中枢ヒスタミン神経系の細胞体は，後部視床下部の結節乳頭核 tubelomammillary nucleus (TM) に存在し，神経線維を脳のほとんどすべての部位に投射し，脳の全般的な機能調節に関与している．すなわち覚せい，食欲抑制，飲水，体温降下，痙れん抑制，神経内分泌促進などに働いている．$H_1$，$H_2$ および $H_3$ 受容体が関与する．脳内ヒスタミンレベルは日内変動を示す．

末梢神経系では，知覚神経終末の $H_1$ 受容体を介して痛み，じん麻疹の痒みを伝達する．アレルギー性疾患における過敏症に関係する．

### 5. 免　疫

リンパ球の $H_2$ 受容体を介したインターロイキン-2（IL-2）産生を抑制し，免疫を抑制する．

ヘルパーTリンパ球のうち $Th_1$ リンパ球は，$H_1$ 受容体を介して活性化され，インターフェロン $\gamma$ 産生などを引き起こす．$Th_2$ リンパ球は $H_2$ 受容体を介してその機能が抑制される．

---

* 壁細胞の $H_2$ 受容体刺激により cAMP が蓄積し，プロテインキナーゼAの活性化を介して胃内腔側にあるプロトンポンプ（$H^+$, $K^+$-ATPase）を活性化し，プロトンを放出する（塩酸分泌）．ヒスタミンは胃粘膜の ECL 細胞に貯蔵され，ヒスタミン遊離は $M_1$ ムスカリン受容体刺激，およびガストリン受容体刺激により引き起こされる（transmission theory）．壁細胞の直接刺激による胃酸分泌機構として，$M_3$ ムスカリン受容体を介するものとガストリン受容体を介するものがある（permission theory）．

## 5.1.4 ヒスタミン受容体遮断薬

ヒスタミン受容体に対する遮断薬は，現在，$H_1$，$H_2$，および $H_3$ 受容体に対してそれぞれ存在する．このうち $H_1$ 受容体遮断薬は，$H_1$ 受容体が最初に見出されたことから，単に抗ヒスタミン薬と呼ばれることが多い．抗アレルギー薬として用いられるのは，このタイプの遮断薬である．

### 1. $H_1$ 受容体遮断薬（抗ヒスタミン薬）

現在3種類に分類されている．いずれもヒスタミンの $H_1$ 受容体への作用を遮断することで効果を現す．I型アレルギーの関与する種々の疾患の治療薬である．

#### a. 古典的 $H_1$ 遮断薬（第一世代 $H_1$ 遮断薬）

古典的 $H_1$ 遮断薬は共通構造を有し，さらに，部分構造の違いからいくつかの亜型に分類される（図5.5）．**塩酸ジフェンヒドラミン diphenhydramine hydrochloride**，**塩酸メピラミン mepyramine hydrochloride**，**マレイン酸クロルフェニラミン chlorpheniramine maleate**，**塩酸プロメタジン promethazine hydrochloride** などがある．

共通した副作用として強い鎮静作用（眠気）がある．その理由は，血液脳関門を通過して，脳の $H_1$ 受容体を遮断することにより覚せい作用を抑制するからである．特に，エタノールアミン型の塩酸ジフェンヒドラミンにその作用が強く，夜間の投与に適しており，睡眠導入薬として用いられる．一方，プロピルアミン型の塩酸プロメタジンは鎮静作用が比較的弱い．ピペリジン型の**塩酸シプロヘプタジン cyproheptadine hydrochloride** は食欲増進作用があり，食思不振症治療薬として用いられる．古典的 $H_1$ 遮断薬は $H_1$ 受容体に対する特異性が高くなく，抗コリン作用（ムスカリン受容体に対する遮断作用）ももつ．その他，アドレナリン受容体，セロトニン受容体に対する遮断作用や膜安定化作用をもつ．

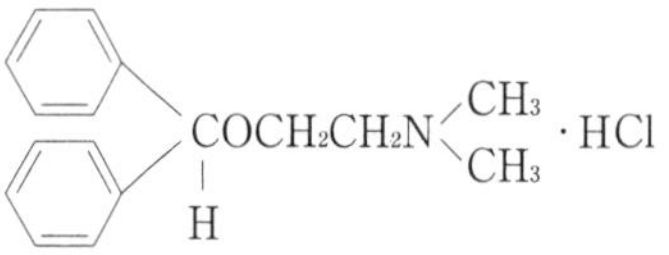

塩酸ジフェンヒドラミン

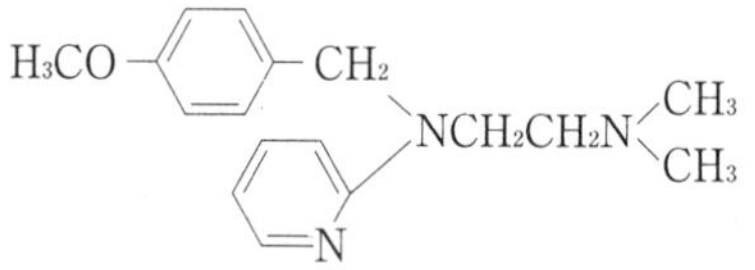

塩酸メピラミン

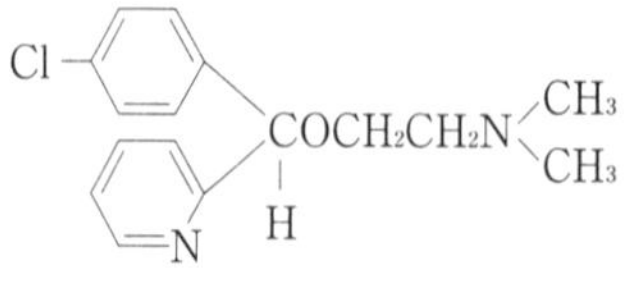

マレイン酸クロルフェニラミン

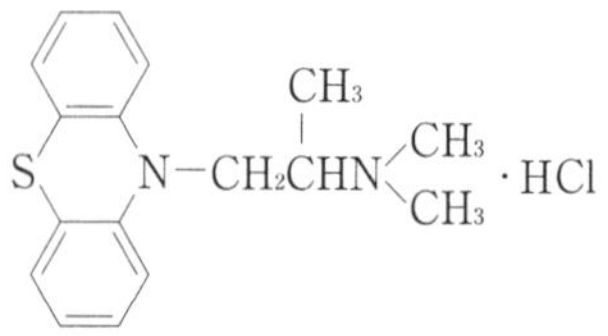

塩酸プロメタジン

**図5.5 ヒスタミン $H_1$ 遮断薬（古典的 $H_1$ 遮断薬）の化学構造**

**b. 非鎮静性 $H_1$ 遮断薬（第二世代 $H_1$ 遮断薬）**

$H_1$ 遮断薬に見られる鎮静作用を弱くし，かつ，メディエーター遊離抑制作用を保持した多くの非鎮静性 $H_1$ 遮断薬が開発されている．**メキタジン mequitazine**，**塩酸エピナスチン epinastine hydrochloride** などがある（図 5.6）．非鎮静性 $H_1$ 遮断薬の半減期は古典的 $H_1$ 遮断薬に比べて長く，また，$H_1$ 受容体に対する特異性が上昇し，抗コリン作用は低減されている．

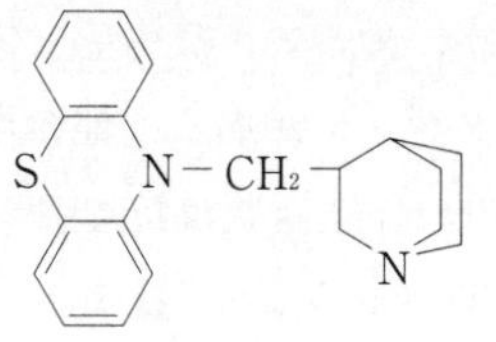

メキタジン

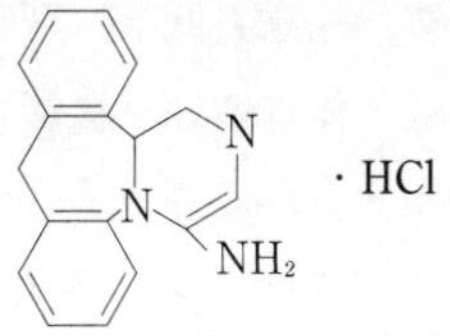

塩酸エピナスチン

**図 5.6　ヒスタミン $H_1$ 遮断薬（非鎮静性 $H_1$ 遮断薬）の化学構造**

**c. 抗アレルギー性 $H_1$ 遮断薬**

**フマル酸ケトチフェン ketotifen fumarate**，**オキサトミド oxatomide**，**塩酸アゼラスチン azelastine hydrochloride**（図 5.7）などは $H_1$ 受容体遮断作用に加えて，ヒスタミン遊離抑制作用，およびロイコトリエン，PAF などのメディエーターに対する拮抗作用をもつ．その主作用は $H_1$ 受容体遮断作用と考えられる．

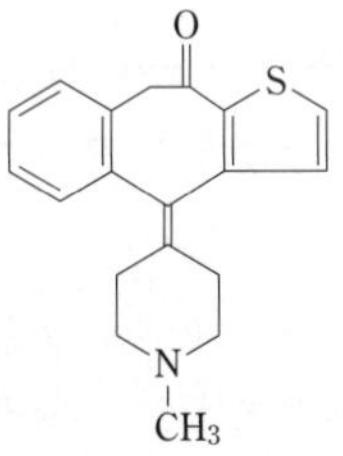

フマル酸ケトチフェン

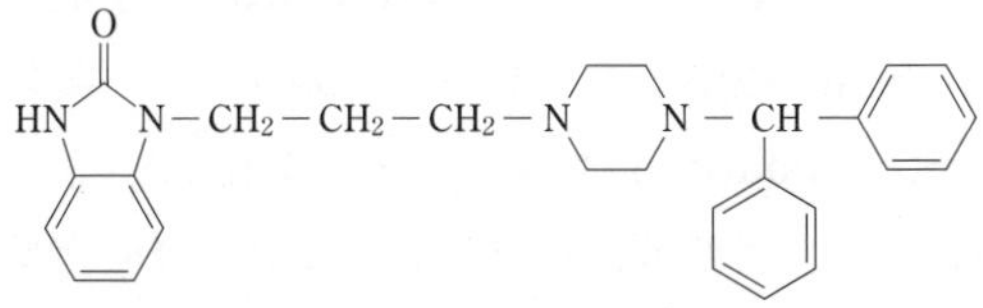

オキサトミド

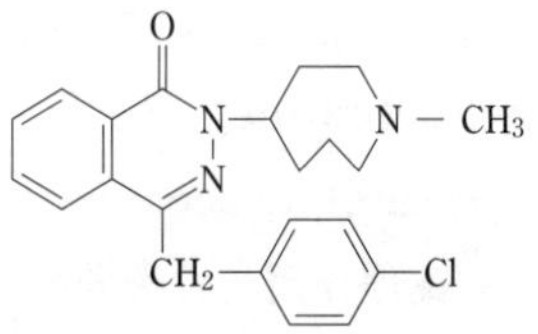

塩酸アゼラスチン

**図 5.7　ヒスタミン $H_1$ 遮断薬（抗アレルギー性 $H_1$ 遮断薬）の化学構造**

**d. 臨床適応**

① I 型アレルギー性疾患

I 型アレルギー性疾患（じん麻疹，アレルギー性鼻炎・結膜炎，花粉症，アトピー性皮膚炎，気管支喘息）に用いられる．気管支喘息に対して古典的 $H_1$ 遮断薬は，抗コリン作用による気管支喘息症状悪化のため用いられない．しかし，抗コリン作用がほとんどない非鎮静性 $H_1$ 遮断薬は頻用されている（気管支喘息はヒスタミンに加えて，その他のメディエーターの関与が大きいので，他のメディエーター拮抗薬を併用する）．

② その他の疾患

アナフィラキシーショック，動揺病（塩酸ジフェンヒドラミン，ジメンヒドリナートが有効である），睡眠障害（塩酸ジフェンヒドラミン，ジメンヒドリナート，塩酸トリプロリジン，塩酸プ

ロメタジン，塩酸ヒドロキシジン），食思不振症（塩酸シプロヘプタジン）に用いられ，まれに，メニエル病，パーキンソン病の治療に用いられる．また，総合感冒薬の成分として用いられる．

### e. 副作用

鎮静作用（眠気）があり，注意を要する．特に，交通従事者に対しては勤務中の服用は避けなければならない．

その他，認知障害，注意力低下，耳鳴り，脱力感，めまい，疲労感，協調運動障害，目のかすみ，振戦，食欲増進・体重増加（塩酸シプロヘプタジン）がある．他の中枢抑制薬との併用により，強い中枢抑制が引き起こされる．また，古典的 $H_1$ 遮断薬は抗コリン作用（特に，塩酸ジフェンヒドラミン，フマル酸クレマスチン，塩酸プロメタジン），抗アドレナリン作用（特に，塩酸プロメタジン），抗セロトニン作用（特に，塩酸シプロヘプタジン），および局所麻酔作用（特に，塩酸ジフェンヒドラミン，塩酸プロメタジン）に注意を要する．また，小児においては，興奮作用（痙れん，過剰運動，不眠，幻覚）に注意を要する．

テルフェナジンはプロドラッグであり，シトクロム P450 アイソザイム（CYP3A4）により代謝され活性体に変換される．CYP3A4 活性を抑制する薬物（ケトコナゾール，エリスロマイシン，クラリスロマイシン）との併用により，致命的な不整脈（QT 延長からトルサード型心室性頻脈）が発生する危険性が高く，国内での使用が中止された．現在は，代謝活性体である**塩酸フェキソフェナジン**が市場に出ている．この薬物は心臓に対する副作用をもたない．

## 2. $H_2$ 受容体遮断薬

現在，市場に出ている $H_2$ 遮断薬は**シメチジン cimetidine**，**塩酸ラニチジン ranitidine hydrochloride**，**ファモチジン famotidine**，**ニザチジン nizatidine**，**塩酸ロキサチジンアセタート roxatidine acetate**，**ラフチジン lafutidine** の 6 種である（図 5.8）．

- **薬理作用** 胃酸分泌を抑制する．胃酸分泌にはヒスタミン，アセチルコリン，ガストリンが関与するが，$H_2$ 遮断薬はヒスタミンに加えて，アセチルコリン，およびガストリンによる胃酸分泌に対しても抑制作用を示す．特に，夜間の胃酸分泌抑制に効果的である．$H_2$ 遮断薬はほとんど脳に移行しない．脳移行性 $H_2$ 遮断薬としてゾランチジン（本邦未発売）があ

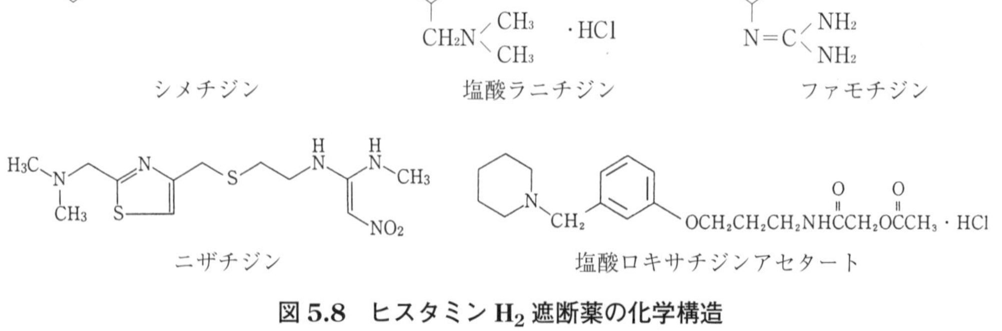

**図 5.8 ヒスタミン $H_2$ 遮断薬の化学構造**

- **副作用** $H_2$遮断薬の副作用は非常に少ない．まれに，下痢，めまい，眠気，頭痛，発疹が見られる．シメチジンの高齢者への投与により，中枢症状が出る場合がある．また，シメチジンのアンドロゲン受容体に対する遮断作用により，抗アンドロゲン作用（女性化乳房，乳汁漏出）が見られることがある．一方，シメチジン，ファモチジンなどは，QT延長，房室ブロック等の心ブロックの副作用を現すことがある．これは，$K^+$チャネル抑制作用によると考えられている．
- **臨床適用** 消化性潰瘍の治療に用いられる．約80％の症例が4～6週間の投与で治癒する．服薬中止によるリバウンドがまれに見られる．

  逆流性食道炎，Zollinger-Ellison症候群（ガストリン産生腫瘍），肥満細胞腫，好塩基球性白血病の治療に用いられる．また，心血管系の$H_2$受容体を遮断し，アナフィラキシーショックの防止に用いられる．

### 3. $H_3$受容体遮断薬

現在，$H_3$受容体に対する遮断薬が種々開発されている．種々の中枢疾患の治療薬として期待されている．チオペラミド，クロベンプロピット，シプロキシファン等がある．

## 5.2 ケミカルメディエーター遊離阻害薬

Ⅰ型アレルギーにおける肥満細胞からのケミカルメディエーター（ヒスタミン，ロイコトリエンなど）の遊離を抑制することで，抗アレルギー作用を示す薬物である．

### 5.2.1 酸性抗アレルギー薬

クロモグリク酸ナトリウム **sodium cromoglicate**，トラニラスト **tranilast**，アンレキサノクス **amlexanox**，レピリナスト **repirinast**，タザノラスト **tazanolast**，ペミロラストカリウム **pemirolast potassium** などがある（図5.9）．これらの薬物は肥満細胞からのヒスタミン遊離抑制作用をもつ（表5.2）．気管支喘息，アレルギー性鼻炎，アレルギー性皮膚炎などに使用される．すでに起きている発作には無効であり，予防薬として使われる．副作用が出現しない限り長期的に使用するのが望ましいとされる．抗ヒスタミン作用はなく，眠気などの副作用はない．

### 5.2.2 塩基性抗アレルギー薬

ヒスタミン$H_1$受容体遮断作用に加えて，ヒスタミン遊離抑制作用，抗ロイコトリエン作用，抗PAF作用を併せもつ（表5.2）．塩基性抗アレルギー薬の塩基性部分とヒスタミンのアミノ酸が$H_1$受容体の同じ部位に結合すると考えられる．抗アレルギー性$H_1$遮断薬の項で述べたフマ

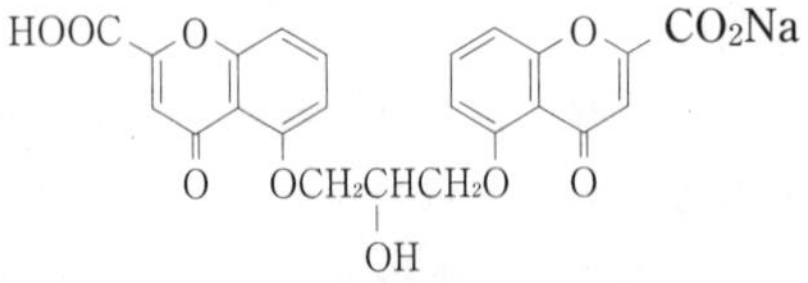

クロモグリク酸ナトリウム

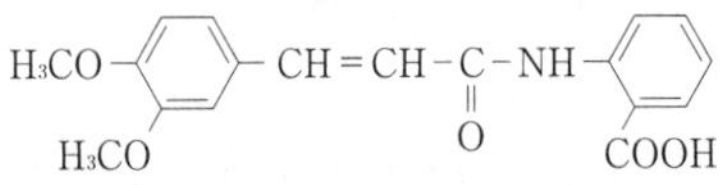

トラニラスト

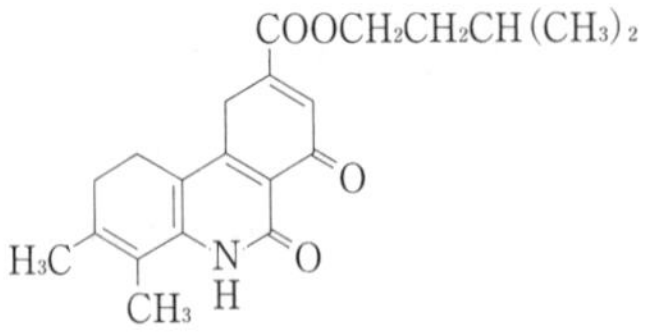

レピリナスト

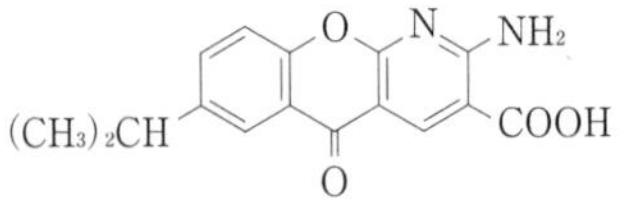

アンレキサノクス

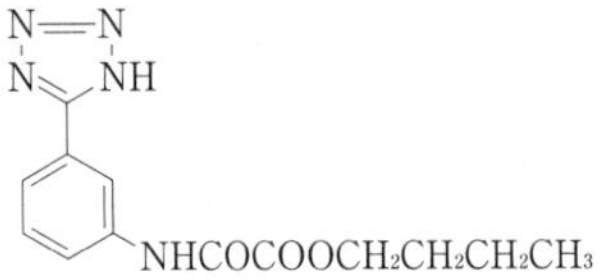

タザノラスト

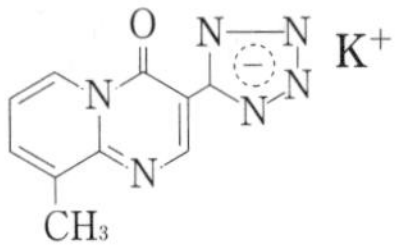

ペミロラストカリウム

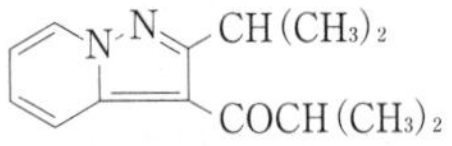

イブジラスト

**図 5.9 酸性抗アレルギー薬の化学構造**

**表 5.2 抗アレルギー薬の薬理作用**

|  |  | 抗ヒスタミン作用 | ヒスタミン遊離抑制作用 | 抗ロイコトリエン作用 | 抗PAF作用 | エイコサノイド制御作用 |
|---|---|---|---|---|---|---|
| A. 酸性抗アレルギー薬 | クロモグリク酸 |  | ● |  |  |  |
|  | トラニラスト |  | ● |  |  |  |
|  | アンレキサノクス |  |  | ● |  |  |
|  | レピリナスト |  | ● |  |  |  |
|  | タザノラスト |  | ● |  |  |  |
|  | ペミロラスト |  | ● |  |  |  |
|  | イブジラスト |  |  | ● | ● | ● |
| B. 塩基性抗アレルギー薬 | ケトチフェン | ● | ● |  | ● |  |
|  | アゼラスチン | ● | ● | ● |  |  |
|  | オキサトミド | ● | ● | ● | ● |  |
|  | メキタジン | ● | ● |  |  |  |
|  | エピナスチン | ● | ● | ● | ● |  |
| C. その他 | オザグレル |  |  |  |  | ● |
|  | セラトロダスト |  |  |  |  | ● |
|  | プランルカスト |  |  | ● |  |  |
|  | スプラタスト |  |  |  |  | ● |

(坂根ら,一部改変)

ル酸ケトチフェン，塩酸アゼラスチン，オキサトミド，および非鎮静性 $H_1$ 遮断薬の項で述べたメキタジン，エピナスチンがこれに入る．気管支喘息，アレルギー性鼻炎，じん麻疹などに用いられる．種々の薬理作用をもつが，主作用は $H_1$ 受容体遮断作用と考えられる．

## 5.3 ケミカルメディエーター合成阻害薬

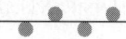

### 5.3.1 トロンボキサン $A_2$（$TXA_2$）合成阻害薬

$TXA_2$ は $PGH_2$ からトロンボキサン合成酵素により生成され，血小板凝集作用，血管平滑筋および気道平滑筋収縮作用をもち，気道過敏症の発症にも関与する．**塩酸オザグレル ozagrel hydrochloride** は特異的トロンボキサン合成酵素阻害薬であり，気管支喘息の治療に使われる．これらの薬には，すでに収縮した気管平滑筋を弛緩させる作用はなく，予防的使用に使われる．

### 5.3.2 ロイコトリエン（LT）合成阻害薬

ロイコトリエン類は強力な気管支収縮作用を有し，気管支喘息発作に関与している．5-リポキシゲナーゼ阻害によりロイコトリエン合成を阻害する薬物として**ジリュートン zileuton** が開発されている（本邦未発売）．**オキサトミド oxatomide**（塩基性抗アレルギー薬）もロイコトリエン合成阻害作用がある．これらの薬もすでに収縮した気管平滑筋を弛緩させる作用はなく，気管支喘息発作の予防に使われる．

### 5.3.3 Th2 サイトカイン阻害薬

免疫応答には，Th1 細胞と Th2 細胞とが関与している．アレルギー性疾患では Th1/Th2 細胞のバランスが崩れる．気管支喘息，アトピー性皮膚炎では，Th2 細胞がより活性化され，インターロイキン IL-4, IL-5 の産生が高まり，IgE 抗体の産生が促進される．**スプラタスト suplatast** は，IL-4, IL-5 の産生を抑制し，IgE 抗体産生を抑制する作用をもつ薬である．気管支喘息，アトピー性皮膚炎，アレルギー性鼻炎の治療に用いられる．

## 5.4 ケミカルメディエーター拮抗薬

アレルギーに関係するケミカルメディエーターとしては,ヒスタミン,ロイコトリエン(LT),血小板活性化因子(PAF),トロンボキサン$A_2$(TXA$_2$)などがあり,これらの受容体の拮抗薬は抗アレルギー薬として有効である.

### 5.4.1 抗ヒスタミン薬

ヒスタミン受容体遮断薬の項(5.1.4)を参照.

### 5.4.2 TXA$_2$拮抗薬

セラトロダスト seratrodast がある.気管支喘息の治療薬として用いられる.即効性はなく,継続服用による予防薬として使われる.

### 5.4.3 LT拮抗薬

プランルカスト水和物 pranlukast hydrate,モンテルカストナトリウム montelukast sodium,ザフィルルカスト zafirlukast がある.気管支喘息の治療薬として用いられる.喘息発作を直接止める作用はもたないが,予防薬としてきわめて有効である.副作用は少ない.アレルギー性鼻炎にも用いられる.

## 5.5 オータコイド

生体内で産生されて生体の機能調節に関与する物質の中で,神経伝達物質やホルモンとはやや性質が異なる情報伝達物質群をオータコイド autacoids と総称する.ギリシャ語の autos(自身)と akos(薬)に由来し,「自分自身を調節する物質」を意味する.

オータコイドは,生理的,病的条件下で遊離あるいは活性化される生体内活性物質で,ごく微量で強い生理活性を示す.また作用を及ぼす範囲は比較的限られ,神経伝達物質よりは広く,ホルモンよりは狭い範囲で働く.生体内運命は比較的短く,オータコイドのほとんどは肺循環1回通過で失活する.

ヒスタミンやセロトニンのように細胞内に貯蔵されていて,情報の受容とともに放出されるものと,ペプチド系オータコイドやプロスタグランジン類のように通常は前駆体として存在してお

り，情報を受け取った後に酵素の活性化を介して生成されて活性を発現させるものがある．

## 5.5.1 ヒスタミン

5.1.1 の項を参照．

## 5.5.2 セロトニン

**セロトニン serotonin**（5-ヒドロキシトリプタミン，5-HT）は，大半が末梢組織に存在し平滑筋に対して強力な収縮作用をもつが，中枢神経系では伝達物質として機能し，様々な精神機能に関与している．

### 1. 生合成と分布

必須アミノ酸である L-トリプトファンからトリプトファン水酸化酵素によりまず 5-ヒドロキシトリプトファンがつくられ，さらに芳香族-L-アミノ酸脱炭酸酵素による脱炭酸により生合成

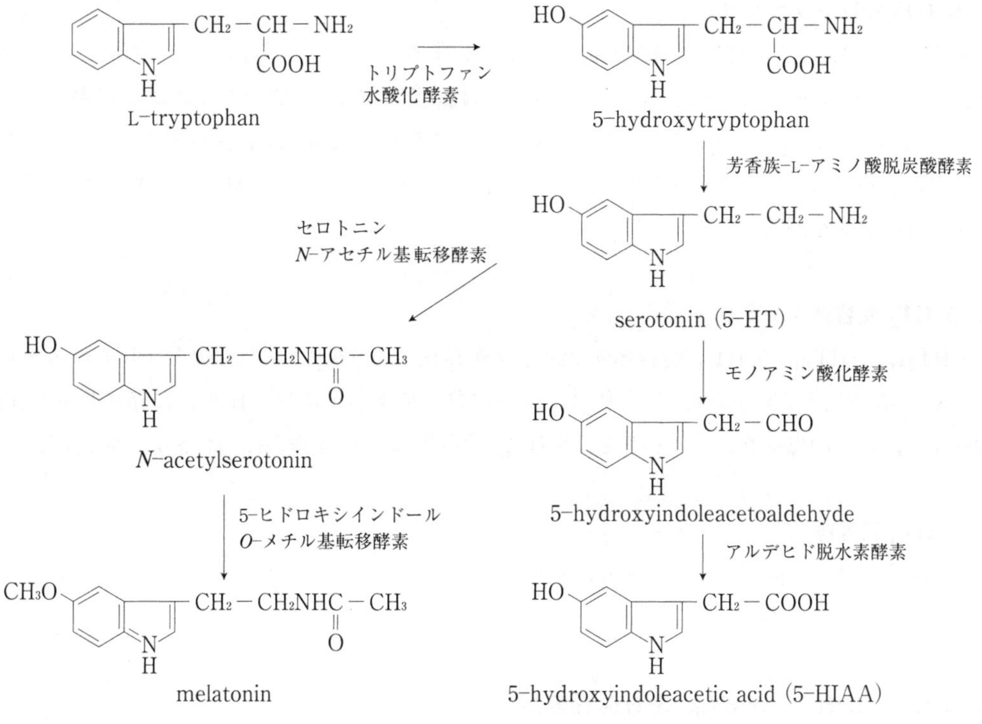

**図 5.10　セロトニンの合成分解経路**

\* 松果体においては，セロトニンから N-アセチルセロトニンを経てメラトニンが生合成される．メラトニンは日内リズムに関係している．

される（図5.10）＊．分解はモノアミン酸化酵素（MAO）で行われ，5-ヒドロキシインドール酢酸（5-HIAA）に代謝されて尿中に排泄される．

　セロトニンの約90%は胃幽門部から大腸に至る腸管粘膜の底部に存在するクロム親和性細胞において生合成され，貯蔵される．刺激により遊離したセロトニンは血液中に入り，大部分は肝臓で代謝されるが，残ったセロトニンは血小板に取り込まれて貯蔵される．血液凝固の際，トロンビンの刺激により血小板からセロトニンの遊離が起きる．

　中枢神経系では，延髄，橋，中脳の縫線核のニューロンに存在する．合成されたセロトニンは，神経終末部のシナプス小胞に貯蔵される．レセルピンは，セロトニンのシナプス小胞への取り込みを阻害するため，細胞質に残ったセロトニンがMAOによって分解され，次第にセロトニンが枯渇する現象が起きる．また神経終末から遊離されたセロトニンの神経終末への再取り込みは，塩酸コカイン，塩酸イミプラミン，塩酸アミトリプチリンなどで阻害される．

## 2. セロトニン受容体

　セロトニン受容体は，現在多くの受容体サブタイプが同定されている．それに伴いサブタイプ特異的なリガンドも各種開発が進んでいる（図5.11）．

### a. $5\text{-}HT_1$ 受容体ファミリー

　$5\text{-}HT_{1A}$，$5\text{-}HT_{1B}$，$5\text{-}HT_{1D}$，$5\text{-}HT_{1E}$，$5\text{-}HT_{1F}$ 受容体サブタイプが存在する．$G_{i/o}$ タンパク質を介して，cAMP産生を抑制する．このうち $5\text{-}HT_{1A}$ 受容体は中枢のセロトニン神経系のニューロン細胞体で，オートレセプターとして働いている．$5\text{-}HT_{1B}$，$5\text{-}HT_{1D}$ 受容体は，セロトニン神経系の神経終末におけるオートレセプター，交感神経終末におけるヘテロレセプターとして働き，伝達物質の遊離を調節する．

### b. $5\text{-}HT_2$ 受容体ファミリー

　$5\text{-}HT_{2A}$，$5\text{-}HT_{2B}$，$5\text{-}HT_{2C}$ 受容体サブタイプが存在する．$G_q$ タンパク質を介してホスホリパーゼCを活性化する．$5\text{-}HT_{2A}$ 受容体は，大脳皮質，種々の平滑筋，血小板に存在し，$5\text{-}HT_{2B}$ 受容体は，血管内皮細胞，胃に存在し，$5\text{-}HT_{2C}$ 受容体は，大脳辺縁系，脈絡叢に存在する．

### c. $5\text{-}HT_3$ 受容体

　$5\text{-}HT_3$ 受容体は，陽イオンチャネル内蔵型受容体である．中枢および末梢神経系において神経伝達物質の遊離を促進する．

### d. $5\text{-}HT_4$，$5\text{-}HT_5$，$5\text{-}HT_6$，$5\text{-}HT_7$ 受容体

　$5\text{-}HT_4$，$5\text{-}HT_5$，$5\text{-}HT_6$，$5\text{-}HT_7$ 受容体は，$G_s$ タンパク質を介してアデニル酸シクラーゼを活性化する．$5\text{-}HT_4$ 受容体は，中枢，心臓，腸管神経節，膀胱，副腎皮質に存在する．

第5章 抗アレルギー薬

| サブタイプ | 作動薬 | 遮断薬 |
|---|---|---|
| 5-HT$_{1A}$ | 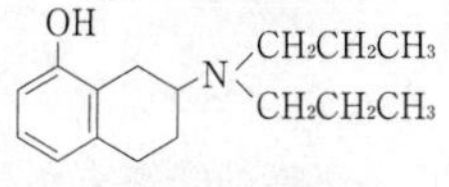 8-OH-DPAT | 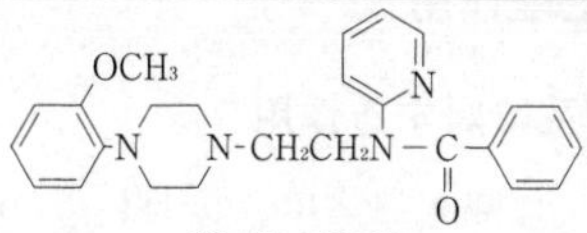 WAY-100635 |
| 5-HT$_{1B}$ / 5-HT$_{1D}$ | 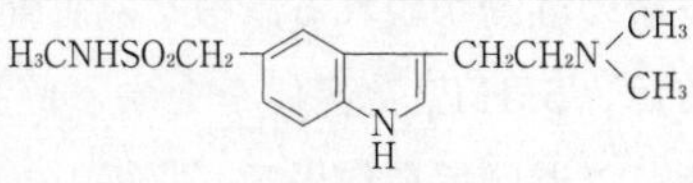 スマトリプタン | |
| 5-HT$_{1F}$ | 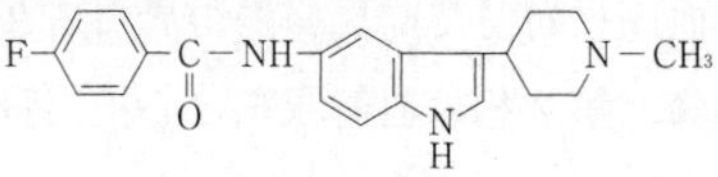 LY334370 | |
| 5-HT$_{2A}$ | $\alpha$-methyl-5-HT (5-HT$_{2A, 2B, 2C}$, 5-HT$_3$) | 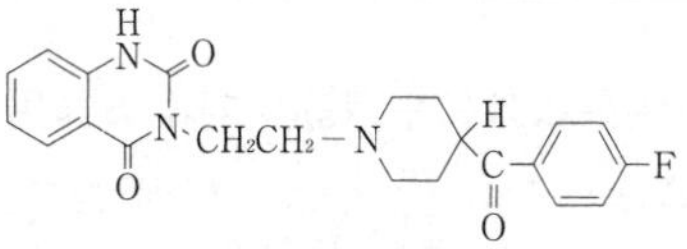 ケタンセリン(5-HT$_{2A}$) |
| 5-HT$_{2B}$ | | |
| 5-HT$_{2C}$ | | メスレルギン(5-HT$_{2C}$) |
| 5-HT$_3$ | m-CPBG (5-HT$_3$) | オンダンセトロン(5-HT$_3$) |
| | | グラニセトロン(5-HT$_3$) |
| | モサプリド | トロピセトロン(5-HT$_3$) |
| 5-HT$_4$ | 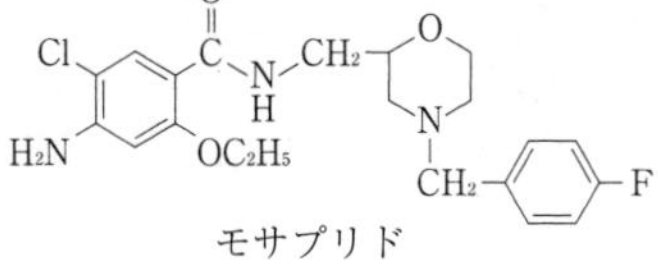 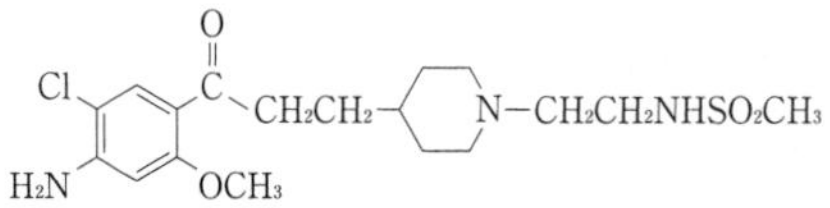 RS67506 / ML10302 | 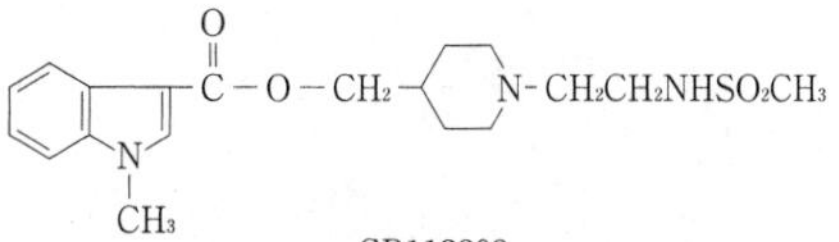 GR113808 |

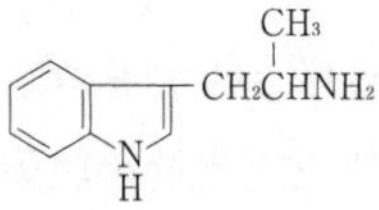

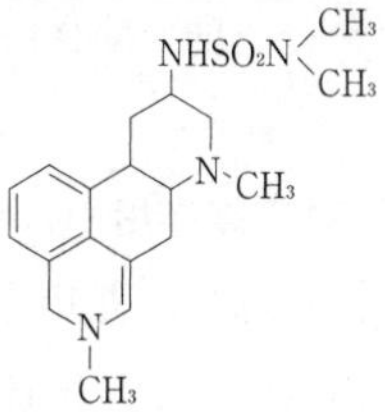

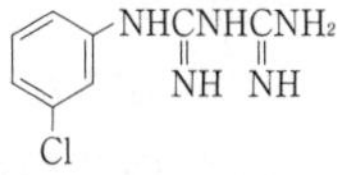

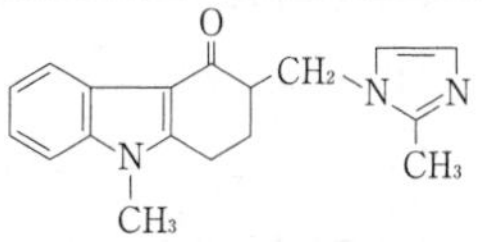

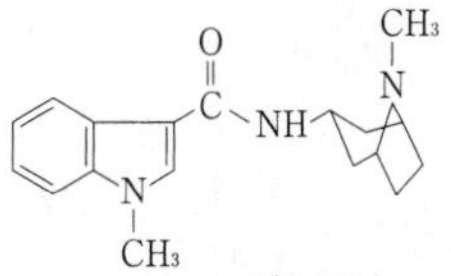

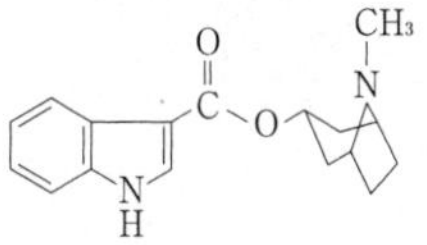

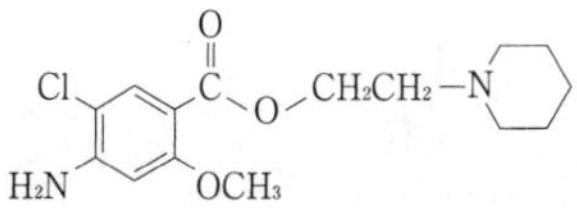

図 5.11 セロトニン受容体サブタイプ特異的リガンドの化学構造

## 3. 生理作用

**a. 循環系に対する作用**

少量のセロトニンは，5-HT$_{1B}$，5-HT$_{1D}$受容体を介して，交感神経終末からのノルアドレナリン遊離を抑制する．この結果血管拡張を起こし，皮膚の紅潮が現れる．種々の血管は，5-HT$_2$受容体を介した直接作用で収縮する．心臓に対しては，5-HT$_4$受容体を介する直接作用および5-HT$_3$受容体を介した交感神経からのノルアドレナリン遊離促進作用で，収縮力，心拍数の増加を引き起こす．生体に投与されたセロトニンは，血圧に対して時間経過の異なる3相性の変化を起こす．第1相は冠状血管化学反射による血圧下降，第2相は血管収縮と心拍出量増大による血圧上昇，第3相は骨格筋，皮膚血管の拡張による血圧下降である．

**b. 循環系以外の平滑筋に対する作用**

低濃度のセロトニンで，胃腸管の運動亢進がみられる．これは5-HT$_2$受容体を介した平滑筋直接作用と，腸神経節の5-HT$_3$および5-HT$_4$受容体刺激によるアセチルコリン遊離を介した作用による．喘息患者では，5-HT$_2$受容体刺激により，気管支平滑筋の収縮を起こす．

**c. 中枢神経系に対する作用**

痙れん抑制，摂食抑制，催吐作用，睡眠，幻覚に関係する．抗悪性腫瘍薬のシスプラチンはセロトニン遊離を引き起こし，5-HT$_3$受容体刺激により迷走神経を介して嘔吐を引き起こす．セロトニン生合成の阻害によって，徐波睡眠および逆説睡眠の両方が抑制された不眠を引き起こす．食欲中枢のセロトニンが減少すると，食欲が亢進し，増加すると食欲が減少する．幻覚薬，LSD（図5.12）はセロトニン受容体遮断作用をもつ．セロトニン構造類似薬のうち，**ハルミン harmine**，**ハルマリン harmaline** は幻覚，振戦，攻撃行動を起こす．また**ジメチルトリプタミ**

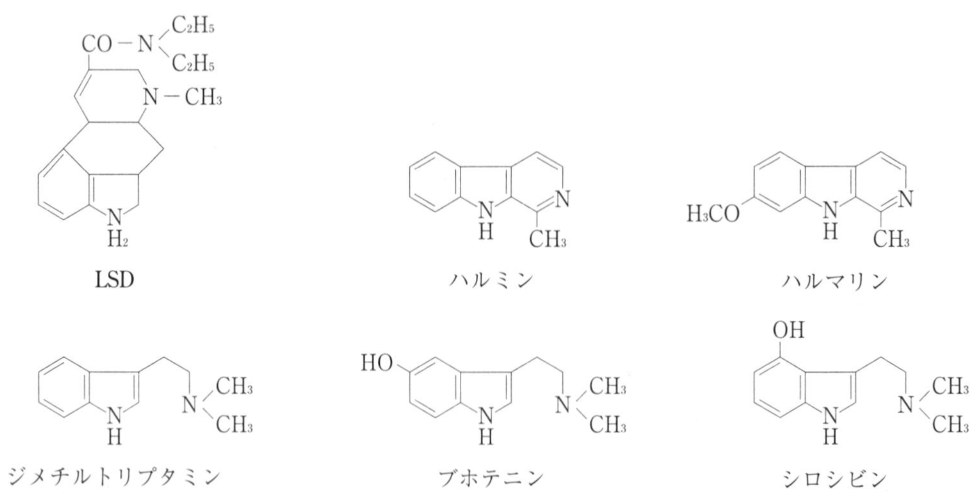

LSD　　　ハルミン　　　ハルマリン

ジメチルトリプタミン　　　ブホテニン　　　シロシビン

図5.12　セロトニン構造類似薬の化学構造

ン dimethyltryptamine，ブホテニン bufotenine，シロシビン psilocybin は異常行動や精神異常を引き起こす．これらの薬物投与によりセロトニン神経系の活動は低下する．うつ病，統合失調症にもセロトニン神経系が関与すると考えられている．

### 4. セロトニントランスポーター

セロトニントランスポーターは N 末端，C 末端を細胞内にもつ 12 回膜貫通型タンパク質である．細胞外セロトニンの細胞内への取り込みは，プロテインキナーゼ C の活性化で抑制され，プロテインキナーゼ G の活性化で促進される．セロトニントランスポーターの選択的阻害薬（図 5.13）は，抗うつ薬として有用である．

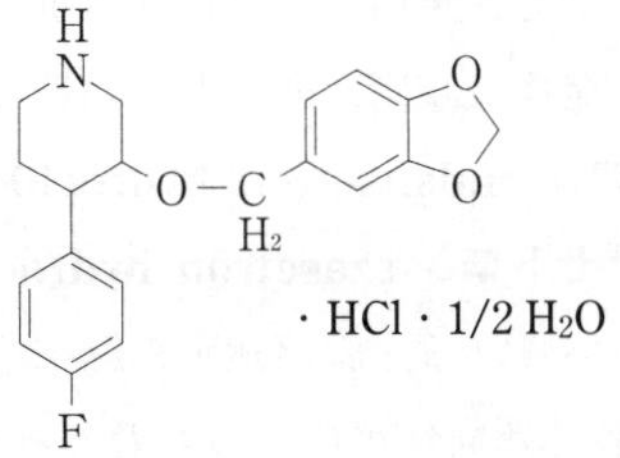

塩酸パロキセチン水和物

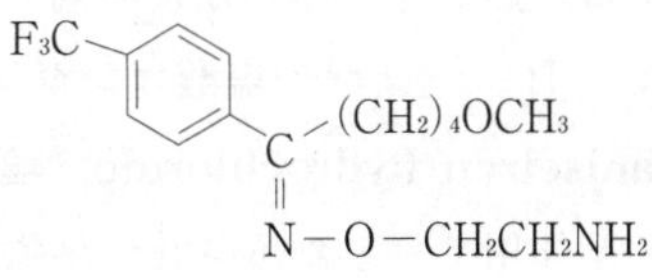

マレイン酸フルボキサミン

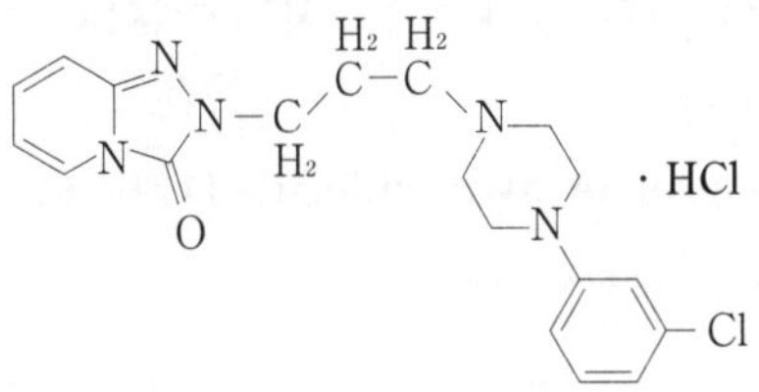

塩酸トラゾドン

**図 5.13　セロトニントランスポーター阻害薬の化学構造**

### 5. セロトニン受容体と疾患治療薬

セロトニン受容体サブタイプの種類は，セロトニン受容体の項で述べたように非常に多い．そしてそれぞれの受容体サブタイプが種々の疾患・病態に関与する（表 5.3）．

抗うつ薬としては，$5-HT_{1A}$ 作動薬の**クエン酸タンドスピロン tandospirone citrate**，セロトニン取り込み阻害薬の**マレイン酸フルボキサミン fluvoxamine maleate**，**塩酸パロキセチン水和物 paroxetine hydrochloride hydrate** が用いられる．

抗精神病薬として，$5-HT_{2A}$ 遮断薬である**リスペリドン risperidone** が用いられる．この薬物はドパミン $D_2$ 遮断作用も併せもつ．

抗不安薬には，ベンゾジアゼピン系薬物に加えて，$5-HT_{1A}$ 作動薬の**クエン酸タンドスピロン tandospirone citrate** が用いられる．

片頭痛治療薬として，$5-HT_{1B}/5-HT_{1D}$ 作動薬の**スマトリプタン sumatriptan** および，$5-HT_2$

表5.3 種々の疾患・病態に関与するセロトニン受容体サブタイプ

| 疾患・病態 | セロトニン受容体サブタイプ |
|---|---|
| 不安 | $5\text{-}HT_{1A}$, $5\text{-}HT_2$ |
| うつ病 | $5\text{-}HT_{1A}$, $5\text{-}HT_2$ |
| 統合失調症 | $5\text{-}HT_2$ |
| 摂食障害 | $5\text{-}HT_{1A}$ |
| 片頭痛 | $5\text{-}HT_{1B/1D}$, $5\text{-}HT_2$ |
| 嘔吐 | $5\text{-}HT_3$ |
| 消化管運動障害 | $5\text{-}HT_3$, $5\text{-}HT_4$ |

受容体部分作動薬のエルゴタミン, ジヒドロエルゴタミンが用いられる. エルゴタミン, ジヒドロエルゴタミンは片頭痛発作の初期に有効であり, 発作後時間が経つと有効性は減弱する.

制吐薬として$5\text{-}HT_3$遮断薬の**塩酸オンダンセトロン ondansetron hydrochloride**, **塩酸グラニセトロン granisetron hydrochloride**, **塩酸アザセトロン azasetron hydrochloride**があり, 抗悪性腫瘍薬の副作用でみられる嘔吐の治療薬に用いられる. 腹部迷走神経求心路および中枢神経CTZ (chemoreceptor trigger zone) の$5\text{-}HT_3$受容体遮断作用によると考えられる.

消化管運動改善薬として, 最近, $5\text{-}HT_4$作動薬の**クエン酸モサプリド mosapride citrate**が開発された. 消化管コリン作動性神経に存在する$5\text{-}HT_4$受容体を刺激し, アセチルコリン遊離を起こす.

**塩酸サルポグレラート sarpogrelate hydrochloride**は血小板, 血管平滑筋の$5\text{-}HT_2$遮断薬として作用し, 慢性動脈閉塞症に用いられる.

## 5.5.3 キニン類

キニン類は, ペプチド性のオータコイドであり, 9個のアミノ酸よりなるブラジキニン, ブラジキニンのN末端にLysがついた10個のアミノ酸からなるカリジンなどがある (図5.14). 組織損傷, アレルギー, ウイルス感染, 炎症により引き起こされるタンパク質分解反応により生成する.

| | 一次構造 | ブラジキニン受容体に対する作用 |
|---|---|---|
| ブラジキニン | Arg-Pro-Pro-Gly-Phe-Ser-Pro-Phe-Arg | $B_2 > B_1$ |
| カリジン | Lys-Arg-Pro-Pro-Gly-Phe-Ser-Pro-Phe-Arg | $B_1 \fallingdotseq B_2$ |
| des-Arg[9]- ブラジキニン | Arg-Pro-Pro-Gly-Phe-Ser-Pro-Phe | $B_1 \gg B_2$ |
| des-Arg[10]- カリジン | Lys-Arg-Pro-Pro-Gly-Phe-Ser-Pro-Phe | $B_1 \gg B_2$ |

図5.14 キニン類の構造と受容体への作用

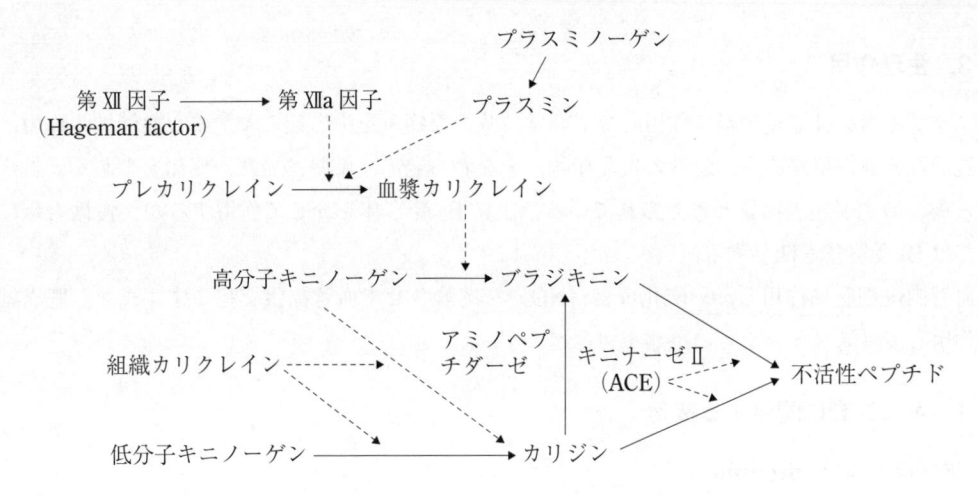

**図5.15 キニン類の合成と分解**

## 1. キニン類の生合成・分解

前駆物質キニノーゲンから酵素カリクレインにより生成される（図5.15）．

### a. 血漿カリクレイン-高分子キニノーゲン系

血液因子（XII因子，プラスミノーゲン）の活性化に伴い，プレカリクレインから活性化型になった血漿カリクレインが，高分子キニノーゲンに作用してブラジキニンを生成する．

### b. 組織カリクレイン-低分子キニノーゲン系

外分泌腺より遊離された活性化型組織カリクレインが，低分子キニノーゲンに作用してカリジンを生成する．カリジンはアミノペプチダーゼによりN末端のLysがはずれ，ブラジキニンに変換される．

### c. キニンの分解

キニンは，プロテアーゼ（キニナーゼⅠ，キニナーゼⅡ）により速やかに分解される．キニナーゼⅠはキニンのC末端のArgをはずし，キニナーゼⅡはC末端のPhe-Argをはずす．キニナーゼⅡは，アンギオテンシン変換酵素（ACE）と同一の酵素である．

## 2. ブラジキニン受容体

$B_1$ および $B_2$ 受容体が存在する．両者ともに，細胞内 $Ca^{2+}$ 濃度上昇を引き起こす．最初に同定されたのは $B_2$ 受容体である．$B_2$ 受容体は，$G_q$ タンパク質と共役してホスホリパーゼCの活性化を，$G_s$ タンパク質と共役してアデニル酸シクラーゼの活性化を引き起こす．またブラジキニン，カリジンの代謝物である des-$Arg^9$-ブラジキニン，des-$Arg^{10}$-カリジンは $B_1$ 受容体に作用し，$B_2$ 受容体には作用しない．

### 3. 生理作用

ブラジキニンは知覚神経に作用して，非常に強力な痛みを引き起こす．また血管拡張作用，血管透過性亢進作用がある．急性の炎症症状，すなわち発赤，腫脹，発熱，疼痛を生じる．炎症による痛みの主要起因物質と考えられている．主に$B_2$受容体を介して作用するが，慢性炎症においては$B_1$受容体も関与する．

血管内皮細胞に作用し，一酸化窒素（NO）を遊離させて血管拡張を起こす．また，肥満細胞に作用してヒスタミンなどの遊離を引き起こす．

### 4. キニン類に関係する薬物

#### a. アプロチニン aprotinin

ウシ肺由来のペプチドで，血漿および組織のカリクレインを阻害する．また，プラスミン，キモトリプシンに対しても阻害する．膵炎，線溶系亢進性出血，急性循環不全の治療に用いられる．

#### b. キニナーゼⅡ阻害薬

**カプトプリル captopril** はキニナーゼⅡ（後述するアンギオテンシン変換酵素と同一）の阻害薬である．アンギオテンシンⅡの産生抑制と同時に，ブラジキニンの分解抑制が高血圧治療に効果を発揮する．

#### c. ブラジキニン拮抗薬

非ペプチド性ブラジキニン$B_2$遮断薬として，WIN-64338，CP-0597，NPC-17731，NPC-18527，FR-173657 などが開発されており，痛み，気管支喘息，慢性炎症性疾患の治療薬として期待される．

## 5.5.4　タキキニン類

キニン類と類似の作用をもつ生理活性ペプチドとしてタキキニン類がある．サブスタンス P，ニューロキニン A，ニューロキニン B，ニューロペプチド K，ニューロペプチド γ が含まれる（図 5.16）．

### 1. タキキニン類の生合成

ニューロン細胞体において，前駆体遺伝子，プレプロタキキニン A 遺伝子より前駆体タンパク質が合成され，プロセシングを受けて，サブスタンス P，ニューロキニン A，ニューロペプチド K，ニューロペプチド γ が生成する．ニューロキニン B は，プレプロタキキニン B 遺伝子より生成される．

### 2. タキキニン受容体

NK-1，NK-2，NK-3 受容体の 3 種のサブタイプが同定されている．それぞれタキキニンに対

| | |
|---|---|
| サブスタンス P | Arg-Pro-Lys-Pro-Gln-Gln-Phe-Phe-Gly-Leu-Met |
| ニューロキニン A | His-Lys-Thr-Asp-Ser-Phe-Val-Gly-Leu-Met |
| ニューロキニン B | Asp-Met-His-Asp-Phe-Val-Gly-Leu-Met |
| ニューロペプチド K | Lys-Arg-His-Lys-Thr-Asp-Ser-Phe-Val-Gly-Leu-Met<br>                                                    &#124;<br>His-Ser-Ile-Gln-Gly-His-Gly-Tyr-Leu-Ala-Lys-Leu<br>                                                    &#124;<br>Asp-Ala-Asp-Ser-Ser-Ile-Glu-Lys-Gln-Val-Ala-Leu |
| ニューロペプチド γ | Lys-Arg-His-Lys-Thr-Asp-Ser-Phe-Val-Gly-Leu-Met<br>                                                  &#124;<br>His-Ser-Ile-Gln-Gly-His-Gly-Ala-Asp |

図 5.16　タキキニン類の一次構造

する親和性が異なる．すなわち，NK-1 受容体はサブスタンス P に親和性が高く，NK-2 受容体はニューロキニン A，ニューロペプチド K，ニューロペプチド γ に親和性が高く，NK-3 受容体はニューロキニン B に親和性が高い．それぞれホスホリパーゼ C と共役し，細胞内 $Ca^{2+}$ 濃度の上昇を起こす．

### 3. 生理作用

一次知覚神経から遊離されるサブスタンス P は，脊髄後角の NK-1 受容体を介して痛覚の伝達を行う．血管内皮細胞には NK-1 受容体および NK-3 受容体があり，それぞれサブスタンス P，ニューロキニン B の刺激により，NO 産生を介した血管拡張を起こす．また，サブスタンス P は白血球遊走作用をもち，単球，マクロファージに働いてサイトカイン，エイコサノイドの放出を引き起こす．ニューロキニン A は，気管支平滑筋の NK-2 受容体に働き強い収縮を起こす．ニューロキニン B は，脳の室傍核に存在する NK-3 受容体を刺激することによりバソプレシンの放出を促し，抗利尿作用を示す．

### 4. タキキニン受容体遮断薬

非ペプチド性の受容体遮断薬の開発は，治療薬として用いるために必須である．現在 NK-1 受容体遮断薬として CP 96345，CP 99994，FK 888 が開発されている．NK-2 受容体遮断薬として SR 48968 が開発されている．また NK-1/NK-2 受容体遮断薬として FK 224 がある．NK-3 受容体遮断薬としては SR 142801 が開発されている．これらの遮断薬は，臨床への応用が期待されている．

## 5.5.5　レニン・アンギオテンシン

レニン・アンギオテンシン系の生理活性物質は，**アンギオテンシン II angiotensin II** である（図 5.17）．アンギオテンシン II は，オータコイドとしてのみならず，全身性のホルモンとしても機能する．すなわち血管収縮作用および副腎皮質からのアルドステロン分泌を介して，血圧の調節因子として働く．

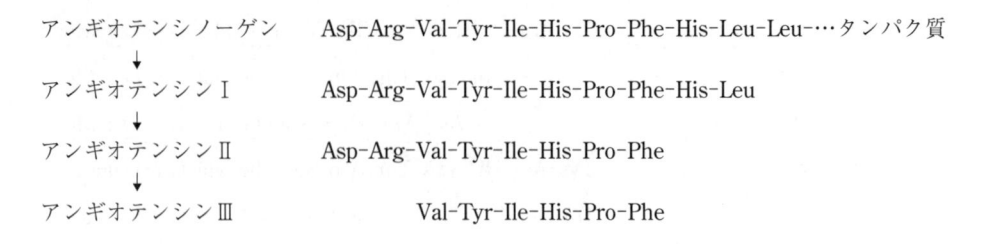

```
アンギオテンシノーゲン      Asp-Arg-Val-Tyr-Ile-His-Pro-Phe-His-Leu-Leu-…タンパク質
      ↓
アンギオテンシンⅠ          Asp-Arg-Val-Tyr-Ile-His-Pro-Phe-His-Leu
      ↓
アンギオテンシンⅡ          Asp-Arg-Val-Tyr-Ile-His-Pro-Phe
      ↓
アンギオテンシンⅢ                Val-Tyr-Ile-His-Pro-Phe
```

図 5.17　アンギオテンシン代謝物質の構造

## 1. アンギオテンシンⅡの生合成・分解

### a. ACE依存的アンギオテンシンⅡ産生系

　レニン renin は，腎臓の傍糸球体細胞で産生され，顆粒内に貯蔵されているタンパク質分解酵素である．血圧低下などが引き金となって血中に分泌される．レニンが血漿中に存在するアンギオテンシノーゲンに作用することにより，10個のアミノ酸よりなるアンギオテンシンⅠが生成される．さらにアンギオテンシン変換酵素 angiotensin converting enzyme（ACE）により，8個のアミノ酸よりなるアンギオテンシンⅡに変換されて活性を現す（図5.18）．

### b. ACE非依存的アンギオテンシンⅡ産生系

　アンギオテンシンⅡは，セリンプロテアーゼの一種であるキマーゼによっても産生される．

### c. アンギオテンシンⅡの分解

　アンギオテンシンⅡは，アミノペプチダーゼにより活性の低いアンギオテンシンⅢに分解される．さらにアンギオテンシナーゼと総称される種々のペプチダーゼにより速やかに分解され不活性化される．

```
              アンギオテンシノーゲン
                    ↓ レニン（腎傍糸球体細胞）
              アンギオテンシンⅠ
      アンギオテンシン         キマーゼ
      変換酵素                （心臓，血管）
      (血中，血管内皮細胞)
              アンギオテンシンⅡ
              ↙         ↘
          AT₁受容体    AT₂受容体
```

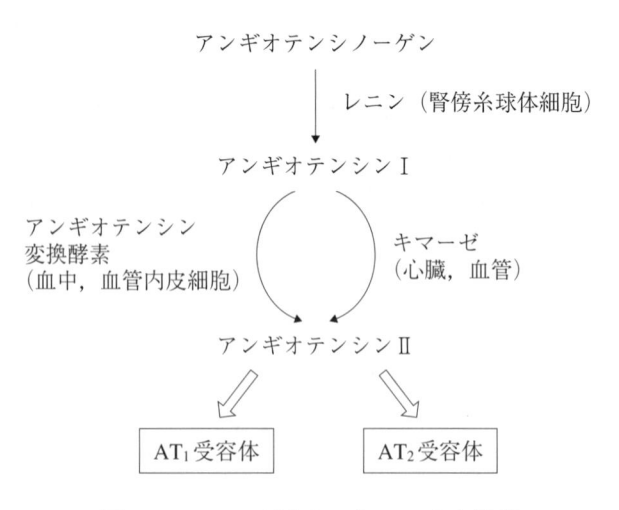

図 5.18　アンギオテンシンⅡ産生機構

## 2. アンギオテンシンII受容体

$AT_1$および$AT_2$の二つのサブタイプが存在する．$AT_1$受容体は$G_q$および$G_i$タンパク質と共役する．$AT_2$受容体もGタンパク質と共役すると考えられている．

## 3. 生理作用

アンギオテンシンIIの作用の主要なものは$AT_1$受容体を介する．

### a. 早期に現れる血管収縮作用

直接血管平滑筋に作用し血管を収縮させる．また交感神経終末を刺激してノルエピネフリンを遊離し，中枢を介しても交感神経系の興奮を高めて血圧上昇に導く．

### b. 遅延作用

レニンは，血圧の低下，血液量の低下，血液中$Na^+$レベルの低下，交感神経興奮に反応して分泌される（図5.19）．その結果，アンギオテンシンIIがつくられると，副腎皮質からのアルドステロン遊離を促進し，体液中に$Na^+$の貯留が起こり，循環血液量が増加して血圧が徐々に上昇する．この結果，血圧を長期にわたってゆっくり上昇させ安定させるように働く．

### c. 心血管系リモデリング

アンギオテンシンIIは，心筋細胞，血管平滑筋細胞，繊維芽細胞を増殖させる作用がある．また細胞外マトリックスでのフィブロネクチン，コラーゲン産生の促進作用がある．これらの作用は，心血管系の病態による構造変化（リモデリング），すなわち心肥大，血管肥厚，動脈硬化病変などに関与すると考えられている．

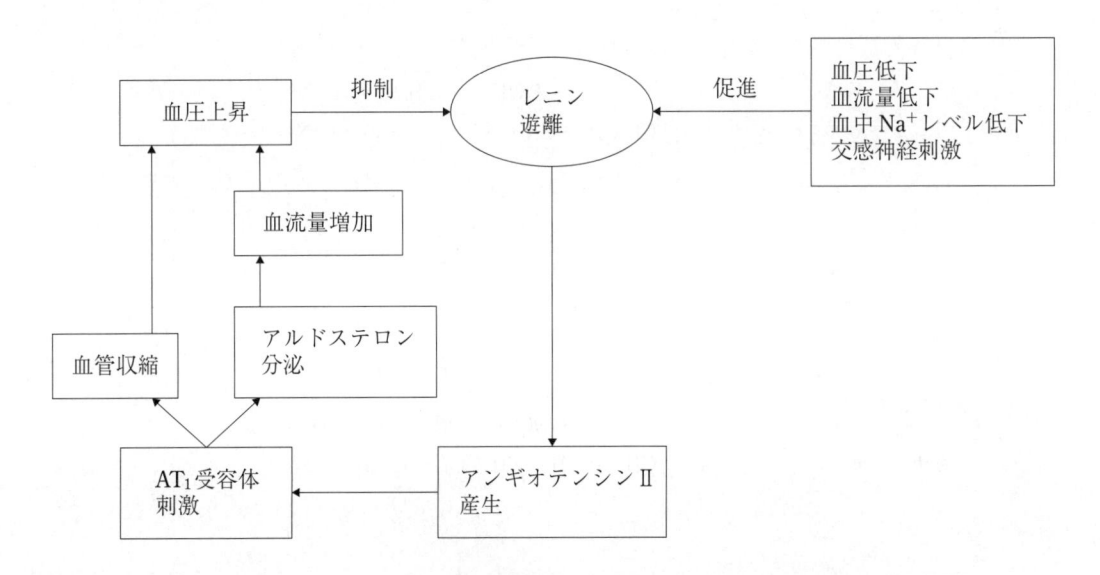

図5.19 レニン遊離機構とアンギオテンシンIIの生理作用

## 4. レニン・アンギオテンシン系に作用する薬物

### a. レニン分泌抑制薬

レニンは交感神経を介した$\beta$受容体刺激，およびプロスタグランジン刺激により，傍糸球体細胞から分泌される．したがって，$\beta$受容体遮断薬，プロスタグランジン合成阻害薬（インドメタシンなど），$\alpha_2$受容体作動薬（塩酸クロニジン，$\alpha$メチルドパ；交感神経からのノルエピネフリン遊離抑制）によってレニン分泌が抑制される．

### b. アンギオテンシン変換酵素阻害薬

アンギオテンシン変換酵素（ACE）を阻害することにより，アンギオテンシンⅡの産生を抑

カプトプリル

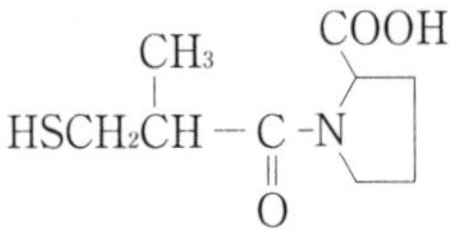

エナラプリル

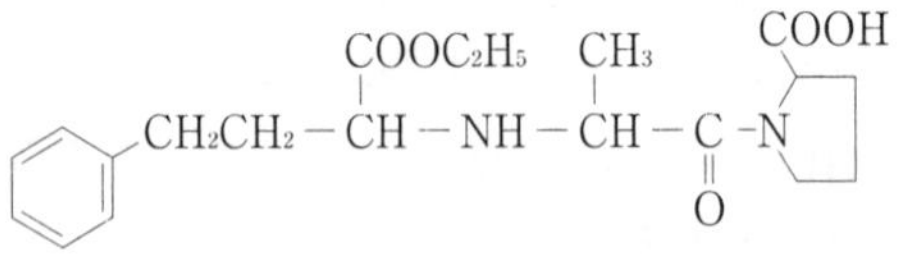

アラセプリル

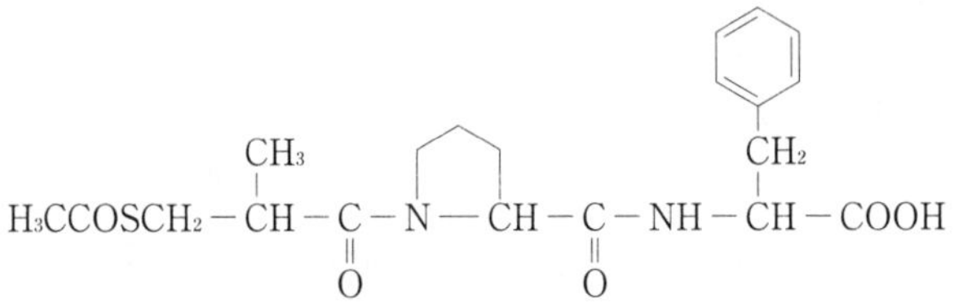

デラプリル

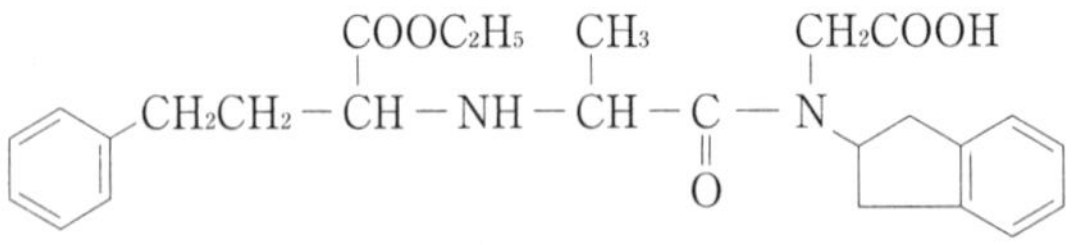

リシノプリル

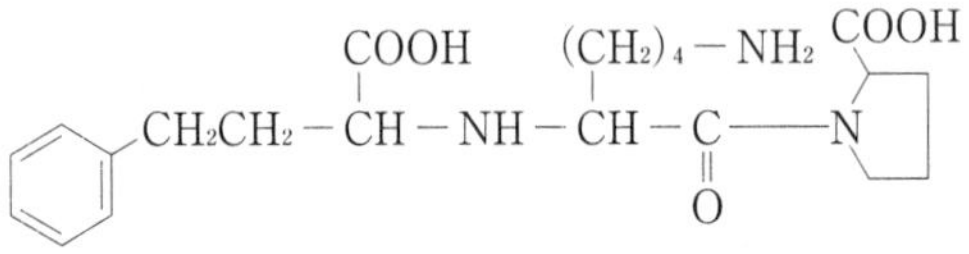

ベナゼプリル

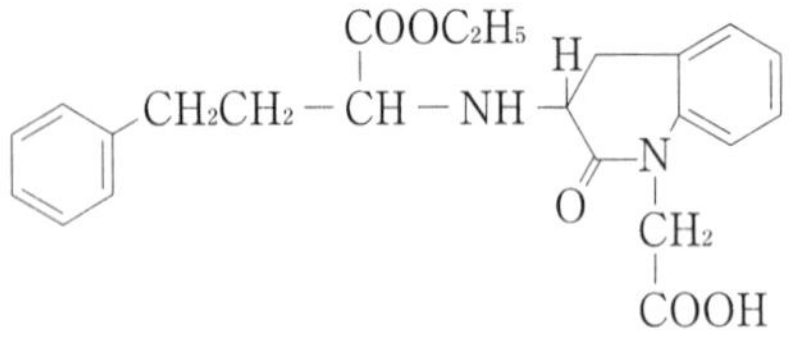

キナプリル

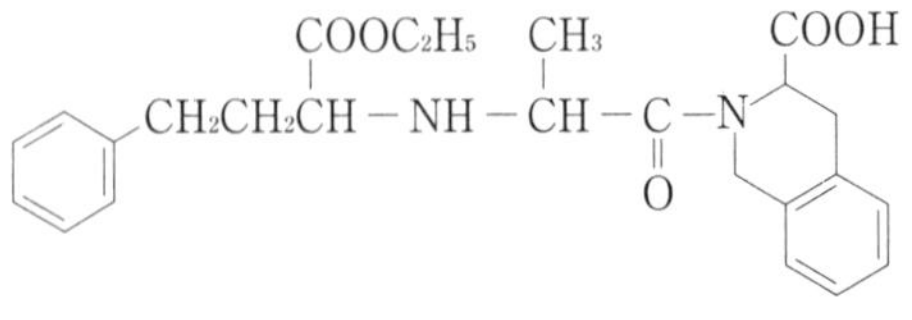

**図 5.20 アンギオテンシン変換酵素阻害薬の化学構造**

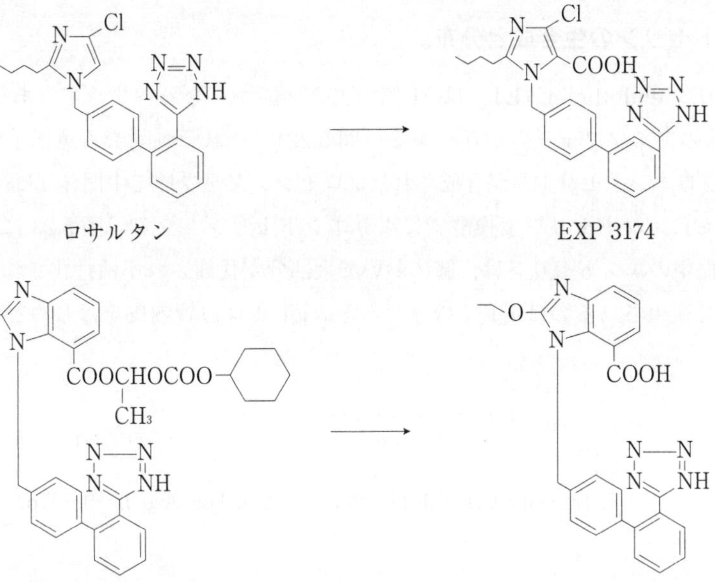

ロサルタン　　　　　　　　　　　　　EXP 3174

カンデサルタンシレキセチル　　　　　　CV-11974

**図5.21　AT$_1$受容体遮断薬**

制する．ACEはキニン分解酵素キニナーゼIIと同一の酵素であることから，その阻害によりブラジキニン，さらにプロスタグランジンやNOの増量をきたす．これらの作用により降圧効果を示す．とくに高血圧患者に用いられた際，他の降圧薬に比べて心疾患の発生率を低下させることができる．心不全の進行の抑制，突然死，心筋梗塞の発生率が減少する．さらに糖尿病性腎炎の治療にも有効である．副作用として空咳がみられる．

薬物としては，**カプトプリル captopril**，**マレイン酸エナラプリル enalapril maleate** などがある（図5.20）．

### c. アンギオテンシンII AT$_1$受容体遮断薬

初期には，ペプチド性遮断薬**サララシン saralasin** などが開発された．現在では種々の非ペプチド性遮断薬，**ロサルタンカリウム losartan potassium**，**バルサルタン valsartan**，**カンデサルタンシレキセチル candesartan cilexetil** などが用いられている．これらは組織に吸収されてから代謝を受け，活性物質に変換されて効果を発揮する（図5.21）．ACE阻害薬とほぼ同様の作用をもつが，キニナーゼを阻害しないことから空咳の副作用が起こりにくいとされている．

## 5.5.6　エンドセリン

エンドセリンは，血管内皮細胞より遊離されるペプチド性血管収縮物質として発見された．

## 1. エンドセリンの生合成と分布

エンドセリン endothelin（ET）は 21 個のアミノ酸からなるペプチドであり，ET-1，ET-2，ET-3 の 3 種のアイソフォームが存在する（図 5.22）．それぞれ異なる遺伝子から前駆体タンパク質（プレプロエンドセリン）が合成され，プロセシングを受けて中間体（ビッグエンドセリン）になり，さらにエンドセリン変換酵素によりエンドセリンとなる．図 5.23 に ET-1 の生成経路を示した．血中のエンドセリンは，肺において大部分が代謝され不活性化される．

血管内皮で産生されるのは ET-1 のみである．ET-1 は血管内皮をはじめとして，平滑筋，中

```
      Leu  Ser-Ser-Cys-Ser-Cys
      Met                            エンドセリン-1
      Asp
      Lys-Glu-Cys-Val-Tyr-Phe-Cys-His-Leu-Asp-Ile-Ile-Trp

      Trp  Ser-Ser-Cys-Ser-Cys
      Leu                            エンドセリン-2
      Asp
      Lys-Glu-Cys-Val-Tyr-Phe-Cys-His-Leu-Asp-Ile-Ile-Trp

      Tyr  Thr-Phe-Cys-Thr-Cys
      Lys                            エンドセリン-3
      Asp
      Lys-Glu-Cys-Val-Tyr-Tyr-Cys-His-Leu-Asp-Ile-Ile-Trp
```

図 5.22　エンドセリンの構造式

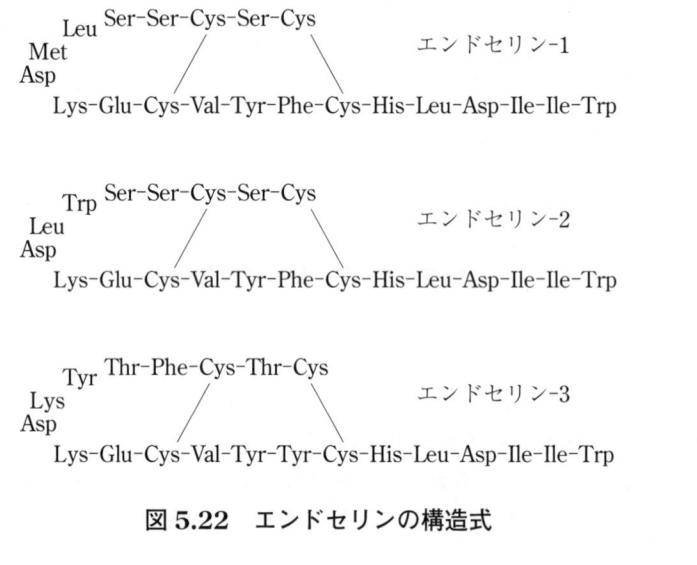

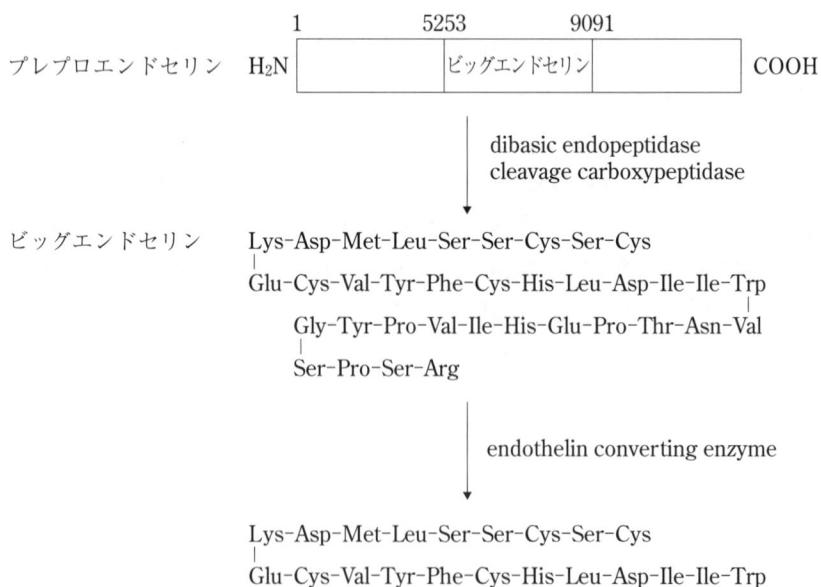

```
プレプロエンドセリン  H₂N [  1    5253  ビッグエンドセリン  9091  ] COOH
                              ↓ dibasic endopeptidase
                                cleavage carboxypeptidase

ビッグエンドセリン   Lys-Asp-Met-Leu-Ser-Ser-Cys-Ser-Cys
                   |
                   Glu-Cys-Val-Tyr-Phe-Cys-His-Leu-Asp-Ile-Ile-Trp
                        Gly-Tyr-Pro-Val-Ile-His-Glu-Pro-Thr-Asn-Val
                        |
                        Ser-Pro-Ser-Arg

                              ↓ endothelin converting enzyme

                   Lys-Asp-Met-Leu-Ser-Ser-Cys-Ser-Cys
                   |
                   Glu-Cys-Val-Tyr-Phe-Cys-His-Leu-Asp-Ile-Ile-Trp
```

図 5.23　エンドセリン-1 の生成経路

枢神経系，肺，腎臓，心臓，消化管に存在し，ET-2 は腎臓，副腎，消化管に，ET-3 は中枢神経系，眼組織，消化管に存在する．

### 2. エンドセリン受容体

エンドセリン受容体には，2種類のサブタイプ，$ET_A$，$ET_B$ が存在する．ともに G タンパク質共役型受容体である．$ET_A$ 受容体は血管平滑筋に，$ET_B$ 受容体は血管内皮に発現している．

### 3. 生理作用

血管内皮細胞から遊離された ET-1 は，直接血管平滑筋の $ET_A$ 受容体に作用して血管を収縮させる．一方，ET-1 は血管内皮細胞の $ET_B$ 受容体にもはたらき，プロスタサイクリンや一酸化窒素 NO を遊離させる．これらの物質は血管平滑筋を弛緩させる作用がある．

肺高血圧症，動脈硬化，心不全などの慢性循環器疾患において ET-1 の産生が著しく亢進しており，病態との関連が考えられる．

### 4. エンドセリン拮抗薬

現在，$ET_A$ 選択的，および $ET_A$，$ET_B$ に非選択的な遮断薬が開発されている．高血圧症，動脈硬化，心不全などの慢性循環器疾患への応用が期待されている．

## 5.5.7　エイコサノイド

エイコサノイドは不飽和脂肪酸から生成されるプロスタグランジン prostaglandins（PG），トロンボキサン thromboxane（TX），ロイコトリエン leukotriens（LT）などの生理活性物質の総称である．いずれもアラキドン酸を前駆体としてアラキドン酸カスケードを経て生成される．生体内のほとんどの細胞で生成され細胞機能を調節する．

### 1. 生合成と分解

プロスタグランジン類の基本化学構造は，5員環に2本の側鎖をもつプロスタン酸である．5員環構造の相違により A～I に分類される．トロンボキサンは5員環のかわりに酸素を含む6員環であるオキセン環をもつ．さらに側鎖の2重結合の数により，1, 2, 3系に分類される（図5.24）．アラキドン酸からは2系が，γ-ホモリノレン酸からは1系が，エイコサペンタエン酸からは3系が生成される．またプロスタグランジン F は，9位の炭素の OH 基の立体位置の違いにより α および β に区別される．

#### a. シクロオキシゲナーゼ経路

プロスタグランジン類生成の前駆体は，上述したアラキドン酸，γ-ホモリノレン酸，エイコサペンタエン酸であり，ヒトではアラキドン酸が圧倒的に多い．アラキドン酸は，細胞膜リン脂質のグリセロールの2位にアラキドン酸エステルとして存在し，ホスホリパーゼ $A_2$ 活性化に伴い切り出されて遊離してくる．ホスホリパーゼ $A_2$ は，ホルモンやサイトカインなど様々な刺激

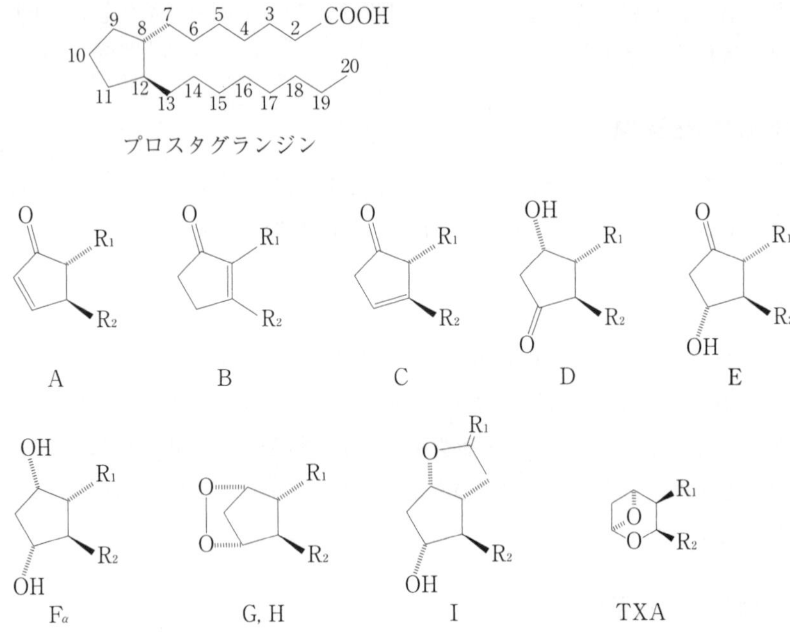

**図 5.24 プロスタグランジン, トロンボキサンの基本骨格と環構造**

によって活性化される. 遊離アラキドン酸は, シクロオキシゲナーゼ（COX）により中間体の $PGG_2$, $PGH_2$ に変換される. 次に各細胞固有の合成酵素によって, $PGE_2$, $PGF_{2\alpha}$, $PGI_2$, $PGD_2$, $TXA_2$ に変換されて細胞外に遊離される（図5.25）. COX には2種のアイソザイム, COX-1 および COX-2 がある. COX-1 は非誘導の構成型酵素であるが, COX-2 は種々の炎症性メディエーターで誘導される誘導型酵素である.

**b. リポキシゲナーゼ経路**

　一方, アラキドン酸は3種のリポキシゲナーゼにより, 各種のヒドロペルオキシエイコサテトラエン酸（HPETE）に変換される（図5.26）. とくに 5-リポキシゲナーゼにより生成される 5-HPETE が重要であり, これは $LTA_4$ へと代謝される. $LTA_4$ はロイコトリエン生合成の分岐点となり, 一方は水酸化により $LTB_4$ に変換され, 他方はグルタチオンの結合により $LTC_4$ となる. $LTC_4$ はグルタミン酸がとれて $LTD_4$ に, さらにこれよりグリシンがとれて $LTE_4$ になる. 5-リポキシゲナーゼの活性化には, 5-リポキシゲナーゼ活性化タンパク質 FLAP（five lipoxygenase activating protein）が必須である.

**c. 分解**

　エイコサノイドは生体内ではきわめて容易に分解される. プロスタグランジン類は, 一般に15位の炭素についた水酸基が脱水素反応によりケト酸に変換することにより不活化される. $PGE_2$, $PGF_{2\alpha}$ は, 肺循環を1回通過することにより 95% が不活化される. $TXA_2$, $PGI_2$ は非酵素的にすみやかに分解される.

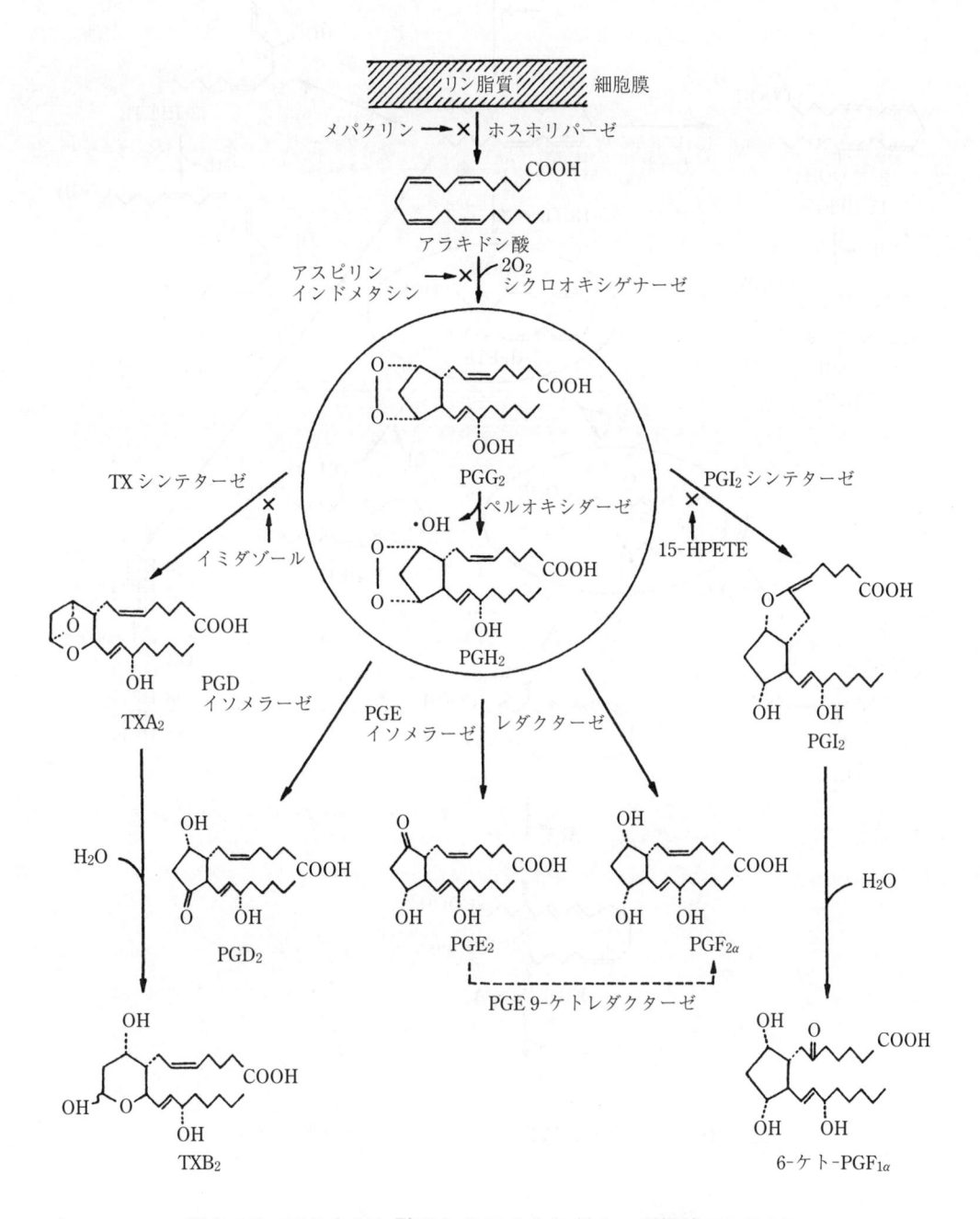

図 5.25　アラキドン酸のシクロオキシゲナーゼ経路（塩見ら）

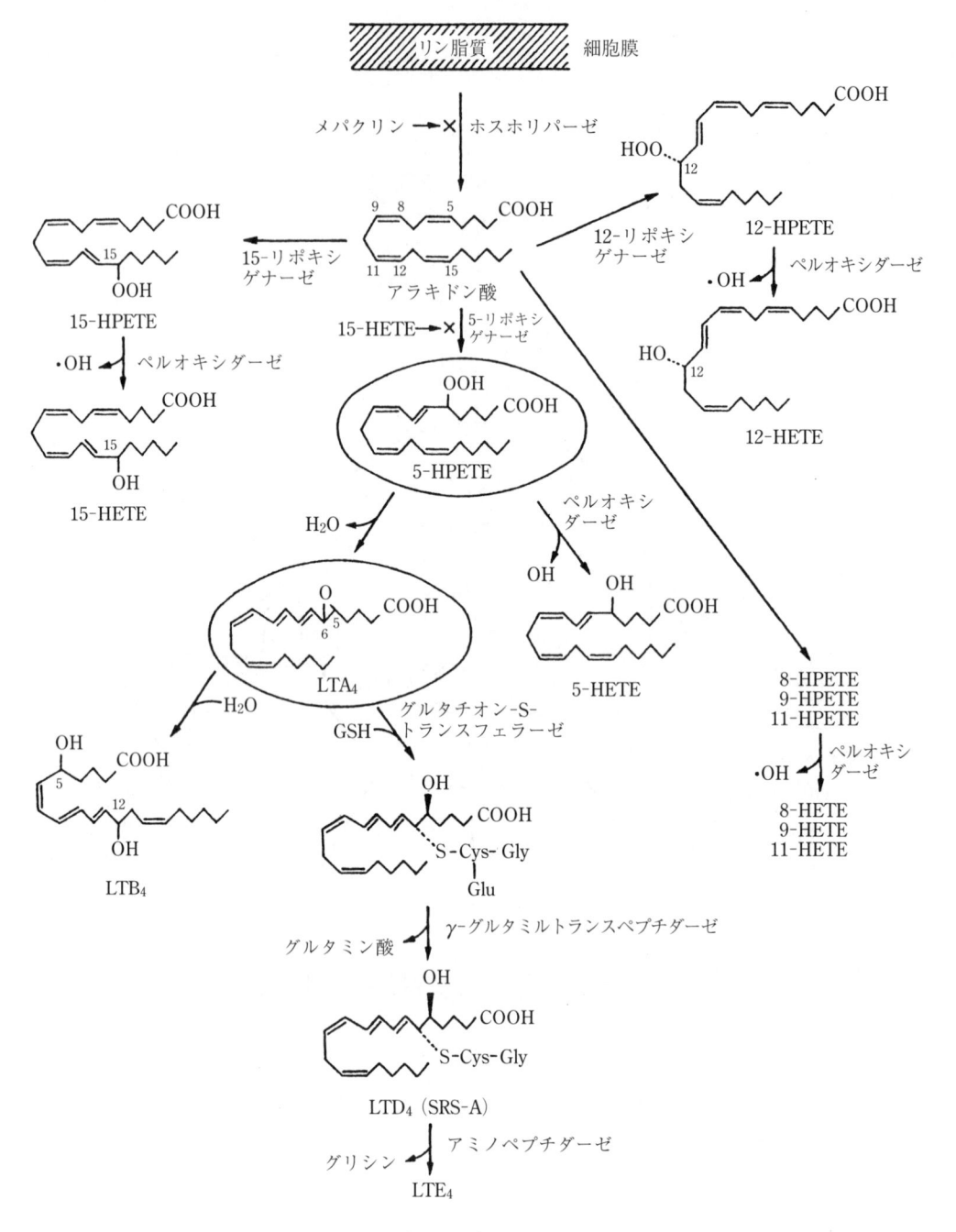

図 5.26 アラキドン酸のリポキシゲナーゼ経路（塩見ら）

## 2. エイコサノイド受容体

### a. プロスタグランジン類受容体

いずれも G タンパク質共役型受容体である．PGD$_2$ に対する受容体：DP 受容体．PGE$_2$ に対する受容体：EP 受容体（EP$_1$, EP$_2$, EP$_3$, EP$_4$ の各サブタイプがある）．PGF$_{2\alpha}$ に対する受容

体：FP 受容体．$PGI_2$ に対する受容体：IP 受容体．$TXA_2$ に対する受容体：TP 受容体．

**b. ロイコトリエン類受容体**

$LTB_4$ に対する受容体：BLT（$LTB_4$）受容体．$LTC_4$，$LTD_4$ に対する受容体：$CysLT_1$（$LTD_4$）受容体．$LTC_4$ に対する受容体：$CysLT_2$（$LTC_4$）受容体．

## 3. エイコサノイドの薬理作用

種々のエイコサノイドの薬理作用を表 5.4 にまとめた．

**a. 平滑筋作用**

$PGE_2$，$PGF_{2\alpha}$，$PGD_2$，$LTC_4$，$LTD_4$ は，腸管平滑筋を収縮させて胃腸運動を亢進させる．気管支平滑筋に対して，$PGF_{2\alpha}$，$PGD_2$，$PGI_2$，$TXA_2$，$LTB_4$，$LTC_4$，$LTD_4$ は収縮作用を示し，$PGE_2$ は弛緩作用を示す．$PGE_2$，$PGF_{2\alpha}$ は子宮平滑筋を収縮させる．

**b. 血管作用**

$PGE_1$，$PGE_2$，$PGI_2$，は血管拡張を引き起こし，$PGF_{2\alpha}$ と $TXA_2$ は血管収縮作用を示す．$PGE_2$，$PGI_2$，$LTB_4$，$LTC_4$，$LTD_4$ は，毛細血管透過性を亢進させる．

**c. 血球，血液に対する作用**

$LTB_4$ は，白血球遊走作用を示す（$LTC_4$ と $LTD_4$ にはない）．$TXA_2$ は血小板凝集作用があり，$PGD_2$，$PGE_1$，$PGI_2$ は，血小板凝集抑制作用がある．

表 5.4 エイコサノイドの作用

| | |
|---|---|
| $PGD_2$ | 血小板凝集阻害，睡眠誘発，気管支平滑筋収縮（$TXA_2$ 受容体を介した反応） |
| $PGE_1$ | 血管拡張，血圧降下，平滑筋収縮，消化管運動亢進，脂肪分解抑制，血小板凝集阻害（$PGI_2$ 受容体を介した反応） |
| $PGE_2$ | 血管拡張，血圧降下，腎血流量増大，レニン分泌促進，気管支拡張，消化管運動亢進（縦走筋収縮，輪状筋弛緩），下痢誘発，胃粘膜保護作用，胃酸分泌抑制，発熱，痛覚過敏，交感神経終末ノルエピネフリン遊離抑制，骨吸収，ステロイドホルモン分泌促進，免疫抑制（B 細胞分化抑制，T 細胞増殖，リンホカイン遊離抑制） |
| $PGF_{2\alpha}$ | 子宮収縮，黄体退行，気管支平滑筋収縮，消化管平滑筋収縮 |
| $PGG_2$，$PGH_2$ | 血小板凝集，血管平滑筋収縮，気管支平滑筋収縮（すべて $TXA_2$ 受容体を介した反応） |
| $PGI_2$ | 血小板凝集阻害，血管拡張，血圧降下，腎血流量増加，レニン分泌促進，胃酸分泌抑制 |
| $TXA_2$ | 血小板凝集，血管収縮，気管支平滑筋収縮 |
| $LTB_4$ | 白血球遊走および活性化，好中球の血管内皮細胞への粘着促進 |
| $LTC_4$，$LTD_4$ | 気管支平滑筋収縮，血管平滑筋収縮（特に冠動脈，肺動脈），血圧降下，血管透過性亢進，消化管平滑筋収縮 |

#### d. 神経系に対する作用

$PGE_2$, $PGF_{2\alpha}$, $PGI_2$ は, 発痛作用は弱いが痛みの増強作用をもつ. $PGE_2$ は, 視床下部の体温調節中枢に働いて体温を上昇させる. また $PGD_2$ は, 体温を下降させる. $PGE_2$ は覚せいを, $PGD_2$ は睡眠を誘発する.

### 4. エイコサノイドの生体内での役割

エイコサノイドは代謝がすみやかであるため, 作用は産生局所に留まり, 全身に波及することは少ない.

#### a. 血管系

血小板は, 種々の刺激によって $TXA_2$ を生成し放出する. $TXA_2$ は血小板凝集を引き起こし, 血管の強い収縮作用も示す. これらの作用は, 生理的には止血機構として働くが, 病的には血栓形成の原因となる. 血管内皮細胞は $PGI_2$ を常に産生しており, これは内皮細胞への血小板の接着や凝集を阻害し, 血管拡張作用を示す. 正常な血管機能を維持する上で $TXA_2$ と $PGI_2$ の生成のバランスが重要である.

#### b. 炎　症

炎症刺激により種々のエイコサノイドが生成される. 急性炎症では $PGE_2$ と $PGI_2$ は, ブラジキニン, ヒスタミンなどとともに血管透過性を亢進させ, また痛覚を増強する. アレルギー性炎症では, $LTC_4$ と $LTD_4$ は強い血管透過性亢進作用を示す. また強力な気管支収縮作用を有し, 気管支喘息の発作に関与している. $LTB_4$ は白血球浸潤を起こし炎症を拡大させる.

#### c. 生殖系

$PGE_2$ と $PGF_{2\alpha}$ は, 子宮収縮を引き起こし, 分娩に関与すると考えられる. $PGE_2$ は受精卵の着床に関与する. また $PGF_{2\alpha}$ は, 卵巣の黄体退縮促進作用をもち, 妊娠を維持させる.

#### d. 消化器系

$PGE_2$ は, 胃酸分泌抑制作用と胃粘膜保護作用をもつ. $PGI_2$ も胃酸分泌抑制作用がある. シクロオキシゲナーゼ阻害作用のある非ステロイド性抗炎症薬が胃潰瘍を誘発するのはよく知られる.

#### e. 腎機能

バソプレシンの作用を抑制し, 尿量を増加させる.

#### f. 中枢神経系

発熱物質を介して生成された $PGE_2$ が体温調節中枢に働き発熱が起こる. 解熱薬の投与により PG の合成が抑えられ, 熱が下がると考えられている. 正常な体温の調節には関与しない.

## 5. エイコサノイド合成系に作用する薬物

### a. ホスホリパーゼ $A_2$ 阻害薬

プロスタグランジン，ロイコトリエンの産生経路を抑制する．メパクリン，プロカインなどがあるが臨床で使われているものはない．

### b. シクロオキシゲナーゼ阻害薬

**アスピリン aspirin**，**インドメタシン indometacin** などの酸性非ステロイド性抗炎症薬（解熱性鎮痛薬）がある．プロスタグランジン生合成を抑制し，解熱，鎮痛，抗炎症作用を現す．COX-1，COX-2の両者を阻害する．抗炎症作用は主として誘導性のCOX-2抑制による．COX-1阻害はむしろ副作用として胃粘膜障害を引き起こす．最近COX-2選択的な阻害薬，**セレコキシブ celecoxib** が開発されており，胃粘膜障害を起こさない薬物として期待されている．

### c. トロンボキサン $A_2$ 合成阻害薬

気管支喘息発作の治療薬として**塩酸オザグレル ozagrel hydrochloride** が，くも膜下出血後の脳血管れん縮の治療薬として**オザグレルナトリウム ozagrel sodium** が用いられている（図5.27）．ダゾキシベンやOKY-1581が開発中である．

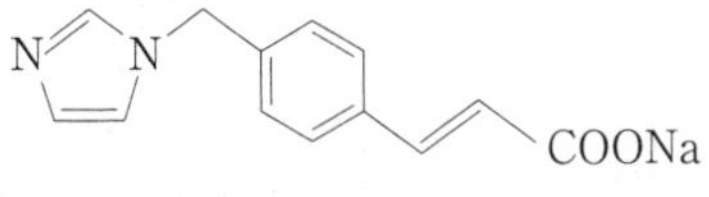


オザグレルナトリウム

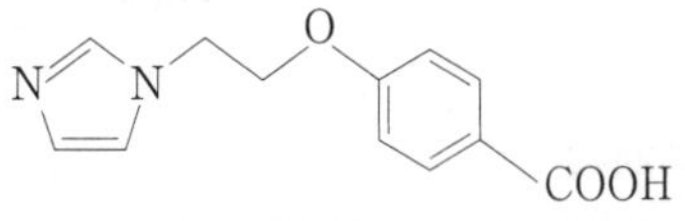


ダゾキシベン

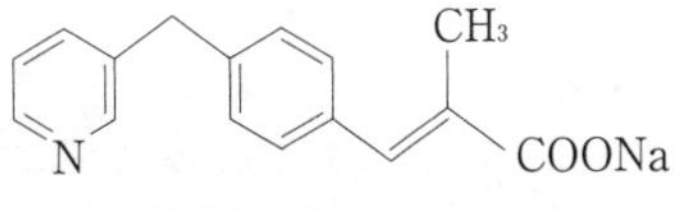


OKY-1581

**図5.27　トロンボキサン $A_2$ 合成阻害薬**

### d. 5-リポキシゲナーゼ阻害薬

**オキサトミド oxatomide** は，5-リポキシゲナーゼ阻害作用のほか，ヒスタミン $H_1$ 遮断作用，ケミカルメディエーター遊離抑制作用をもち，アレルギー性鼻炎や気管支喘息の治療薬として用いられる．

## 6. エイコサノイド受容体に作用する薬物

### a. プロスタグランジン受容体作動薬

**ジノプロストン dinoprostone**（$PGE_2$），**ジノプロスト dinoprost**（$PGF_{2\alpha}$）は，陣痛促進に用いられる．ジノプロスト，**ゲメプロスト gemeprost**（$PGE_1$ 誘導体）は治療的流産に用いられる（図5.28）．**アルプロスタジル alprostadil**（$PGE_1$・$\alpha$-デキストリン包接化合物）は，慢性動脈閉塞症，末梢血行障害を伴う疾患に用いられる．**リマプロスト limaprost**（$PGE_1$ 誘導体）も閉塞

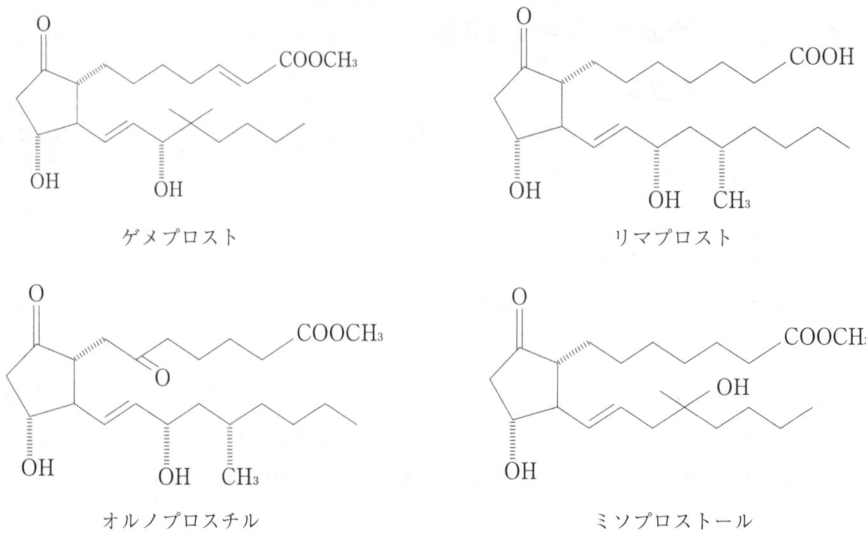

ゲメプロスト　　　　　　　　　　　リマプロスト

オルノプロスチル　　　　　　　　　ミソプロストール

**図 5.28　プロスタグランジン受容体作動薬の化学構造**

性血栓血管炎に用いられる．**ベラプロスト beraprost**（PGI$_2$誘導体）は，末梢循環不全の改善に用いられる．**オルノプロスチル ornoprostil**（PGE$_1$誘導体），**ミソプロストール misoprostol**（PGE$_1$誘導体），**エンプロスチル enprostil**（PGE$_2$誘導体）は，胃潰瘍治療薬として用いられる．

#### b. 受容体遮断薬

TXA$_2$受容体遮断薬の**セラトロダスト seratrodast**，CysLT$_1$受容体遮断薬の**モンテルカストナトリウム montelukast sodium**，**ザフィルルカスト zafirlukast**は，気管支喘息の治療薬として用いられる．

### 5.5.8　血小板活性化因子

血小板活性化因子 platelet activating factor（PAF）は，白血球由来の血小板凝集因子として発見された．

#### 1. 生合成・分解

PAF の前駆物質は，1-$O$-alkyl-2-acyl-glycerophosphocholine であり，刺激により活性化されたホスホリパーゼ A$_2$ により加水分解され，アラキドン酸が遊離して，Lyso-PAF が生成する．これに PAF アセチル基転移酵素が作用して PAF が生成される（図 5.29）．PAF の不活化では，アセチル基が加水分解され，さらにアシル化され 1-$O$-alkyl-2-acyl-glycerophosphocholine に戻る．

#### 2. 生理作用

末梢血管を弛緩させ血圧を下降させる．毛細血管透過性を亢進させ，膨疹，発赤を引き起こす．

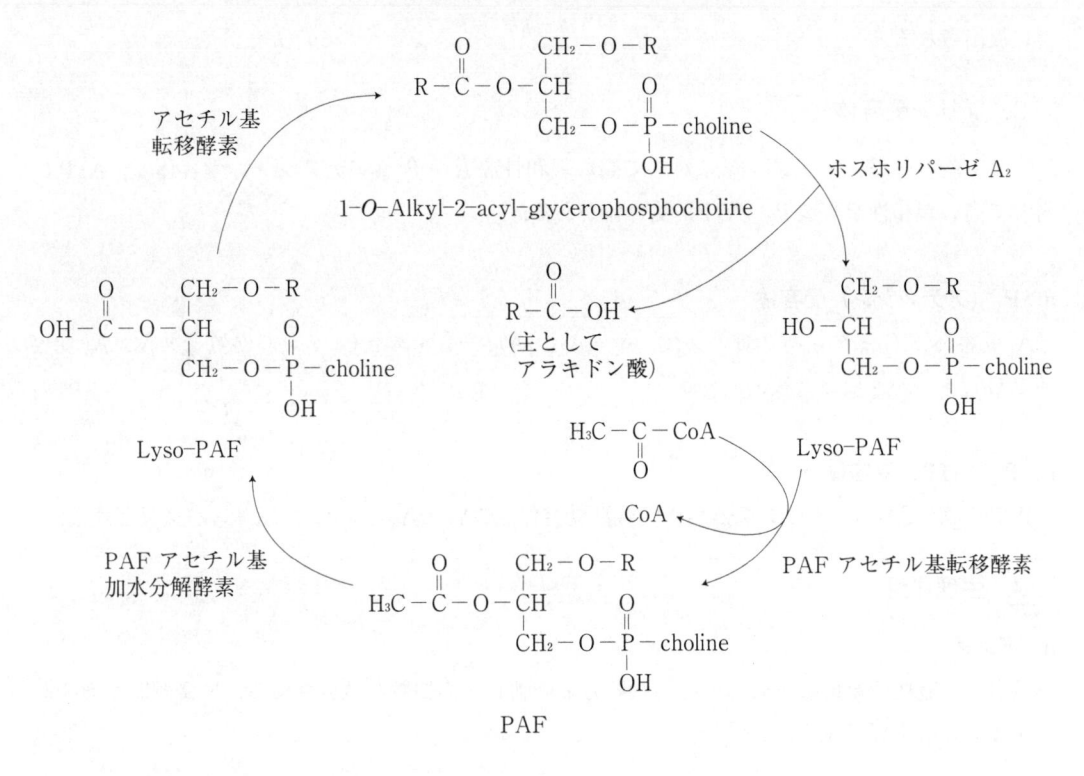

**図 5.29 PAFの合成，不活化経路**

血小板に対して単独でも凝集作用を示すが，$TXA_2$ 遊離を介して凝集作用を強める．多くの平滑筋に対して収縮を引き起こし，胃潰瘍形成作用をもつ．炎症，ショック，アレルギー反応に関与すると考えられるが生体での役割はまだ十分解明されていない．

### 3. PAF受容体

Gタンパク質共役型受容体である．多くの拮抗薬が開発されているが，まだ臨床では用いられていない．

## 5.5.9 プリン誘導体（ATP・ADP・アデノシン）

ATPは種々の生理活性物質とともに顆粒中に共存して貯蔵され，その代謝産物であるADP，AMP，アデノシンとともに生理活性物質の作用を修飾する可能性が指摘されている．

### 1. 貯蔵と代謝

ATPは，通常，細胞内に豊富に存在すると考えられる．さらに顆粒には，種々の生理活性物質と共存して貯蔵され，刺激により共存活性物質とともに遊離される．遊離されたATPは，細胞膜の代謝酵素ecto-ヌクレオチダーゼによって順次ADP，AMPを経てアデノシンに分解されていく．アデノシンは，アデノシントランスポーターにより細胞内に再取り込みされる．アデノシンは，細胞内ATPレベルが低下したときにも細胞内で増加し，能動輸送や拡散によって細胞

外に放出される．

## 2. プリン受容体

プリン受容体は，アデノシンに対して高い親和性をもつ $P_1$（アデノシン）受容体と，ATP に対して高い親和性をもつ $P_2$（ATP）受容体がある．

### a. $P_1$（アデノシン）受容体

$A_1$ 受容体：$G_{i/o}$ タンパク質と共役．$A_2$（$A_{2A}$, $A_{2B}$）受容体：$G_s$ タンパク質と共役．$A_3$ 受容体：$G_{i/o}$ タンパク質と共役．

### b. $P_2$（ATP）受容体

$P_2X_1$-$P_2X_7$ 受容体：イオンチャネル内蔵型受容体．$P_2Y_1$-$P_2Y_7$ 受容体：G タンパク質と共役．

## 3. 生理作用

### a. アデノシン

脳血管，冠血管を拡張させる．心筋収縮力を抑制し，心拍数を減少させる．肥満細胞からのヒスタミン遊離を促進する．

### b. ATP

血管平滑筋，およびその他の平滑筋を収縮させる．血管内皮細胞に作用し，血管弛緩物質の遊離を促進する．肥満細胞からヒスタミンを遊離させる．

### c. ADP

血小板凝集作用がある．

## 4. プリン系に作用する薬物

**ジピリダモール dipyridamole** は，アデノシンの組織への取り込みとイノシンへの分解阻害により冠血管拡張作用を引き起こす．またホスホジエステラーゼ阻害により，血小板凝集抑制作用を示す．

**カフェイン caffeine**，**テオフィリン theophylline** などのメチルキサンチン類は，天然のアデノシン拮抗薬で，$A_1$, $A_2$ 受容体を遮断する．またホスホジエステラーゼ阻害作用をもつ．アデノシン受容体遮断作用により中枢興奮作用を示す．テオフィリンは気管支拡張作用を示し，気管支喘息の治療に用いられる．

# Chapter 6 抗炎症薬

**到達目標**
- 代表的な炎症治療薬をあげ，作用機序および主な副作用について説明できる．
- 関節リウマチの代表的な治療薬をあげ，作用機序および主な副作用について説明できる．

抗炎症薬は，様々な炎症反応を抑制し，過度の炎症による苦痛と二次的な機能障害を軽減する目的で用いられる．ステロイド性抗炎症薬と非ステロイド性抗炎症薬に大別される．非ステロイド性抗炎症薬は，抗炎症作用に加えて解熱作用，鎮痛作用を併せもち，解熱鎮痛薬としても使用される．

生体は，細胞や組織を傷害するような刺激が加わると，刺激に対する防御機構と傷害からの修復機構を作動させる．この一連の営みが炎症であり，炎症とは，本来，生体にとって重要な反応である．炎症を引き起こす侵襲刺激には，創傷，感染，抗原物質の侵入，血管障害，腫瘍，物理的あるいは化学的刺激などがある．

炎症の急性期では，細動脈の拡張による局所血流量の増加および血管透過性の亢進により，発赤，熱感，腫脹が起こる．次いで，異物の排除のために炎症部位に遊走・浸潤した白血球や食細胞により組織破壊などが起こり，疼痛を引き起こす．発赤，発熱（熱感），腫脹，疼痛は，急性炎症の四主徴とされている．炎症の慢性期では，炎症巣を取り囲むように線維芽細胞の増殖が起こり，肉芽組織を形成して異物を宿主から隔離する．

これらの一連の炎症反応には，炎症部位で放出あるいは産生される様々な生理活性物質が関与する．これらは炎症のメディエーターと呼ばれ，ブラジキニン，ヒスタミン，セロトニン，プロスタグランジン，ロイコトリエン，補体，凝固因子などがある．

## 6.1 ステロイド性抗炎症薬

副腎皮質ホルモンのうち糖質コルチコイドは，抗炎症作用，抗アレルギー作用，免疫抑制作用，異化促進作用などの多彩な作用を示すステロイドホルモンである．強力な抗炎症作用を示すことから糖質コルチコイドは，ステロイド性抗炎症薬として用いられている．

### 6.1.1 作用機序

糖質コルチコイドは，細胞内で核受容体に結合し，特定の遺伝子の発現を制御して作用を発揮する．抗炎症作用は一連の炎症関連遺伝子の発現制御による．抑制される遺伝子としては，IL-1，IL-2，IL-3，IL-4，IL-5，IL-6，IL-8 や TNF-α などの炎症や免疫反応に関与するサイトカインの遺伝子，ホスホリパーゼ $A_2$，COX-2 や誘導型 PGE 合成酵素などのプロスタグランジン生合成に関連する酵素の遺伝子，また，ある種の細胞接着因子の遺伝子などがある．これらの遺伝子は，いずれも炎症刺激によって発現誘導が起こるものであり，糖質コルチコイドは，その遺伝子誘導を阻害することで炎症を抑えると考えられる．また糖質コルチコイドが発現誘導を起こす炎症関連遺伝子として，キニン分解酵素がある．炎症に関与するブラジキニンの分解を促進することで抗炎症作用を示す．

### 6.1.2 ステロイド性抗炎症薬の種類

天然の糖質コルチコイド（コルチゾール cortisol）は，強い抗炎症作用をもつが，一方で体内ナトリウム貯留作用をもち，全身性浮腫を生じやすい．したがって現在は，抗炎症薬としては用いられない．内服薬としてよく用いられるのは，**プレドニゾロン prednisolone**，**メチルプレドニゾロン methylprednisolone** である．より強力で作用持続の長いものに**ベタメタゾン betamethasone**，**デキサメタゾン dexamethasone**，**トリアムシノロンアセトニド triamcinolone acetonide** がある．外用薬としては，**フルオシノロンアセトニド fluocinolone acetonide** などがある．また，吸入用として**プロピオン酸ベクロメタゾン beclomethasone dipropionate**，**プロピオン酸フルチカゾン fluticasone propionate** が用いられる．

### 6.1.3 薬理作用

ステロイド性抗炎症薬は，炎症の急性期にみられる血管透過性の亢進を抑制し，炎症性浮腫を抑制する．また白血球遊走を抑える．さらに，線維芽細胞の機能を抑制するため，慢性期にみられる肉芽形成も抑制する．この結果，様々な炎症反応が抑えられるが，これは治癒したのではなく，病状を発現する細胞機能が抑制されただけなので，投与を中止すると再び症状が出現する．また侵入物に対する炎症細胞の反応を抑制するため，細菌が組織に深く侵入して感染が増悪する．

関節リウマチ，各種関節炎，気管支喘息，膠原病，薬物アレルギー，炎症性・アレルギー性皮膚炎，潰瘍性大腸炎，亜急性甲状腺炎，肝炎，軟部組織炎などの治療に用いられる．

### 6.1.4 薬物動態

経口投与により胃腸管から吸収される．皮膚，気道，鼻腔などの局所投与でも投与部位で速や

かに吸収される．血中では，大部分が糖質コルチコイド結合グロブリンあるいはアルブミンと結合した状態である．肝臓で速やかに分解される．局所投与に用いられるステロイド剤は，体内に吸収後，エステルが取れるなどの代謝を受けて不活性化されるものが多く，全身性副作用は少ない．

### 6.1.5 副作用・投与上の注意

ステロイド性抗炎症薬による治療は，原因療法でなく対症療法である．投与を止めると症状が再発するので薬物の投与を続けざるをえず，種々の副作用が現れる．

長期間連続投与すると，副腎皮質が萎縮する．この場合，急に投与を中止すると副腎機能不全のため死亡することがある．中止する場合には，かならず投与量を漸減する必要がある．

重篤な副作用として，感染の増悪，糖尿病，骨粗鬆症，消化性潰瘍，精神変調，動脈硬化などがある．長期投与では特に糖尿病と骨粗鬆症が問題となる．

## 6.2 非ステロイド性抗炎症薬

ステロイド構造をもたない抗炎症薬を非ステロイド性抗炎症薬と称する．酸性および塩基性抗炎症薬がある．

### 6.2.1 作用機序

#### 1. 酸性抗炎症薬

すべての酸性非ステロイド性抗炎症薬は，プロスタグランジン生合成に関与する酵素であるシクロオキシゲナーゼ（COX）を阻害することにより作用を現す．トロンボキサンの生合成も阻害する．炎症反応には，炎症部位で放出あるいは産生される様々な生理活性物質が関与する．これら炎症のメディエーターの一つであるプロスタグランジン類は，末梢血管に働いて発赤，熱感，腫脹などの局所の炎症を起こし，知覚神経終末で痛みの過敏性を起こし，脳で産生されると発熱を引き起こす．酸性抗炎症薬は，これらの作用を抑え，抗炎症薬，鎮痛薬，解熱薬として用いられる．しかし，炎症のメディエーターはプロスタグランジン類以外にも存在するため，炎症を完全に抑えるわけではない．

COXには構成型のCOX-1と誘導型のCOX-2がある．このうちCOX-1は，主として胃酸分泌，血小板凝集などの生理機能の調節に関与し，COX-2は，炎症部位で誘導されて様々な炎症反応に関与する．酸性抗炎症薬はCOX-1，COX-2の両者を抑制するものが多い．また，COX-1により強く作用する場合が多く，COX-2を阻害する量を用いると，COX-1阻害による副作用がしばしばみられる．最近では，COX-2に選択的な薬物が開発されており，副作用の少ない薬と

して期待される．

### 2. 塩基性抗炎症薬

COX阻害作用はきわめて弱く，作用機序は明らかではない．

## 6.2.2 非ステロイド性抗炎症薬の種類

### 1. サリチル酸類

**アスピリン aspirin** が代表的な薬である（図6.1）．酸性抗炎症薬は，可逆的にCOXを阻害するものが多いが，アスピリンは，COXをアセチル化して不可逆的に阻害する．このため，核をもたない血小板は，その生存期間中（7〜10日間）トロンボキサン$A_2$（$TXA_2$）産生ができない．アスピリンは解熱薬として風邪，感冒などの感染症に広く用いられる．また鎮痛薬として，頭痛，歯痛，関節痛など広く用いられる．さらに関節リウマチの治療にも用いられるが，抗リウマチ作用は，抗炎症薬として用いられる量よりもかなり高用量で現れるため，作用機序は別であると考えられている．

そのほかに，**サリチル酸ナトリウム sodium salicylate**，**サリチル酸 salicylic acid**，**ジフルニサル diflunisal** がある．このうちサリチル酸は刺激性が強く，外用薬としてしか使われない．

### 2. インドール酢酸誘導体

**インドメタシン indometacin** は強力なCOX阻害作用をもつ．解熱，鎮痛，抗炎症作用は，アスピリンの20〜30倍である．内服では，関節リウマチ，変形性脊椎症，腰痛，痛風発作，手術・外傷後の炎症・疼痛などに用いられる．毒性が比較的強いため，日常的な解熱・鎮痛薬としては用いない．経口投与以外に坐剤，軟膏，ハップ剤などとしてよく用いられる．副作用の発生率は高い．

**アセメタシン acemetacin** は，体内に吸収された後，インドメタシンに変換されて活性を示すプロドラッグであり，胃腸障害は少ない．**スリンダク sulindac** は，体内でスルフィドへ還元されて活性を示すプロドラッグであり，胃腸障害，腎障害が比較的少ない．

### 3. プロピオン酸誘導体

**イブプロフェン ibuprofen**，**ナプロキセン naproxen**，**ケトプロフェン ketoprofen**，**オキサプロジン oxaprozin**，**ロキソプロフェンナトリウム loxoprofen sodium** などがある．抗炎症効果はインドメタシンとアスピリンの中間である．また副作用も比較的少ない．ナプロキセンは，中でも最も強力で，白血球浸潤阻止作用が強く痛風の発作にもよく用いられる．ロキソプロフェンナトリウムはプロドラッグであり，胃腸障害が少なく臨床効果が高い．

### 4. フェニル酢酸誘導体

**ジクロフェナクナトリウム diclofenac sodium**，**フェンブフェン fenbufen** などがある．ジク

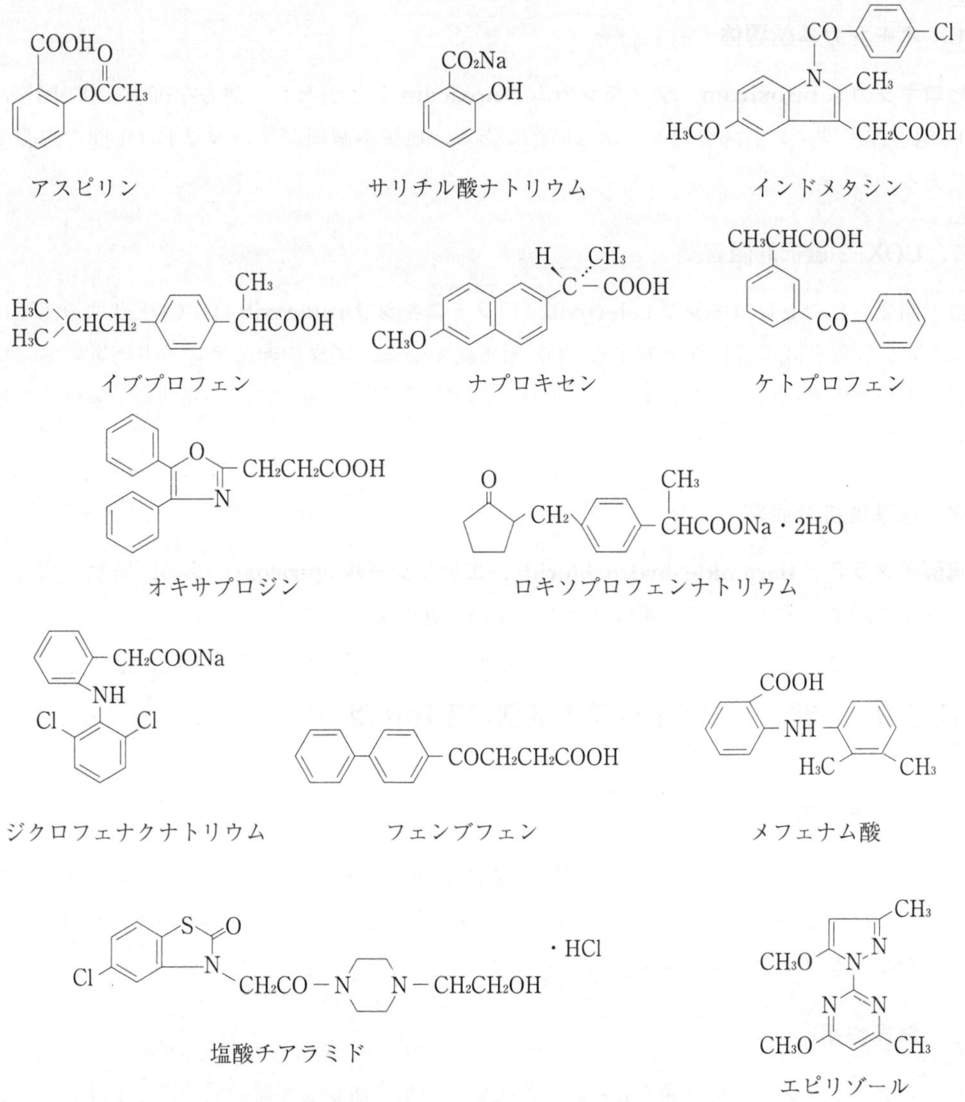

図 6.1　非ステロイド性抗炎症薬の化学構造

ロフェナクナトリウムは，インドメタシンとほぼ同等の強さの抗炎症作用を示す．作用発現は早いが，作用の持続時間は短い．幼児のインフルエンザ患者に解熱目的で投与した際，脳炎・脳症による死亡率が高率であったため，インフルエンザ患者への使用が禁止された．

### 5. フェナム酸誘導体

メフェナム酸 mefenamic acid，フルフェナム酸 flufenamate などがある．鎮痛作用が強いので，主として鎮痛を目的として使われることが多い．溶血性貧血などの血液障害を起こすことがある．

### 6. オキシカム誘導体

**ピロキシカム piroxicam**，**テノキシカム tenoxicam** などがある．強力な抗炎症作用があり，COX 阻害作用はインドメタシンとほぼ同様である．血漿半減期が長いので 1 日 1 回の内服で有効である．

### 7. COX-2 選択的阻害薬

最近開発された**セレコキシブ celecoxib**，**ロフェコキシブ rofecoxib** は，COX-1 よりも COX-2 に数倍から数十倍の選択性を有する COX 阻害薬である．従来の非ステロイド抗炎症薬に比べて胃障害などの副作用が少ない薬として期待されているが，一方では，心筋梗塞や脳硬塞を起こしやすくなる恐れが指摘されている．

### 8. 塩基性抗炎症薬

**塩酸チアラミド tiaramide hydrochloride**，**エピリゾール epirizole** がある．解熱・鎮痛・抗炎症作用を示す．抗リウマチ作用はほとんどない．副作用は少ない．

## 6.2.3　非ステロイド性抗炎症薬の薬理作用

### 1. 抗炎症作用

$PGE_2$ や $PGI_2$ の産生を抑制して，細動脈の拡張，血管透過性の亢進による炎症性浮腫の生成を抑制する．一方，白血球の浸潤は，ロイコトリエンや炎症性サイトカインなどが関与しており，これらが原因となる炎症反応には効果はない．

### 2. 鎮痛作用

プロスタグランジン自身は痛みを起こす作用が弱いが，痛覚受容器の感受性を上げ，ブラジキニンなどの発痛作用を増強する．$PGE_2$ の産生を抑制することにより鎮痛作用を示す．

### 3. 解熱作用

視床下部の体温調節中枢における $PGE_2$ の産生を抑制することにより，感染などにより上昇した設定体温を引き下げる．正常体温を下げることはない．

### 4. 血小板凝集抑制作用

血管壁の傷害や血管内皮細胞の剥離が起こると，血液中の血小板が活性化され，内皮下組織に粘着して傷害部位を覆う．この際に血小板の凝集が起こり，血液凝固が進む．血小板凝集は，$TXA_2$ で促進され，$PGI_2$ で抑制される．アスピリンは，少量投与では，$TXA_2$ 産生を抑制して血小板凝集を抑える．このため抗血栓薬としても用いられる．長期間投与により副作用として出血傾向が出ることがある．

### 6.2.4　薬物動態

経口投与後，大部分は上部消化管から吸収される．坐薬で投与した場合，一般に吸収は遅く不十分である．通常，血中では 80 % 程度がアルブミンなどの血漿タンパク質と結合して存在する．

### 6.2.5　副作用・投与上の注意

酸性抗炎症薬の副作用として最も発生頻度が高いのが胃腸障害である．胃痛，食欲不振，重篤な場合には胃出血や消化性潰瘍が起こる．これらの薬物は弱酸性であるため，酸性の胃内腔では非イオン型となり，胃粘膜の細胞膜を容易に通過する．細胞内の pH は中性であるためイオン型となり，細胞膜を通過せずに細胞内に留まり，薬物濃度が上昇する．これが胃粘膜障害の一因である．胃粘膜において，$PGE_2$ や $PGI_2$ は粘液の分泌や血流量を増大させ，また胃酸分泌を抑制することにより胃粘膜を保護しているが，酸性抗炎症薬は COX を阻害して PG 生成を抑制し，胃粘膜障害を引き起こす．上述したように，アセメタシンなどのプロドラッグは，胃腸管内では不活性で，体内に吸収されてから活性型になるため，胃腸障害が比較的少ない．また最近開発が進んでいる COX-2 選択的な阻害薬も胃腸障害が少ないと期待される．

腎障害，肝障害にも注意が必要で，とくに腎障害のある患者や老人においては，腎血流量，糸球体ろ過量が低下して急性腎不全を起こすことがある．

妊娠末期に投与すると，PG 生合成阻害により胎児の動脈管の早期閉塞を招く．また生理的分娩に関与している $PGF_{2\alpha}$ や $PGE_2$ の生成を阻害し，分娩時の子宮収縮を抑制するため妊婦への使用は避ける．

血小板において $TXA_2$ 合成阻害により凝集阻害を起こし，出血傾向が現れることがある．したがって，肝障害，血友病，ビタミン K 欠乏症の患者への使用は避ける．

薬物アレルギー（発疹，浮腫など）を生じることがある．アスピリンは喘息発作を誘発することがあり，注意が必要である．

水痘やインフルエンザに罹患している小児にアスピリンなどのサリチル酸誘導体を投与すると，遺伝的素因がある場合，肝障害を伴う致命的な脳障害，ライ症候群を引き起こす危険性があるため，これらに罹患している小児への使用は禁忌である．

抗凝血薬のワルファリンカリウム，経口糖尿病治療薬，バルプロ酸ナトリウムなどの血漿タンパク質結合率の高い薬物と併用するとこれらの作用を増強するので，減量や慎重な投与が必要である．

# Chapter 7

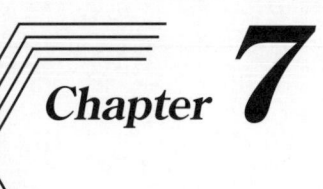

# 心臓血管系に作用する薬物

### 到達目標

- 代表的な心不全治療薬をあげ，薬理作用，機序，主な副作用について説明できる．
- 代表的な不整脈治療薬をあげ，薬理作用，機序，主な副作用について説明できる．
- 代表的な虚血性心疾患治療薬をあげ，薬理作用，機序，主な副作用について説明できる．
- 代表的な高血圧症/低血圧症治療薬をあげ，薬理作用，機序，主な副作用について説明できる．
- 代表的な末梢循環障害治療薬をあげ，薬理作用，機序，主な副作用について説明できる．

心臓血管系 cardiovascular system は，循環器系とも呼ばれ，血管系とリンパ管系から成り，血管系は心臓と血管からなる．主な循環器系疾患として，心不全，不整脈，虚血性心疾患，高血圧症，低血圧症や末梢循環不全があり，本章では，これら疾患に対する治療薬について述べる．

## 7.1 循環器系の形態と機能

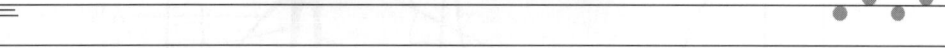

### 7.1.1 血液循環

左心室から送り出された血液は，肺以外の各臓器に到達し，毛細血管から静脈系を経て右心房へ戻る．この経路を大循環（体循環）という．右心房へ戻った血液は，右心室から肺へ送られ肺静脈を経て左心房へ戻る．この経路を小循環（肺循環）という．大循環と小循環は，直列につながっており，循環血液を介して全身の細胞へ酸素や栄養を供給し，細胞の活動の結果産生された二酸化炭素などの代謝産物を回収して，体外に排出するという重要な役割を果たしている．

## 7.1.2 心臓

### 1. 心臓の構造と機能

　心臓は、左右の心房・心室から構成されており、心内膜（血管の内膜に相当）、心筋層（血管の中膜に相当）と心外膜（血管の外膜に相当）からなる。心臓には四つの弁があり、血液の逆流を防いでいる。すなわち、左心房と左心室の間には、僧帽弁（二尖弁）が、右心房と右心室の間には三尖弁があり、これらを合わせて房室弁という。房室弁は、腱索を介して心室壁にある乳頭筋で引っ張られている。また、左心室と大動脈の間には大動脈弁が、右心室と肺動脈の間には肺動脈弁があり、これらはいずれも3枚の半月形の弁からなるので、合わせて半月弁という。心臓は、大動脈起始部から分枝した3本の左右の冠状動脈から血液を供給されている。

### 2. 刺激伝導系

　右心房にある洞房結節 sinoatrial node で自発的に発生した脱分極（興奮）は、心房全体に広がり、やがて房室結節 atrioventricular node に達する。興奮は、その後、ヒス束 bundle of His、左・右脚 left・right bundle、プルキンエ線維 Purkinje fiber と順に伝播して心室筋に伝わる。洞房結節からプルキンエ線維に至る興奮伝導経路は、刺激伝導系（図7.1）と呼ばれ、これら心筋を特殊心筋という。一方、収縮して血液を送り出す心筋は固有心筋と呼ばれる。刺激伝導系のう

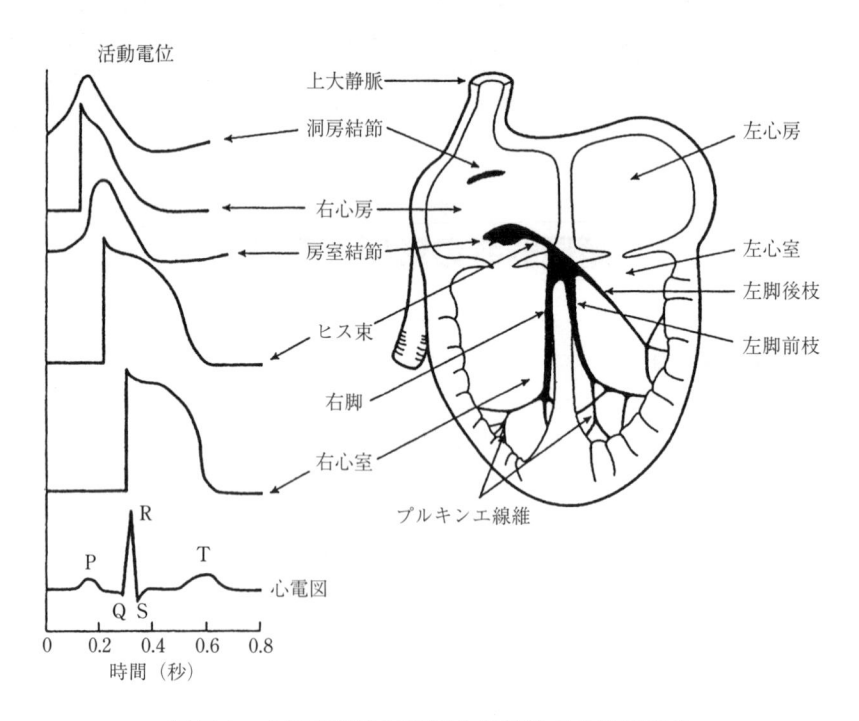

**図7.1 心筋の刺激伝導系と各部位での活動電位**
（高田芳伸（1999）ミクス薬学シリーズ⑤薬理学〔南原利夫総監修, 重信弘毅監修〕, p.152, 図1, エルゼビア・サイエンス㈱ミクスより引用）

ち，房室結節内の興奮の伝導速度は遅く，このため心房と心室が交互に興奮（収縮）することになる．

### 3. 自律神経や薬物の心臓に対する作用

自律神経や薬物の心臓に対する作用は，① 変力作用 inotropic action：固有心筋の収縮力を変化させる作用，② 変時作用 chronotropic action：心拍数を変化させる作用，③ 変伝導作用 dromotropic action：刺激伝導系における興奮伝導速度を変化させる作用，④ 変閾作用 bathomotropic action：興奮性の閾値を変化させる作用の四つに分けられる．これら四つの作用を強める場合を陽性 positive，弱める場合を陰性 negative という．交感神経の興奮や投与したノルエピネフリンによる心筋収縮力の増強効果は，陽性変力作用と呼ばれ，副交感神経の興奮や投与したアセチルコリンによる心拍数の低下は，陰性変時作用と呼ばれる．

## 7.1.3 血 管

### 1. 血管の構造と機能

血管は，動脈，毛細血管と静脈に分けられる．動脈壁は，結合組織の外膜，平滑筋層の中膜，内皮細胞と薄い結合組織からなる内膜の3層構造をしている．内皮細胞は，血液を滞りなく流す役目を果たしているが，近年，種々の血管活性物質を産生していることが明らかとなった．そのうち，エンドセリン-1やアンギオテンシンⅡは血管を収縮させ，プロスタグランジン $I_2$，C型ナトリウム利尿ペプチドや一酸化窒素などは血管を弛緩させる．外膜には，交感神経の終末が存在し，血管を養う栄養血管が走行している．心臓に近い大動脈などの太い動脈の中膜には，多数の弾性線維が存在し，その量は平滑筋より多く，機能的に弾性血管と呼ばれている．心臓の収縮期に駆出された血液の半分以上が，弾性血管を押し広げてそこに貯えられ，拡張期には広がった血管が元に戻ろうとする力によって，貯えられた血液が末梢へ流れる．このように，弾性血管は，血液の断続的な流れをより連続的に変える役割を果たしている．細動脈は，平滑筋が多く交感神経支配が豊富で，その緊張状態は血管抵抗に多大な影響を及ぼすので抵抗血管と呼ばれる．毛細血管は，平滑筋を欠き，透過性に富む内皮細胞の単層からなり，そこで物質交換が行われるので交換血管と呼ばれる．毛細血管の動脈側で組織中へろ過された血液成分や組織で産生された代謝産物の約90％は，毛細血管の静脈側へ吸収され，残りはリンパ管へ入った後，左右の鎖骨下静脈へ流れ込み，ともに右心房へ戻る．静脈は，基本的には動脈同様3層構造をしているが，血管壁が薄く伸展性に富み，多量の血液を貯留することができるので，機能的に容量血管と呼ばれている．全血液量の約3/4が静脈に存在している．静脈には，リンパ管同様，弁があり血液の逆流を防止している．

## 7.1.4 循環系の調節機構

循環系は神経性，体液性と局所性の機構によって調節されている．

## 1. 神経性調節機構

循環系の異常を短期的に是正するもので，次の三つがある．

**a. 圧受容器反射**

頸動脈洞と大動脈弓にある圧受容器が，血圧の変動を感知し，その情報が求心性神経を介して延髄へ伝えられると，血圧の変動を是正するように自律神経の遠心性線維を介して心機能や血管の緊張度を変化させる反射が生じる．ノルエピネフリンによる昇圧時にみられる徐脈やニフェジピンによる降圧時にみられる頻脈は，この反射を介して起こる．

**b. 心肺圧受容器反射**

左・右心房やその近傍の肺静脈・大静脈にある心肺圧受容器が，静脈還流量の変化による心房圧の変化を感知し，それが延髄や視床下部へ伝えられると，静脈還流量の変化を是正するように腎血流量やバソプレシン分泌を変化させる反射が生じる．また，静脈還流量が増えると，反射的に頻脈となるが，これはベインブリッジ反射 Bainbridge reflex と呼ばれる．

**c. 化学受容器反射**

圧受容器の近くの頸動脈体と大動脈体にある化学受容器が，動脈血の酸素分圧の低下を感知し，その情報が延髄の呼吸中枢に伝えられると，運動神経を介して呼吸運動を促進して，酸素分圧の低下を是正するように働く反射（呼吸反射）が生じる．呼吸反射における役割は，頸動脈体のほうがより重要である．動脈血の二酸化炭素分圧の上昇やpHの低下でも反射は起こるが，その感受性は低い．また，血圧が極端に低下すると，圧受容器反射と協同して血圧を上げるようにも働く（循環反射）．

## 2. 体液性調節機構

レニン-アンギオテンシン-アルドステロン系，バソプレシン系や心房性ナトリウム利尿ペプチドなどがある．

**a. レニン-アンギオテンシン-アルドステロン系**

この系は強力な昇圧機構で，腎臓の輸入細動脈の平滑筋細胞が上皮様に変化した傍糸球体細胞からのレニン分泌で始まる．レニンは，肝臓で合成・分泌され，血漿 $\alpha_2$ グロブリン分画中にあるアンギオテンシノーゲンをアンギオテンシンⅠ（10個のアミノ酸残基からなるペプチド）に分解する酵素で，腎血流量の減少（傍糸球体細胞が感知），尿中 $Na^+$ 濃度の低下（緻密斑が感知），腎交感神経の興奮（アドレナリン $\beta_1$ 受容体を介する）やプロスタグランジン $E_2$ によってその分泌が高まる．アンギオテンシンⅠは，それ自身で生理活性を持たないが，特に肺の血管内皮細胞から血中に放出されたアンギオテンシン変換酵素によって，C末端のアミノ酸二つが分離し，多彩な生理活性をもつアンギオテンシンⅡに変換される．アンギオテンシンⅡの生理作用として，①強力な血管収縮作用，②交感神経終末からのノルエピネフリン遊離の促進，③副腎皮質球状

層からのアルドステロン分泌と副腎髄質からのカテコールアミン分泌の促進，④細胞増殖による血管壁肥厚と心筋肥大，⑤バソプレシン分泌の促進および，⑥口渇感などが知られており，これらは昇圧方向に作用する．近年，アンギオテンシンⅡが循環血中のみならず血管などの組織中でも産生されることが明らかとなった．

**b. バソプレシン系**

バソプレシンは抗利尿ホルモンとも呼ばれ，9個のアミノ酸残基からなるペプチドである．視床下部の視索上核と室傍核のニューロンで産生され，下垂体後葉から分泌される．その分泌は，前視床下部にある浸透圧受容器によって調節されており，血漿浸透圧の上昇，発汗時や運動時に亢進し，多量のアルコールや水分の摂取時に低下する．主な生理作用は，腎臓の集合管での$V_2$受容体を介した水の再吸収で，生理的血中濃度を超えると$V_{1a}$受容体を介して血管を収縮させる．

**c. 心房性ナトリウム利尿ペプチド**

28個のアミノ酸残基からなるペプチドで，循環血液量が増え心房圧が上昇すると，心房筋細胞でその合成・分泌が増大する．腎臓では，$Na^+$排泄の促進やレニン分泌の抑制を，副腎では，アルドステロン分泌の抑制をもたらし，血管は拡張する．その結果，循環血液量の減少，血中$Na^+$濃度の低下や降圧がみられる．このように，心房性ナトリウム利尿ペプチドは，生体内でレニン-アンギオテンシン-アルドステロン系と拮抗関係にある．

### 3. 局所性調節機構

心臓と血管には，それらの機能をそれ自身で調節する機能が備わっている．心臓では，静脈還流量が増加して心室の拡張末期容積が大きくなると，心筋収縮力がそれに比例して大きくなり心拍出量が増大する．これをスターリング Starling の心臓の法則という．一方，骨格筋や心筋の活動が高まり代謝が亢進すると，アデノシンなどの血管拡張性代謝産物の産生が増加し，骨格筋の血管や冠血管の血流量を増加させる．血流量の増加は，酸素や栄養の供給を増やして，亢進した代謝に対応するとともに代謝産物の除去を促進する．また，脳血管，冠血管や腎血管には，血圧がある範囲内で変動しても，血流量がほぼ一定に保たれる自己調節機構があり，これも局所性調節機構の一つである．

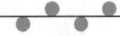

## 7.2 心不全治療薬

### 7.2.1 心不全の病態と薬物療法

心不全とは，心機能の低下によって各組織が必要とする血液を心臓が拍出できない状態と定義され，あらゆる心疾患の終末像でもある．心拍出量の低下や腎血流量の減少を代償するために，

## TOPICS

### 心不全とナトリウム利尿ペプチド

1984年に心房から心房性ナトリウム利尿ペプチド（ANP）が分泌されていることが発見され，その後，ブタ脳から脳性ナトリウム利尿ペプチド（BNP）とC型ナトリウム利尿ペプチド（CNP）が相次いで発見された．BNPはその後心室で，CNPは血管内皮細胞でもそれぞれ合成・分泌されていることが明らかとなった．これらのペプチドは，いずれも膜結合型グアニル酸シクラーゼを活性化しcGMP濃度を上昇させて奏効する．血中のANPとBNP濃度は，心不全の重症度に比例して上昇する．とりわけ，BNPの上昇は敏感で，心不全の診断，治療効果の判定や予後予測に有用とされている．

生体は交感神経系，レニン-アンギオテンシン-アルドステロン系，エンドセリンやサイトカインなど様々な神経・体液性因子を活性化させているが，これらが心臓にさらなる負荷をかけるという悪循環に陥っている．心不全患者では，血中の心房性ナトリウム利尿ペプチド atrial natriuretic peptide（ANP）や脳性ナトリウム利尿ペプチド brain natriuretic peptide（BNP）濃度が上昇しており，これらは亢進したレニン-アンギオテンシン-アルドステロン系に拮抗的に作用する．

心不全に対する薬物療法では，低下した心機能を高める薬物は，心不全の自覚症状を改善するものの，長期投与で生命予後を改善せず，薬物によってはむしろ悪化させることから，現在，上記の悪循環を絶ち心臓にかかる負荷を軽減する薬物の使用が主流となっている．日本循環器学会の急性重症心不全の治療指針によると，うっ血が体循環にある右心不全の場合は利尿薬を，肺にある左心不全の場合は静脈拡張薬（硝酸化合物など）やホスホジエステラーゼⅢ阻害薬を，心拍出量や血圧が低下している場合は，動脈拡張薬（塩酸ヒドララジンなど）やカテコールアミン製剤を推奨している．また，慢性心不全の治療指針では，アンギオテンシン変換酵素（ACE）阻害薬が第一選択薬の地位を占め，頻脈性心房細動がある場合はジゴキシンを，心不全症状がある場合はアドレナリンβ受容体遮断薬を，うっ血症状には利尿薬を，重症不整脈がある場合には塩酸アミオダロンを，NYHA Ⅲ度以上の重症例には，抗アルドステロン薬の追加投与が推奨されている．

### 7.2.2 心機能を高める薬物

心筋の収縮力を増強する薬物を強心薬 cardiotonics という．強心配糖体，アドレナリンβ受容体刺激薬，ホスホジエステラーゼ阻害薬と$Ca^{2+}$感受性増強薬がこれに属する．

#### 1. 強心配糖体　cardiac glycosides

医薬品として臨床で用いられている強心配糖体には，ゴマノハグサ科のジギタリス類の葉に含まれているジギトキシン digitoxin，ケジギタリス類のジゴキシン digoxin，デスラノシド deslanoside とラナトシドC lanatoside C，半合成品であるメチルジゴキシン metildigoxin および

ジギトキシン　　　　　　ジゴキシン　　　　　　デスラノシド
$(C_6H_{10}O_2\cdot O)_2\cdot C_6H_{11}O_3$　　$(C_6H_{10}O_2\cdot O)_2\cdot C_6H_{11}O_3$　　$(C_6H_{10}O_2\cdot O)_3\cdot C_6H_{11}O_5$

ラナトシドC　　　　　　メチルジゴキシン　　　　　　プロスシラリジン
$(C_6H_{10}O_2\cdot O)_2\cdot C_8H_{12}O_3\cdot C_6H_{11}O_5$　　$(C_6H_{10}O_2\cdot O)_2\cdot C_7H_{13}O_3\cdot \frac{1}{2}CH_3COCH_3$　　$C_6H_{11}O_4$

ユリ科のカイソウ（海葱）の鱗葉に含まれるプロスシラリジン proscillaridin の6種類がある．キョウチクトウ科のストロファンツス類の種子に含まれている G-ストロファンチン G-strophanthin（別名ウアバイン ouabain）は動物実験でのみ使用されている．強心配糖体は，ステロイド骨格とラクトン環（合わせてアグリコンまたはゲニンという）および糖から構成されている．強心作用との関連では，C環 C-14 の OH 基と D 環 C-17 の不飽和ラクトン環（ともに $\beta$ 配位につく），A-B 環の *cis*，B-C 環の *trans* と C-D 環の *cis* 配位（他のステロイドは *trans* 配位）が重要であり，A 環 C-3 の $\beta$ 配位につく糖が強心作用を増強する．強心作用はアグリコンにあり，糖がつくことで水溶性や持続性が増す．

強心配糖体は，化学構造が違っていても，その作用機序等は同じであるので，代表例としてジギトキシンについて述べる．

**ジギトキシン　digitoxin**　　内服：① 成人　ⓐ 比較的急速飽和療法（飽和量 1.2〜1.8 mg）1回 0.2 mg，1日3回，十分効果が現れるまで2〜3日続ける　ⓑ 緩徐飽和療法（飽和量 1.2〜1.8 mg）1回 0.1 mg，1日3回，十分効果が現れるまで4〜6日続ける　ⓒ 維持療法 1日 0.05〜0.1 mg，② 小児　ⓐ 急速飽和療法　2歳以上 0.02〜0.04 mg/kg，2歳以下 0.04〜0.06 mg/kg，1〜2日で服用　ⓑ 維持療法　飽和量の 1/10 量を毎日服用．

● **薬理作用**　1）心臓に対する作用　① 強心作用（陽性変力作用）：心筋の収縮力を増強し，心拍出量を増大させて，静脈側のうっ血を取り除き，血行動態を改善する．強心作用は，$Na^+$，$K^+$-ATPase（ナトリウムポンプともいう）という酵素の阻害の結果，細胞内遊離 $Ca^{2+}$ 濃度が上昇することで現れると考えられている（詳細は図 7.2 と説明文を参照）．強心効果はアドレナリン $\beta$ 受容体刺激薬より弱い．② 徐脈作用（陰性変時作用）：血行動態改善の結果，心不全時に低下していた圧受容器反射や，心肺圧受容器反射が一部正常化し，二

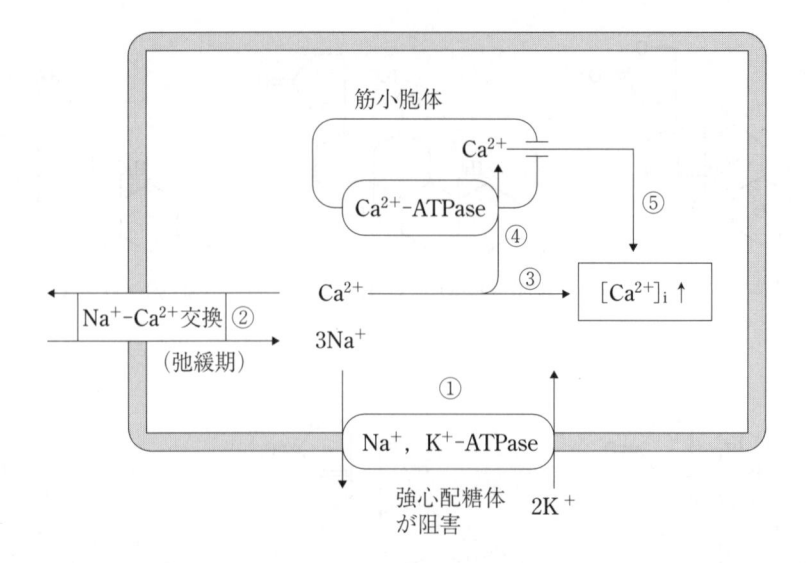

**図7.2 強心配糖体の強心機序（細胞内遊離 $Ca^{2+}$ 濃度上昇機序）**

強心配糖体は，$Na^+, K^+$-ATPase 活性を阻害する（①）．その結果，細胞内 $Na^+$ 濃度が上昇し，細胞内外の $Na^+$ 濃度勾配が低下する．すると，弛緩期（分極時）に $Na^+$ が細胞内へ入りにくくなり，$Na^+$ と交換で，細胞外へ出る $Ca^{2+}$ が出にくくなって（$Na^+$-$Ca^{2+}$ 交換の抑制 ②），細胞内遊離 $Ca^{2+}$ 濃度が上昇する（$[Ca^{2+}]_i↑$）（③）．上昇した遊離 $Ca^{2+}$ は，筋小胞体に取り込まれ（④），次回の収縮時により多くの $Ca^{2+}$ が遊離して（⑤），心筋収縮力が増強する．

次的に迷走神経の興奮と交感神経の抑制が起こる．この間接作用と，刺激伝導系の伝導遅延や不応期延長という直接作用によって心拍数が低下する．徐脈によって心筋酸素消費量が低下する．③刺激伝導遅延作用（陰性変伝導作用）：特に，房室結節の不応期を延長させて，興奮の伝導を遅延させるので，心房性や上室性頻拍に用いられる．しかし，この作用が強すぎると房室ブロックが現れる．④陰性変閾作用：心房と心室の興奮性をともに低下させる．⑤心筋の自動性亢進作用（催不整脈作用）：プルキンエ線維の自動性を亢進させるので，中毒量では二段脈や心室性期外収縮などの不整脈を誘起する．2）腎臓に対する作用：血行動態改善の結果，二次的に腎血流量を増大させて尿量を増やす．これが利尿作用の主たる機序である．また，尿細管の側底膜にある $Na^+, K^+$-ATPase 阻害による $Na^+$ 再吸収抑制も利尿作用に寄与している．

● **薬物動態** 薬物間で異なるので，他の強心配糖体についても述べる．消化管からジギトキシンは100％，メチルジゴキシンは95％，ジゴキシンは50〜75％，その他は10〜50％吸収される．ウアバインはほとんど吸収されない．ジギトキシンは未変化体が腸肝循環するのでその血中消失半減期は4〜6日と極めて長く，その他の薬物でも20〜35時間と長い．ジギトキシンの一部（8％）とメチルジゴキシンの大部分がジゴキシンに代謝される．ジギトキシンは肝排泄型で，他は腎排泄型である．最大効果発現までの時間は，ジギトキシンで5〜10時間と最も遅く，ウアバインは0.5〜2時間で最も早く，他の薬物はその中間である．短時間で有効血中濃度に到達させた後，それを維持する急速飽和療法は，ジギタリス中毒の危険性があり，最初から維持療法を行うことが多い．

● **適応** ①うっ血性心不全，②心房細動・粗動による頻脈，③発作性上室性頻脈，④以下

の際における心不全および各種頻脈の予防と治療：手術，急性熱性疾患，出産，ショック，急性中毒．
- **禁　忌**　①房室ブロック，洞房ブロック，②ジギタリス中毒，③閉塞性心筋疾患など．
- **副作用**　有効量と中毒量が接近しており，中毒が起こりやすい．ジギタリス中毒の症状として消化器症状（食欲不振，悪心・嘔吐，下痢など），視覚異常（黄視，緑視）や精神神経症状がある．嘔吐は化学受容器引き金帯（CTZ）の刺激によるが，内服時には胃粘膜刺激も原因となる．中毒症状で忘れてならないのは，高度の徐脈，心室性期外収縮，二段脈や発作性心房性頻拍などの不整脈であり，症状に応じてリドカイン，フェニトイン，アトロピンやカリウム補充を行う．その他，女性化乳房もある．
- **相互作用**　1）強心配糖体の作用を強める薬物：①チアジド系・ループ利尿薬やアムホテリシンBのような副作用として低カリウム血症を起こす薬物（低カリウム血症では強心配糖体の$Na^+$, $K^+$-ATPaseに対する結合量が増えるため），②カルシウム製剤や活性ビタミン$D_3$製剤のような副作用として高カルシウム血症を起こす薬物（高カルシウム血症では強心配糖体による細胞内$Ca^{2+}$濃度上昇作用が強まるため），③キニジンなどの一部の抗不整脈薬や，ベラパミルなどの一部のカルシウム拮抗薬（強心配糖体と併用薬が，近位尿細管でのP-糖タンパク質を介した分泌を競合し，強心配糖体の分泌が阻害されるため）．
2）強心配糖体の作用を弱める薬物：①コレスチラミン，コレスチミド（消化管内で強心配糖体と結合し，強心配糖体の吸収が低下するため），②リファンピシン，セント・ジョーンズ・ワート含有健康食品（ジギトキシンはCYP3A4で代謝されるが，併用薬がこの酵素を誘導するため）．

### TOPICS

**薬物とセント・ジョーンズ・ワート（和名：セイヨウオトギリソウ）との相互作用**

　セント・ジョーンズ・ワート（SJW）は，オトギリソウ科の多年草で，ヨーロッパでは古くからうつ病などに用いられていた．抗うつ効果は，その中に含まれているヒペリシンのセロトニン再取り込み阻害作用によると考えられている．SJWは，薬物代謝酵素のCYP3A4と1A2のみならずP-糖タンパク質も誘導するとされている．

　SJWは，これらで代謝あるいは排泄される薬物の作用を減弱する．SJWで作用が減弱する薬物として強心配糖体（ジギトキシン，ジゴキシン，メチルジゴキシン），気管支拡張薬（テオフィリン，アミノフィリンなど），抗てんかん薬（フェニトイン，フェノバルビタール，カルバマゼピン），抗不整脈薬（キニジン，リドカイン，プロパフェノン，アミオダロン），免疫抑制薬（シクロスポリン，タクロリムス），抗凝血薬（ワルファリン），経口避妊薬，抗HIV薬（HIVプロテアーゼ阻害薬：インジナビル，サキナビル，ネルフィナビル，リトナビル，アンプレナビル．非ヌクレオシド系逆転写酵素阻害薬：エファビレンツ，ネビラピン，デラビルジン）がある．

## 2. アドレナリンβ受容体刺激薬　β-adrenoceptor stimulating drugs

アドレナリンβ受容体刺激薬によって，心筋の$β_1$受容体が刺激されると，アデニル酸シクラ

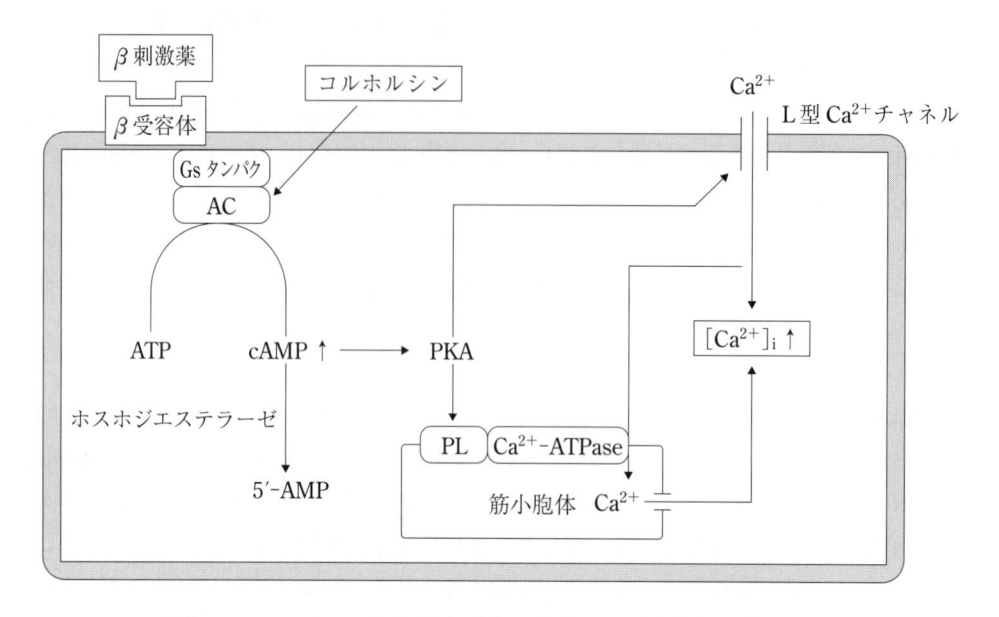

**図 7.3 cAMP の強心機序（細胞内遊離 $Ca^{2+}$ 濃度上昇機序）**

cAMP によって活性化された cAMP 依存性プロテインキナーゼ（PKA）は，L 型 $Ca^{2+}$ チャネルをリン酸化して細胞内への $Ca^{2+}$ 流入を促進させる．また，PKA はホスホランバン（PL）もリン酸化して $Ca^{2+}$-ATPase を活性化し（PL は非リン酸化状態では $Ca^{2+}$-ATPase に結合してその活性を抑制している），筋小胞体へ取り込まれる $Ca^{2+}$ 量を増やす．それらの結果，収縮に際して細胞内遊離 $Ca^{2+}$ 濃度が著しく上昇（$[Ca^{2+}]_i\uparrow$）して，心筋収縮力が増強する．さらに，図には示していないが，PKA はアクチンと結合し収縮を抑制する働きのあるトロポニン I もリン酸化してその機能を抑制する．なお，コルホルシンは $\beta$ 受容体を介さないでアデニル酸シクラーゼ（AC）を直接活性化することで cAMP 量を増やす．

ーゼが活性化されて，cAMP 濃度が上昇し強心作用が現れる（詳細は図 7.3 と説明文を参照）．このような機序で陽性変力作用を現す薬物には，カテコール骨格をもつ**エピネフリン epinephrine**，**ノルエピネフリン norepinephrine**，**塩酸イソプレナリン isoprenaline hydrochloride**，**塩酸ドパミン dopamine hydrochloride** と**塩酸ドブタミン dobutamine hydrochloride**，カテコール骨格をもたない**ドカルパミン docarpamine** と**デノパミン denopamine** がある．前者は急性心不全や心原性ショックに主として点滴静注され，後者は内服で用いられる．塩酸ドブタミンは $\beta_1$ 受容体を刺激するが，ドパミン受容体を刺激しないので，直接的腎血流量増加作用はなく，ドパミンとは逆に，肺動脈楔入圧（左室拡張末期圧）を低下させる．また，ドパミンに比べ心拍数増加作用，催不整脈作用や $\alpha$ 受容体刺激作用は弱いが耐性を生じやすい．ドカルパミンはドパミンのプロドラッグである．デノパミンは $\beta_1$ 受容体に選択的な部分作動薬で，高用量では $\alpha$ 受容体を遮断する．心筋収縮力を選択的に強め，血圧や心拍数への影響が少なく，催不整脈作用も弱く，耐性も生じにくいといわれている．$\beta$ 刺激薬は強心作用が強く，即効性であることから，急性心不全や慢性心不全の急性増悪時に使用される．しかし，頻脈による心筋酸素消費量の増大，催不整脈作用，心肥大や耐性発現などの問題があり，予後の改善は疑問視されている．

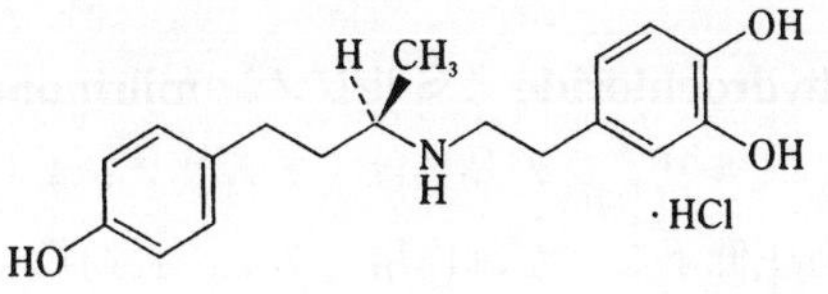

第7章　心臓血管系に作用する薬物

塩酸ドブタミン 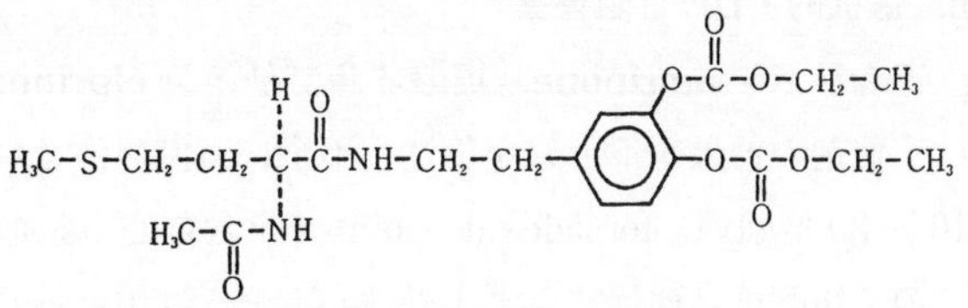　　　　　　　　　　ドカルパミン

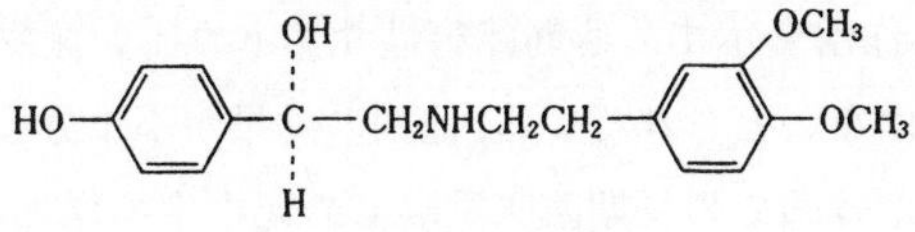

デノパミン

**塩酸ドパミン**　　1〜5 μg/kg/分で点滴静注，20 μg/kg/分まで増量可．
- ●**薬理作用**　用量によって作用が異なり，低用量では，腎動脈のドパミン $D_1$ 受容体を刺激してそれを拡張し，腎血流量を増加させて利尿作用を示す．したがって，急性循環不全で無尿，乏尿や利尿薬で利尿が得られない状態でも用いられる．用量を増すと，心筋の $β_1$ 受容体を刺激して強心作用を示し，さらに高用量では，末梢血管の $α_1$ 受容体も刺激して総末梢血管抵抗を増大させる．
- ●**適　応**　急性循環不全（心原性ショック，出血性ショック）
- ●**禁　忌**　褐色細胞腫（カテコールアミンを過剰に産生する腫瘍であるため，その症状悪化）
- ●**副作用**　頻脈，不整脈（心室性期外収縮，心房細動，心室性頻拍など），消化器症状（麻痺性イレウス，嘔気・嘔吐，腹部膨満，腹痛），末梢虚血など．
- ●**相互作用**　①フェノチアジン・ブチロフェノン系薬物（これら薬物のドパミン受容体遮断作用が，ドパミンの腎動脈血流量増加作用を減弱するため），②ハロタン（ドパミンに対する心筋の感受性が増大し，不整脈を起こすおそれ）．
- ●**使用上の注意**　薬液を血管外に漏らすと周囲の組織が壊死する．

### 3. ホスホジエステラーゼ阻害薬　phosphodiesterase inhibitors

cAMPの分解酵素のホスホジエステラーゼ（PDE）を阻害し，心筋細胞内でcAMPを蓄積させることで，陽性変力作用を示すとともに血管を拡張させる．PDE阻害薬は，この血管拡張によって心臓にかかる負荷を軽減するので，心筋酸素消費量を増大させにくい．β刺激薬よりも耐性が生じにくいとされている．

PDEには，多くのアイソザイムがある．PDE Ⅲが心筋に最も多く存在している．各アイソザイムすべてを阻害する非選択的PDE阻害薬と選択的PDE Ⅲ阻害薬に心不全の適応がある．

**a. 非選択的PDE阻害薬**

アミノフィリン aminophylline，コリンテオフィリン choline theophylline，プロキシフィリン proxyphylline とジプロフィリン diprophylline といったキサンチン類がある．強心作用は弱く，心不全に単独では用いられない．臨床的には気管支喘息に使用される．

#### b. 選択的 PDE III 阻害薬

**アムリノン** amrinone，**塩酸オルプリノン** olprinone hydrochloride とミルリノン milrinone は，他剤の効果が不十分な急性心不全に点滴静注される．ミルリノンの効果は，アムリノンより 10〜30 倍強い．torsades de pointes を含む心室頻拍や血圧低下などが副作用である．長期投与での予後改善は期待できず，慢性心不全には用いられない．

**ベスナリノン** vesnarinone は，PDE III を阻害するほか，$K^+$ チャネルを遮断して，細胞内 $Ca^{2+}$ 濃度を上昇させて強心作用を示す．心筋障害性サイトカイン産生を抑制する作用もあるが，心拍数増加や血管拡張作用はないとされている．他剤の効果が不十分な慢性心不全に内服される．重症心不全患者を対象にした外国での長期臨床試験での死亡率の増加は，不整脈に由来する突然死に起因するとされ，重篤な不整脈患者には投与禁忌である．また，無顆粒球症による死亡例があるという警告があり，週 1 回以上の顆粒球測定が必要である．

**ピモベンダン** pimobendan は，PDE III 阻害作用に加えて，心筋の収縮調節タンパク質であるトロポニン C の $Ca^{2+}$ 感受性増強作用によって強心作用を示すので，$Ca^{2+}$ 感受性増強薬とも呼ばれている．内服で用いられる．活性代謝物の陽性変力作用と PDE III 阻害作用は母化合物より強い．血管拡張作用もある．慢性心不全では，ジギタリス製剤や利尿薬などと併用され，急性心不全では必要に応じてジギタリス製剤と併用される．

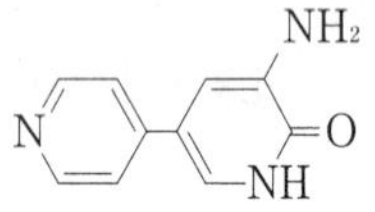

アムリノン 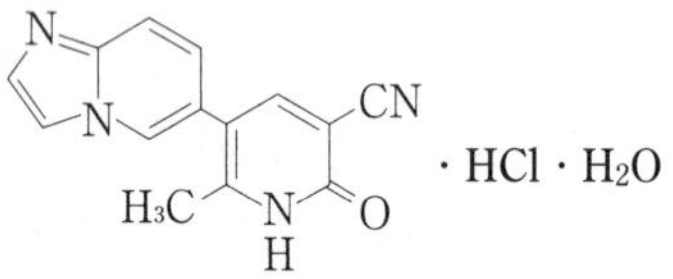　　塩酸オルプリノン 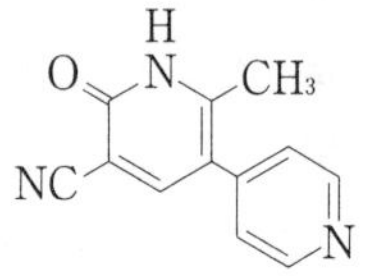　　ミルリノン

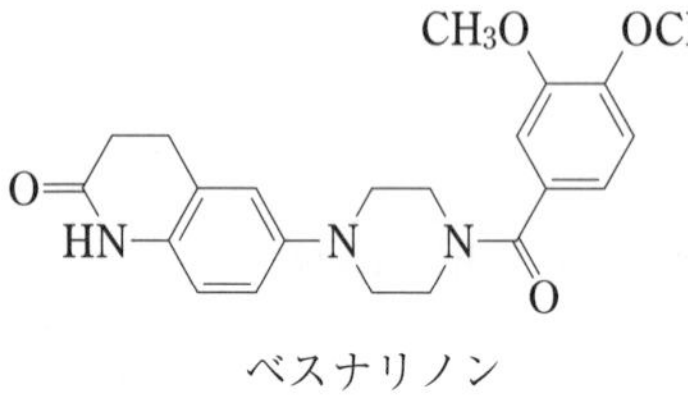

ベスナリノン 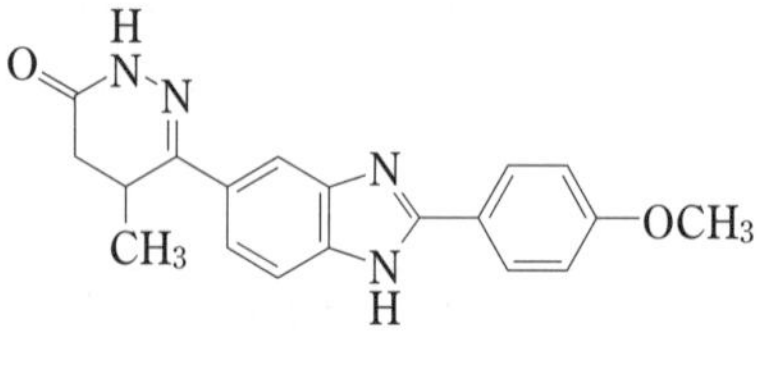　　ピモベンダン

### 4. その他

**ブクラデシンナトリウム** bucladesine sodium と**塩酸コルホルシンダロパート** colforsin daropate hydrochloride がある．前者はジブチリル cAMP 製剤で，細胞膜を通過した後，cAMP となって陽性変力作用と血管拡張作用を現す（cAMP は細胞膜を通過しないので，投与しても作用を示さない）．急性循環不全に点滴静注される．後者はフォルスコリンの水溶性誘導体で，フォルスコリン同様，$\beta$ 受容体を介さずに，アデニル酸シクラーゼを直接活性化して，細胞内 cAMP 濃度を増やすことで奏効する．他剤の効果不十分な急性心不全に点滴静注される．

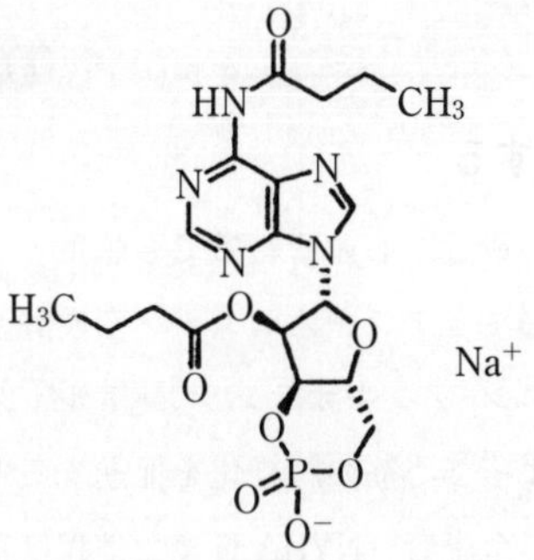

ブクラデシンナトリウム 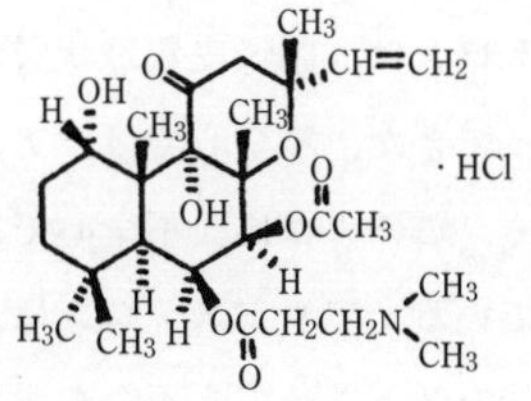　　　　塩酸コルホルシンダロパート

## 7.2.3 心臓にかかる負荷を軽減する薬物

### 1. 利尿作用を有する薬物

#### a. カルペリチド　carperitide

α型心房性ナトリウム利尿ペプチドの遺伝子組換え製剤．膜結合型グアニル酸シクラーゼを活性化し，細胞内にcGMPを蓄積させて利尿作用と血管拡張作用をもたらし，心臓にかかる負荷を軽減する．アルドステロン分泌抑制作用もある．cGMPが細胞内に蓄積しても，cAMPの場合と異なり，強心作用を示さない．急性心不全に点滴静注される．

```
H-Ser-Leu-Arg-Arg-Ser-Ser-Cys-Phe-Gly-Gly-Arg-Met-Asp-Arg-
                         |S-S|
   -Ile-Gly-Ala-Gln-Ser-Gly-Leu-Gly-Cys-Asn-Ser-Phe-Arg-Tyr-OH
```

カルペリチド

#### b. 利尿薬

チアジド系，チアジド類似薬のクロルタリドン chlortalidone とメフルシド mefruside，ループ利尿薬，カリウム保持性利尿薬および炭酸脱水酵素阻害薬に，慢性心不全の適応がある．これら利尿薬は，利尿によって循環血液量を減らし，静脈還流量を減少させることで，心臓にかかる前負荷を軽減する．各利尿薬の作用機序は第10章を参照．

#### c. 硝酸薬

硝酸薬は，主として静脈を拡張し，静脈還流量を減少させることで前負荷を軽減する．硝酸薬のうち**ニトログリセリン nitroglycerin** と**硝酸イソソルビド isosorbide dinitrate** は，慢性心不全の急性増悪期を含む急性心不全に点滴静注もしくは皮膚に貼付される．

#### d. ACE阻害薬　ACE inhibitors

ACE阻害薬は，アンギオテンシンⅠからⅡへの変換を抑制することで，アンギオテンシンⅡによる血管収縮の抑制やブラジキニンによる血管拡張によって，動脈のみならず静脈も拡張し，

> **TOPICS**
>
> **スピロノラクトンは心不全患者の生命予後を改善する**
>
> 　アルドステロンは，副腎皮質球状層から分泌されるが，最近，心血管組織でも産生・分泌されることが分かってきた．不全心では，アルドステロン量の増加とアンギオテンシン変換酵素活性の亢進がみられる．このように，不全心では心筋組織中のレニン-アンギオテンシン-アルドステロン系が活性化している．アルドステロンは，その酸化作用によって心筋の線維化を促進するとともに圧受容器の機能を低下させて心不全を悪化させる．重症心不全患者（NYHA ⅢまたはⅣ度）を対象とした大規模臨床試験（RALES試験）で，ACE阻害薬，ループ利尿薬，ジギタリスとスピロノラクトン（利尿や降圧を示さない少量）の4薬物併用群の総死亡率が，スピロノラクトンを除いた3薬物併用群のそれより30％低いことが明らかとなった．抗アルドステロン薬のスピロノラクトンは，アルドステロンの上記作用に拮抗して生命予後を改善すると考えられている．

後および前負荷を軽減する．さらに，アンギオテンシンⅡによる細胞増殖も抑制し，血管や心臓のリモデリング改善効果も有する．慢性心不全の第一選択薬で，無症候性心不全（NYHA Ⅰ度）にも用いられる．患者の自覚症状と生命予後をともに改善する．**マレイン酸エナラプリル enalapril maleate** と **リシノプリル lisinopril** に心不全の適応があり，ジギタリスや利尿薬などの基礎治療薬と併用される．

### e. アンギオテンシン $AT_1$ 受容体遮断薬　angiotensin $AT_1$ receptor blocking drugs（ARB）

　ARBはアンギオテンシンⅡの作用を受容体レベルで遮断することで，動脈と静脈を拡張し，後および前負荷を軽減する．心臓と血管のリモデリング改善効果も期待できる．ARBは，理論的にはACE阻害薬と同様に心不全に奏効すると考えられ，大規模臨床試験で患者の自覚症状と，生命予後を改善したとされる薬物もあるが，発売後の歴史が浅く，わが国では現在のところ心不全の適応をとるには至っていない．

### f. アドレナリン $\beta$ 受容体遮断薬　$\beta$-adrenoceptor blocking drugs

　$\beta$ 遮断薬は，一般に，心不全に禁忌であるが，少量から投与を開始し，徐々に投与量を増やしていくと，心不全患者の自覚症状と生命予後を改善する効果がある．わが国では，$\alpha\beta$ 遮断薬の**カルベジロール carvedilol** に，虚血性心疾患または拡張型心筋症に基づく慢性心不全に対する適応がある．大規模臨床試験で，酒石酸メトプロロール metoprolol tartrate とフマル酸ビソプロロール bisoprolol fumarate も有効とされている．作用機序はよく分かっていないが，$\beta$ 受容体の upregulation（受容体数の増加），抗不整脈作用，徐脈による心筋酸素消費量の低下，レニン分泌抑制の結果としての血管収縮や体液貯留の抑制，カテコールアミンによる心筋障害の抑制などがあげられている．

## 7.2.4 その他

**ユビデカレノン ubidecarenone** は，ミトコンドリアの電子伝達系の酸化的リン酸化を促進してATP産生を促進するなどの作用があり，うっ血性心不全に用いられる．心機能の低下した高齢者の心拍出量を増加させる作用もある．

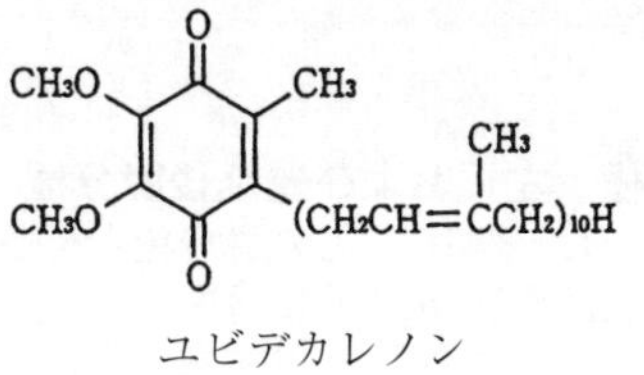

$$\text{ユビデカレノン}$$

# 7.3 不整脈治療薬

### 1. 不整脈の成因と薬物療法

不整脈 arrhythmia とは，心臓の調律が異常を示す状態の総称で，調律異常がプルキンエ線維や心室に起こるものを心室性不整脈，それより上部の洞，心房や房室間に起こるものを上室性不整脈という．不整脈の成因として，刺激の生成異常と興奮の伝導異常があげられる．刺激生成異常には洞房結節で発生する刺激の異常と，洞房結節以外の部位で刺激が発生する場合がある．後者は，①洞房結節以外の刺激伝導系で発生した刺激が，心臓の活動全体を支配した場合（生理的自動能），②もともと自動能をもたない心筋細胞が傷害を受けて自動能をもつようになった場合，および，③早期後脱分極や遅延後脱分極が閾値以上に脱分極した場合（誘発活動 triggered activity，図7.4）に起こる．ジギタリス中毒時の期外収縮や torsades de pointes などは誘

### TOPICS

**torsades de pointes（トルサ・デ・ポアン）**

矢の先端のねじれという意味のフランス語で，QRS波が基線を軸として周期的にねじれるように変化する多形性心室頻拍に付けられた名称．QT延長があると起こりやすく，心室細動に移行しやすい危険な不整脈である．副作用としてQT延長を起こす薬物には，抗不整脈薬（特にIaとIII群），塩酸ドキソルビシン（アントラサイクリン系薬物），塩酸クロルプロマジン（フェノチアジン系薬物），ピモジド（ブチロフェノン系薬物），スパルフロキサシン，ガチフロキサシン，クラリスロマイシン，エリスロマイシン，イトラコナゾールなどがあり，これら薬物の使用に当たっては十分注意しなければならない．

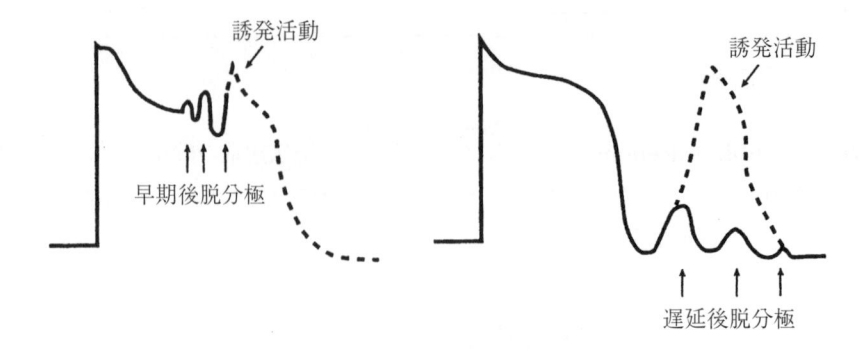

**図7.4 早期後脱分極（左）および遅延後脱分極（右）による誘発活動**
活動電位が再分極を開始してから，早期に生じた脱分極（早期後脱分極）または完全に再分極した後に生じた脱分極（遅延後脱分極）が閾値に到達すると，誘発活動が出現する．
(高田芳伸（1999）ミクス薬学シリーズ⑤薬理学〔南原利夫総監修，重信弘毅監修〕，p.161，図4，エルゼビア・サイエンス㈱ミクスより引用)

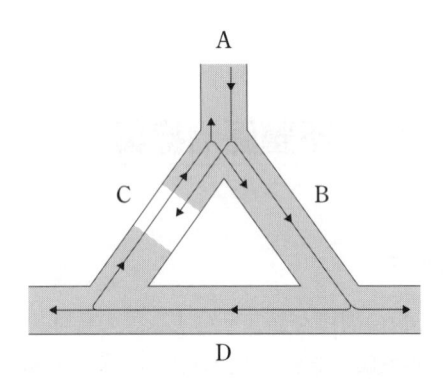

**図7.5 リエントリーの発生機序**
Aに伝わってきた興奮は，BとCの二方向に分かれて伝導していくとする．Cに一方向性ブロックがあると，そこで興奮の伝導がブロックされる．一方，Bへ伝導した興奮は，Dを経てCに到達するが，この部位は，一方向性ブロックのため，逆方向への伝導が可能で，興奮はAとB方向へ進み，興奮のリエントリーが起こる．これが連続して起こると，B，D，Cの間で興奮が旋回し，頻拍となる．
(高田芳伸（1999）ミクス薬学シリーズ⑤薬理学〔南原利夫総監修，重信弘毅監修〕，p.161，図5，エルゼビア・サイエンス㈱ミクスより引用)

発活動によるといわれている．一方，興奮伝導異常はリエントリー（旋回性興奮，図7.5），興奮伝導速度の遅延やブロックが原因となって起こる．

不整脈は頻脈性と徐脈性に大別されるが，薬物治療の対象となるのは頻脈性不整脈である．抗不整脈薬は，①重症不整脈経験者，②心疾患合併患者や，③強い自覚症状のためQOLが低下している患者などに用いられる．薬物療法は，不整脈発作の予防および重症不整脈への進展防止や突然死の予防を目的として行われる．しかし，不整脈治療薬それ自身に催不整脈作用があり，薬物治療によって，予後がむしろ悪化する報告もあることから，漫然と長期投与しないように心掛ける．

### 2. 不整脈治療薬

抗不整脈薬は，Vaughan Williams 分類や Sicilian Gambit 分類で分類される．前者は，薬物の

### 表 7.1 抗不整脈薬の Vaughan Williams 分類

| 分類 | | | 活動電位持続時間（不応期） | 結合しやすいNa$^+$チャネルの状態 | Na$^+$チャネルとの結合解離速度 | 薬　物 |
|---|---|---|---|---|---|---|
| I群 | a | Na$^+$チャネル遮断 | 延長 | 活性化 | 中間 | 硫酸キニジン，塩酸プロカインアミド |
| | | | | | 遅い | ジソピラミド |
| | b | | 短縮 | 不活性化 | 速い | 塩酸リドカイン，塩酸メキシレチン |
| | | | | | 中間 | 塩酸アプリンジン |
| | c | | 不変 | 活性化 | 中間 | 塩酸プロパフェノン |
| | | | | | 遅い | 酢酸フレカイニド，塩酸ピルジカイニド |
| II群 | アドレナリン β 受容体遮断 | | | | | 塩酸プロプラノロール |
| III群 | K$^+$チャネル遮断 | | | | | 塩酸アミオダロン，塩酸ソタロール |
| IV群 | Ca$^{2+}$チャネル遮断 | | | | | 塩酸ベラパミル，塩酸ジルチアゼム |

心筋イオンチャネルや活動電位に対する作用によって分類されたもので，後者は，受攻性因子（不整脈を抑制するうえで，その不整脈の成因のうち，薬物による影響を最も受けやすい因子のこと）という概念に基づいて分類されたものである．

Sicilian Gambit 分類では，Vaughan Williams 分類に含まれていない強心配糖体，アトロピンや ATP も収載されており，さらに，コンピュータに患者情報を入力すると，その患者に最適な薬物が表示されるソフトも開発されていることから，臨床での薬物選択には Sicilian Gambit 分類が有用である．本項では Vaughan Williams 分類（表 7.1）に従って薬物の作用を述べる．

### TOPICS

#### ATP の抗不整脈作用

ATP は，血管拡張作用を有し血流量を増加させることから，わが国では，頭部外傷後遺症や心不全などに適応がある．ATP は，また，アデノシン $A_1$ 受容体を介して Gi タンパク質に共役した K$^+$チャネルを開くことで，房室伝導を遅延させる．保険適用外であるが，発作性上室性頻拍に対する第一選択薬として繁用されている．

### a. I 群薬（Na$^+$チャネル遮断薬）

Na$^+$チャネルを遮断し，活動電位の最大立ち上がり速度を低下させて，刺激の伝導を抑制することで奏効する．Na$^+$チャネル遮断作用は，キニジン様作用もしくは膜安定化作用ともいわれる．異所性の興奮発生を抑制する．心筋収縮力抑制作用や催不整脈作用もある．活動電位持続時間に対する作用から，それを延長させる I a 群，短縮させる I b 群と，影響しない I c 群に細分類される．

#### i ）I a 群

**硫酸キニジン** quinidine sulfate，**塩酸プロカインアミド** procainamide hydrochloride，**ジソピラミド** disopyramide，**コハク酸シベンゾリン** cibenzoline succinate，**アジマリン** ajima-

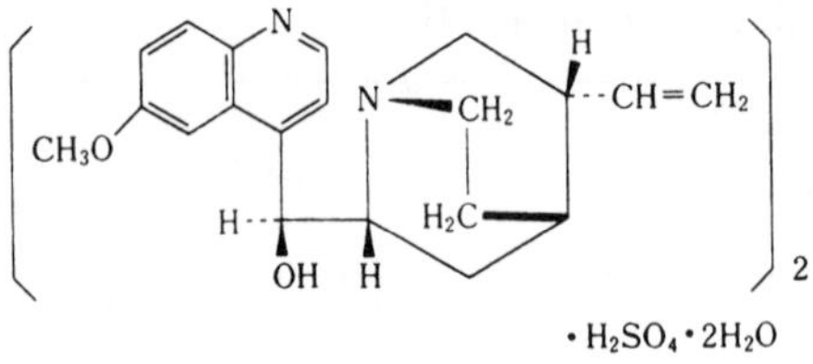

硫酸キニジン

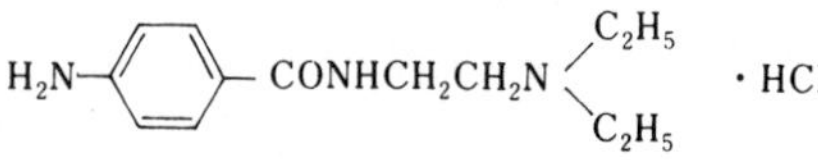

塩酸プロカインアミド

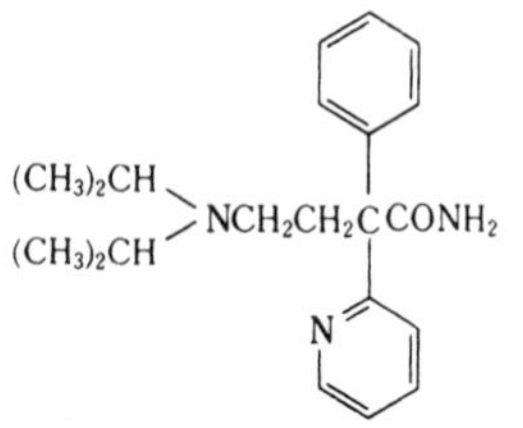

ジソピラミド

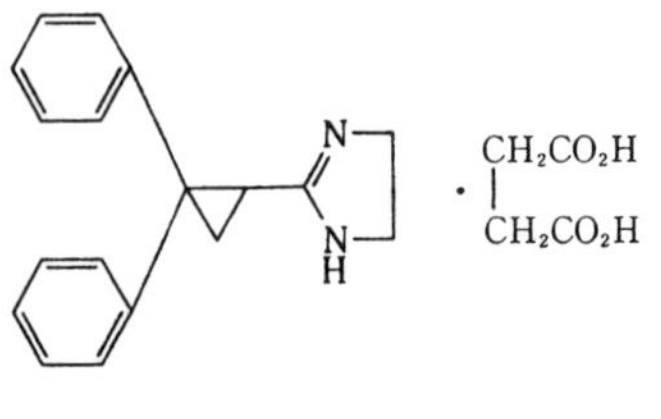

コハク酸シベンゾリン

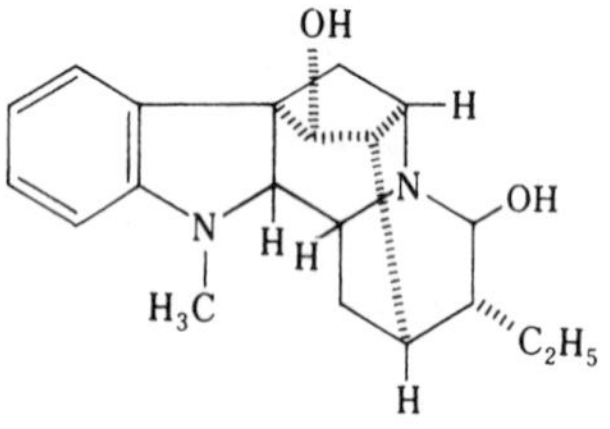

アジマリン

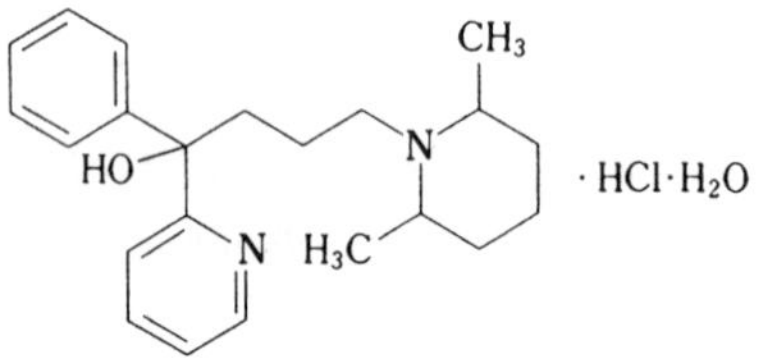

塩酸ピルメノール

lineと**塩酸ピルメノール** pirmenol hydrochlorideがあり，いずれも上室性と心室性の不整脈に有効である．活動電位持続時間の延長は，$K^+$チャネル遮断による．副作用のQT延長はⅠ群の中で最も強く，torsades de pointesへの移行に注意する．互いのQT延長作用が相加的に出現することがあるので，アジマリンを除くⅠa群薬と，勃起不全治療薬塩酸バルデナフィル水和物 vardenafil hydrochloride hydrateとは併用禁忌である．抗コリン作用を併せもっている薬物が多く，そのような薬物は，緑内障や尿貯留傾向の患者には禁忌である．陰性変力作用があるので，うっ血性心不全の患者に禁忌の薬物が多い．また，ATP感受性$K^+$チャネル遮断による低血糖を起こす薬物もあり，シベンゾリンやピルメノールは，血糖降下薬とは併用注意である．

　キニジンは，抗マラリア薬キニーネの右旋性光学異性体である．心房粗動・細動に用いると抗コリン作用のために，心拍数がかえって上昇することがある．このような場合にジギタリスを投与すると，ジゴキシンのP-糖タンパク質を介した尿細管分泌にキニジンが競合的に拮抗して，ジゴキシンの排泄が抑制される．

　プロカインアミドは，プロカインのエステル結合をアミド結合にすることで，エステラーゼによる加水分解を受けにくくしたものである．抗不整脈作用はキニジンより弱い．代謝物のN-アセチルプロカインアミドは，Ⅲ群様作用をもち，母化合物と同程度の抗不整脈作用を有する．日本人の10％程度を占めるとされるアセチル化の遅い人では，副作用として全身性エリテマトーデス様症状を起こしやすい．

ジソピラミドは，その陰性変力作用が比較的強い．キニジンに比べて抗コリン作用は強いが，QT延長作用は弱い．催不整脈作用以外の副作用として，排尿困難などの抗コリン作用に基づくもの，無顆粒球症，ATP感受性$K^+$チャネル遮断による低血糖などがある．

シベンゾリンは，抗コリン作用と，高濃度では$Ca^{2+}$チャネル遮断作用も併有する．

ピルメノールは抗コリン作用を併有し，心室性不整脈に用いられる．

アジマリンは，ラウオルフィアアルカロイドで，重大な副作用に無顆粒球症がある．

### ii) Ib群

**塩酸リドカイン lidocaine hydrochloride**，**塩酸メキシレチン mexiletine hydrochloride**，**フェニトイン phenytoin** と**塩酸アプリンジン aprindine hydrochloride** がある．活動電位持続時間の短縮はATP感受性$K^+$チャネルの活性化が一因である．$Na^+$チャネル遮断作用は，他のI群薬より弱い．$Na^+$チャネルに対する結合解離速度が速い薬物が多く，頻拍時に作用が強く出現する．また，不活性化状態（活動電位のプラトー相に相当）の$Na^+$チャネルに対する親和性が高く，活動電位にプラトー相がほとんどない心房筋で起こる上室性不整脈には，アプリンジンを除いて無効である．

アプリンジンは，Ia群様作用をもつため，上室性不整脈にも有効とされる．Ib群は，心室性不整脈，特に$Na^+$チャネルの多くが不活性化状態にある虚血時（心筋梗塞や狭心症）などに伴う心室性不整脈に有効である．催不整脈作用は弱く，陰性変力作用もほとんどないとされる．抗コリン作用をもたない．

塩酸リドカイン　　　　塩酸メキシレチン　　　　塩酸アプリンジン

塩酸リドカインは，急性心筋梗塞時や手術時にみられる心室性不整脈の停止に対する第一選択薬である．心筋梗塞時の心室細動を予防するために用いると，死亡率を上昇させる傾向があり，予防的投与は行われなくなってきた．初回通過効果を受けるので，静注される．副作用として血圧低下，ショックや悪性高熱などがある．

塩酸メキシレチンは，塩酸リドカインと類似した構造を有するが，初回通過効果を受けにくく，内服でも用いられる．糖尿病モデル動物で知覚神経の自発性活動電位を抑制し，抗侵害受容作用（鎮痛作用）があることから，糖尿病性神経障害に伴う自発痛や，しびれ感などの自覚症状の改善を目的に用いられる．食道に停滞すると食道潰瘍を起こすことがあるので多めの水で服用する．

フェニトインは，特にジギタリス不整脈に有効である．

### iii) Ic群

**塩酸ピルジカイニド pilsicainide hydrochloride**，**酢酸フレカイニド flecainide acetate** と**塩酸プロパフェノン propafenone hydrochloride** があり，いずれも上室性と心室性不整脈に有効である．$Na^+$チャネル遮断作用は，I群の中で最も強い．チャネルに対する結合解離速度が遅いものが多く，頻脈性不整脈に有効であるだけでなく，正常洞調律も遅くする．陰性変力作用がある．アメリカでの大規模臨床試験（CAST）で，心筋梗塞後の無症候性～軽症の心室性不整脈に

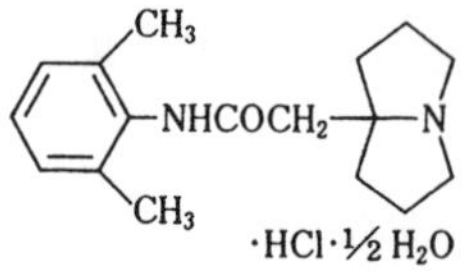

塩酸ピルジカイニド 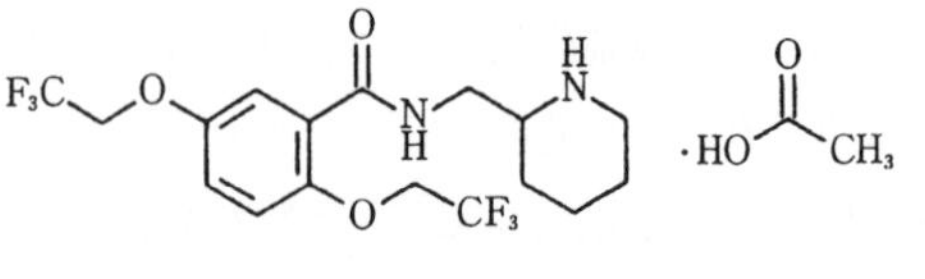　　　酢酸フレカイニド 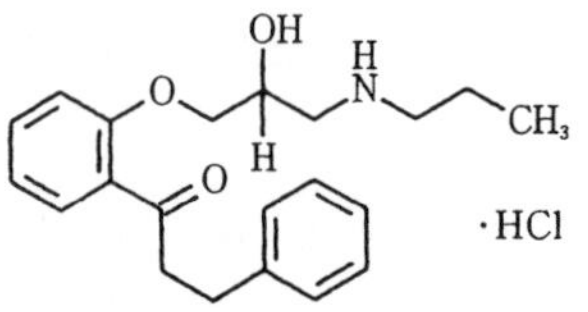　　　塩酸プロパフェノン

対して，フレカイニドは抗不整脈作用を示すものの，長期投与で死亡率が有意に高いことが報告された．わが国では，Ⅰc群は，他の抗不整脈薬が使用できないか，無効の場合に内服される．プロパフェノンは弱いβ受容体遮断作用とCa拮抗作用も有する．

**b. Ⅱ群薬（アドレナリンβ受容体遮断薬）**

　塩酸プロプラノロール propranolol hydrochloride をはじめとするβ遮断薬は，一般に不整脈，狭心症や高血圧症に用いられるが，短時間作用型の**塩酸ランジオロール landiolol hydrochloride** と**塩酸エスモロール esmolol hydrochloride** は，手術時の頻脈性不整脈に対する緊急処置にのみ静注で用いられる．いずれも $\beta_1$ 受容体選択性で，前者は内因性交感神経刺激様作用（ISA）と膜安定化作用をもたず，後者はそれらを有する．カテコールアミンは，心筋の $\beta_1$ 受容体を刺激して，細胞内への $Ca^{2+}$ 流入を促進して，異常自動能の生成や誘発活動の出現をもたらす．同時に，洞房結節の活動電位第4相（前電位）の脱分極速度を速めて，不整脈を発生しやすくする．β遮断薬は，$\beta_1$ 受容体を遮断して，特に交感神経緊張に起因する不整脈に奏効する．陰性変伝導作用や興奮の閾値を上げる作用もある．心室性よりも心房性の不整脈に効果がある．抗不整脈作用はⅠ群薬よりも弱い．なお，β遮断薬の抗不整脈作用には，その膜安定化作用は寄与していないとされている．

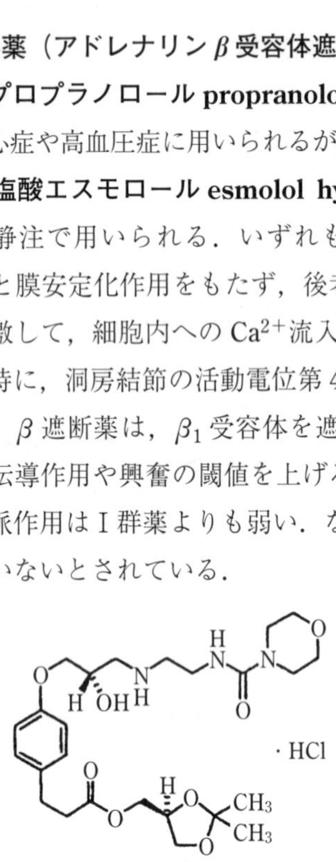

塩酸ランジオロール 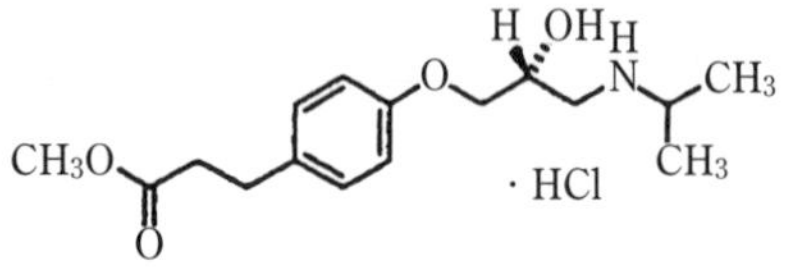　　　塩酸エスモロール

**c. Ⅲ群薬（$K^+$ チャネル遮断薬）**

　塩酸アミオダロン amiodarone hydrochloride，塩酸ソタロール sotalol hydrochloride と塩酸ニフェカラント nifekalant hydrochloride がある．$K^+$ チャネルを遮断して，活動電位の持続時間を延長させて，有効不応期を延長させることで奏効する．このためQT延長を起こしやすい．いずれも他の薬物が無効か使用できない場合に用いられる最終選択薬である．

　アミオダロンには，Ⅰ，ⅡおよびⅣ群様作用もある．心抑制作用が弱く心機能低下例にも用いられる．作用発現まで1～3週間を要する．消失半減期は19～53日と極めて長く，活性代謝物の半減期はそれより長い．代謝にはシトクロムP450 3A4が関与しており，それを競合阻害す

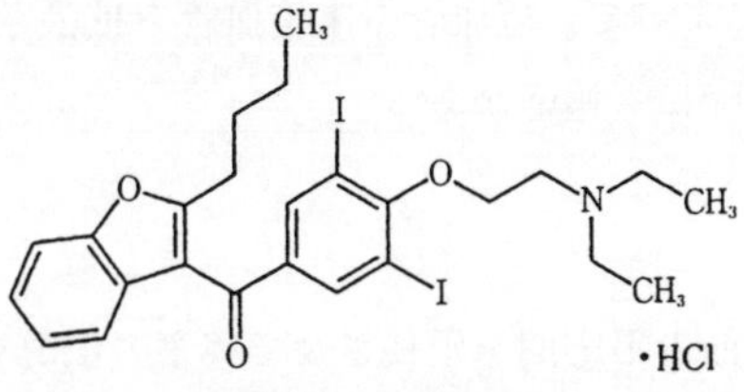

塩酸アミオダロン

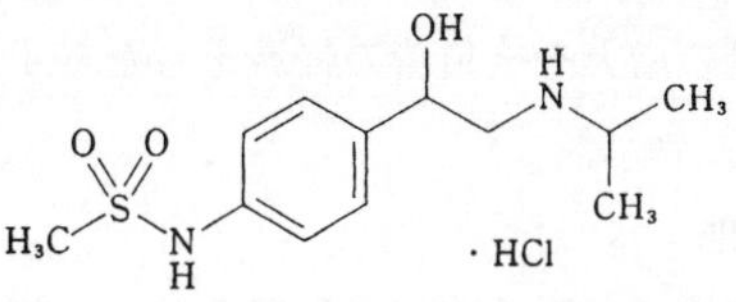

塩酸ソタロール

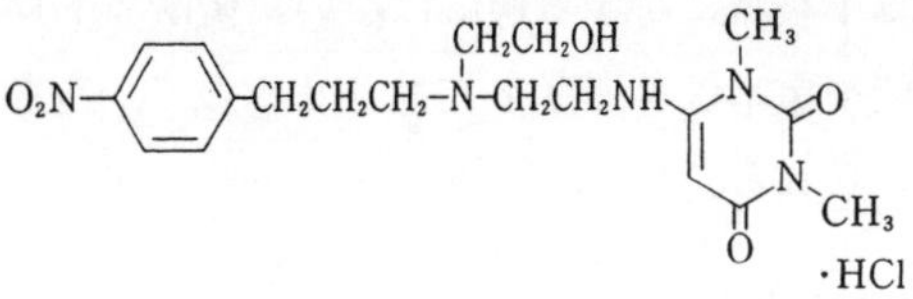

塩酸ニフェカラント

るリトナビルやネルフィナビル，互いに QT 延長という副作用をもつスパルフロキサシンやバルデナフィルとは併用禁忌である．間質性肺炎や肝障害などの致死的副作用がある．角膜色素沈着がほぼ全例にみられる．甲状腺機能を亢進または低下させる．

ソタロールはラセミ体で，$l$ 体に $\beta$ 遮断作用がある．$K^+$ チャネル遮断作用は両異性体間に差がない．用量依存的に torsades de pointes が発現するという警告がある．

ニフェカラントは他の 2 剤と異なり静注で用いられる．

**d. Ⅳ群薬（$Ca^{2+}$ チャネル遮断薬）**

塩酸ベラパミル verapamil hydrochloride，塩酸ジルチアゼム diltiazem hydrochloride と塩酸ベプリジル bepridil hydrochloride がある．

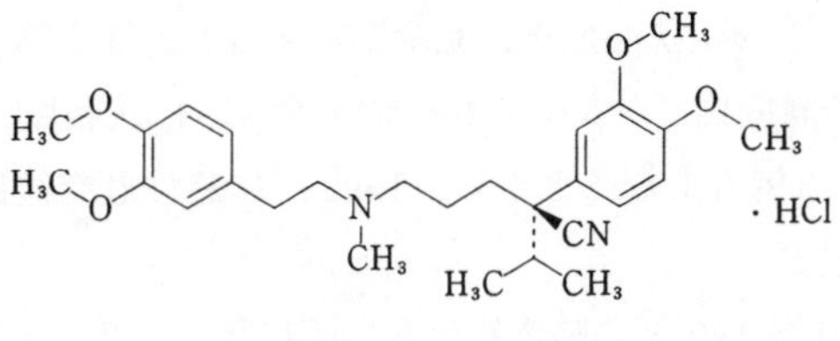

塩酸ベラパミル

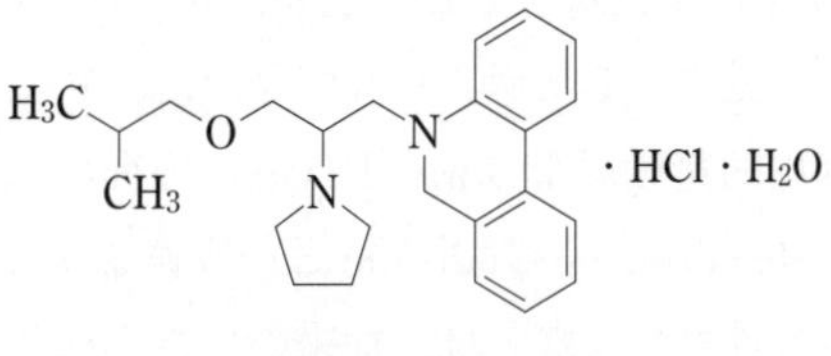

塩酸ベプリジル

洞房結節や房室結節では，静止膜電位が浅く，$Na^+$ チャネルが不活性化されており，活動電位の 0 相では，電位依存性 L 型 $Ca^{2+}$ チャネルを介して $Ca^{2+}$ が流入する．Ⅳ群薬は，この $Ca^{2+}$ チャネルを遮断して，洞房結節自動能の抑制，房室伝導時間や房室結節不応期の延長をもたらすので，特に上室性不整脈に有効である．ベラパミルの抗不整脈作用はジルチアゼムより強い．両薬物とも不整脈に対しては注射剤が用いられる．ベラパミルは，WPW 症候群に伴う心房細動に用いると，房室伝導抑制作用によって，心房の興奮が副伝導路を通過しやすくなり，心室細動に移行することがあるので禁忌とされている．ベラパミルとジルチアゼムの副作用として，徐脈，房室ブロックや血圧低下などがある．

ベプリジルは，$Na^+$ チャネルや $K^+$ チャネルも遮断する．Ⅰa 群に分類されることもある．電

位依存性と受容体作動性 $Ca^{2+}$ チャネル遮断作用などによって，冠血管や末梢血管を拡張させて，冠血流量の増大や後負荷の軽減をもたらすので，狭心症にも適応がある．

### e. その他

強心配糖体は陰性変伝導作用を有し，特に，房室結節の不応期を延長させて興奮の伝導を遅延させるので，心房細動・粗動や発作性上室性頻拍といった，心房性や上室性不整脈に用いられる．ただし，プロスシラリジンには不整脈に対する適応はない．硫酸アトロピンは，迷走神経を遮断することで，洞房結節の自動能や房室伝導速度を亢進させるので，迷走神経性の徐脈や房室伝導障害などの徐脈性不整脈に用いられる．

## 7.4 虚血性心疾患治療薬

冠循環が冠動脈の狭窄，閉塞やれん縮などによって障害され，心筋への酸素供給と心筋の酸素需要のバランスが崩れた結果，胸痛などの臨床的症候を示すものを虚血性心疾患 ischemic heart disease という．胸痛は，虚血の結果産生される $H^+$ や，ブラジキニンなどが痛みの受容器を刺激し，この情報が心臓全体に分布している交感神経求心性線維の終末から，大脳皮質に伝達されることで起こるとされている．しかし，狭心症と同じ虚血が起こり，心電図上で虚血性ST下降がみられても，胸痛を感じない例がある．これを無症候性心筋虚血 silent myocardial ischemia といい，糖尿病患者や高齢者に多くみられる．

虚血性心疾患の代表的なものは，狭心症 angina pectoris と心筋梗塞 myocardial infarction である．従来，虚血性心疾患のうち，安定狭心症は冠動脈の断面積がプラーク（粥腫）によって75％程度狭窄すると発症し，狭窄がさらに進むと不安定狭心症を，完全閉塞すると急性心筋梗塞を発症すると考えられてきた．しかし，冠動脈の高度狭窄がなくても心血管イベントが発生し，経皮的冠動脈形成術（PTCA）施行後に再狭窄する例もあることから，1992年に急性冠症候群 acute coronary syndrome という概念が提唱された．

急性冠症候群とは，従来の急性心筋梗塞，不安定狭心症と心臓突然死を一括したもので，これらはプラークの破綻とそれに続く血栓形成によって，冠動脈の狭窄あるいは閉塞という共通の機序で起こる症候群である．本項では，狭心症治療薬，急性冠症候群の治療に用いる薬物と心筋梗塞の一次および二次予防に用いる薬物について述べる．

### 1. 狭心症の分類

狭心症はいろいろな観点から分類されるが，誘因によって，労作狭心症と安静狭心症に分類するのが一般的である．

労作狭心症は，冠動脈硬化病変（器質的狭窄）による冠動脈血流量の低下が背景にあり，肉体的・精神的労作時に増大した心筋酸素需要に見合うだけの酸素を供給できない場合に発症する．

安静狭心症は，安静時，特に就寝中の明け方に太い冠動脈がれん縮した結果，冠動脈血流量が

急激に低下し，心筋への酸素供給が一過性に減少することで発症する．安静狭心症のうち，発作時心電図のSTが上昇するものを異型狭心症という．

その他，狭心症は発生機序によって，器質性狭心症と冠れん縮性狭心症に，発作経過から安定狭心症と不安定狭心症にそれぞれ分類される．特に，不安定狭心症は労作・安静狭心症を問わず，初めて発症したものや安定狭心症が急性に増悪したものなどをいい，心筋梗塞への移行が危惧され，準緊急的処置が必要なこともある．

## 2. 狭心症治療薬

硝酸化合物，$\beta$遮断薬と$Ca^{2+}$チャネル遮断薬が繁用されている．いわゆる冠拡張薬は単独では使用されず，併有する抗血小板作用を期待して用いられることもある．狭心症に薬物療法を行う目的は，狭心発作を抑制して患者のQOLを高めることと，心筋梗塞への移行を阻止して予後を改善することにある．予後改善という面からみると，硝酸化合物と$Ca^{2+}$チャネル遮断薬にはそのような効果があるという明らかな証拠はない．一方，内因性交感神経刺激様作用をもたない$\beta$遮断薬を急性冠症候群発症後に用いると予後改善効果があるとされる．また，ニコランジルに安定狭心症患者の予後を改善する効果があるとして注目されている．

### a. 硝酸化合物 nitrates

**ニトログリセリン nitroglycerin**，**硝酸イソソルビド isosorbide dinitrate**，**一硝酸イソソルビド isosorbide mononitrate** と**亜硝酸アミル amyl nitrite** に狭心症の適応がある．亜硝酸アミルはアンプルの薬液をハンカチに浸み込ませて吸入するという使用法の煩雑さや，特異な臭いのため，狭心症にはほとんど使用されておらず，副作用のメトヘモグロビン形成作用を利用して，シアン中毒の解毒に用いられる程度である．

ニトログリセリンと硝酸イソソルビドには多くの剤形がある．速効性の舌下錠と口腔内噴霧剤は発作の寛解に，注射剤は不安定狭心症などに用いられる．徐放製剤として歯肉からの吸収を目的にした貼付錠や，経皮吸収を目的にした貼付剤やテープ剤などがあり，発作の予防に使用される．硝酸イソソルビドには，初回通過効果を受け内服で無効なニトログリセリンと異なり，徐放性内服製剤がある．一硝酸イソソルビドは硝酸イソソルビドの活性代謝物で，母化合物より薬効の個人差が少なく内服でのみ用いられる．

硝酸化合物は化学構造が違っていても，その作用機序等は同じであるので，代表例としてニトログリセリンについて述べる．

**ニトログリセリン　nitroglycerin**

●**薬理作用**　最も重要視されている抗狭心症機序として，① 静脈系を拡張させ心臓に戻る血

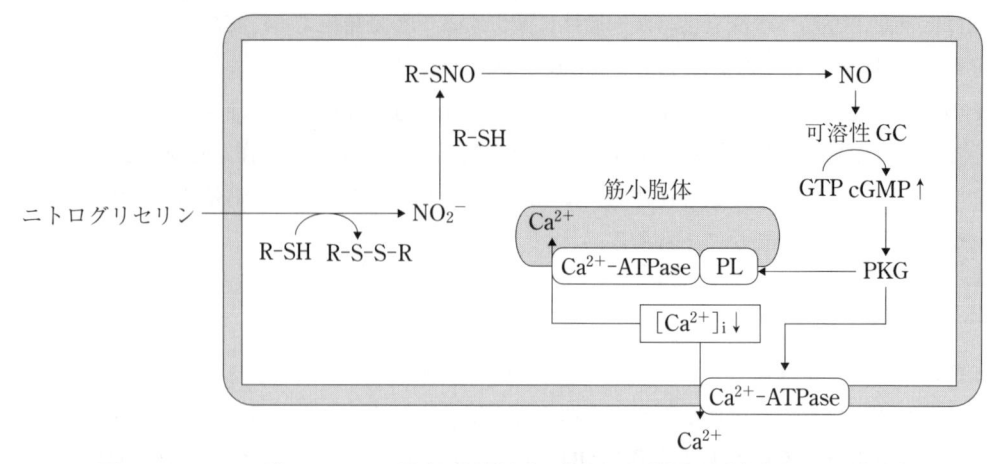

**図 7.6　ニトログリセリンの血管拡張機序（細胞内遊離 $Ca^{2+}$ 濃度低下機序）**

ニトログリセリンは，SH 基の存在下で最終的に一酸化窒素（NO）を遊離する．NO は，可溶性グアニル酸シクラーゼ（GC）を活性化して，細胞内 cGMP 量を増大させる．cGMP によって活性化された cGMP 依存性プロテインキナーゼ（PKG）は，ホスホランバン（PL）をリン酸化して，筋小胞体の $Ca^{2+}$-ATPase を活性化し（PL は非リン酸化状態では $Ca^{2+}$-ATPase に結合してその活性を抑制している），筋小胞体へ取り込まれる $Ca^{2+}$ 量を増やすとともに，細胞膜の $Ca^{2+}$-ATPase も活性化して細胞外への $Ca^{2+}$ の汲み出しも促進することで，細胞内遊離 $Ca^{2+}$ 濃度を低下（$[Ca^{2+}]_i \downarrow$）させて血管を拡張させる．さらに，図示していないが，$Ca^{2+}$ 活性化 $K^+$ チャネルの開口による細胞膜の過分極や，PKG を介したホスファターゼの活性化によるミオシン軽鎖の脱リン酸化の促進も血管拡張作用に寄与している．

液量（静脈還流量）を減少させて，前負荷を軽減することがあげられる．また，②太い冠動脈を拡張させて冠動脈れん縮を寛解させる，③末梢抵抗血管を拡張させて血圧を下げ，後負荷を軽減させる，④心筋組織血流の再分布や側副血行路を拡張させて，虚血部位の，特に心内膜下層の血流を確保する，⑤プロスタグランジン $I_2$ 産生を促進し，トロンボキサン $A_2$ 産生を阻害して，血管拡張や血小板凝集抑制をもたらす（臨床有効血中濃度ではプロスタグランジン $I_2$ 産生促進のみを示す）ことも寄与している．

機序①と③は心筋酸素需要の低下をもたらすので，労作狭心症に，②と④は心筋酸素供給の増大を招くので，安静狭心症にそれぞれ奏効する．機序⑤は不安定狭心症に好影響を与える．①〜④の血管拡張作用は，主として，ニトログリセリン分子由来の一酸化窒素（NO）が可溶性グアニル酸シクラーゼを活性化して，cGMP 産生量を増大させることによると考えられている（詳細は図 7.6 と説明文を参照）．

● **適　応**　①舌下錠：狭心症，心筋梗塞，心臓喘息，アカラジアの一時的な寛解．1 回 0.3 〜 0.6 mg（狭心症に投与後数分間で効果のない場合，さらに同量を追加）．②エアゾル：狭心症発作の寛解　1 回 0.3 mg 舌下に噴霧（効果不十分の場合さらに同量追加）．③注射剤：不安定狭心症，手術時の低血圧維持・異常高血圧の救急処置，急性心不全（慢性心不全の急性増悪期を含む）．不安定狭心症の場合は 0.1 〜 0.2 μg/kg/分で開始．発作の経過，血圧をみながら約 5 分ごとに 0.1 〜 0.2 μg/kg/分ずつ増量．1 〜 2 μg/kg/分で維持．効果がみられない場合 20 〜 40 μg/kg の静注を 1 時間ごとに併用（静注は 1 〜 3 分かけて緩徐に）．④貼付錠：狭心症．1 日 5 mg，1 日 2 回歯肉に貼付．⑤軟膏：狭心症，急性心不全（慢性心不全の急性増悪期を含む）．狭心症の場合は 1 日 18 〜 54 mg，1 日 3 回貼付（初回は 6 mg，

原則として4時間ごとに前回分を拭き取って6 mgずつ増量．狭心発作を抑制しかつ頭痛を起こさない量が最適量．夜間に狭心発作がある場合はさらに就寝前に6〜18 mg追加）．⑥貼付剤・テープ剤：狭心症，急性心不全（慢性心不全の急性増悪期を含む）．狭心症の場合は1日1回25または27 mg貼付（効果不十分の場合，さらに同量追加）もしくは，1日10 mg，1日2回12時間ごとに貼付．

- 禁　忌　①重篤な低血圧または心原性ショックの患者（血管拡張作用により，さらに血圧を低下させ疾患を悪化させるため），②閉塞隅角緑内障（網膜血管を拡張させて眼圧を上昇させるため），③頭部外傷または脳出血のある患者（頭蓋内圧上昇のため），④高度な貧血患者（血圧低下により，めまい，立ちくらみ等の貧血症状を悪化させるため），⑤クエン酸シルデナフィル，塩酸バルデナフィル水和物投与中（併用によって降圧効果が増強されるため．詳細は相互作用の項を参照）．
- 副作用　血圧低下，心悸亢進，顔面紅潮，頭痛（頭蓋内血管拡張の結果頭蓋内圧が上昇する），悪心・嘔吐，発疹など．
- 相互作用　併用禁忌：①クエン酸シルデナフィル，塩酸バルデナフィル水和物（本剤はcGMP合成酵素の可溶性グアニル酸シクラーゼを活性化してcGMP産生を促進する．一方，勃起不全治療薬のクエン酸シルデナフィルや塩酸バルデナフィル水和物は，cGMP分解酵素のホスホジエステラーゼVを阻害するので，併用するとcGMPの増大を介する降圧効果が増強される）．併用注意：①非ステロイド性抗炎症薬（NOの血管拡張作用の一部にシクロオキシゲナーゼ活性化に基づくプロスタグランジン$I_2$産生が関与しているが，併用薬がシクロオキシゲナーゼを阻害してプロスタグランジン$I_2$による血管拡張を減弱させる），②降圧作用および血管拡張作用を有する薬物（カルシウム拮抗薬，ACE阻害薬，$\beta$遮断薬，利尿薬，三環系抗うつ薬，メジャートランキライザーなど）（降圧効果が相加的に増強される），③アルコール摂取（降圧効果が相加的に増強される），④他の硝酸・亜硝酸エステル系薬物（血管拡張作用の増強）．
- 使用上の注意　①徐放製剤で耐性が起こるおそれがある．ニトログリセリンからNOへの変換過程で血管のSH基がジスルフィド（S-S）に酸化される（図7.6）が，ニトログリセリンが血中に持続性に存在すると血管のSH基が著しく減少し，NO産生が低下することによって，耐性が発現するという説が有力である．$N$-アセチルシステイン投与によるSH基の補給や，休薬時間を設けて血中濃度が一定になるのを防ぐことで耐性が防止される．②劣化しやすく，多少の刺激がないと失活の可能性があるので，3〜6か月で新品と交換する．③注射剤は塩化ビニル製容器に吸着されるので，点滴器具はガラス製またはポリエチレン製のものを使用する．

## b. アドレナリン$\beta$受容体遮断薬　$\beta$-adrenoceptor blocking drugs

塩酸プロプラノロール propranolol hydrochlorideなどの多くの$\beta$遮断薬は，心筋の$\beta_1$受容体を遮断して，心拍数と心収縮力を低下させることによって，労作時の心筋酸素消費量の増大を抑制するので，労作狭心症の第一選択薬である．長期臨床試験で無症候性心筋虚血に有効であったとする報告がある．また，徐脈によって心室拡張期充満時間が延長し，冠動脈へ流入する血液

## TOPICS

### 糖尿病治療薬と β 遮断薬との相互作用

糖尿病治療薬で血糖値が下がり過ぎると,生体は反射的に交感神経を興奮させ,グリコーゲン分解,グルカゴン分泌や糖新生を促進して血糖値を上昇させるように働く.これらはすべて $\beta_2$ 受容体を介するので,非選択性 β 遮断薬併用時では,これらの血糖上昇機構が抑制され低血糖からの回復が遅延する.また,反射性交感神経の興奮に基づく自覚症状として,動悸,振戦と発汗がある.動悸は心筋の $\beta_1$ 受容体を,振戦は骨格筋の $\beta_2$ 受容体を介し,汗腺は交感神経支配を受けているが,コリン作動性神経である.したがって,非選択性 β 遮断薬併用時では,動悸と振戦はみられず(自覚症状の隠蔽),発汗のみがみられる.

量が増大するが,一方で,冠動脈の $\beta_2$ 受容体が遮断されるため,血管収縮性 α 受容体が相対的に優位となって安静狭心症を悪化させることがあり,一部の β 遮断薬は異型狭心症に禁忌である.β 遮断薬はすべて糖尿病ケトアシドーシスや代謝性アシドーシス,高度の徐脈,房室ブロック(Ⅱ・Ⅲ度)とうっ血性心不全の患者には禁忌である.

β 遮断薬は,$\beta_1$ 受容体選択性,ISA や α 受容体遮断作用の有無などによって分類される(第2章参照).これらによって薬効が大きく左右されることはないものの,合併症,患者の年齢や病態を考慮して薬物を選択する際に意義あるものとなる.非選択性 β 遮断薬は $\beta_2$ 受容体を介した気管支拡張や末梢血管拡張も抑制するので,一部の薬物は,気管支喘息や重度の末梢循環障害患者に禁忌である.糖尿病治療薬との併用で,低血糖状態の隠蔽や回復遅延がみられることがある.ISA を有する薬物は,安静時の心拍数低下作用が弱いので,徐脈傾向例や高齢者に使いやすい.副作用として血清クレアチンキナーゼの上昇が知られている.気管支痙れんやレイノー様症状などは少ない.

α 遮断作用を併せもつ薬物は,末梢血管抵抗を減少させ,血清脂質に悪影響は少ないが,起立性低血圧を起こしやすい.脂溶性の高い薬物は,消化管吸収がよく,肝臓での代謝に個人差があるため,薬効にバラツキがみられる.さらに,血液-脳関門を通過しやすいため,抑うつや悪夢などの中枢性副作用も起こりやすい.突然の休薬で,狭心症の悪化や急性心筋梗塞の発症といった,いわゆるリバウンド現象がみられることがあるので,患者の自己判断で服薬を急に中断しないように指導する.リバウンド現象は長期投与による β 受容体の upregulation が一因とされている.

## TOPICS

### β 遮断薬と血清クレアチンキナーゼ(CK)の上昇

CK は骨格筋,心筋や脳などに多く含まれ,それらが損傷されると血中に出てくる.CK には,M 型(筋肉)と B 型(脳)のサブユニットがあり,二量体のため MM 型,MB 型と BB 型の三つのアイソザイムがある.骨格筋には MM 型が 98 %,MB 型が 2 %,心筋には MM 型が 70 %,MB 型が 30 %,脳には BB 型のみが存在している.健常者の血中に存在している CK は大部分が骨格筋由来の MM 型である.心筋梗塞時では,心筋から MB 型が血中に出てくる.一方,ピンドロールのような ISA のある β 遮断薬の副作用の一つに血清 CK の上昇があるが,この場合,MM 型が上昇するので,心筋梗塞と見誤らないようにする.

### c. $Ca^{2+}$チャネル遮断薬　$Ca^{2+}$ channel blocking drugs

ニフェジピン nifedipine やベシル酸アムロジピン amlodipine besilate などのジヒドロピリジン（DHP）系の一部，ベンゾチアゼピン系の**塩酸ジルチアゼム diltiazem hydrochloride** とフェニルアルキルアミン系の**塩酸ベラパミル verapamil hydrochloride** に狭心症の適応がある．これら薬物は，電位依存性L型 $Ca^{2+}$ チャネルを遮断し，このチャネルを介した細胞内への $Ca^{2+}$ 流入を抑制することで血管平滑筋を弛緩させる．

抗狭心症機序として，①冠動脈の拡張に基づく冠血流量の増大，②冠動脈れん縮の一因とされる細胞内への $Ca^{2+}$ の過剰流入の抑制，③細動脈拡張による後負荷の軽減があげられる．機序①と②は心筋酸素供給を増大させ，③は心筋酸素需要を減少させるので，労作および安静狭心症のいずれにも有効であるが，とりわけ冠れん縮性狭心症に高い奏効率を示す．DHP系 $Ca^{2+}$ チャネル遮断薬は，臨床有効用量で心抑制作用をほとんど示さず，降圧に伴って心拍数が反射性に上昇する．臨床試験で，ニフェジピンの短時間作用型製剤が狭心症患者の予後を悪化させると報告されているが，その一因として，急激な降圧に伴う圧受容器を介した，反射性頻脈による心筋酸素需要の増大があげられる．一方，ジルチアゼムとベラパミルは心抑制作用が強く，降圧にもかかわらず心拍数は低下する．この心抑制効果による心筋酸素需要の減少も，抗狭心症効果に寄与している．なお，ベラパミルの抗狭心症作用は弱く，臨床では主に不整脈の治療に用いられている．

ニフェジピン　　　　　ベシル酸アムロジピン　　　　　塩酸ジルチアゼム

$Ca^{2+}$ チャネル遮断薬の副作用には，血管拡張に基づく頭痛，めまい，顔面紅潮，低血圧や下肢浮腫などがあり，歯肉肥厚も知られている．動物実験で催奇形性が認められているので，妊婦には禁忌である．$Ca^{2+}$ チャネル遮断薬は，シトクロム P450 3A4（CYP3A4）で代謝されるので，この分子種を阻害するシメチジン，アゾール系抗真菌薬，HIV プロテアーゼ阻害薬やグレープフルーツジュースとの併用で効果が増強し，逆に誘導するリファンピシンやフェニトインとの併用で効果が減弱する．

### TOPICS

#### $Ca^{2+}$チャネル遮断薬とグレープフルーツジュース（GFJ）との相互作用

GFJ中の成分が，小腸粘膜上皮細胞のCYP3A4を阻害するので，この酵素で代謝される $Ca^{2+}$ チャネル遮断薬を内服した場合にのみ，その効果が増強される．相互作用の発現にみられる個体差は，小腸でのCYP3A4含量の差に起因している．併用時には，$Ca^{2+}$ チャネル遮断薬の最高血中濃度（$C_{max}$）や血中薬物濃度-時間曲線下面積（AUC）は増大するが，消失半減期（$t_{1/2}$）は延長しない．小腸管腔側にあるP-糖タンパク質の阻害も相互作用に寄与している．アムロジピンとジルチアゼム以外の $Ca^{2+}$ チャネル遮断薬とGFJとは併用注意である．

#### d. 冠拡張薬

**ニコランジル nicorandil** と**ジピリダモール dipyridamole** がよく知られている．ニコランジルは，$ONO_2$ 基をもつニコチン酸誘導体で，ニトログリセリン様作用によって太い冠動脈を，ATP感受性 $K^+$（$K_{ATP}$）チャネル開口作用によって細い冠動脈をそれぞれ拡張させて奏効するとされている．加えて，プレコンディショニングに類似した作用を有し，最近の大規模臨床試験で慢性安定狭心症患者の予後を改善したと報告されている．ニコランジルのプレコンディショニング様作用には，$K_{ATP}$ チャネルの開口が寄与していると考えられている．硝酸化合物と異なり，発作予防を目的に投与しても耐性を生じにくく，降圧といった副作用も少ない．

#### TOPICS

**プレコンディショニング**

短時間の先行虚血に引き続いて起こる長時間の虚血に対して，臓器が抵抗性を示す現象をプレコンディショニングという．このような現象は心筋のほか，脳，脊髄や肝臓でもみられる．プレコンディショニングには，$K_{ATP}$ チャネル，ブラジキニン，アデノシン $A_1$ 受容体，オピオイド受容体やプロテインキナーゼ C などが関与しているとされる．ニコランジルのほか，アデノシンや吸入麻酔薬のイソフルランにもプレコンディショニング様作用がある．

ジピリダモールは，虚血心筋から遊離したアデノシンの分解酵素であるアデノシンデアミナーゼを阻害するとともに，アデノシンの血管壁や赤血球への再取り込みも阻害して，血中アデノシン濃度を上昇させ，その冠血管拡張作用を増強する．また，血管内皮細胞からプロスタグランジン $I_2$ 放出を促進し，血小板のホスホジエステラーゼ活性を阻害して，cAMP と cGMP 濃度を上昇させて血小板凝集を抑制する．しかし，細い冠動脈を拡張させるため，冠盗血現象（太い冠動脈に狭窄があると，狭窄部より下流の血管は，血流の低下を補うためほぼ最大に拡張しており，そのような状況下に細い動脈を拡張させる薬物を投与すると，非虚血部の血管は拡張するが，虚血部の血管はそれ以上拡張せず，血液は非虚血部に流れ，虚血部の血流が減少する現象）を起こして狭心症を悪化させることがある．

ニコランジル   ジピリダモール

**塩酸ジラゼプ dilazep hydrochloride** は，ジピリダモール様のアデノシン増強作用をもっている．**トラピジル trapidil** や**塩酸トリメタジジン trimetazidine hydrochloride** にも狭心症の適応がある．

#### e. 薬剤溶出ステント

冠動脈の高度狭窄例には，冠動脈バイパス術（CABG），低侵襲性の冠動脈内血栓溶解療法（ICT），バルーンカテーテルで狭窄部を拡張させる経皮的冠動脈形成術（PTCA）やステントと呼ばれる金属製の網状の筒を狭窄部に留置する冠動脈内ステント法などが適用される．PTCAでは40％程度に，ステント治療では20％程度に再狭窄が認められる．ごく最近，ステントに免疫抑制薬のシロリムス sirolimus をコーティングした薬剤溶出ステント drug-eluting stent の使用が保険適用された．シロリムスが徐々に血管壁に放出され，再狭窄の原因となる新生内膜増殖を抑制するので，大規模臨床試験では再狭窄による再治療率が，従来のステントの1/4に低下したとされる．しかし，ステントへの血栓付着を防止するために，抗血小板薬を長期間服用する必要があり，抗血小板薬として塩酸チクロピジンを用いた場合，血栓性血小板減少性紫斑病，無顆粒球症や重篤な肝障害といった重大な副作用が，服用開始2か月以内に発現するので，この間は2週に1回の血液検査を行う．

### 3. 急性冠症候群に用いる薬物

急性冠症候群とは，プラーク（粥腫）の破綻を契機とする血栓形成が原因で起こり，急性心筋梗塞，不安定狭心症と心臓突然死を包括したものである．日本循環器学会の「急性冠症候群の診療に関するガイドライン」では，初期治療に用いる薬物として，胸痛あるいは不安感を解消するために，塩酸モルヒネ（第3章）の静注，血小板凝集を抑制するために，低用量アスピリンの速やかな咀嚼服用（アスピリン禁忌患者には塩酸チクロピジン（第12章）），血液凝固を阻止するためにヘパリン（第12章）の静注，心臓にかかる負荷を軽減するために，硝酸化合物や$\beta$遮断薬の投与（$\beta$遮断薬禁忌患者には$Ca^{2+}$チャネル遮断薬）をあげている．なお，不安定狭心症では，ニトログリセリン舌下投与による発作寛解効果が十分でないことが多く，血栓溶解療法は，急性心筋梗塞の場合と異なり，その効果が少ないとする報告があり，初期治療には推奨されていない．

**TOPICS**

**低用量アスピリン**

アスピリンは，血小板のシクロオキシゲナーゼ（COX）を共有結合によりアセチル化し，不可逆的に阻害して，血小板凝集作用のあるトロンボキサン$A_2$産生を抑制する．ところが，アスピリンは，解熱鎮痛の目的で投与される量（1 g）では，血管内皮細胞のCOXも阻害して，血小板凝集抑制作用を有するプロスタグランジン$I_2$産生も抑制してしまう．これをアスピリンジレンマという．しかし，血管内皮細胞よりも血小板のCOXが，アスピリンに対して高い感受性を示すので，低用量（80〜100 mg）では血小板のCOXを選択的に阻害して，トロンボキサン$A_2$による血小板凝集を抑制することができる．これが抗血小板療法に低用量アスピリンが使用される理論的根拠である．

### 4. 心筋梗塞の一次および二次予防に用いる薬物

心筋梗塞の一次（発症防止）および二次予防（再発防止）には，欧米での多くの大規模臨床試

験の結果を踏まえて，EBM（evidence based medicine）に基づいた薬物治療がなされている．それによると，β遮断薬は，多数の臨床試験で心筋梗塞の一次および二次予防効果が報告されている．$Ca^{2+}$チャネル遮断薬のうち，短時間作用型のDHP系薬物の有用性は否定的であり，長時間作用型のそれについては相反する報告がある．塩酸ジルチアゼムの徐放製剤は，心不全のない急性心筋梗塞例の二次予防に有効であったとする報告がある．ACE阻害薬は，左心室機能が低下した急性心筋梗塞患者に，発症後早期から投与すると二次予防効果があるとされ，また，降圧をほとんど示さない用量で，心筋梗塞の一次および二次予防効果を認めたとする報告がある．

ACE阻害薬の予後改善効果に，心室リモデリング抑制作用やプレコンディショニングの閾値低下作用の関与が示唆されている．HMG-CoA還元酵素阻害薬にも心筋梗塞の一次および二次予防効果があり，高脂血症の是正による脂質に富んだプラークの安定化，血管内皮機能の改善，抗血栓作用や抗炎症作用が寄与していると考えられている．アスピリンを用いた抗血小板療法も二次予防に有効である．これらの臨床試験の結果を踏まえて，日本循環器学会の「心筋梗塞二次予防ガイドライン」では，薬物療法として，アスピリン，高脂血症治療薬（HMG-CoA還元酵素阻害薬），ACE阻害薬やβ遮断薬などの投与が推奨されている．

## 7.5 高血圧症治療薬

日本高血圧学会が策定した高血圧治療ガイドラインJSH2004の定義によれば，「高血圧」とは，収縮期血圧が140 mmHg以上あるいは拡張期血圧が90 mmHg以上（140/90 mmHg）の状態を指す（表7.2）．高血圧症患者の90％以上は本態性高血圧（原因が不明な高血圧）である．高血圧の状態が続くと，循環器に関連する様々な疾患が誘発されることとなり，死の危険が増す．高血圧により誘発される生命予後の悪い疾患には，脳血管障害（脳出血，脳梗塞），冠動脈疾患（虚血性心疾患），および腎不全などがあげられる．脳血管障害に対しては高血圧は最も重要な危険因子である．

表7.2 成人における血圧値の分類

| 分類 | 収縮期血圧 (mmHg) | | 拡張期血圧 (mmHg) |
|---|---|---|---|
| 至適血圧 | 120 未満 | かつ | 80 未満 |
| 正常血圧 | 130 未満 | かつ | 85 未満 |
| 正常高血圧 | 130 ～ 139 | または | 85 ～ 89 |
| 軽症高血圧 | 140 ～ 159 | または | 90 ～ 99 |
| 中等症高血圧 | 160 ～ 179 | または | 100 ～ 109 |
| 重症高血圧 | 180 以上 | または | 110 以上 |
| 収縮期高血圧 | 140 以上 | かつ | 90 未満 |

（日本高血圧学会，高血圧治療ガイドラインJSH2004より）

## 表 7.3 高血圧患者のリスクの層別化

| 血圧以外のリスク要因 | 血圧分類 | | |
|---|---|---|---|
| | 軽症高血圧 (140～159/90～99 mmHg) | 中等症高血圧 (160～179/100～109 mmHg) | 重症高血圧 (180 mmHg 以上/110 mmHg 以上) |
| 危険因子なし | 低リスク | 中等リスク | 高リスク |
| 糖尿病以外の1～2個の危険因子あり | 中等リスク | 中等リスク | 高リスク |
| 糖尿病, 臓器障害, 心血管病, 3個以上の危険因子, のいずれかがある | 高リスク | 高リスク | 高リスク |

(日本高血圧学会, 高血圧治療ガイドライン JSH2004 より)

高血圧症患者に血圧以外のリスク要因があれば,生命に危険を生ずるリスクは増大する(表7.3).このようなリスク要因として,糖尿病,臓器障害,心血管病の3大要因のほか,喫煙,脂質代謝異常,肥満,尿中微量アルブミン,高齢(男性60歳以上,女性65歳以上)および若年発症の心血管病の家族歴があげられている.

現在日本で,高血圧症治療薬(降圧薬)として用いられている薬物は,カルシウム拮抗薬,レニン-アンギオテンシン系抑制薬(アンギオテンシン変換酵素阻害薬およびアンギオテンシンⅡ受容体遮断薬),利尿薬,アドレナリン$\beta$受容体遮断薬($\alpha\beta$遮断薬を含む),アドレナリン$\alpha_1$受容体遮断薬,中枢性交感神経抑制薬,および古典的血管拡張薬である.

### 7.5.1 カルシウム拮抗薬

心筋や血管平滑筋の細胞膜に存在する膜電位依存性L型$Ca^{2+}$チャネルを遮断し,心筋や血管平滑筋の収縮に必要な$Ca^{2+}$の細胞内流入を抑制する.これにより心拍出量や末梢血管抵抗が減少して血圧が下降する.

高血圧症に適応のあるカルシウム拮抗薬には,ジヒドロピリジン系とベンゾチアゼピン系があり,前者は血管に対する選択性が高く,後者は心臓抑制作用を併せもっている.カルシウム拮抗薬は,電解質,糖,尿酸,脂質などの代謝に対する悪影響が少なく,他の降圧薬と併用しやすい.そのため,虚血性心疾患,腎障害,糖尿病,高尿酸血症,高脂血症などを合併した高齢高血圧症患者に対する第一選択薬または併用薬として適している.

#### 1. ジヒドロピリジン系カルシウム拮抗薬

血管に対する選択性が高く,通常の臨床用量では心臓抑制作用を示さない.降圧作用に加えて,強力な冠血流増大作用をもつので,狭心症の治療薬としても有用である(7.4を参照).降圧に伴う循環反射により,交感神経が興奮するため,頻脈や動悸を誘発することがある.最初に開発されたのは**ニフェジピン nifedipine**であるが,光に不安定で持続時間が短いという欠点があった.その後,徐放製剤や持続時間の長い薬物の開発が進められ,現在では,作用持続時間が最も

長いベシル酸アムロジピン amlodipine besilate がよく用いられている．また，**塩酸エホニジピン** efonidipine hydrochloride やシルニジピン cilnidipine のように，L型以外の $Ca^{2+}$ チャネルを併せて抑制する薬物も開発されている．

### ベシル酸アムロジピン　amlodipine besilate（劇）

- **薬理作用**　電位依存性L型 $Ca^{2+}$ チャネルの遮断により，冠血管や末梢血管の平滑筋を弛緩させる．血中半減期が30時間以上あり，作用持続時間が極めて長い．
- **適　応**　高血圧症（1日1回 2.5～5 mg 内服），狭心症（1日1回 5 mg 内服）．
- **禁　忌**　妊娠または妊娠の可能性のある婦人，ジヒドロピリジン系化合物に過敏症の患者．
- **慎重投与**　過度な低血圧，重篤な肝機能障害，高齢者，重篤な腎機能障害．
- **重大な副作用**　肝機能障害，黄疸，血小板減少，白血球減少，房室ブロック．
- **相互作用**　併用注意：他の降圧薬との併用で降圧作用が増強，リトナビルとの併用で本剤のAUCが上昇．

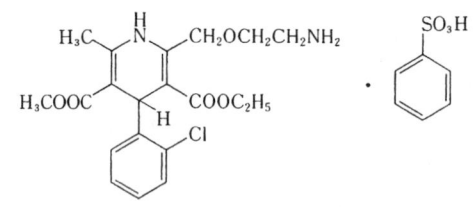

ベシル酸アムロジピン

### 塩酸エホニジピン　efonidipine hydrochloride（劇）

- **薬理作用**　電位依存性L型 $Ca^{2+}$ チャネルに加えて，T型 $Ca^{2+}$ チャネルの遮断作用を併せもつ．このため，洞房結節のペースメーカー電位を抑制して心拍数を減少させ，心筋のエネルギー消費を抑えて心筋保護効果を発揮する．ジヒドロピリジン系薬剤でよく知られている反射性頻脈が起こりにくいのが特徴である．
- **適　応**　高血圧症，腎実質性高血圧症（1日 20～40 mg を1～2回に分服，1日最大 60 mg まで）．狭心症（1日1回 40 mg，食後）．
- **禁　忌**　妊婦または妊娠の可能性のある婦人．
- **慎重投与**　重篤な肝機能障害，高齢者，過度に血圧の低い患者，洞房結節機能不全．
- **重大な副作用**　洞不全症候群，房室接合部調律，房室ブロック．
- **相互作用**　併用注意：他の降圧薬との併用で降圧作用の増強．シメチジンとの併用で降圧作用増強．グレープフルーツジュースにより作用増強．

塩酸エホニジピン

## シルニジピン　cilnidipine

- **薬理作用**　電位依存性L型$Ca^{2+}$チャネルに加えて，N型$Ca^{2+}$チャネルの遮断作用を併せもつ．このため，降圧作用には，交感神経活動の抑制効果も関与していると考えられている．
- **適　応**　高血圧症（1日1回5～10 mgを朝食後服用，効果不十分の場合は1日20 mgまで増量できる．重症高血圧症には1日10～20 mgを朝食後服用）．
- **禁　忌**　妊婦または妊娠の可能性のある婦人．
- **慎重投与**　重篤な肝機能障害，カルシウム拮抗薬による重篤な副作用発現の既往歴，高齢者．
- **重大な副作用**　肝機能障害，黄疸，血小板減少．
- **相互作用**　併用注意：① 他の降圧薬との併用で血圧降下作用の増強．② ジゴキシンとの併用でジゴキシンの血中濃度上昇．③ シメチジンと他のカルシウム拮抗薬との併用でカルシウム拮抗薬の血中濃度上昇との報告がある．④ リファンピシンとの併用で，本剤類薬の血中濃度が低下との報告がある．⑤ グレープフルーツジュースの飲用により，本剤類薬の作用が増強との報告がある．

シルニジピン

### 2. ベンゾチアゼピン系カルシウム拮抗薬

**塩酸ジルチアゼム diltiazem hydrochloride** がこのタイプの唯一の薬物である．降圧効果はそれほど強力ではないが，血管拡張作用に加えて，心筋の刺激伝導系に対する抑制効果をもち，心拍数の減少と心収縮の軽度の抑制を生じるのが特徴である．副作用は比較的少ない．

## 塩酸ジルチアゼム　diltiazem hydrochloride

- **薬理作用**　冠血管や末梢血管平滑筋の電位依存性L型$Ca^{2+}$チャネルを遮断し，冠循環を改善するとともに，末梢血管抵抗を下げて降圧作用を示す．また，心筋の電位依存性L型$Ca^{2+}$チャネルを遮断して収縮力を低下させ，酸素消費を抑えて抗狭心症作用を現す．
- **適　応**　本態性高血圧症（軽症～中等症；錠剤＝1日90～180 mgを3回に分服，徐放カプセル＝1日1回100～200 mgを服用），狭心症，異形狭心症（錠剤＝1日90 mgを3回に分服，180 mgまで増量してよい．徐放カプセル＝1日1回100 mgを服用，効果不十分な場合1日1回200 mgまで増量できる）．
- **禁　忌**　重篤なうっ血性心不全の患者（心不全症状を悪化させるおそれがある），Ⅱ度以上の房室ブロック，洞不全症候群（持続性の洞性徐脈（50拍/分未満），洞停止，房室ブロック等）のある患者（本薬物の心刺激抑制作用，心伝導抑制作用が過度に現れるおそれがある）．本薬物に対し，過敏症の既往歴のある患者．妊婦または妊娠の可能性のある婦人．

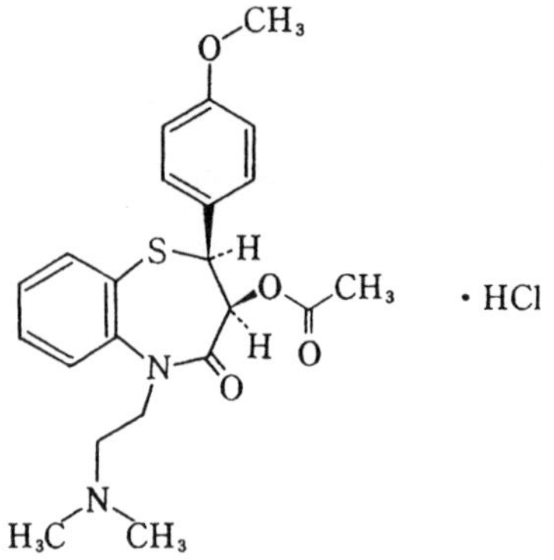

塩酸ジルチアゼム

- **●慎重投与** Ⅰ度の房室ブロック，うっ血性心不全，過度の低血圧，重篤な肝・腎機能障害．
- **●重大な副作用** 完全房室ブロック，高度の徐脈，うっ血性心不全，皮膚粘膜眼症候群，中毒性表皮壊死症，紅皮症，肝機能障害．
- **●相互作用** 併用注意：① 他の降圧薬との併用で降圧作用が増強する．② β遮断薬，レセルピンとの併用で，徐脈，房室ブロック，洞房ブロック．③ ジギタリス製剤との併用で，徐脈，房室ブロック．④ 抗不整脈薬との併用で両剤の血中濃度上昇による徐脈，房室ブロック，洞停止など．⑤ ジヒドロピリジン系カルシウム拮抗薬，トリアゾラム，ミダゾラム，カルバマゼピン，塩酸セレギリン，テオフィリン，シロスタゾールなどとの併用で併用薬剤の作用が増強．酒石酸ビノレルビン，シクロスポリン，タクロリムス水和物などの併用により，併用薬剤の血中濃度が上昇し作用を増強．⑥ フェニトインとの併用でフェニトインの血中濃度が上昇．また，フェニトインが，本薬物の代謝を促進することにより，本薬物の血中濃度を低下．⑦ シメチジン，HIV プロテアーゼ阻害薬との併用で，本薬物の血中濃度上昇により降圧作用が増強．⑧ リファンピシンとの併用で本薬物の作用が低下．⑨ 麻酔薬との併用で徐脈，房室ブロック，洞停止など．⑩ 筋弛緩薬との併用で筋弛緩薬の作用が増強．

## 7.5.2　レニン-アンギオテンシン系抑制薬

　アンギオテンシンⅡは最も強力な生体内活性ペプチドの一つであり，微量で血管平滑筋を強力に収縮させ，末梢血管抵抗を増大させる．また，副腎皮質からのアルドステロン分泌を促進し，$Na^+$の貯留を起こして昇圧性に働く（5.5.5 を参照）．したがって，アンギオテンシンⅡの生成を阻害するか，その受容体を遮断することにより，アンギオテンシンⅡに起因する血圧上昇を抑制して，血圧を下降させることができる．

### 1. アンギオテンシン変換酵素阻害薬

　アンギオテンシンⅡは，肺に多く存在しているアンギオテンシン変換酵素 angiotensin converting enzyme（ACE）により生成される．**カプトプリル captopril** や**マレイン酸エナラプリル enalapril maleate** は，ACE を阻害してアンギオテンシンⅡの生成を抑え，血圧を下降させる．

ただし，ヒトでは心臓や血管などの肥満細胞に存在するキマーゼによってもアンギオテンシンⅡが生成されるので，ACE阻害薬でアンギオテンシンⅡの生成を完全に抑えることはできない．ACEはブラジキニンを不活化するキニナーゼⅡと同一酵素であるため，ACE阻害薬はブラジキニン分解も抑制する．ブラジキニンの増加は，降圧作用に一部貢献していると考えられるが，一方では，空咳や血管浮腫などの副作用の原因となる．ACE阻害薬は，カルシウム拮抗薬と同様に，合併症を有する高齢高血圧症患者に対する第一選択薬あるいは併用薬として適している．

**カプトプリル　captopril**
- ●**薬理作用**　アンギオテンシン変換酵素を阻害し，アンギオテンシンⅡ生成を抑制するとともにブラジキニン分解を抑制する．
- ●**適　応**　本態性高血圧症，腎性高血圧症，腎血管性高血圧症，悪性高血圧症．
- ●**禁　忌**　①本薬物に対し過敏症の既往歴のある患者．②血管浮腫（アンギオテンシン変換酵素阻害薬等の薬剤による血管浮腫，遺伝性血管浮腫，後天性血管浮腫，特発性血管浮腫等）の既往歴のある患者（高度の呼吸困難を伴う血管浮腫を発現することがある）．③デキストラン硫酸セルロースを用いた吸着器によるアフェレーシスを施行中の患者（ショックを起こすことがある）．④アクリロニトリルメタリルスルホン酸ナトリウム膜（AN69®）を用いた血液透析施行中の患者（アナフィラキシー様症状が発現することがある）．
- ●**慎重投与**　重篤な腎障害（血清クレアチニン値が3 mg/dLを超える場合），両側性腎動脈狭窄のある患者または片腎で腎動脈狭窄のある患者，造血障害，全身性エリテマトーデス（SLE）などの免疫異常，重篤な肝障害，消化性潰瘍またはその既往歴，脳血管障害，光線過敏症の既往歴，高齢者，高カリウム血症．
- ●**重大な副作用**　血管浮腫，汎血球減少，無顆粒球症，急性腎不全，ネフローゼ症候群，高カリウム血症，天疱瘡様症状，狭心症，心筋梗塞，うっ血性心不全，心停止，アナフィラキシー様反応，皮膚粘膜眼症候群，錯乱，膵炎．

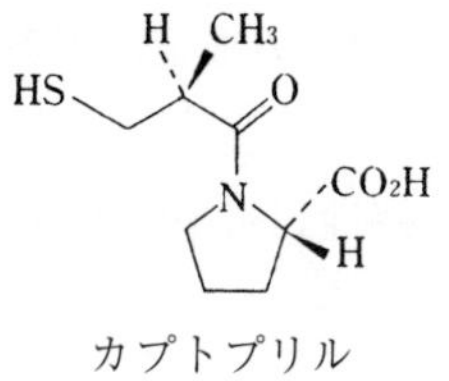

カプトプリル

**マレイン酸エナラプリル　enalapril maleate**
- ●**薬理作用**　プロドラッグで，経口投与後に加水分解により生成するジアシド体（エナラプリラート）がアンギオテンシン変換酵素を阻害する．

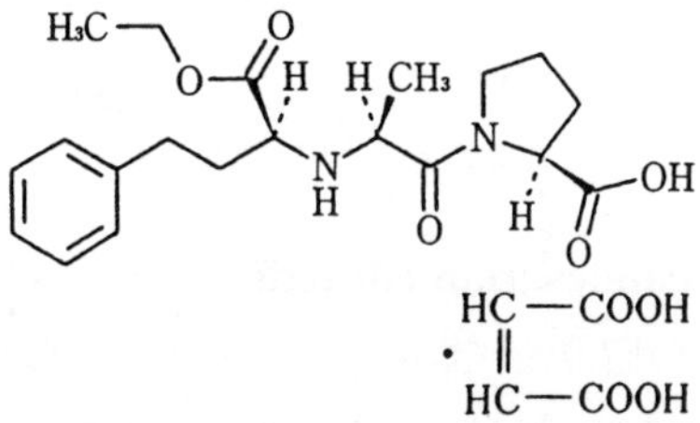

マレイン酸エナラプリル

- ●適　応　本態性・腎性・腎血管性高血圧症，悪性高血圧（1日1回5～10 mgを服用．腎性・腎血管性高血圧症，悪性高血圧では2.5 mgから投与開始）．軽～中等度の慢性心不全で，ジギタリス製剤，利尿薬などの基礎治療薬を投与しても十分な効果が認められないもの（1日1回5～10 mgを服用．ジギタリス製剤・利尿薬と併用のこと）．
- ●禁　忌，慎重投与，副作用　カプトプリルと同様．

## 2. アンギオテンシンⅡ受容体遮断薬（ARB）

ロサルタンカリウム losartan potassium，カンデサルタンシレキセチル candesartan cilexetil，バルサルタン valsartan，テルミサルタン telmisartan，オルメサルタンメドキソミル olmesartan medoxomil は，アンギオテンシンⅡの昇圧作用に関与するAT$_1$受容体を遮断して血圧を下降させる．これらは，アンギオテンシンⅡ受容体拮抗薬と呼ばれることも多い．キマーゼにより産生されるアンギオテンシンⅡにも，受容体上で拮抗するので，ACE阻害薬より確実にレニン-アンギオテンシン系を抑制することができる．また，ACE阻害薬に比べて空咳を起こしにくい．AT$_1$受容体を遮断すると，レニン分泌が代償的に亢進するが，その結果増加したアンギオテンシンⅡは，AT$_2$受容体を介して降圧や臓器保護に関与すると考えられている．

**ロサルタンカリウム　losartan potassium**
- ●薬理作用　アンギオテンシンAT$_1$受容体を競合的に遮断して血圧を低下させる．作用の一部には活性代謝物が関与している．
- ●適　応　高血圧症（1日1回25～50 mgを服用．1日100 mgまで）．
- ●禁　忌　本剤過敏症，妊婦および授乳婦，重篤な肝障害．
- ●慎重投与　重篤な腎機能障害，肝機能障害およびその既往，両側性腎動脈狭窄または腎動脈狭窄を伴う片腎患者，脳血管障害，高齢者，体液量の減少している患者，高カリウム血症．
- ●重大な副作用　アナフィラキシー様症状，血管浮腫，急性肝炎または劇症肝炎，腎不全，失神・意識消失，横紋筋融解症，高カリウム血症，不整脈，汎血球減少，白血球減少，血小板減少．
- ●相互作用　併用注意：カリウム保持性利尿薬，カリウム補給剤の併用で血清カリウム値上昇．

ロサルタンカルシウム

**カンデサルタンシレキセチル　candesartan cilexetil**
- ●薬理作用　カンデサルタンの脂溶性プロドラッグ．小腸での吸収過程で活性体であるカンデサルタンに代謝され，アンギオテンシンAT$_1$受容体を遮断する．
- ●適　応　高血圧症，腎実質性高血圧症（1日1回4～8 mgを内服，必要に応じ12 mgまで

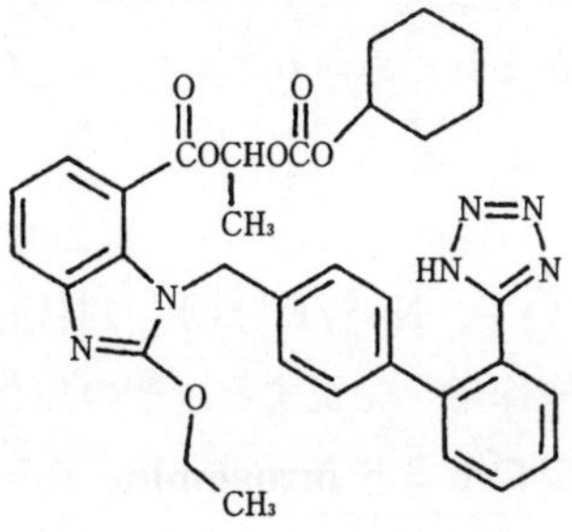

カンデサルタンシレキセチル

増量).

● **禁　忌，副作用，相互作用**　ロサルタンカリウムと同様．

> **TOPICS**
>
> ### 第2のアンギオテンシン変換酵素
>
> レニン-アンギオテンシン系は，アンギオテンシノーゲンからアンギオテンシンⅠを経てアンギオテンシンⅡに至る，単一の経路で構成される昇圧系として理解されてきた．しかし最近，新種のアンギオテンシン変換酵素2（ACE2）が発見され，レニン-アンギオテンシン系には，降圧系を構成する第2の経路が存在することがわかってきた．ACE2はアンギオテンシンⅠからアンギオテンシン（1-9）を生成し，これがACEによりアンギオテンシン（1-7）へと変換される．また，アンギオテンシンⅡも，ACE2によりアンギオテンシン（1-7）へと変換される．アンギオテンシン（1-7）は，アンギオテンシンⅡとは対照的に強力な血管拡張作用を示すペプチドである．高血圧自然発症ラットでは，対照ラットに比べてACE2の発現が低く，ACE2ノックアウトマウスの血圧は，正常マウスより高いことなども示されており，ACE2は高血圧症の発症を抑制するシステムとして機能している可能性がある．ACEに加え，ACE2に関連する薬物が，血圧コントロールに大きな役割を果たす日が来るかもしれない．

## 7.5.3　降圧利尿薬

詳細は，10.2 利尿薬の項を参照．

### 1. チアジド系利尿薬およびチアジド類似薬

**トリクロルメチアジド trichlormethiazide** などのチアジド系利尿薬，および**メフルシド mefruside** などのチアジド類似薬は，遠位尿細管において $Na^+$ と $Cl^-$ の再吸収を抑制して利尿作用を現す．その結果，循環血液量が減少して血圧が下降する．長期連用すると末梢血管抵抗が徐々に低下するが，その機序は確定していない．$Na^+$ とともに $K^+$ 排泄も促進されるため，低カリウム血症を引き起こしやすい．重篤な低カリウム血症は，致死性不整脈を起こすおそれがあるため，常に血漿 $K^+$ 濃度の変化に留意し，必要に応じて塩化カリウムの点滴による補給や，$K^+$ 保持性利尿薬との併用を行う．また，血清脂質の増加，高尿酸血症，耐糖能の低下などの代謝異

常を起こすおそれがあるので，注意が必要である．このほか，チアジド系に特徴的な副作用として，日光過敏性皮膚炎や骨髄抑制がまれにみられる．

### 2. ループ利尿薬

ヘンレ係蹄上行脚の管腔側において，$Na^+/K^+/Cl^-$の共輸送を抑制することにより，$Na^+$と$Cl^-$の再吸収を阻害し，強力な利尿作用を発現する．その強さはチアジド系の20倍以上といわれる．高血圧症に適応があるのは**フロセミド furosemide**のみで，うっ血性心不全や腎不全を併発している高血圧症患者に適している．利尿作用の発現は早いが，降圧作用の発現は緩徐である．血中半減期が短く持続時間が短いため，徐放性製剤が開発されている．

### 3. $K^+$保持性利尿薬

**スピロノラクトン spironolactone**は，肝臓で代謝されてカンレノンとなり，遠位尿細管および集合管のアルドステロン受容体でアルドステロンと競合拮抗する．その結果，アルドステロンを介した$Na^+/K^+$交換が抑制されるため，$Na^+$排泄は促進され，$K^+$排泄は抑制される．アルドステロン過剰分泌による高血圧症のほか，本態性高血圧症に対しても有効である．副作用として性ホルモン様の作用があるため，男性では勃起不全および女性化乳房，女性では乳房痛および月経異常を起こしやすい．類似薬の**カンレノ酸カリウム potassium canrenoate**には高血圧症の適応がない．**トリアムテレン triamterene**は，遠位尿細管のアミロライド感受性$Na^+$チャネルを遮断して利尿作用を現す．いずれも単独では降圧作用が弱く，低カリウム血症を起こすおそれのあるチアジド系利尿薬やループ利尿薬と併用される．

## 7.5.4 アドレナリン $\beta$ 受容体遮断薬（$\alpha\beta$ 遮断薬を含む）

心臓に存在するアドレナリン $\beta_1$ 受容体を遮断して心臓興奮を抑制し，心拍数の減少と心収縮力の低下により，心拍出量を減少させる（7.4 虚血性心疾患治療薬の項参照）．これ以外に，レニンの産生・分泌の低下作用や中枢性の交感神経抑制作用が降圧機序として考えられている．平滑筋のアドレナリン $\beta_2$ 受容体遮断作用を併せもつものは，末梢血管抵抗の増大や気管支収縮を引き起こす問題がある．**塩酸ラベタロール labetalol hydrochloride**，**塩酸アモスラロール amosulalol hydrochloride**，**塩酸アロチノロール arotinolol hydrochloride**，**塩酸ベバントロール bevantolol**，**カルベジロール carvedilol**のように，アドレナリン $\alpha$ 受容体遮断作用を併せもつ薬物は $\alpha\beta$ 遮断薬と呼ばれる．$\alpha_1$ 受容体遮断による末梢血管拡張作用が加わるため，効率良く血圧を下降させることができる．

**塩酸ラベタロール　labetalol hydrochloride**（劇）

- **薬理作用**　$\beta$ 受容体遮断作用に加えて，その1/8程度の強さの $\alpha_1$ 受容体遮断作用を併せもっている．血圧降下に伴う反射性頻脈や血漿レニン活性の亢進は，$\beta$ 遮断作用により抑えられる．

- **適応**　本態性高血圧症，褐色細胞腫による高血圧症（1日150 mgより投与を開始，効果不十分な場合は1日450 mgまで漸増し，1日3回に分割服用）．

- ●禁　忌　糖尿病性ケトアシドーシス，代謝性アシドーシス，高度の徐脈，房室ブロック（Ⅱ，Ⅲ度），洞房ブロック，心原性ショック，肺高血圧による右心不全，うっ血性心不全，妊婦または妊娠の可能性のある婦人，本薬物過敏症の既往歴．
- ●慎重投与　気管支喘息，気管支痙れんのおそれ，うっ血性心不全のおそれ，低血糖症，コントロール不十分な糖尿病，長期間絶食状態，重篤な肝機能障害，重篤な腎機能障害，小児および高齢者．
- ●重大な副作用　うっ血性心不全，肝障害，黄疸，SLE様症状，ミオパシー，乾癬．
- ●相互作用　併用注意：① 交感神経に対し抑制的に働く他の薬剤（過剰の抑制）．② 血糖降下薬（血糖降下作用増強）．③ 麻酔薬（本薬物の作用を増強）．④ カルシウム拮抗薬（徐脈，房室ブロック等の伝導障害，うっ血性心不全，相互に作用を増強）．⑤ 過度の心機能抑制．⑥ 三環系抗うつ薬（振戦）．⑦ シメチジン（本薬物の血中濃度上昇）．

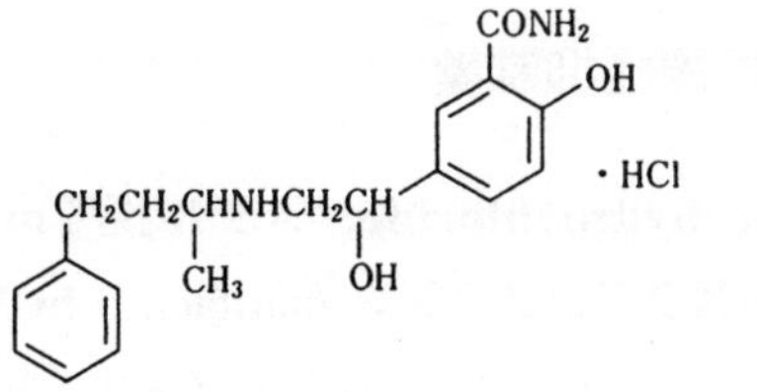

塩酸ラベタロール

## 塩酸アモスラロール　amosulalol hydrochloride

- ●薬理作用　$\beta$受容体遮断作用と同程度の強さの$\alpha_1$受容体遮断作用を併せもつ．
- ●適　応　本態性高血圧症，褐色細胞腫による高血圧症（内服：1日20 mgより投与開始，効果不十分な場合60 mgまで漸増，1日2回に分服）．
- ●禁　忌　心原性ショックのある患者，高度の徐脈，房室ブロック（Ⅱ，Ⅲ度），洞房ブロックのある患者，うっ血性心不全のある患者，糖尿病性ケトアシドーシス・代謝性アシドーシスのある患者，肺高血圧による右心不全のある患者，妊婦または妊娠の可能性のある婦人．
- ●慎重投与　うっ血性心不全のおそれのある患者，特発性低血糖症，コントロール不十分な糖尿病，長期間の絶食状態，気管支喘息，気管支痙れんのおそれ，重篤な肝機能障害，高齢者．
- ●副作用　発疹，発赤，瘙痒，霧視，涙液分泌減少→投与中止．
- ●相互作用　併用注意：① 交感神経抑制薬（過度の抑制），② 血糖降下薬（血糖降下作用の増強），③ カルシウム拮抗薬（相互に作用を増強），④ 抗不整脈薬ジソピラミド，プロカインアミド，アジマリン（過度の心機能抑制），⑤ 降圧作用を有する薬剤（降圧作用の増強）．

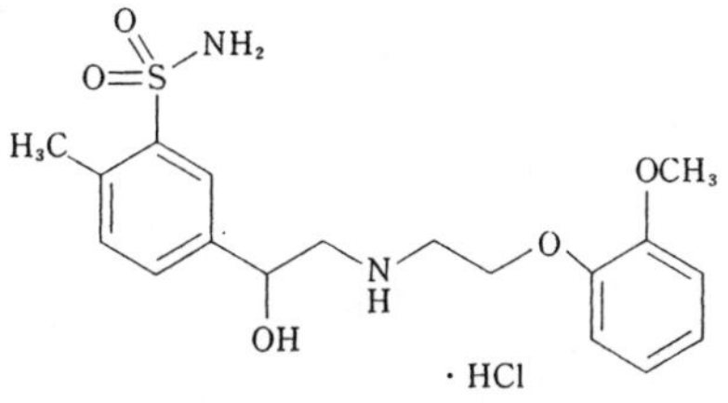

塩酸アモスラロール

## 7.5.5 アドレナリンα受容体遮断薬

塩酸プラゾシン prazosin hydrochloride，塩酸ブナゾシン bunazosin hydrochloride，塩酸テラゾシン terazosin hydrochloride，メシル酸ドキサゾシン doxazosin mesilate などのように，アドレナリン $\alpha_1$ 受容体を選択的に遮断する薬物は，交感神経を介する血管平滑筋の収縮を抑制して降圧作用を発現する．降圧に伴う反射性頻脈は起こりにくいが，副作用として起立性低血圧が知られており，特に投与開始時には注意が必要である．電解質，糖，尿酸などの代謝異常を起こすことがなく，脂質代謝に対してはむしろ好影響がある．メシル酸ドキサゾシンは作用持続時間が最も長く，1日1回の投与で有効である．これらの詳細は，2.1を参照．

## 7.5.6 中枢性交感神経抑制薬

塩酸クロニジン clonidine hydrochloride，メチルドパ methyldopa，酢酸グアナベンズ guanabenz acetate および塩酸グアンファシン guanfacine hydrochloride は，中枢神経のアドレナリン $\alpha_2$ 受容体を刺激し，交感神経の緊張性を低下させて降圧作用を現す（2.1を参照）．降圧薬としての使用頻度は高くないが，メチルドパは妊娠時の高血圧治療に適していると考えられている．

**メチルドパ　methyldopa**
- ●**薬理作用**　脳内で α-メチルノルエピネフリンに代謝され，これが $\alpha_2$ アドレナリン受容体を選択的に刺激して，交感神経の緊張性を低下させて降圧作用を発現する．
- ●**適　応**　本態性高血圧症，腎性高血圧症，悪性高血圧（内服：初回1日0.25～0.75 g より1日0.25 g ずつ漸増．維持量1日0.25～2 g を1～3回に分服）．
- ●**禁　忌**　急性肺炎，慢性肝炎・肝硬変の活動期，本薬物過敏歴，非選択的MAO阻害薬投与中．
- ●**慎重投与**　肝疾患既往歴，肝機能障害，高齢者．
- ●**重大な副作用**　溶血性貧血，白血球減少，無顆粒球症，血小板減少，脳血管不全症状，舞踏病アテトーゼ様不随意運動，両側性ベル麻痺，狭心症発作誘発，心筋炎，SLE様症状，脈管炎，うっ血性心不全，骨髄抑制，中毒性表皮壊死症，肝炎．
- ●**相互作用**　併用禁忌：非選択的MAO阻害薬で高血圧クリーゼ．

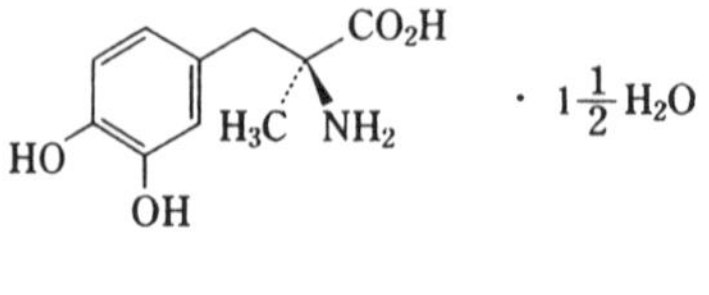

メチルドパ

## 7.5.7 末梢性交感神経抑制薬

交感神経終末に作用して，ノルエピネフリン遊離の抑制またはノルエピネフリンの枯渇を起こす．高血圧症に適応があるのは，**レセルピン reserpine**（2.1を参照）とその類似薬の**レシナミン rescinnamine** である．副作用が強く，臨床で使用されることはほとんどない．

## 7.5.8 古典的血管拡張薬

血管平滑筋に直接作用して降圧作用を現す狭義の血管拡張薬で，作用機序の詳細は不明である．**塩酸ヒドララジン hydralazine hydrochloride** は，末梢細動脈の平滑筋に直接作用して細動脈を拡張させるため，収縮期血圧より弛緩期血圧を大きく低下させる．静脈系の血管にはほとんど作用を示さないため，起立性低血圧を起こしにくい．血圧の低下に伴う反射性の交感神経興奮により，心拍数や心拍出量の増加，レニン分泌の亢進，$Na^+$および水分の貯留が生じる．降圧薬としての臨床使用は非常に限られている．類似薬として，**ブドララジン budralazine**，**塩酸トドララジン todralazine hydrochloride**，**カドララジン cadralazine** がある．

**塩酸ヒドララジン　hydraladine hydrochloride**

- ●薬理作用　末梢細動脈の血管平滑筋に直接作用して拡張させることにより降圧作用を現す．
- ●適　応　内服：本態性高血圧症，妊娠中毒による高血圧症．注射：高血圧性緊急症（子癇，高血圧性脳症など）．
- ●禁　忌　①虚血性心疾患のある患者（反射性交感神経亢進により心臓の仕事量が増加し，症状を悪化させるおそれがある）．②大動脈弁狭窄，僧帽弁狭窄および拡張不全（肥大型心筋症，収縮性心膜炎，心タンポナーデ等）による心不全のある患者，高度の頻脈および高心拍出性心不全（甲状腺中毒症等）のある患者，肺高血圧症による右心不全のある患者，解離性大動脈瘤のある患者（本薬物の反射性交感神経亢進作用および血管拡張作用により症状を悪化させるおそれがある）．③頭蓋内出血急性期の患者（本薬物の血管拡張作用により，頭蓋内出血を悪化させるおそれがある）．④本薬物に過敏症の既往歴のある患者．
- ●慎重投与　腎・肝機能障害，虚血性心疾患の既往歴，うっ血性心不全，脳血管障害．
- ●重大な副作用　SLE様症状（発熱，紅斑，関節痛，胸部痛等），うっ血性心不全，狭心症発作の誘発，麻痺性イレウス，呼吸困難，急性腎不全，溶血性貧血，汎血球減少，多発性神経炎，血管炎，劇症肝炎などの重篤な肝障害（類薬の塩酸トドララジンで報告あり）．
- ●相互作用　併用注意：① MAO 阻害薬，他の降圧薬（利尿降圧薬など），フェノチアジン系精神神経用薬（降圧作用が増強する）．②メトプロロール，プロプラノロール（これらの血中濃度が上昇し，作用が増強される）．

塩酸ヒドララジン

## 7.6 低血圧症治療薬

　低血圧症に関しては，高血圧症のような明確な基準があるわけではないが，一般に，収縮期血圧が100 mmHg以下の場合を低血圧症と呼ぶことが多い．原因が不明である本態性低血圧症の多くは，生命予後が良好であり，必ずしも昇圧薬を使用する必要はない．若年女性に多く，不定愁訴が強い場合には，抗不安薬が治療に用いられることもある．一方，心原性ショック，細菌性ショック，アナフィラキシーショック，出血性ショックなどのように，急激に血圧が低下する場合には，昇圧薬による緊急処置が必要である．このような場合には，塩酸ドパミンや塩酸ドブタミンなどのカテコールアミン系の注射薬が用いられる．また，非カテコールアミン系の塩酸フェニレフリンや塩酸メトキサミンが補助的に用いられることもある．

　何らかの原因で，自律神経系または心血管系に機能障害が生じ，循環反射が正常に機能しなくなると，起立時に心臓への静脈還流量が減少して血圧が下降し，めまいや立ちくらみを起こす．一般的には，安静臥位からの起立時に収縮期血圧が20 mmHg以上，または拡張期血圧が10 mmHg以上低下する場合には，起立性低血圧と呼ばれる．原因疾患としては，糖尿病やシャイ-ドレーガー症候群 Shy-Drager syndrome などが知られている．また，この症状は，自律神経系抑制作用や中枢抑制作用のある薬の副作用としても出現する．起立性低血圧の治療には，次のような薬物が用いられる．

**塩酸エチレフリン　etilefrine hydrochloride**（劇）
- ●**薬理作用**　アドレナリン$\alpha$受容体と$\beta$受容体を直接刺激して血圧を上昇させる．
- ●**適　応**　内服薬（1回5〜10 mgを1日3回）：本態性低血圧，症候性低血圧，起立性低血圧，網膜動脈の血行障害．注射薬（1回2〜10 mgを筋注・皮下注・静注）：起立性低血圧，急性低血圧またはショック時の補助治療．
- ●**禁　忌**　内服薬：甲状腺機能亢進症，高血圧．
- ●**原則禁忌**　注射薬：本剤に過敏性の既往歴，心室性頻拍．
- ●**副作用**　心悸亢進，食欲不振，頭痛，過敏症など．
- ●**相互作用**　ハロタンなどのハロゲン含有吸入麻酔薬を併用すると，心筋の感受性が高まって期外収縮が現れることがある．オキシトシンやエルゴタミンとの併用で血圧の異常上昇が起こることがある．

塩酸エチレフリン

**塩酸ミドドリン　midodrine hydrochloride**
- ●**薬理作用**　プロドラッグであり，活性代謝物（脱グリシン体）がアドレナリン$\alpha_1$受容体を選択的に刺激する．$\beta$受容体には作用しない．

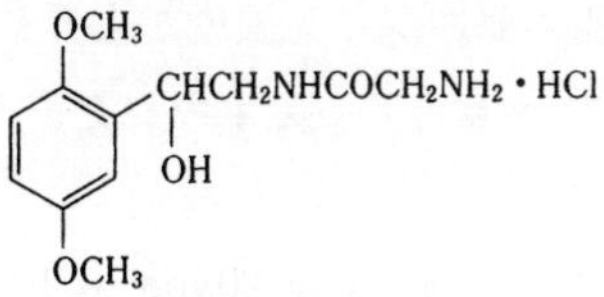

$$\text{塩酸ミドドリン}$$

- ●**適　応**　本態性低血圧，起立性低血圧（1日4 mgを2分服，重症の場合には1日8 mgまで増量可）．
- ●**禁　忌**　甲状腺機能亢進症，褐色細胞腫．
- ●**副作用**　眠気，いらいら感，頭痛，悪心・嘔吐，心室性期外収縮，肝機能障害，発疹，排尿困難など．

## ドロキシドパ　droxidopa

- ●**薬理作用**　体内で芳香族L-アミノ酸脱炭酸酵素により，ノルエピネフリンに変換されて効果を現す．脳内にも移行し，ノルエピネフリンを補給する．
- ●**適　応**　パーキンソン病におけるすくみ足，立ちくらみの改善（1日1回100 mgで開始し，隔日に100 mgずつ増量して最適な維持量を定める．標準維持量は1日600 mgを3分服で，1日900 mgを超えない），シャイ-ドレーガー症候群や家族性アミロイドポリニューロパチーにおける起立性低血圧，失神，立ちくらみの改善（1日200～300 mgを2～3分服で開始し，数日から1週間ごとに，1日量を100 mgずつ増量して最適な維持量を定める．標準維持量は1日300～600 mgを3分服で，1日900 mgを超えない），起立性低血圧を伴う血液透析患者における，めまい，ふらつき，立ちくらみ，倦怠感，脱力感の改善（1回200～400 mgを透析開始30分～1時間前に服用．1回400 mgを超えない）．
- ●**禁　忌**　本剤に過敏症，閉塞隅角緑内障，妊婦または妊娠の可能性，重篤な末梢血管病変（糖尿病性壊疽など）のある血液透析患者．
- ●**原則禁忌**　コカイン中毒，心室頻拍．
- ●**併用禁忌**　ハロタンなどのハロゲン含有吸入麻酔薬，イソプレナリンなどのカテコールアミン製剤．
- ●**重大な副作用**　悪性症候群，白血球減少，無顆粒球症，好中球減少，血小板減少．
- ●**相互作用**　MAO阻害薬，三環系抗うつ薬，オキシトシン，エルゴタミン，抗ヒスタミン薬，メチル硫酸アメジニウムなどにより作用が増強されて異常な血圧上昇を起こす可能性がある．一方，レセルピン，フェノチアジン系薬物，ブチロフェノン系薬物，$\alpha_1$受容体遮断薬などは昇圧作用を減弱させる可能性がある．

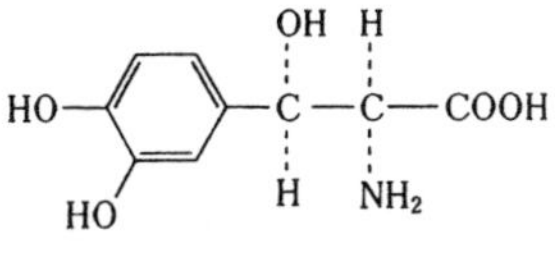

$$\text{ドロキシドパ}$$

## メチル硫酸アメジニウム　amezinium metilsulfate

- ●**薬理作用**　神経終末のノルエピネフリン再取り込み機構において，ノルエピネフリンと競合

するため，シナプス間隙のノルエピネフリン濃度が上昇し，間接的な交感神経興奮様作用が現れると考えられている．また，モノアミンオキシダーゼ（MAO）阻害作用も知られている．

- ●適　応　本態性低血圧，起立性低血圧（1日20 mgを2分服），透析施行時の血圧低下の改善（1回10 mgを透析開始時に服用）．
- ●禁　忌　高血圧症，甲状腺機能亢進症，褐色細胞腫，狭隅角緑内障，残尿を伴う前立腺肥大．
- ●副作用　過敏症，動悸，ほてり感，めまい，頭痛，嘔気，肝障害，排尿障害など．
- ●相互作用　ドロキシドパやノルエピネフリンを併用すると異常な血圧上昇を起こす可能性がある．

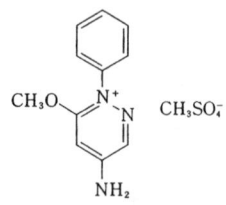

メチル硫酸アメジニウム

## メシル酸ジヒドロエルゴタミン　dihydroergotamine mesilate（劇）

- ●薬理作用　麦角アルカロイド誘導体で，静脈系を収縮させて静脈還流量を増加させる．また，脳血管収縮作用があり，血管拡張性の頭痛に有効である．
- ●適　応　片頭痛（血管性頭痛），起立性低血圧（1回1 mgを1日3回服用）．ただし，家族性片麻痺片頭痛，脳底型片頭痛，眼筋麻痺性片頭痛，網膜片頭痛には投与しないこと．
- ●禁　忌　末梢血管障害，閉塞性血管障害，狭心症，冠動脈硬化症，コントロール不十分な高血圧症，ショック，側頭動脈炎，重篤な肝障害，敗血症，妊婦または妊娠の可能性，授乳婦，本剤または麦角アルカロイドに過敏症の既往歴．
- ●併用禁忌　HIVプロテアーゼ阻害薬，エファビレンツ，デラビルジン，マクロライド系抗生物質，およびアゾール系抗真菌薬は，CYP3A4の競合的阻害により血中濃度を上昇させる．また，トリプタン系5-HT$_{1B/1D}$作動薬および麦角アルカロイドは，相加作用により血管収縮作用を増強する．
- ●重大な副作用　長期連用により胸膜，後腹膜，心臓弁の線維性変化の報告あり．

メシル酸ジヒドロエルゴタミン

## 7.7 末梢循環障害治療薬(末梢血管拡張薬)

末梢循環障害(脳循環障害と冠循環障害は別項で扱う)には,閉塞性動脈硬化症(ASO)やバージャー病 Buerger's disease(閉塞性血栓性血管炎,TAO)のような慢性動脈閉塞症のほか,レイノー病 Raynaud's disease のような機能的循環障害や糖尿病性血管障害などがある.慢性動脈閉塞症の症状については,Fontaine の分類(表7.4)がよく知られており,重症例では,血行再建のための手術が必要である.薬物治療には,ここで述べる血管拡張薬のほかに,抗血栓薬(塩酸チクロピジン,シロスタゾール,塩酸サルポグレラート),抗凝固薬(ワルファリンカリウム,アルガトロバン),血栓溶解薬(ウロキナーゼ),血液粘度改善薬(バトロキソビン)なども用いられる.

表7.4 Fontaine の分類

| | |
|---|---|
| Ⅰ度 | 冷感,しびれ感 |
| Ⅱ度 | 間欠性跛行 |
| Ⅲ度 | 安静時疼痛 |
| Ⅳ度 | 潰瘍,壊死 |

### 7.7.1 プロスタグランジン製剤

**アルプロスタジル alprostadil**(劇)は,プロスタグランジン $E_1$ 製剤で,これを $\alpha$-シクロデキストリンで包接したものが**アルプロスタジルアルファデクス alprostadil alfadex**(劇)である.前者は注射薬(脂肪微粒子中に封入したリポ製剤)として,後者は軟膏または注射薬として用いられる.また,プロスタグランジン $E_1$ 誘導体の包接化合物である**リマプロストアルファデクス limaprost alfadex** は,内服薬として用いられる.プロスタグランジン $E_1$ は,Gs タンパク質共役型のプロスタノイド EP 受容体を介して血管平滑筋細胞内のサイクリック AMP を増加させて血管拡張作用を現すとともに,血小板に作用してその凝集を抑制する.

**ベラプロストナトリウム beraprost sodium**(劇)は,プロスタグランジン $I_2$ を化学的に安定化して経口投与を可能にした誘導体である.Gs タンパク質共役型のプロスタノイド IP 受容体を介して,血管拡張作用と血小板凝集抑制作用を現す.詳細は,血小板凝集阻害薬の項(12.4)を参照.

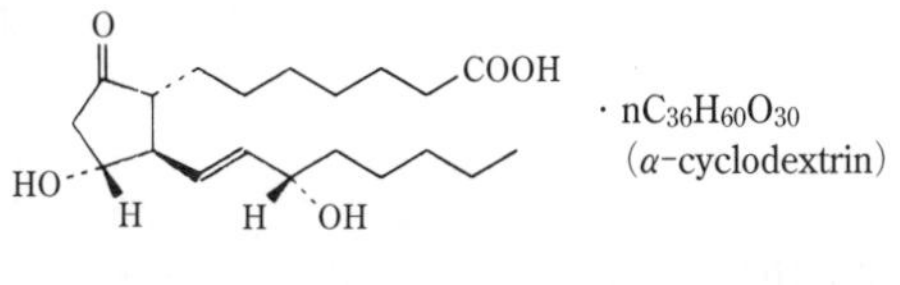

アルプロスタジル   $\cdot nC_{36}H_{60}O_{30}$ ($\alpha$-cyclodextrin)

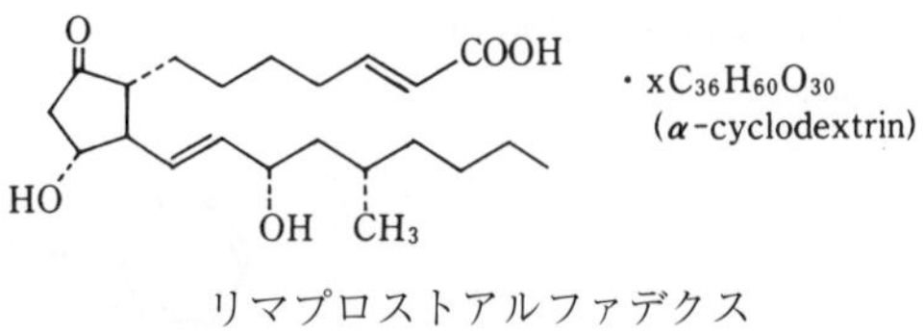

リマプロストアルファデクス   $\cdot xC_{36}H_{60}O_{30}$ ($\alpha$-cyclodextrin)

## 7.7.2　ニコチン酸系薬

**ニコチン酸 nicotinic acid** と**ニコチン酸アミド nicotinamide** は，体内で NAD や NADP に変換されて酸化還元反応の補酵素として働くほか，弱い血管拡張作用も示し，レイノー病，四肢冷感，凍瘡・凍傷に適応がある．

**イノシトールヘキサニコチネート inositol hexanicotinate** と**ヘプロニカート hepronicate** は，ニコチン酸エステル構造を有する化合物で，体内でニコチン酸を遊離して血管拡張作用を現す．適応はレイノー病，バージャー病，閉塞性動脈硬化症，凍瘡・凍傷で，副作用として，悪心・嘔吐，頭痛，皮膚の熱感，顔面潮紅などが知られている．妊婦には禁忌である．

**ニコモール nicomol**，**ニセリトロール niceritrol**，**ニコチン酸トコフェロール tocopherol nicotinate** も同様にニコチン酸を遊離する化合物で，これらは末梢循環障害のほかに高脂血症にも適応がある（第 15 章参照）．

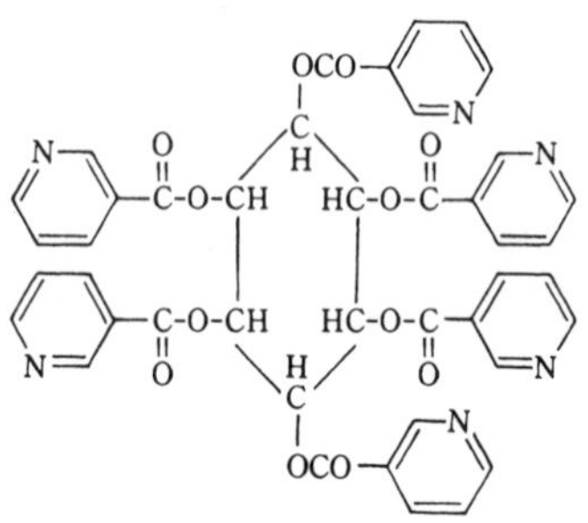

イシノトールヘキサニコチネート 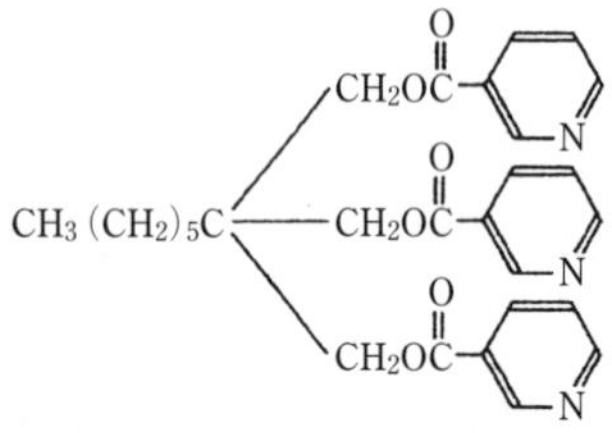　　　　ヘプロニカート

## 7.7.3　アドレナリン $\alpha$ 受容体遮断薬

アドレナリン $\alpha$ 受容体遮断薬のうち，末梢循環障害に適応があるのは**塩酸トラゾリン tolazoline hydrochloride** のみである．

- **薬理作用**　イミダゾリン誘導体で，血管平滑筋のアドレナリン $\alpha$ 受容体を遮断して血管を拡張させる．$\alpha_1$ 受容体と $\alpha_2$ 受容体の選択性はない．ヒスタミン様作用も示す．
- **適応**　バージャー病，閉塞性動脈硬化症，血栓性静脈炎，レイノー病などに伴う末梢循環障害，網膜中心動脈閉塞症，視神経炎．
- **用法**　内服薬：1 日 6.25 〜 12.5 mg を分服し，1 日 60 〜 120 mg まで漸次増量（重症の場合には 1 日 250 mg まで増量可），注射薬：1 日 10 〜 80 mg を分割皮下注（少量より開始）．

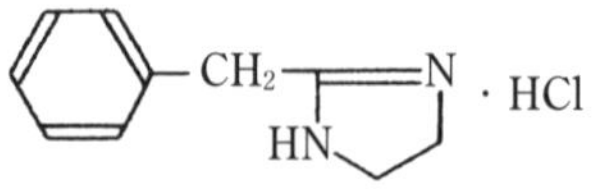

塩酸トラゾリン

- ●禁　忌　急性および慢性冠動脈疾患，脳血管障害，本剤に過敏症の既往歴．
- ●副作用　心悸亢進，起立性低血圧，狭心症様疼痛，皮膚潮紅，頭痛，食欲不振など．

## 7.7.4　アドレナリン β 受容体刺激薬

アドレナリン β 受容体刺激薬のうち，末梢循環障害に適応があるのは**塩酸イソクスプリン** isoxsuprine hydrochloride（劇）のみである．

- ●薬理作用　血管平滑筋や子宮平滑筋のアドレナリン $\beta_2$ 受容体を刺激し，これら平滑筋の収縮を抑制する．また，血液粘度を低下させて血液流動性を高める作用や，赤血球変形の改善作用も知られている．
- ●適　応　頭部外傷後遺症の随伴症状，バージャー病，閉塞性動脈硬化症，レイノー病，糖尿病性末梢血管障害などに伴う末梢循環障害，切迫流産・早産における子宮収縮抑制，月経困難症．
- ●用　法　内服薬：1 回 10 〜 20 mg（子宮収縮抑制には 30 〜 60 mg）を 1 日 3 〜 4 回，注射薬：1 回 5 〜 10 mg 筋注．
- ●禁　忌　脳出血，分娩直後，胎盤早期剝離．
- ●副作用　悪心・嘔吐，心悸亢進，血圧低下，顔面潮紅，頭痛，めまい，月経過多など．

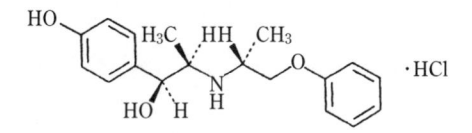

塩酸イソクスプリン

## 7.7.5　その他

**塩酸パパベリン　papaverine hydrochloride**

- ●薬理作用　種々の平滑筋収縮薬に対して，非競合的な拮抗作用を示す代表的な鎮痙薬である．作用機序としては，ホスホジエステラーゼの阻害によるサイクリック AMP の増加，細胞内への $Ca^{2+}$ 流入の阻害，ATP 産生の抑制などが考えられている．
- ●適　応　胃炎や胆道系疾患に伴う内臓平滑筋の痙れん症状，急性動脈塞栓，末梢循環障害，冠循環障害，急性肺塞栓（注射のみ）．

塩酸パパベリン

- ●用　法　内服：1日 200 mg を 3〜4 回分服，注射薬：1回 30〜50 mg，1日 100〜200 mg 皮下注または筋注，急性動脈塞栓には 1回 50 mg 動注，急性肺塞栓には 1回 50 mg 静注．
- ●禁　忌　房室ブロック（注射薬），本剤に過敏症の既往歴．
- ●副作用　呼吸抑制，肝障害，過敏症，心悸亢進，めまい，頭痛，食欲不振など．

## カリジノゲナーゼ　kallidinogenase

- ●薬理作用　カリクレインとも呼ばれる膵臓由来のタンパク質分解酵素で，血漿 $\alpha_2$-グロブリン分画のキニノーゲンに作用して，血管拡張性のブラジキニンを生成する（5.5.3 を参照）．
- ●適　応　高血圧症，メニエル症候群，閉塞性血栓血管炎（バージャー病）における末梢循環障害，更年期障害，網脈絡膜の循環障害．
- ●用　法　内服：1日 30〜150 単位または 30〜60 単位を 3 回分服，注射薬：1回 10 単位を 1日 1 回筋注，デポー剤は重症の循環障害に 1回 40 単位を毎日または隔日筋注．
- ●禁　忌　本剤に過敏症の既往歴，脳出血直後などの新鮮出血時．
- ●副作用　過敏症，肝機能障害，心悸亢進，胃部不快感，熱感，頭痛など．
- ●相互作用　ACE 阻害薬の血圧低下を増強して過度の血圧低下を起こす可能性あり．

# Chapter 8
## 呼吸器系に作用する薬物

### 到達目標
- 代表的な呼吸興奮薬をあげ，薬理作用，機序，主な副作用について説明できる．
- 代表的な鎮咳・去痰薬をあげ，薬理作用，機序，主な副作用について説明できる．
- 代表的な気管支治療薬をあげ，薬理作用，機序，主な副作用について説明できる．

　呼吸とは，外界から酸素を体内に取り込み，全身の細胞が酸素を利用した結果，生じた二酸化炭素を体外へ排出することをいう．この中で，肺を介して外気を取り込むとともに，二酸化炭素を排泄するガス交換を外呼吸といい，血液中の酸素を細胞内で利用して代謝する内呼吸と区別している．

　安静時における呼吸（外呼吸）の周期性は，吸息筋である横隔膜と外肋間筋の収縮（吸息運動），ならびにそれらの弛緩（呼息運動）の繰り返しにより，肺を包む胸郭の容積が広がったり狭まったりして生じる．吸息筋には自動能がなく，その調節は，延髄に存在する呼吸中枢からの周期的なインパルスによってなされる．

　しかし，呼吸中枢の機能が低下した場合には，中枢や末梢に作用する呼吸興奮薬を用いて呼吸を回復させる必要がある．また，気管支が狭くなることなどにより，気道の通過障害を生じている場合には，気管支を拡張したり痰を除去したりするために，それぞれ気管支拡張薬や去痰薬が使われ，過剰な咳を抑える目的で鎮咳薬が用いられる．

## 8.1 呼吸器の生理・解剖

　呼吸器系とは，呼吸機能を司る一つの統合系を指し，気管・気管支などの導管領域や肺胞などの呼吸領域に加えて，胸膜や横隔膜，肺血管系や呼吸中枢を含んだものの総称である．

　呼吸運動は吸息と呼息からなり，それは延髄に存在する呼吸中枢（呼息中枢と吸息中枢）が運動ニューロンを介して，呼息筋（内肋間筋）や吸息筋（横隔膜や外肋間筋）を制御することで形成される．呼息中枢は吸息中枢に対して拮抗的に作用するだけで，呼吸の周期性は，基本的に自動的な興奮を繰り返す吸息中枢によってなされる．この吸息中枢は，橋に存在する呼吸調節中枢と末梢に存在する受容器（伸展受容器，化学受容器，圧受容器）からのインパルスによって影響を受けている．すなわち，呼吸調節中枢は吸息中枢に対して抑制的に働いて，吸息から呼息への

円滑な切替えを助ける．また，肺胞壁に存在する伸展受容器は，吸息により肺が拡張すると興奮し，迷走神経を介して求心性インパルスを吸息中枢に送って，その作用を抑制する（ヘーリング・ブロイエル反射）．

しかし，この反射は成人の安静時にはほとんど働いていない．さらに，頸動脈小体と大動脈体には酸素分圧の低下や二酸化炭素分圧の上昇，および水素イオン濃度の上昇に反応する化学受容器が存在し，これらの変化を感知するような環境下では，各受容器から舌咽神経や迷走神経を介して反射的に吸息中枢が興奮する．ただし，二酸化炭素分圧の変化に最も感受性が高い化学受容器は，延髄の腹側表面に存在する．また，頸動脈洞と大動脈弓に存在する圧受容器は，動脈圧の上昇時に刺激を受けて，反射的に吸息中枢を抑制する．

## 8.2 呼吸興奮薬

呼吸興奮薬には，呼吸中枢を直接興奮させる中枢性呼吸興奮薬（第3章3.10中枢興奮薬を参照）と，頸動脈小体を刺激する末梢性呼吸興奮薬がある．その他，麻薬やベンゾジアゼピン系薬物による中毒時での呼吸抑制を改善させる麻薬中毒治療薬やベンゾジアゼピン拮抗薬がある．また，二酸化炭素も呼吸興奮作用を有する．

### 1. 塩酸ドキサプラム　doxapram hydrochloride（劇）

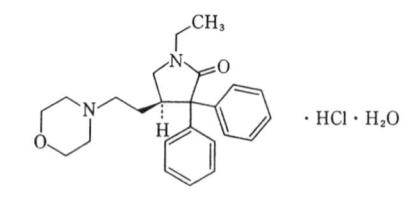

塩酸ドキサプラム

- ●**薬理作用**　頸動脈小体に存在する化学受容器を刺激して，選択的に呼吸中枢を興奮させる．一方，末梢性呼吸興奮作用と比較すると強くはないが，延髄の呼吸中枢に直接働く中枢性の呼吸興奮作用もある．また，麻薬性鎮痛薬による呼吸抑制を鎮痛作用に影響せずに改善する．覚せい時間を短縮する働きもある．
- ●**吸収・運命**　作用の発現は静注後に速やかに現れ，その半減期は4分と短い．投与後48時間で約15％が尿中に排泄される．
- ●**臨床応用**　中枢神経抑制薬による中毒時や，麻酔時における呼吸抑制を解除する目的で使用される他に，急性ハイパーカプニア（高炭酸ガス血症）を伴う慢性肺疾患時に点滴静注で使用される．点滴静注の場合は酸素吸入が必要である．
- ●**副作用**　てんかんの痙れん状態や重症高血圧症には禁忌である．過剰投与により昇圧や頻脈，

筋痙れんがみられる．中枢神経の興奮や振戦，赤血球減少，悪心，嘔吐，下痢．さらにASTやALTの上昇がある場合は，減量や休薬などが必要である．また，交感神経興奮様薬やMAO阻害薬との併用で血圧が相乗的に上昇する．

## 2. 麻薬拮抗薬 （3.8 鎮痛薬を参照）

麻薬である塩酸モルヒネや塩酸ペチジンによる過度の呼吸抑制に対して，麻薬拮抗薬である**酒石酸レバロルファン levallorphan tartrate** や**塩酸ナロキソン naloxone hydrochloride**（劇）が使用される．

## 3. ベンゾジアゼピン拮抗薬

フルマゼニル　**flumazenil**（劇）

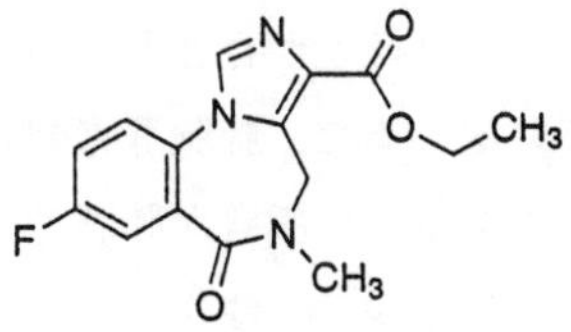

フルマゼニル

- ●**薬理作用**　中枢神経に存在するベンゾジアゼピン受容体に結合し，ベンゾジアゼピン系化合物による鎮静や呼吸抑制に拮抗する．
- ●**吸収・運命**　通常は静注後，数分以内に覚せい状態が現れる．半減期は約50分である．ほとんどがエチルエステルの加水分解によりカルボン酸体になり，その後，約40％がグルクロン酸抱合を受けて速やかに尿中に排泄される．
- ●**臨床応用**　手術または検査のためにベンゾジアゼピン系薬剤を投与された患者に，覚せい遅延や呼吸抑制がある場合，および同薬剤の中毒患者に対して，それらの改善を目的に利用される．
- ●**副作用**　長期間ベンゾジアゼピン系薬剤を投与されているてんかん患者には禁忌である．副作用として，ショックや痙れん，頭痛，興奮，幻覚，白血球減少，血圧上昇，頻脈，クレアチニン上昇，肝機能障害などがある．

## 4. 二酸化炭素

二酸化炭素（炭酸ガス carbon dioxide，$CO_2$）は，延髄の中枢化学受容器に働いて呼吸興奮を引き起こすだけでなく，頸動脈小体と大動脈体の化学受容器を刺激して，反射的に呼吸興奮作用を引き起こす．呼吸興奮作用は吸気中の二酸化炭素濃度が2％程度で現れ，10％のときに最大になるので，通常は酸素ガスの中に5％の割合で二酸化炭素を混合して患者に吸入させる．二酸化炭素の血中濃度が非常に高くなると，中枢神経全体に対して麻酔作用が現れ（炭酸ガスナルコーシス），呼吸中枢の活動が低下する結果，呼吸停止が起こることがある．したがって，肺血栓塞栓症によって肺高血圧をきたしている患者（肺性心）や，慢性閉塞性肺疾患患者，脳血管障害

の急性期等で呼吸機能が高度に低下している患者などのように炭酸ガスナルコーシスを生じやすい場合には，十分に注意して二酸化炭素を使用する必要がある．

## 8.3 鎮咳・去痰薬

　肺は空気を通して直接，外界と接する臓器であり，1日中，異物や微生物などの侵入にさらされている．その空気が通過する経路に位置するのが気管，気管支であり，その表面は気管支腺や分泌細胞から分泌された粘液で覆われている．気管から細気管支までは気道上皮細胞の線毛で覆われ，この線毛が絶え間ない運動を繰り返すことによって，気道の粘液が上部側に移動していく．この働きが肺内の異物の除去に大きく貢献している．

　一方，細気管支から続く肺胞の部分には線毛が存在しないが，分泌液中に含まれるマクロファージによって異物の貪食が行われている．また，肺胞Ⅱ型細胞からはサーファクタント（肺表面活性物質）が分泌され，その主成分であるリン脂質が肺胞の表面張力の低下や，肺胞表面の湿潤状態の維持，粘液線毛による気道分泌物（痰）の輸送にとって，重要な役割を果たしている．

　一般に，気道への異物の吸入や細菌感染，炎症が発生した場合には粘稠性の痰が増加し，咽頭から気管分岐部の気道粘液下に分布する刺激受容体（機械的受容体）に刺激が伝わる．その結果，迷走神経の求心線維を介して延髄の咳中枢が興奮して咳が誘発される．さらに，咳中枢への刺激伝達は，気管支や肺胞に分布する伸展受容器を介しても行われる．

　鎮咳・去痰薬は，このような肺機能の異常な亢進を抑えたり，逆にうまく引き出したりするための薬剤で，患者の症状に応じて薬剤を使い分ける必要がある．咳の中には鎮咳薬が効果を示さない場合がある．

### 8.3.1　鎮咳薬

　咳は気道内の異物や分泌物を除去するための生体防御反応なので，むやみに咳を止めずに，咳発生の原因を除去することが最も大切である．しかし，咳が継続して仕事や睡眠などの生活に支障を来す場合には，鎮咳薬を利用する．

　咳には粘稠性の痰を伴う湿性咳と，痰のない乾性咳があり，鎮咳薬は乾性咳に用いるのが基本である．鎮咳薬を湿性咳に用いると，痰の喀出を妨げて窒息の原因になるので，去痰薬との併用や去痰作用を有する鎮咳薬を用いる．また，湿性咳では痰の排出後に咳の止むことが多いので，去痰薬は咳を治めるためにも有効である．鎮咳薬は，延髄の咳中枢に作用する中枢性鎮咳薬が中心で，さらに麻薬性と非麻薬性の鎮咳薬に分けられる．また，含嗽薬や去痰薬，あるいは気管支拡張薬の中には，末梢性の鎮咳作用を有するものがあるが，通常は鎮咳薬として分類されない．

## 1. 中枢性鎮咳薬

**a. 麻薬性鎮咳薬**

リン酸コデイン　codeine phosphate（劇）〈麻薬（1％散除く）〉（類似薬：リン酸ジヒドロコデイン dihydrocodeine phosphate（劇）〈麻薬（1％散除く）〉，オキシメテバノール oxymethebanol（劇）〈麻薬〉）

　　　　リン酸コデイン　　　　　リン酸ジヒドロコデイン　　　　オキシメテバノール

- **薬理作用**　リン酸コデイン，リン酸ジヒドロコデイン，オキシメテバノールは，それぞれが類似の構造を有し，いずれも延髄の咳中枢に直接作用して，求心性インパルスに対する閾値を高めることにより咳反射を抑制する．リン酸コデインによる鎮咳作用は，モルヒネよりも弱いが，その特異性は鎮痛作用や呼吸抑制作用よりも高いので，低用量で鎮咳効果を現す．リン酸ジヒドロコデインとオキシメテバノールの鎮咳作用は，リン酸コデインの5～14倍強く，持続性があって依存性が少ないので，リン酸コデインよりも使用頻度が高い．気管支腺分泌の低下や気管支筋の収縮作用を有するので，気管支喘息や肺気腫には適用しない．
- **吸収・運命**　経口投与されると，リン酸ジヒドロコデインは約2時間の半減期で血中から消失する．いずれの麻薬性鎮咳薬もメチル基がある関係で，グルクロン酸抱合を受けにくく，経口での利用が可能である．肝臓の薬物代謝酵素CYP2D6で代謝される．
- **臨床応用**　麻薬性鎮咳薬による鎮咳作用は確実に現れ，痰を伴わない乾性咳に利用されることが多い．また，鎮痛効果のあることから胸痛を伴う場合には利用価値が高い．中枢性鎮咳薬は，気管支喘息などの咳喘息の咳には無効で，気管支拡張薬やステロイド薬を用いる．乾性咳に対する治療には，最初に非麻薬性鎮咳薬を使用する．効果がない場合に麻薬性鎮咳薬を用いる．リン酸ジヒドロコデインは，塩酸エフェドリンや*dl*-塩酸メチルエフェドリン，マレイン酸クロルフェニラミンなどが配合されている鎮咳去痰配合薬としても利用されている．これらの配合剤は，リン酸ジヒドロコデイン単独と比較して作用発現時間が短縮され，鎮咳作用も強くなって持続性も増す．
- **副作用**　気道分泌を阻害するので，気管支喘息発作中には使用できない．反復投与による依存性と，呼吸抑制作用には十分に注意を要する．特に飲酒により呼吸抑制作用が増強する．頻繁にみられる副作用には，眠気，吐き気，めまい，嘔吐があり，便秘や頭痛，不安感，振戦，不整脈，排尿障害なども生じる．乳汁中への移行があるので授乳期の婦人への投与は注意が必要である．

### b. 非麻薬性鎮咳薬

ノスカピン　noscapine　（類似薬：ヒベンズ酸チペピジン tipepidine hibenzate，臭化水素酸デキストロメトルファン dextromethorphan hydrobromide（劇）（散）），グアイフェネシン guaifenesin，クエン酸ペントキシベリン pentoxyverine citrate（劇），クロペラスチン cloperastine，リン酸ベンプロペリン benproperine phosphate，塩酸ホミノベン fominoben hydrochloride，塩酸エプラジノン eprazinone hydrochloride（劇（細粒）），リン酸ジメモルファン dimemorfan phosphate，塩酸クロフェダノール clofedanol hydrochloride（劇（散））

● **薬理作用**　非麻薬性鎮咳薬は，いずれも延髄の咳中枢に直接作用して，鎮咳作用を発揮する．一般に，鎮痛作用や呼吸抑制作用，薬物依存作用，および気道分泌作用は持っていない．ノスカピンはアヘンアルカロイドで，鎮痛や呼吸抑制，薬物依存性，気道分泌抑制などの作用

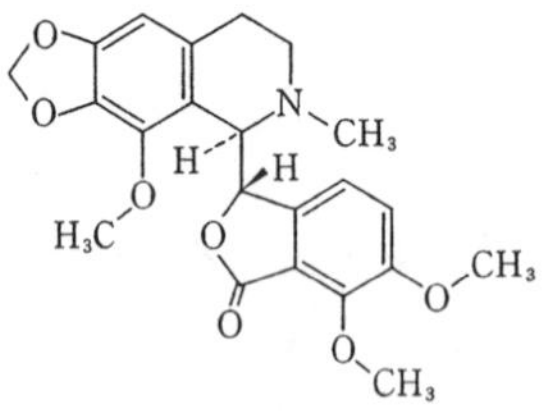

ノスカピン

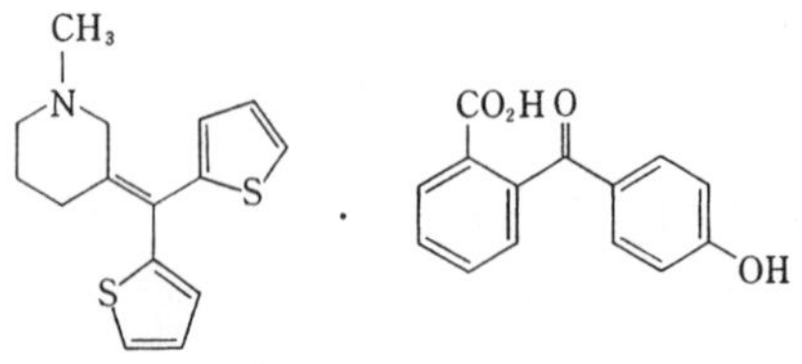

ヒベンズ酸チペピジン

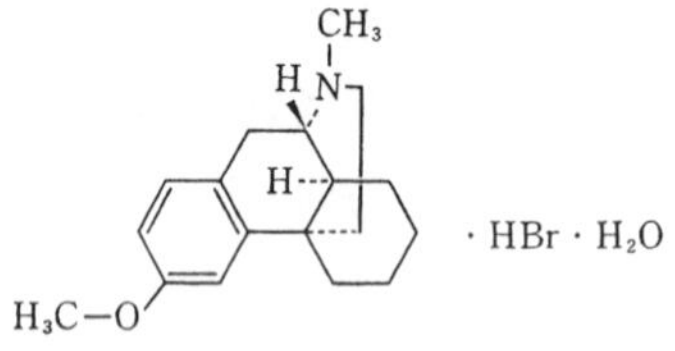

臭化水素酸デキストロメトルファン

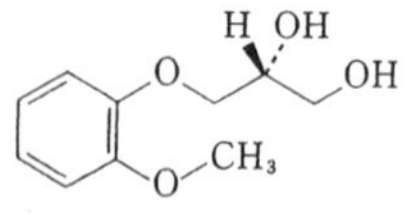

グアイフェネシン

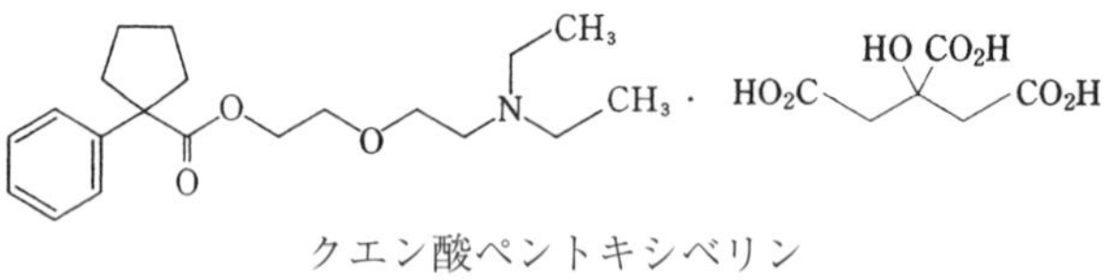

クエン酸ペントキシベリン

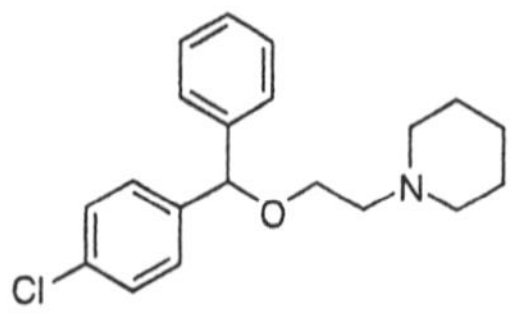

クロペラスチン

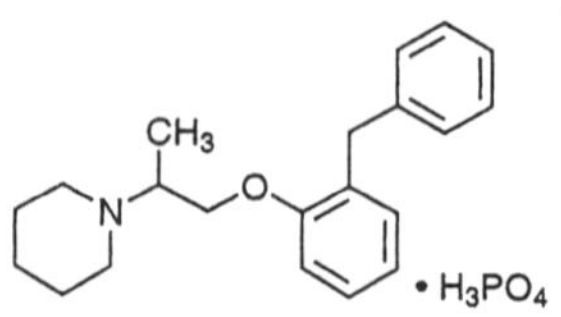

リン酸ベンプロペリン

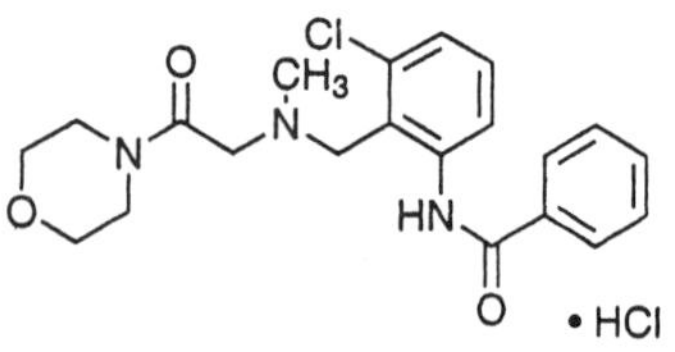

塩酸ホミノベン

塩酸エプラジノン　　　　　リン酸ジメモルファン　　　　塩酸クロフェダノール

を有していない.

　ヒベンズ酸チペピジンの鎮咳作用は，コデインと同等で，鎮痛，呼吸抑制作用はない. 本剤は気管支腺分泌亢進作用や，気道粘液の線毛上皮運動亢進作用を有するので，その去痰作用も期待して利用される.

　臭化水素酸デキストロメトルファン（$d$ 体で，$l$ 体はレボメトルファン）は，リン酸コデインに匹敵する鎮咳作用を有するが，鎮痛，呼吸抑制作用はなく，薬物依存作用や気道分泌抑制作用もないので，比較的使用頻度が高い.

　グアイフェネシンは咳中枢を抑制するだけでなく，気管支筋の弛緩作用による鎮咳効果，さらに気道分泌促進作用による去痰作用や気道粘膜の庇護作用などの幅広い働きを有する. また，クエン酸ペントキシベリンも，延髄の咳中枢抑制作用だけでなく，副交感神経抑制作用や平滑筋弛緩作用，局所麻酔作用による鎮咳反射抑制も有し，多面的に鎮咳効果を現す.

　リン酸ベンプロペリンは，咳中枢抑制作用に加えて，末梢性の伸展受容器を抑制する作用や気管支筋弛緩作用を示す. 鎮咳作用に加えて去痰作用を併せもつ薬剤としては，上述のヒベンズ酸チペピジンやグアイフェネシンのほかに，塩酸ホミノベンと塩酸エプラジノンが知られている. そのほかに，非サポニン性配糖体のジャセンソウエキスにも，咳中枢を抑制する作用と去痰作用がある.

- **吸収・運命**　非麻薬性鎮咳薬はほとんどが経口で使用され，作用発現時間はほぼ 1〜2 時間程度である. その中でもノスカピンは速効性で，また塩酸ホミノベンも作用発現が早く，1 時間以内に最大血中濃度に到達するが，半減期も 1.2 時間程度と短い. リン酸ジメモルファンは，錠剤かシロップで使われ，1〜2 時間で最大血中濃度に達し，24 時間後には未変化体は 2％程度まで減少する.

　ヒベンズ酸チペピジンも経口で利用され，通常の投与量では 30 分〜1 時間後には鎮咳作用が現れて，効果はほぼ 5〜6 時間持続する. 半減期は約 1.8 時間と短いので，1 日に 3 回に分けて投与される.

　臭化水素酸デキストロメトルファンは経口のほか皮下注や筋注でも使われる. 経口投与後 2 時間程度で最大血中濃度に達し，半減期は 3.2〜3.6 時間である. ほとんどが肝臓で代謝されるが，代謝物は糞便中ではなく尿中に排泄される. ヒベンズ酸チペピジンでは，代謝物により赤味がかった着色尿がみられることがある.

- **臨床応用**　非麻薬性鎮咳薬は乾性咳嗽で利用されるだけでなく，痰を伴う湿性咳嗽に対しても去痰薬との併用で使われる. 湿性咳嗽では去痰作用のある非麻薬性鎮咳薬の利便性が高い. 感冒や気管支喘息，肺炎や上気道炎に伴う咳嗽など多くの咳症状の緩和に利用される.

- ●副作用　非麻薬性鎮咳薬に共通する副作用としては，眠気，頭痛，眩暈，不快感，不眠などの精神神経症状や悪心・嘔吐，食欲不振，便秘，腹痛，口渇などの消化器症状が挙げられる．いずれの薬剤も薬物依存性や呼吸抑制作用はないが，各薬剤に対する過敏症の患者には注意が必要である．

## 8.3.2　去痰薬

異物を排除しようとする刺激が中枢に伝わると，その指令を介して粘膜下腺や杯細胞からは粘稠性の高い糖タンパク質（表層のゲル層）が，また気道上皮細胞からは水分（深層のゾル層）が分泌され，さらに肺サーファクタントと混合されて気道分泌物（痰）が生成される．痰はこれら構成成分の割合に応じて粘稠性が異なり，粘液線毛による輸送能にも影響する．

　去痰薬は気道粘液の分泌を促進して痰の気道への粘着性を低下させ，あるいは痰を溶解して喀痰を容易にさせるものである．前述したように，去痰薬は湿性咳を鎮静化させるためにも有効である．

　去痰薬は作用機序の違いからいくつかの種類に分けられるが，実際には様々な作用を有していることが多いので明確に分類することは難しい．ここでは主な作用機序を中心にして 1) 気道分泌促進薬，2) 気道潤滑薬，3) 気道粘液溶解薬，4) 気道粘液修復薬，5) その他の去痰薬に分類した．

### 1.　気道分泌促進薬

**塩酸ブロムヘキシン　bromhexine hydrochloride**　（類似薬：ヒベンズ酸チペピジン **tipepidine hibenzate**, グアイフェネシン **guaifenesin**, 塩酸エプラジノン **eprazinone hydrochloride**（劇（細粒）））

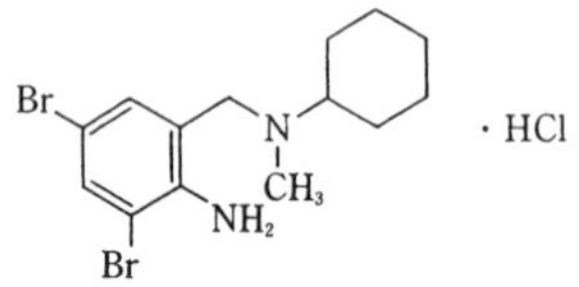

塩酸ブロムヘキシン

- ●薬理作用　気道分泌促進作用を有し，またリソソーム様顆粒の分泌を促進することにより痰の溶解作用を示す（気道粘液溶解薬でもある）．さらに，肺胞上皮Ⅱ型細胞からのサーファクタント分泌を促進させる．鎮咳薬のところで記載したが，ヒベンズ酸チペピジン，グアイフェネシン，塩酸エプラジノンは，鎮咳作用のほかに気道分泌腺を刺激して気道分泌を促進する去痰作用を有する．ヒベンズ酸チペピジンの去痰作用は気道粘液の線毛上皮運動が亢進することにも由来する．
- ●吸収・運命　内服薬または吸入薬として使用される．経口投与後，約1時間で最大血中濃度に達し，半減期は1.7時間で，5日後の総量では88％が尿中に，また4％が糞便中に排泄される．
- ●臨床応用　内服や吸入により，気管支炎や肺炎，肺結核，さらに手術後の去痰を含めて，痰を排出させる必要のある症状に広く利用される．また，内服や吸入が困難な場合には，筋注

や静注により，痰や気管支造影剤の排泄を促進させる目的で利用される．
- **副作用** 咳嗽，胃腸障害，頭痛，過敏症，心悸亢進など

## 2. 気道潤滑薬

**塩酸アンブロキソール　ambroxol hydrochloride**

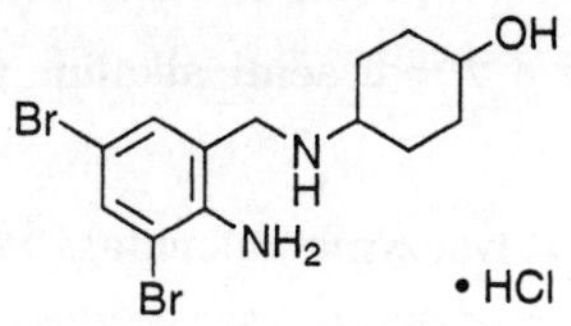

塩酸アンブロキソール

- **薬理作用** ブロムヘキシンの活性代謝物であり，肺サーファクタントの分泌促進作用を介して，痰の排出を容易にする．抗酸化作用も有し，比較的使用頻度が高い．
- **吸収・運命** 錠剤や溶液，ドライシロップで投与されると，いずれも 2～4 時間で最大血中濃度に達する．半減期は約 5 時間で，その後，比較的速やかに減少する．投与後 3 日目までに，未変化体と β グルクロン酸抱合体を合わせて 50～70 % が尿中に排泄される．$N$-脱アルキル化代謝物も微量検出される．
- **臨床応用** 錠剤や溶液，シロップまたはドライシロップで使用される．気管支喘息や急性・慢性気管支炎，気管支拡張症，肺炎，肺結核などのほか，慢性副鼻腔炎の排膿にも使われる．早朝覚醒時に，喀痰の排出が困難な患者には，夕食後の投与が有効である．
- **副作用** アナフィラキシー様症状の他に，不快臭による悪心や嘔吐が報告されている．割合は 0.1 % 以下と少ない．胃痛，腹部膨満感，腹痛，下痢，便秘，食欲不振，消化不良，肝機能障害，過敏症などがある．

## 3. 気道粘液溶解薬

**アセチルシステイン　acetylcysteine**　（類似薬：**塩酸 L-エチルシステイン** L-ethyl cysteine hydrochloride，**塩酸 L-メチルシステイン** L-methyl cysteine hydrochloride）

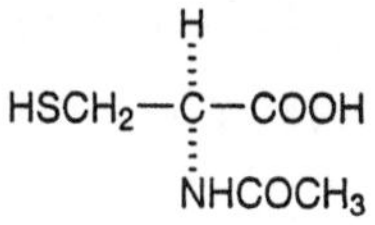

アセチルシステイン 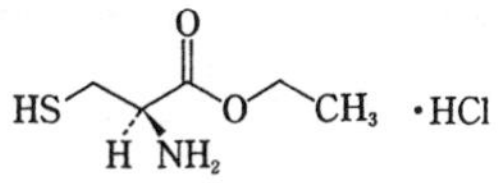　　　塩酸 L-エチルシステイン 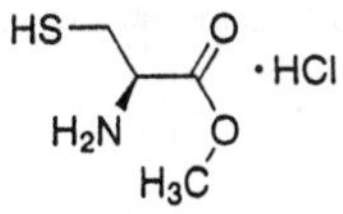　　　塩酸 L-メチルシステイン

- **薬理作用** 粘液ムコタンパク質のジスルフィド結合を開裂し，粘液粘度を低下させる．特に，喀痰の粘性に大きく関与する酸性糖タンパク質に対して溶解作用を示す．抗酸化作用もある．
- **臨床応用** アセチルシステインは吸入薬である．塩酸 L-エチルシステインと塩酸 L-メチルシステインは共に腸溶錠なので，かまずに服用する．これらはペニシリン系抗生物質を不活

性化するので，併用しない．気管支喘息や急性・慢性気管支炎，気管支拡張症，肺炎，肺結核など広く利用される．また，慢性副鼻腔炎の排膿にも使われる．
- ●**副作用** 眩暈，頭痛，消化器症状（悪心，嘔吐，食欲不振），過敏症，発疹，血痰など．

### 酵素製剤

**a. タンパク質分解酵素** （プロナーゼ pronase, セラペプターゼ serrapeptase, ブロメライン bromelain, セミアルカリプロテイナーゼ semi-alkaline proteinase）

**b. 多糖類分解酵素**（塩化リゾチーム lysozyme chloride）
- ●**薬理作用** タンパク質，あるいは多糖類を分解し，粘液粘度を低下させる．
- ●**臨床応用** タンパク質分解酵素は，膿性痰に有効である．血液凝固に対する阻害作用があるので，出血性素因のある患者には禁忌である．
- ●**副作用** 一般に，ショック症状などの各薬剤に対する過敏症のほかに，下痢や食欲不振，嘔吐・不快感などの消化器症状が現れる．

## 4. 気道粘液修復薬

**L-カルボシステイン L-carbocysteine** （類似薬：フドステイン fudosteine）
- ●**薬理作用** 喀痰中のシアル酸とフコースの構成比を正常化する粘液成分調整作用を有する．また，粘液上皮の線毛細胞の修復を促進し，気道の異常な分泌を是正する．ただし，SH基を含まないので，ムコタンパク質のジスルフィド結合を開裂する作用はない．フドステインは，気道分泌液増加作用と漿液性気道分泌亢進作用，杯細胞の過形成を抑制する作用を有し，抗炎症作用もある．

L-カルボシステイン　　　　　　　　　フドステイン

- ●**吸収・運命** 錠剤よりもシロップのほうが最大血中濃度に達する時間が早い．健常人では投与後 1.5 時間がピークで，投与後 1.6 時間が半減期に相当する．同じくフドステインは，投与後 1.17 時間とL-カルボシステインと比較してピークに達する時間は短いが，半減期は投与後 2.7 時間と長い．
- ●**臨床応用** 錠剤や溶液，シロップまたはドライシロップ，フドステインは錠剤で使用される．共に気管支喘息や急性・慢性気管支炎，気管支拡張症，肺炎，肺結核などに使われる．L-カルボシステインは，上気道炎時や慢性副鼻腔炎の排膿のために，フドステインはびまん性汎細気管支炎時での適用がある．
- ●**副作用** 皮膚粘膜眼症候群や中毒性表皮壊死症が重大な副作用であり，フドステインと共通の重大な副作用としては，肝機能障害と黄疸がある．そのほかに，食欲不振や腹痛，下痢，便秘，発疹，悪心，嘔吐，頭痛，動悸などもみられる．

### 5. その他

・刺激性去痰薬（または反射性去痰薬）（サポニン類：セネガ senega）
・成分中のサポニンが気道粘膜や消化管粘膜を刺激して気道分泌を促進する．
・塩類去痰薬（アンモニアウイキョウ精 foeniculated ammonia spirit）
・非サポニン配糖体（桜皮エキス cherry bark extract）
・生薬去痰薬（キョウニンエキス apricot kernel）（劇）
・界面活性剤（チロキサポール tyloxapol）

チロキサポール

チロキサポール以外は，気道分泌促進作用を有する生薬由来の成分で，1. 気道分泌促進薬（p.298）に分類することも可能であるが，最近ではほとんど使用されていない．チロキサポールは界面活性剤で，痰の表面張力を低下させて気道上皮への粘着性を低下させる．

## 8.4 気管支喘息治療薬

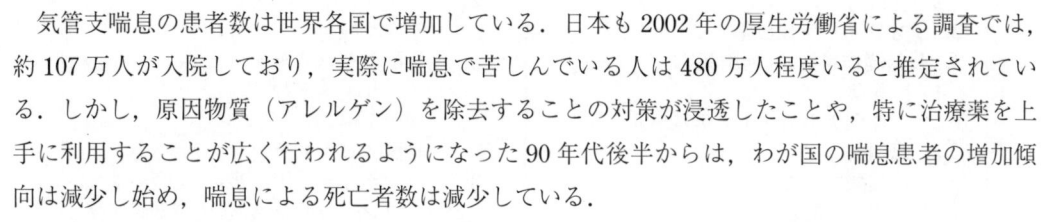

　気管支喘息の患者数は世界各国で増加している．日本も2002年の厚生労働省による調査では，約107万人が入院しており，実際に喘息で苦しんでいる人は480万人程度いると推定されている．しかし，原因物質（アレルゲン）を除去することの対策が浸透したことや，特に治療薬を上手に利用することが広く行われるようになった90年代後半からは，わが国の喘息患者の増加傾向は減少し始め，喘息による死亡者数は減少している．
　2002年のGINA（Global Initiative for Asthma）のガイドラインによる喘息の定義は，以下の通りである．「喘息は気道の慢性炎症性疾患であり，多くの細胞や細胞成分が役割を演じている．その慢性炎症によって気道過敏症が上昇し，繰り返す喘鳴，息切れ，胸部圧迫感（胸苦しさ）および咳が，特に夜間や早朝に起こる．これらのエピソードは，通常，広範囲な，しかし様々な程度の気道閉塞を伴っており，しばしば自然に，もしくは治療により寛解する」．
　すなわち，喘息は1) 気道の炎症，2) 気道の過敏症，3) 可逆的な気道の閉塞の3点で特徴づけられる．これらは互いに関連性が深く，起炎物質によって炎症が起こると気道が過敏になり，刺激が気管支平滑筋に伝わって過剰に収縮し，発作が起こる．さらに，発作は慢性的な炎症を引き起こすといった悪循環となってしまう．
　したがって，気管支喘息の治療や予防に用いられる薬剤は，炎症を抑えることと発作を抑える

ことを標的とした薬剤に集約される．炎症を抑えるための薬剤は長期管理薬（コントローラー）と呼ばれ，アレルゲンによって引き起こされるアレルギー反応，特に即時型の喘息反応を抑制する抗アレルギー薬と，抗炎症効果が期待できる副腎皮質ステロイド薬がある．テオフィリン徐放薬もコントローラーとして利用される．一方，気管支れん縮を緩和させて発作を抑える目的で利用されるのが発作治療薬（レリーバー）で，$\beta_2$受容体刺激薬やキサンチン誘導体のアミノフィリン，吸入抗コリン薬がある．

なお，気管支喘息の治療薬として重要な位置を占める抗アレルギー薬は，第5章を参照のこと．また，副腎皮質ステロイド薬（吸入用ステロイド薬）は，第6章のステロイド性抗炎症薬の記述も参考にされたい．

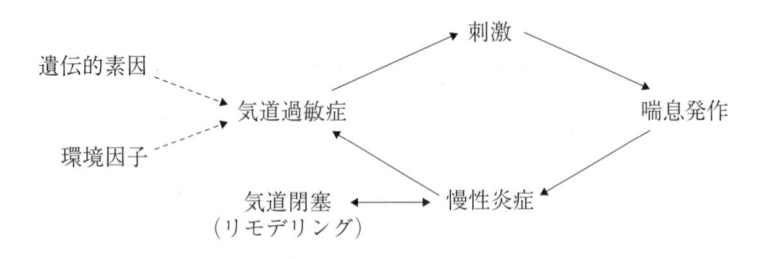

**図8.1　気管支喘息の病因と発作の悪循環**

**表8.1　喘息の長期管理に利用される薬剤（2003年ガイドラインを中心に）**

| | |
|---|---|
| 1. ステロイド薬<br>　1）吸入ステロイド薬<br>　　　プロピオン酸ベクロメタゾン<br>　　　プロピオン酸フルチカゾン<br>　　　ブデソニド<br>　2）経口ステロイド薬<br>2. テオフィリン徐放薬<br>3. 長時間作用型$\beta_2$刺激薬<br>　1）吸入薬<br>　　　キシナホ酸サルメテロール<br>　2）経口薬<br>　　　塩酸プロカテロール<br>　　　フマル酸ホルモテロール<br>　　　塩酸ツロブテロール<br>　　　塩酸クレンブテロール<br>　　　塩酸マブテロール<br>　3）貼付薬<br>　　　ツロブテロール<br>4. 抗アレルギー薬<br>　1）メディエーター遊離阻害薬<br>　　　クロモグリク酸ナトリウム<br>　　　トラニラスト | 　　　アンレキサノクス<br>　　　レピリナスト<br>　　　イブジラスト<br>　　　タザノラスト<br>　　　ペミロラストカリウム<br>　2）ヒスタミン$H_1$-拮抗薬<br>　　　フマル酸ケトチフェン<br>　　　塩酸アゼラスチン<br>　　　オキサトミド*1<br>　　　メキタジン<br>　　　塩酸エピナスチン<br>　3）トロンボキサン阻害薬<br>　　i）トロンボキサン$A_2$合成酵素阻害薬<br>　　　　塩酸オザグレル<br>　　ii）トロンボキサン$A_2$拮抗薬<br>　　　　セラトロダスト<br>　4）Th2サイトカイン阻害薬<br>　　　トシル酸スプラタスト<br>　5）ロイコトリエン拮抗薬*2<br>　　　プランルカスト水和物<br>　　　モンテルカスト<br>　　　ザフィルルカスト |

*1 成人喘息には適応になっていない．小児喘息に適応あり．
*2 抗アレルギー薬に分類せずに，別の項目として分けることがある．

## TOPICS

### アスピリン喘息とアラキドン酸シクロオキシゲナーゼ（COX）

アスピリン喘息は，アスピリンによって誘発される喘息のことである．アスピリン喘息患者では，ほとんどすべての酸性非ステロイド性抗炎症薬（NSAIDs）によっても過敏反応が誘発される．したがって，NSAIDs に共通する薬理作用であるシクロオキシゲナーゼ（COX）阻害作用が関わるアラキドン酸代謝経路やその代謝物の変動を介して，過敏反応が引き起こされると考えられる．COX には COX-1 と COX-2 が存在するが，アスピリンやインドメタシンは COX-1 に対する親和性が著しく高いこと，また選択的 COX-2 阻害薬では，基本的に喘息の過敏反応を誘発しないことから，アスピリン喘息は COX-1 阻害によって生じるものと考えられている．通常は，NSAIDs の服用後 2 時間くらいまでに発作を起こす 1 型アレルギー反応様の症状がみられるが，成人に比較して小児では頻度は低い（成人では喘息の約 10 % 程度だが，小児は 2 % 以下）．また，抗ロイコトリエン薬は，アスピリン服用後の気道収縮反応に対して効果を示すことがわかっている．

### 1. アドレナリン $\beta_2$ 受容体刺激薬

**エピネフリン epinephrine**（アドレナリン adrenaline）［$\alpha > \beta$］

**塩酸エフェドリン ephedrine hydrochloride**（劇（末，散，注））［$\alpha > \beta$］（類似薬：dl-塩酸メチルエフェドリン methylephedrine hydrochloride）

**塩酸イソプレナリン isoprenaline hydrochloride**（塩酸イソプロテレノール isoproterenol hydrochloride）（劇）［$\alpha < \beta$，$\beta_1 > \beta_2$］（類似薬：硫酸オルシプレナリン orciprenaline sulfate（劇（注））［$\alpha < \beta$，$\beta_1 = \beta_2$］，塩酸メトキシフェナミン methoxyphenamine hydrochloride ［$\alpha < \beta$，$\beta_1 < \beta_2$］，塩酸トリメトキノール trimetoquinol hydrochloride［$\alpha = 0$，$\beta_1 < \beta_2$］）

**硫酸サルブタモール salbutamol sulfate**［$\alpha = 0$，$\beta_1 < \beta_2$，持続性］（類似薬：硫酸テルブタリン terbutaline sulfate（劇（注））

**塩酸プロカテロール procaterol hydrochloride**［$\alpha = 0$，$\beta_1 \ll \beta_2$，持続性］（類似薬：臭化水素酸フェノテロール fenoterol hydrobromide，フマル酸ホルモテロール formoterol fumarate，塩

エピネフリン

塩酸エフェドリン

dl-塩酸メチルエフェドリン

l-塩酸イソプレナリン

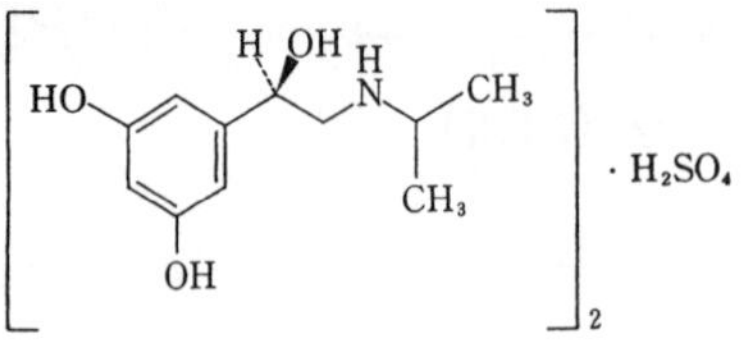

硫酸オルシプレナリン

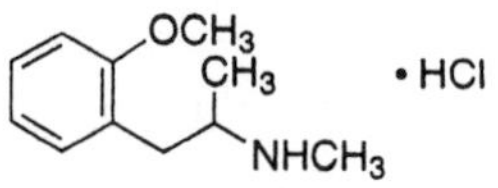

塩酸メトキシフェナミン

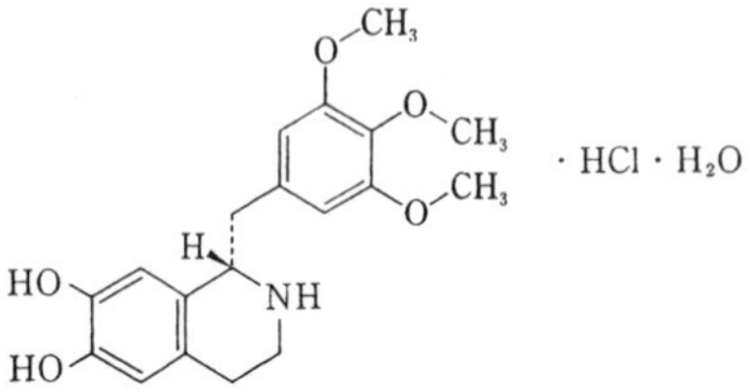

塩酸トリメトキノール

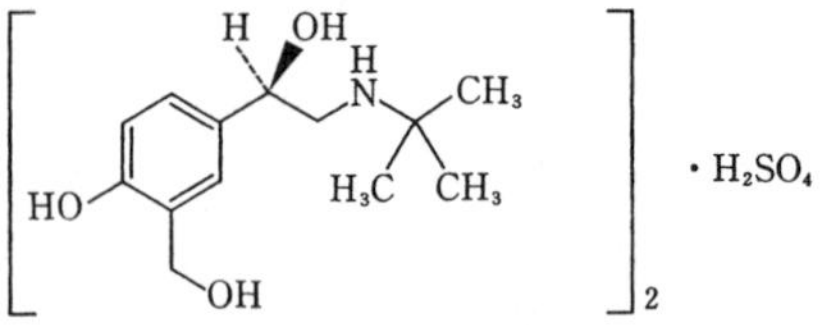

硫酸サルブタモール

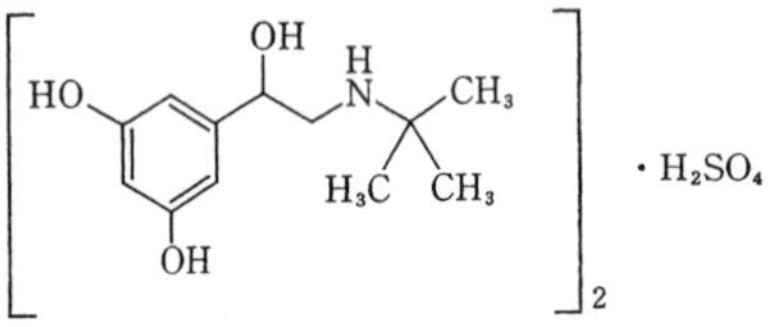

硫酸テルブタリン

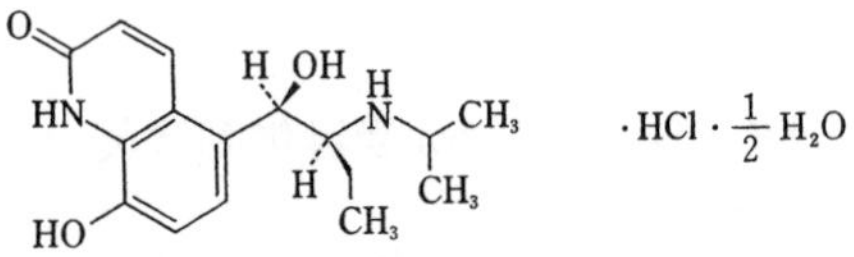

塩酸プロカテロール

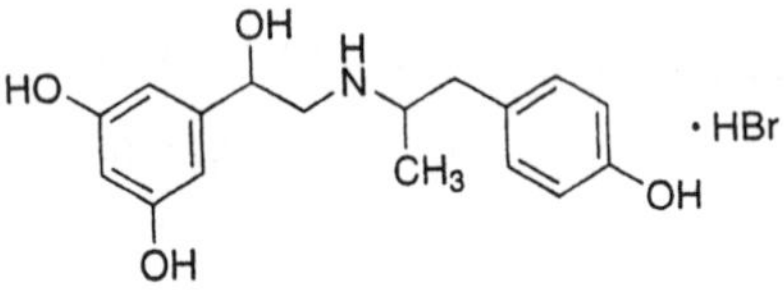

臭化水素酸フェノテロール

酸ツロブテロール tulobuterol hydrochloride, 塩酸クレンブテロール clenbuterol hydrochloride, 塩酸マブテロール mabuterol hydrochloride)

キシナホ酸サルメテロール salmeterol xinafoate　[$\alpha = 0$, $\beta_1 \ll \beta_2$, 長時間作用型]

●**薬理作用**　$\beta_2$ 受容体刺激薬は，気道の $\beta_2$ 受容体を刺激してアデニル酸シクラーゼを活性化し，細胞内の cyclic AMP 濃度を高めることにより，気管支平滑筋を弛緩して気管支拡張作用を示す．また，塩酸プロカテロールと臭化水素酸フェノテロール，フマル酸ホルモテロール，塩酸クレンブテロールには抗アレルギー作用があり，肥満細胞のアデニル酸シクラーゼを活性化して化学伝達物質の遊離を抑制する．塩酸エフェドリンや塩酸メチルエフェドリン，硫酸オルシプレナリンなどは第1世代，硫酸サルブタモールと硫酸テルブタリンが第2世代の薬物である．塩酸プロカテロール，臭化水素酸フェノテロール，フマル酸ホルモテロールなどは第3世代の $\beta_2$ 受容体刺激薬で，$\beta_1$ 受容体への刺激作用はほとんどなく，作用の持続性もより向上している．キシナホ酸サルメテロールはフェニルエタノールアミン系の薬物で，他の吸入 $\beta_2$ 受容体刺激薬よりもさらに長時間作用型である．

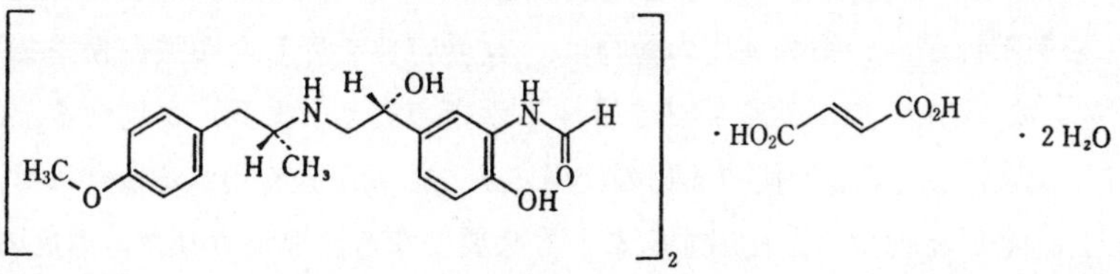

フマル酸ホルモテロール

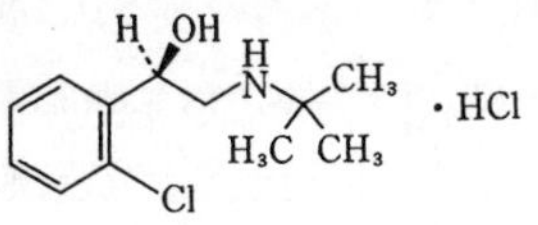

塩酸ツロブテロール

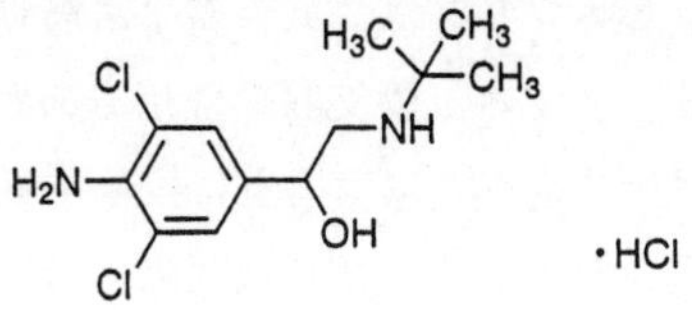

塩酸クレンブテロール

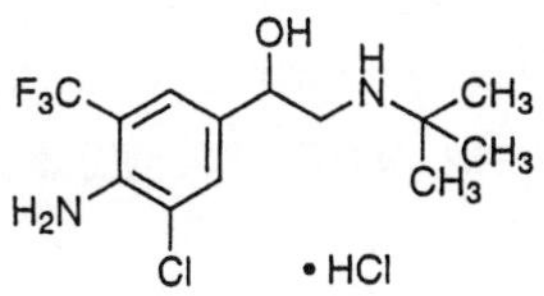

塩酸マブテロール

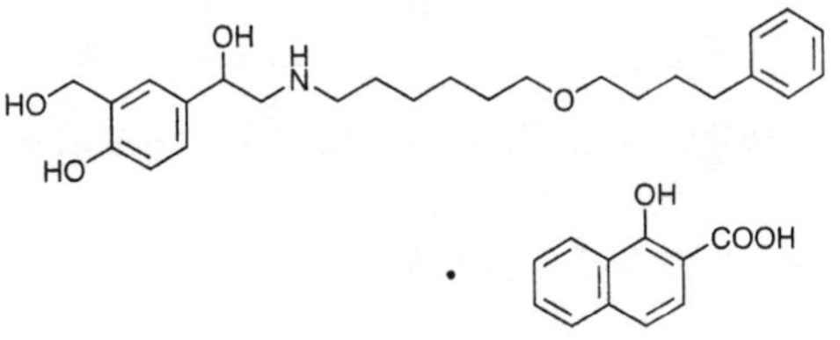

キシナホ酸サルメテロール

- ●**吸収・運命** 塩酸エフェドリンは尿中排泄型の薬物で，その多くは未変化体である．第1世代の薬剤の作用時間はいずれも数時間程度で，1日3回くらいの投与が必要である．

  硫酸サルブタモールは経口や吸入で投与されてから作用発現まで，それぞれ10～15分，5～10分と短く，持続時間はそれぞれ5～6時間，1～4時間と比較的長い．その後，24時間以内にほとんどが尿中に排泄される．

  塩酸プロカテロールは主に肝臓の薬物代謝酵素（CYP3A4）で代謝され，24時間までの累積尿中排泄率は投与量の10％程度である．

- ●**臨床応用** エピネフリンは，気道閉塞を緩解するために中発作から大発作時に，皮下注または筋注で利用される．また，気管支痙れんに対して吸入で使われることもある．

  塩酸ツロブテロールはドライシロップ，テープ剤がある．テープ剤は胸部や背部，または上腕部のいずれかに貼付される．最大効果を発揮するまでには約12時間かかる．

  硫酸サルブタモールや第3世代の$\beta_2$刺激薬は，エアゾール（定量噴霧式吸入剤 metered dose inhaler：MDI）として利用されることが多く，吸入器を用いて1日1回（就寝前）か2回（朝と就寝前）吸入する．吸入液の場合は，ネブライザーを用いて深呼吸をしながら吸入する．

  症状に合わせて，吸入ステロイド薬との併用が行われる．この場合，$\beta_2$刺激薬を吸入して気管支を拡張させてから（5分以上経ってから）ステロイド薬を吸入する．キシナホ酸サルメテロールは，作用時間が12時間と長いので，吸入ステロイド薬との併用により喘息のコントロールがしやすい．

- ●**副作用** 気管支には$\beta_2$受容体が，また心臓には$\beta_1$受容体が分布しているので，どちらの

受容体にどのくらい作用するのかの選択性の違いによって，副作用の現れ方に差が生じる．$\beta_2$ 受容体に選択性が高い第3世代の薬物は，$\beta_1$ 受容体を介した頻脈や動悸などの心刺激作用はほとんどないが，逆に $\beta_2$ 受容体を介する手指の震え（振戦）が現れる．これらの副作用には個人差がある．第3世代の薬物の使用により振戦が強く現れる場合には，第2世代あるいは第1世代の $\beta$ 刺激薬を使用することも必要となる．血清カリウム濃度の低下があり，それはキサンチン類やステロイド薬，利尿薬の併用で増強する．

エピネフリンは，気管支平滑筋弛緩作用を有するが，$\alpha$，$\beta$ 非選択的作用薬なので，$\alpha_1$ 受容体を介する気管支収縮作用もあわせもつ．また，眼圧上昇の素因のある患者には禁忌で，動脈硬化症患者には慎重に投与する．塩酸エフェドリンは，緑内障，前立腺肥大症患者には慎重投与となる．$\beta$ 刺激薬吸入の定時使用 regular use では，気道過敏症の亢進の可能性がある．

一般に $\beta$ 刺激薬は，高血圧，心疾患，甲状腺機能亢進症，糖尿病の患者，および妊婦には慎重に投与し，授乳婦への投与を避ける．また，$\beta$ 刺激薬の過剰投与により発作が抑制されていると，気道炎症が進行して気道過敏症になっていることがあるので，注意が必要である．

## 2. キサンチン誘導体

**テオフィリン　theophylline**（劇）（100 mg 以下を除く）（類似薬：**アミノフィリン aminophylline**（劇（末）），**コリンテオフィリン choline theophylline**（劇（散）），**プロキシフィリン proxyphylline**（劇（末）），**ジプロフィリン diprophylline**）

● **薬理作用**　非特異的なホスホジエステラーゼ阻害作用により，細胞内の cAMP 量を増加させ，気管支平滑筋を拡張させる．また，アデノシン $A_1$ 受容体を遮断する作用によっても気管支平滑筋を拡張する．最近では，細胞内カルシウムの分布を調節したり，T 細胞の増殖や気道への浸潤を抑制する作用，T 細胞や肥満細胞からの化学伝達物質の産生や遊離を抑制する作用，あるいは好酸球の浸潤抑制やアポトーシスを誘導する作用など，幅広い抗炎症作用が注目されている．

なお，アミノフィリンとコリンテオフィリンは，テオフィリンのそれぞれエチレンジアミン塩とコリン塩である．

テオフィリン

アミノフィリン

コリンテオフィリン

プロキシフィリン

ジプロフィリン

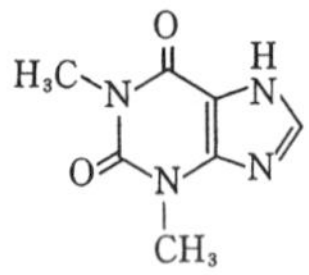

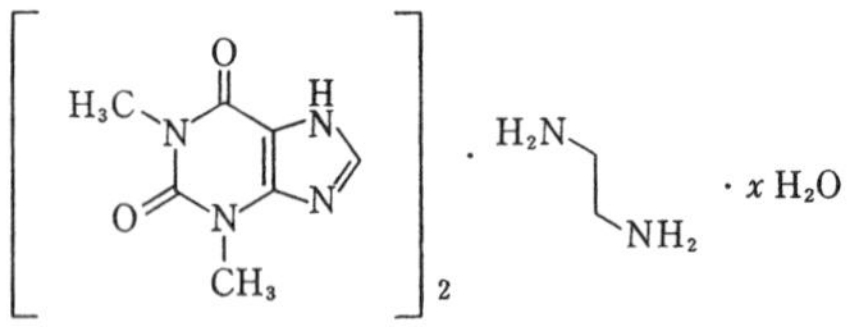

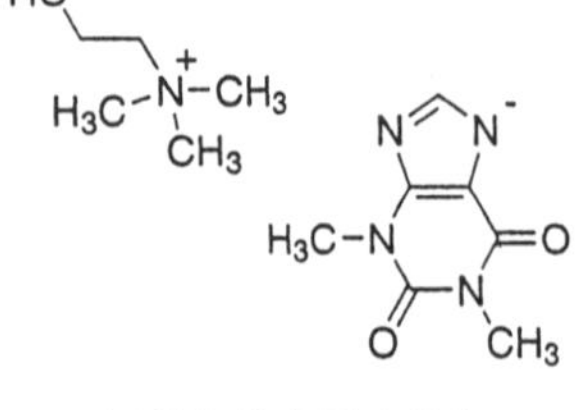

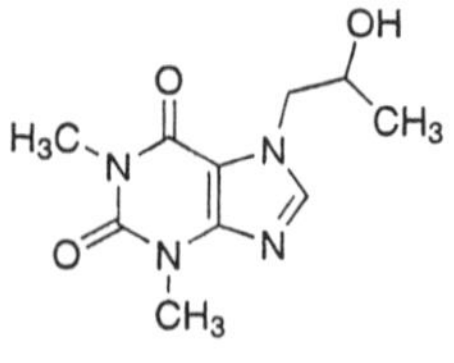

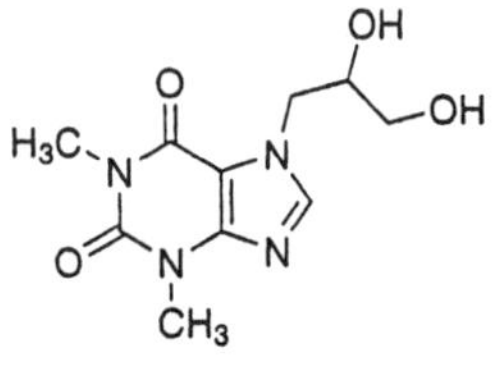

## TOPICS

### テオフィリンと細胞内シグナル伝達の転写制御

核内転写因子であるNFκBは，様々な炎症性サイトカインの発現やメディエーターの産生，および炎症性細胞の遊走や浸潤などに関与している．それは，NFκBがそれぞれに関連する遺伝子DNAのプロモーター領域に結合することによって，転写の活性化が促進するためである．その結合親和性は，クロモゾームのヒストンアセチル化状態によって左右される．テオフィリンは，ヒストン脱アセチル化酵素の活性を高めると報告されており，ヒストンのアセチル化状態を低下させることで，DNAのヒストンからの遊離を抑制する．その結果，NFκBとDNAとの結合性が高まらず，炎症性サイトカインや炎症性タンパク質の転写活性化が起こらなくなる．逆に，喫煙などの酸化ストレスは，細胞内の酸化ストレスなどを介して，ヒストン脱アセチル化酵素の活性を低下させることがわかっている．

●**吸収・運命** 内服する20〜30分で効果が出現し，投与後1時間〜1時間半で最大血中濃度に達する．半減期は投与方法によらず，ほぼ8〜12時間で，肝臓で薬物代謝酵素（CYP1A2）により代謝された後，ほとんどが尿中に排泄される．

CYP1A2の誘導剤や阻害剤でクリアランスの影響を受けるため，リファンピシン，フェノバルビタール，ランソプラゾール，フェニトインなどやセイヨウオトギリソウ含有食品を服用していると，テオフィリン類の効果が減弱する．

逆にシメチジン，アロプリノール，塩酸アミオダロン，エリスロマイシン，塩酸チクロピジン，塩酸ジルチアゼム，マレイン酸フルボキサミン，フルコナゾールなどを服用していると，テオフィリン類の効果が増強して中毒症状が現れやすくなる．喫煙によってもクリアランスは増加する．

●**臨床応用** 発作予防の目的で使われ，慢性患者の維持療法にとって重要である．通常は徐放薬として，錠剤や顆粒が，あるいはドライシロップやシロップが経口で用いられる．徐放薬は長時間血中濃度を一定に保つことが可能で，喘息症状の予防に適している．短時間作用型製剤であるアミノフィリンや一部のテオフィリンは，静注・点滴静注，あるいは皮下注や筋注でも使用される．特にアミノフィリンは発作治療薬として位置付けられている．アミノフィリンやジプロフィリンは坐剤として使われることもある．

近年，テオフィリン徐放薬を定期的に服用することで，常時，有効血中濃度を維持し，発作を予防する治療法であるRTC（round the clock）療法が行われている．なお，テオフィリン類は，吸入ステロイド薬の効果を高めることがわかっており，その抗炎症作用が長期的な管理に役立つと考えられている．

●**副作用** キサンチン誘導体は，気管支拡張作用のほかに，強心・利尿作用が比較的強く，中枢神経興奮作用や骨格筋刺激作用は弱い．主な副作用として，ショック・アナフィラキシーショック，痙れん・興奮などの中枢神経症状，悪心・嘔吐などの消化器症状，動悸・頻脈や不整脈などの循環器症状，肝機能障害や横紋筋融解症などがあるが，副作用はいずれも濃度に依存して生じるので，個人に適した血中濃度を維持することが重要である．一般的にテオ

フィリン類の有効血中濃度は 8〜20 μg/mL と狭く，25 μg/mL 以上では中毒域に達する．また，静注する場合は，投与速度が早すぎると血圧低下や心停止を起こすことがある．高齢者には血中濃度を 5〜10 μg/mL と低く設定することも行われている．

## 3. 抗コリン薬

**臭化イプラトロピウム　ipratropium bromide**（類似薬：臭化オキシトロピウム oxitropium bromide，臭化チオトロピウム水和物 tiotropium bromide）

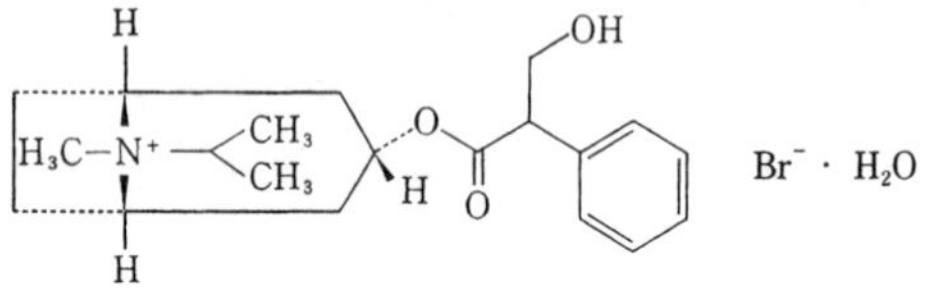

臭化イプラトロピウム

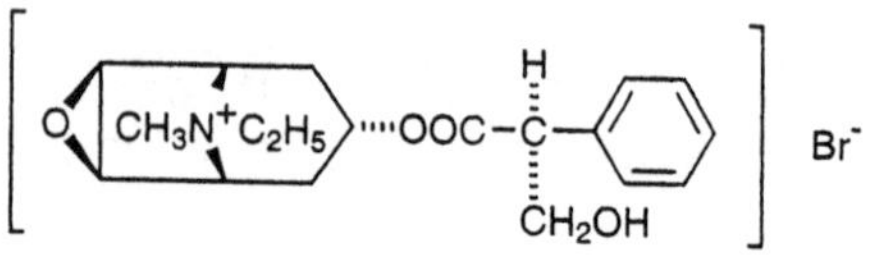

臭化オキシトロピウム

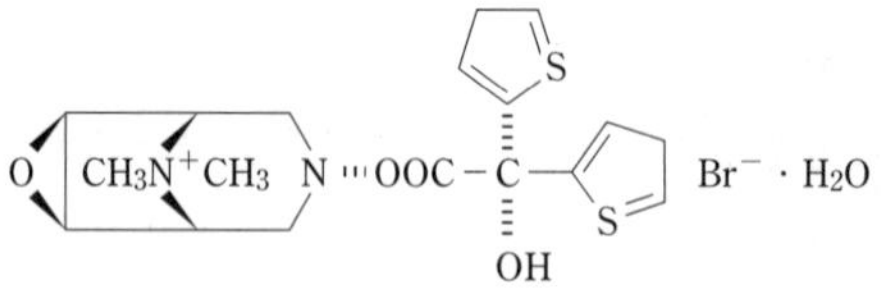

臭化チオトロピウム水和物

- **薬理作用**　気管支平滑筋や分泌腺に存在するムスカリン $M_3$ 受容体を遮断することにより，神経終末から遊離されたアセチルコリンによる気道収縮作用を抑制する．気管支喘息時には遠心性副交感神経を介して気道収縮が亢進していることが多く，抗コリン薬の効果が現れる．$\beta_2$ 受容体刺激薬と比較して気管支拡張作用は弱い．発作の予防薬として位置づけられる．
- **吸収・運命**　吸入後 30 分から 1 時間程度で作用が発現し，最大血中濃度の到達時間と半減期は，共に投与後約 3 時間である．作用時間は 8 時間程度と長く，特に臭化チオトロピウム水和物は，1 回の吸入だけで 24 時間も作用が持続する．これは臭化チオトロピウムのムスカリン $M_3$ 受容体への親和性が，臭化イプラトロピウムと比較して 10 倍以上高く，受容体からの解離も 100 倍以上遅いことに起因する．臭化イプラトロピウムや臭化オキシトロピウムは，尿中排泄が少なく，ほとんどが糞便中に排泄される．
- **臨床応用**　抗コリン薬は，エアゾール製剤で噴霧器を使って吸入されるため，気管支分泌抑制作用は現れず，痰の分泌を困難にすることもない．臭化イプラトロピウムや臭化オキシトロピウムは，1 日 3〜4 回吸入するが，臭化チオトロピウム水和物は 1 日 1 回，専用器具を用いて吸入する．抗コリン薬は気管支喘息の第一選択薬ではない．$\beta$ 受容体が減少している高齢者の喘息には単剤で使用されることもあるが，$\beta_2$ 刺激薬との相加効果を期待して用いられることが多い．慢性気管支炎や肺気腫などの慢性閉塞性肺疾患（COPD）の気道閉塞に対して繁用される．

- **副作用** 全身性の作用はほとんどなく，副作用が少ない．ただし，抗コリン作用による膀胱括約筋の収縮・排尿筋の弛緩，散瞳や眼圧上昇があるので，前立腺肥大症や緑内障では禁忌である．まれに頭痛や振戦，吐気，心悸亢進，発疹，口渇，排尿困難などを起こすことがある．

## 4. 副腎皮質ステロイド薬

**プロピオン酸ベクロメタゾン** beclometasone dipropionate（類似薬：**プロピオン酸フルチカゾン** fluticasone propionate，**ブデソニド** budesonide）

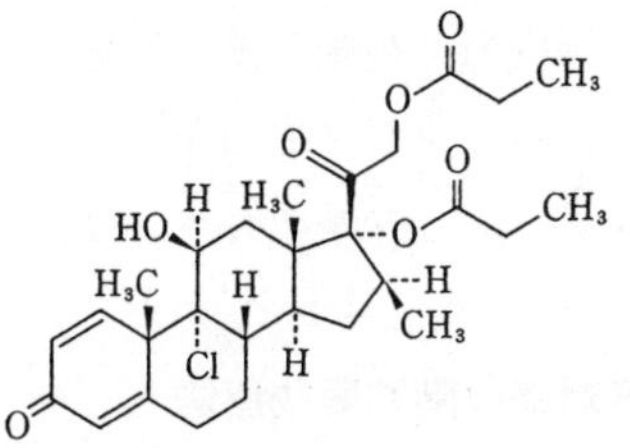

プロピオン酸ベクロメタゾン

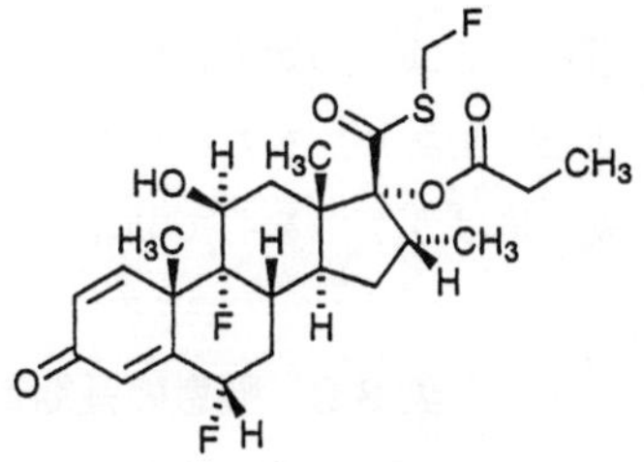

プロピオン酸フルチカゾン

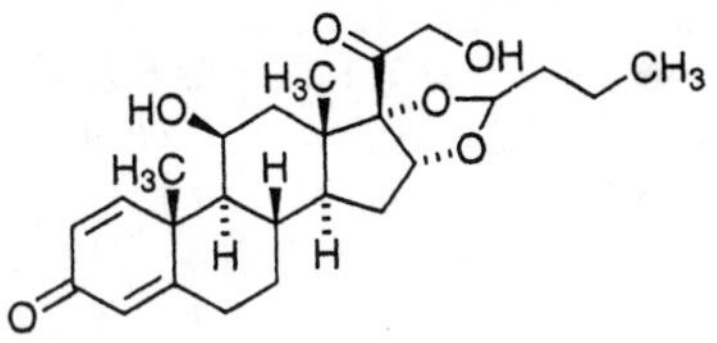

ブデソニド

- **薬理作用** 気道の炎症を強力に抑制する．それにはT細胞や肥満細胞，血管内皮細胞，気道上皮細胞などからのサイトカイン産生抑制作用，肥満細胞と好酸球の増殖抑制作用，血管透過性亢進抑制作用，粘液分泌抑制作用，抗アレルギー作用などが関与している．

  副腎皮質ステロイド薬は細胞内で糖質コルチコイド受容体に結合し，その結果二量体を形成して活性化した受容体が核内に存在する炎症作用に係わる遺伝子DNAの特定の塩基配列（糖質コルチコイド受容体応答配列）に結合する．そして，それらの遺伝子の転写，あるいは転写に係わる因子の転写を抑制することで作用が発現する．一方，別の無関係な遺伝子の転写が活性化されたり，抑制されたりすると，様々な副作用が出現する．

- **吸収・運命** 吸入が中心であるが，静注や経口でも利用されることがある．健常人がプロピオン酸フルチカゾンを400 $\mu$g 吸入すると，30分で最大血中濃度に達し，8時間後には0.05 ng/mL以下に減少する．肝臓で薬物代謝酵素（CYP3A4）により代謝されて，ほとんどが糞便中に排泄される．リトナビルやイトラコナゾールなどのCYP3A4阻害薬により血中濃度が上昇するので，副腎皮質ステロイド薬の全身性の副作用が現れやすい．

- **臨床応用** 喘息治療において第一選択の中心的存在で，長期管理薬として必須の薬剤である．気管支拡張作用はないので，発作時には無効である．エアゾールとドライパウダー製剤があり，基本的にスプレー式吸入器を使用する際には，吸入するタイミングを同調させる必要の

ないスペーサーを用いる．局所への吸入投与が可能になったことから，副作用は非常に少ない．ヒドロコルチゾンは大発作時に静注で使われ，デキサメタゾンやプレドニゾロンは重症時に経口で，また大発作時に静注で使用される．吸入ステロイド薬との併用で効果が認められている薬剤としては，$\beta_2$刺激薬，テオフィリン類，抗アレルギー薬（特にロイコトリエン拮抗薬）があり，単独での増量効果を，低用量で高めることが可能である．喘息は重症度に応じてステップ1〜4までに分けられるが，吸入ステロイド薬は，いずれのステップでもそれぞれ最低用量，低用量，中用量，高用量で使われる．表8.2に喘息の重症度ごとに対応する薬物療法について，厚生労働省がまとめた2003年版ガイドラインを示す．

● **副作用** ステロイド薬の吸入療法は，全身性の副作用が少なく，また肝臓で分解されやすい．副作用としては，過敏症，嗄声，骨粗鬆症，白内障，緑内障，視床下部・下垂体・副腎機能の抑制などがあり，また抗体産生が抑制される結果，口腔カンジダ症が発生しやすくなるので，吸入後はうがいをして防止する．また，ベクロメタゾンとフルチカゾンは，プロピオン

**表8.2 喘息の長期管理における重症度対応段階的薬物療法**

| 重症度 | ステップ1<br>軽症間欠型 | ステップ2<br>軽症持続型 | ステップ3<br>中等症持続型 | ステップ4<br>重症持続型 |
|---|---|---|---|---|
| 長期管理薬<br><br>●：連用<br>○：考慮 | ○喘息症状がやや多い時（たとえば，1月に1〜2回），血中・喀痰中に好酸球増加のある時は下記のいずれか一つの投与を考慮<br>・吸入ステロイド薬（最低用量）<br>・テオフィリン徐放薬<br>・ロイコトリエン拮抗薬<br>・抗アレルギー薬 | ●吸入ステロイド薬（低用量）連用<br>●あるいは下記のいずれか連用，もしくは併用<br>・テオフィリン徐放薬<br>・ロイコトリエン拮抗薬<br>・クロモグリク酸ナトリウム<br>●夜間症状，持続する気道閉塞に吸入ステロイド薬と併用して<br>・長時間作用型$\beta_2$刺激薬（吸入/貼付/経口）<br>●アトピー型喘息を主な対象として上記薬剤のいずれかと併用して<br>・抗アレルギー薬 | ●吸入ステロイド薬（中用量）連用<br>下記のいずれか，あるいは複数を吸入ステロイド薬と併用する<br>・テオフィリン徐放薬<br>・長時間作用型$\beta_2$刺激薬（吸入/貼付/経口）<br>・ロイコトリエン拮抗薬<br>○Th2サイトカイン阻害薬併用考慮 | ●吸入ステロイド薬（高用量）連用<br>下記の複数を吸入ステロイド薬と併用する<br>・テオフィリン徐放薬<br>・長時間作用型$\beta_2$刺激薬（吸入/貼付/経口）<br>・ロイコトリエン拮抗薬<br>○Th2サイトカイン阻害薬併用考慮<br>●上記でコントロール不良の場合<br>・経口ステロイド薬を追加 |
| 発作時 | 短時間作用型吸入$\beta_2$刺激薬，または短時間作用型経口$\beta_2$刺激薬，短時間作用型テオフィリン薬 | 短時間作用型吸入$\beta_2$刺激薬，その他 | 短時間作用型吸入$\beta_2$刺激薬，その他 | 短時間作用型吸入$\beta_2$刺激薬，その他 |

（厚生労働省免疫・アレルギー研究班（2003）喘息予防・管理ガイドライン2003，改訂第2版（牧野荘平 他監）．協和企画）

酸塩なので，咽頭を刺激しやすく，これもうがいをすることで除去できる．十分にうがいをすることによって，局所症状の予防と消化管からの吸収を抑えることができる．そのほかには，悪心・嘔吐，高血圧，発疹，血管浮腫，接触皮膚炎などがある．

## 5. 抗アレルギー薬（第5章参照）

気管支拡張作用がなく，予防的使用法が適する．一般に，抗アレルギー薬は吸入ステロイド薬に比較すると有効率が低いが，効果が認められれば継続使用を行う．

### a. 化学伝達物質遊離阻害薬

**クロモグリク酸ナトリウム　sodium cromoglicate**（類似薬：トラニラスト tranilast，レピリナスト repirinast，イブジラスト ibudilast，タザノラスト tazanolast，ペミロラストカリウム pemirolast potassium）

ヒスタミンやロイコトリエンなどの遊離抑制，Ⅰ型アレルギー関与の喘息発作の予防

**アンレキサノクス　amlexanox**

ヒスタミンやロイコトリエンの生成抑制作用，ロイコトリエン拮抗作用

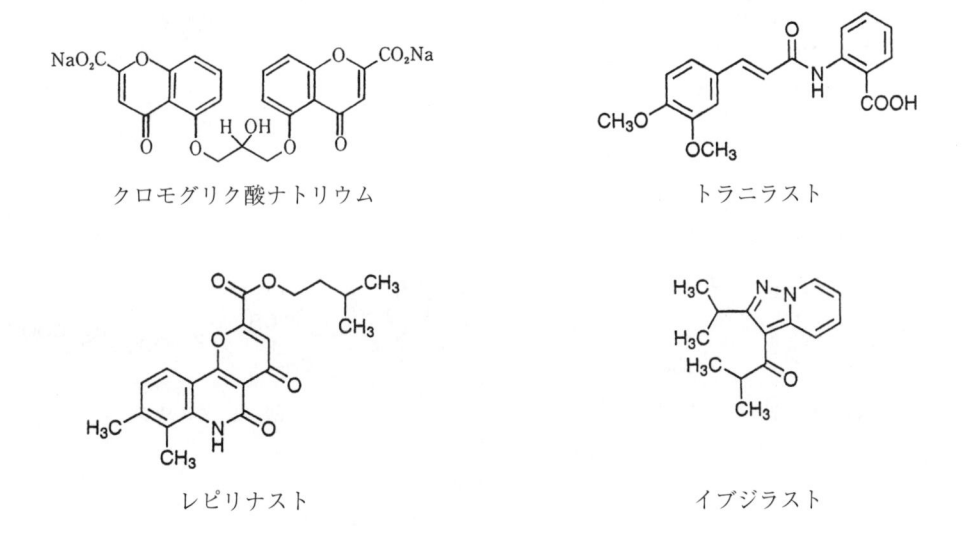

クロモグリク酸ナトリウム　　　　トラニラスト

レピリナスト　　　　イブジラスト

タザノラスト　　　ペミロラストカリウム　　　アンレキサノクス

### b. ヒスタミン $H_1$ 受容体遮断薬

**フマル酸ケトチフェン　ketotifen fumarate**（類似薬：塩酸アゼラスチン azelastine hydrochloride，オキサトミド oxatomid，メキタジン mequitazine，塩酸フェキソフェナジン fexofenadine hydrochloride，フマル酸エメダスチン emedastine difumarate，塩酸エピ

ナスチン epinastine hydrochloride，エバスチン ebastine，塩酸セチリジン cetirizine hydrochloride，ベシル酸ベポタスチン bepotastine besilate，塩酸オロパタジン olopatadine hydrochloride，ロラタジン loratadine）

ヒスタミン $H_1$ 受容体遮断作用，化学伝達物質に対する遊離抑制と拮抗作用

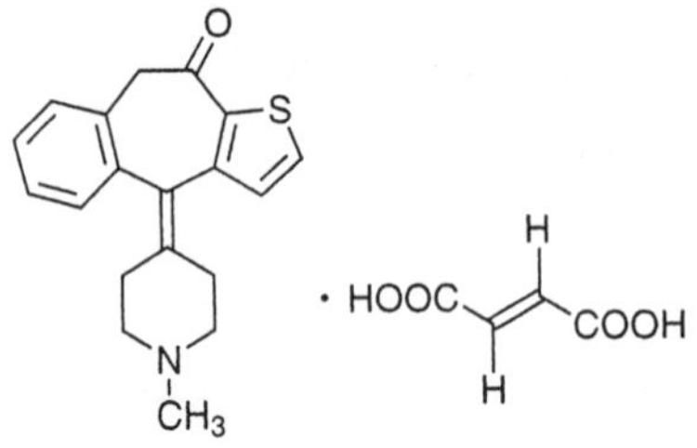

フマル酸ケトチフェン

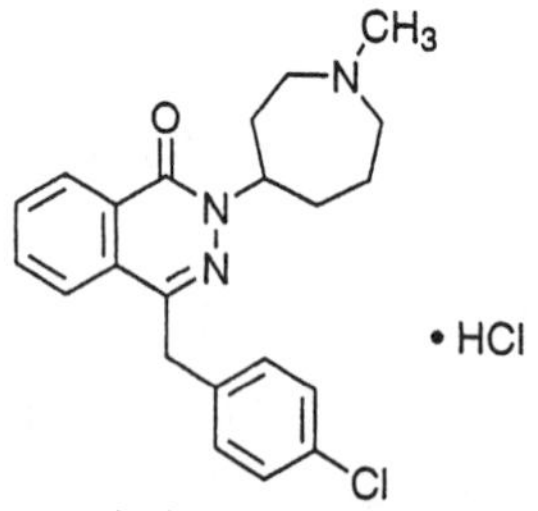

塩酸アゼラスチン

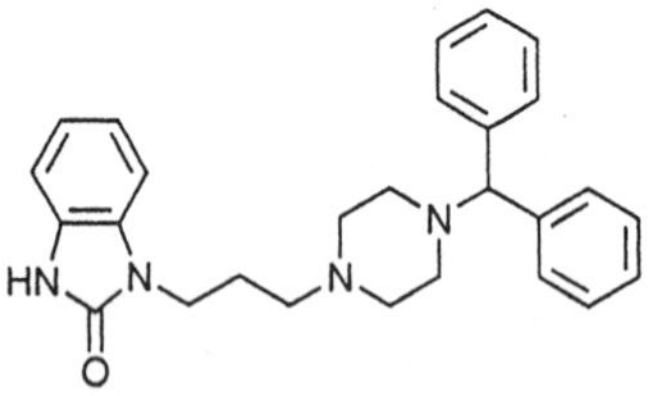

オキサトミド

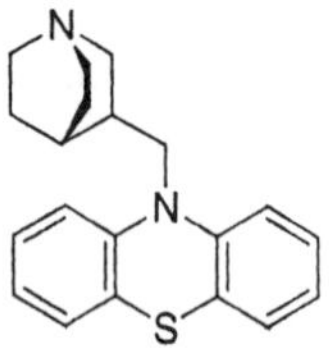

メキタジン

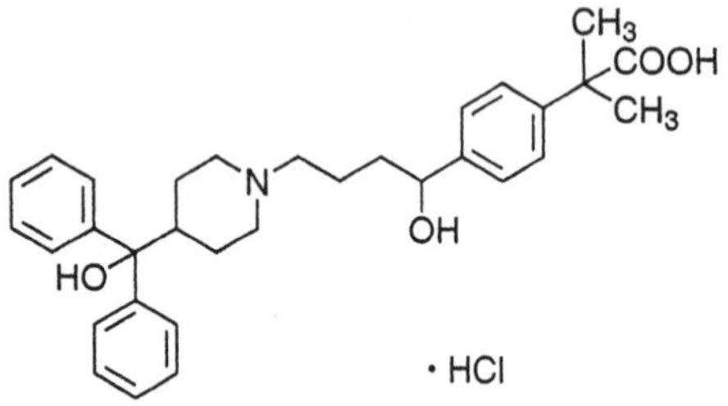

塩酸フェキソフェナジン

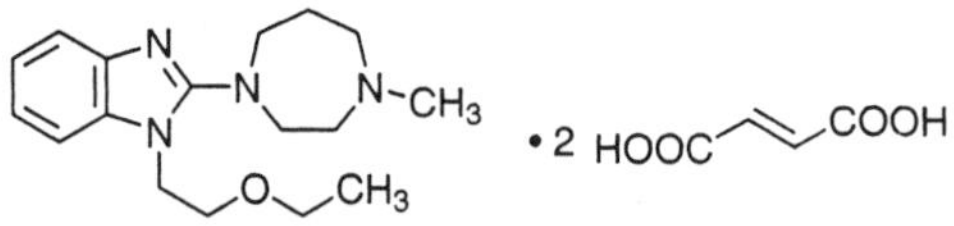

フマル酸エメダスチン

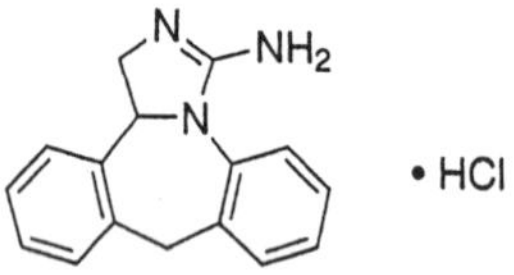

塩酸エピナスチン

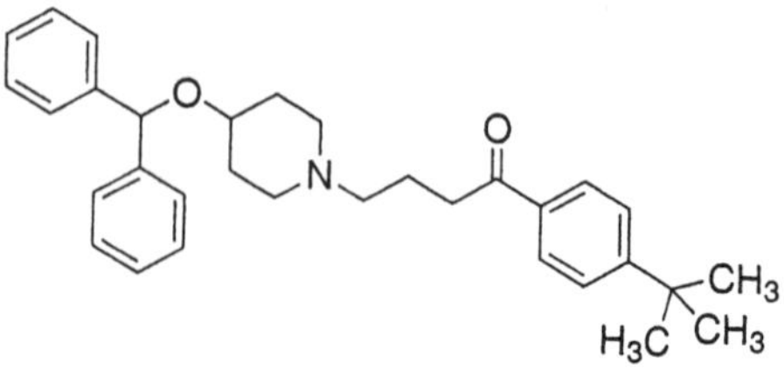

エバスチン

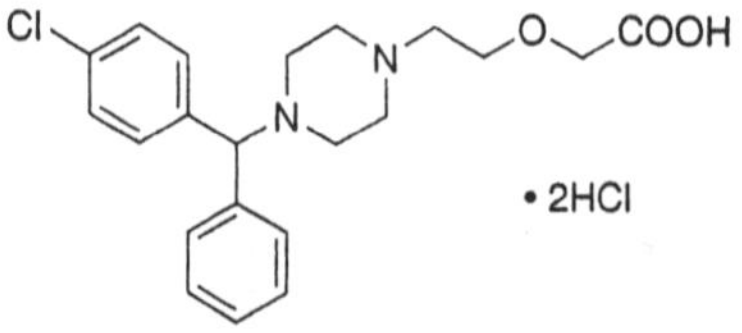

塩酸セチリジン

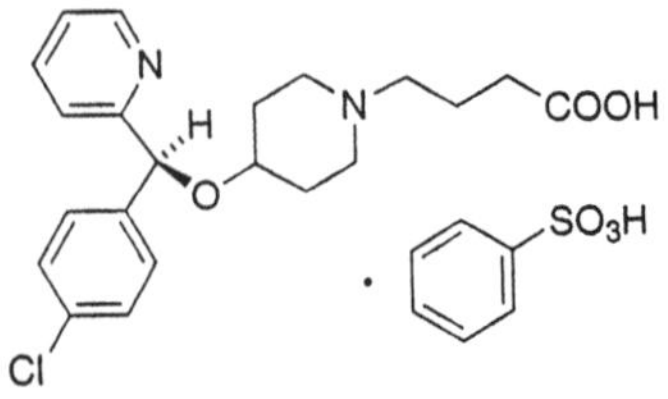

ベシル酸ベポタスチン

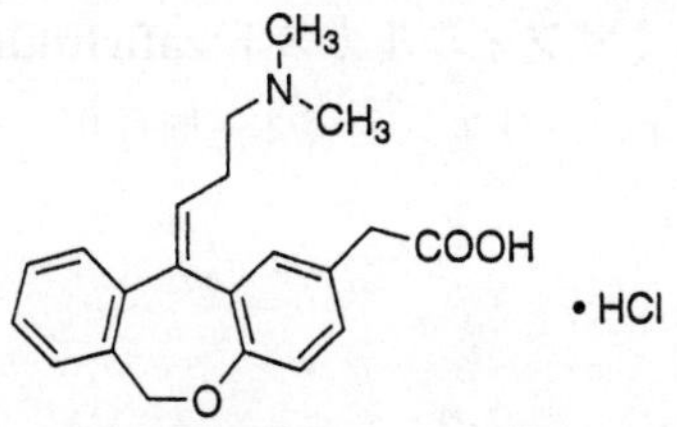

塩酸オロパタジン

c. トロンボキサン阻害薬

**塩酸オザグレル**　**ozagrel hydrochloride**　　トロンボキサン $A_2$ 合成酵素阻害作用

**セラトロダスト**　**seratrodast**（類似薬：ラマトロバン **ramatroban**）　　トロンボキサン $A_2$ 受容体遮断作用

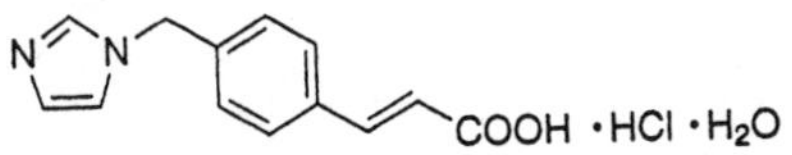

塩酸オザグレル

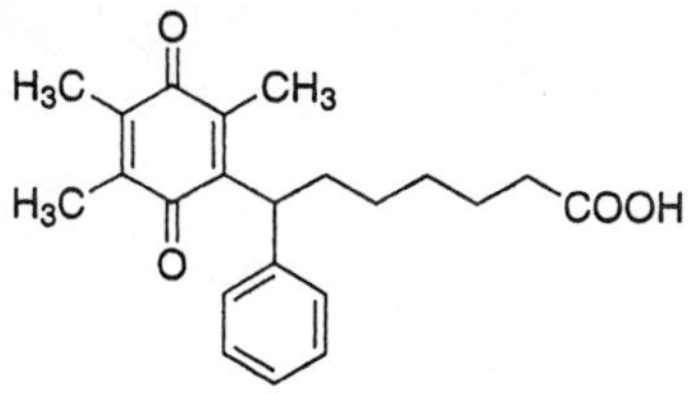

セラトロダスト

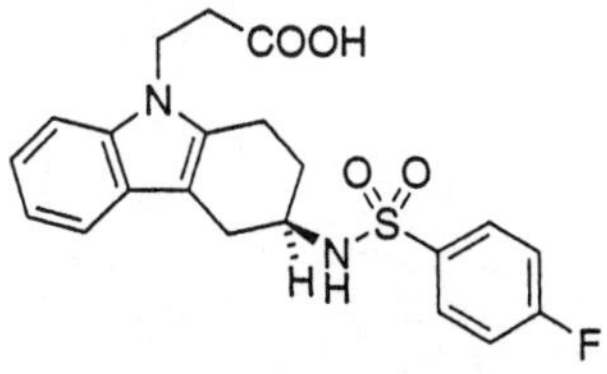

ラマトロバン

d. Th2 サイトカイン阻害薬

**トシル酸スプラタスト**　**suplatast tosilate**　　Th2 リンパ球の IL-4, IL-5 産生抑制, IgE 産生抑制, 好酸球浸潤抑制, 化学伝達物質遊離抑制などの作用

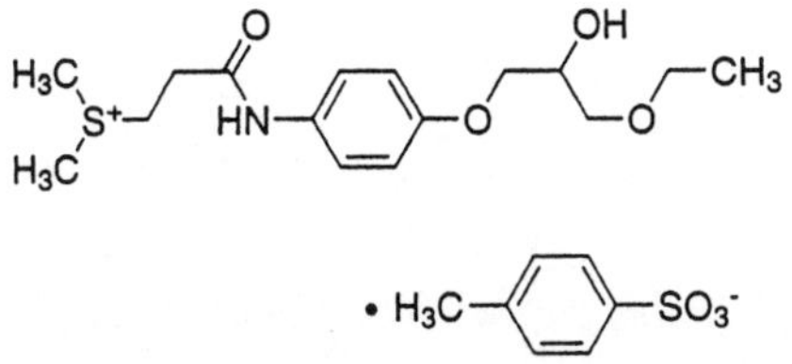

トシル酸スプラタスト

**e. ロイコトリエン拮抗薬**

**プランルカスト水和物**（類似薬：**ザフィルルカスト zafirlukast**，**モンテルカストナトリウム montelukast sodium**）　ロイコトリエン受容体遮断作用

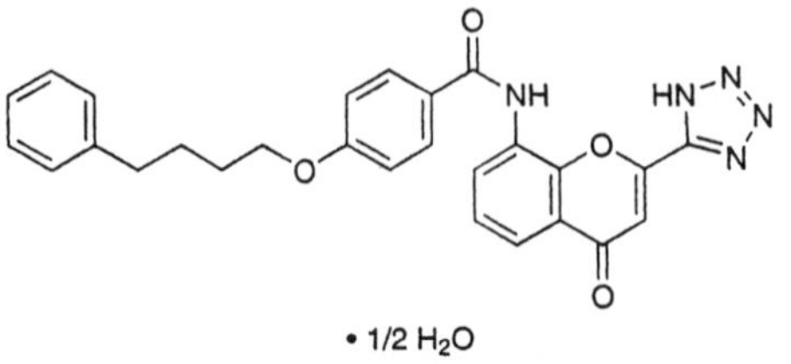

プランルカスト水和物

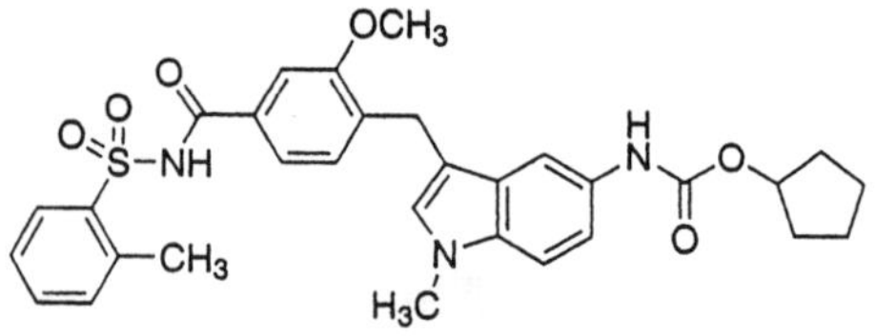

ザフィルルカスト

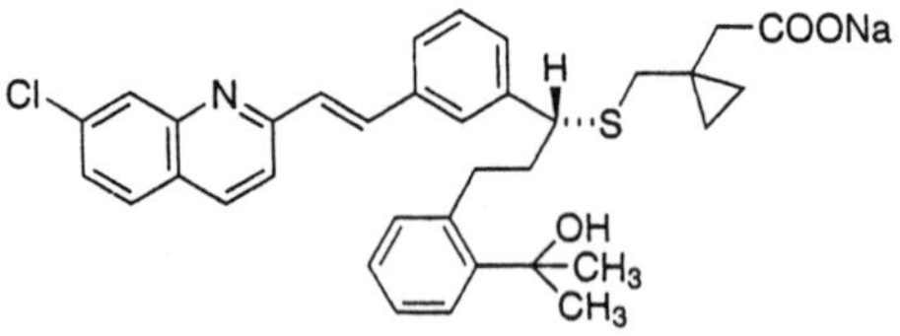

モンテルカストナトリウム

# Chapter 9 消化器系に作用する薬物

## 到達目標
- 代表的な胃・十二指腸潰瘍治療薬をあげ，薬理作用，機序，主な副作用について説明できる．
- その他の消化性疾患に対する代表的治療薬をあげ，薬理作用，機序，主な副作用について説明できる．
- 代表的な催吐薬と制吐薬をあげ，作用機序および主な副作用について説明できる．

消化器系に作用する薬物は，臨床応用面から，健胃消化薬，胃腸機能調整薬，消化性潰瘍治療薬，催吐薬，制吐薬，下剤，止瀉薬および利胆薬に分類される．この章には，消化器系に直接作用する薬物のほかに，自律神経系を介して作用するもの，ヒスタミン，セロトニン受容体などを介して効果を発現するものが多く含まれる．他の章（自律神経系，オータコイドなど）を参照しながら，消化器系に作用する薬物を理解してほしい．

## 9.1 消化器系の機能調節機構

消化器とは，口から咽頭，食道，胃，小腸（十二指腸，空腸，回腸），大腸（盲腸，結腸，直腸）を経て肛門に至る消化管と，消化液を分泌する分泌器官（唾液腺，膵臓，肝臓，胆囊）からなる．摂取した食物の輸送・消化・吸収は，消化管の運動および分泌器官からの消化液の分泌により行われる．

消化器系の機能を調節しているのは，消化管ホルモンと自律神経系である．消化管ホルモンとしては，**ガストリン gastrin**，**セクレチン secretin**，**コレシストキニン-パンクレオザイミン cholecystokinin-pancreozymin（CCK-PZ）**などがあり，それぞれ消化液の分泌を調節している．さらに，ヒスタミン，セロトニン，プロスタグランジン類が消化管の運動，消化液の分泌などに関与している．

## 9.2 健胃消化薬

　苦味健胃薬，芳香性健胃薬は，それぞれ味覚および嗅覚を刺激し，反射的に消化液の分泌，消化管運動を促進させる薬物で，食欲不振の改善や消化力を高めるために用いられる．いずれも，消化酵素薬との配合剤として用いられ，食直前，食直後にオブラートなどには包まず服用する．

　苦味健胃薬としては**オウバク phellodendron bark**，**オウレン coptis rhizome**，**センブリ swertia herb**，**コンズランゴ condurango**，芳香性健胃薬としては**トウヒ bitter orange peel**，**ウイキョウ fennel**，**ガジュツ zedoary**，**ケイヒ cinnamon bark** などがある．

　**ジアスターゼ diastase**，**パンクレアチン pancreatin**，**リパーゼ lipase** などの消化酵素薬は膵臓切除後，慢性膵臓炎などの消化酵素不足に用いられる．酸薬（希塩酸など）は胃酸欠乏に用いられ，**ペプシン pepsin** や**膵アミラーゼ amylase** の分泌亢進を起こす．

## 9.3 胃腸機能調節薬

消化管運動を促進させ，胃内容物の排出異常を改善する薬物をいう．

### 9.3.1 副交感神経興奮様薬

　**ナパジシル酸アクラトニウム aclatonium napadisilate**，**塩酸カルニチン carnitine chloride** などの副交感神経興奮様薬は，消化管運動と分泌を促進する作用を有し，慢性胃炎や手術後の消化管機能の改善に使用される．気管支喘息，パーキンソン病，消化性潰瘍患者には，禁忌または使用しない．

$$\left[ \begin{array}{c} CH_3 \\ | \\ CH_3-N^+-CH_2CH_2OCOCHCH_3 \\ | \quad\quad\quad\quad\quad\quad\quad | \\ CH_3 \quad\quad\quad\quad\quad\quad OCOCH_3 \end{array} \right]_2 \cdot \begin{array}{c} SO_3^- \\ \text{(naphthalene)} \\ SO_3^- \end{array}$$

ナパジシル酸アクラトニウム

$$\left[ \begin{array}{c} H_3C \\ H_3C-N^+-CH_2CHCH_2COOH \\ H_3C \quad\quad\quad | \\ \quad\quad\quad\quad OH \end{array} \right] \cdot Cl^-$$

塩酸カルニチン

### 9.3.2 抗ドパミン薬

　ドパミンは消化管に抑制的に働く．抗ドパミン作用を有する**メトクロプラミド metoclopramide**，**ドンペリドン domperidone**，**塩酸イトプリド itopuride hydrochloride** は消化管運動を促進し，悪心・嘔吐，食欲不振などの消化器症状に使用される．メトクロプラミドにはセロ

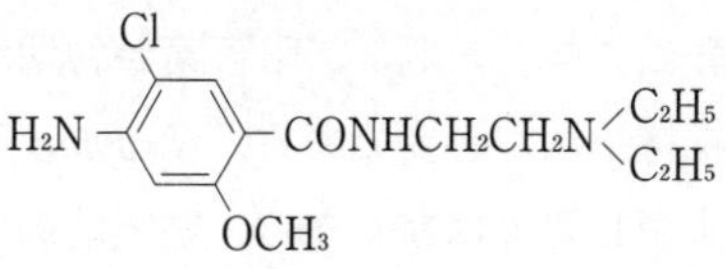

第9章 消化器系に作用する薬物

メトクロプラミド

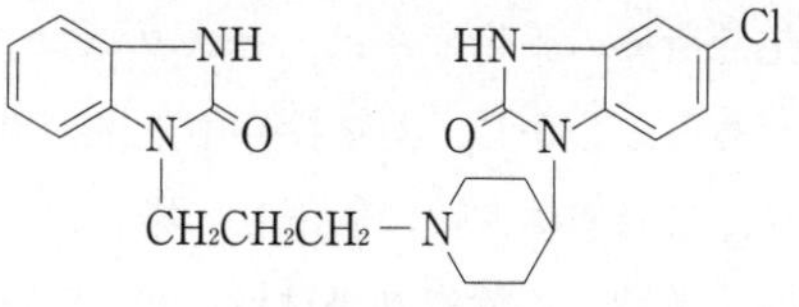

ドンペリドン

トニン 5-HT$_4$ 受容体刺激作用があり，抗ドパミン作用はむしろマイナーな作用であるとされている．塩酸イトプリドは抗ドパミン作用に加え，コリンエステラーゼ阻害作用を有する．錐体外路症状，内分泌異常を引き起こすので，長期間の使用は避けるべきである．

### 9.3.3 その他

**クエン酸モサプリド mosapride citrate** は，消化管コリン作動性神経上のセロトニン 5-HT$_4$ 受容体を刺激し，間接的にアセチルコリンを遊離して消化管運動を促進する．慢性胃炎に伴う消化器症状の改善に使用される．

**マレイン酸トリメブチン trimebutine maleate** は，消化管のオピオイド受容体を介してアセチルコリンの遊離を調節する．慢性胃炎における消化器症状の改善と過敏性腸症候群に使用される．

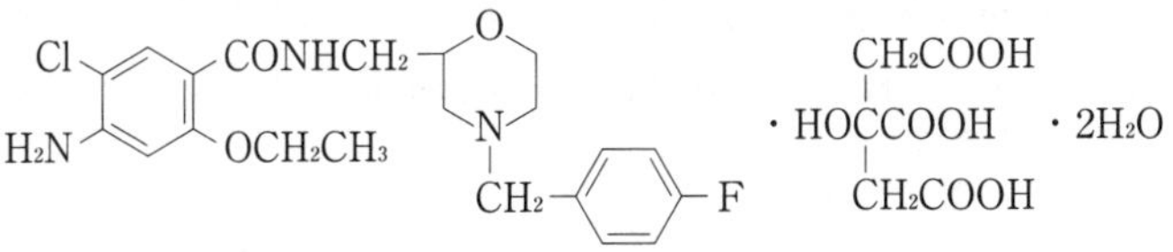

クエン酸モサプリド

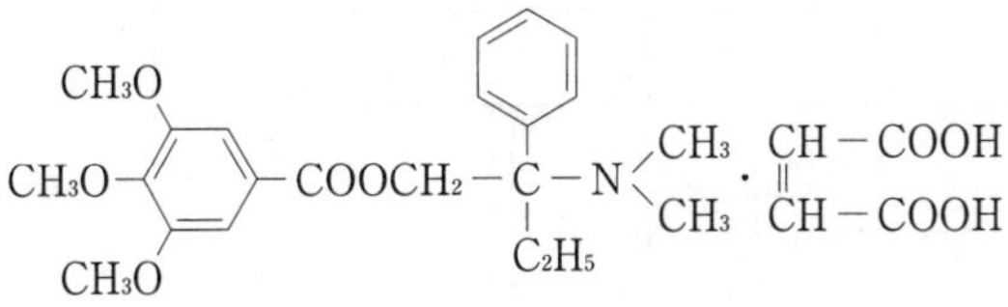

マレイン酸トリメブチン

## 9.4 消化性潰瘍治療薬

胃酸，ペプシンなどによる消化作用により，胃・十二指腸粘膜が障害されたものを消化性潰瘍という．その成因としては，胃酸やペプシン（攻撃因子）による消化，粘膜の防御力（防御因子）の低下が考えられる．これはバランス説といわれ，ストレスや抗炎症薬により，そのバランスが崩れ発症するというものである．

しかし，*Helicobacter pylori*（*H. pylori*）菌が消化性潰瘍患者の胃・十二指腸粘膜に高率で分離

されることが明らかとなり，消化性潰瘍の成因に対する考えが変わりつつある．

　消化性潰瘍の薬物療法は，ヒスタミン $H_2$ 受容体遮断薬とプロトンポンプ阻害薬が初期治療の中心である．しかし，薬物投与中止後の再発率が高く，維持療法が必要である．*H. pylori* の除菌により，再発率は大幅に低下し，場合によっては維持療法が必要ではなくなる．粘膜防御因子増強薬は，単独での治療効果は低いが，ヒスタミン $H_2$ 受容体遮断薬あるいはプロトンポンプ阻害薬との併用により再発を抑制する．また，ストレスによって誘発される胃酸分泌を抑制する目的で，ジアゼパム diazepam，クロルジアゼポキシド chlordiazepoxide などの抗不安薬が使用される．

### 9.4.1　攻撃因子を抑制する薬物

　攻撃因子のうち，最も重要なものは酸であり，従来から，酸を抑えることが消化性潰瘍治療の中心である．

#### 1. プロトンポンプ阻害薬

　**オメプラゾール omeprazole，ランソプラゾール lansoprazole，ラベプラゾールナトリウム rabeprazole sodium** がある．

- ●**薬理作用**　胃壁細胞にはプロトンポンプ（$H^+$, $K^+$-ATPase）が存在し，細胞内の $H^+$ をくみ出し，$K^+$ を細胞内に取り込む．

　プロトンポンプ阻害薬は，$H^+$, $K^+$-ATPase を特異的に阻害することにより，胃内 pH を上

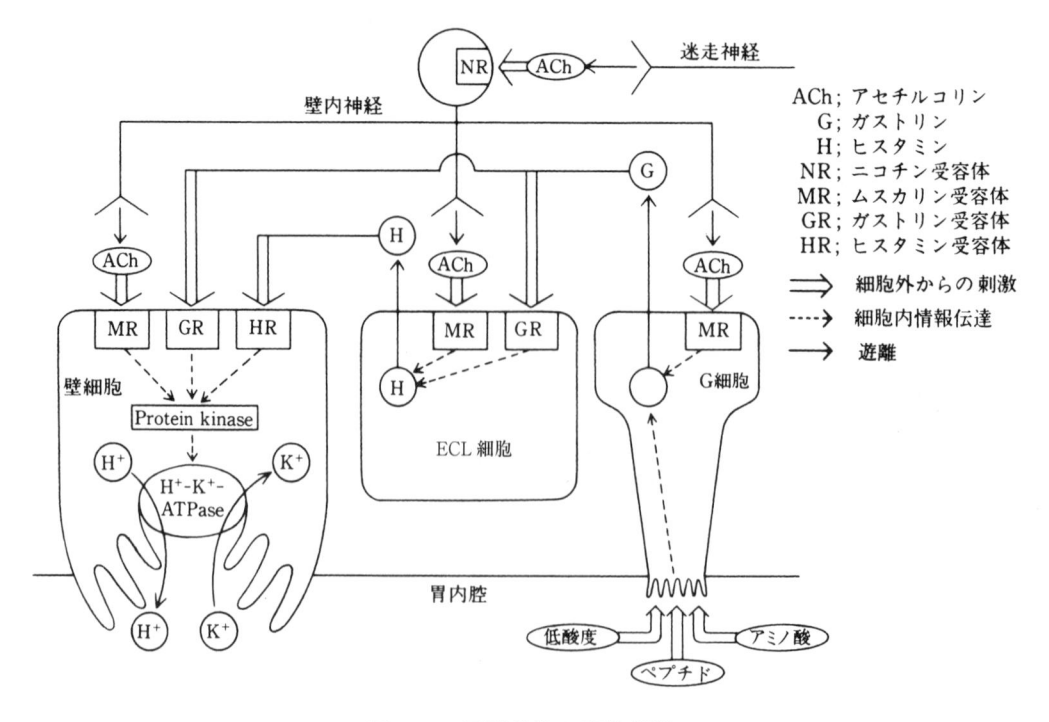

**図 9.1　胃酸分泌の調節機構**

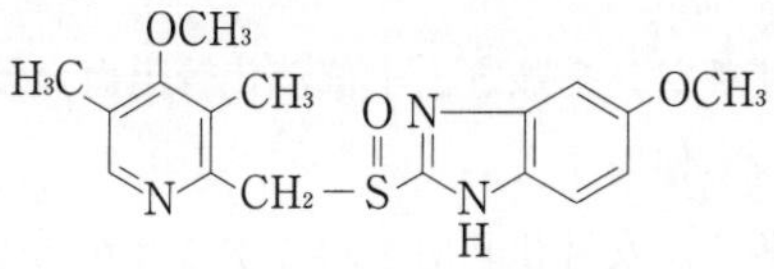

オメプラゾール

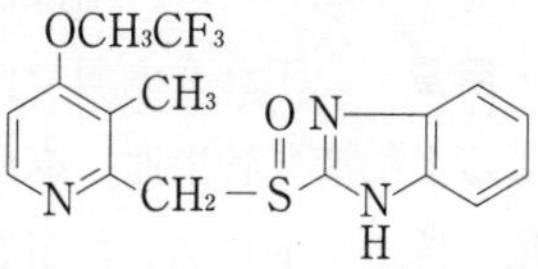

ランソプラゾール

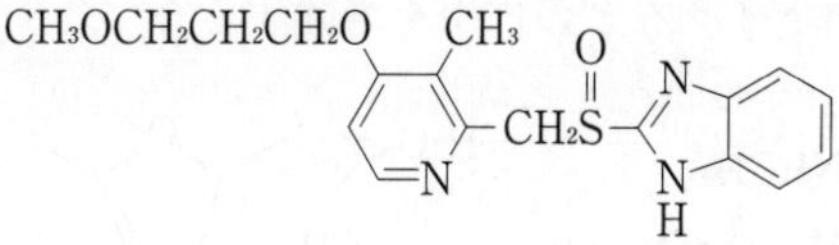

ラベプラゾールナトリウム

昇させる．胃酸分泌抑制作用は，ヒスタミン $H_2$ 受容体遮断薬より強力である．
- **適 用** 胃・十二指腸潰瘍（特に穿孔の危険の大きい潰瘍，出血性潰瘍，逆流性食道炎）に使用する．また，抗生物質と併用し *H. pylori* の除菌に使用する．
- **用法・用量** いずれも内服で使用される．胃潰瘍，逆流性食道炎では8週間，十二指腸潰瘍では6週間までの保険上の投与期間の制限がある．出血を伴う胃潰瘍，十二指腸潰瘍にはオメプラゾールの静脈内注射が行われる．
- **副作用** 酸分泌抑制のリバウンドとしてのガストリン分泌増加がある．ラベプラゾールは，投与中止によるリバウンドが少ないといわれている．
- **相互作用** オメプラゾールは，薬物代謝酵素阻害作用があり，ジアゼパム，フェニトイン，ワルファリンカリウムの作用を増強する．ランソプラゾールは，薬物代謝酵素を誘導するため，テオフィリンの血中濃度を低下させる．

## TOPICS

### 逆流性食道炎

最近，逆流性食道炎と呼ばれる疾患が急増している．胸やけなどの症状が特徴的で，胃酸が食道に逆流し，食道粘膜にびらんが生じる疾患である．ヒスタミン $H_2$ 受容体遮断薬で改善されるが，再発率は高い．プロトンポンプ阻害薬は強力に胃酸を抑制するので，治療が比較的容易になった．また，プロトンポンプ阻害薬の維持療法で再発がほぼ抑えられる．

## 2. ヒスタミン $H_2$ 受容体遮断薬

シメチジン cimetidine，塩酸ラニチジン ranitidine hydrochloride，ファモチジン famotidine，塩酸ロキサチジンアセタート roxatidine acetate hydrochloride，ニザチジン nizatidine などがある．ロキサチジンアセタートは粘膜保護作用を併せもつ．
- **薬理作用** 胃粘膜壁細胞のヒスタミン $H_2$ 受容体遮断により，胃酸分泌を抑制するもので，この薬の登場により潰瘍の外科的治療が激減した．
- **適 用** 胃・十二指腸潰瘍，急性・慢性胃炎，逆流性食道炎などに使用される．投与中止に

よる再発率が高いため，漸減療法を行う．
- **用法・用量** いずれも内服で使用される．ニザチジンを除き，上部消化管出血，侵襲ストレスによる上部消化管出血，麻酔前投薬には注射で使用する．
- **副作用** 抗アンドロゲン作用を有するものが多く，女性化乳房を起こすことがある．
- **相互作用** シメチジンは，薬物代謝酵素阻害作用を有し，ワルファリンカリウム，ベンゾジアゼピン系薬物，フェニトインなどの作用を増強する．

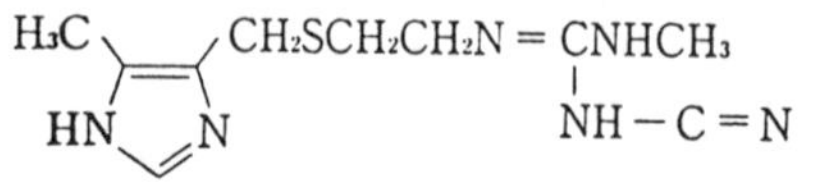

シメチジン

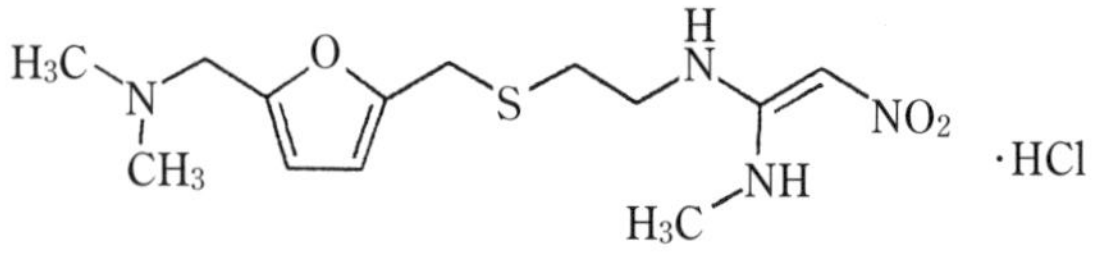

塩酸ラニチジン

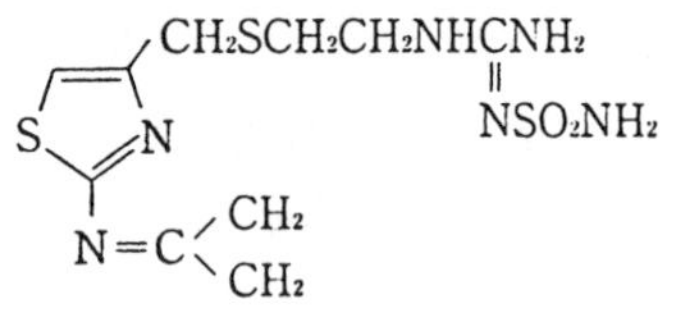

ファモチジン

## 3. 抗コリン薬

臭化プロパンテリン，臭化メチルベナクチジウムなどの抗コリン薬は，胃・十二指腸潰瘍の痙れん性疼痛，運動亢進などに応用される．副作用として視力調節障害，口渇，心悸亢進，排尿障害が現れる．

**塩酸ピレンゼピン pirenzepine hydrochloride** は選択的にムスカリン $M_1$ 受容体を遮断するため，胃酸分泌抑制作用が強く，頻脈のような副作用は少ない．また，ヒスタミン $H_2$ 受容体遮断薬，プロトンポンプ阻害薬によるガストリン遊離を抑制するので，これらの薬物と併用されることが多い．

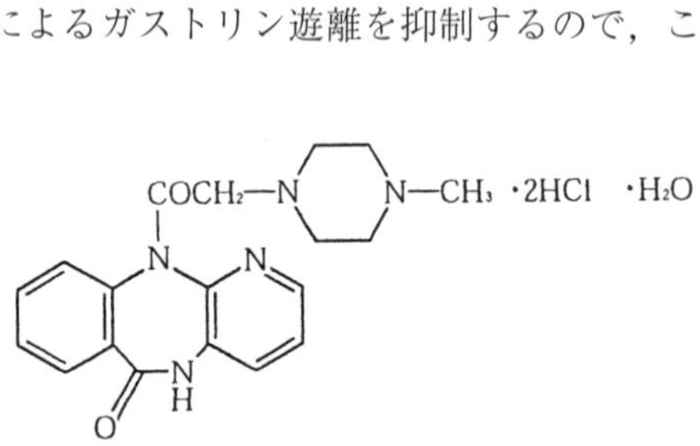

塩酸ピレンゼピン

## 4. 制酸薬

**炭酸水素ナトリウム sodium bicarbonate**，**ケイ酸マグネシウム magnesium silicate**，**乾燥水酸化アルミニウムゲル dried aluminium hydroxide gel** などは胃酸を中和し，ペプシン活性を低下させる．炭酸水素ナトリウムは，速効性であるが作用時間は短く，また，発生する $CO_2$ が胃粘膜を刺激し，反射的に胃酸分泌を起こす（acid rebound）．吸収されやすいのでアルカローシスを起こすことがある．また，Na 摂取制限者には禁忌である．アルミニウム塩，マグネシ

ウム塩は，塩酸テトラサイクリン，ニューキノロン系薬剤の吸収を抑制するので注意が必要である．また，副作用として，アルミニウム塩は，便秘，骨軟化症など，マグネシウム塩は下痢を起こすことがある．

### 5. 抗ガストリン薬

ガストリンは，胃の幽門部G細胞から迷走神経の刺激により分泌される．壁細胞に対する直接作用，ヒスタミン遊離促進作用により胃酸分泌を促進する．セクレチンは，膵液および胆汁の分泌を促進する作用のほかに，ガストリンの放出およびガストリンによる胃酸分泌作用を抑制する．**プログルミド proglumide** には，ガストリン拮抗作用がある．

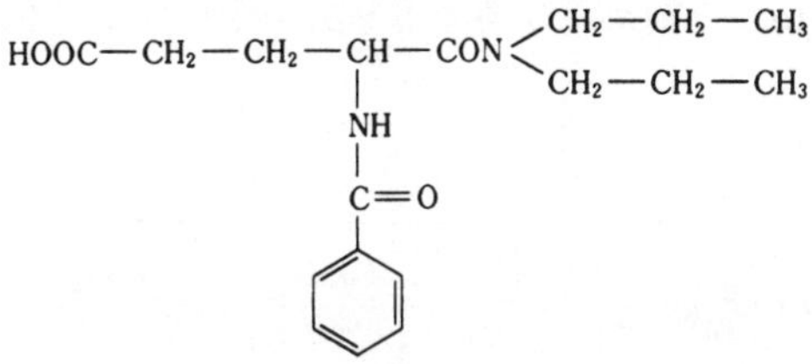

プログルミド

### 6. 局所麻酔薬

**オキセサゼイン oxethazaine**，**アミノ安息香酸エチル ethyl aminobenzoate** は，局所麻酔薬であるが，胃・十二指腸潰瘍の疼痛緩和に有効である．オキセサゼインは抗ガストリン作用も有する．

## 9.4.2 防御因子を増強する薬物

胃粘膜保護作用，組織修復作用，胃粘膜血流増加作用を有する薬物が防御因子増強薬として使用される．

### 1. 粘膜保護・組織修復薬

**スクラルファート sucralfate**，**ゲファルナート gefarnate**，**テプレノン teprenone**，**ソファルコン sofalcone**，**プラウノトール plaunotol**，**エカベトナトリウム ecabet sodium**，**トロキシピド troxipide** などがある．潰瘍面に付着して粘膜を保護する．組織修復作用の機序は一定ではないが，内因性プロスタグランジン増強作用，抗ペプシン作用，制酸作用が関与していると考えられる．エカベトナトリウムは抗 *H. pylori* 作用も有する．

抗ドパミン薬の**スルピリド sulpiride** は，胃粘膜血流を改善し，潰瘍治癒促進効果を示す．

### 2. プロスタグランジン（PG）製剤

$PGE_1$ 誘導体の**オルノプロスチル ornoprostil**，**ミソプロストール misoprostol**，$PGE_2$ 誘導体の**エンプロスチル enprostil** がある．胃粘膜血流増加作用，酸分泌抑制作用を有する．再発防止効果が強く，プロトンポンプ阻害薬との併用効果が期待される．ミソプロストールは，抗炎症薬長

期投与による潰瘍の治療，予防に使用される．

PG 製剤は子宮収縮作用があるので，妊婦には禁忌である．

### 9.4.3　*Helicobacter pylori*（*H. pylori*）の除菌

胃潰瘍患者の 60 〜 80 ％，十二指腸潰瘍患者の 90 〜 95 ％が *H. pylori* 陽性といわれている．

*H. pylori* は，粘膜障害を引き起こすことはわかっているが，その機序については不明なところが多い．しかし，*H. pylori* の除菌により，消化性潰瘍の再発は大幅に減少することが明らかとなっている．現在，プロトンポンプ阻害薬に 2 種類の抗生物質（**クラリスロマイシン clarithromycin**，**アモキシシリン amoxicillin**）を加えた 3 剤併用療法が行われている．保険適用は 1 週間に限られている．

**TOPICS**

#### 呼気でわかる *H. pylori* 感染

*H. pylori* 感染の診断法には，生検法と血清抗体測定法がある．前者は，内視鏡下，生検鉗子を用いて組織を採取し検査する方法で，患者の苦痛は大きい．また，*H. pylori* の胃粘膜分布が不均一な場合，採取検体によって陰性を生じる可能性がある．後者は，*H. pylori* 感染により上昇する血清 IgG 抗体を測定する方法であるが，使用される抗原により測定値が変動しやすい．また *H. pylori* 除菌後，抗体はすぐに消失せず，陽性のままで除菌が成功したかどうか判定できない．

最近，尿素（$^{13}$C）を用いたユニークな診断法が登場した．*H. pylori* は，尿素をウレアーゼによりアンモニアと二酸化炭素に分解する性質がある．二酸化炭素は吸収され呼気中に出る．炭素の同位体で標識した尿素を服用し，呼気中の同位体量を測定すれば，*H. pylori* の存在が判定できるわけである．尿素（$^{13}$C）を用いた診断法は，患者の肉体的負担も少なく従来の方法の欠点もない．

## 9.5　催吐薬および制吐薬

### 9.5.1　催吐薬

催吐薬は，毒物を誤飲したときに使用される薬物である．現在ほとんど使用されていない．催吐薬には，第 4 脳室底にある化学受容器引き金帯 chemoreceptor trigger zone（CTZ）を刺激して嘔吐を起こす中枢性の催吐薬と，胃粘膜を刺激して反射的に嘔吐を起こすものがある．**アポモルヒネ apomorphine** は前者に，**硫酸銅 copper sulfate** と**エメチン emetine** は後者に属する．

## 9.5.2 制吐薬

嘔吐は，本来，胃に入った有毒物質などを吐出しようとする防御的なものである．しかし，長期間続くと，栄養障害や脱水をきたし，また，患者の苦痛も耐えがたいものになる．このような場合に使用するのが制吐薬である．

### 1. 中枢性制吐薬

**a. ヒスタミン $H_1$ 受容体遮断薬**

**塩酸ジフェンヒドラミン diphenhydramine hydrochloride**，**ジメンヒドリナート dimenhydrinate** などのエタノールアミン系抗ヒスタミン薬は嘔吐中枢および内耳迷路に作用し，動揺病（乗り物酔い），メニエル症候群に伴う悪心・嘔吐に使用される．副作用として眠気を起こす．

**b. フェノチアジン系薬物**

**塩酸クロルプロマジン chlorpromazine hydrochloride**，**プロクロルペラジン prochlorperazine**，**ペルフェナジン perphenazine** は，CTZのドパミン $D_2$ 受容体を遮断することにより作用する．術前，術後の悪心・嘔吐にも使用される．動揺病には無効である．

**c. 末梢性制吐薬**

消化管刺激などの反射性嘔吐を遮断するものである．オキセサゼインは，胃粘膜局所麻酔作用で知覚神経を麻痺させ，反射性嘔吐を抑制する．**臭化ブチルスコポラミン scopolamine butylbromide** は，消化管の痙れん性疼痛を抑え，反射性嘔吐を抑制する．

**d. 中枢・末梢性制吐薬**

メトクロプラミド，ドンペリドンのようなドパミン $D_2$ 受容体遮断薬は，CTZを抑制する作用と消化管運動促進作用を有し，中枢性・反射性嘔吐に有効である．**塩酸グラニセトロン granisetron hydrochloride**，**塩酸オンダンセトロン ondansetron hydrochloride**，**塩酸アザセトロン azasetron hydrochloride** のようなセロトニン 5-$HT_3$ 受容体遮断薬は，消化管の迷走神経求心性線維終末のセロトニン 5-$HT_3$ 受容体に作用し，**シスプラチン cisplatin** などの抗悪性腫瘍薬による嘔吐を抑制する．また，CTZの セロトニン 5-$HT_3$ 受容体への作用も制吐作用に関与していると考えられている．

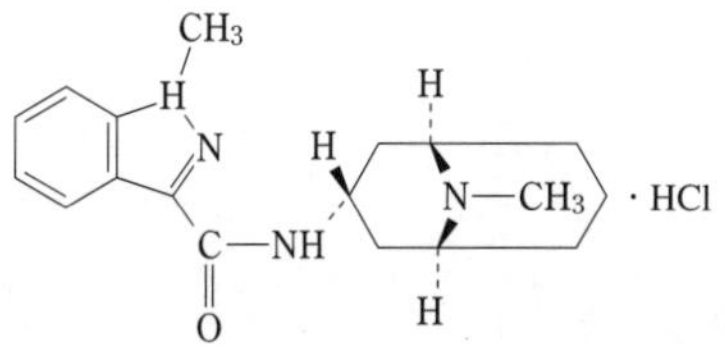

塩酸グラニセトロン

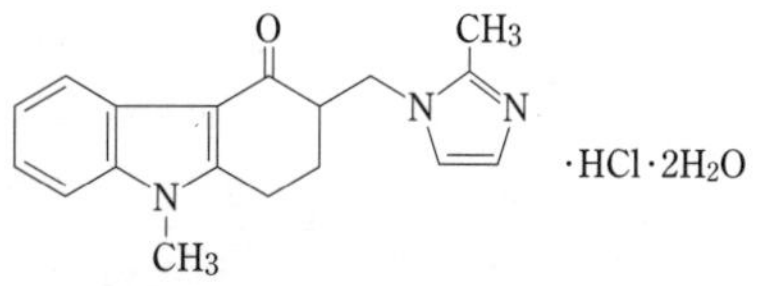

塩酸オンダンセトロン

# 9.6 下剤（瀉下薬）

便秘の原因は，腸管の狭窄・弛緩・緊張など様々である．下剤は，腸内容物を軟化あるいは腸の運動性を調節して排便しやすくする薬物である．

常習性便秘では，作用が緩和な膨張性下剤，塩類下剤，ダイオウなどが使用される．ただし，下剤は長期間連用により習慣性を生じるので，同一薬物の連用は避けるべきで，症状が改善されたら投与を中止するか漸減することが望ましい．また，生活習慣の改善により，排便のリズムを回復させることも重要である．

一般的に，弛緩性便秘には膨張性下剤や大腸刺激性下剤が，痙れん性便秘には膨張性下剤や塩類下剤などの非刺激性下剤が使用される．

## 9.6.1 機械的下剤

### 1. 膨張性下剤

カルボキシメチルセルロース carboxymethylcellulose，カンテン agar などは，腸から吸収されず，多量の水分を吸収し膨張する．多量の水とともに服用すると，より効果が現れやすい．作用が緩除であるため，他の薬物と併用されることが多い．

### 2. 塩類下剤

硫酸マグネシウム magnesium sulfate，酸化マグネシウム magnesium oxide，硫酸ナトリウム sodium sulfate などがある．組織から水分を吸収し，腸内容物を軟化し増大する作用を有する．マグネシウム塩はわずかに吸収され，腎障害者では高マグネシウム血症に注意が必要である．ナトリウム塩は，うっ血性心不全およびナトリウム摂取制限患者には使用されない．

### 3. 浸潤性下剤

ジオクチルソジウムスルホサクシネート dioctyl sodium sulfosuccinate は，その界面活性作用により，便を軟化・膨潤させ，排便を容易にする．単独では作用が弱いため他の薬物と併用される．

$$\begin{array}{c} \text{C}_2\text{H}_5 \\ | \\ \text{CH}_2\text{COOH}_2\text{CH}-(\text{CH}_2)_3-\text{CH}_3 \\ | \\ \text{NaO}_3\text{S}-\text{CHCOOCH}_2\text{CH}-(\text{CH}_2)_3-\text{CH}_3 \\ | \\ \text{C}_2\text{H}_5 \end{array}$$

ジオクチルソジウムスルホサクシネート

### 4. 糖類下剤

ラクツロース lactulose は合成の二糖類で，消化吸収を受けずに大腸にまで達し，その浸透圧作用により効果を現す．D-ソルビトール D-sorbitol は，消化管 X 線造影時に**硫酸バリウム barium sulfate** に添加し，便秘を防止する．

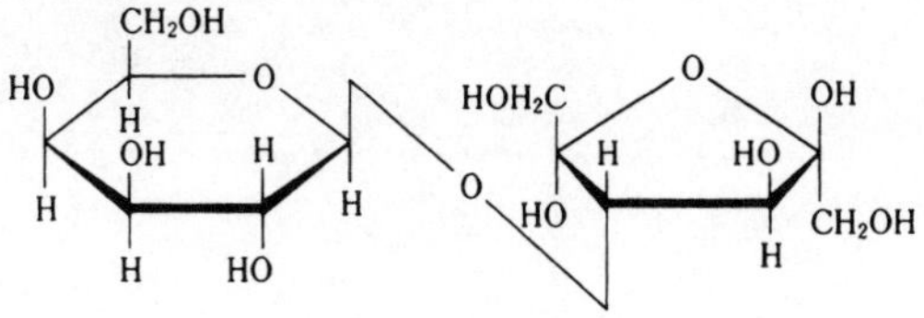

ラクツロース

## 9.6.2　刺激性下剤

### 1. 大腸刺激性下剤

**アントラキノン誘導体 anthraquinone derivatives** は，**センナ senna**，**ダイオウ rhubarb**，**アロエ aloe** などの生薬に配糖体として含まれ，胆汁により加水分解されたのち，大腸粘膜を刺激する．副作用として，腹痛，着色尿がある．ダイオウはタンニン酸を含み，長期投与により，その収れん作用で便秘をきたすことがある．

**フェノバリン phenovalin** は，胆汁により加水分解され，フェノールフタレインのキノイド型ナトリウム塩となり，大腸刺激作用を示す．**ビサコジル bisacodyl**，**ピコスルファートナトリウム sodium picosulfate** は，酵素により加水分解を受け活性化される．大腸性下剤は，通常，月経や妊娠時には使用されない．

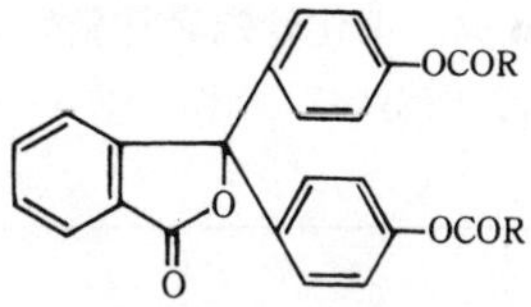

R : CH₃, acetyl phenolphthalein
R : C₄H₉, isovaleryl phenolphthalein

フェノバリン　　　　　　　　　　　ビサコジル

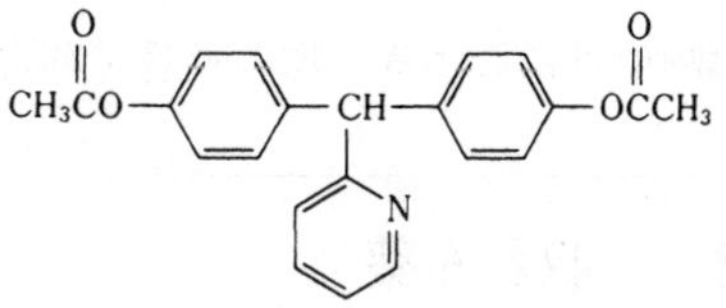

### 2. 小腸刺激性下剤

**ヒマシ油 castor oil** は，小腸内でリパーゼにより加水分解を受け，リシノール酸とグリセリンになる．リシノール酸が小腸刺激作用を示す．ヒマシ油は，かつて下剤の代表であったが，現在はほとんど使用されず，食中毒，消化管検査時または手術前など，腸内容物を速やかに排出する必要がある場合にのみ使用される．痙れん性便秘には使用しない．また，子宮収縮を誘発し，流産，早産の危険性があるため妊婦には使用しない．

### 9.6.3　その他

メチル硫酸ネオスチグミン，**カルプロニウム carpronium** のような副交感神経興奮様薬が弛緩性便秘に，また，抗コリン薬は痙れん性便秘に使用される．精神的な要因が考えられる場合には抗不安薬も使用される．

## 9.7　止瀉薬

下痢は，消化管の炎症や潰瘍，腸管の運動性の異常により起こる．下痢を止めるのが止瀉薬で，吸着薬，収れん薬，腸運動抑制薬，殺菌・防腐薬などが症状を考慮しながら使用される．

下痢は，様々な原因で起こるため，その原因に対する治療が必須である．感染性下痢には，その病原菌に対する抗生物質を与える．また，心的要因が強いと考えられる過敏性腸症候群では抗不安薬も有効である．急性下痢症は，有害物質を排出するための防御的なものであり，必ずしも止瀉薬は必要ない．

### 9.7.1　吸着薬

**天然ケイ酸アルミニウム natural aluminium silicate** は，胃・腸管内の有害物などを吸着し，粘膜を保護する．また，過剰の水分，粘液を吸収し，便を固める作用がある．消化管 pH の上昇により，併用薬物の吸収に影響を与えることがある．テトラサイクリン系抗生物質と難溶性のキレートを作り，吸収を妨げる．**薬用炭 medicinal carbon** は，消化管内異常発酵で生成するガスの吸着，薬物中毒における毒物の吸着・解毒に使用される．

### 9.7.2　収れん薬

**タンニン酸アルブミン albumine tannate** は，小腸で分解され，徐々にタンニン酸を遊離する．タンニン酸が腸粘膜タンパク質と結合し，粘膜を保護する．鉄剤とは併用禁忌である．**次没食子酸ビスマス bismuth subgallate**，**次硝酸ビスマス bismuth subnitrate** は，消化管に被膜を形成して粘膜を保護する．また，腸内異常発酵により生じる硫化水素と結合し，ガスによる刺激を除く．

### 9.7.3　腸運動抑制薬

モルヒネは，腸管平滑筋収縮作用と腸運動抑制作用により止瀉作用を示す．この作用は，オピオイド $\mu$ 受容体を介したアセチルコリンの遊離抑制，セロトニンの遊離促進によると考えられている．他薬が無効の疼痛を伴う激しい下痢のみに使用される．**塩酸ロペラミド loperamide**

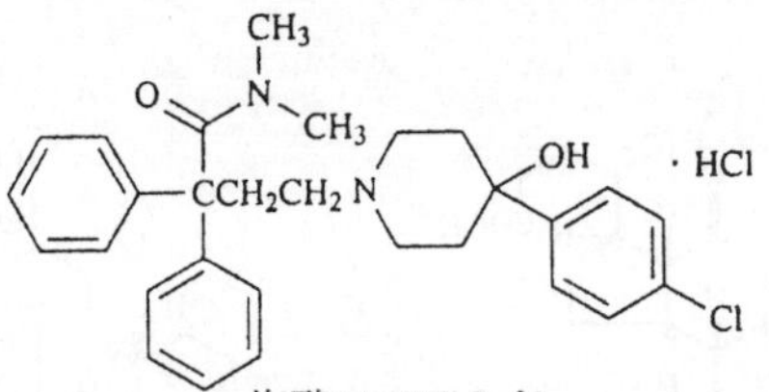

塩酸ロペラミド

hydrochloride もオピオイド受容体を介して止瀉作用を示す．依存性はないので従来の麻薬の代わりに使用される．抗コリン薬は，腸運動を抑制する目的で使用されることもある．

### 9.7.4 その他

オウバクアルカロイドの**ベルベリン berberine** は，腸内腐敗・発酵抑制作用により下痢症に使用される．整腸薬として使用されている乳酸菌製剤は，糖分解により生じる乳酸が腸内 pH を低下させ，病原性大腸菌の増殖を抑制する．しかし，止瀉作用は弱いので他の薬物と併用される．
**ポリカルボフィルカルシウム polycarbophil calcium** は，吸水性の高い合成高分子化合物で，膨潤・ゲル化して作用を現す．下痢時には水分を吸収して症状を改善し，便秘時には腸内容量を増大させて排便を促進する．

## 9.8 利 胆 薬

利胆薬には，肝臓からの胆汁分泌を促進する催胆薬と，胆嚢からの胆汁分泌を促進する排胆薬とがある．また，胆石溶解薬も広義の利胆薬に含まれる．

胆石症の根本的治療は，胆嚢の摘出，体外衝撃療法など，外科的に行われる．しかし，比較的小さな胆石および体外衝撃療法後の破砕片の除去に，薬物による胆石溶解が行われる．

胆石症の疼痛は胆道内圧の上昇による．疼痛除去の目的で塩酸モルヒネや塩酸ペンタゾシンが使用されるが，Oddi 括約筋収縮作用を有するので，硫酸アトロピン，臭化水素酸スコポラミンなどの抗コリン薬と併用される．

感染症が併発された場合には，起炎菌を同定し，適切な抗生物質を投与する．胆汁採取が困難で，細菌検査の結果を待つ余裕がない急性期には，胆汁内移行の良好なペニシリン系，セファロスポリン系などの抗生物質が使用される．

### 9.8.1 催胆薬

**デヒドロコール酸 dehydrocholic acid** は，低比重，低粘稠性の固形成分に乏しい胆汁の分泌を促進する．作用発現は早く，静注後 5 分以内に効果は現れる．作用時間は短い．胆道系および胆汁うっ滞を伴う肝疾患に使用される．**ウルソデオキシコール酸 ursodeoxycholic acid** は，胆汁酸，胆汁色素などの胆汁成分の分泌を促進する．また，コレステロールの吸収抑制作用も有す

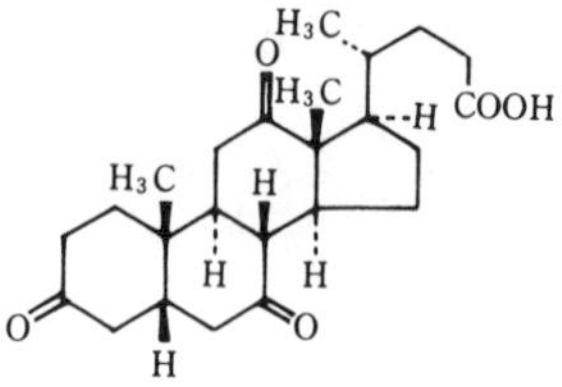

デヒドロコール酸 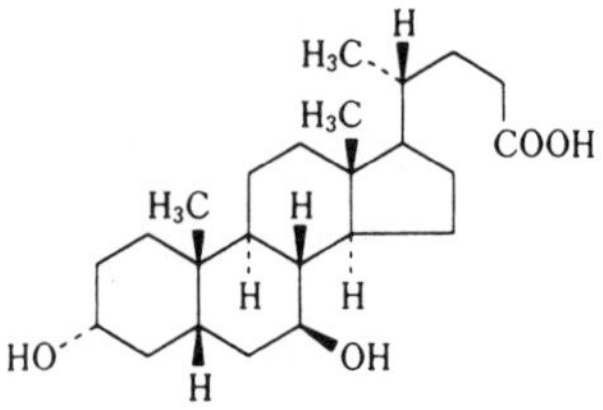　　　　　ウルソデオキシコール酸

る．経口投与により，ほとんどが吸収され，腸肝循環を行う．胆道系および胆汁うっ滞を伴う肝疾患，外殻石灰化を認めないコレステロール系胆石の溶解，高脂血症などに使用される．両薬物とも完全胆道閉塞のある患者には禁忌である．

## 9.8.2　排胆薬

　胆嚢を収縮させるか，Oddi 括約筋弛緩作用により胆汁排泄を促進させる薬物である．**ヒメクロモン hymecromone** は，胆汁分泌促進作用と Oddi 括約筋弛緩作用を有し，胆石症，胆道ジスキネジアに使用される．硫酸マグネシウムは Oddi 括約筋弛緩作用を有し，胆石症に使用されるが，十二指腸ゾンデで注入する必要がある．**フロプロピオン flopropione** は，catechol-$O$-methyl-transferase（COMT）阻害作用によりアドレナリン作動性効果を示し，鎮痙作用を現す．胆石症，Oddi 括約筋の緊張亢進に使用される．

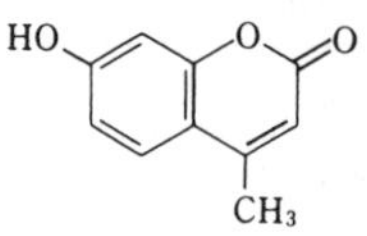

ヒメクロモン 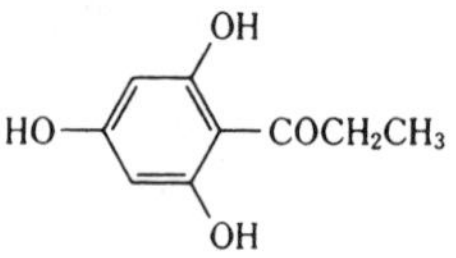　　　　　フロプロピオン

## 9.8.3　胆石溶解薬

　**ケノデオキシコール酸 chenodeoxycholic acid** は，胆汁中コレステロール溶解作用，コレステロール可溶化作用を有し，コレステロール系胆石を溶解する．**$d$-リモネン $d$-limonene** は，コレステロール系胆石直接溶解作用を有し，胆道内投与される．

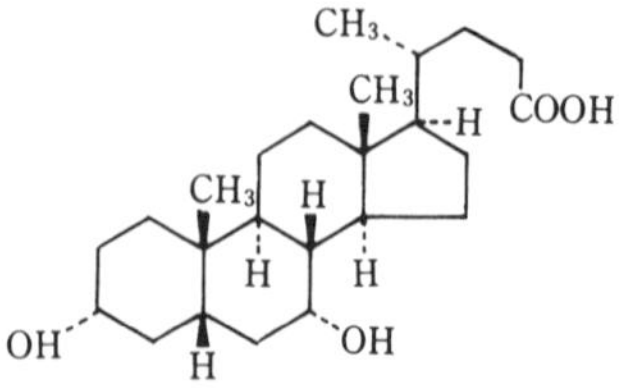

ケノデオキシコール酸

### TOPICS

**クローン病と潰瘍性大腸炎**

　非特異性の炎症性疾患で，ともに特定疾患（難病）に指定されている．クローン病にはアレルギーが関与し，潰瘍性大腸炎は自己免疫疾患であると考えられているが，詳しいことは明らかでない．
　治療薬として，抗菌薬のサラゾスルファピリジン，副腎皮質ステロイドのプレドニゾロンおよびメサラジンが使用される．メサラジンは炎症性細胞から放出される活性酸素を消去し，炎症の進展と組織障害の抑制を起こす．

# Chapter 10

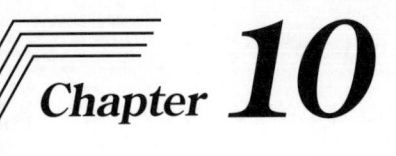

## 泌尿器系に作用する薬物

> **到達目標**
> ・利尿薬を作用機序別に分類し，臨床応用および主な副作用について説明できる．

腎臓をはじめ生体の諸器官は，体液成分，特に水，電解質，pHを一定に維持するために，協調して機能を営んでいる．体液の恒常性を維持するための器官が障害を受けると，体液の平衡が乱れて，全身性の浮腫や，それに伴う尿量の減少が起こる．このような病状に対して，水とNa$^+$の排泄，つまり尿量を増加させて浮腫を取り除く薬物が利尿薬である．この章は利尿薬のほか，排尿障害治療薬，頻尿治療薬を含む．

## 10.1 体液の平衡ならびに腎臓の機能

### 10.1.1 体液の平衡

体液を構成する主成分は，水と電解質である．体液は，細胞内液と細胞外液に大別される（図10.1）．細胞外液は，さらに血漿と間質液に分けられる．細胞内液中の主な陽イオンは，K$^+$，Mg$^{2+}$，主な陰イオンは，HPO$_4^{2-}$などである．細胞外液中の主な陽イオンはNa$^+$，主な陰イオンはCl$^-$，HCO$_3^-$などである．水は細胞内外において浸透圧が等しくなるように分布する．

体液のpHは緩衝系によってほぼ一定に保たれている．細胞内液は約pH 7.0，細胞外液は約pH 7.4である．

血液のpH（7.4）は，主に重炭酸緩衝系（NaHCO$_3$：H・HCO$_3$）によって調節されている．したがって，そのpHは次のHenderson-Hasselbalchの式により表される．

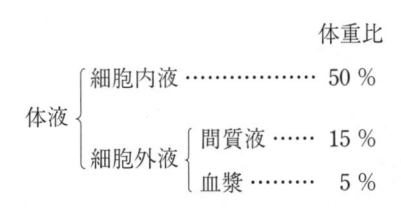

```
                              体重比
       ┌ 細胞内液 ……………… 50 %
  体液 ┤           ┌ 間質液 …… 15 %
       └ 細胞外液 ┤
                   └ 血漿 ……… 5 %
```

図 10.1 体液の区分

$$pH = 6.1 + \log \frac{[B \cdot HCO_3]}{[H \cdot HCO_3]} = (Bは塩基, 主にNa^+)$$

$H \cdot HCO_3$ は，代謝によって生じた $CO_2$ から生成され，肺から呼気中あるいは尿中へ排泄される．

体液の分布は，恒常に保たれているが，その平衡が崩れると生体は病的状態に陥る．浮腫とは，血漿と間質液との間の体液の平衡が崩れて，間質液に体液が貯留した状態をいう．心不全，静脈閉塞，ネフローゼなどがその原因となる．また，肺における $CO_2$ 交換に異常があったり，代謝に異常があったりすると血液のpHが変動する．血液のpHが7.4より低くなった状態をアシドーシス，高くなった状態をアルカローシスという．

体液の平衡に関わっている器官は，消化管，腎，肺，皮膚である．このうち腎は，特に尿の生成を介して体液の平衡に重要な役割を果たしている．

## 10.1.2　腎臓の機能

腎臓の構成単位はネフロンと呼ばれる．ネフロンは，糸球体，近位尿細管，ヘンレの係蹄，遠位尿細管，集合管よりなる．

### 1. 糸球体ろ過

糸球体はボーマン嚢の中へ毛細血管球が陥入したもので，輸入細動脈から入り，輸出細動脈から出ていく（図10.2）．この間に血液中の水および溶質成分がろ過されて尿細管腔に出る．これを原尿という．原尿の量は，毎分 100～120 mL で，これを**糸球体ろ過量 glomerular filtration rate（GFR）**と呼ぶ．糸球体ろ過量は，糸球体血流量，毛細血管圧，血液浸透圧，活動している糸球体の数などによって影響を受ける．

GFRは，糸球体でろ過されるが尿細管で分泌も再吸収もされない**イヌリン inulin** や**クレアチ**

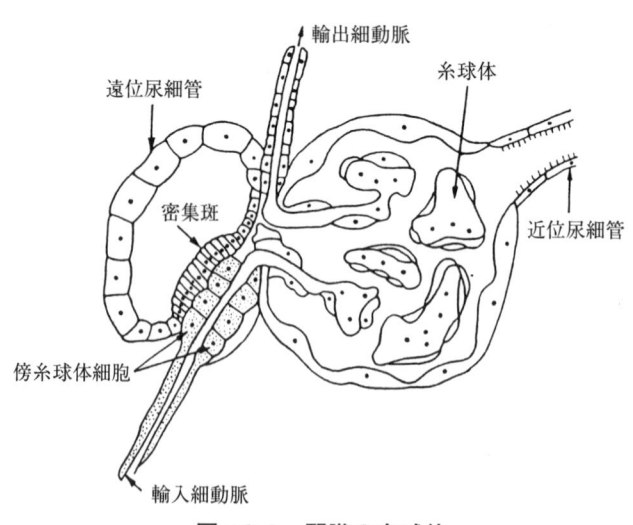

図 10.2　腎臓の糸球体

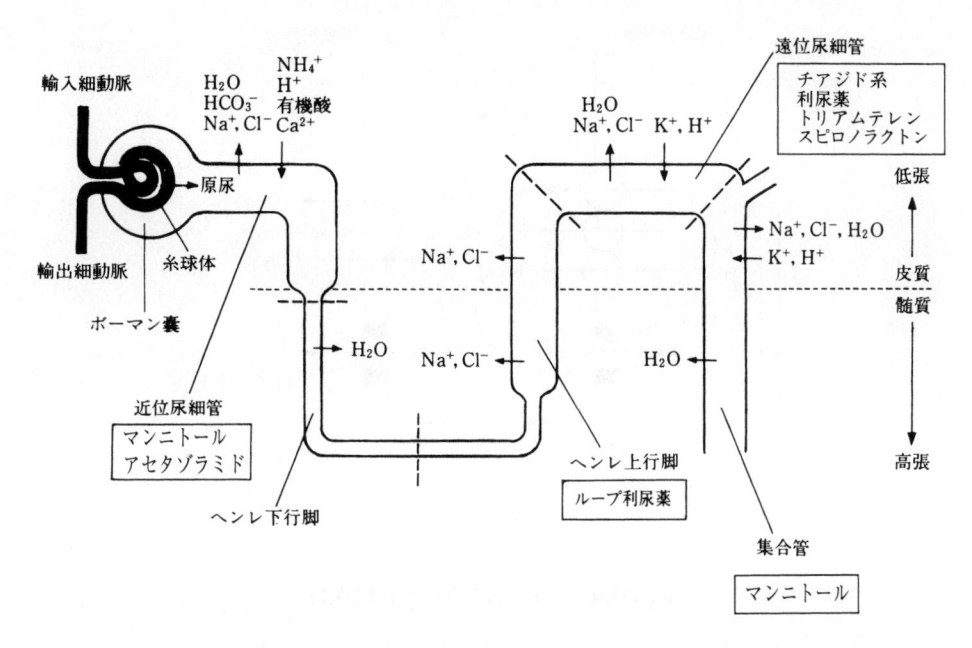

**図10.3 尿細管各部位における電解質・水の動きと利尿薬の主な作用部位**

ニン creatinine の**クリアランス clearance**，すなわち血漿中濃度に対する毎分尿中排泄量の比から求められる．一方，腎を1回通過しただけで，血漿中からその全量の 90～95% までが清掃され，腎静脈内にはほとんど現れない**パラアミノ馬尿酸 p-aminohippuric acid** のクリアランスによって，**腎血漿流量 renal plasma flow（RPF）**が求められる．

## 2. 尿細管再吸収および尿細管分泌

原尿が，尿細管から再び血管内へ戻っていくことを再吸収という．逆に，血液中の物質が，糸球体を通らずに直接に尿細管へ入ることを分泌という（図10.3）．

近位尿細管において，$Na^+$ は能動的に再吸収される．$Cl^-$ は $Na^+$ の移動によって生じた電気勾配によって，水はその NaCl の再吸収によって生じた浸透圧勾配によって，それぞれ受動的に再吸収される．結局，原尿の 60～80% の水が，この部分で再吸収される．$K^+$，$HPO_4^{2-}$，$HCO_3^-$，グルコース，アミノ酸，尿素などもここで再吸収され，一方，$H^+$，$NH_4^+$，有機酸，有機塩基などは，ここで能動的に分泌される．

### a. ヘンレの係蹄

ヘンレの係蹄（ループ）loop of Henle の下行脚においては，水は再吸収されるが，$Na^+$，$Cl^-$ は再吸収されない．このため，下行脚を下る間に原尿は濃縮され，高張となる．原尿の約5%の水がここで再吸収される．一方，上行脚では，逆に $Na^+$，$Cl^-$ が能動的に再吸収されるが，水は再吸収されない．このため原尿は低張となる．

ヘンレの係蹄は，原尿を濃縮するため，特に重要な部位である．すなわち，ヘンレの係蹄の上行脚は，$Na^+$-$K^+$-$2Cl^-$ 共輸送体を介して $Na^+$ を能動的に再吸収し，これにより髄質部間質の浸

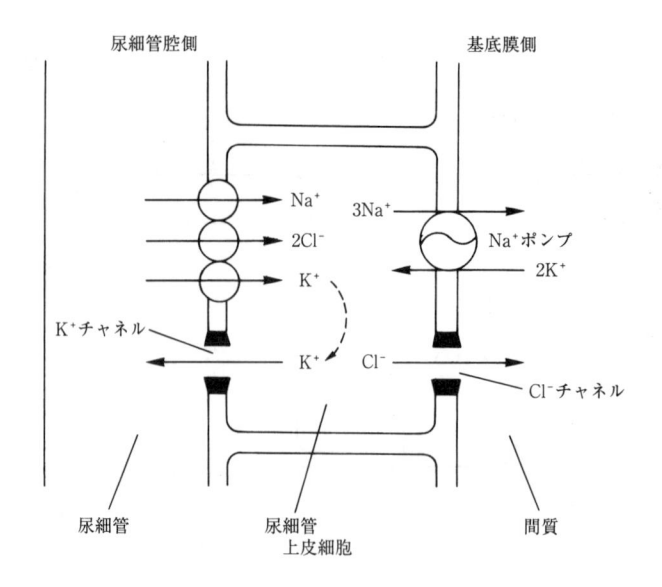

**図 10.4　$Na^+$-$K^+$-$2Cl^-$共輸送体**

透圧を高張に保つ役割を果たしている（図 10.4）．この高浸透圧により，ヘンレの係蹄下行脚，集合管から水がしぼりとられ原尿が濃縮される．したがって，このヘンレの係蹄の尿の濃縮機構を阻害する薬物は強力な利尿薬となる．

> **TOPICS**
>
> ### $Na^+$-$K^+$-$2Cl^-$共輸送体
>
> この輸送体は，ヘンレの係蹄上行脚に存在する．基底膜側に存在する $Na^+$ ポンプにより作られた $Na^+$ の電気化学的ポテンシャル差を利用して，尿細管腔側から $Na^+$ とともに $K^+$ と $2Cl^-$ の輸送を行う．細胞内に取り込まれた $K^+$ は，管腔側膜にある $K^+$ チャネルを介して，細胞内から管腔へもどる．一方，$Cl^-$ は基底膜側の $Cl^-$ チャネルを介して，間質へと流れていく．結局，$Na^+$-$K^+$-$2Cl^-$ 共輸送体は，管腔側から正味 NaCl を再吸収して間質へ送る．

#### b. 遠位尿細管

遠位尿細管において，ヘンレの係蹄上行脚から流入してきた低張の原尿から，$Na^+$ と $H^+$，$Na^+$ と $K^+$ の交換も行われる（図 10.5）．$Na^+$-$H^+$ 交換は，尿細管細胞内の炭酸脱水酵素 carbonic anhydrase の活性によって促進される．$Na^+$-$K^+$ 交換は，アルドステロン aldosterone によって促進される．このため $Na^+$，$Cl^-$ は再吸収され，$K^+$，$H^+$，$NH_4^+$ が尿細管へ分泌される．また**バソプレシン vasopressin** の存在下で，水の再吸収が行われる．結局，この部分では原尿の約 10 ％の水が再吸収され，原尿は等張になる．

#### c. 集合管

集合管は再び髄質部を通る．ヘンレの係蹄の上行脚から再吸収された $Na^+$ により，集合管の間質も高張であるため，ここでもバソプレシンの存在のもとに，水の再吸収が起こる．原尿の

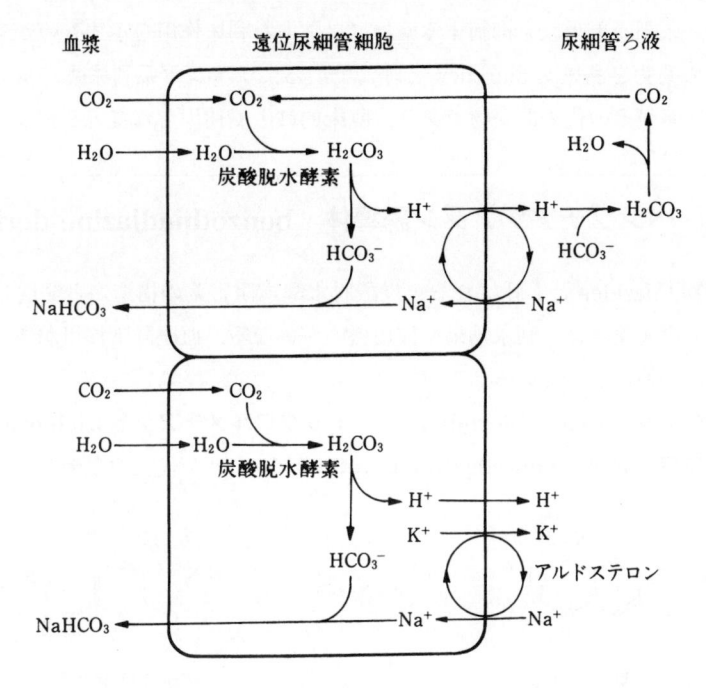

**図 10.5　$Na^+$-$H^+$交換（上側）と$Na^+$-$K^+$交換（下側）**

4％が再吸収される．$Na^+$，$Cl^-$，尿素は再吸収され，$H^+$，$NH_4^+$，$K^+$は分泌される．

最終的に糸球体ろ過で生成した原尿のうち，約99％の水が再吸収されて，残り約1％が尿として排泄される．

## 10.2　利尿薬

尿量を増加する薬物の機序を大別すると，糸球体ろ過量の増大と尿細管からの再吸収の抑制とに分けることができる．

A. 糸球体ろ過量の増大
  1. 強心作用による循環機能の促進：強心配糖体，キサンチン誘導体
  2. 循環血液量の増大：浸透圧性利尿薬
B. 尿細管からの再吸収の抑制
  1. 尿細管再吸収機能の抑制：チアジド系利尿薬，カリウム保持性利尿薬
  2. 尿濃縮機構の抑制：ループ利尿薬
  3. $Na^+$-$H^+$交換機能の抑制：炭酸脱水酵素阻害薬
  4. $Na^+$-$K^+$交換機能の抑制：カリウム保持性利尿薬
  5. アルドステロンに対する拮抗：抗アルドステロン薬
  6. 再吸収されにくい物質：浸透圧性利尿薬

これらのうち，尿細管再吸収を抑制する薬物に，強力な利尿作用を示すものが多く，通常，こちらのグループの薬物を利尿薬 diuretics と呼んでいる．チアジド系利尿薬，ループ利尿薬，カリウム保持性利尿薬がその代表的薬物であり，臨床的に広く使用されている．

## 10.2.1　ベンゾチアジアジン誘導体　benzothiadiazine derivatives

チアジド化合物 thiazides とも呼ばれる．炭酸脱水酵素阻害薬の構造から発展して合成されたが，炭酸脱水酵素阻害薬とは，利尿効果や作用機序が異なる．血圧降下作用があるため，現在降圧薬として臨床的に使用されている．

**ヒドロクロロチアジド hydrochlorothiazide**，**トリクロルメチアジド trichlormethiazide**，**ベンチルヒドロクロロチアジド benzylhydrochlorothiazide** などが代表的なチアジド系利尿薬である．

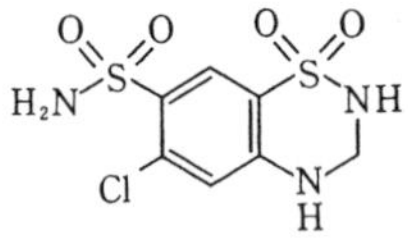

　　　　　　　ヒドロクロロチアジド 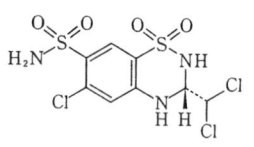　　　　　　　　　　　　トリクロルメチアジド

●**薬理作用**

利尿作用：主な作用部位は遠位尿細管である．ここに直接作用して $Na^+$，$Cl^-$ の能動的再吸収を阻害する．その結果，水の再吸収も抑制され，水，$Na^+$，$Cl^-$ の排泄が増大する．最大利尿時には，原尿中の $Na^+$ 量の 10％前後が排泄される．$K^+$ の排泄も増大する．これは，$Na^+$ の再吸収が抑制される結果，ろ液中の $Na^+$ が増加し，これにより $Na^+$-$K^+$ 交換が増大するためである．

　チアジド化合物には，弱いながら炭酸脱水酵素阻害作用が残っているため，$Na^+$-$H^+$ 交換は抑制され，これにより $HCO_3^-$ の排泄が少し増加する．しかし，この作用は利尿作用の発現にはほとんど関与しない．また，炭酸脱水酵素阻害薬と異なり，体液の酸塩基平衡が変化しても利尿作用は影響を受けない．このほか，尿酸の排泄が低下する．糸球体ろ過量はやや減少する．

循環器系に対する作用：高血圧症患者の血圧を緩徐に下降させる．投与初期においては，利尿作用の結果，循環血液量が減少し，心拍出量が減少するためと考えられる．しかし，長期に投与していくうちに，これらの減少作用は消失する．かわりに，全身の血管抵抗が減少し，これが血圧下降の原因となる．この血管抵抗減少の機序は不明である．

尿崩症に対する作用：下垂体ならびに腎性の尿崩症 diabetes insipidus において尿量を減少し，尿の比重を高める．作用機序は不明である．

● **適　用**　心性浮腫，腎性浮腫，肝性浮腫などの各種浮腫に対して用いられる．降圧効果を期待して，高血圧症に使用される．

● **用法・用量**　降圧薬として使用する場合，長期投与による副作用を避けるため 1/4 〜 1/2 の量を使用する．食塩摂取量の多い高血圧患者には特に有用である．

● **副作用**　副作用は少なく安全域は広いが，利尿作用それ自体に基づく低カリウム血症，高血

糖，高尿酸血症，低クロル性アルカローシスなどが現れるため，長期投与においては，定期的な血液検査が必要である．低カリウム血症の予防・処置には，塩化カリウムの補給やカリウム保持性利尿薬との併用がよい．その他，高カルシウム血症，光線過敏症，まれに白血球減少などが現れる．腎血流量，糸球体ろ過量は軽度減少するので，腎機能が低下している患者には使用しないほうがよい．

- **相互作用**　低カリウム血症は，ジギタリスの作用を増強し中毒を起こすことがあるので注意が必要である．
- **類似薬**　化学構造上チアジド核をもたないが，薬理作用がチアジド系と類似している薬物がある．**クロルタリドン chlortalidone**，**インダパミド indapamide**，**トリパミド tripamide**，**メチクラン meticrane**，**メフルシド mefruside** などである．効果，副作用はチアジド系利尿薬と類似している．

クロルタリドン　　　　　トリパミド　　　　　メチクラン

## 10.2.2　ループ利尿薬

ヘンレの係蹄の太い上行脚に作用して，最も強力かつ速効性に $Na^+$・水を排泄する利尿薬をループ利尿薬と呼ぶ．これには，チアジドに類似した構造をもつ**フロセミド furosemide**，**ブメタニド bumetanide**，**トラセミド torasemide**，**ピレタニド piretanide**，**アゾセミド azosemide** とスルホンアミド基をもたず，不飽和ケトンをもつ**エタクリン酸 ethacrynic acid** がある．

- **薬理作用**　ループ利尿薬は，ヘンレの係蹄の太い上行脚に作用し，$Na^+$-$K^+$-$2Cl^-$共輸送体系を阻害する．その結果，同部位での $Na^+$，$Cl^-$ の再吸収が低下し，尿の濃縮機能がほぼ完全に抑制される．尿は血漿とほぼ等しい浸透圧となる．最大利尿時には，原尿中の $Na^+$ 量の20〜25％が排泄される．$Cl^-$ は $Na^+$ 以上に排泄される．ろ液中の $Na^+$ が増加するため，$Na^+$-$K^+$交換が増大し，$K^+$排泄が増加する．$Mg^{2+}$，$Ca^{2+}$ の排泄も増加する．細胞外液の酸塩基平衡が変化しても利尿作用は影響されない．チアジド系利尿薬と異なり，腎血流量，糸球体ろ過量を減少させない．大量ではむしろ腎血流量を増大させる．
- **適　用**　心性，腎性，肝性の浮腫，うっ血性心不全，脳圧亢進，高血圧などに使用される．また，肝硬変症に伴う腹水，癌性腹水に使用される．
- **用法・用量**　チアジド系薬物に比べ，持続性が短い．しかし，腎機能を悪化させないので，腎機能障害を有する高血圧，うっ血性心不全患者に使用される．
- **副作用**　低カリウム血症，高血糖，高尿酸血症，低クロール性アルカローシスが現れる．利尿効果が大きい分だけ，脱水症，低カリウム血症を起こしやすい．血液粘度が上昇するので，脳血栓症を起こすことがある．急速に静注すると聴力障害を起こすこともある．この頻度は，

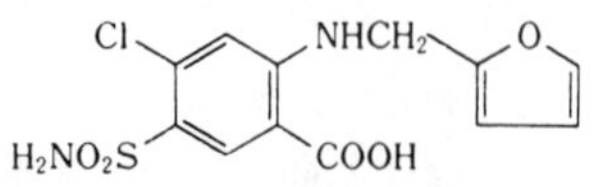

フロセミド 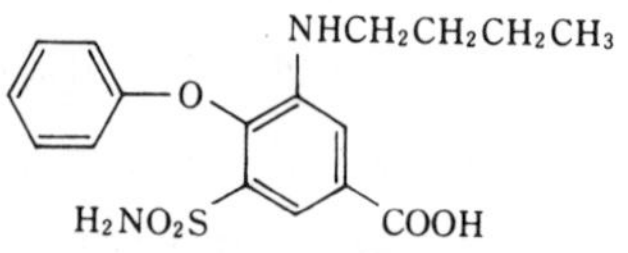　　　　　　　　　ブメタニド 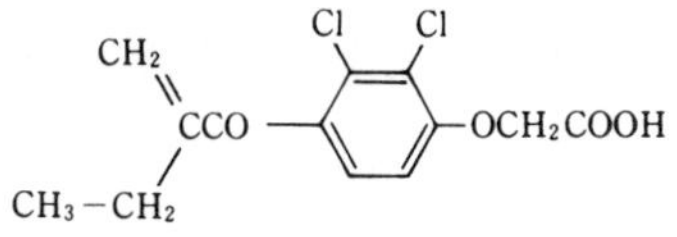　　　　　　　　　エタクリン酸

エタクリン酸のほうがフロセミドより高い.
- ●相互作用　アミノグリコシド系抗生物質のように, 第8脳神経障害を起こす薬物との併用により, 聴力障害を増強するので注意が必要である. また, アミノグリコシド系抗生物質, セファロスポリン系抗生物質との併用により, 急性腎不全を起こすことがある.

## 10.2.3　カリウム保持性利尿薬

$Na^+$-$K^+$交換を抑制することによって, カリウム保持作用を現す利尿薬をカリウム保持性利尿薬という. 抗アルドステロン薬とプテリジン誘導体がある.

### 1. 抗アルドステロン薬

ステロイド核の17位のねじれの位置に, ラクトン環が結合している化合物は, 抗アルドステロン作用をもつ. そのうち最も効力の強いのが**スピロノラクトン spironolactone**である. スピロノラクトンの主要代謝産物である**カンレノ酸カリウム potassium canrenoate**がある. 原発性アルドステロン症に使用される.

**スピロノラクトン spironolactone**
- ●薬理作用　遠位尿細管, 集合管に存在するアルドステロン受容体を競合的に遮断して, $Na^+$-$K^+$, $Na^+$-$H^+$の交換を抑制する. $Na^+$の排泄は増加し, $K^+$, $H^+$, $NH_4^+$の排泄は減少する.
- ●適　用　各種浮腫, 腹水, 高血圧症に使用される. また, 原発性アルドステロン症の診断と治療にも使用される.
- ●用法・用量　カリウム保持作用があるので, 低カリウム血症を起こすチアジド系薬物と併用される. 尿酸値に影響を与えないので, 高尿酸血症の患者にも使用できる.
- ●副作用　高カリウム血症, 低ナトリウム血症, 代謝性アシドーシス, 皮膚発疹などがある. また, 抗アンドロゲン作用とエストロゲン作用があり, 女性においては月経不順, 男性においては女性化乳房, 陰萎をきたすことがある.
- ●相互作用　アンギオテンシン変換酵素阻害薬, アンギオテンシン受容体遮断薬との併用で, 高カリウム血症を生じるので注意が必要である.

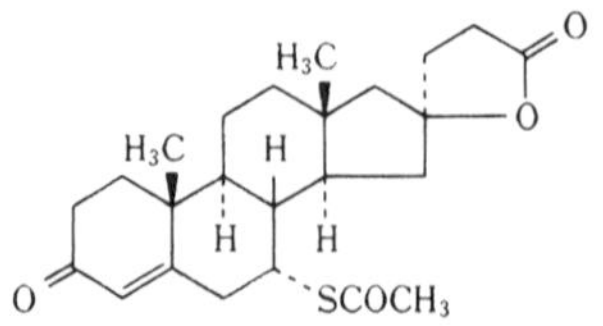

スピロノラクトン 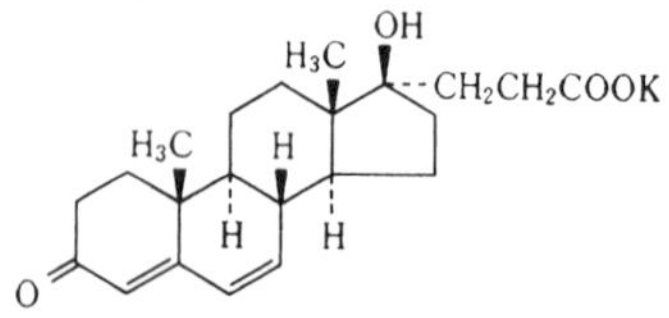　　　　　　　　　カンレノ酸カリウム

## 2. プテリジン誘導体

**トリアムテレン triamterene** と**アミロライド amiloride** がある．後者は医薬品としては使用されていない．

- ●**薬理作用** 遠位尿細管，集合管に直接作用して $Na^+$-$K^+$ 交換を抑制する．この作用はアルドステロンとは無関係である．$Na^+$，$Cl^-$ の排泄は増加し，$K^+$ の排泄は減少する．炭酸脱水酵素阻害作用はないが $HCO_3^-$ の排泄も増加し，尿はわずかにアルカリ性となる．
- ●**適用** 高血圧症，各種の浮腫に応用される．
- ●**用法・用量** カリウム排泄を抑制するため，低カリウム血症を伴う利尿薬と併用して使用されることが多い．
- ●**副作用** 高カリウム血症，消化器系障害などがある．
- ●**相互作用** 非ステロイド性抗炎症薬との併用により，急性腎不全が現れることがある．特に，インドメタシン，ジクロフェナクナトリウムとの併用は禁忌である．アンギオテンシン変換酵素阻害薬，アンギオテンシン受容体遮断薬との併用により，血清カリウム値の上昇が起こるので注意が必要である．

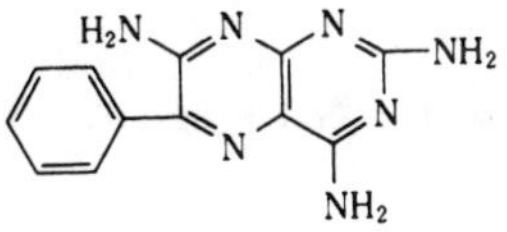

トリアムテレン 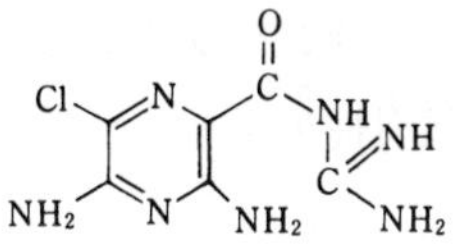　　　　　　　アミロライド

## 10.2.4　炭酸脱水酵素阻害薬

炭酸脱水酵素は，$CO_2$ と $H_2O$ から $H_2CO_3$ を生成する反応を触媒する酵素である．この酵素は，近位尿細管から集合管まで広く尿細管全域にわたって分布している．生成した $H_2CO_3$ から解離した $H^+$ が $Na^+$-$H^+$ 交換を促進する．これが尿の酸性化と $Na^+$ の再吸収に寄与している（図10.5参照）．炭酸脱水酵素は，このほか，赤血球，胃粘膜，膵臓，眼の毛様体，中枢神経系などにも存在する．

炭酸脱水酵素阻害薬は，化学療法薬のスルホンアミドの副作用がきっかけとなって開発された．すなわち，スルホンアミドを投与すると，全身性アシドーシスと多尿をきたす．この作用は，腎における炭酸脱水酵素の抑制に基づくことが判明し，この酵素を最も強く阻害する**アセタゾラミド acetazolamide** が開発された．このほか，**塩酸ドルゾラミド dorzolamide hydrochloride**，**ブリンゾラミド brinzolamide** などがあり，緑内障に点眼される．

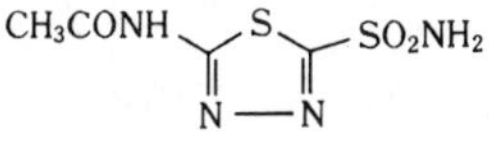

アセタゾラミド

● **薬理作用**

利尿作用：主として近位尿細管細胞内の炭酸脱水酵素の阻害により，$H^+$ の生成が減少して

$Na^+$-$H^+$交換が抑制される．その結果，$Na^+$と$HCO_3^-$およびそれに伴う水の再吸収が抑制されて尿量が増加する．原尿中の$Na^+$の増加は，遠位尿細管での$Na^+$-$K^+$交換を促進し，$K^+$の排泄が増大する．$Cl^-$の再吸収には影響しない．体液は酸性に傾き，尿はアルカリ性となる．アシドーシスになると，酵素阻害作用は減弱して，利尿作用は消失する．

眼圧低下作用：眼の毛様体においても炭酸脱水酵素が分布し，$HCO_3^-$の生成を介して眼房水の形成に関与している．炭酸脱水酵素阻害により，眼房水の産生が抑制されて眼圧が低下する．

胃・膵臓に対する作用：大量を使用すると，胃における$H^+$の分泌および膵臓における$HCO_3^-$の分泌が抑制される．しかし臨床量ではこの作用はほとんど現れない．

中枢神経系に対する作用：抗てんかん作用，脳脊髄液産生減少作用がある．抗てんかん作用の機序は不明である．

呼吸器系に対する作用：赤血球中の炭酸脱水酵素の阻害により$CO_2$の運搬能が低下し，血中$CO_2$分圧が上昇する．

- ●**適　用**　利尿薬として使用されることは少なく，緑内障，てんかん大発作と小発作，メニエル症候群に使用される．
- ●**用法・用量**　アセタゾラミドは，緑内障，てんかんに内服または注射で使用され，塩酸ドルゾラミドとブリンゾラミドは，緑内障に点眼で使用される．
- ●**副作用**　代謝性アシドーシス，低カリウム血症，過敏症状，血小板減少などが現れることがある．
- ●**相互作用**　降圧薬の作用を増強する作用がある．血清カリウム低下により，ジギタリスの作用が増強されるので注意が必要である．

## 10.2.5　浸透圧性利尿薬

浸透圧性利尿薬とは，糸球体でろ過された後に尿細管でほとんど再吸収されないため，大量の水を伴って排泄され，尿量の増加をきたす薬物をいう．水の排泄に伴って$Na^+$排泄も増加するが，臨床においては主に水利尿の目的で使用される．代表的な薬物は**D-マンニトール D-mannitol**であり，そのほかに**イソソルビド isosorbide**，**濃グリセリン glycerin**がある．

マンニトール　　　　　　　イソソルビド

マンニトールは，Na排泄作用が弱く，浮腫患者に単独で使用されることはない．急性腎不全にフロセミドと併用される．組織から水を吸引して頭蓋内圧や眼内圧を下げるので，脳圧亢進症，緑内障に使用される．副作用として，吐き気，頭痛，精神錯乱などがある．大量を急速に静注すると，血液量が増大して，肺水腫，うっ血性心不全を招く危険性が大きい．

イソソルビドは，脳圧亢進，腎・尿管結合時の利尿，緑内障の眼圧降下に使用される．副作用として消化器症状がみられることがある．

濃グリセリンは，マンニトールよりも尿量への影響が少ない．頭蓋内圧亢進，頭蓋内浮腫に使用され，副作用として血尿がみられることがある．

## 10.3 排尿障害・頻尿治療薬

術後，分娩後の膀胱収縮力の低下による排尿障害には，コリンエステラーゼ阻害薬が使用される．また，前立腺肥大による排尿障害には，アドレナリン $\alpha_1$ 受容体遮断薬が使用される．頻尿とは，膀胱の蓄尿量が排尿刺激に達しないにもかかわらず，排尿を起こすことである．抗コリン薬，平滑筋弛緩薬などが膀胱平滑筋の緊張を除く目的で使用される．

### 10.3.1 排尿障害治療薬

#### 1. コリンエステラーゼ阻害薬

術後，分娩後，膀胱収縮力の低下により排尿障害を起こすことがある．フィゾスチグミン，臭化ジスチグミンなどのコリンエステラーゼ阻害薬が，膀胱平滑筋の収縮力を高める目的で使用される．

#### 2. アドレナリン $\alpha_1$ 受容体遮断薬

加齢とともに，前立腺が肥大して尿道を圧迫し，排尿障害を起こす．一般的に，抗アンドロゲン薬のオキセンドロン，黄体ホルモンのように，男性ホルモンに拮抗する薬物が前立腺肥大症に使用される．また，前立腺や尿道の平滑筋を弛緩させて排尿障害を改善する目的で，**塩酸タムスロシン tamsulosin hydrochloride**，**ナフトピジル naftopidil** などの $\alpha_1$ 受容体遮断薬が使用される．副作用として血圧低下，起立性低血圧を起こす．ナフトピジルは肝機能障害を起こすことがある．

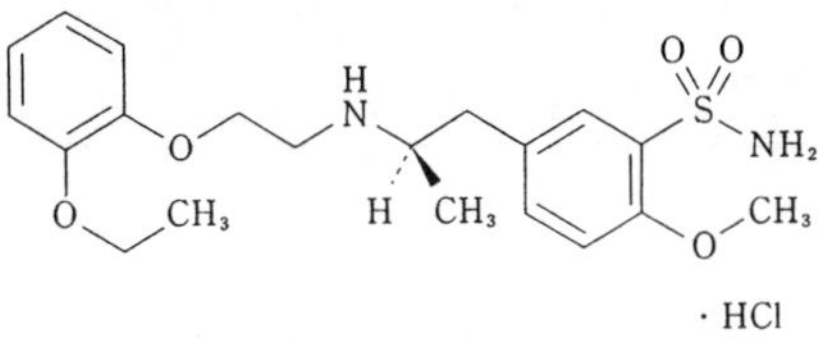

塩酸タムスロシン

#### 3. その他

**メスナ mesna** は，抗悪性腫瘍薬のイホスファミドやシクロホスファミド投与に伴う泌尿器系障害の発現を抑制する．これらの薬物の代謝物は，膀胱粘膜と接触して，局所障害を起こす．メスナは，これら代謝物と結合して無毒化すると考えられている．

## 10.3.2 頻尿治療薬

### 1. 抗コリン薬

**塩酸プロピベリン propiverine hydrochloride**，**塩酸オキシブチニン oxybutynin hydrochloride** などのムスカリン受容体遮断作用を有する薬物は，膀胱の平滑筋を弛緩させて，膀胱の収縮を抑制する．塩酸オキシブチニンは，カルシウム拮抗作用，局所麻酔作用を有する．

神経因性膀胱，不安定膀胱における頻尿，尿失禁に使用される．

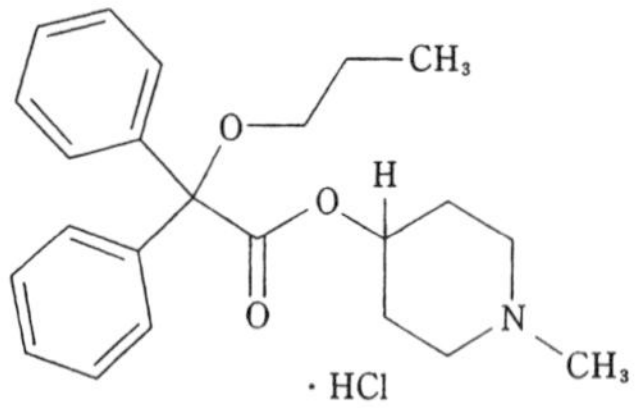

塩酸プロピベリン

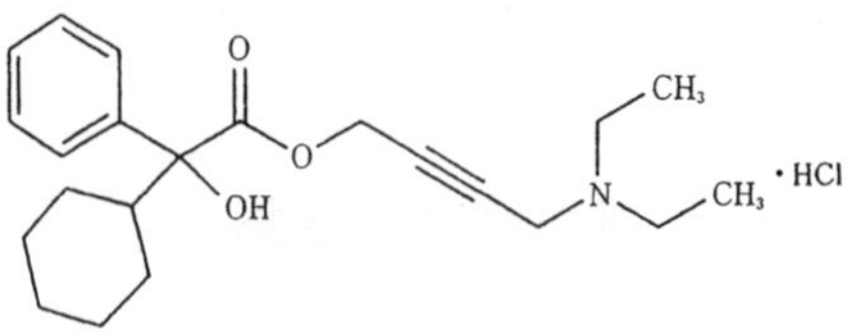

塩酸オキシブチニン

### 2. 平滑筋弛緩薬

**塩酸フラボキサート flavoxate hydrochloride** は，$Ca^{2+}$ 流入の抑制，ホスホジエステラーゼの阻害による cAMP 濃度の上昇により，膀胱容量増大を起こす．神経性頻尿，前立腺炎に伴う頻尿，残尿感に使用される．

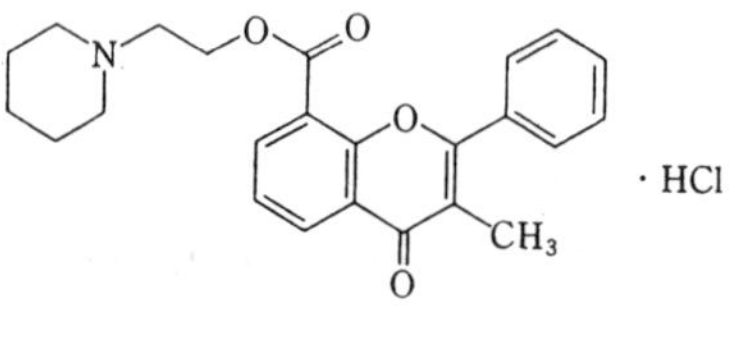

塩酸フラボキサート

## TOPICS

### 腎　炎

急性腎炎は，頭痛，食欲不振，浮腫が急に現れ，血尿とタンパク尿，尿量の減少が起こる疾患である．原因としては，溶連菌の感染，IgA 腎症がある．治療は安静と食事療法が中心になる．慢性腎炎は，大人の腎臓病で最も多く，浮腫，血尿，タンパク尿，高血圧などの症状が長期にわたって持続する．発症原因は明らかでなく，急性腎炎が慢性化することもある．自覚症状がほとんどなく，気がついたときにはかなり進行していることが多いので，定期的な健診を受けることが重要である．治療としては，生活習慣の改善が中心で，塩分，タンパク質の摂り過ぎをなくす，アルコールやタバコをひかえる，睡眠を十分にとる，などである．

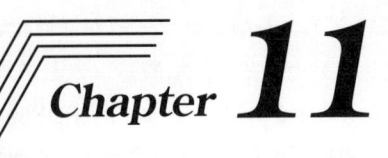

# Chapter 11 生殖器系に作用する薬物

### 到達目標
・代表的な生殖器系に作用する薬物の薬理作用，機序，主な副作用について説明できる．

　生殖器系に作用する薬物のうち，男性の性機能不全治療薬，女性の分娩を誘発促進する子宮収縮薬，また，分娩の遅延や流産予防に使用する子宮弛緩薬について解説する．なお1999年9月からわが国においても発売されるようになった，低用量ピルについても解説する．

## 11.1 性機能不全治療薬

　性的刺激により，非アドレナリン非コリン作動性（NANC）神経から陰茎海綿体平滑筋に一酸

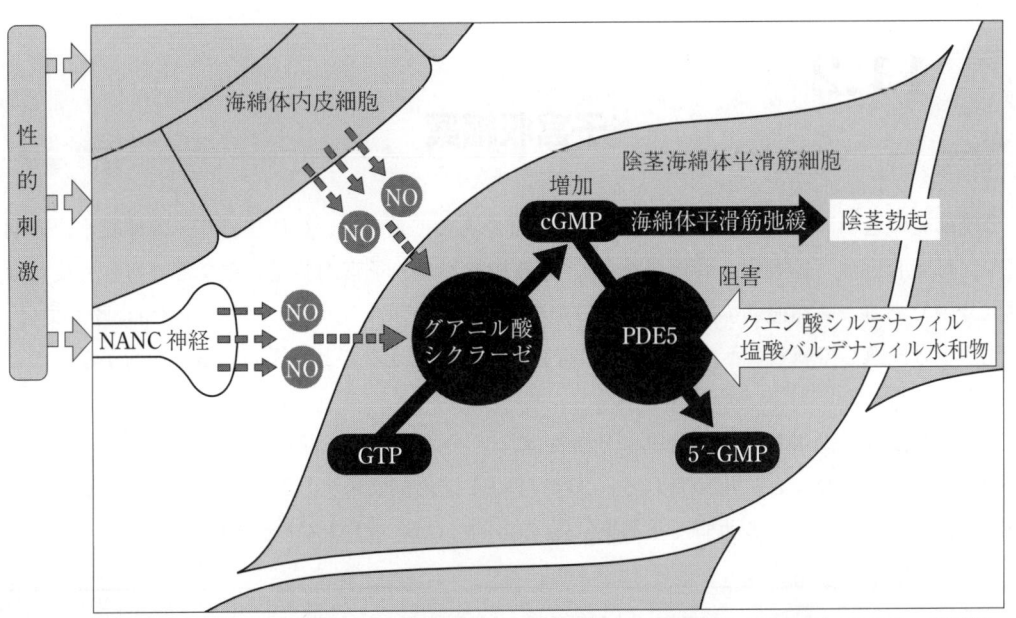

NANC：非アドレナリン非コリン作動性　　NO：一酸化窒素　　PDE5：ホスホジエステラーゼ5型
GTP：グアノシン三リン酸　　cGMP：サイクリックグアノシン一リン酸　　5'-GMP：5'-グアノシン一リン酸

**図11.1　クエン酸シルデナフィル，塩酸バルデナフィル水和物の作用機序**

化窒素（NO）が遊離する．NOにより，海綿体平滑筋のグアニル酸シクラーゼが活性化され，サイクリックGMP（cGMP）が産生される．クエン酸シルデナフィル，塩酸バルデナフィル水和物などにより，海綿体平滑筋のcGMP分解酵素であるホスホジエステラーゼ5（PDE5）が選択的に阻害され，cGMPの濃度が上昇する．その結果，陰茎海綿体平滑筋の弛緩機能を増強し，血流を増加させ，陰茎勃起を誘発または増強する（図11.1）．現在，PDEは11種類が報告されている．

**クエン酸シルデナフィル sildenafil citrate** 内服：1日1回25〜50 mg，性行為1時間前に服用する．

**塩酸バルデナフィル水和物 vardenafil hydrochloride hydrate** 内服：1日1回10 mg，性行為1時間前に服用する．高齢者（65歳以上），中程度の肝機能障害者は1日1回5 mg．

- ● **警　告** 本剤と硝酸剤あるいは一酸化窒素（NO）供与体（ニトログリセリン，亜硝酸アミル，硝酸イソソルビドなど）との併用により降圧作用が増強し，過度に血圧を下降させることがある．服用にあたっては，これらが投与されていないことを確認する．また，心血管系障害のないことを十分に確認する．
- ● **副作用** ほてり，潮紅，頭痛，めまい，昏迷．

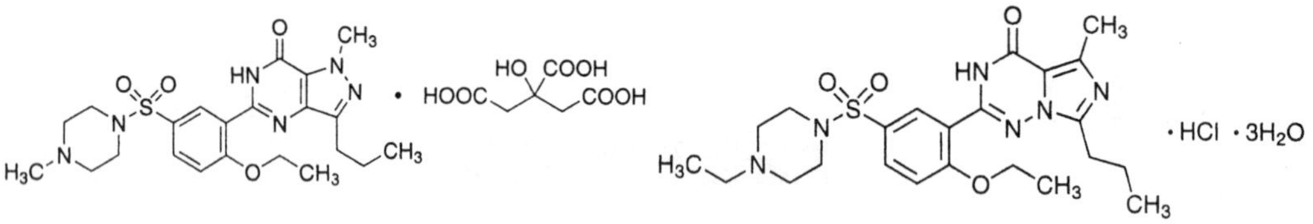

クエン酸シルデナフィル　　　　　塩酸バルデナフィル水和物

## 11.2　子宮収縮薬

　分娩誘発の適応には，医学的適応と社会的適応がある．前者は，妊娠中毒症，前期破水，過期妊娠，母胎合併症（糖尿病，腎疾患など），胎盤機能不全，子宮内胎児死亡などであり，後者は誘発分娩である．陣痛微弱の場合には，陣痛促進薬として用いられる．薬剤の使用に際しては，胎児が十分成熟していること，母児ともに経腟分娩に耐えうること，児頭骨盤不均衡がないことなどがあげられる．

　子宮収縮薬は，①陣痛誘発や促進，分娩促進，②分娩後の子宮収縮および出血の防止，③治療のための流産誘発などに用いられる．①の目的にジノプロスト，ジノプロストンやオキシトシン，②の目的に麦角アルカロイド製剤，③の目的にはゲメプロストがそれぞれ用いられる．

### 11.2.1　プロスタグランジン製剤

　プロスタグランジンは，妊娠のいずれの時期に投与しても分娩を誘発することが可能である．

ジノプロストは，オキシトシンとは異なり，妊娠の有無にかかわらず子宮を収縮するが，作用の強さは妊娠時期により異なる．一方，ジノプロストンは，非妊娠子宮では弛緩（*in vitro*）を，妊娠後期ではジノプロストよりも強い子宮収縮作用を発現する．プロスタグランジンは，子宮頸部を熟化（軟化）させる作用があり，陣痛誘発，分娩促進の目的にかなう．ジノプロストンの経口投与により前処置を行う場合が多く，無効ならばオキシトシンまたはジノプロストの単独または2剤併用の点滴を行う方法が用いられる．使用に際しては，過量による過強陣痛，胎児の圧迫仮死を起こさないよう，母体，胎児の状態を常時監視する．また，陣痛誘発効果，分娩進行を認めたときには投与を中止する．

妊娠4〜6か月に人工流産をする場合には，ゲメプロストの腟坐剤が開発され，使用法が簡便であるため治療的流産に用いられる．本剤の管理，取り扱いについては，厳重かつ慎重な対応が要求されている．妊娠初期での成功率は低く，また高用量を必要とするので，重篤な副作用を招く．

- **薬理作用**　Gqタンパク質に共役したプロスタノイド受容体を刺激し，ホスファチジルイノシトール（PI）代謝回転を促進する（細胞内$IP_3$上昇）．腸管蠕動亢進作用．
- **適　応**　妊娠末期の陣痛誘発・促進，分娩促進．
- **副作用**　過強陣痛，顔面紅潮，動悸，頻脈，悪心・嘔吐．呼吸困難，心室細動，心停止，ショック．
- **相互作用**　オキシトシンとプロスタグランジンの併用は，相乗作用により過強陣痛を起こしやすく，子宮破裂，胎児死亡などを起こすので十分注意する．

ジノプロスト　dinoprost（$PGF_{2\alpha}$）　3〜5 mgを5％ブドウ糖500 mLに溶解して点滴静注．3 μg/分（10滴/分）より開始し，陣痛周期が5分になる点滴速度で維持する．6〜9 μg/分，最高でも15 μg/分で有効陣痛が得られることが多い．

ジノプロストン　dinoprostone（$PGE_2$）　錠剤：0.5 mg．1時間毎に6回，1日総量3 mgまで．

ゲメプロスト　gemeprost（$PGE_1$）　腟坐剤：1 mg．3時間毎に挿入，1日総量5 mgまで．

ジノプロスト　　　　ジノプロストン　　　　ゲメプロスト

## 11.2.2　麦角アルカロイド製剤

麦角アルカロイド ergot alkaloids は，ライ麦やその他の穀物の穂に寄生するカビの1種 *Claviceps purpurea* の菌核乾燥物に含まれている，リゼルグ酸 lysergic acid 誘導体である．カビ人工培養によっても麦角と同一の成分が得られる．麦角の水溶性分画から抽出されたエルゴタミンやエルゴトキシンは，α受容体遮断作用が強いが，エルゴメトリンやメチルエルゴメトリンは，α受容体遮断作用を示さず，血管収縮ならびに子宮収縮作用を持つ．

マレイン酸エルゴメトリン，マレイン酸メチルエルゴメトリンは，子宮筋を収縮させて血管を圧迫して止血するので，分娩後の子宮緊張低下による出血の防止あるいは処置の目的で用いられる．

**マレイン酸エルゴメトリン　ergometrine maleate**　　　注射：1回 0.2 mg を皮下・筋肉・静注．
- ●**副作用**　頭痛，めまい，腹痛，悪心・嘔吐，血圧上昇，頻脈，徐脈．

**マレイン酸メチルエルゴメトリン　methylergometrine maleate**　　　内服：1回 0.125〜0.25 mg，1日2〜4回．注射：1回 0.1〜0.2 mg を静注．1回 0.2 mg を皮下・筋注．
- ●**副作用**　頭痛，悪心・嘔吐，狭心症，冠動脈れん縮，心筋梗塞，房室ブロック．

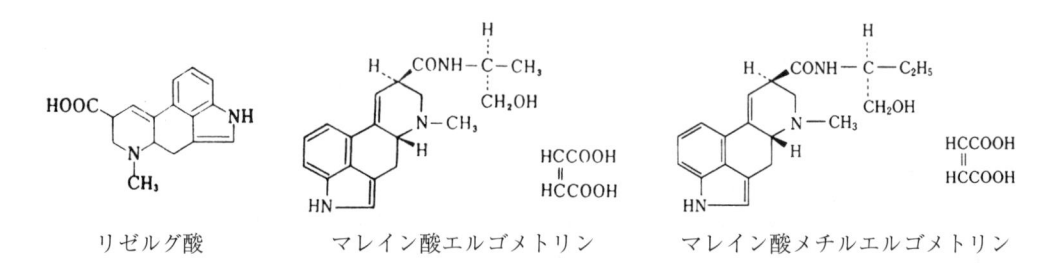

リゼルグ酸　　　マレイン酸エルゴメトリン　　　マレイン酸メチルエルゴメトリン

## 11.2.3　オキシトシン　oxytocin

視床下部の室傍核および視索上核の大細胞ニューロンで生合成される．分泌顆粒中に入り，軸索流に乗って脳下垂体後葉に貯えられる．8個のアミノ酸残基よりなる．子宮頸部・腟の伸展，乳頭吸引刺激などが視床下部に達し，軸索の活動電位が下垂体後葉の軸索末端に達すると，オキシトシンが分泌される．

- ●**生理作用**　① 子宮平滑筋の律動的収縮．Gq タンパク質に共役したオキシトシン受容体を刺激し，ホスファチジルイノシトール（PI）代謝回転を促進する（細胞内 $IP_3$ 上昇）．② 乳腺の乳管洞平滑筋を収縮して，乳汁の排出を起こす．乳汁の分泌増加は起こらない．③ 卵胞ホルモン（エストロゲン）は，子宮のオキシトシン感受性を増大し，黄体ホルモン（プロゲステロン）は低下させる．④ 大量静注時には一過性の血圧降下を示す．
- ●**臨　床**　陣痛微弱，分娩誘発，弛緩性出血時，5〜10 単位を点滴静注．経口投与では無効．
- ●**相互作用**　オキシトシンとプロスタグランジンの併用は，相乗作用により過強陣痛を起こしやすく，子宮破裂，胎児死亡などを起こすので，十分注意する．

# 11.3　子宮弛緩薬

子宮弛緩薬は子宮の運動を減少させ，異常緊張を除去する目的で用いる薬剤である．適応は① 習慣性または切迫流産や早産の予防および抑制，② 分娩の進行を遅らせて他の疾患の治療を施す，③ 月経困難の治療などに用いられる．

### 11.3.1 $\beta_2$受容体刺激薬

$\beta_2$受容体刺激薬は，$\alpha$作用がなく，$\beta_1$作用の少ないものが望ましい．現実には若干の$\beta_1$作用が伴うので，高用量時の副作用の発現には注意をする．子宮細胞内のcAMP濃度が高まるにつれ，筋弛緩の程度が増す．逆に，$\alpha$作用では減少する．エストロゲン投与時には，$\alpha$受容体を刺激し，$\beta$受容体刺激作用は減弱する．一方，妊娠中のプロゲステロン優位の状態では，$\beta$受容体を刺激して子宮筋の興奮性を低下させる．塩酸リトドリンが広く用いられている．

**塩酸リトドリン　ritodrine hydrochloride**　　内服：1回5 mg，1日3回．注射，50 mgを500 mL，1.5％ブドウ糖注射液に希釈し50 $\mu$g/分で点滴開始，有効用量は50～150 $\mu$g/分，毎分200 $\mu$g まで．肺水腫防止のため電解質溶液の使用は避ける．
- ●**薬理作用**　$\beta_2$受容体刺激作用，子宮平滑筋細胞内のcAMP濃度を増加させ，$Ca^{2+}$の貯蔵部位への取り込みを促進して，子宮運動を抑制する．
- ●**適　応**　切迫流産・早産．
- ●**副作用**　動悸，振戦，嘔気，発疹，横紋筋融解症，汎血球減少，血清K低下．

**塩酸イソクスプリン　isoxsuprine hydrochloride**　　内服：子宮収縮の抑制1日30～60 mg，3～4回分服．注射：子宮収縮の抑制1回5～10 mgを1～2時間毎筋注，月経困難症；1回5～10 mg筋注．
- ●**適　応**　閉塞性動脈硬化症，血栓性静脈炎，静脈血栓症，バージャー病，レイノー病，子宮収縮の抑制，月経困難症．

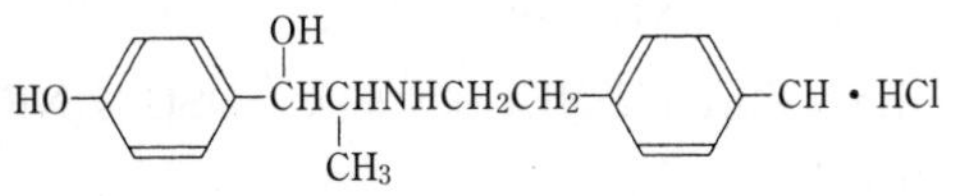

塩酸リトドリン

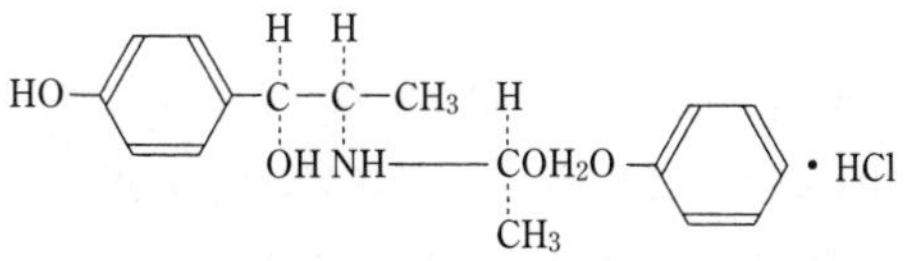

塩酸イソクスプリン

### 11.3.2 抗コリン薬

抗コリン薬は，子宮平滑筋の収縮やOddi括約筋の収縮を抑制する．腸管の痙れんを抑制する．切迫流産・早産防止薬として用いる．

**塩酸ピペリドレート　piperidolate hydrochloride**　　内服：1日150～200 mg，3～4回分服．
- ●**適　応**　胃・十二指腸潰瘍，胃炎，腸炎，胆石症など，切迫流産・早産における諸症状の改善．
- ●**禁　忌**　緑内障，前立腺肥大による排尿障害，重篤な心疾患．

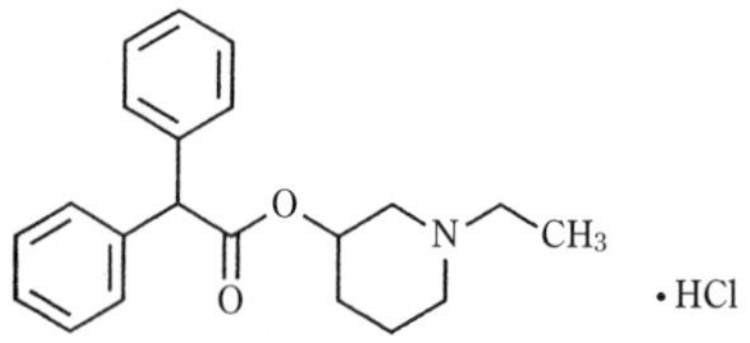

塩酸ピペリドレート

## 11.3.3 その他

硫酸マグネシウムは，子宮平滑筋に直接作用し，$Ca^{2+}$ に拮抗して弛緩させる．糖尿病，妊娠中毒症，重症の心臓疾患のある時に用いられる．

**硫酸マグネシウム，ブドウ糖配合** 注射：20 mL 中，硫酸マグネシウム 2 g，ブドウ糖 2 g，1 回 20 mL を徐々に静注．

## 11.4 避妊薬

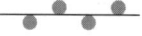

ピルは，エチニルエストラジオールの量により，低用量ピル（50 μg 以下），中用量ピル（50 μg），高用量ピル（50 μg 以上）と呼ばれる．一般に，経口避妊薬は低用量ピルのことをさす．経口避妊薬には合成卵胞ホルモンと合成黄体ホルモンの配合剤が使用される．

合成卵胞ホルモンとしてはエチニルエストラジオール（EE）が，合成黄体ホルモとしてはノルエチステロン（NET；第一世代），レボノルゲストレル（LNG；第二世代），デソゲストレル（DSG；第三世代）のいずれかが配合されている．LNG の活性は NET より強く，DSG は NET，LNG が有しているアンドロゲン活性がないといわれている．

低用量ピルは，21 日間服用するが，その後 7 日間休薬するタイプと，休薬期間中の飲み忘れを予防するためにプラセボを服用するタイプとがある．

健康な女性が避妊だけの目的で長期服用するため，ピルの安全性や有効性，副作用についてはカウンセリングが必要である．

エチニルエストラジオール・ノルエチステロン配合剤　第一世代内服：1 日 1 錠
エチニルエストラジオール・レボノルゲストレル配合剤　第二世代三相性　内服：1 日 1 錠
エチニルエストラジオール・デソゲストレル配合剤　第三世代　内服：1 日 1 錠

● **薬理作用** 負のフィードバック機構により，下垂体前葉からの卵胞刺激ホルモン follicle stimulating hormone（FSH）と黄体形成ホルモン luteinizing hormone（LH）の産生・遊離を抑制する．その結果，卵胞の成熟と排卵が抑制される．卵胞ホルモン（エストロゲン）と黄体ホルモン（プロゲステロン）の効果は発現されているので，子宮粘膜の増殖，分泌腺の発達は進行している．ピルの服用期間が終了すると，子宮粘膜の剥落が起こり，月経が始まる．

● **禁忌** 血栓性静脈炎，肺塞栓症，脳血管障害，冠動脈疾患またはその既往歴．血栓性素因，エストロゲン依存性腫瘍，35 歳以上で 1 日 15 本以上の喫煙者など．

# Chapter 12

# 血液・造血器官に作用する薬物

### 到達目標

- 貧血の病態生理と適切な治療薬を理解する．
- 白血球減少症の病態生理と適切な治療薬を理解する．
- 血栓傾向および出血傾向の概念および治療薬（血液凝固阻害薬，止血薬）とその作用機序を理解する．
- 白色血栓（動脈系の血栓）および赤色血栓（静脈系の血栓）が引き起こす主な疾病と適切な治療薬（血小板凝集阻害薬，血栓溶解薬）およびその作用機序を理解する．
- 血液代用薬の用途と代表的な製剤を理解する．
- 血液製剤の分類および代表的な製剤とその用途を理解する．

　正常なヒトの全血液量は，体重の 8 ％（体重 60 kg で 4.8 L）で，このうち 55 ％が血漿，残り 45 ％が血球である．血球は，赤血球，血小板，白血球に分類される．全血液量に対する血球容積の割合は，ヘマトクリット（Hct）と呼ばれ，Hct の 99 ％以上は赤血球である．成人では，これら血球は赤色骨髄で造血幹細胞（自己複製能によりその貯蔵量が生涯を通して維持される）が細胞分裂して生じた多能性幹細胞が分化増殖して産生される．

　血液は，体中の組織に栄養分を供給するとともに老廃物を回収するのが主な役割であるが，局所での出血をくい止める役割（止血機構），細菌など異物から身を守る役割（免疫）なども担っている．赤血球は，組織に酸素（$O_2$）を供給し，二酸化炭素（$CO_2$）を回収する．血小板および血漿タンパク質である凝固因子は，血管の損傷箇所に集積して止血（血栓形成）を行う．白血球は，免疫を確立して細菌など非自己と認識したものから身を守る．このように，血液の機能には多様性があり，生体の恒常性維持に貢献している．

　そのため，一度バランスが崩れると様々な疾病を誘発する．赤血球が減少すれば貧血に，血小板や凝固因子が減少すると出血傾向に，異常な血栓形成が起これば血栓症に，さらには白血球が減少すれば易感染（病原菌に対して無防備な状態）になるなど様々な病態を呈する．

## 12.1 貧血治療薬

　貧血 anemia は，血液単位容積中の赤血球数およびヘモグロビン濃度が基準値（赤血球数：男

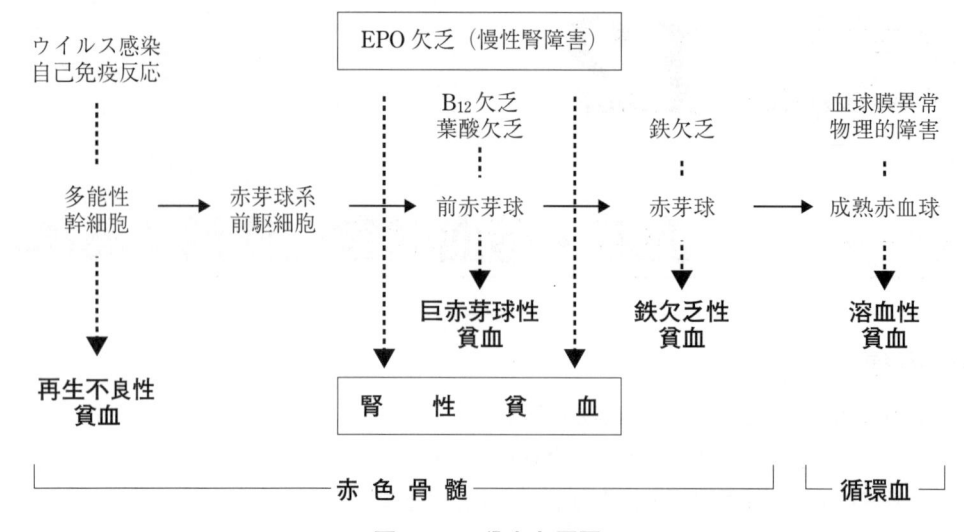

**図12.1 貧血と原因**

性 $40 \times 10^5/\mu L$　女性 $36 \times 10^5/\mu L$, ヘモグロビン濃度：男性 12.5 g/dL　女性 11.3 g/dL) を下回り, 全身組織への酸素供給が不足するため, 筋や神経系の低酸素症（倦怠感, 易疲労感, 頭痛）のほか, 代償性の循環器・呼吸器症状（労作時の頻脈や息切れ）などの病態を呈する疾患の総称である.

赤血球は, 多能性幹細胞から赤色骨髄で産生されるが, その過程でエリスロポエチン erythropoietin, ビタミン $B_{12}$ vitamin $B_{12}$, 葉酸 folic acid, 鉄 iron が必要であり, いずれが不足しても貧血が生じる. さらに, 赤血球の寿命（通常 90 ～ 120 日）以前の破壊によっても, 貧血を発症することがある. 結局, 貧血は, 赤血球産生の各段階の異常および循環血液中の赤血球の寿命短縮を反映している. 主なものとして, 再生不良性貧血, 腎性貧血, 巨赤芽球性貧血, 鉄欠乏性貧血および溶血性貧血がある（図12.1）.

### 12.1.1　再生不良性貧血 aplastic anemia の治療薬

骨髄における造血機能障害でみられる汎血球減少症（赤血球だけでなく白血球や血小板の減少も認められる）として定義されている. 再生不良性貧血は, ほとんどが特発性（原因不明）で, 免疫を介した機序により多能性幹細胞の分化・増殖が抑制されて発症するが, 遺伝性（Fanconi 貧血, 家族性再生不良性貧血）のものや癌化学療法に用いられる薬物（アルキル化薬, 代謝拮抗薬, 有糸分裂阻害薬, 抗生物質）, クロラムフェニコール, ベンゼンおよび放射線などにより誘発される二次性のものもある. 予後不良で重症型になると, 1年生存率は約 20 % である.

ほとんどの患者で, 糖質コルチコイド（**メチルプレドニゾロン**など）, 免疫抑制薬（**シクロスポリン**など）あるいは抗免疫抗体を用いた免疫抑制療法が選択され, 残存する骨髄機能の回復による症状改善をめざす. 若い重症患者には, 骨髄移植が最高の治療と考えられているが, 適合骨髄ドナーをみつけるのは容易でない.

### 1. 免疫抑制薬

シクロスポリン ciclosporin（劇）は，ヘルパーT細胞におけるインターロイキン2の生合成を抑制し，キラーT細胞増殖などの免疫反応を抑制する．

### 2. 抗免疫抗体

**抗ヒト胸腺細胞ウマ免疫グロブリン**（劇）あるいは**抗ヒトTリンパ球ウサギ免疫グロブリン**（劇）を単独使用（静注もしくは点滴），またはシクロスポリンと併用する．効果発現まで数か月を要する．抗免疫抗体は，ウマやウサギ由来の異種タンパク質であるため，副作用として免疫反応（血清病）を引き起こす．これを緩和するために，糖質コルチコイドであるメチルプレドニゾロンを投与する．

### 3. タンパク質同化ホルモン

多能性幹細胞の造血機能を促進させる目的で，男性ホルモン（アンドロゲン androgen）を使用することもある．

## 12.1.2　腎性貧血 renal anemia の治療薬

慢性腎不全に伴って起こる貧血で，貧血の程度は腎不全の重症度と相関がある．エリスロポエチンの分泌低下や赤血球寿命の短縮が貧血の原因とされている．特に，糖尿病患者でみられる腎不全では，高度のエリスロポエチン欠乏を呈する．エリスロポエチンが欠乏すると，赤血球産生過程における赤芽球系前駆細胞から赤血球への分化が障害を受け（赤血球産生障害），貧血となる．

腎臓の機能低下に起因する内因性エリスロポエチン不足による腎性貧血には，エリスロポエチン製剤の補充療法を行う．内因性のエリスロポエチンは，主として腎臓で（一部は肝臓でも）産生・分泌されるアミノ酸165残基からなる糖タンパク質である．治療薬として使用されているエリスロポエチン製剤は，遺伝子組換え技法で量産されたもので，構成糖鎖の組成の違いから**エポエチンアルファ epoetin alpha**（劇）および**エポエチンベータ epoetin beta**（劇）の2種類がある．これらは臨床効果に差はないが，適応が一部異なる．

- ●**薬理作用**　赤色骨髄の赤芽球系前駆細胞および前赤芽球に作用して赤血球産生を促進する．
- ●**適　応**　エポエチンアルファ：未熟児貧血，透析施行中の腎性貧血，手術前の自己血貯血．
　エポエチンベータ：透析導入前の腎性貧血，透析施行中の腎性貧血，手術前の自己血貯血．
- ●**禁　忌**　エリスロポエチン製剤に過敏症．
- ●**副作用**　赤血球増加に起因する脳梗塞，心筋梗塞，肺梗塞，血圧上昇による高血圧性脳症や脳出血，アレルギーによるアナフィラキシー様症状などがある．

## 12.1.3　巨赤芽球性貧血 megaloblastic anemia の治療薬

赤色骨髄における赤芽球系細胞は，比較的代謝回転が速く，盛んに分化・増殖を行うため，

DNA 合成が頻繁である．DNA 合成には，ビタミン $B_{12}$（シアノコバラミン）や葉酸が必要である（図 12.2）．これら因子の欠乏により，赤芽球系細胞の成熟が影響を受けて骨髄中に巨赤芽球が出現し（巨赤芽球は骨髄内で破壊され，赤血球まで成熟することはほとんどない），赤血球の生成が減少して起こる貧血である．さらに，ビタミン $B_{12}$ の欠乏では，貧血症状のほか知覚異常などの神経症状（神経組織のミエリン鞘の脂質部分の生合成阻害が原因）が認められる．ビタミン $B_{12}$ や葉酸の欠乏以外に，DNA 合成阻害薬や葉酸拮抗薬の使用によっても，重度の巨赤芽球性貧血が起こる（この場合は原因となった薬物を減量または中止することで治癒する）．

**ビタミン $B_{12}$** は，胃壁細胞から分泌される内因子と結合して回腸まで移動し，そこで受容体を介して吸収される．ビタミン $B_{12}$ 欠乏は，内因子の欠如（胃の摘出，萎縮性胃炎，胃壁細胞あるいは内因子に対する自己抗体出現による自己免疫疾患）や腸疾患（熱帯性スプルーや腸内条虫寄生による回腸の異常，回腸切除）が原因であることが多い．また，食事供給源が動物性食品に限られるため，菜食主義による摂取不足もまれにみられる．これらのうち，内因子の欠如によるビタミン $B_{12}$ 吸収障害で起こる貧血を，特に悪性貧血 pernicious anemia と呼ぶ．ビタミン $B_{12}$ は，体内貯蔵量が多いため，吸収が止まってから 3 〜 6 年後に欠乏して発症する．ビタミン $B_{12}$ 欠乏に起因する貧血（ビタミン $B_{12}$ 欠乏性貧血）や悪性貧血に伴う神経障害では，原因となった基礎疾患の治療に加え，ビタミン $B_{12}$ 製剤による補充が行われる．

**葉酸**（食事供給源は果物や野菜）は，腸管腔内の抱合酵素の作用によって，空腸から吸収される（葉酸のポリグルタミン酸側鎖がモノグルタミン酸側鎖となることで吸収される）．葉酸の欠乏は，摂取不足（アルコール依存症患者，ジャンクフード中心の食事），需要の増加（妊娠，授乳期）および腸疾患（熱帯性スプルーや非熱帯性スプルー）が原因である．葉酸欠乏に起因する貧血（葉酸欠乏性貧血）では葉酸を補充して治療する．

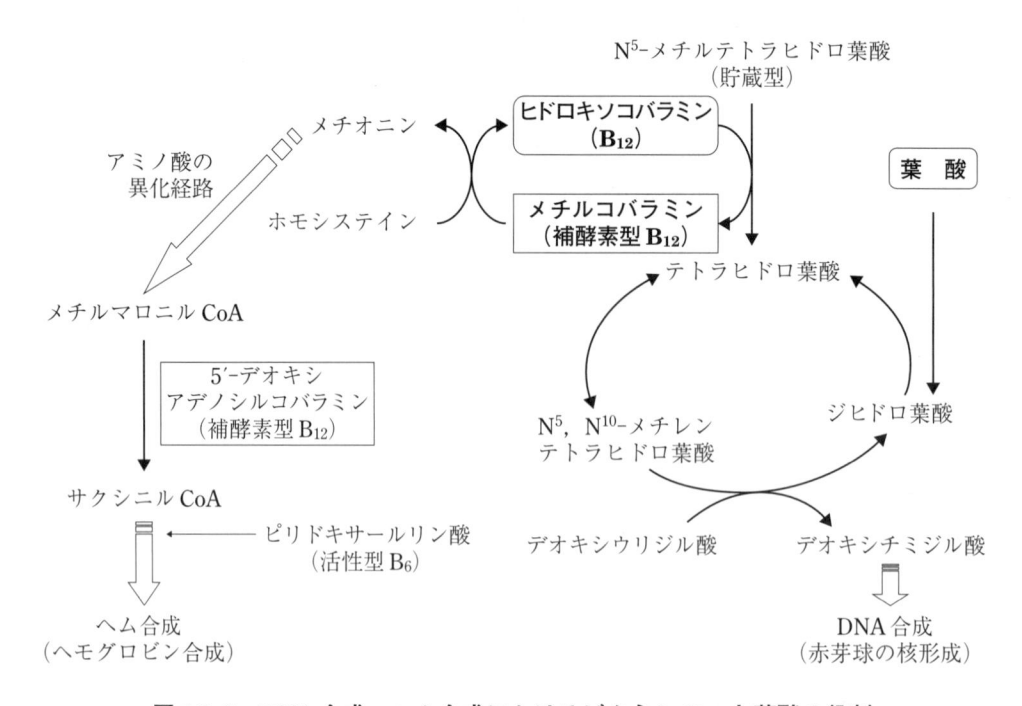

**図 12.2 DNA 合成，ヘム合成におけるビタミン $B_{12}$ と葉酸の役割**

## 1. ビタミン $B_{12}$ 製剤

シアノコバラミン，**酢酸ヒドロキソコバラミン**，補酵素型として**コバマミド**や**メコバラミン**がある．メコバラミンの使用頻度が最も高い．シアノコバラミンと酢酸ヒドロキソコバラミンは，肝臓で代謝されて補酵素型となり効果を現す．ビタミン $B_{12}$ 欠乏症のほとんどは，吸収障害が原因で経口投与は無効であるため注射することが多い．貧血の回復に伴って鉄不足となるので鉄剤を併用する．

**シアノコバラミン cyanocobalamin**，注射：1回 1000 $\mu$g まで皮下注，筋注，静注．

**酢酸ヒドロキソコバラミン hydroxocobalamin acetate**，注射：1回 1000 $\mu$g まで筋注，静注．内服：1日 1500 $\mu$g まで．

**コバマミド cobamamide**，内服：1日 1500 $\mu$g まで1〜3回分服．

**メコバラミン mecobalamin**，注射：1日1回 500 $\mu$g，週3回筋注，静注．内服：1日 1500 $\mu$g まで3回分服（末梢性神経障害にのみ適応）．

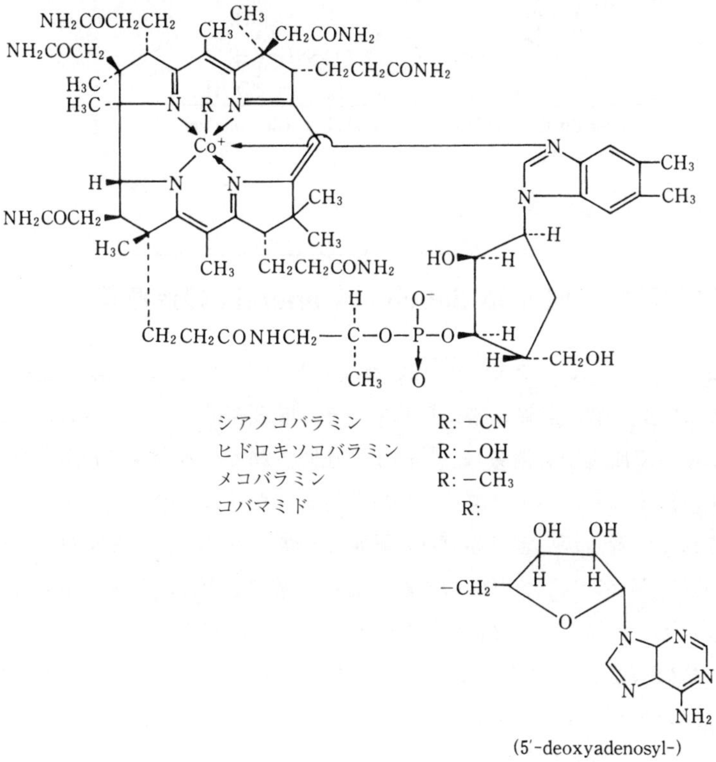

図 12.3　ビタミン $B_{12}$ 関連物質の構造

## 2. 葉　酸

葉酸の欠乏に起因した巨赤芽球性貧血に対して使用する．悪性貧血に対しては，ビタミン $B_{12}$ 製剤と併用する（単独で使用すると，貧血は一過性に改善するが神経症状は悪化する）．葉酸はビタミン $B_{12}$ 製剤と異なり，ほとんどの場合で経口投与する．

> **TOPICS**
>
> **鉄芽球性貧血（ビタミン $B_6$ 反応性貧血）**
>
> ビタミン $B_6$ の欠乏による鉄の利用障害が原因で，ヘム合成阻害が起こり（図12.2参照），赤色骨髄に環状鉄芽球（ヘムではなくミトコンドリアに鉄を取り込んだ赤芽球で，鉄を取り込んだミトコンドリアが細胞核を環状に取り囲んでいる）がみられる鉄芽球性貧血 sideroblastic anemia になる．治療には，ビタミン $B_6$ 製剤（**ピリドキシン pyridoxine**，**ピリドキサールリン酸 pyridoxal phosphate**）を使用する．

**葉酸　folic acid**　　内服：1日5～20 mg（小児5～10 mg），3回分服．注射：1日1回 15 mg 皮下注，筋注．

- ●**適　応**　葉酸欠乏症の予防および治療，悪性貧血の補助療法．
- ●**副作用**　食欲不振，悪心，過敏症，浮腫など．

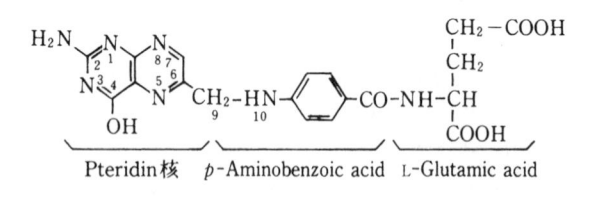

葉　酸

## 12.1.4　鉄欠乏性貧血 iron deficiency anemia の治療薬

　ヒトの体内の鉄総量は3～5gであり，65％はヘモグロビン中に，25％は貯蔵鉄でフェリチンやヘモシデリンとして肝・脾・骨髄に蓄えられている．貯蔵組織から放出された鉄は，トランスフェリンの一部となって血漿中を循環し，骨髄まで運搬されてヘム合成に利用され，赤芽球内のヘモグロビンに組み込まれる．ヘモグロビンに取り込まれた鉄は，赤血球の一部として骨髄から循環血中に放出される．寿命が尽きて赤血球が脾臓で破壊されても，ヘモグロビン中の鉄はほとんど排泄されないで，トランスフェリンの一部となって循環血中に戻り再利用される

　鉄は小腸（主として十二指腸）より2価鉄の形で吸収され，血漿中では3価鉄（トランスフェリン），赤血球中では2価鉄（ヘモグロビン）として存在している．食物からの鉄の吸収量および体外への排泄量は，いずれも1～3 mg/日とほぼ等しいため，体内の鉄総量はほぼ一定に保たれている（図12.4）．

　鉄欠乏性貧血は，鉄欠乏によりヘモグロビン合成に支障をきたして起こる貧血で，血清鉄の低下（30 $\mu$g/dL以下）がみられ，小球性低色素性赤血球が循環血中に出現する．鉄需要の増加（消化性潰瘍や出血性疾患に伴う慢性出血，妊娠，成長期）および鉄供給の低下（胃切除や腸管疾患による吸収不良，偏食による鉄分の摂取不足）により鉄の収支バランスが崩壊して起こる貯蔵鉄の欠乏が原因とされている．治療には，鉄剤（経口鉄剤，注射用鉄剤）が用いられる．

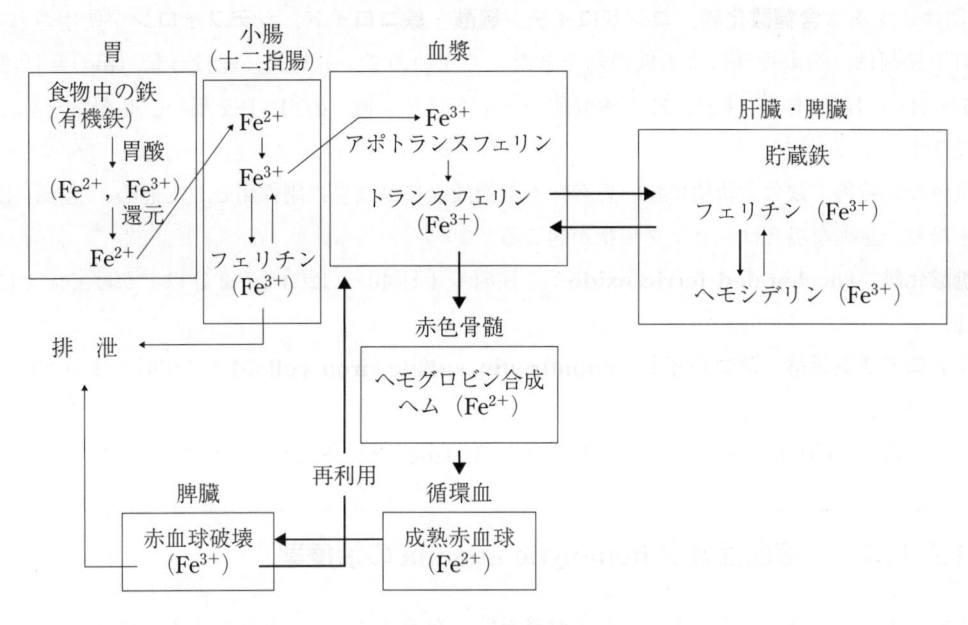

第12章 血液・造血器官に作用する薬物

図12.4 鉄交換

## 1. 経口鉄剤

鉄欠乏性貧血には，経口鉄剤（2価鉄）が第一選択として用いられる．**硫酸鉄**や有機酸鉄（**ピロリン酸第二鉄，フマル酸第一鉄，クエン酸第一鉄ナトリウム**）がある．経口鉄剤使用により糞便が黒くなる．

- **薬理作用** 不足した鉄を補い，ヘモグロビン合成を促進する．
- **副作用** 胃腸症状（悪心，嘔吐，食欲不振，下痢，便秘），蕁麻疹など
- **相互作用** アスコルビン酸などの還元剤との併用により鉄の吸収量が増加する．一方，テトラサイクリン系薬，制酸剤もしくはタンニン酸含有食品は，鉄の吸収を阻害するので併用を避ける．セフェム系抗生物質のセフジニルは，腸管内で鉄イオンと錯体を形成して作用が減弱するので，併用する場合は，服用時間を3時間以上ずらすなど注意が必要．

**硫酸鉄　ferrous sulfate**　内服：1日100〜210 mg，1〜2回分服，空腹時に服用．副作用が強い場合は食直後に服用．

**ピロリン酸第二鉄　ferric pyrophosphate**　シロップ0.6％（鉄として6 mg/mL），内服：1日10〜15 mL（6〜15歳），3〜10 mL（1〜5歳），2〜4 mL（1歳未満），3〜4回分服．

**フマル酸第一鉄　ferrous fumarate**　内服：1日1回100 mg服用．

**クエン酸第一鉄ナトリウム　sodium ferrous citrate**　内服：1日100〜200 mg，1〜2回分服．

## 2. 注射用鉄剤

胃切除などで経口用鉄剤が使用できないときや，急速な鉄補給が必要なときは，注射用鉄剤

（3価鉄）である**含糖酸化鉄**，コンドロイチン硫酸・鉄コロイド，シデフェロンが使用される．注射用鉄剤は，過剰投与による鉄過剰をきたしやすいので，計算式「総投与量（mg）＝$[2.2 \times (16 - H) + 10] \times$ 体重（kg），H：治療前のヘモグロビン値（g/dL）」を用い，必要量を算出して投与する．

重篤な肝障害，鉄欠乏状態にない患者，本剤過敏症には禁忌．副作用として悪心，発疹，じん麻疹など，重大な場合はショック症状が起こる．

**含糖酸化鉄　saccharated ferric oxide**　　注射：1日40〜120 mg，2分以上かけて徐々に静注．

**コンドロイチン硫酸・鉄コロイド　chondroitin sulfate, iron colloid**　　注射：1日20〜40 mg，2分以上かけて徐々に静注．

**シデフェロン　cideferron**　　注射：1日50〜100 mg，2分以上かけて徐々に静注．

## 12.1.5　溶血性貧血 hemolytic anemia の治療薬

赤血球の寿命短縮による循環血中の赤血球崩壊の亢進に対して，骨髄での赤血球産生が追いつかなくなった場合に貧血がみられる．赤血球破壊により遊離したヘモグロビンが分解し，過ビリルビン血症，尿中ウロビリノーゲンの増加および黄疸がみられる．溶血性貧血の原因には，赤血球内分子の異常（赤血球内の酵素欠損による糖代謝異常，異常ヘモグロビン症），赤血球膜の異常（スペクトリン欠乏による球状赤血球症）など先天性のものと，機械的外傷による溶血や自己抗体による免疫性溶血など後天性のものがある．先天性溶血性貧血には，輸血や脾臓摘出手術が行われる．一方，免疫性溶血性貧血には，糖質コルチコイド（**メチルプレドニゾロン methyl-prednisolone**：マクロファージのFcレセプター活性を阻害し，マクロファージによるIgG感作赤血球の認識・破壊を抑制する）や免疫抑制薬（**シクロスポリン ciclosporin**）が用いられる．

## 12.2　白血球減少症治療薬

白血球は，顆粒球（好中球，好酸球，好塩基球），単球およびリンパ球（T細胞，B細胞）からなる．ヒト末梢血中の白血球数の正常値は，4,000〜11,000/$\mu$L であり，そのうち好中球が50〜70％を占め最も多い．白血球は，細菌やウイルスなどの非自己を攻撃する自己防御反応において中心的役割を担っている．防御反応は，体に異物が侵入した際に白血球が細胞間相互作用して起こる一連の反応（異物を非特異的に貪食，細胞障害性T細胞（Tc細胞）による異物攻撃，異物に対する抗体の産生，産生抗体によるオプソニン化を介した異物攻撃，炎症性T細胞（Th1）由来のケモカインとINF-$\gamma$による単球/マクロファージの活性化など）により確立されている（図12.5）．

白血球減少症 leukocytopenia は，減少した細胞の種類により分類されることもあるが，多くの場合，好中球の減少を伴うため，好中球減少症 neutropenia と同義で扱われる．好中球数が

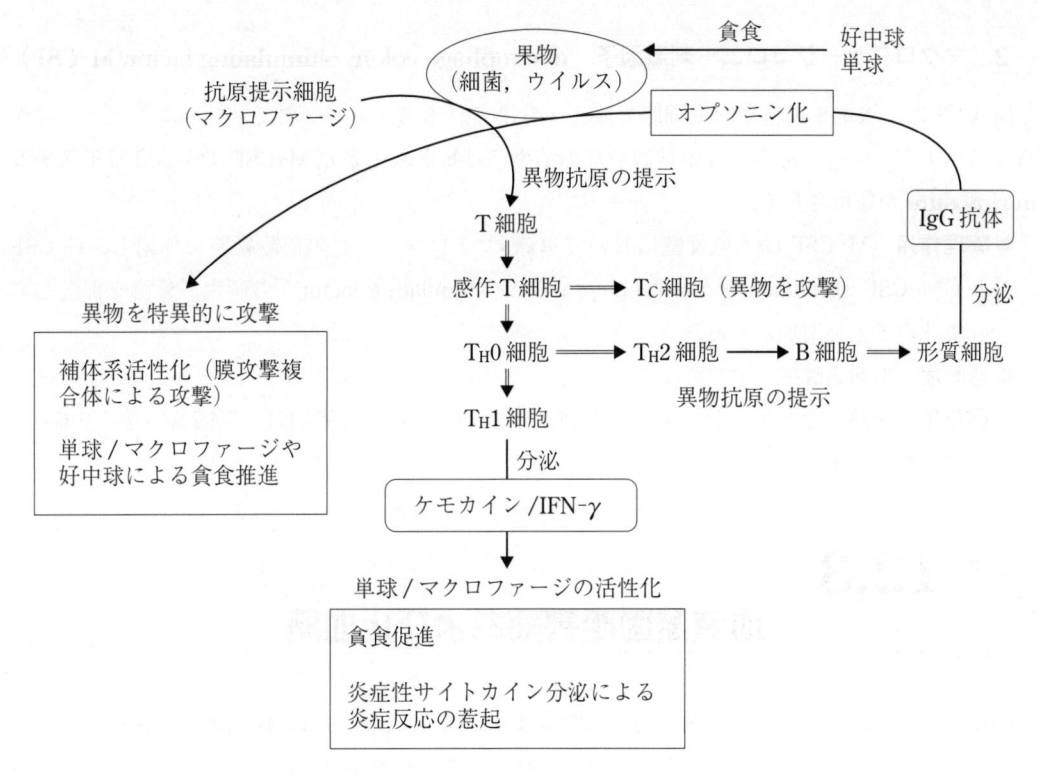

```
                          貪食      好中球
                   果物  ←――――      単球
       抗原提示細胞   (細菌,ウイルス)
       (マクロファージ)         オプソニン化
                      ↓
                   異物抗原の提示
                      ↓
                    T 細胞                    IgG 抗体
                      ↓
                   感作 T 細胞 ⟹ Tc 細胞 (異物を攻撃)  ↓ 分泌
  異物を特異的に攻撃    ↓
 ┌─────────────┐   TH0 細胞 ⟹ TH2 細胞 ――→ B 細胞 ⟹ 形質細胞
 │補体系活性化(膜攻撃複│    ↓           異物抗原の提示
 │合体による攻撃)    │   TH1 細胞
 │単球/マクロファージや│    ↓ 分泌
 │好中球による貪食推進 │ ┌──────────┐
 └─────────────┘ │ケモカイン/IFN-γ │
                   └──────────┘
                      ↓
                 単球/マクロファージの活性化
                 ┌─────────────┐
                 │貪食促進          │
                 │炎症性サイトカイン分泌による│
                 │炎症反応の惹起      │
                 └─────────────┘
```

**図 12.5　白血球による自己防御反応**

$1,000/\mu L$ 以下になると，細菌感染に対する抵抗性が急激に低下し，健常人に対しては病原性の低い病原体にすら感染する日和見感染，重度の細菌感染，真菌感染などを生じやすくなる．

　好中球減少症は，薬物あるいは血液疾患による造血障害や免疫機序（自己免疫疾患，ハプテン）による末梢での好中球破壊が原因で発症するが，悪性腫瘍の化学療法や自己免疫疾患の治療で使用する抗悪性腫瘍薬や免疫抑制薬による造血障害（骨髄抑制）が誘因となる頻度が高い．骨髄抑制が原因の好中球減少症の治療には，赤色骨髄での顆粒球産生を促進させるために，コロニー刺激因子（顆粒球コロニー刺激因子，マクロファージコロニー刺激因子）を皮下あるいは静脈内に注射する．

### 1. 顆粒球コロニー刺激因子　granulocyte colony-stimulating factor（G-CSF）

　G-CSF は，線維芽細胞や内皮細胞で産生・分泌される糖タンパク質で，アミノ酸 174 残基で構成されている．好中球減少症の治療には遺伝子組換え型 G-CSF（**フィルグラスチム filgrastim**，**レノグラスチム lenograstim**，**ナルトグラスチム nartograstim**）が使用される．
- ●**薬理作用**　G-CSF は，赤色骨髄において好中球の前駆細胞に作用し，その増殖と分化を促進して好中球の産生を特異的に増加させる．
- ●**禁　忌**　G-CSF 製剤過敏症．
- ●**副作用**　腰痛，肝障害，紅斑など，重大な場合はショック（呼吸困難など），間質性肺炎，急性呼吸窮迫症候群など．

### 2. マクロファージコロニー刺激因子　macrophage colony-stimulating factor（M-CSF）

M-CSFは，線維芽細胞や内皮細胞で産生・分泌される糖タンパク質で，サブユニット二つからなるホモダイマーである．好中球減少症の治療にはヒト尿由来のM-CSFである**ミリモスチム mirimostim**が使用される．

- **薬理作用**　M-CSFは赤色骨髄において単球/マクロファージの前駆細胞に作用し，G-CSFとGM-CSF（granulocyte macrophage colony-stimulating factor）の産生・分泌を促進して好中球の産生を増加させる．
- **過敏症**　本剤過敏症.
- **副作用**　発熱，全身倦怠感，発赤，紅斑，手指のしびれ，呼吸困難，肝障害，悪心・嘔吐，腎障害など，重大な場合はショック．

## 12.3　血液凝固阻害薬および止血薬

心血管系において，心臓から送り出された血液は，血管で構成された閉鎖管系を通って全身の組織を環流して心臓に戻る．血管内の血液の流れは，血液凝固系（凝固系）とその制御機構，および線維素溶解系（線溶系）とその制御機構が，血管内壁を覆う内皮細胞の機能を要として，互いにバランスをとりあうことで巧みに維持されている．通常，血液は，内皮細胞が有する抗血栓性により血管内を滞りなく流れている．万一，物理的刺激などで血管が損傷して内皮細胞が剝離した場合，損傷箇所での血小板の粘着・凝集と凝固系の発動を機に止血栓（血管損傷箇所を仮修復する血栓）の形成が始まる．図12.6に示すように，凝固系の反応は，プロテアーゼの活性化の連鎖反応（血液凝固カスケード反応）であるため，反応を増幅しながら血液を凝固させて無制

### TOPICS

#### 血管内皮細胞の機能

血管内皮細胞は，多機能性細胞で，血液循環の維持，血栓形成，炎症・免疫，血管新生など，血管内で起こる生理現象の要である．特に，血液循環の維持や血栓形成に強く関与する血液凝固線溶系と血小板凝集反応に対して相反する機能（血栓形成を阻止する抗血栓性，血栓形成を促進する向血栓性）を有している．通常，血管内皮細胞は，ヘパリン様分子，組織因子系インヒビター（TFPI），プロスタグランジン$I_2$（$PGI_2$），一酸化窒素（NO）および組織型プラスミノーゲン活性化因子（t-PA）などの産生・放出やトロンボモジュリン（TM）発現により抗血栓性を維持しているが，トロンビンや炎症性サイトカイン〔腫瘍壊死因子（TNF）やインターロイキン1（IL-1）〕，病原菌由来のエンドトキシンで刺激されると，これら抗血栓性を有する分子の産生・放出や発現を低下させ，かわりに血小板刺激因子（PAF），組織因子（TF），PA阻害因子（PAI-1）などの産生・放出や発現を増加させてその機能を向血栓性へとシフトする．

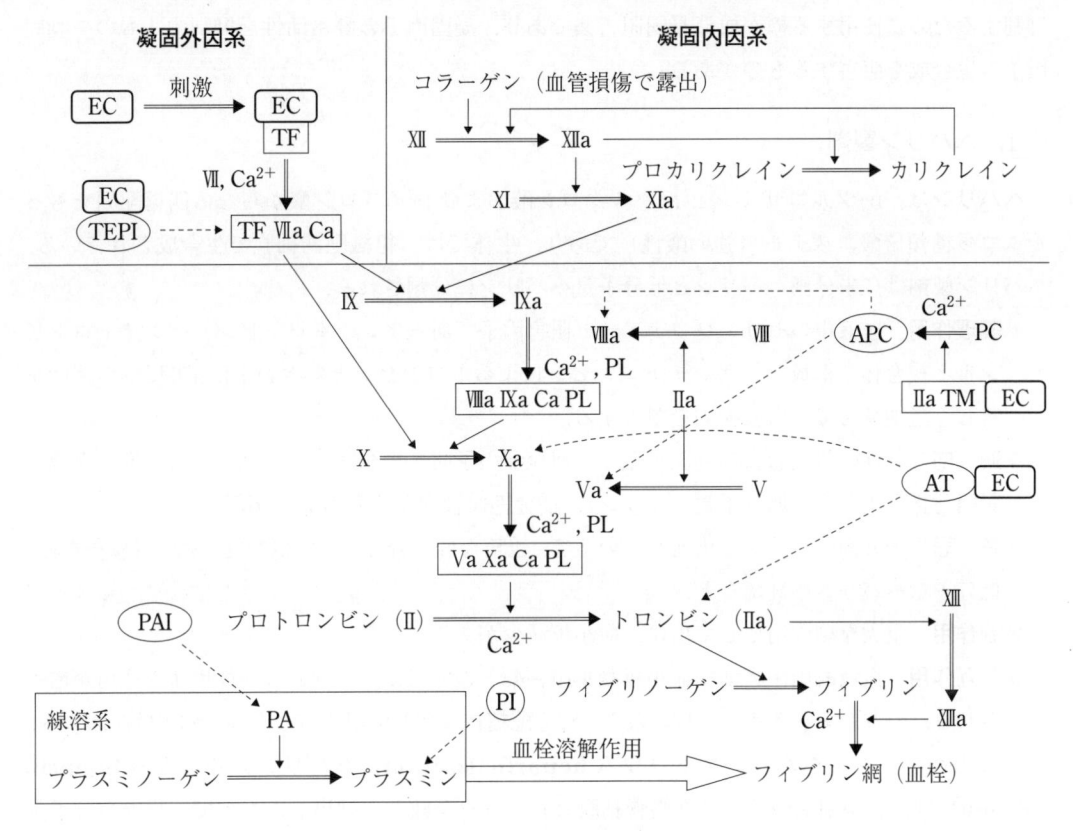

**図 12.6 血液凝固線溶系**
EC：内皮細胞，TF：組織因子，TFPI：外因系凝固阻害因子，PL：リン脂質（血小板膜成分），TM：トロンボモジュリン，PC：プロテインC，APC：活性型プロテインC，AT：アンチトロンビン，PA：プラスミノーゲン活性化因子，PAI：PA阻害因子，PI：プラスミン阻害因子
⟵――――：活性化，⟵------：阻害

限に血栓を形成しようとするが，周辺の正常な内皮細胞が関与する凝固系の制御機構により，血栓形成は損傷箇所周辺に限定される．そして，時間の経過とともに血栓内部および表面で線溶系が活性化して血栓が取り除かれる．ところが，病的な原因でこれら血液凝固線溶系のバランスが崩れ，相対的に凝固系亢進状態に傾くと血栓傾向に，相対的に線溶系亢進状態に傾くと出血傾向になる．血栓傾向の場合は心筋梗塞，脳梗塞などの血栓症を，逆に出血傾向の場合は脳出血，全身性出血などの出血症を引き起こす．

## 12.3.1 血液凝固阻害薬

　血液凝固反応は，血管損傷箇所から血液の流出を防ぐために止血栓を形成したり，病原体などの有害物が侵入した炎症部位から有害物の拡散を防止するためにフィブリン網障壁を形成したりして，血管内の環境を正常に保つ役割を担っている．しかし，病的要因により，血管壁の異常，血液成分の異常，あるいは血流の停滞が長期間持続すると，血液凝固線溶系のバランスが崩れて血栓傾向となり，閉塞性血栓や全身性血栓などが形成してしまう．このような病的血栓の形成を

抑制するために使用するのが血液凝固阻害薬であり，凝固因子の酵素活性を抑制するものや凝固因子の生合成を阻害するものがある．

## 1. ヘパリン製剤

ヘパリンは，D-グルコサミンとD-グルクロン酸およびL-イズロン酸からなる四糖配列をもったムコ多糖類硫酸エステル（強い酸性）であり，生体では，組織肥満細胞で生合成されている．ヘパリン製剤は，未分画ヘパリンと低分子量ヘパリンに分類される．

- ●**薬理作用** 血液中のセリンプロテアーゼ阻害因子であるアンチトロンビン，アンチトロンビンⅢと複合体を形成し，アンチトロンビンによるトロンビンと第Xa因子阻害反応の速度を著しく増加させて，血液凝固を阻害する．
- ●**適 応** 急性の静脈および動脈の血栓や塞栓症の予防や再発防止，血液透析時の灌流血液の凝固防止（主として低分子量ヘパリン），播種性血管内血液凝固症（DIC）．
- ●**禁 忌** 未分画ヘパリン：出血している者，重篤な肝・腎障害，中枢神経手術，外傷後など．低分子量ヘパリン：妊婦など．
- ●**副作用** 重大な副作用として出血，血小板減少がある．
- ●**相互作用** 血液凝固阻害薬や血小板凝集阻害薬との併用で，本剤および併用薬の作用が増強される．一方，テトラサイクリン系薬，強心配糖体などと併用すると本剤の作用は減弱する．

未分画ヘパリン（**ヘパリンナトリウム heparin sodium**，**ヘパリンカルシウム heparin calcium**）は，肥満細胞の多いブタ腸管粘膜もしくはウシ肺から抽出したもので，様々な分子量（5,000〜25,000）の混合物である．未分画ヘパリンによる治療では，副作用として強い出血傾向がみられるため，通常は出血管理下で点滴静注するが，皮下投与することもある（内服では無効，筋注では血腫をつくる）．もし，出血傾向がみられた場合，ヘパリンの生体内半減期は1〜2時間と短いので投与を中止するか，**硫酸プロタミン protamine sulfate**（塩基性タンパク質であるためヘパリンと安定な塩を形成してヘパリンを中和する）を静脈内投与する．ヘパリン誘発性血小板減少症（トピックス参照）もヘパリン治療（特にウシ肺由来ヘパリン使用時）でみられる重大な副作用である．

低分子量ヘパリン（**ダルテパリンナトリウム dalteparin sodium**，**パルナパリンナトリウム parnaparin sodium**，**レビパリンナトリウム reviparin sodium**）は，未分画ヘパリンから分子量5,000程度の分画を集めたもの，あるいは未分画ヘパリンをヘパリナーゼで処理して平均分子量5,000まで分解したもので，未分画ヘパリンに比して，アンチトロンビンとの複合体によるトロンビン阻害作用は著しく減弱しているが，第Xa因子を選択的に阻害する．血液凝固カスケー

ヘパリン

## TOPICS

### リポタンパク質代謝に及ぼすヘパリンの影響

ヘパリンは血管内皮細胞上のプロテオグリカンに係留されているリポタンパク質リパーゼや肝性トリアシルグリセロールリパーゼを血中に遊離させる．その結果，間接的にトリグリセリド（TG）を分解して血液中の遊離脂肪酸（FFA）を増加させ，低密度リポタンパク質（LDL）や高密度リポタンパク質（HDL）の生合成を促進させる．これらの作用は，腎透析中に不整脈を誘発させる原因になるとされている．

### ヘパリン誘発性血小板減少症

ヘパリン誘発性血小板減少症 heparin-induced thrombocytopenia（HIT）は，ヘパリン治療中にみられる副作用で，血小板数の急激な減少と動静脈血栓の形成を特徴とする．HIT には，非免疫的機序で発症するⅠ型（ヘパリン投与後数日で発症，投与例の 10 % にみられる）と免疫的機序で発症するⅡ型（ヘパリン投与後 5～10 日で発症，投与例の 5 % 以下にみられる）がある．

HIT のⅠ型は，ヘパリンの直接刺激による一過性の血小板凝集で，合併症はない．しかしⅡ型では，ヘパリンと血小板第 4 因子 PF4（血小板由来のヘパリン中和タンパク）との複合体が抗原となり，免疫系で HIT 抗体（抗ヘパリン-PF4 複合体抗体）が産生される．この HIT 抗体とヘパリン-PF4 複合体が結合した免疫複合体が血小板凝集を引き起こす（免疫複合体が血小板 Fc 受容体に結合して血小板の凝集を亢進させる）と，それに起因した凝固系の亢進によりトロンビンが過剰産生されて多発性血栓（心臓，脳，肺，下肢に形成）が合併症として発生する．

Ⅰ型およびⅡ型いずれの場合でも，ヘパリンの使用を中止すれば血小板数は回復するが，Ⅱ型で血栓症を合併している場合は，抗トロンビン薬による治療が必要となる．

ド反応においてトロンビンよりも上流に位置する第 Xa 因子を阻害するため，トロンビンを阻害するよりも効果的に血液凝固を阻害できる．また，半減期が未分画ヘパリンよりも長いため，少量の低分子量ヘパリンで未分画ヘパリンと同じ抗血栓作用が得られ，出血傾向の発生頻度が低くなる．さらに，免疫原性が少なく，ヘパリン誘発性血小板減少症を起こしにくい（ただし HIT 抗体は，低分子量ヘパリンとも 80 % 以上の交叉反応を示すため，抗体が体内にある場合は使用できない）．

### 2. ヘパリノイド

**ダナパロイドナトリウム　danaparoid sodium**　注射：1 回 1250 単位を 12 時間毎に静注（ワンショットで効果が持続）．

- ●薬理作用　ヘパラン硫酸，デルマタン硫酸，コンドロイチン硫酸の混合物（ヘパリノイド）で，第 Xa 因子を選択的に阻害して血液凝固を抑制する．
- ●適　応　DIC（ヘパリンの代替薬として DIC に使用）．
- ●副作用　発疹，過敏症，血腫など，重大な副作用としてアナフィラキシー様症状，血小板減少症

## TOPICS

### 播種性血管内凝固症候群

播種性血管内凝固症候群 disseminated intravascular coagulation（DIC）とは，細菌感染や悪性腫瘍などの基礎疾患が原因で血液凝固系が持続的に亢進し，全身の細小血管内に血栓が多発する症候群である．細小血管内に多発した血栓と，活性化した炎症細胞（凝固系は炎症・免疫系ともリンクしている）の作用により臓器障害（多臓器不全）を併発する．DIC でみられる凝固系の亢進は，止血栓の形成でみられる固相（血管損傷箇所に粘着・凝集した血小板上）での反応とは異なり，液相（血漿中）での反応であるため，凝固系の調節機構が機能せず，持続的に凝固因子を消耗し続ける．

DIC は一般的に血栓傾向を呈するが，凝固系の持続的亢進による血栓形成と二次線溶の亢進による血栓溶解が繰り返し起こるため，最終的に血小板および凝固因子が消費されて，血栓傾向とは逆の出血傾向を呈する．DIC の治療では，基礎疾患の改善を優先し，次いでヘパリン単独あるいはアンチトロンビンⅢ濃縮製剤との併用，もしくはメシル酸ガベキサートやメシル酸ナファモスタットなどの抗凝固薬で血液凝固系の亢進を阻害する．

● **相互作用** 血液凝固阻害薬，血栓溶解薬，血小板凝集阻害薬との併用で併用薬の作用増強．ジゴキシンとの併用で本剤の作用減弱．テトラサイクリン，ニトログリセリンとの併用で併用薬の作用減弱．

### 3. 経口抗凝固薬

**ワルファリンカリウム　warfarin potassium**　腐敗したスウィート・クローバーの干し草に含まれ，「スウィート・クローバー病」（スウィート・クローバーの干し草を飼料として与えた牧畜牛が出血死する）の原因物質として同定された血液凝固阻害物質ジクマロール dicumarol の化学構造をもとにして合成された誘導体（クマリン誘導体：構造上ビタミン K と類似）の一つである．

　　　　　ワルファリンカリウム　　　　　　　　　　ジクマロール

● **薬理作用** ビタミン K の拮抗物質として，肝臓におけるビタミン K 依存性凝固因子（プロトロンビン，第Ⅶ因子，第Ⅸ因子および第Ⅹ因子）の生合成を阻害し，血液凝固能を低下させる（ビタミン K 参照）．このため，ワルファリンカリウムは遅効性（作用発現までに 12 時間以上かかる）であるが，作用の持続は 5 日間程度と長く，消化管からほぼ完全に吸収されるので，経口抗凝固薬療法に使用されている．

● **適　応** 各種血栓塞栓症（内服：1 日 10 mg を 3 日間連用して凝固能を治療域に入れ，以

表 12.1 ワルファリンカリウムの効果に影響を及ぼす薬物や食品

| 効果増強 | 効果減弱 |
|---|---|
| **肝ミクロソームの薬物代謝酵素を阻害するもの**<br>肝臓でのワルファリンの異化（不活性型の 7-ヒドロキシワルファリンへの代謝）が減少し，抗凝固作用が増強する<br><br>シメチジン，アロプリノール，ジスルフィラム，ミコナゾール，クロラムフェニコール，エリスロマイシン，エタノール，グレープフルーツジュース中のバイオフラボノイド類など | **肝ミクロソームの薬物代謝酵素を誘導するもの**<br>肝臓でのワルファリンの異化が増加し，抗凝固作用が減弱する<br><br>ペントバルビタール，フェノバルビタール，リファンピシン，カルバマゼピンなど |
| **腸内細菌叢のビタミン K 産生を阻害するもの**<br>細菌叢が乱され，拮抗すべきビタミン K が減るためワルファリンの抗凝固作用は増強する<br><br>エリスロマイシンなど | **ビタミン K**<br>ビタミン K 摂取により，拮抗すべきビタミン K が増えてワルファリンの抗凝固作用は減弱する<br><br>納豆，クロレラ，ブロッコリー，ほうれん草などのビタミン K 高含有食品 |
| **血漿アルブミンと結合しやすい薬物**<br>血漿アルブミンと結合しているワルファリン（結合型）が遊離型ワルファリンとなり，抗凝固作用が増強する<br><br>アスピリン，トルブタミド，スルホニル尿素系糖尿病薬（グリンベンクラミド）など | |

後維持量（1 日 1 〜 5 mg）を服用する．あるいは，1 日 5 mg を継続して凝固能が治療域に入ったら，以後維持量（1 日 1 〜 5 mg）を服用する.)
- **警　告**　カペシタビンとの併用で死亡報告あり（併用時は定期的な凝固能検査を行うこと).
- **禁　忌**　出血性素因や肝臓・腎臓での高度障害がある場合（重大な出血を引き起こす），妊娠時（奇形が発生するおそれがある).
- **副作用**　過量服用による重篤な出血（ワルファリンカリウムによる経口抗凝固薬療法は，注射の痛みや点滴静注による時間拘束はなく，患者にとって利便性は高いが，効果に大きな個人差があるので，本療法開始時は頻繁に出血管理をして投与量を慎重に決定し，患者が指示通り服用するよう指導することが重要である.)
- **相互作用**　表 12.1 に示すようにワルファリンカリウムの効果はかなりの薬物や食品に影響を受けるので，併用薬や食生活で注意が必要.

## 4. 抗トロンビン薬

**アルガトロバン　argatroban**　抗トロンビン薬としてつくられた低分子の合成薬である．
- **薬理作用**　トロンビンを直接阻害して，トロンビンによるフィブリン生成，血小板凝集および血管収縮を抑制する．
- **適　応**　慢性動脈閉塞症（注射：1 回 10 mg を 2 〜 3 時間かけて点滴静注，1 日 2 回）．脳血栓急性期（発症後 48 時間以内）の神経症候（注射：2 日間は 1 日 60 mg を 24 時間かけ

て点滴静注し，その後5日間は1日2回，1回10 mgを2〜3時間かけて点滴静注）．アンチトロンビン欠損あるいは低下した患者の血液体外循環時の灌流血液の凝固防止．
- ●警告 脳血栓急性期において，出血性脳梗塞の発現が認められているので，CTによる観察を十分行う．
- ●禁忌 出血・出血傾向，血液凝固障害，脳塞栓など．
- ●副作用 血液凝固時間延長，出血，血尿，血管痛，四肢疼痛など，重大な副作用として出血性脳梗塞や脳出血，消化管出血，アナフィラキシーショック．
- ●相互作用 血液凝固阻害薬，血栓溶解薬，血小板凝集阻害薬との併用で本剤および併用薬の作用増強．

## 12.3.2 止血薬

出血性素因（血管壁の異常，血液凝固系の障害，線溶系の亢進，血小板の異常）がある場合，普通では問題にならないような外傷でも止血しにくいため，大出血を引き起こすおそれがある．止血薬は，出血性素因を改善するために用いられる薬物で，それぞれの素因に応じて使いわける必要がある（表12.2）．このほか，出血に外用する局所止血薬がある．

### 1. 血管強化薬

血管強化薬は，血管抵抗性増強作用や血管透過性抑制作用を有し，脆弱な血管からのろう出性出血を防止する．血管強化薬として，アドレノクロム剤，フラボノイド，ビタミンC，エストロゲンがあり，紫斑病などの出血傾向，眼底出血，腎出血もしくは術中・術後出血に使われる．

**アドレノクロム剤**
**カルバゾクロムスルホン酸ナトリウム carbazochrome sodium sulfonate**（内服，皮下注，筋注，点滴静注）および**メシル酸アドレノクロムモノアミノグアニジン adrenochrome monoaminoguanidine mesilate**（内服）が使用されている．副作用として，消化器症状（内服で食欲不振や胃部不快）および過敏症状（静注でショック症状）がある．

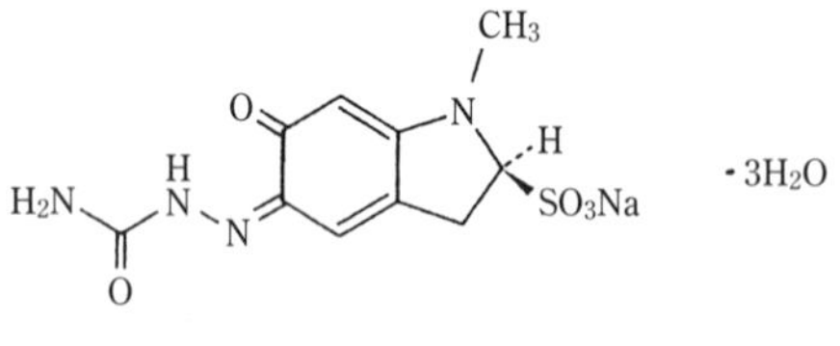

カルバゾクロムスルホン酸ナトリウム 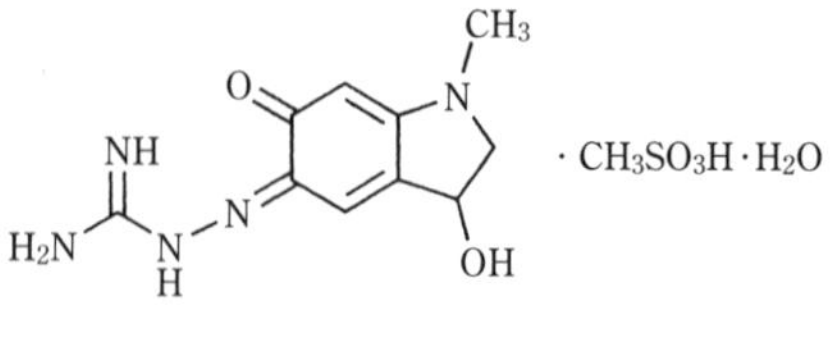　　　　メシル酸アドレノクロムモノアミノグアニジン

**フラボノイド** パプリカには，毛細血管の浸透性の増大を抑制するビタミン様作用物質（ビタミンP）が有効成分として含まれていた．ビタミンPがフラボノイドである**ルチン rutin**とヘスペリジン hesperidinの混合物であったことから，これらフラボノイドが血管強化薬として，単独もしくはアドレノクロム剤，ビタミンC（**アスコルビン酸 ascorbic acid**）との併用で使

表12.2 出血性素因と止血薬

| 出血性素因 | 主な病態 | 治療に用いる止血薬 |
|---|---|---|
| 血管壁の異常 | 血管の抵抗性減弱や透過性亢進に起因する紫斑病，出血（眼底出血，腎出血など） | 血管強化薬 |
| 血液凝固系の障害 | ビタミンK欠乏に起因する凝固因子産生障害（凝固因子の機能不全） | 凝固促進薬 |
| | 先天性凝固因子欠損による出血傾向 | 欠乏する凝固因子（血液製剤） |
| 線溶系の亢進 | DICでみられる二次線溶の亢進 プラスミン阻害因子欠乏による出血傾向 | 抗線溶薬 |

われる．ビタミンCは，血管壁の構成成分であるコラーゲンの合成を促進し，血管の抵抗性を増強させる．

## 2. 凝固促進薬

**ビタミンK製剤**

プロトロンビン，血液凝固第Ⅶ，Ⅸ，Ⅹ因子はビタミンK依存性凝固因子であり，いずれも肝臓で前駆タンパク質として合成された後，ビタミンKを補酵素とする$\gamma$-glutamyl carboxylaseにより，N末端領域の複数のグルタミン酸残基が$\gamma$-カルボキシグルタミン酸残基（$Ca^{2+}$を介したリン脂質表面との結合に必要な部位：血液凝固カスケード反応でビタミンK依存性凝固因子が機能するのに不可欠）となり，正常な機能をもつ分子に変換される．

したがって，ビタミンKの欠乏は，これら凝固因子の機能不全を招き，出血傾向など凝固系の障害を引き起こす．ビタミンK欠乏は，胆汁分泌不全（ビタミンK吸収障害），抗生物質投与による腸内細菌叢の乱れ（ビタミンK生合成障害）およびワルファリンカリウムの過量投与（ビタミンKの相対的不足）が原因で生じる．

ビタミンK欠乏は，ビタミンK製剤（**フィトナジオン phytonadione**，**メナテトレノン menatetrenone**）を内服あるいは注射して治療するが，吸収障害や生合成障害による欠乏状態では，内服よりも注射が有効である．フィトナジオン（ビタミン$K_1$）は，体内でメナテトレノン（ビタミン$K_2$）に代謝されて効果を発揮する．ビタミンK製剤の重大な副作用として，注射によるショック症状がある．その他，フィトナジオンでは，大量投与で溶血による過ビリルビン血症が，メナテトレノンでは，皮下注あるいは筋注した際に，局所の硬結，発疹の副作用がみられる．

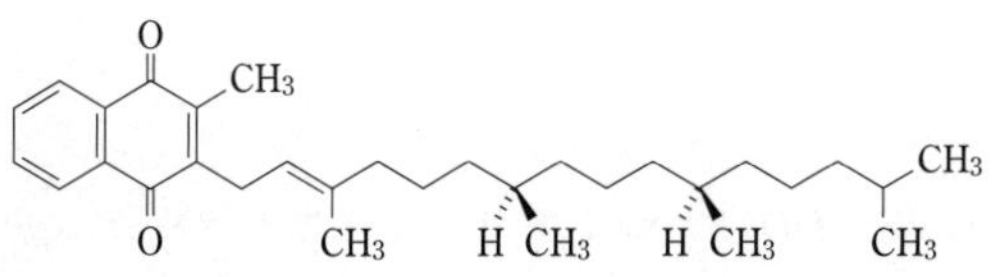

フィトナジオン（ビタミン$K_1$）

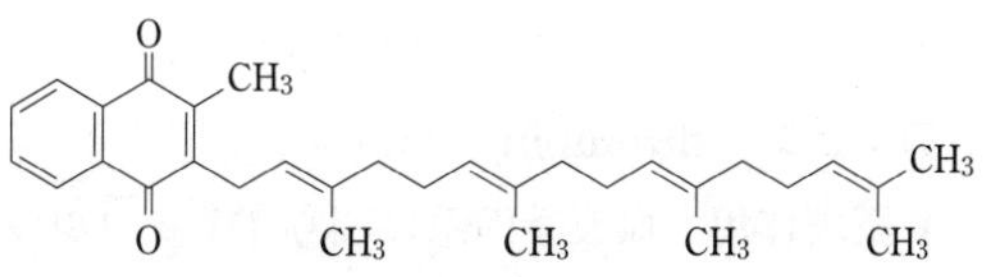

メナテトレノン（ビタミン$K_2$）

ヘモコアグラーゼ hemocoagulase　　精製蛇毒製剤であり，フィブリノーゲンをフィブリンに変換する作用（トロンビン様作用）があるため，肺出血，鼻出血，口腔内出血や創傷からの出血の治療に，筋注および静注で用いる（静注の場合は血管内凝固に注意）．抗プラスミン薬との大量併用で血栓傾向となる．副作用として，発疹，じん麻疹，顔面紅潮，注射部位の硬結，重大な場合はショック症状（呼吸困難，血圧低下）がみられる．

### 3. 抗線溶薬

線溶系が正常に制御されている状態では，フィブリン網（血栓）の表面に露出したリジン残基を介して結合したプラスミン前駆体（プラスミノーゲン）が，プラスミノーゲン活性化因子 plasminogen activator により活性化され，プラスミンとなって血栓を分解していく．血漿中のプラスミンは，大量のプラスミン阻害因子 plasmin inhibitor（$α_2$-プラスミンインヒビター，$α_2$-マクログロブリン）により速やかに中和されてしまう．このため，線溶系酵素であるプラスミンは，フィブリンで形成された血栓を限定分解して血液循環を確保している．しかし，線溶系が亢進した状態では，血栓上だけでなく血漿中にも大量のプラスミンが存在し，血栓だけでなく血漿中のフィブリン/フィブリノーゲンをも分解するため，止血栓の形成が阻害され出血傾向となる．ゆえに，出血性素因として線溶系の亢進がある場合，止血薬として抗線溶薬が使用される．

抗線溶薬（**トラネキサム酸** tranexamic acid，**イプシロン-アミノカプロン酸** ε-aminocaproic acid）は，プラスミノーゲンやプラスミン分子が有するリジン結合部位に結合し，血栓だけでなく可溶性のフィブリン/フィブリノーゲン分解産物の表面に露出したリジン残基との結合も妨害する．その結果，プラスミノーゲン活性化因子によるプラスミン産生を阻害するとともに，プラスミン阻害因子によるプラスミン活性の中和を促進させる．抗線溶作用の強さは，トラネキサム酸＞イプシロン-アミノカプロン酸の順である．全身性線溶亢進による出血傾向がみられる紫斑病，白血病，再生不良性貧血および局所線溶亢進による出血傾向がみられる鼻出血や腎出血などに対して，内服，静注もしくは点滴静注で使用する．**ヘモコアグラーゼ**との大量併用は，血栓傾向を増強させる．

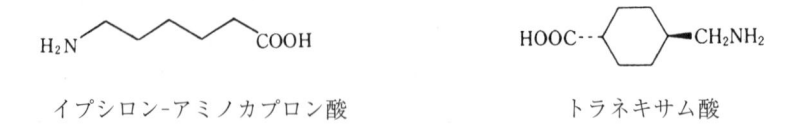

イプシロン-アミノカプロン酸　　　　　　トラネキサム酸

### 4. 局所止血薬

局所止血薬は，外科手術時の出血や外傷による出血に対して適用するもので，トロンビン，酸化セルロース，ゼラチンが使用されている．

**トロンビン** thrombin
- ●薬理作用　血液凝固系に関与するセリンプロテアーゼのひとつであり，フィブリノーゲンをフィブリンに変換するとともに，凝固第XIII因子を活性化し，フィブリン網（血栓）を安定化させて止血栓を形成させる．

- **適　応**　上部消化管出血（内服：経口用粉末，細粒あるいは液を服用），手術時の出血で結紮止血が困難な細小血管および実質臓器からの出血（局所用の溶液もしくは粉末を噴霧もしくは散布）．
- **警　告**　内服用：禁血管内注入．局所用：禁注射（血管内に入るとアナフィラキシーや致死的な血栓形成が起こるおそれがある）．
- **禁　忌**　凝固促進薬，抗線溶薬，プラスミン阻害因子であるアプロチニンとの併用（血栓傾向を引き起こす）．ウシ血液を原料とする製剤に過敏症既往歴がある患者．
- **副作用**　過敏症，重大な場合はショック，凝固異常・異常出血．

**酸化セルロース　oxidized cellulose**　血液と接触してヘモグロビンと結合すると粘着性の塊となるため，手術時の止血（出血創面に貼布）や創腔充塡に使用する．**トロンビン**との併用は避ける．骨折面，椎弓切除創，非出血性の漿液滲出部には禁忌．副作用として異物反応や刺激痛がある．

**ゼラチン　gelatin**　局所止血薬として使用されているゼラチンは，非抗原性ゼラチンを多孔性のスポンジあるいはフィルムに加工したもので，生理食塩液に浸して出血創面に貼布して使用する．副作用として感染や異物反応など，重大な場合は神経障害や巨細胞肉芽腫がみられる．

## 12.4 血小板凝集阻害薬

　血小板を大量に含有する白色血栓は，動脈で形成され，アテローム血栓性疾患（脳梗塞，心筋梗塞などに代表される慢性動脈閉塞症）を引き起こす．慢性動脈閉塞症でみられる動脈の閉塞を予防するため，血小板凝集阻害薬を利用した抗血小板療法が行われている．血小板凝集阻害薬には，**アスピリン，オザグレルナトリウム，イコサペント酸エチル，ベラプロストナトリウム，シロスタゾール，ジピリダモール，塩酸チクロピジン，塩酸サルポグレラート**がある．血小板凝集阻害薬は，血小板における活性化機構を調節し，血小板凝集惹起物質（トロンボキサン $A_2$：$TXA_2$，セロトニン，ADP）の産生・放出およびその作用ならびに血小板の形態変化を阻害して血小板同士の結合（血小板凝集）を抑え，白色血栓の成長を抑制する（図12.7）．

### 1. アスピリン　aspirin

- **薬理作用**　シクロオキシゲナーゼ1型（COX-1）を阻害する．血小板におけるアラキドン酸代謝経路（アラキドン酸から $TXA_2$ に至る合成経路）を阻害して $TXA_2$ の産生を抑え，$TXA_2$ による血小板凝集の惹起を抑制する．
- **適　応**　狭心症（慢性安定狭心症，不安定狭心症），心筋梗塞，虚血性脳血管障害における血栓・塞栓形成抑制（内服：1日1回100 mg，増量1回300 mgまで）．
- **禁　忌**　サリチル酸系薬過敏症，消化性潰瘍（胃におけるプロスタグランジン $E_2$ の合成が

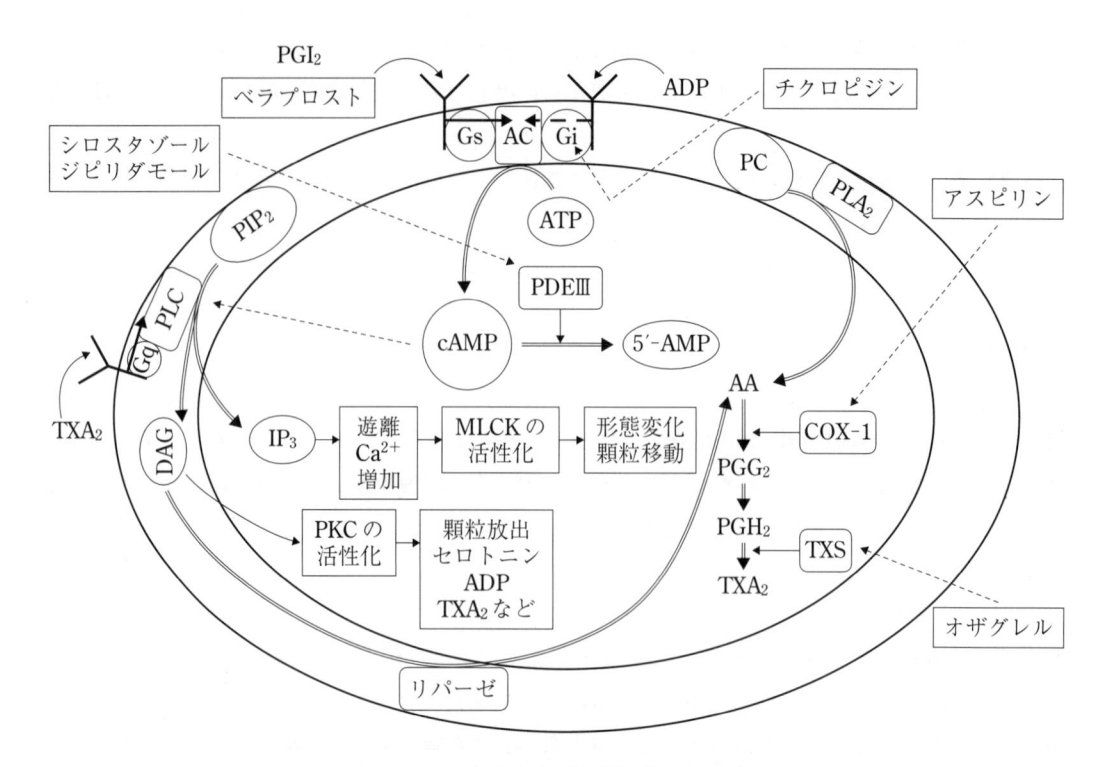

**図 12.7 血小板凝集阻害薬の作用点**

$PGI_2$：プロスタグランジン $I_2$，AC：アデニル酸シクラーゼ，Gi：抑制性 GTP 結合タンパク質，Gs：促進性 GTP 結合タンパク質，PDEⅢ：ホスホジエステラーゼⅢ型，$PIP_2$：ホスファチジルイノシトール二リン酸，PLC：ホスホリパーゼ C，$IP_3$：イノシトール三リン酸，MLCK：ミオシン軽鎖キナーゼ，DAG：ジアシルグリセロール，PC：ホスファチジルコリン，$PLA_2$：ホスホリパーゼ $A_2$，AA：アラキドン酸，$PGG_2$：プロスタグランジン $G_2$，$PGH_2$：プロスタグランジン $H_2$，$TXA_2$：トロンボキサン $A_2$，COX-1：シクロオキシゲナーゼ1型，TXS：トロンボキサン合成酵素

⟵――：活性化，⟵-----：阻害，⟵===：代謝

阻害されて潰瘍が悪化する），出血傾向・重篤な血液凝固異常の患者および妊婦（出産予定12週以内）．

アスピリン

### 2. オザグレルナトリウム　ozagrel sodium

$TXA_2$ 合成酵素を阻害する．血小板における $TXA_2$ 合成のみを阻害するため，アスピリンよりも特異的に血小板凝集の惹起を抑制する．

## 3. イコサペント酸エチル　ethyl icosapentate

血小板内に取り込まれてエイコサペンタエン酸となり，トロンボキサン $A_3$（血小板活性化作用はない）に代謝される．この代謝は，血小板内のアラキドン酸代謝と競合するため，トロンボキサン $A_2$ の産生が低下して血小板凝集が抑制される．

## 4. ベラプロストナトリウム　beraprost sodium（劇）

- ●**薬理作用**　プロスタサイクリン（プロスタグランジン $I_2$）誘導体で，血小板のプロスタグランジン $I_2$ 受容体に作用し，アデニル酸シクラーゼを活性化して細胞内 cAMP を増加させる．細胞内 cAMP が増加すると，細胞膜リン脂質であるホスファチジルイノシトール二リン酸の加水分解（イノシトール三リン酸，ジアシルグリセロール，アラキドン酸の産生）が抑制されるため，$TXA_2$ 合成，細胞内遊離 $Ca^{2+}$ 濃度に依存する血小板の形態変化や顆粒内容物放出（ADP など血小板凝集を促進する物質の分泌）が抑制され，血小板凝集が阻害される．
- ●**適　応**　慢性動脈閉塞症に伴う潰瘍，疼痛および冷感の改善（内服：1日 120 $\mu$g，3回分服，食後服用）．原発性肺高血圧症（内服：1日 60 $\mu$g，3回分服，増量 180 $\mu$g まで）．
- ●**禁　忌**　出血患者，妊婦．
- ●**副作用**　出血傾向，貧血，白血球減少，頭痛，胃障害など，重大な場合はショック，肝機能障害，間質性肺炎，狭心症，心筋梗塞．
- ●**相互作用**　血液凝固阻害薬，血小板凝集阻害薬，血栓溶解薬，$PGI_2$ 製剤との併用で本剤および併用薬の作用増強．

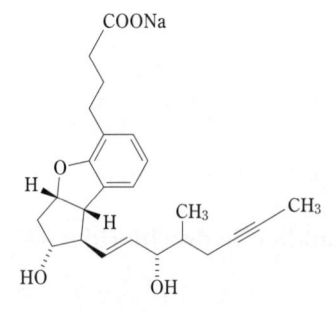

ベラプロストナトリウム

## 5. シロスタゾール　cilostazol

- ●**薬理作用**　cAMP を 5′-AMP に代謝するホスホジエステラーゼⅢを特異的に阻害して細胞内 cAMP を増加させ，血小板凝集を抑制する．アデノシンの赤血球内取込み抑制を介した血管拡張作用も有する．
- ●**適　応**　慢性動脈閉塞症に基づく潰瘍，疼痛および冷感などの虚血性諸症状の改善，脳梗塞発症後の再発抑制（内服：1回 100 mg，1日2回）．
- ●**警　告**　脈拍数増加，狭心症発現があるので，狭心症症状に関する問診を行う．

- ●禁　忌　出血患者，うっ血性心不全患者，妊婦．
- ●副作用　過敏症，動悸，頻脈，めまいなど，重大な場合は出血傾向，間質性肺炎，うっ血性心不全，心筋梗塞，狭心症，心室性頻脈，肝機能障害，黄疸．

## 6. ジピリダモール　dipyridamole

- ●薬理作用　ホスホジエステラーゼのⅢ型だけでなくⅤ型（cGMP に特異的なホスホジエステラーゼ）も阻害して細胞内 cAMP と cGMP を増加させ，血小板凝集を抑制する．血管内皮細胞に作用し，プロスタグランジン $I_2$ を分泌させて間接的に血小板凝集を抑制する作用もある．
- ●適　応　うっ血性心不全，狭心症，心筋梗塞（急性期を除く），その他の虚血性心疾患（内服：1回 25 mg，1日 3回服用．注射：1回 10 mg，1日 1～3回静注）．ワルファリンカリウム併用による心臓弁置換術後の血栓・塞栓の抑制（内服：1日 300～400 mg，3～4回分服）．ステロイド抵抗性ネフローゼ症候群における尿タンパク質減少（内服：1日 300 mg，3回分服，投与開始 4週間で尿タンパク質の減少が認められない場合には投薬中止）．
- ●副作用　頭痛，倦怠感，心悸亢進，血圧低下など，重大な場合は狭心症の悪化，出血傾向，血小板減少など．

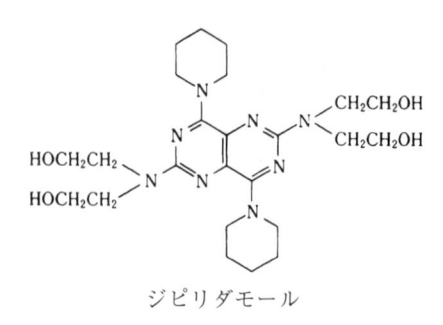

ジピリダモール

## 7. 塩酸チクロピジン　ticlopidine hydrochloride（劇）

- ●薬理作用　抑制性 GTP 結合タンパク質（Gi）の機能（アデニル酸シクラーゼ活性を低下させる）を抑制し，細胞内 cAMP を増加させて血小板凝集を抑制する．塩酸チクロピジンはプロドラッグであり，肝臓で代謝されて活性型となり，薬理作用を発揮する．
- ●適　応　血管手術，血液体外循環に伴う血栓・塞栓の治療および血流障害の改善（内服：1日 200～300 mg，2～3回分服）．慢性動脈閉塞症に伴う潰瘍，疼痛および冷感などの阻血性諸症状の改善（内服：1日 300～600 mg，2～3回分服）．虚血性脳血管障害に伴う血栓・塞栓の治療（内服：1日 200～300 mg，2～3回分服または1日1回 200 mg 服用）．くも膜下出血術後の脳血管攣縮に伴う血流障害の改善（内服：1日 300 mg，3回分服）．
- ●警　告　重大な副作用として，血栓性血小板減少性紫斑病，無顆粒球症，重篤な肝障害の発現がみられるため，2週間に1回血球算定および肝機能検査施行を行う．投与開始2か月間は原則として1回2週間分を処方．

- ●禁　忌　出血，重篤な肝障害，白血球減少症の患者，本剤過敏症．
- ●副作用　出血傾向，発疹，発熱，食欲不振，下痢，心悸亢進，腎障害など．重大な副作用として無顆粒球症，再生不良性貧血，血小板減少症，血栓性血小板減少性紫斑病，重篤な肝障害，消化性潰瘍，急性腎不全，間質性肺炎など．
- ●相互作用　血液凝固阻害薬，血小板凝集阻害薬，血栓溶解薬との併用で本剤および併用薬の作用が増強する．バルビツール酸系，テオフィリン，フェニトインとの併用で併用薬の作用増強．シクロスポリンとの併用で併用薬の作用減弱．

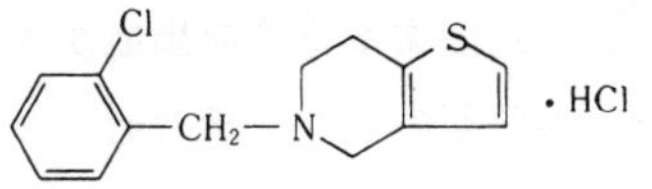

塩酸チクロピジン

### 8. 塩酸サルポグレラート　sarpogrelate hydrochloride

- ●薬理作用　血小板と血管の $5-HT_2$ 受容体を選択的に遮断し，セロトニンが関与する血小板凝集と血管収縮を抑制する．
- ●適　応　慢性動脈閉塞症に基づく潰瘍，疼痛および冷感などの虚血性諸症状の改善（内服：1回 100 mg，1日3回食後服用）．
- ●禁　忌　出血患者，妊婦．
- ●副作用　丘疹，発疹，嘔吐，心悸亢進，息切れ，味覚異常，頭痛，タンパク尿など，重大な副作用として脳出血，消化管出血，無顆粒球症，血小板減少症，肝機能障害．
- ●相互作用　血液凝固阻害薬，血小板凝集阻害薬との併用で本剤および併用薬の作用増強．

## 12.5　血栓溶解薬

　フィブリンが豊富な赤色血栓は，主に静脈で形成され，深部静脈血栓症や肺塞栓症（深部静脈血栓が断片化して血流に乗って肺動脈を閉塞する）を引き起こす．また，アテローム動脈硬化性プラークの破裂による出血でも，破裂部位に赤色血栓が急速に形成されて，動脈を完全閉塞して急性心筋梗塞や脳血栓症を発症させる．血栓溶解薬は，急性心筋梗塞，脳血栓症，末梢動・静脈閉塞症でみられる血栓や塞栓を溶解し，血管を再開通させるために利用されている．

　血栓溶解薬には，**ウロキナーゼ**，ウロキナーゼ前駆体（pro-urokinase）である**ナサルプラーゼ**，組織型プラスミノーゲン活性化因子 tissue-type plasminogen activator（t-PA）製剤（**チソキナーゼ，アルテプラーゼ，モンテプラーゼ，パミテプラーゼ**）がある．いずれもプラスミノーゲン活性化因子であり，プラスミノーゲンを限定分解して生じたプラスミンが血栓（フィブリン網）を溶解する．

## 1. ウロキナーゼ　urokinase

- **薬理作用**　ヒト尿から分離・精製した二本鎖高分子量ウロキナーゼ（分子量54,000の糖タンパク質）であり，循環血液中のプラスミノーゲンをプラスミンに変換させて血栓溶解作用を発揮する．循環血液中で生じたプラスミンは，速やかにプラスミン阻害因子に阻害されるので，ウロキナーゼの血栓溶解作用を発現させるには，プラスミン阻害因子による中和反応を上回るプラスミンを循環血液中に生じさせるに足る大量のウロキナーゼを投与しなければならない．他の血栓溶解薬と比較して，プラスミンによる循環血液中のフィブリノーゲン分解やプラスミン阻害因子の消費に起因する重篤な出血が生じやすい．
- **適　応**　ウロキナーゼは，血栓溶解薬のなかで最も適応範囲が広く，急性心筋梗塞における冠状動脈血栓，脳血栓症，末梢動・静脈閉塞症の治療に使用される．急性心筋梗塞には発症後6時間以内に冠状動脈内にカテーテルで，脳血栓症には発症後5日以内に静注あるいは点滴静注で，末梢動・静脈閉塞症には発症後10日以内に静注あるいは点滴静注で投与する．
- **警　告**　重篤な出血性脳梗塞の発現の報告があり，脳梗塞には投与しない．
- **禁　忌**　出血，動脈瘤，出血性素因，脳塞栓，頭蓋内・脊髄の術後・損傷（2か月以内），重篤な高血圧症，重篤な意識障害．
- **副作用**　重大な副作用として重篤な出血，ショック，心破裂，重篤な不整脈．
- **相互作用**　血液凝固阻害薬，血小板凝集阻害薬，血栓溶解薬との併用で本剤および併用薬の作用増強．アプロチニンとの併用で本剤の作用減弱．

## 2. ナサルプラーゼ　nasaruplase

ヒト腎臓由来の二倍体細胞の培養により線維芽細胞をクローン化し，株化した細胞で産生される分子量54,000のウロキナーゼ前駆体（一本鎖ウロキナーゼ，pro-urokinase）で，フィブリン親和性が高い．血栓（フィブリン網）に結合し，内在性のプラスミンに活性化されて二本鎖ウロキナーゼになり，血栓に吸着しているプラスミノーゲンを選択的にプラスミンに変換させて血栓を溶解する．

ナサルプラーゼは，急性心筋梗塞における冠状動脈血栓に使用され，発症後6時間以内に冠状動脈内にカテーテルで投与する．重大な副作用として，重篤な出血，出血性脳梗塞，脳塞栓（本剤投与により断片化した血栓が血流に乗って脳血管を閉塞），心破裂，不整脈がある．

## 3. チソキナーゼ　tisokinase

ヒト肺由来の二倍体線維芽細胞で産生される天然型t-PA（分子量70,000の糖タンパク質）で，フィブリン親和性が高い．血栓（フィブリン網）に結合し，血栓に吸着しているプラスミノーゲンを選択的にプラスミンに変換させて血栓を溶解する．

チソキナーゼは，急性心筋梗塞における冠状動脈血栓に適用され，発症後6時間以内に，冠状動脈内にカテーテルあるいは静注（点滴）で投与する．重大な副作用として，重篤な出血，ショック，心破裂，不整脈がある．

### 4. アルテプラーゼ alteplase

ヒトメラノーマ細胞から得たmRNAをもとにクローン化されたt-PA遺伝子をチャイニーズハムスター卵巣細胞で発現させて産生される遺伝子組換えt-PAで，分子量約60,000の糖タンパク質である．

作用機序はチソキナーゼと同じ．急性心筋梗塞における冠状動脈血栓に適用され，発症後6時間以内に静注（点滴）する．重大な副作用として重篤な出血，ショック，アナフィラキシー様症状，血管浮腫，心破裂，心タンポナーデ，不整脈がある．

### 5. モンテプラーゼ monteplase

ヒトメラノーマ細胞より得られたmRNAをもとにクローン化されたt-PA遺伝子のシステイン84をコードする塩基配列をセリンに置換し，その遺伝子をベビーハムスター腎細胞で発現させて産生される遺伝子組換え改変型t-PA（分子量68,000の糖タンパク質）である．

作用機序はチソキナーゼと同じであるが，改変により血中滞留時間が延長したため，単回静脈内投与が可能である．急性心筋梗塞における冠状動脈血栓に適用され，発症後6時間以内に静注する．

重大な副作用として，重篤な出血，心破裂，心室中隔穿孔，心タンポナーデ，心室細動，心室頻拍，ショックがある．

### 6. パミテプラーゼ pamiteplase

ヒトメラノーマ細胞より得られたmRNA由来のt-PA cDNAの第1クリングルドメインを欠失させ，アルギニン275をグルタミン酸に置換した遺伝子をチャイニーズハムスター卵巣細胞で発現させて産生される遺伝子組換え改変型t-PA（分子量50,000の糖タンパク質）である．

作用機序は，チソキナーゼと同じであるが，改変により血中滞留時間が延長したため，単回静脈内投与が可能である．急性心筋梗塞における冠状動脈血栓に適用され，発症後6時間以内に静注する．重大な副作用として，重篤な出血，心破裂，心タンポナーデ，ショック，重篤な不整脈がある．

## 12.6 血液代用薬

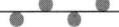

外傷や火傷などが原因で大量に失血した患者には，全血輸血をするのが理想的である．しかし，輸血には血液型の一致，感染性合併症のリスク，血液量確保や血液保存などに問題があるため，血液代用薬を用いて電解質溶液や体液の補給，あるいは輸血を節減することがある．水分や電解質補給には細胞外液補充液が，出血性ショックあるいは出血や火傷で起こる血漿タンパク質（アルブミン）の流出が原因で生じる浮腫には血漿増量液が使用される．

表 12.3　細胞外液補充液の組成

| 種類 | 電解質（mEq/L） | | | | | ブドウ糖 |
|---|---|---|---|---|---|---|
| | Na | K | Ca | Cl | 乳酸 | w/v % |
| 生理食塩液 | 154 | | | 154 | | |
| リンゲル液 | 147 | 4 | 5 | 156 | | |
| 乳酸リンゲル液 | 130 | 4 | 3 | 109 | 28 | |
| ブドウ糖加リンゲル液 | 147.2 | 4 | 4.5 | 155.7 | | 5.0 |

### 1. 細胞外液補充液

**生理食塩液** isotonic sodium chloride solution，**リンゲル液** Ringer's solution，**ブドウ糖加リンゲル液** Lock's solution，**乳酸リンゲル液** Hartmann's solution などがある（各輸液の組成は表 12.3 を参照）．

生理食塩液とリンゲル液は，循環血液量減少性ショックなどにおける細胞外液の欠乏を補うために使用する．乳酸リンゲル液は血漿に近い電解質組成の輸液であり，外傷，出血，手術などによる循環血漿の急激な喪失時に適用される．

### 2. 血漿増量液

**デキストラン製剤**と**ヒドロキシエチルデンプン**があり，血漿に近い粘稠度，浸透圧，比重をもち，長時間血液中に留まるため，血漿増量作用により血液粘稠度を低下させ，末梢血流を改善させる．

#### a. デキストラン dextran 製剤

乳酸菌に属する *Leuconostoc mesenteroides* がショ糖を利用して産生する高分子多糖体を加水分解して得られる分子量 70,000（**デキストラン 70**）または 40,000（**デキストラン 40**）の多糖類である．デキストラン 40 の 10 ％溶液が血漿増量液として利用されている．

#### b. ヒドロキシエチルデンプン　hydroxyethylated starch

デンプンの枝分かれ成分であるアミロペクチンを加水分解してヒドロキシエチル化することで得られるヒドロキシエチルデンプン（分子量 30,000 ～ 40,000）の 6 ％溶液が，血漿増量液として利用されている．

## 12.7　血液製剤

血液代用薬では不足した血球成分（赤血球，血小板）や血漿成分（血漿，血清アルブミン，免疫グロブリン，血液凝固因子）を補うことはできないので，必要に応じ，血液製剤を利用する．

血液製剤には，全血製剤（ヘパリン加新鮮血液や保存血液），血液成分製剤，血漿分画製剤（各種免疫グロブリン，**人血清アルブミン**，凝固因子製剤，アンチトロンビンⅢ製剤，活性化プロテインC製剤）がある．

## 1. 免疫グロブリン

**人免疫グロブリン human normal immunoglobulin** は種々の免疫抗体を含んでいるため，低または無 γ-グロブリン血症や重症感染症の患者に使用される．破傷風発症予防には**抗破傷風人免疫グロブリン human anti-tetanus immunoglobulin** が，B型肝炎発症予防には**抗HBs人免疫グロブリン human anti-HBs immunoglobulin** が，D(Rho)陽性胎児分娩後のD(Rho)陰性産婦における抗D(Rho)抗体産生の抑制には**乾燥抗D(Rho)人免疫グロブリン**が用いられる．

## 2. 人血清アルブミン　human serum albumin

出血性や外傷性ショック，ネフローゼ，肝硬変でみられる低タンパク血症での膠質浸透圧低下を補正するために使用される．

## 3. 凝固因子製剤

血液凝固第Ⅷ，Ⅸ，ⅩⅢ因子およびフィブリノーゲンの乾燥濃縮製剤ならびに血液凝固第Ⅶ，Ⅷ因子の遺伝子組換え製剤がある．

第Ⅷ因子は第Ⅷ因子欠乏症（血友病A）に，第Ⅸ因子は第Ⅸ因子欠乏症（血友病B）にみられる出血を抑えるために静注もしくは点滴静注される．第Ⅶ因子は，第Ⅷ因子もしくは第Ⅸ因子に対するインヒビターを保有する血友病Aまたは血友病Bにみられる出血を抑えるために，静注もしくは点滴静注される．

第ⅩⅢ因子やフィブリノーゲンは，先天性の欠乏による出血傾向に使用される．

## 4. 抗凝固因子

抗凝固因子であるアンチトロンビン（アンチトロンビンⅢ）や活性型プロテインCは，先天性の欠乏による血栓傾向に使用される．アンチトロンビンⅢは，アンチトロンビン低下を伴うDICにも使用される．

# Chapter 13

# 眼に作用する薬物

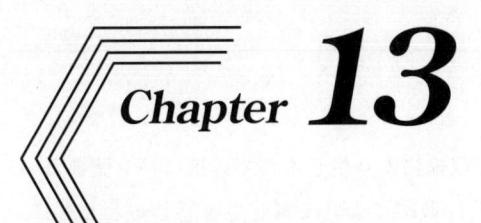

### 到達目標
・代表的な眼に作用する薬物をあげ，作用機序と主な副作用について説明できる．

## 13.1 点眼薬

　点眼薬は，結膜嚢内に適用されて働く薬剤である．結膜嚢内涙液量は，約 7 μL，ターンオーバー率は約 8 ～ 15 %/分とされている．結膜嚢内に保持できる液量は，最大 30 μL 程度であり，20 μL 以上の点眼量は意味をなさない．点眼による刺激感は，瞬目回数を増加させるため，点眼薬は刺激感のないものが望ましい．結膜嚢内に点眼された薬物は，涙液層内に分布して，角膜および結膜・強膜から前房，虹彩，毛様体，脈絡膜，後眼部へと移行していく．

　複数の点眼薬を使用する場合，点眼薬が角膜内に取り込まれる時間を考慮して，5 分間は間隔を開けることが望ましい．点眼薬には，散瞳薬，縮瞳薬，局所麻酔薬，抗菌薬，角膜治療薬，血管収縮薬などがある．

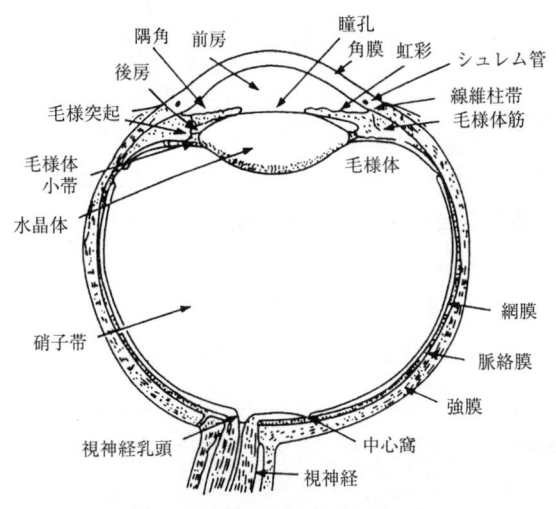

（ぶどう膜とは虹彩，毛様体，脈絡膜のこと）
**図 13.1　眼球の水平断面図**

## 13.1.1　散瞳薬

散瞳は，瞳孔括約筋の弛緩，あるいは瞳孔散大筋の収縮により生じるので，抗コリン薬あるいはアドレナリン作動薬が散瞳薬として使用されている．散瞳によりまぶしさを感じるとともに，遠視状態になり，近くのものが見えにくい状態となる．散瞳薬の主な使用目的は，① 虹彩毛様体炎の時，虹彩が癒着するのを防止するために縮瞳薬と交互に使用する．② 眼底検査，屈折能検査および白内障手術を容易にする．

散瞳薬は眼内圧を上昇させるので，閉塞隅角緑内障患者には禁忌である．

### 1. 抗コリン薬

瞳孔括約筋に存在するムスカリン受容体において，アセチルコリンと拮抗して散瞳を起こす薬物である．また毛様体筋の収縮を抑制して，水晶体レンズの調節麻痺を起こす．**硫酸アトロピン atropine sulfate，塩酸シクロペントラート cyclopentolate hydrochloride，トロピカミド tropicamide** などが検査や治療に使用されている．

硫酸アトロピンは，作用時間が長く，点眼後 30 〜 40 分で完全散瞳を起こした後，散瞳はおよそ 10 日間持続する．調節麻痺は 2 週間持続する．塩酸シクロペントラートは，硫酸アトロピンより即効性で作用の持続時間は短く，調節麻痺は 20 分で発現し，10 〜 24 時間後には正常に回復する．トロピカミドの散瞳作用は最も弱く，また作用時間も短い．点眼後 15 〜 30 分で最大効果を示し，調節麻痺は 30 〜 60 分間持続する．

抗コリン作用を有する散瞳薬は，瞳孔括約筋，毛様体筋の収縮を抑制するので，シュレム管が閉じ，房水流出が抑制されて眼圧が上がる．

**硫酸アトロピン**　　1％点眼液，1回1〜2滴，1日1〜3回．1％眼軟膏．
**塩酸シクロペントラート**　　1％点眼液，1回1〜2滴，または1滴点眼，5〜10分後1滴，1日1回．
**トロピカミド**　　0.4％点眼液，1回1〜2滴．

### 2. アドレナリン作動薬

瞳孔散大筋に存在する $\alpha_1$ 受容体に作用して，散瞳を起こす．**塩酸フェニレフリン phenylephrine hydrochloride，塩酸ジピベフリン dipivefrine hydrochloride**，が点眼で使用されている．塩酸フェニレフリンの散瞳作用は，点眼後 20 〜 30 分で最大となり，5 〜 6 時間で回復する．

**塩酸フェニレフリン**　　5％点眼液，1回1〜2滴．
**塩酸ジピベフリン**　　0.04％点眼液，1回1滴，1日1〜2回．

## 13.1.2　縮瞳薬

縮瞳は，瞳孔括約筋の収縮あるいは瞳孔散大筋の弛緩により生じる．ムスカリン受容体作動薬の**塩酸ピロカルピン pilocarpine hydrochloride**，コリンエステラーゼ阻害薬の**臭化ジスチグミ**

ン distigmine bromide が点眼で使用されている．これらの薬物によって縮瞳すると，暗黒感を感じるとともに近視状態となり，遠くのものが見えにくい状態となる．縮瞳薬は，瞳孔括約筋，毛様体筋の収縮によりシュレム管を開き，房水流出を促進して眼圧を下げるので，緑内障の治療に使用されている．これら縮瞳薬の特徴については緑内障治療薬の項で述べる．

　塩酸ピロカルピン　　　0.5〜4％点眼液，1回1〜2滴，1日3〜5回．
　臭化ジスチグミン　　　0.5，1％点眼液，1回1滴，1日1〜2回．

## 13.1.3　局所麻酔薬

眼科領域における表面麻酔薬は，0.4％**塩酸オキシブプロカイン oxybuprocaine hydrochloride** 点眼液あるいは4％**塩酸リドカイン lidocaine hydrochloride** 点眼液が使用される．塩酸オキシブプロカインの表面麻酔効果発現は速やか（10〜20秒）で，作用の持続はおよそ15分ほどである．角膜損傷作用は弱く，瞳孔径，調節能，眼圧に影響を及ぼさない．

## 13.1.4　抗菌薬

眼瞼炎，結膜炎，角膜炎，涙嚢炎などの治療目的で，抗生物質，抗菌薬および副腎皮質ホルモンが投与される．点眼で使用される抗生物質としては，$\beta$ラクタム系（スルベニシリンナトリウム，塩酸セフメノキシム），アミノグリコシド系（硫酸ゲンタマイシン，硫酸ミクロノマイシン，硫酸ジベカシン，トブラマイシン，硫酸シソマイシン），クロラムフェニコールなどがあり，抗菌薬としては，ニューキノロン系のオフロキサシン，ノルフロキサシン，塩酸ロメフロキサシン（p.464）が使用されている．

抗ウイルス薬として，イドクスウリジン点眼液やインターフェロン $\alpha$-2a 点眼液が使用されている．これらは，感染菌種に応じて，治療上必要な最小限の期間のみ投与される．各抗生物質および抗菌薬の特徴，薬理作用などについては抗ウイルス薬の項（p.476）を参照されたい．

また，副腎皮質ホルモンとしてはデキサメタゾン，ベタメタゾン，プレドニゾロン，フルオロメトロンが点眼で使用される．副腎皮質ホルモンの特徴，薬理作用についてはホルモンの項（p.411）を参照されたい．

## 13.1.5　角膜治療薬

感染，外傷，その他の原因により角膜に組織欠損を生じる．上皮細胞の最表層が微細に欠損するものを表層角膜症，広範囲に生じた状態を点状表層角膜症，基底細胞まで欠損するものを上皮びらん，欠損が実質組織に達したものを角膜潰瘍と呼ぶ．角膜の組織欠損に対しては原因治療を行う．角膜感染症には細菌性角膜潰瘍，角膜真菌症，角膜ヘルニアなどがある．適用医薬品については，病原微生物に関する薬物の項（第16章）を参照されたい．

**コンドロイチン硫酸ナトリウム　sodium chondroitin sulfate**　　角膜表皮の保護．
　3％点眼液，1回1〜2滴，1日2〜4回．

**フラビンアデニンジヌクレオチドナトリウム　sodium flavine adenin dinucleotide**　ビタミンB$_2$欠乏または代謝障害が関与する角膜炎，眼瞼炎の治療．
0.05％点眼液，1回1～2滴，1日3～6回．0.1％眼軟膏．

**ヒアルロン酸ナトリウム　hyaluronate sodium**　シェーグレン症候群，皮膚粘膜炎症候群，眼球乾燥症候群などの内因性疾患．術後，薬剤性，外傷，コンタクトレンズ装用などによる外因性疾患などの角結膜上皮障害に適用．
0.1％点眼液，1回1滴，1日5～6回．

## 13.1.6　血管収縮薬

血管収縮薬は，結膜や角膜の表在性充血を改善し，腫脹を小さくするので，炎症性あるいはアレルギー性の結膜充血治療や腫脹に対して原因療法薬と併用される．0.05％**硝酸ナファゾリン naphazoline nitrate** 点眼液，0.1％**硝酸テトラヒドロゾリン tetrahydrozoline nitrate** 点眼液，0.05％**塩酸オキシメタゾリン oxymetazoline hydrochloride** 点眼液が使用されている．

## 13.1.7　眼精疲労

通常では問題にならない作業により，眼部の不快感などの訴えが中心となる．原因として調節性のもの，筋性のもの，症候性のもの，不等像性のもの，神経性のものがある．調節性眼精疲労における微動調節の改善にビタミンB$_{12}$，調節機能の改善にメチル硫酸ネオスチグミンが使用される．

事務機器のコンピュータ化によるVDT（visual display terminal）症候群は，精神的ストレスも加わって眼精疲労がその主訴となる．症候性眼性疲労では，結膜炎，副鼻腔炎，低血圧，更年期

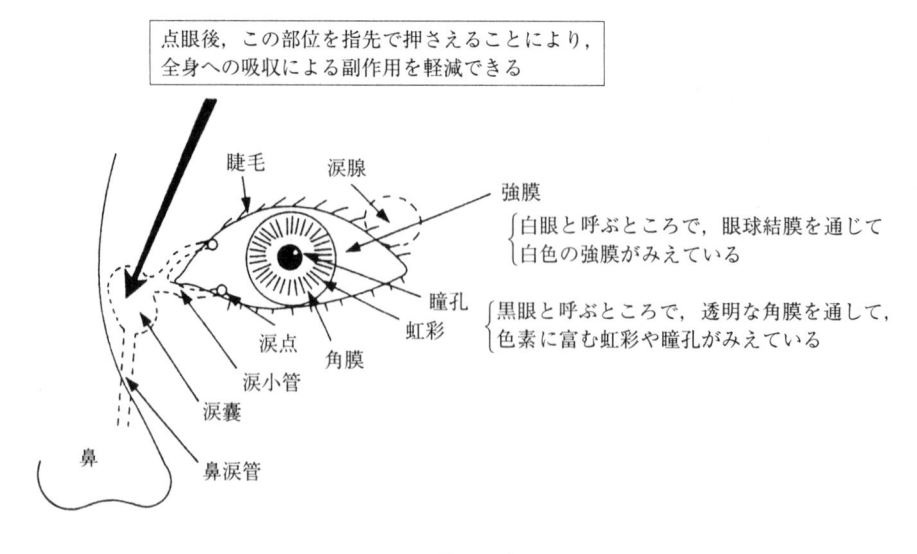

図13.2　涙の通路と点眼時の注意

障害が背景となるので，それぞれの原因療法を行う．

> **TOPICS**
>
> **点眼時の注意**
>
> 涙液量は 7 μL，結膜嚢は 20 ～ 30 μL である．点眼 1 滴は約 50 μL であり，点眼液は 1 滴で十分である．2 滴を用いても無駄である．過量投与は副作用発現の原因ともなる．点眼後は，1 ～ 2 分間瞼を閉じ，涙嚢部を 3 ～ 5 分間ほど圧迫する．2 種類以上の点眼液を使用する場合には，5 分間の間隔を開ける．また先に点眼したものは，洗い流されるので，刺激があるものは先に点眼する．主効果のものは後にする．

## 13.2 白内障治療薬

　水晶体は，カメラではレンズにあたる部分で，光を通すために透明である．白内障とは水晶体が混濁する疾患であり，① 先天性白内障：生まれつき水晶体に混濁が認められる．他の眼異常や代謝異常を伴うことがある．特に，妊娠初期の風疹感染により，胎児に高率に発症する．② 後天性白内障：老人性（加齢：50 歳以上）白内障，糖尿病白内障，ステロイド白内障．③ 併発性白内障：眼内の炎症や損傷により起こる．その他，外傷性白内障・アトピー性白内障・紫外線白内障などがある．

　白内障には，いくつかの点眼薬，内服薬が使用されているが，これらは一度濁った水晶体を，再び透明にするのではなく，白内障の進行速度を遅くするためのものである．

　水晶体線維の細胞膜の酸化的破壊，構造タンパク質の酸化を防止するため，還元機構，特に SH 基の酸化を保護する薬剤などが用いられる．**ピレノキシン pirenoxine**，**グルタチオン glutathion** を初期老人性白内障などの治療に使用する．内服では，チオプロニン，ビタミン E，唾液腺ホルモンが用いられる．酸化抑制，タンパク質 SH 基保護薬として，タンパク質変性を防止するために使用される．最終的には，外科的療法が実施される．白内障手術後の炎症症状，合併症防止目的で，インドメタシン点眼液やジクロフェナクナトリウム点眼液が使用されている．

　**ピレノキシン**　　0.005 ％点眼液を 1 回 1 ～ 2 滴，1 日 3 ～ 5 回．
　**グルタチオン**　　2 ％点眼液を 1 回 1 ～ 2 滴，1 日 3 ～ 5 回．

> **TOPICS**
>
> **ステロイド（副腎皮質ホルモン）緑内障**
>
> 　ステロイド剤は，内服であれ，点眼であれ，眼圧上昇を伴う房水流出能の低下を引き起こす．治療開始後1週間で起こることもあるが，通常は，治療開始後6〜8週までに発症する．投薬を中止すると，眼圧は正常化する．発症機序は線維柱帯内において房水の流出機能が障害を受けることによる．眼圧の上昇度は，使用される薬物の抗炎症作用の強さに関係している．ステロイド剤は白内障も誘発するので，使用にあたって注意が必要である．

## 13.3　緑内障治療薬

　正常眼圧（10〜21 mmHg）を越えた**高眼圧**により，乳頭部で視神経が圧迫され，視力低下や視野障害などの視覚障害を呈する．他方，正常眼圧であっても，緑内障の病態を呈することがあり，正常眼圧緑内障といわれている．高眼圧のみが緑内障の原因ではないと考えられるようになってきた．

　緑内障は，①原因不明の原発緑内障，②原因の明らかな続発緑内障がある．続発緑内障は，角膜疾患，水晶体疾患，虹彩毛様体疾患，網脈絡膜疾患に伴うものがほとんどである．また，病態により開放隅角型（原発・続発開放隅角緑内障），閉塞隅角型（原発・続発閉塞隅角緑内障）に分類される．また，両者の性質を併せもつような緑内障を混合型緑内障という．

　日本人の40歳以上の緑内障有病率は3.6％で，患者数は約200万人と推定されている．その

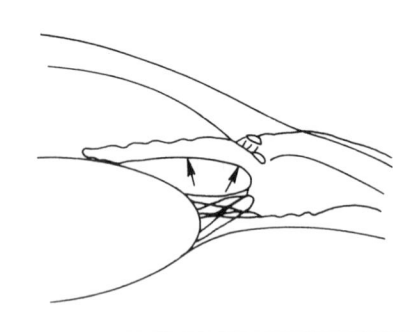

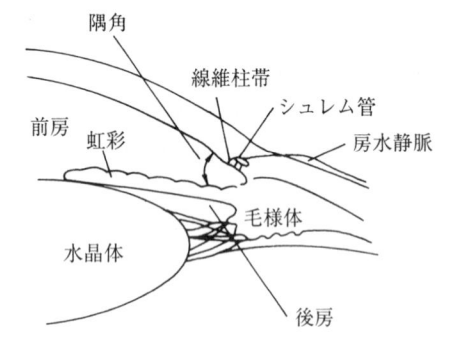

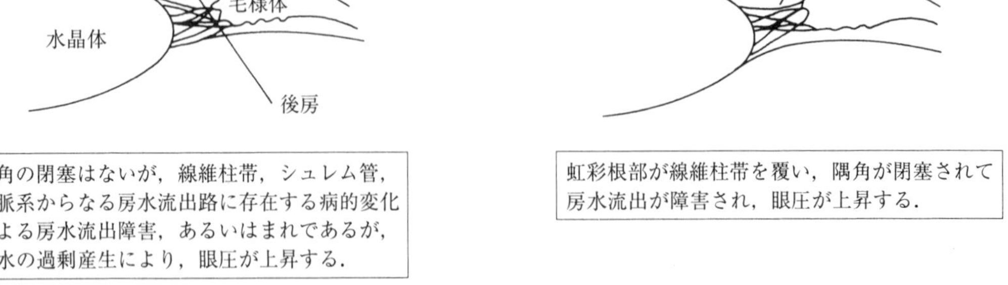

**図13.3　原発開放隅角緑内障と原発閉塞隅角緑内障の模式図**

うち，慢性緑内障である開放隅角緑内障は約150万人であり，さらにその中の2/3以上を正常眼圧緑内障が占める．先進諸国においては，失明原因の第一位は糖尿病網膜症であるが，近い将来，緑内障による失明が第一位になるとの予測もある．早期発見，早期治療が非常に重要な疾患である．緑内障の治療は，原因疾患の除去が第一であり，薬物治療と手術治療によって眼圧低下が図られている．

**房水**は血管に富む**毛様体上皮**で産生され，角膜や虹彩や水晶体などの無血管組織に，ブドウ糖，酸素などのエネルギー源やアミノ酸，その他の栄養を補給し，これらの組織からの乳酸や代謝産物である老廃物を洗い流しながら，後眼房から瞳孔領を通って前眼房隅角（角膜と虹彩の間），線維柱帯，シュレム管に入り眼外の静脈系に流出する．種々の原因から，房水の産生過剰あるいは流出障害が起こると眼圧が上昇する．

## 13.3.1 開放隅角緑内障

シュレム管の内皮細胞の変性により房水の流出抵抗が増大するため，眼房水が流出できず，眼圧が上昇する．薬物療法では，①房水産生の抑制か，②房水流出の促進が目的とされる．

### 1. アドレナリン受容体刺激薬

**塩酸ジピベフリン　dipivefrine hydrochloride**　エピネフリンのプロドラッグ．脂溶性が高く，眼内移行に優れている（エピネフリンの約17倍）．生成するエピネフリンは，投与初期には$\alpha_1$, $\alpha_2$刺激作用により房水産生を抑制し，長期投与では$\beta_2$刺激作用により房水静脈拡張と房水流出促進作用によって眼圧を下げる．しかし，$\alpha_1$刺激により散瞳（瞳孔散大筋収縮）を起こすため，隅角閉塞を惹起する可能性がある．このため散瞳薬は，閉塞隅角緑内障には禁忌となっている．

房水産生量の減少，経線維柱帯-シュレム管房水流出量（主経路）の増加，ぶどう膜強膜房水流出量（副経路）の増加の総和として，眼圧が下降すると考えられている．
- **禁　忌**　狭隅角や前眼房が浅いなどの眼圧上昇の素因のある患者では，急性閉塞隅角緑内障の発作を起こす．
- **重大な副作用**　眼類天疱瘡．

**塩酸アプラクロニジン　apraclonidine hydrochloride**　$\alpha_2$刺激薬．房水産生量の減少により眼圧を下降させる．アルゴンレーザー線維柱帯形成術，レーザー虹彩切開術，Nd-ヤグレーザー後嚢切開術後の眼圧上昇防止．

### 2. アドレナリン受容体遮断薬

#### a. $\beta$受容体遮断薬

房水産生量の減少．毛様体無色素上皮の$\beta$受容体を遮断することで，それ以後の房水産生過程を抑制する．

**マレイン酸チモロール　timolol maleate**　0.25%，0.5%点眼液，1回1滴，1日2回．眼圧下降効果は塩酸カルテオロールと同等である．

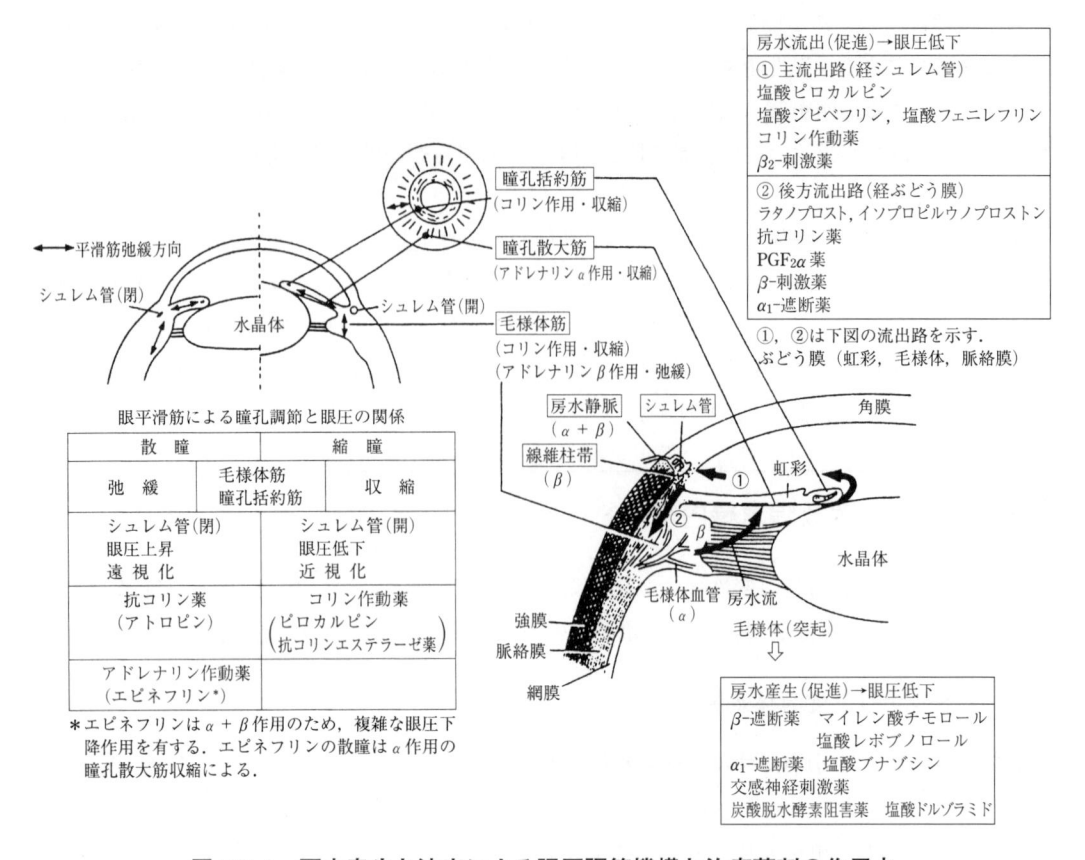

**図 13.4 房水産生と流出による眼圧調節機構と治療薬剤の作用点**

●**副作用** 結膜アレルギー，角膜上皮障害，涙腺分泌減少．全身的には，循環器系（$\beta_1$遮断作用）の動悸，徐脈，血圧下降，不整脈など．呼吸器系（$\beta_2$遮断作用）の気管支収縮，呼吸困難．頭痛，めまい，抑うつ，性的不能．

　**副作用を軽減**するため，点眼後，眼をパチパチと瞬目せずに静かに目を閉じ，涙小管のある内眼角部を圧迫することが大切である．

●**禁　忌** 気管支喘息患者，慢性閉塞性肺疾患，心臓疾患のある患者．

**塩酸カルテオロール　carteolol hydrochloride**　　1％，2％点眼液，1回1滴，1日2回．
**塩酸ベフノロール　befunolol hydrochloride**　　0.5％，1％点眼液，1回1滴，1日2回．
**塩酸レボブノロール　levobunolol hydrochloride**　　0.5％点眼液，1回1滴，1日1回．

　患者負担の軽減，コンプライアンス向上のため，1日1回の点眼で24時間持続する点眼製剤が開発された．点眼後にゲル化する徐放性$\beta$遮断薬と，代謝産物にも活性がある$\beta$遮断薬がある．

**b. $\beta_1$受容体遮断薬**

**塩酸ベタキソロール　betaxolol hydrochloride**　　0.5％点眼液，1回1滴，1日1回．

#### c. $\alpha_1\beta$ 受容体遮断薬

**ニプラジロール　nipradilol**　　0.25％点眼液，1回1滴，1日1回．

- ●**薬理作用**　$\beta$ 遮断作用は，チモロールの約 1/2 であり，$\alpha_1$ 遮断作用はブナゾシンの約 1/3 とされている．ニプラジロールの眼圧下降作用は 0.5％チモロールと同等であり，$\beta$ 遮断作用による房水産生抑制作用と $\alpha_1$ 遮断作用によるぶどう膜強膜流出の亢進の相互作用により，眼圧下降効果をもつと考えられている．
- ●**副作用**　刺激感，結膜充血，頭痛．他の $\beta$ 遮断薬に比べて $\beta$ 遮断作用が弱いため，リスクは低いとも考えられる．ニプラジロールの代謝過程で放出される NO による視神経の血流改善，および神経細胞障害の抑制効果が注目される．

#### d. $\alpha_1$ 受容体遮断薬

**塩酸ブナゾシン　bunazosin hydrochloride**

- ●**薬理作用**　眼圧下降は，ぶどう膜強膜流出の亢進による．眼圧下降には $\alpha_{1H}$ 受容体が，縮瞳には $\alpha_{1L}$ 受容体が関与しており，塩酸ブナゾシンは $\alpha_{1H}$ 受容体に特異性が高く，瞳孔径にはほとんど作用せず眼圧を下降させる．0.01％ブナゾシン点眼液は，0.5％チモロール点眼液に比較して，眼圧下降効果はやや劣るが，安全性に優れた薬剤である．
  眼内血流量を増加させる可能性があり，正常眼圧緑内障の治療薬として期待される．
- ●**副作用**　眼局所では，刺激感，結膜充血，アレルギー性結膜炎，異物感，眼疲労感，かゆみなど．全身的副作用は報告なし．

### 3. プロスタグランジン（$PGF_{2\alpha}$）関連薬

ぶどう膜強膜流出の亢進により房水流出路による房水流出を促進する．重篤な全身性副作用がないため，喘息や心疾患を有する患者に対しても使用可能である．緑内障における眼圧上昇の原因の多くが，房水の流出障害であり，房水の流出促進によって眼圧を下降させるほうが，産生を抑制して眼圧を下降させるよりも生理的である．緑内障治療の第一選択薬として，$\beta$ 遮断薬に取って代わろうとしている．

- **ラタノプロスト　latanoprost**　　0.005％点滴液，1回1滴，1日1回，現在，市販されている点眼薬の中で，最大の眼圧下降効果を有する．
  - ●**副作用**　PG 関連のもの；虹彩色素沈着，睫毛伸長の変化，眼瞼皮膚色素沈着．
- **イソプロピルウノプロストン　isopropyl unoprostone**　　0.12％点滴液，1回1滴，1日2回，朝，夕．
  - ●**副作用**　結膜充血，結膜浮腫，眼脂，表層性角膜炎．

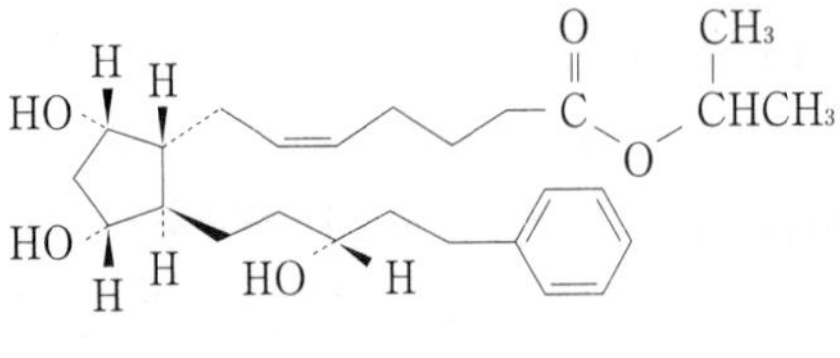

ラタノプロスト 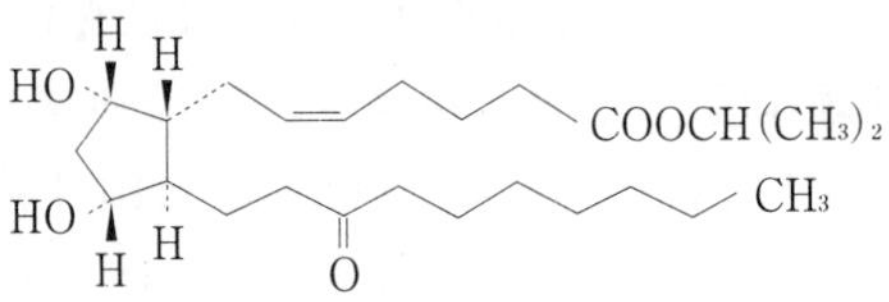　　　　　　イソプロピルウノプロストン

### 4. 炭酸脱水酵素阻害薬

　房水産生に関与する炭酸脱水酵素は7種類が知られており，毛様体にはⅡ型が，細胞質内にはⅣ型が，細胞膜に結合して存在する．現在，内服可能な炭酸脱水酵素阻害薬には酵素選択性はない．毛様体の炭酸脱水酵素を完全に抑制すると，房水産生量は40〜50％抑制される．

**塩酸ドルゾラミド　dorzolamide hydrochloride**　0.5％点眼液を1回1滴，1日3回．効果が不十分の場合には1％点眼液を使用する．毛様体上皮の主にⅡ型を抑制することにより，房水産生を抑制する．点眼薬はやや粘稠であり，点眼直後にはかすみ感がある．また，しみると感じることが多い．使用の注意として，角膜内皮に障害がある症例には本剤が角膜内皮のポンプ機能を阻害する可能性を考慮して慎重に投与する．

**ブリンゾラミド　brinzolamide**　1％点眼液，1回，1日2回．

**アセタゾラミド　acetazolamide**　内服，1日250〜1000 mg 注射，1日250〜1000 mg．毛様体上皮中に存在する炭酸脱水酵素の作用抑制により，房水の産生を減じ眼圧を抑制する．

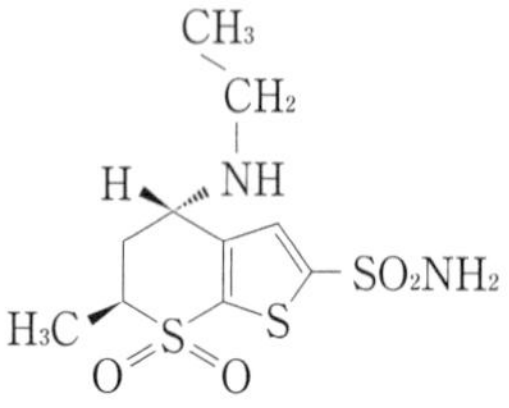

ドルゾラミド 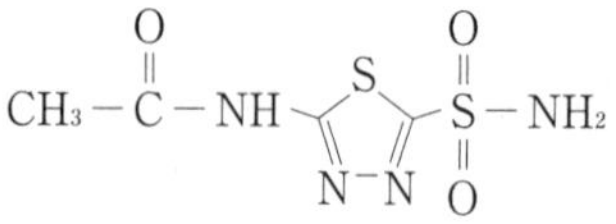　　　　　　アセタゾラミド

### 5. コリン作動薬：房水流出促進作用

　瞳孔括約筋，毛様体の収縮によりシュレム管が開き，主流出路経由の房水流出を促進して眼圧を下げる．ムスカリン受容体刺激薬の塩酸ピロカルピンが汎用される．コリンエステラーゼ阻害薬の臭化ジスチグミン，ヨウ化エコチオパートが点眼などで使用される．

**塩酸ピロカルピン　pilocarpine hydrochloride**　0.5％，1％，2％，3％，4％点眼液，1回1〜2滴，1日3〜5回．

## 13.3.2　閉塞隅角（狭隅角）緑内障

　隅角が狭い状態．加齢に伴う水晶体の膨化や中程度の散瞳などが引き金となり隅角の閉塞が起こり，眼房水が流出できない．急性発作時（眼圧が急上昇，眼痛，頭痛，嘔吐，結膜の充血，

角膜の混濁）は 20％マンニトール 500 mL の点滴静注を行い，眼圧を下げる．β遮断薬や塩酸ピロカルピンの点眼を行う．外科的治療が原則である．早期に適切な治療が必要であり，失明の恐れもある．

## TOPICS

### 閉塞隅角緑内障患者に禁忌の薬剤

添付文書中，緑内障患者（原発急性閉塞隅角緑内障）には禁忌・慎重投与の薬剤には，ジアゼパム・ニトラゼパム・オキサゾラム（**ベンゾジアゼピン系抗不安薬**），塩酸アミトリプチリン・塩酸イミプラミン（**三環系抗うつ薬**），硫酸アトロピン・臭化水素酸スコポラミン（**抗コリン薬**），塩酸ジフェンヒドラミン・マレイン酸クロルフェニラミン（**抗ヒスタミン薬**），ニトログリセリン・硝酸イソソルビド（**狭心症治療薬**），プレドニゾロンなどがある．

## 13.4 アレルギー性結膜炎治療薬

アレルギー性結膜炎は，Ⅰ型アレルギー反応によるものである．産生された IgE 抗体は，肥満細胞の表面に結合する．抗原が再度侵入すると，抗体と反応して肥満細胞からケミカルメディエーターが放出されて，アレルギー性炎症を惹起する．ケミカルメディエーターにはセロトニン，ヒスタミン，ヘパリン，ロイコトリエン，プロスタグランジン，ブラジキニン，血小板活性化因子，プロテアーゼなどが含まれる．

アレルギー性結膜炎の中でも，花粉症の原因は，2～5月はスギ科，5～7月はカモガヤ科，7～9月はブタクサ科，10～12月はヒノキ科が原因となる．毎年，同時期にアレルギー性結膜炎を反復する場合には，予想される花粉飛散の2週間前から，抗アレルギー薬の予防的点眼が望ましい．**クロモグリク酸ナトリウム sodium cromoglicate**，**アンレキサノクス amlexanox**，**ペミロラストカリウム pemirolast potassium**，**トラニラスト tranilast** などが臨床応用されている．抗アレルギー薬はアレルギーの予防薬であり，起こっている炎症を抑える働きはない．この場合，抗ヒスタミン薬の点眼か内服を行う．効果不十分の場合には，ステロイド薬を点眼するか，または軟膏にして使用する．急性期には1～3時間毎に1滴，慢性期には2～6時間毎に1滴を使用する．

混合感染防止には抗生物質の点眼液も使用する．ステロイド点眼薬は使用が長期に及ぶと創傷治癒の遅延，角膜ヘルペス，角膜真菌症のほか眼圧上昇などを起こすので注意する．

重症例では，抗アレルギー薬に抗ヒスタミン薬の**塩酸レボカバスチン levocabastine hydrochloride** 0.025％点眼薬を併用することがある．ステロイド薬による副作用を回避する方法と考えられる．

充血には，塩酸ナファゾリン naphazoline hydrochloride を含有する**コンドロイチン硫酸ナト**

リウム chondroitin sodium sulfate などを1回1滴，1日1〜2回点眼してもよい．リバウンドを防ぐため1週間を限度とする．

　このほかに**アズレン azulene**，**グリチルリチン酸ニカリウム dipotassium glycyrrhizinate** がアレルギー性結膜炎に用いられる．

　また，細菌性結膜炎，クラミジア結膜炎などにはニューキノロン剤，アミノグリコシド系抗生物質が第一選択薬として繁用されている．そして慢性結膜炎には塩化リゾチームが使用されている．

　**塩酸レボカバスチン**　　0.025％点眼液，1回1〜2滴，1日4回．

　**アズレン**　0.02％点眼液，1回1〜2滴，1日3〜5回．

　**グリチルリチン酸ニカリウム**　　1％点眼液，1回2〜3滴，1日5〜6回．

# Chapter 14

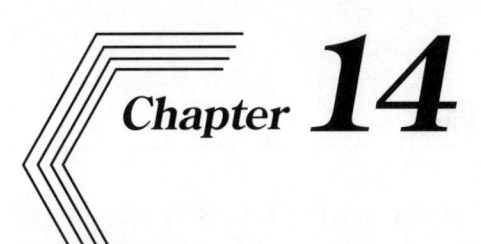

## 皮膚に作用する薬物

### 到達目標
・主な皮膚疾患に作用する薬物をあげ，その薬理作用と主な副作用について説明できる．

　皮膚疾患を大別すると，①感染症としての皮膚疾患，②体質的原因による皮膚疾患，③物理的原因による皮膚疾患に分類できる．①には，白癬や皮膚カンジダ症，②には，湿疹，接触性皮膚炎，アトピー性皮膚炎，じん麻疹，にきび，薬疹，③には，火傷や凍傷に加えて褥瘡（床ずれ）などがある．これらの皮膚疾患治療薬は，以下のように分類できる．

1) 寄生性の皮膚疾患に使用する薬物：抗真菌薬，抗白癬薬
2) 化膿性の皮膚疾患に使用する薬物：抗生物質，サルファ剤
3) 鎮痒・消炎・鎮痛薬：抗ヒスタミン薬，抗アレルギー薬，ステロイド薬，非ステロイド薬，収斂薬
4) 褥瘡・皮膚潰瘍治療薬，角化症・乾癬・角鱗癬治療薬，メラニン合成促進薬（尋常性白斑治療薬），腐食薬（皮膚軟化薬）

ここでは，皮膚および粘膜に作用することを目的として使用される薬物のうち，局所に限定して，皮膚および粘膜に使用される薬物を中心に記述する．

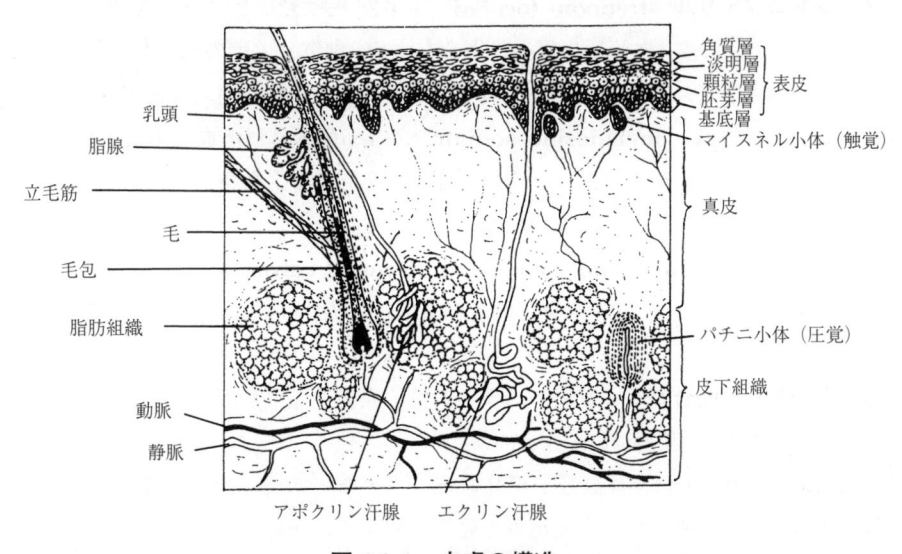

**図 14.1　皮膚の構造**

## 14.1 皮膚潰瘍治療薬

褥瘡，熱傷潰瘍，外傷性潰瘍などの皮膚潰瘍疾患に用いられる薬物である．最近では，傷の乾燥を避け，浸潤させて，白血球や線維芽細胞の活動を助け，肉芽形成を促進する方向にある．

新医薬品開発の方向は，ほとんどが創傷治癒の促進を志向しており，褥瘡治療に重要と考えられる傷面の清浄化には，当分の間，新医薬品の開発は期待できない．

現在，細胞傷害性のある消毒薬は避け，洗浄による浄化のほか，乾燥を避けるためにガーゼなども使用せず，非固着性の各種創傷被覆材により傷面の浸潤環境を保持するウエットドレッシング法が推奨されるようになってきている．すなわち，ガーゼによるドライドレッシングでは痂皮が形成され，炎症に伴う細胞成長因子依存性の線維芽細胞の増殖が阻害されるため，創傷治癒遅延が起こると考えられるようになった．

以下に，褥瘡・皮膚潰瘍治療薬について概説する．

**アズレン　azulene**　0.033％軟膏　抗炎症油脂性基剤軟膏．表皮欠損のみの場合に使用．

**スルファジアジン銀　sulfadiazine silver**　1％クリームは収斂薬であり，化学的にタンパク質を沈殿させることにより，皮膚，粘膜，潰瘍面に皮膜を生じさせる．熱傷，褥瘡，糖尿病性壊疽および外傷性皮膚欠損などの際の創面感染に対して使用される．

**アルミニウムクロロヒドロキシアラントイネート　aluminium chlorohydroxy allantoinate**　6％外用散剤は，褥瘡，熱傷・外傷による皮膚のびらん・潰瘍に使用する．消毒薬のマーキュロクロムとの併用は，不溶性の塩を形成するので禁忌である．

**塩化リゾチーム　lysozyme chloride**　5％，10％軟膏は消炎酵素剤であり，褥瘡，熱傷潰瘍，外傷性潰瘍，下腿潰瘍などさまざまな皮膚潰瘍に広く使用される．重大な副作用としてショック症状がある．

**トレチノイントコフェリル　tretinoin tocoferil**　0.25％軟膏はビタミンA-ビタミンEのエステル結合体で，肉芽形成，血管新生促進作用を有する．創傷・火傷の治療薬として重要である．また，褥瘡，熱傷潰瘍，外傷性潰瘍，下腿潰瘍などの皮膚潰瘍治療にも使用される．

**ブクラデシンナトリウム　bucladesine sodium**　3％軟膏は局所血流の改善による肉芽形成促進作用とアラキドン酸産生抑制による抗炎症作用を有する．褥瘡，熱傷潰瘍，糖尿病性壊死などの慢性皮膚潰瘍の治療に広く使用される．

**幼牛血液抽出物　ext. from hemolysed blood of young calves**（ソルコセリル　Solcoseryl）5％軟膏，10％ゼリー．熱傷，凍瘡，放射線潰瘍，褥瘡，下腿潰瘍，外傷などの肉芽形成促進作用．

**白糖・ポビドンヨード配合剤**　軟膏．白糖の創傷治癒促進作用とポビドンヨードによる抗菌作用．褥瘡，皮膚潰瘍に使用される．

**ヨウ素　iodine**　0.9％軟膏は高分子ポリマー（カデキソマー）にヨウ素を0.9％配合したものが使用される．カデキソマーが浸出液や膿を吸収すると同時に，ヨウ素が細菌感染を防止する．褥瘡に使用される．

**アルプロスタジルアルファデクス　alprostadil alfadex**　0.003％軟膏はプロスタグランジン$E_1$製剤である．潰瘍部位の血流を改善し，肉芽形成と表皮形成を促進する．褥瘡，熱傷潰瘍，糖尿病性潰瘍などの皮膚潰瘍の治療に使用される．ただし，重篤な心不全患者や出血性疾患を有する患者には禁忌である．

**酸化亜鉛　zinc oxide**　20％軟膏，貼付剤．1日1〜数回．外傷，熱傷，凍傷，湿疹，皮膚炎などの収斂・消炎・保護・防腐，皮膚疾患のびらん，潰瘍・浸潤面に適用する．

**トラフェルミン　trafermin**　スプレー，遺伝子組換えヒト由来塩基性線維芽細胞増殖因子（bFGF）．血管内皮細胞および線維芽細胞増殖亢進による優れた肉芽形成促進作用を有する．薬剤を溶解後は10℃以下の冷暗所に保存し，2週間以内に使用する．噴霧後はポリウレタンフィルム材または油性軟膏をうすくのばしたガーゼで創傷面を覆うとよい．

## 14.2　鎮痒・消炎・鎮痛薬

鎮痒薬として**クロタミトン crotamiton**軟膏がある．さらに，塩酸ジフェンヒドラミン，フマル酸クレマスチン，マレイン酸クロルフェニラミンなど，抗ヒスタミン薬の錠剤，散剤，シロップ剤などが目的に応じて使用される．詳細は抗ヒスタミン薬の項（p.204）を参照されたい．

消炎薬としてステロイド外用薬，消炎・鎮痛薬として非ステロイド外用薬がある．小児，成人，老人などの年齢別，疾患の重症度別，部位別に使い分けるなどの配慮が必要である．ステロイド薬はその強さから，最強力，非常に強力，強力，中等度，弱いの5段階に分けられるが，ステロイド外用薬は効力の程度にかかわらず，顔面，頸部，腋窩，陰股部は副作用を生じやすいので，塗布回数を減らすなどの工夫が必要である．強力なものほど長期連用で副作用を生じやすいので，小児，妊婦・老人などでは避けたほうがよい．また，病変の改善とともに薬効を下げた製剤に変更するか，使用回数を減らすなどの工夫が必要である．

非ステロイド外用薬は，ステロイド外用薬よりも効果が弱い．湿疹，皮膚炎，熱症などに使用する．過敏症に注意する．

**表 14.1 ステロイド外用薬の薬効による強弱の分類**

| 薬効 | 薬物と濃度 |
|---|---|
| 最強 | プロピオン酸クロベタゾール（0.05 %）<br>酢酸ジフロラゾン（0.05 %） |
| かなり強力 | プロピオン酸デキサメタゾン（0.1 %）<br>ジプロピオン酸ベタメタゾン（0.064 %）<br>ジフルプレドナート（0.05 %）<br>吉草酸ジフルコルトロン（0.1 %）<br>フルオシノニド（0.05 %）<br>アムシノニド（0.1 %）<br>ハルシノニド（0.1 %）<br>ブデソニド（0.05 %）<br>酪酸プロピオン酸ヒドロコルチゾン（0.1 %）<br>酪酸プロピオン酸ベタメタゾン（0.05 %）<br>フランカルボン酸モメタゾン（0.1 %） |
| 強力 | 吉草酸ベタメタゾン（0.12 %）<br>プロピオン酸ベクロメタゾン（0.025 %）<br>吉草酸デキサメタゾン（0.12 %）<br>吉草酸酢酸プレドニゾロン（0.3 %）<br>フルオシノロンアセトニド（0.025 %）<br>プロピオン酸デプロドン（0.3 %） |
| 中等度 | トリアムシノロンアセトニド（0.1 %）<br>ピバル酸フルメタゾン（0.02 %）<br>酪酸ヒドロコルチゾン（0.1 %）<br>酪酸クロベタゾン（0.05 %）<br>プロピオン酸アルクロメタゾン（0.1 %） |
| 弱い | デキサメタゾン配合剤<br>デキサメタゾン（0.1 %）<br>プレドニゾロン（0.5 %）<br>酢酸ヒドロコルチゾン（1 %）<br>フルドロキシコルチド<br>ベタメタゾン（0.1 %）<br>ヒドロコルチゾン |

## 14.3 角化症・乾癬・魚鱗癬治療薬

　角化症は，表皮の角質の過剰増殖・蓄積による角質肥厚などを主病変とする疾患の総称で，先天異常に伴う魚鱗癬から，炎症性角化症である乾癬，扁平苔癬など多岐にわたっている．

　特に，乾癬は頑固な皮膚疾患の代表格である．一時的には治療に反応しやすいが，決定的かつ理想的治療薬はいまだ存在せず，効果の確かな薬剤には副作用もある．治療は長期にわたるため種々の治療をうまく組み合わせ，最少の副作用で最大の効果を得ることが，乾癬治療の原則である．レチノイド，活性型ビタミン $D_3$，シクロスポリンなどの乾癬治療薬が治療幅を広げている．

**サリチル酸**は，角質層の鱗屑に結合している細胞間質を溶解することにより，落屑を促進してケラチンを除去する作用と，フェノールに匹敵する防腐作用を有している．サリチル酸は角質軟化剤としてだけでなく，イボやウオノメの除去にも使用される．

**ビタミンA**は，表皮の新陳代謝を高め，ケラチン形成を抑制して皮膚および粘膜の異常乾燥と角化を改善すると考えられる．さらに対症療法として，重症の乾癬や角化症にはビタミンA類似構造をもつ合成レチノイドである**エトレチナート etretinate** が使用される．詳細な作用機序は明らかではない．吸収後，加水分解（脱エチル化）され，血清アルブミンと結合して標的細胞に運ばれる．レチノイン酸結合タンパク質と結合して，核内に移行する．さらにDNAと結合して活性核レセプター複合体を形成して薬理作用を発揮する．ステロイド薬と類似の作用機序により，核を介して細胞機能に作用すると考えられている．催奇形性が知られているので，妊婦または妊娠している可能性のある婦人はもちろんのこと，女性では投与中止後も2年間，男性では使用終了後半年以上の避妊が必要とされている．

このほか，**尿素 urea** は，角質の水分保持増加作用，角質の溶解剥離作用により乾皮，角化皮膚を正常化すると考えられている．魚鱗癬，乾癬性皮膚炎，老人性乾皮症などに使用される．

活性型ビタミン $D_3$ は乾癬，魚鱗癬，掌蹠膿疱症をはじめとする表皮の角質異常を，表皮細胞の増殖抑制作用や分解誘導作用を通じて正常化させると考えられ，**タカルシトール tacalcitol**，**カルシポトリオール calcipotriol**，**マキサカルシトール maxacalcitol** などが使用されている．

**タカルシトール**　　0.0002％軟膏，クリーム．1日2回，適量を塗布．乾癬，魚鱗癬，掌蹠膿疱症，掌蹠角化症．

**カルシポトリオール**　　0.005％軟膏．1日2回，適量を塗布．尋常性乾癬．全身への影響が少なく，著明かつ即効性である．

**マキサカルシトール**　　0.0025％軟膏．1日2回，適量を塗布．

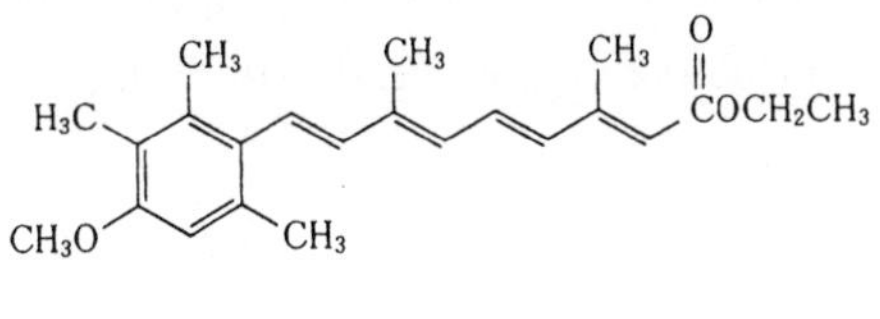

エトレチナート 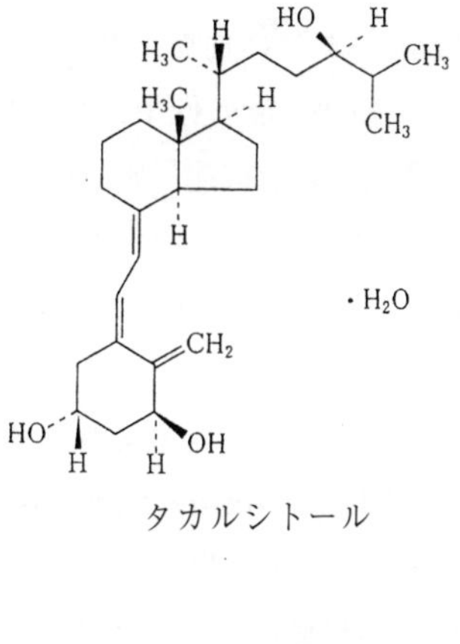　　　　　　　　　　　タカルシトール

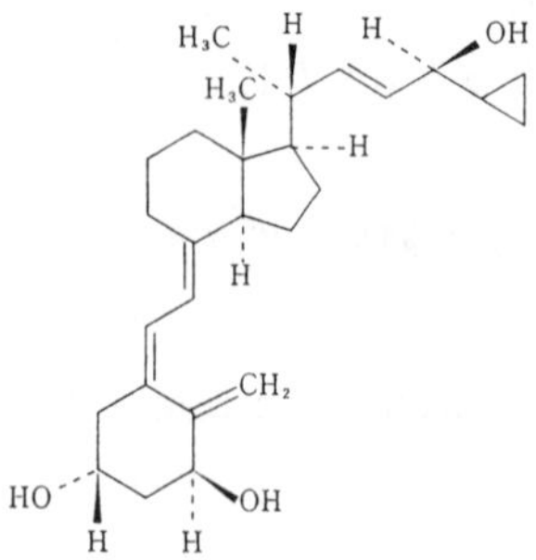

カルシポトリオール 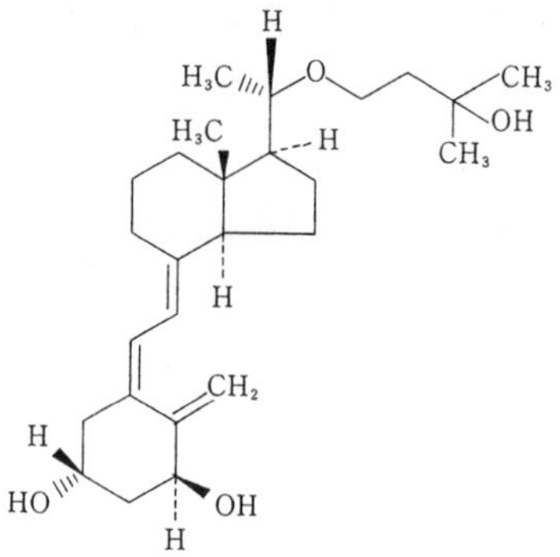　　　　　　マキサカルシトール

## TOPICS

### 足白癬・爪白癬

　足白癬患者は 2500 万人，爪白癬患者は 1100 万人と推定されている．家族に真菌保菌者がいる場合や，長時間（8 時間以上）靴を履く場合などに発症の頻度が高くなる．また，長期間，足白癬を有していると，爪白癬を合併するようになる．足白癬は治療により，また寒い季節には自然に軽快することもある．1 日 1 回の外用ですむ**ビホナゾール bifonazole**，**塩酸テルビナフィン terbinafine hydrochloride** などが有効である．効果が認められなければ，他の薬剤に適宜変更する．爪白癬は抗真菌薬の内服療法で適切に治療しないと治らない．症状によっては外用抗真菌薬を併用する．詳細は抗真菌薬の項を参照されたい．

## 14.4 アトピー性皮膚炎

　アトピー性皮膚炎は，① 食物，ダニなど種々の環境抗原に対してアレルギーを示す（外的），② 皮膚（角質層）の保水能の低下，異常な細菌叢，免疫グロブリン A 欠乏，表皮内肥満細胞の存在といった患者の皮膚の機能異常（内的）に分けられる．患者ごとに各因子の関与の度合いが異なり，したがって症例ごとに臨床像と検査値は異なる．

　治療方針も，① アレルギー反応の抑制と，② 皮膚機能異常の改善という両者の組合せで考えなければならない．対症的には，抗ヒスタミン薬，抗アレルギー薬，抗炎症薬などを症状に応じて適宜使用する．ときには抗真菌薬の全身投与と様々の外用薬による治療となる．免疫抑制薬の**タクロリムス水和物 tacrolimus hydrate** 軟膏は，皮膚刺激感を訴える症例はあるものの，有効性は高く，ステロイド外用薬以外での治療に道を開くこととなった．また長期的な原因療法としては，① 抗原除去を目標にした食物管理と環境整備，② スキンケア治療がある．

# Chapter 15 内分泌・代謝系に作用する薬物

### 到達目標

- ホルモンの分泌異常に用いられる代表的治療薬の薬理作用，機序，主な副作用を説明できる．
- 代表的な糖質コルチコイド代用薬の薬理作用，機序，臨床応用および主な副作用について説明できる．
- 代表的な性ホルモン代用薬および拮抗薬の薬理作用，機序，臨床応用および主な副作用について説明できる．
- 代表的な糖尿病治療薬をあげ，作用機序と主な副作用について説明できる．
- 代表的な高脂血症治療薬をあげ，作用機序と主な副作用について説明できる．
- 代表的な高尿酸血症・痛風治療薬をあげ，作用機序と主な副作用について説明できる．
- カルシウム代謝調節・骨代謝に関連する代表的な治療薬をあげ，薬理作用，機序，主な副作用について説明できる．
- 主なビタミンをあげ，その作用と主な副作用について説明できる．
- 代表的な骨粗しょう症治療薬をあげ，作用機序と主な副作用について説明できる．

## 15.1 ホルモン

　内分泌系は，神経系とともに生体の内部および外部環境の変化に応じ，いろいろな機能系の働きを調節し，内部環境の恒常性を維持する働きを担う．内分泌系組織は，ホルモンと呼ばれる情報伝達物質を血液中に放出し，受容体をもつすべての細胞の機能を調節する．したがって，内分泌系組織の機能異常は，内部環境の恒常性の破綻を伴う重篤な疾患となる．ホルモンとその誘導体は，主に内分泌系疾患の補充療法や診断用として使用されている．

### 15.1.1　ホルモン受容体

　ホルモンの標的細胞は，個々のホルモンを選択的に認識する受容体を有し，ホルモンの情報を正確に受け取ることができる．生体は，ホルモンとしてペプチド，アミンおよびステロイドなど

化学的性質の異なる化合物を利用する．したがって，ホルモン受容体は，ペプチド，アミンなどの親水性ホルモンに対する受容体である細胞膜受容体と，ステロイドなどの疎水性ホルモンに対する受容体である核内受容体に大別される．

## 1. 細胞膜受容体

細胞膜受容体は細胞膜上に存在し，ホルモンが結合すると細胞内に存在する酵素の活性調節を介してセカンドメッセンジャーと呼ばれる細胞内シグナルの産生量を変化させ，その情報を細胞内へ伝達する．

代表的な受容体として，GTP結合タンパク質共役型7回膜貫通型受容体（Gタンパク質共役型受容体）と酵素内蔵型受容体がある．

Gタンパク質共役型受容体は，細胞内膜側に存在するアデニル酸シクラーゼやホスホリパーゼCなどの活性を調節し，セカンドメッセンジャーであるサイクリックAMPやイノシトール三リン酸（$IP_3$）とジアシルグリセロールの産生調節を介して情報を細胞内へ伝達する．グルカゴンやバソプレシンなどのペプチドホルモンの受容体や，エピネフリンなどの生体アミンの受容体が該当する．

酵素内蔵型受容体は，受容体の細胞内領域にチロシンキナーゼ活性を有しており，ホルモンが

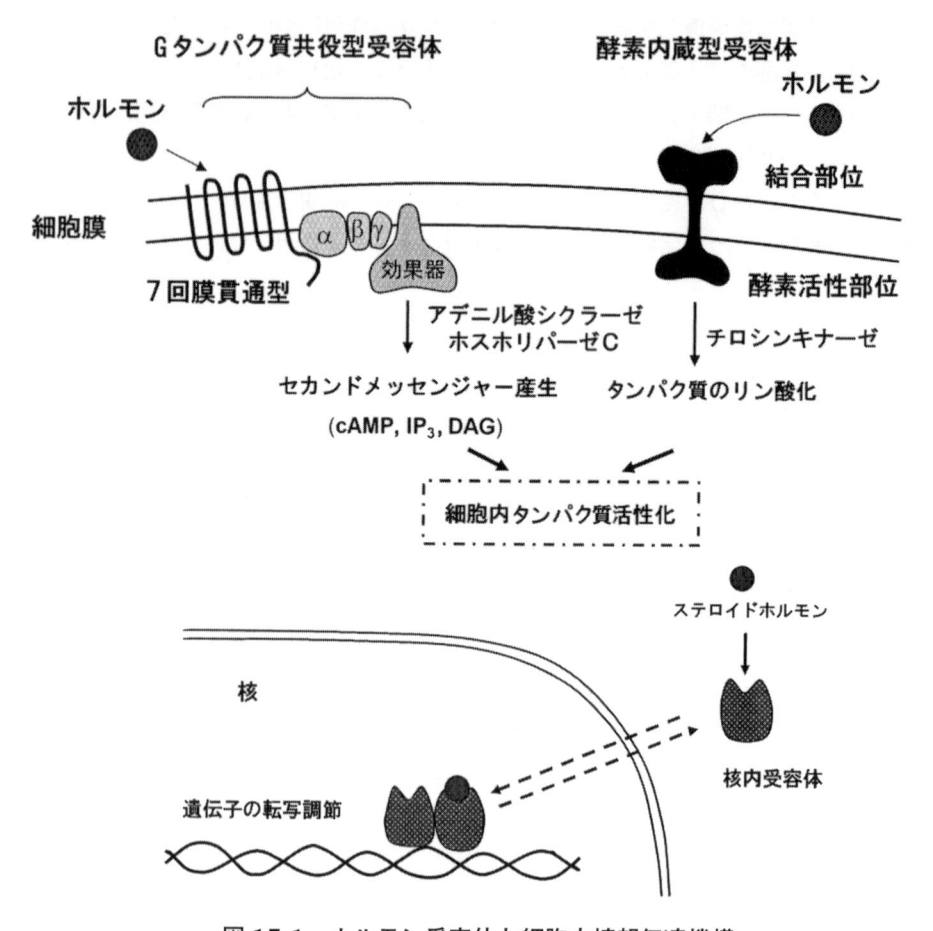

図15.1 ホルモン受容体と細胞内情報伝達機構

結合すると，受容体の自己リン酸化や細胞内タンパク質のリン酸化を介して作用を細胞内へ伝達する．インスリンや成長ホルモンの受容体が知られている．

### 2. 核内受容体

ステロイドホルモンなどの疎水性のホルモンは，細胞膜を通過して細胞質に存在する核内受容体に結合して作用を現す．ホルモンが結合すると，核内受容体は二量体を形成して核内へ移行する．核内で遺伝子の転写調節部位に結合し，標的遺伝子のメッセンジャーRNAへの転写を調節してホルモン作用を発現する．核内受容体の作用発現には機能タンパク質の合成が必要であり，細胞膜受容体に比べ時間を要する．

## 15.1.2 視床下部-下垂体系

視床下部 hypothalamus は，脳の腹内側基底部に位置し，脳下垂体 pituitary と接している．視床下部は，大脳辺縁系，視床，脳幹などから集められた情報を統合し，下垂体ホルモンの分泌を調節する役割を有する．下垂体は，内分泌細胞で構成される前葉と，神経組織で構成される後葉に分類される．視床下部と下垂体前葉は組織学的な連続性はないが，下垂体門脈系と呼ばれる血管で機能的に連結されている．一方，下垂体後葉は，視床下部に存在する神経細胞体から伸びた神経突起の終末が存在し，視床下部と組織学的に連結している．

下垂体前葉は，末梢の分泌腺細胞の働きを刺激する6種類のホルモンを分泌する．下垂体前葉ホルモンの分泌は，視床下部の神経細胞から下垂体門脈内へ遊離される視床下部ホルモンにより制御されている．一方，後葉ホルモンの分泌は，視床下部の神経細胞の興奮で起こる．したがって，視床下部-下垂体系は，神経系と内分泌系の接点であり，全身の内分泌腺と器官の働きを支

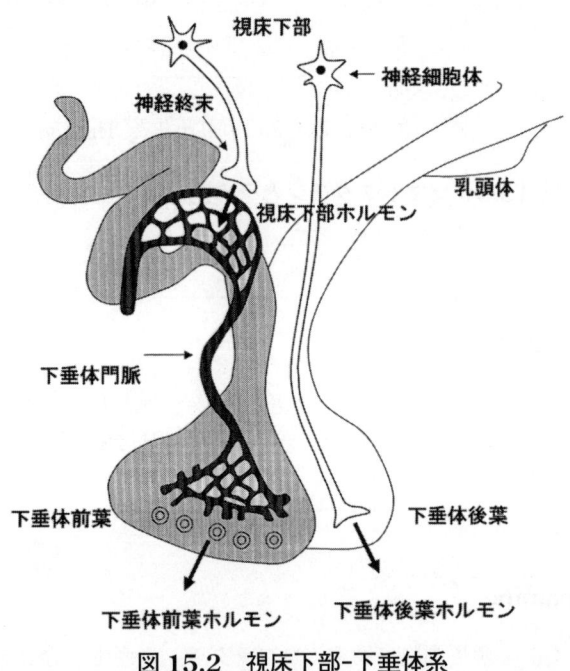

図15.2 視床下部-下垂体系

配する役割を有するといえる．

## 15.1.3　視床下部ホルモン

視床下部は，下垂体前葉ホルモンの産生，分泌を促進する放出ホルモンと，反対の働きをもつ抑制ホルモンを産生・分泌する．現在まで，少なくとも6種類が同定され，その構造が明らかにされている．

### 1. 成長ホルモン放出ホルモン　growth hormone-releasing hormone（GHRH）

アミノ酸44個からなるペプチドホルモンで，下垂体前葉の成長ホルモン（GH）産生細胞に働き，GHの合成・分泌を高める．GHRHは，GH分泌不全性低身長症などの下垂体機能低下症において，GH分泌予備能検査に用いられる．

### 2. ソマトスタチン　somatostatin

GH分泌を抑制するホルモンで，アミノ酸14個と28個の2種類が同定されている．膵臓のランゲルハンス島δ細胞など，視床下部以外の組織でも産生され，インスリン分泌や消化管機能調節への関与も指摘されている．

**酢酸オクトレオチド　octreotide acetate**（劇）　　　注射：1日100〜150 μg皮下注．
- **適　応**　持続性ソマトスタチン誘導体で，GH分泌過剰による末端肥大症や下垂体性巨人症の治療および，消化管ホルモン産生細胞の腫瘍による諸症状の改善を目的に使用される．

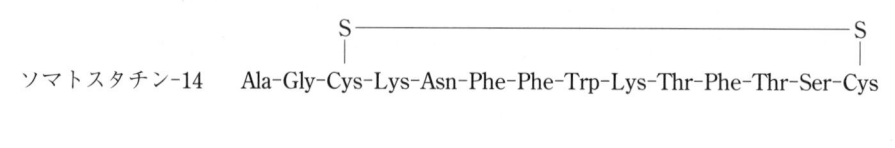

```
                         S─────────────────────S
                         |                     |
ソマトスタチン-14    Ala-Gly-Cys-Lys-Asn-Phe-Phe-Trp-Lys-Thr-Phe-Thr-Ser-Cys

                              S────────S
                              |        |
オクトレオチド          D-Phe-Cys-Phe-D-Trp-Lys-Thr-Cys-Thr-OH
```

**図15.3　ソマトスタチンとその誘導体の一次構造**

### TOPICS

**新規成長ホルモン分泌促進因子**

胃酸分泌調節因子として見いだされたグレリン ghrelin が，視床下部においても産生され，下垂体に働きGH分泌促進作用を示すこと明らかとなり，新しいGH分泌調節機構として注目されている．

### 3. ドパミン　dopamine

下垂体前葉のプロラクチン産生細胞に働き，プロラクチンの産生・分泌を抑制する．ドパミン

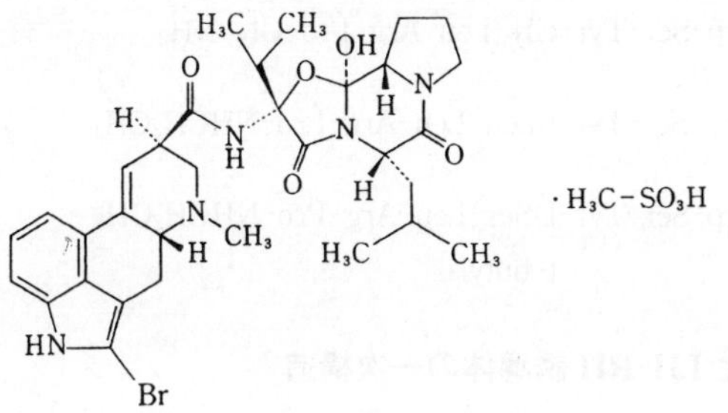

第15章　内分泌・代謝系に作用する薬物

メシル酸ブロモクリプチン 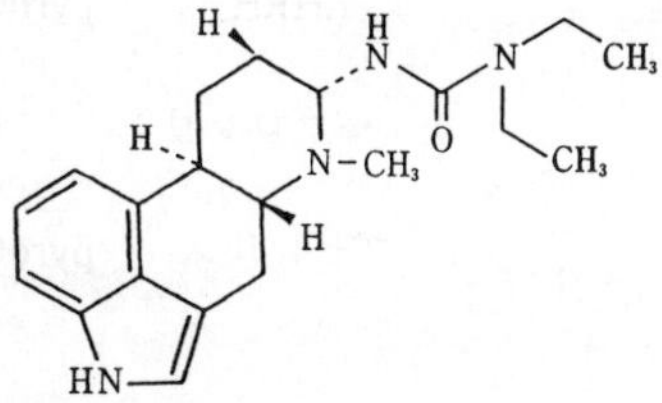　　　　　　　テルグリド

**図 15.4　持続性ドパミン作動薬の構造**

ドパミン作動性神経細胞は脳内に広く分布するが，視床下部に存在するドパミン神経の終末が下垂体門脈の起始部に到達し，放出されたドパミンは下垂体前葉に到達し，プロラクチン分泌抑制因子として働くと考えられている．臨床では，下垂体前葉の機能亢進症の治療を目的に持続性ドパミン作動薬が用いられる．

**メシル酸ブロモクリプチン　bromocriptine mesilate**（劇）　　内服：1日1回 2.5 mg（夕食直後）．
- ●適　応　GH産生細胞腺腫による末端肥大症や巨人症．GH産生細胞は腫瘍化に伴いプロラクチン産生細胞に類似した性質へ変化してドパミン $D_2$ 受容体を発現し，ドパミンにより分泌調節を受けるようになる．GHの分泌は睡眠中に高まるので，夕食後使用すると効果的である．

**テルグリド　terguride**（劇）　　内服：1回 0.5 mg，1日2回．
- ●適　応　高プロラクチン血症による無月経と乳汁漏出．

### 4. 甲状腺刺激ホルモン放出ホルモン　thyrotropin-releasing hormone（TRH）

3個のアミノ酸よりなるペプチド（pGlu-His-Pro-NH$_2$）で，甲状腺刺激ホルモン（TSH）産生細胞に働き，TSHの産生・分泌を高める．また，TRHは中枢神経系に広く分布し，神経伝達物質として体温調節や自律神経の緊張維持などに関与する可能性が指摘されている．

**タルチレリン水和物　taltirelin hydrate**　　内服：1回 5 mg，1日2回．
- ●適　応　脊髄小脳変性症：TRH誘導体で，脊髄反射増強作用を示し，脊髄小脳変性症患者の運動失調の改善に用いられる．

### 5. 副腎皮質刺激ホルモン放出ホルモン　corticotropin-releasing hormone（CRH）

アミノ酸41個よりなるペプチドホルモンで，下垂体前葉の副腎皮質刺激ホルモン（ACTH）産生細胞の働きを亢進させる．ACTH産生細胞は，β-エンドルフィンやβ-リポトロピンも同時に産生するので，CRHはACTHに加えβ-エンドルフィンやβ-リポトロピンの放出も促進する．

```
            1   2   3   4   5   6   7   8   9   10
LHRH        pyroGlu-His-Trp-Ser-Tyr-Gly-Leu-Arg-Pro-Gly-NH₂

リュープロレリン    Pro-His-Trp-Ser-Tyr-DLeu-Leu-Arg-Pro-NHCH₂CH₃

ブセレリン       pyroGlu-His-Trp-Ser-Tyr-DSer-Leu-Arg-Pro-NHCH₂CH₃
                                      |
                                    t-butyl
```

**図 15.5　LH-RH と LH-RH 誘導体の一次構造**

## 6. 性腺刺激ホルモン放出ホルモン　gonadotropin-releasing hormone（Gn-RH）

下垂体前葉に作用し，黄体形成ホルモン（LH）と卵胞刺激ホルモン（FSH）の分泌を促進する．黄体形成ホルモン放出ホルモン luteinizing hormone-releasing hormone（LH-RH）とも呼ばれる．Gn-RH を外部から間欠的に投与すると，性腺刺激ホルモンの分泌は促進される．持続投与または徐放性製剤として投与されると下垂体の Gn-RH 受容体の脱感作（down regulation）が起こり，性腺刺激ホルモンの分泌は逆に抑制されることが知られている．したがって，Gn-RH の単回投与製剤と徐放製剤は正反対の病態の治療に用いられる．

**単回投与製剤**

**酢酸ゴナドレリン　gonadorelin diacetate**　注射：1回 10〜20 mg，1日 12 回，2時間間隔で皮下注．
- **適　応**　視床下部器質性障害に伴う性腺機能低下症．

**徐放性製剤**

**酢酸ゴセレリン　goserelin acetate，酢酸ブセレリン　buserelin acetate，酢酸リュープロレリン　leuprorelin acetate**　注射：4週間に1回皮下投与（1.8〜3.6 mg）．
- **適　応**　子宮内膜症，子宮筋腫，前立腺癌．
  点鼻製剤の**酢酸ナファレリン nafarelin acetate** も同様な目的で使用される．

## 15.1.4　下垂体前葉ホルモン

### 1. 成長ホルモン　growth hormone（GH）

GH は 191 個のアミノ酸から構成されるホルモンである．GH 産生細胞は，下垂体前葉の細胞の約 50 % を占める．GH の分泌は小児期から上昇し，思春期までにピークに達し，以降低値にとどまる．GH 作用は，GH による直接作用と肝臓からのソマトメジン C 遊離を介する間接作用とに大別される．

- **生理作用**　直接作用—1）抗インスリン作用：肝臓の糖新生促進と脂肪細胞の脂質分解促進により，血糖値と血中遊離脂肪酸値上昇，2）電解質代謝：$Na^+$，$K^+$ などの電解質の尿中排泄を抑制．

　　間接作用—1）体成長促進作用：長管骨の骨端部成長板（骨端線）における軟骨形成促進，

2）タンパク質同化作用：タンパク質合成の促進とタンパク質分解の抑制．

**ソマトロピン　somatropin**　　注射：遺伝子組換えヒト型 GH．
- ●適　応　下垂体性小人症．ターナー症候群，慢性腎不全および軟骨異栄養症による低身長（骨端線閉鎖前の患者にのみ適応）．
- ●禁　忌　糖尿病，悪性腫瘍（細胞増殖作用を有するため）．

**メカセルミン　mecasermin**　　遺伝子組換えソマトメジン C*．
- ●適　応　GH 抵抗性低身長症（GH 抵抗性 GH 単独欠損症 Type 1，Laron 症候群（GH 受容体異常）．

## 2. プロラクチン　prolactin（PRL）

乳汁分泌の開始とその維持に必須なホルモン．女性の PRL 分泌は，妊娠時に増加し分娩後は低下するが，乳頭刺激により分泌は亢進する．男性における生理的役割は不明である．GH と構造類似性が高く，共通の先祖遺伝子から進化したホルモンと考えられている．血中 PRL 値は視床下部および下垂体の機能障害の評価に有用である．

## 3. 性腺刺激ホルモン　gonadotropin

下垂体前葉の性腺刺激ホルモンとしては，黄体形成ホルモン luteinizing hormone（LH）と卵胞刺激ホルモン follicle stimulating hormone（FSH）の 2 種類が知られている．ともに糖タンパク質ホルモンで，同一細胞で産生される．

男性では，LH は，精巣の精細管の間に存在する間質細胞（Leydig 細胞）に作用し，男性ホルモン（androgen）の産生・分泌を促進する．FSH は精細管内に存在する Sertoli 細胞に働き，精子の分化・成熟に必要なタンパク質の産生を促進し，精細管内に精子分化・成熟に必要な環境を整える．

女性では，FSH は，卵巣に働き卵胞の発育を刺激し，卵胞ホルモン（estrogen）の産生・分泌を促進して排卵を起こす．LH は，排卵後の卵胞を黄体へと変化させ，黄体ホルモン（progesterone）の産生・分泌を高める．

**下垂体性性腺刺激ホルモン　human menopausal gonadotropin（HMG）**　　更年期婦人尿より抽出された製剤で，FSH と LH を含有する．血清試料より調製した製剤も存在する．

**胎盤性性腺刺激ホルモン　human chorionic gonadotropin（HCG）**　　胎盤で産生される性腺刺激ホルモンで LH 類似の性質を有する．妊婦の尿より抽出された製剤．
- ●適　応　無月経症，無排卵症，男子不妊症．

## 4. 甲状腺刺激ホルモン　thyroid-stimulating hormone（TSH）

性腺刺激ホルモンと同じく，糖タンパク質である．TSH は甲状腺のろ胞細胞に働き，サイロ

---

\* ソマトメジン C：成長因子 growth factor 群に属するペプチドで，インスリンと構造類似性が高いのでインスリン様増殖因子-I insulin-like growth factor-I（IGF-I）とも呼ばれる．主に肝臓で産生され，GH の働きで分泌が促進される．骨端線に働き軟骨形成を促進し，骨格の成長を刺激する．

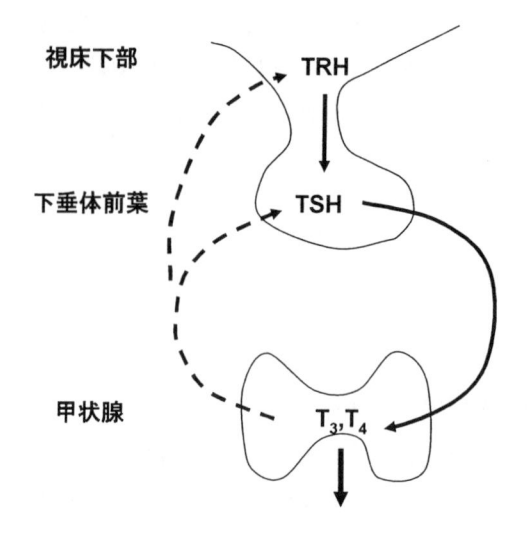

**図 15.6 甲状腺ホルモン分泌のフィードバック制御**
実線矢印は促進効果，破線矢印は抑制効果を表す．

グロブリン合成やヨウ素の取り込みなど，甲状腺ホルモンの産生・分泌に関わる一連の反応を亢進する．臨床では，血液 TSH 値が甲状腺機能の評価に用いられる．

### 5. 副腎皮質刺激ホルモン　adrenocorticotropic hormone（ACTH）

ACTH は 39 個のアミノ酸から構成されるペプチドホルモンで，下垂体前葉では，内因性モルヒネ様物質である $\beta$-エンドルフィンと共通の前駆物質（POMC）として合成され，同じ分泌顆粒内に貯蔵される．ACTH は副腎皮質に作用し，ステロイドホルモンの鉱質コルチコイド mineralocorticoid と糖質コルチコイド glucocorticoid の産生・分泌を促進する．

合成 $ACTH_{1-24}$（活性断片）製剤の**酢酸テトラコサクチド tetracosactide acetate** は，副腎皮質機能検査に用いられる．

### 6. 下垂体前葉ホルモン分泌調節機構：負のフィードバック機構

下垂体前葉ホルモンの分泌は，末梢の内分泌腺ホルモンで抑制される．例えば，甲状腺ホルモン（$T_3$，$T_4$）の血中濃度が上昇すると，下垂体前葉の TSH 分泌細胞に働き TSH の合成と分泌を抑制し，甲状腺ホルモンが過剰に分泌されないよう調節されている．この制御機構を，負のフィードバック機構と呼ぶ．同様な制御機構は視床下部レベルでも起こり，甲状腺ホルモンは視床下部からの TRH 分泌を抑制する．

## 15.1.5　下垂体後葉ホルモン

下垂体後葉ホルモンは，視床下部の神経細胞体で合成され，軸索流により後葉の神経終末まで輸送されて貯蔵される．神経細胞体の興奮により神経終末と接する血管内へ放出される．

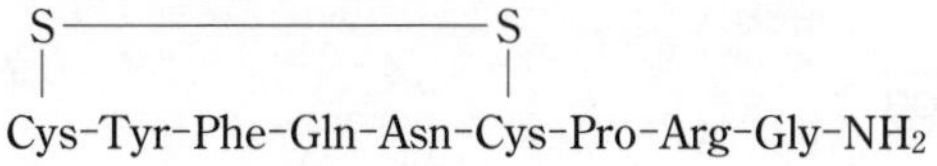

```
    S————————S
    |        |
Cys-Tyr-Phe-Gln-Asn-Cys-Pro-Arg-Gly-NH₂
```
バソプレシン

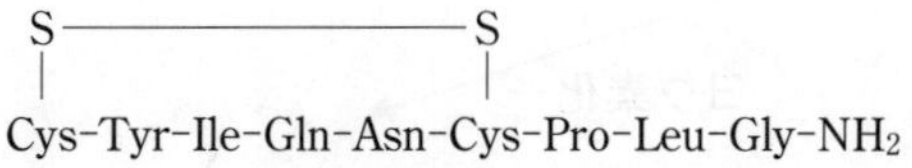

```
    S————————S
    |        |
Cys-Tyr-Ile-Gln-Asn-Cys-Pro-Leu-Gly-NH₂
```
オキシトシン

**図 15.7 下垂体後葉ホルモンの一次構造**

### 1. 抗利尿ホルモン antidiuretic hormone (ADH)

ADH は，血漿の浸透圧上昇により分泌されるアミノ酸8個のペプチドホルモンである．大量で強力な血管収縮作用を示すので，バソプレシン vasopressin とも呼ばれる．ADH は腎臓の集合管上皮細胞の $V_2$ 受容体に作用してアデニル酸シクラーゼを活性化し，水チャネルの管腔側細胞膜への移動を促進して水透過性を亢進させる．結果として，集合管での水の再吸収が促進されて体液の浸透圧は低下する．ADH は血液量の減少による血圧の低下で大量に分泌され，血管平滑筋の $V_1$ 受容体に作用し，ホスホリパーゼ C の活性化を介して強力な昇圧反応を惹起する．

**バソプレシン vasopressin**　　注射：1回2～4単位，1日2～3回皮下投与．
**酢酸デスモプレシン desmopressin acetate**　　点鼻：1回5～10 μg，1日1～2回．
　　バソプレシンの誘導体で血中半減期が長く，$V_2$ 受容体選択性が高く昇圧などの副作用が少ない．
● 適　応　中枢性尿崩症．

### 2. オキシトシン oxytocin

8個のアミノ酸からなるペプチドホルモンで，ADH と構造類似性が高い．胎児の成長による子宮頸管の開大や乳児の乳頭刺激によりオキシトシン分泌が亢進し，乳汁の分泌や子宮平滑筋の律動的収縮を引き起こす．子宮平滑筋のオキシトシンに対する感受性は妊娠後期に高まる．オキシトシンの注射液は，分娩誘発や微弱陣痛に点滴静注法で用いられる（詳細は 11.2 子宮収縮薬参照）．

## 15.1.6　甲状腺ホルモンと抗甲状腺薬

### 1. 甲状腺ホルモン

甲状腺は，ろ胞と呼ばれる小胞がブドウの房状に集まった内分泌組織である．甲状腺ホルモンはヨウ素を含むホルモンで，チロキシン thyroxine ($T_4$) とトリヨードチロニン triiodothyronine ($T_3$) の2種類が知られている．ろ胞を覆うろ胞細胞は $Na^+/I^-$ の共輸送体を有し，ヨウ素を選択的に取り込む．ヨウ素は，ペルオキシダーゼの働きで甲状腺タンパク質のサイログロブリン表

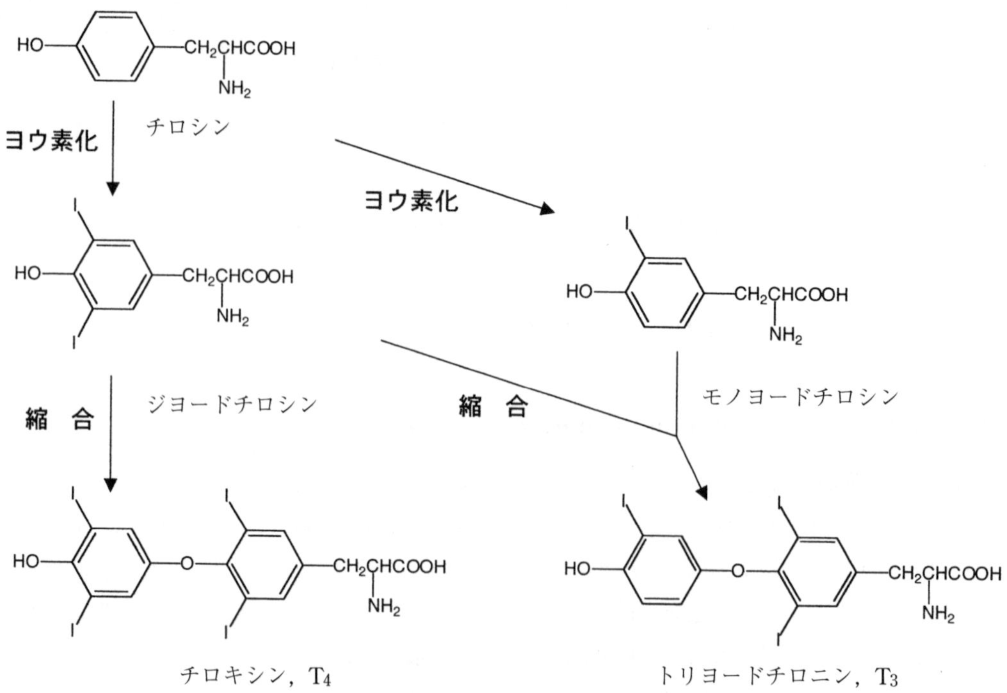

**図15.8 甲状腺ホルモンの生合成経路**

面のチロシン残基に結合（ヨウ素化）する．ヨウ素化されたチロシン残基が2分子縮合して $T_4$ と $T_3$ となり，ろ胞内に貯蔵される．分泌された $T_4$ と $T_3$ は，血液中では血漿タンパク質に結合して運搬され，$T_4$ の大半は，末梢組織で脱ヨウ素化されて活性の強い $T_3$ に変換されて作用すると考えられている．

甲状腺ホルモンなどの脂溶性ホルモンは，標的細胞の細胞質に存在する転写調節型核内受容体に作用する．甲状腺ホルモンが結合した甲状腺ホルモン受容体（TR）は，核内受容体のレチノイドX受容体（RXR）と二量体を形成後，標的遺伝子の転写調節部位（thyroid hormone responsive element：TRE）に結合し，標的遺伝子の転写を促進する．

## 2. 生理作用

知能の発達と体成長：先天性甲状腺機能低下症（クレチン病）では，知能の発達障害や低身長がみられる．これらの障害は，出生後1年以内に甲状腺ホルモン療法を開始しないと改善されず，神経回路の形成やGH産生への甲状腺ホルモンの関与が指摘されている．

**熱量産生**：細胞の酸素消費量を増加させ，熱量の産生を高める．

**糖代謝**：少量で腸管でのグルコース吸収を促進する．過剰量でグリコーゲン分解と糖新生を促進する．

**タンパク質代謝**：少量で組織のアミノ酸取り込みを増加させ，タンパク質の合成を高める．過剰量ではタンパク質分解を促進する．この作用は骨格筋で顕著に現れ，甲状腺機能亢進症では，重篤な体重減少と筋の虚弱化がみられる．

**心血管系への作用**：心筋細胞の $\alpha$-ミオシン重鎖タンパク質，$Na^+$, $K^+$-ATPase，アドレナリン受容体などの発現量を増加させ，心臓の心拍数，収縮力を高める．

### 3. 臨床応用

後天性甲状腺機能低下症（クレチン病や橋本病）の治療に，合成の**レボチロキシンナトリウム** levothyroxine sodium（$T_4$-Na）と**リオチロニンナトリウム** liothyronine sodium（$T_3$-Na）が使用される．過剰投与により心悸亢進，頻脈，発汗，体重減少などが起こる．

### 4. 抗甲状腺薬

バセドウ病（グレーヴス病）などの甲状腺機能亢進症の治療に用いられる．バセドウ病は，甲状腺のTSH受容体を刺激する自己抗体が作製される自己免疫疾患で，甲状腺ホルモンの産生・分泌が過剰となり，甲状腺腫，眼球突出，頻脈，発汗，振戦，易疲労感，体重減少などの症状を呈する．女性に多い疾患である．

**甲状腺ホルモン合成阻害薬**
**チアマゾール　thiamazole**　　　内服：1回30 mg，1日3〜4回．
**プロピルチオウラシル　propylthiouracil**　　　内服：1回300 mg，1日3〜4回．
　チオアミド（-CS-NH-）構造をもち，甲状腺のペルオキシダーゼを阻害し，チロシンのヨウ素化を抑制する．チアマゾールは，プロピルチオウラシルに比べ効力が強い．プロピルチオウラシルは乳汁への移行率が低く，授乳中の患者の第一選択薬とされる．
● **副作用**　無顆粒球症，白血球減少症．

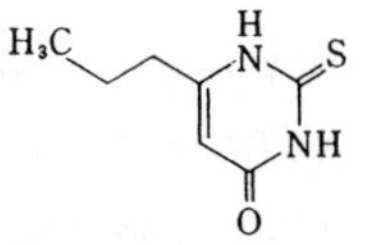

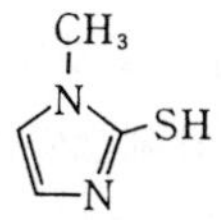

図15.9　抗甲状腺薬の構造

**放射性ヨウ素**
　放射性ヨウ素（$^{131}I$）は，甲状腺のろ胞細胞に取り込まれ，$\beta$線を放射し，ろ胞細胞に傷害を与える．ヨウ化ナトリウムが用いられる．甲状腺ホルモン合成阻害薬で寛解しない例や副作用が問題となる例に使用される．晩発性の甲状腺機能低下症が高頻度で発生する．

## 15.1.7　カルシウム代謝に関与するホルモン

$Ca^{2+}$は，細胞外液に存在する主要な2価の陽イオンである．$Ca^{2+}$は血液凝固反応，筋収縮，神経細胞の機能維持に必要で，細胞外液の$Ca^{2+}$濃度が低下すると，神経・筋が異常興奮し，全

身性の痙れんなどを主徴とするテタニーが生じる．したがって，カルシウムの血漿濃度は8.5～10.4 mg/dLの範囲に調節されている．$Ca^{2+}$代謝ホルモンとして，カルシトニン，副甲状腺ホルモンおよびビタミンDが知られている．

## 1. カルシトニン　calcitonin

アミノ酸32個のペプチドホルモンで，甲状腺の傍ろ胞細胞（C細胞）で産生され，血漿の$Ca^{2+}$濃度の上昇により分泌が亢進する．骨の破骨細胞に作用し，骨吸収（分解）を抑制し，骨から血液への$Ca^{2+}$の遊離を抑える．

カルシトニン受容体は腎臓の尿細管にも存在し，カルシトニンが$Ca^{2+}$の尿中排泄を抑制することを示す報告もあるが，血漿の$Ca^{2+}$濃度調節への関与は不明である．また，中枢神経系にもカルシトニン受容体が検出され，鎮痛作用との関連が指摘されている（適応症については代謝性骨疾患治療薬のp.441を参照）．

## 2. 副甲状腺ホルモン　parathyroid hormone（PTH）

副甲状腺は，甲状腺の周囲に2対存在する内分泌組織で，上皮小体とも呼ばれる．PTHはアミノ酸84個の単鎖ペプチドホルモンで，N端の1～34位までのアミノ酸配列が生物活性発現に必要である．

PTHの分泌は，血漿の$Ca^{2+}$により調節される．副甲状腺細胞膜には$Ca^{2+}$センサーが存在し，血漿$Ca^{2+}$濃度の上昇によりセンサーが刺激されると，プロテインキナーゼC（PKC）の活性が抑制されてPTH分泌が抑制される．逆に血漿$Ca^{2+}$濃度が低下するとPKCが活性化され，PTH分泌は亢進する．

PTHは骨と腎臓に存在するPTH受容体を刺激し，アデニル酸シクラーゼ活性を高め，血漿の$Ca^{2+}$濃度を上昇させる．骨組織では骨芽細胞に作用し，細胞膜上に破骨細胞分化因子の発現を誘導して骨吸収部位への破骨細胞の補充を促進し，骨吸収の促進により骨の$Ca^{2+}$を体液中へ移動させる．腎臓では尿細管に作用し，$Ca^{2+}$の再吸収およびリン酸の排泄を促進する．また，$1\alpha$-水酸化酵素活性を高めて活性型ビタミン$D_3$の合成を促進し，間接的に消化管の$Ca^{2+}$吸収を促進する．

### TOPICS

#### 破骨細胞分化の調節機構

破骨細胞は単球・マクロファージ系に属する貪食細胞で，骨組織にのみ存在する．破骨細胞の分化と機能発現は，骨形成を担当する骨芽細胞により厳密な調節を受けることが最近明らかとなった．すなわち，骨芽細胞は破骨細胞分化因子RANKL（receptor activator of NF-κB ligand）を細胞表面に発現し，一方，破骨細胞の前駆細胞は，RANKL受容体（RANK）を発現している．

破骨細胞の前駆細胞が骨組織表面の骨芽細胞と接触し，RANKLを認識すると，破骨細胞への分化が始まる．また，骨芽細胞は，RANKLのデコイ受容体であるOPG分泌能も有する．OPGは，RANKLとRANKの結合を阻害する．したがって，破骨細胞の分化は，骨芽細胞のRANKLとOPGの産生量により調節されると考えられる．

## 3. ビタミン $D_3$

紫外線刺激により，皮膚で産生されたコレカルシフェロール（ビタミン $D_3$）は，肝臓と腎臓で25位と1位の炭素がそれぞれ水酸化されて活性型の $1,25(OH)_2D_3$ となる．腎臓の $1\alpha$ 水酸化酵素の活性が血漿の $Ca^{2+}$ 濃度低下や PTH により増大するように，ビタミン $D_3$ の活性化機構は，血漿 $Ca^{2+}$ 濃度変化により厳密な調節を受けている．$1,25(OH)_2D_3$ の核内受容体は，小腸，骨組織と腎臓などの $Ca^{2+}$ 代謝に関与する組織に高濃度で存在する．$1,25(OH)_2D_3$ は，① 小腸上皮細胞の $Ca^{2+}$-結合タンパク（calbindin）の発現を高め，小腸上皮細胞の $Ca^{2+}$ 吸収能を亢進，② 骨芽細胞に働き，破骨細胞の分化を促進，③ 腎尿細管の $Ca^{2+}$ 再吸収の亢進などを介して血漿 $Ca^{2+}$ 濃度を上昇させる（ビタミン $D_3$ 関連薬は代謝性骨疾患治療薬の p.441 参照）．

## 15.1.8 膵臓ホルモン

膵臓 pancreas に点在する内分泌細胞の小塊をランゲルハンス島と呼ぶ．ランゲルハンス島は，グルカゴン glucagon を分泌する $\alpha$ 細胞，インスリン insulin を分泌する $\beta$ 細胞，ソマトスタチン somatostatin を分泌する $\delta$ 細胞，および膵ポリペプチド pancreatic polypeptide を分泌する PP 細胞の，少なくとも4種類の内分泌細胞より構成される．

### 1. インスリン

インスリンは，$\alpha$ と $\beta$ の2本のペプチド鎖からなるホルモンである．インスリンは，一本鎖のペプチドであるプロインスリンとして合成され，分泌顆粒内でジスルフィド結合による架橋が形

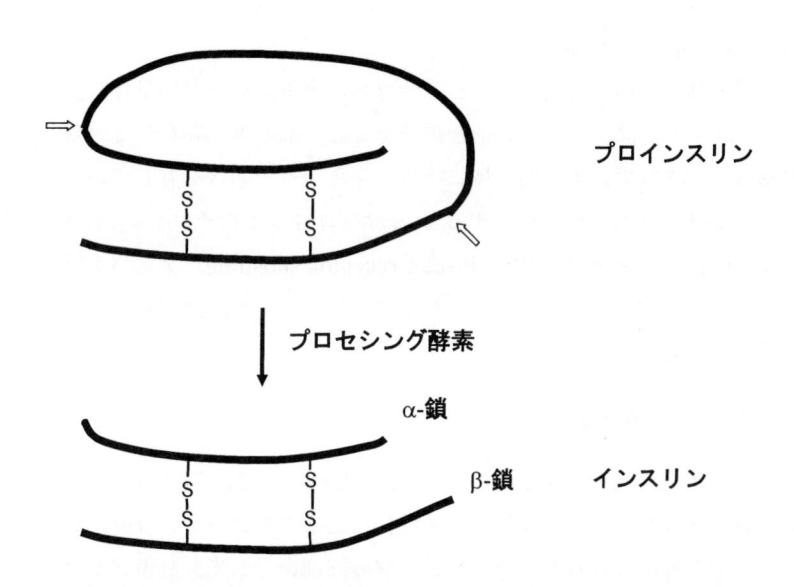

**図 15.10 インスリンの生合成経路**
インスリンは一本鎖のプロインスリンとして合成される．分泌顆粒内でジスルフィド結合で架橋された後で，酵素分解され二本鎖のペプチドとなる．

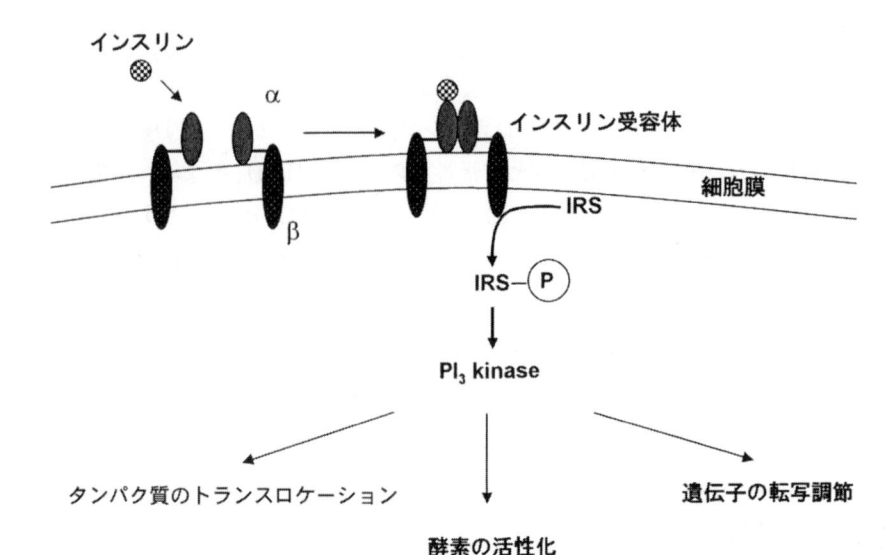

**図 15.11 インスリン受容体と細胞内情報伝達機構**

成された後，プロテアーゼで切断され，二本鎖のインスリンとなる．インスリンの分泌は血糖値の上昇により亢進する．すなわち，膵臓の $\beta$ 細胞には，細胞内外のグルコースの濃度差に依存してグルコースを取り込むグルコース輸送担体 glucose transporter（GLUT2）が存在し，血糖値の上昇に応じて $\beta$ 細胞内へのグルコースの取り込みが増加する．

グルコースは解糖系と TCA サイクルで代謝され，ATP が産生される．ATP は細胞膜の ATP 感受性 $K^+$ チャネルの働きを抑え，結果として細胞膜の電位は上昇（脱分極）し，電位依存性 $Ca^{2+}$ チャネルが開口して，$Ca^{2+}$ が細胞内へ流入する．この細胞内 $Ca^{2+}$ 濃度の上昇により，インスリン分泌顆粒が細胞膜と融合し，インスリンが開口分泌されると考えられている（糖尿病治療薬の SU 薬の作用機構の図 15.26 を参照）．

インスリン受容体は，$\alpha$ サブユニットと $\beta$ サブユニットがヘテロ四量体（$\beta$-$\alpha$-$\alpha$-$\beta$）を形成している．$\alpha$ サブユニットはインスリン結合領域を有し，細胞外に存在している．$\beta$ サブユニットは細胞膜貫通タンパク質で，細胞内領域にチロシンキナーゼ領域を有している．

インスリンが $\alpha$ サブユニットに結合すると，$\beta$ サブユニットのチロシンキナーゼが活性化され，$\beta$ サブユニットの自己リン酸化や IRS（insulin receptor substrate）タンパク質のチロシン残基のリン酸化が起こる．その結果，$PI_3$-キナーゼなどのシグナルが活性化され，細胞内へ情報が伝達されると考えられている．

## 2. インスリンの生理作用

インスリンは血糖値を低下させるホルモンで，主な標的臓器は肝臓，脂肪組織と骨格筋である．肝臓においては，グリコーゲン合成酵素の活性化によるグリコーゲン合成の亢進と，グリコーゲンホスホリラーゼの抑制によるグリコーゲン分解の抑制を介して，血中グルコースの取り込みを促進する．また，糖新生を抑制する．脂肪組織と骨格筋においては，細胞膜のグルコーストランスポーター数の増加を介して血中グルコースの取り込みを促進し，脂肪組織では脂肪の合成を，骨格筋ではグリコーゲンおよびタンパク質合成を促進する（インスリン製剤については，糖尿病

治療薬のp.427参照）.

## 3. グルカゴン

　グルカゴンは29個のアミノ酸からなるペプチドホルモンで，血糖値を上昇させる．グルカゴンの分泌は血糖値の低下で促進され，血糖値が上昇すると抑制される．また，血中アミノ酸濃度の上昇や交感神経刺激により促進され，脂肪酸やインスリン濃度の上昇により抑制される.
　グルカゴンは，肝臓のグルカゴン受容体＊に結合し，アデニル酸シクラーゼを活性化させて細胞内サイクリックAMP（cAMP）濃度を上昇させる．cAMPは，プロテインキナーゼAの活性化を介してグリコーゲンホスホリラーゼ活性を高め，グリコーゲン分解を促進して血中グルコース濃度を高める．また，糖新生の律速酵素であるホスホエノールピルビン酸カルボキシキナーゼの転写を抑制する．高濃度のグルカゴンは，1）脂肪細胞における脂肪分解促進作用，2）心臓の収縮力増加作用，3）消化管平滑筋の弛緩作用を発現する.

**グルカゴン　glucagon**　　注射.
　●適　応　低血糖時の救急処置や，消化管の内視鏡検査の前処置に用いられる.

## 4. ソマトスタチン

　膵臓で産生されるソマトスタチンは，局所におけるパラクリン作用により，インスリンおよびグルカゴン分泌を抑制するが，その生理的意義は不明である．また，種々の内分泌細胞の働きに対して抑制作用を示すので，持続性ソマトスタチン誘導体（酢酸オクトレオチド）が消化管ホルモン産生細胞の腫瘍による諸症状の改善を目的に使用される（視床下部ホルモンのp.398参照）.

## 5. 膵ポリペプチド

　ランゲルハンス島に占めるPP細胞の割合は低く，膵ポリペプチドのホルモンとしての生理的意義は不明である.

## 15.1.9　副腎　adrenal gland

　副腎は，腎臓の上面に接して存在する左右一対の内分泌器官である．組織学的には，皮質と髄質に大別され，皮質はステロイドホルモンを，髄質はカテコールアミンを分泌する.

### 1. 副腎皮質ホルモン

　副腎皮質は，外側から球状層，束状層，網状層の3層で構成される．球状層は，$Na^+$などの電解質代謝に関与する鉱質コルチコイドmineralocorticoidを分泌する．束状層と網状層は，エネルギー代謝に関与する糖質コルチコイドglucocorticoidを分泌する．また，少量ではあるが男性

---

＊　グルカゴン受容体サブタイプ：肝臓を含むいくつかの組織で，細胞内情報伝達物質にイノシトール3リン酸（$IP_3$）とジアシルグリセロールを利用するグルカゴン受容体サブタイプの存在が証明されているが，その受容体の役割は不明である.

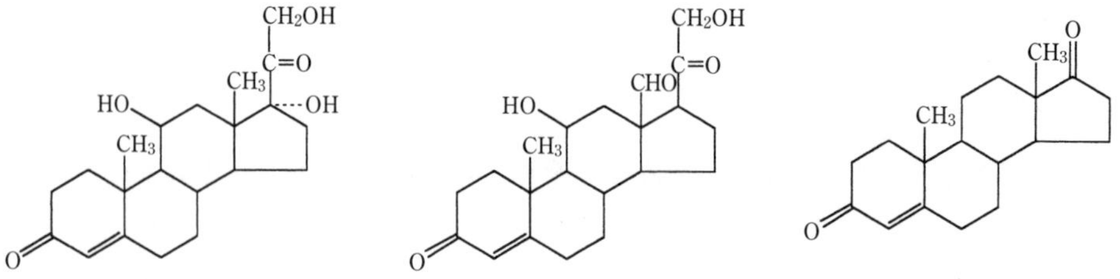

コルチゾール　　　　　アルドステロン　　　　アンドロステンジオン
　　　　　　　　　　　　　　　　　　　　　　　　（アンドロゲン）

**図 15.12　主な副腎皮質ホルモンの構造**

ホルモンも産生する．
　副腎皮質は，コレステロールから多数のステロイドホルモンを産生する能力をもっているが，ヒトで主に分泌される糖質コルチコイドはコルチゾール cortisol で，鉱質コルチコイドはアルドステロン aldosterone である．糖質コルチコイドと鉱質コルチコイドは構造類似性が高いので，糖質コルチコイドには，弱いながら鉱質コルチコイド作用がみられる．

### 2. 副腎皮質ホルモンの受容体と情報伝達機構

　ステロイドホルモンである副腎皮質ホルモンの受容体は，核内受容体スーパーファミリーに属し，活性化されると標的遺伝子の転写制御因子として機能する．糖質コルチコイド受容体（GR）は，細胞質において熱ショックタンパク質（HSP）と複合体を形成している．糖質コルチコイドが結合すると GR は HSP を解離し，二量体を形成して核内へ移行する．DNA の中の糖質コルチコイド応答配列に結合し，下流に存在する標的遺伝子の mRNA への転写を制御する．また，糖質コルチコイド受容体は，炎症反応に関与する遺伝子の転写因子（AP-1，NF-κB）と複合体を形成し，その機能を阻害することも知られている．

### 3. 糖質コルチコイドの生理作用

　糖質コルチコイドは，ストレス条件下における代謝の恒常性維持に必須なホルモンで，体内の多くの細胞に作用し，その機能調節に関与する．

**代謝作用**：筋肉組織ではタンパク質分解を，脂肪組織では脂肪分解を促進する．得られたアミノ酸とグリセロールを原料として肝臓での糖新生を促進し，血糖を主要なエネルギー源とする脳や心臓に供給する．

**抗炎症および免疫抑制作用**：1) ホスホリパーゼ $A_2$ の活性を阻害するタンパク質（リポコルチン）の産生促進とシクロオキシゲナーゼ2の発現抑制により，炎症メディエーターであるエイコサノイド類（プロスタグランジン，ロイコトリエン）の生成を抑制する．2) 炎症や免疫反応に連関するサイトカイン（INF-γ，ILs など）の生成抑制作用などを介して，毛細血管拡張，血管透過性亢進，好中球遊走，食作用およびリンパ球の分化などを阻害し，強力な抗炎症および免疫抑制作用を発現する．

### 4. 鉱質コルチコイドの生理作用

鉱質コルチコイドは，腎臓の遠位尿細管と集合管の上皮細胞に存在する鉱質コルチコイド受容体（MR）を刺激し，管腔側膜の$Na^+$チャネル数と基底膜の$Na^+, K^+$-ATPaseの発現量を増加させ，糸球体ろ過液中の$Na^+$と水の再吸収を促進する．$Na^+$の体内貯留，細胞外液量の増加により，浮腫，血圧上昇がみられる．尿中への$K^+$排泄を促進する．

### 5. 副腎皮質機能不全症

**アジソン病**：副腎皮質機能低下症．副腎皮質の破壊により，ステロイドホルモンの分泌が障害される．色素沈着，体重減少，低血圧，低血糖などの臨床像を呈する．

**クッシング症候群**：副腎皮質機能亢進症．コルチゾールの慢性過剰分泌によって起こる病態で，満月様顔貌，中心肥満，水牛肩などの特徴的身体所見に加え，高血圧，糖代謝異常，骨粗鬆症などの臨床像を呈する．

**原発性アルドステロン症**：副腎皮質球状層の腺腫または癌腫が原因で生じる．低カリウム血症を伴う高血圧症状を呈する．

### 6. 副腎皮質ホルモン製剤

#### a. 天然糖質コルチコイド

**コルチゾール cortisol**（別名ヒドロコルチゾン），**酢酸コルチゾン cortisone acetate**：弱い鉱質コルチコイド作用を有し，抗炎症および免疫抑制作用を目的に大量投与するときには，高血圧などの副作用が問題となる．

#### b. 合成糖質コルチコイド

鉱質コルチコイド作用の減弱と糖質コルチコイド作用の持続化を目的に，糖質コルチコイド誘導体が合成されている．

**プレドニゾロン prednisolone**　コルチゾールのA環の1位と2位の炭素間に二重結合を導入した誘導体で，代表的な糖質コルチコイドである．関連誘導体：メチルプレドニゾロン，酢酸メチルプレドニゾロン．

**トリアムシノロン triamcinolone**　プレドニゾロンのB環の9位の炭素にフッ素を，D環の16位の炭素に水酸基を導入した誘導体．

**デキサメタゾン dexamethasone**　プレドニゾロンのB環の9位の炭素にフッ素を，D環の16位の炭素のα位にメチル基を導入した誘導体である．同じく16位の炭素のβ位にメチル基を導入したものが**ベタメタゾン betamethasone**である．

- ●**適 応**　副腎皮質機能不全などの内分泌疾患，アレルギー疾患，リウマチ性疾患や膠原病などの自己免疫疾患の治療に，全身（内服，注射剤）および局所（軟膏，吸入剤，点眼剤）投与される．
- ●**副作用**　誘発性感染症，持続性副腎機能不全，消化性潰瘍，糖尿病，骨粗鬆症．
- ●**注 意**　連用後，急に使用を中止すると，発熱，頭痛，脱力感，ショック症状などの離脱症

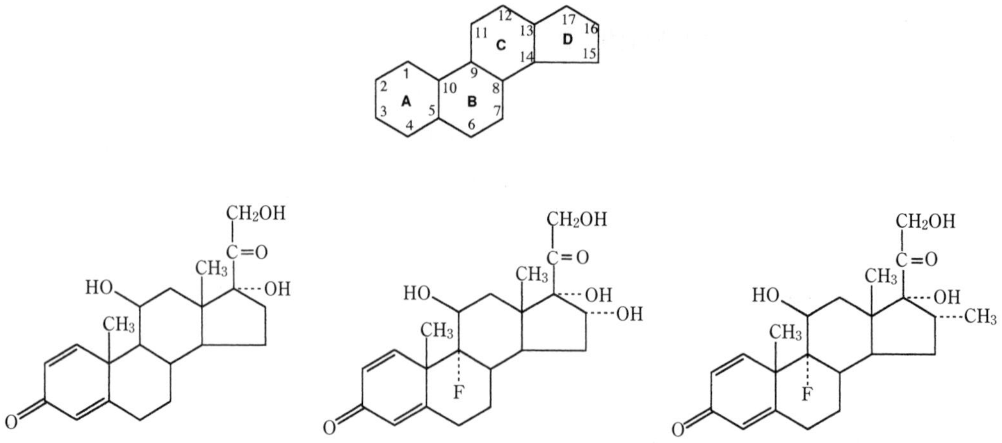

プレドニゾロン　　　　　トリアムシノロン　　　　デキサメタゾン

**図 15.13　合成糖質コルチコイドの構造**

状が現れるので，使用量を徐々に減量して中止する．

### c. 副腎皮質ホルモン合成阻害薬

**ミトタン　mitotane**（劇）　　注射：1 mg　筋注，静注．

殺虫剤 DDT の構造類似体で，副腎皮質に選択的に傷害を与え，副腎皮質ホルモンの分泌を急激に減少させる．

●**適　応**　副腎皮質の腫瘍，クッシング症候群（手術不適応）．

**トリロスタン　trilostane**　　内服：1 日 240 mg，3〜4 回分服．

$3\beta$-hydroxysteroid dehydrogenase の競合的阻害薬で，糖質コルチコイドと鉱質コルチコイドの生成を阻害する．

●**適　応**　手術適応とならない原発性アルドステロン症およびクッシング症候群．

**メチラポン　metyrapon**

コルチゾール合成の最終反応を触媒する $11\beta$-hydroxylase の選択的阻害薬．クッシング症候群の鑑別診断に用いる（下垂体性では ACTH の分泌亢進，異所性では ACTH 分泌は未変化）．

### d. 鉱質コルチコイド関連薬

**酢酸フルドロコルチゾン　fludrocortisone acetate**（劇）　　内服：1 日 0.02〜0.1 mg.

強力な鉱質コルチコイド作用を示す．

●**適　応**　副腎皮質機能低下症（アジソン病）の治療に糖質コルチコイドと併用される．

**スピロノラクトン　spironolactone**　　内服：1 日 50〜100 mg.

アルドステロン拮抗薬．

●**適　応**　原発性アルドステロン症，高血圧症（本態性，腎性），心性浮腫（うっ血性心不全）．

> **TOPICS**
>
> ### スピロノラクトンの心筋線維化防止作用
>
> スピロノラクトンは，利尿作用により浮腫を軽減し，高血圧やうっ血性心不全に伴う諸症状の改善を目的に使用されてきたが，心不全においては，心筋や血管の線維化を防止し突然死の減少や生存率の改善を示すエビデンスが集積されている．今後，心不全における収縮不全への応用が期待される．

### 7. 副腎髄質ホルモン

副腎髄質は，クロム親和性を示す細胞で構成される．副腎髄質には交感神経の節前線維が入力し，交感神経興奮によりアドレナリン（エピネフリン）を分泌する．アドレナリンは，1）肝臓や骨格筋の $\beta_2$ 受容体を介して，グリコーゲン分解を促進して血糖値を上昇させ，2）心筋細胞の $\beta_1$ 受容体を介して，収縮力と心拍数を増加させ，3）骨格筋と肝臓の血管平滑筋の $\beta_2$ 受容体を介して，血管を拡張させて末梢血管抵抗を低下させるなどの作用を現す．副腎髄質の腫瘍である褐色細胞腫では，アドレナリンの分泌亢進による発作性の高血圧症状が認められる．

## 15.1.10　性ホルモン

性ホルモンは，男性ホルモン androgen，卵胞ホルモン estrogen と黄体ホルモン progestin に大別される．

### 1. 男性ホルモンとその生理作用

ヒトの主要な男性ホルモンはテストステロン testosterone で，精巣の間質細胞（Leydig 細胞）から分泌される．副腎皮質は，微量であるが，男性ホルモン作用をもつアンドロステンジオン androstenedione を分泌する．

男性ホルモンの分泌は思春期以降顕著に高まり，精子形成と男性の二次性徴促進などの男性化作用およびタンパク質同化作用に関与する．また，男性ホルモン分泌は，思春期前にも胎児期と新生児期に一過性に高まることが知られている．胎児期に分泌される男性ホルモンは，生殖器の男性化に必須であるが，新生児期における役割は不明である．

血液中へ放出されたテストステロンの一部は，標的細胞の男性ホルモン受容体（AR）を直接刺激する．残りは，標的細胞に存在する $5\alpha$-レダクターゼにより，AR 親和性がより高いジヒド

> **TOPICS**
>
> ### 先天性 $5\alpha$-レダクターゼ欠損症
>
> ジヒドロテストステロン生成不全により，胎生期に外部生殖器の男性化が起こらず，遺伝子的には男性であっても，外生殖器は女性型を示し，女性として養育される．思春期にテストステロンの分泌が高まり，男性二次性徴により始めて男性と認められる例が多い．

ロテストステロンへ変換後，AR を刺激して作用を発現する．精子形成と内部生殖器の男性化はテストステロンで刺激されるが，二次性徴と外部生殖器の男性化にはジヒドロテストステロンが必要である．

## 2. 男性ホルモン関連薬

### a. 男性ホルモン製剤
**メチルテストステロン　methyltestosterone**　　内服：1 日 20 〜 50 mg，肝臓で代謝を受けにくいテストステロン誘導体．
**プロピオン酸テストステロン　testosterone propionate**　　注射：1 回 25 〜 50 mg 筋注で用いる．
- ●適　応　男性ホルモン分泌不全による性腺機能不全や不妊症．
- ●副作用　肝機能異常，嗄声，多毛．

### b. タンパク質同化ステロイド　anabolic steroid
男性ホルモンの性ホルモン作用を弱め，タンパク質同化作用を高めた合成ステロイドである．筋肉の発達を促進する．
**酢酸メテノロン　metenolone acetate**　　内服：1 日 10 〜 20 mg．
**フェニルプロピオン酸ナンドロロン　nandrolone phenylpropionate**　　注射：1 回 25 mg 1 週間毎に筋注．
**スタノゾロール　stanozolol**　　内服：1 日 4 〜 6 mg．
- ●適　応　手術や外傷による消耗状態，骨粗鬆症，再生不良性貧血．
- ●副作用　肝機能障害，男性化（女性：嗄声，多毛，月経不順，男性：陰茎肥大）

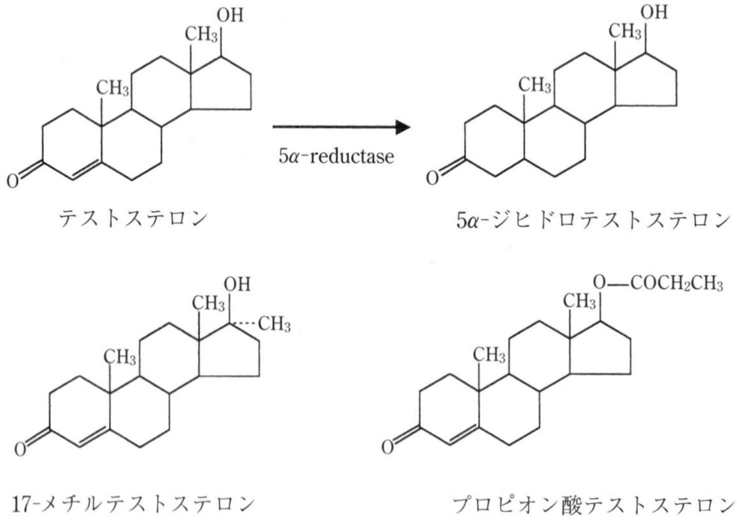

図 15.14　男性ホルモンと合成男性ホルモンの構造

## c. 抗男性ホルモン薬

**フルタミド　flutamide**(劇)，**ビカルタミド　bicalutamide**(劇)

男性ホルモンの受容体結合を阻害する．

● **適　応**　前立腺癌．

### 3. 卵胞ホルモンとその生理作用

卵胞ホルモンは，卵巣の卵胞および黄体から性周期に応じて分泌される．妊娠期には胎盤からも分泌される．天然の卵胞ホルモンには，**17β-エストラジオール 17β-estradiol**，**エストロン estrone**，**エストリオール estriol** があり，男性ホルモンにアロマターゼが作用して，A環が芳香化されて生じる．

卵胞ホルモンは標的器官の核内受容体に結合し，標的遺伝子の転写調節を介して作用する．女性二次性徴発現（乳房の発達，子宮，腟の発育）や子宮内膜増殖作用などの生殖器に対する作用と，血漿コレステロール値の低下や骨吸収の抑制など，生殖腺外の作用を有する．

### 4. 卵胞ホルモン関連薬

天然の卵胞ホルモンは肝臓で代謝を受けるので，経口投与では十分な効果を期待できない．そこで，主に半合成の卵胞ホルモン誘導体や非ステロイド骨格の合成卵胞ホルモン誘導体が，注射薬や内服薬として利用される．また，皮膚からの吸収を利用した貼付剤も開発されている．

**半合成卵胞ホルモン：**

**安息香酸エストラジオール　estradiol benzoate**　　注射：1回 0.1〜5 mg を筋注，皮下注．
**プロピオン酸エストラジオール　estradiol dipropionate**　　注射：1回 1〜10 mg を筋注．
**エチニルエストラジオール　ethinylestradiol**　　内服：1回 0.5〜1 mg，1日3回．

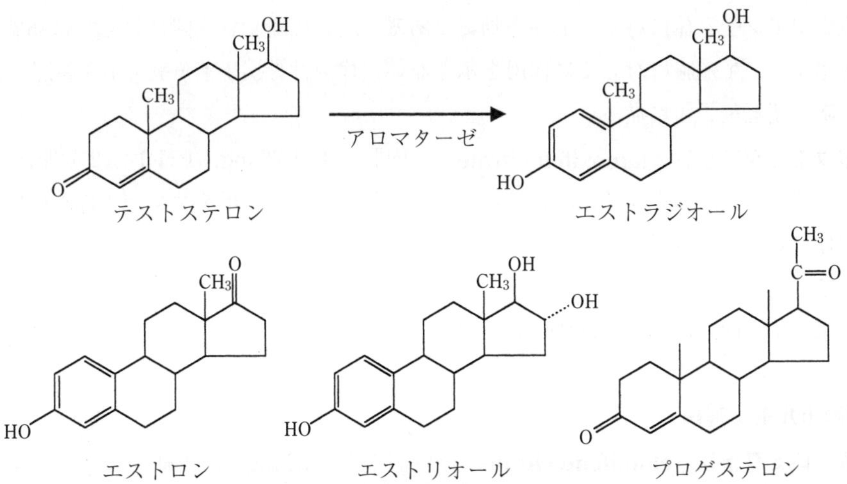

図 15.15　女性ホルモンの構造

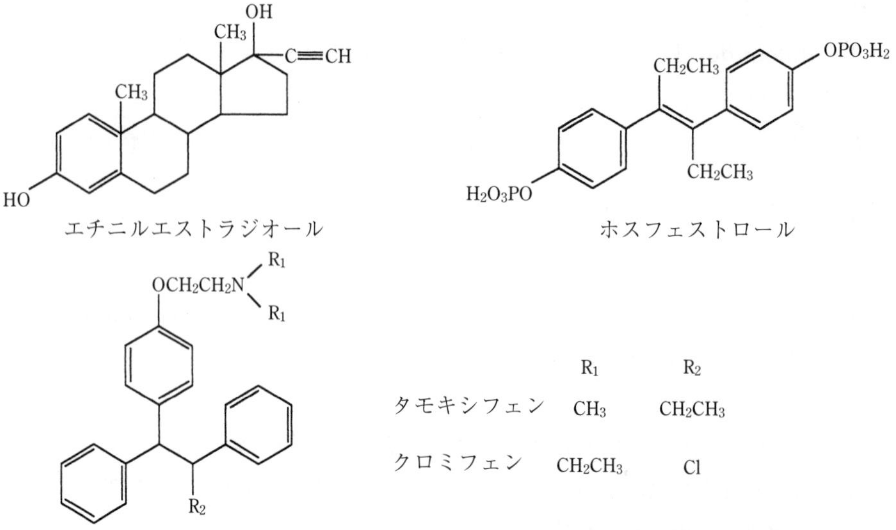

**図 15.16　合成卵胞ホルモンと抗卵胞ホルモン誘導体の構造**

**合成卵胞ホルモン：**

**ホスフェストロール　fosfestrol**　　　内服：1回 100 ～ 400 mg，1日3回食前．
- ●適　応　更年期障害（hot flash，発汗，骨粗鬆症），卵巣発育不全に伴う障害，前立腺癌．
- ●副作用　血栓症，子宮（不正出血），乳房（乳房緊満感），子宮内膜症や乳癌のリスクが増加する．

### a. 選択的卵胞ホルモン受容体調節因子　selective estrogen receptor modulators（SERM）
卵胞ホルモン作用に組織選択性が認められる卵胞ホルモン誘導体．

**塩酸ラロキシフェン　raloxifene hydrochloride**
　　卵胞ホルモン受容体に対する部分作動薬である．脂質代謝や骨代謝に対しては卵胞ホルモン作用を示すが，生殖腺に対しては作用を示さない（代謝性骨疾患治療薬 p.443 参照）．
- ●適　応　閉経後骨粗鬆症．

**クエン酸タモキシフェン　tamoxifen citrate**　　　内服：1日 20 mg，1日1～2分服．
　　脂質代謝，骨代謝および子宮内膜に対しては卵胞ホルモン作用を示すが，乳腺の卵胞ホルモン受容体に対しては遮断作用を示す．
- ●適　応　乳癌．
- ●注　意　子宮内膜増殖，子宮体癌発生増加．

### b. 抗卵胞ホルモン製剤

**クエン酸クロミフェン　clomifene citrate**　　　内服：1日 50 mg，5日間．
　　卵胞ホルモンの受容体結合阻害薬．内因性卵胞ホルモンの負のフィードバック機構に対し阻害作用を示し，下垂体からの性腺刺激ホルモン分泌を刺激する．
- ●適　応　排卵障害に基づく不妊症．

## TOPICS

### 卵胞ホルモンと骨端線閉鎖

アロマターゼは卵巣以外の生体組織に分布し，男性においても血液中のテストステロンを原料として局所的にエストラジオールが生成されている．男性における卵胞ホルモンの意義は不明であったが，1990年，先天性アロマターゼ欠損症の男性に骨端線閉鎖不全や精子形成不全が見いだされ，骨の成長や精子の成熟に対する卵胞ホルモンの役割が注目されている．

**塩酸ファドロゾール水和物　fadrozole hydrochloride hydrate**（劇）内服：1日2 mg，朝夕食後．アロマターゼ活性を阻害し，男性ホルモンからの卵胞ホルモン生成を阻害する．
　●適　応　閉経後乳癌．

### 5. 黄体ホルモンと生理作用

黄体ホルモンは，黄体と胎盤から分泌されるステロイドホルモンで，代表的黄体ホルモンとして**プロゲステロン progesterone** が知られている．
**生殖腺作用**：子宮内膜を増殖期から分泌期に変え，子宮筋の興奮性を抑制する．乳腺の発達を促進する．
**生殖腺外作用**：体温上昇作用（排卵後基礎体温上昇）．性腺刺激ホルモンの分泌抑制．

### 6. 黄体ホルモン関連薬

プロゲステロンは肝臓で代謝を受けるので，内服可能な黄体ホルモン誘導体が合成されている．
**酢酸メドロキシプロゲステロン　medroxyprogesterone acetate**　　内服：1日 2.5〜15 mg（無月経症など）1日 600〜1200 mg（乳癌など）．
**酢酸クロルマジノン　chlormadinone acetate**　　内服：1日 2〜12 mg．
**ノルエチステロン　norethisterone**　　内服：1日 5〜10 mg．
　●適　応　無月経症，黄体機能不全による不妊症，習慣性流早産，乳癌．
**経口避妊薬（ピル）**
　卵胞ホルモンと黄体ホルモンの合剤．視床下部-下垂体系に働き，GnRH，性腺刺激ホルモンの分泌を抑制し，排卵を抑えるのが主な避妊の機序である．経口避妊薬は，28日の性周期にあわせ，21日間，実薬を服用し，その後7日間の休薬を一周期として繰り返す．
　●副作用　血栓症，不正出血，乳房緊満感．

## 15.1.11　消化管ホルモンとその関連薬

消化管粘膜には種々のクロム親和性細胞*が存在し，生体アミンに加え，ペプチド性の消化管

---

\* クロム親和性細胞は APUD（amine precursor uptake and decarboxylase）細胞に属し，組織学的に神経細胞と類似した性質を有し，分泌するペプチドホルモンは，神経細胞で神経伝達物質として利用されているものが多い．

ホルモンを産生・分泌し，消化管機能調節に寄与している．消化管ホルモンは，周辺の細胞の機能調節に加え，一部は血液中に放出されて全身性の作用を発現する．消化管ホルモンは，構造によりガストリンファミリーとセクレチンファミリーに大別される．

### 1. ガストリン　gastrin

胃幽門前庭部に存在するG細胞で産生されるホルモンで，胃内での消化物（特にアミノ酸）により分泌が促進され，胃酸とペプシンの分泌と消化管粘膜の成長を促進させる．

### 2. コレシストキニン　cholecystokinin

上部小腸粘膜に存在するI細胞で産生されるホルモンで，消化物により十二指腸粘膜が刺激されると分泌が高まり，胆嚢の収縮と膵液の分泌を惹起する．

### 3. ガストリン関連薬

**プログルミド　proglumide**　　内服：1日1,200〜1,600 mg，分3〜4．
　胃粘液および粘膜成分の生合成促進による胃粘膜保護作用や抗ガストリン作用を有する．
　●適　応　適応慢性胃炎，胃潰瘍．

### 4. セクレチン　secretin

上部小腸粘膜に存在するS細胞で産生されるホルモンで，上部小腸粘膜がタンパク質消化物や胃酸で刺激されると分泌される．セクレチンは，膵臓の導管細胞および胆道から重炭酸塩の分泌を促進し，膵液をアルカリ性に変化させる．セクレチンファミリーに属する消化管ホルモンとして，ほかにGIPやVIPが知られているが，消化器機能における生理的役割は不明である．
**セクレチン　secretin**　　注射：1回50単位，1日1〜2回筋注．
　●適　応　胃潰瘍，十二指腸潰瘍．

## 15.2　ビタミン

　ビタミンは生体機能に不可欠な微量物質で，生体で産生されないか，または産生能が低いので，環境より食物として摂取することが必須なエネルギー源以外の有機物質である．ビタミンは，欠乏症に基づく栄養学的観点からの研究に加え，その生理機能に関する研究の進展により，ビタミンBなどの水溶性ビタミンは，特定酵素の補助因子としての役割を，ビタミンA，Dなどの脂溶性ビタミンの多くは，核内受容体に作用し，遺伝子の転写調節を介して細胞の増殖・分化を調節するホルモン様機能を有することが示され，現在，ビタミン製剤は欠乏症に対する単なる補充療法だけではなく，治療薬としての応用が進んでいる．

## 15.2.1 脂溶性ビタミン

### 1. ビタミンA（レチノール）

　ビタミンAは，抗夜盲症因子として動物組織より見いだされたが，現在では，細胞分化や増殖に必須な因子であると考えられている．ビタミンAはレチノールとそのエステル体を指すが，ビタミンA活性をもつ関連物質として，レチナールとレチノイン酸が知られている．また，レチノイドという言葉は，レチノール構造をもつ化合物の総称として用いられる．ヒトでは，レチノイドは植物中に含まれる$\beta$-カロテンを原料に生成される．$\beta$-カロテンは消化吸収過程で酸化を受けてレチナールへ，また，さらに還元されてレチノールへと代謝される．レチノールは，側鎖の二重結合が*cis-trans*の立体配置をとることが可能で，種々の立体異性体へ変換される．

#### a. レチナールと視覚サイクル

　ビタミンA欠乏症において夜盲症が出現することから，ビタミンAが光受容に関与することは古くから知られていた．11-*cis*-レチナールは，網膜の視覚受容器の桿状体内に存在するタンパク質であるオプシンと結合し，光受容タンパク質であるロドプシンを構成する．ロドプシンが光を受容すると光退色し，メタロドプシンⅡへ変化し，①Gタンパク質の1種であるトランスデューシンの活性化，②cGMPホスホジエステラーゼ活性化，③細胞内cGMP濃度低下，④$Na^+$チャネル閉鎖，⑤膜過分極，という経路で光刺激を網膜内の神経細胞へ伝達する．メタロドプシンⅡは，さらに光退色した後，*trans*-レチナールとオプシンに解離する．

#### b. 上皮細胞の構造と機能維持

　レチノールとレチノイン酸は皮膚・粘膜上皮細胞の増殖・分化を調節し，上皮細胞の構造と機能維持に寄与する．また，ビタミンA欠乏により動物の成長が障害されることが知られている．ビタミンAは，多くの細胞の増殖・分化に関与すると考えられている．

- ●抗癌作用　ビタミンAは，呼吸器，乳腺，膀胱や皮膚の上皮細胞の癌化を抑制することが動物実験で証明されている．詳細な作用機構は不明であるが，上皮細胞の角化変性に対する抑制作用が関与する可能性が高い．

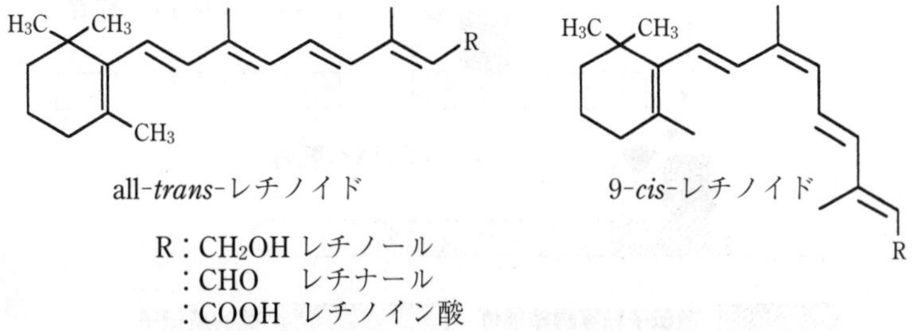

all-*trans*-レチノイド　　9-*cis*-レチノイド

R : $CH_2OH$　レチノール
　: CHO　　　レチナール
　: COOH　　レチノイン酸

**図15.17　ビタミンAの基本構造**

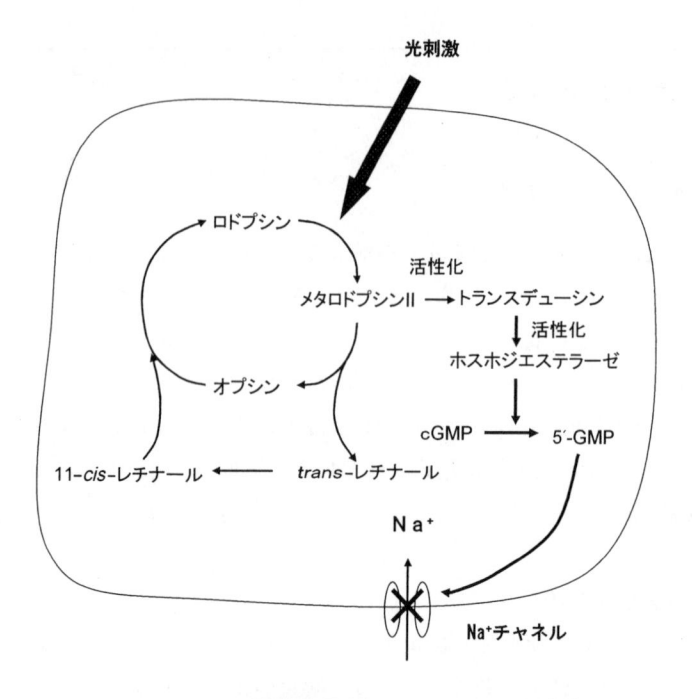

図 15.18　網膜桿状体における光受容機構

### c. レチノイド受容体

ビタミンAの細胞増殖・分化作用は，レチノイド受容体を介している．レチノイド受容体は，核内受容体スーパーファミリーに属する遺伝子転写制御型受容体で，ビタミンD受容体（VDR），甲状腺ホルモン受容体（TR）などと構造および機能類似性が高い．レチノイン酸受容体（RAR）とレチノイドX受容体（RXR）に大別され，それぞれ，$\alpha$，$\beta$，$\gamma$のサブタイプが存在する．RARは，全 trans-レチノイン酸および 9-cis-レチノイン酸と結合し，RXRは 9-cis-レチノイン酸のみと結合する．RXRは，RAR，VDR，TRおよびペルオキシソーム増殖剤活性化受容体

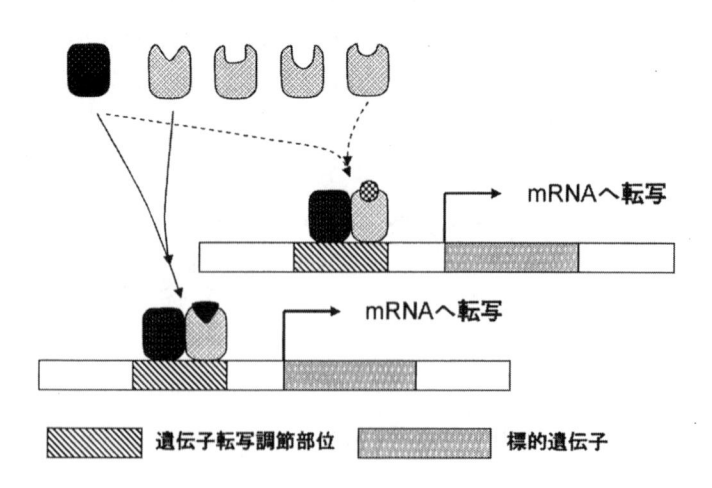

図 15.19　ビタミンA受容体の遺伝子転写調節機構

## TOPICS

### 前骨髄球性白血病の寛解導入療法

前骨髄球性白血病の中で，染色体転座 t（15；17）をもつ亜型の寛解療法に，*trans* 型レチノイン酸が著効を示す．このタイプの急性白血病は，レチノイン酸受容体（RAR）の機能変化により骨髄球の分化が阻害されて発症する．*trans* 型レチノイン酸は，分化の阻害を遮断すると考えられている．

(PPAR) とヘテロ二量体を形成し，標的遺伝子の転写調節部位に結合し，その転写を調節する（図 15.19）．

#### d. 欠乏症と過剰症

欠乏症の代表的症状として，夜盲症，皮膚・粘膜上皮の角化がある．生体はビタミンA貯蔵能を有しており，健康人では欠乏症はほとんどみられない．胆管・膵臓機能障害や消化管機能異常による慢性的な脂質吸収障害を呈する患者で起こることが多い．また，ビタミンAは過剰摂取により脱毛，瘙痒感，神経過敏などが起こる．

- ●ビタミンA 関連製剤　パルミチン酸レチノール retinol palmitate　内服：1日 10,000～100,000 単位．
- ●適　応　ビタミンA欠乏症の予防および治療（夜盲症，結膜乾燥症，角膜乾燥症，角膜軟化症）．

### 2. ビタミンD

抗くる病因子として食物中から見いだされた脂溶性ビタミンで，エルゴカルシフェロール（$D_2$）とコレカルシフェロール（$D_3$）を指す．$D_2$ は植物組織においてエルゴステロールから，$D_3$ は動物組織においてプロビタミンの 7-デヒドロコレステロール（DHC）から生成される．生体内では，皮膚に蓄積された DHC が紫外線刺激により $D_3$ に変換される．$D_3$ は，肝ミクロソーム酵素のシトクロム P450 により 25 位が水酸化されて 25-OH-$D_3$ へ，さらに腎臓の 1α-ヒドロキシラーゼにより 1 位が水酸化されて活性型の 1,25-(OH)$_2$-$D_3$ となる．1,25-(OH)$_2$-$D_3$ は，1）消化管の $Ca^{2+}$ 吸収を促進，2）腎臓の $Ca^{2+}$ 排泄を抑制し，血漿の $Ca^{2+}$ 濃度を上昇させる．

**欠乏症**：生体の $Ca^{2+}$ 不足による骨の石灰化障害が生じる．くる病・骨軟化症が知られている．食物からの $Ca^{2+}$ 摂取不足，日光浴不足，消化管機能不全による吸収障害などにより起こる（ビタミンD関連製剤については代謝性骨疾患 p.441 を参照）．

### 3. ビタミンE

正常な妊娠の維持に不可欠な因子として見いだされたビタミンであるが，強力な抗酸化作用が発見され，抗酸化ビタミンとして取り扱われている．生理活性が最も強い *d*-α-トコフェロールを含め，現在までに 8 種類のビタミンEが天然に存在することが知られている．

ビタミンEは，抗酸化因子としてフリーラジカルによる生体膜中の不飽和脂肪酸の過酸化を防止し，過酸化脂肪酸による細胞膜の機能障害に対して抑制的に働き，血小板の粘着凝集抑制作

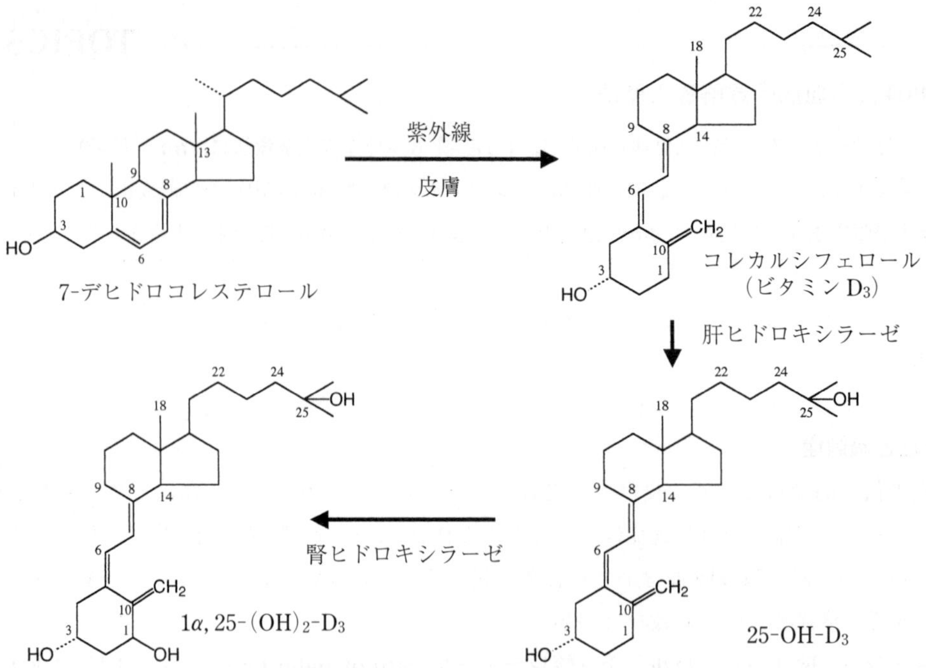

**図15.20 ビタミン $D_3$ の生合成経路**

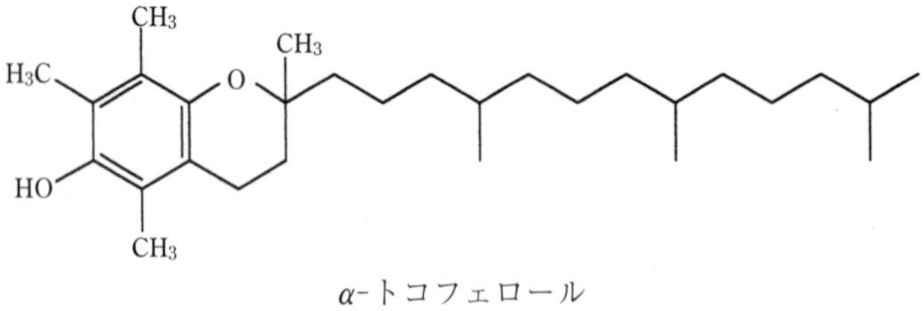

**図15.21 ビタミン E の構造**

用，微小循環動態の改善作用などを示すと考えられている．

**欠乏症**：軽度の溶血性貧血，脊髄後角の軸索変性などが知られているが，これらの症状とビタミン E の抗酸化作用との間の関連は明確ではない．

**酢酸トコフェロール tocopherol acetate**　　内服：1回 50 〜 100 mg，1日 2 〜 3 回．

　●**適 応**　ビタミン E 欠乏症の予防および治療，末梢循環障害．

### 4. ビタミン K

抗出血性因子として見いだされたビタミンで，肝臓で血液凝固因子の産生に関与する．ビタミン K は 2-メチル-1,4-ナフトキノン誘導体の一般名で，天然には，3 位にフェチル基をもつフィトナジオン（ビタミン $K_1$）と，3 位に 4 〜 13 個のイソプレンを含むイソプレニル基をもつ一連

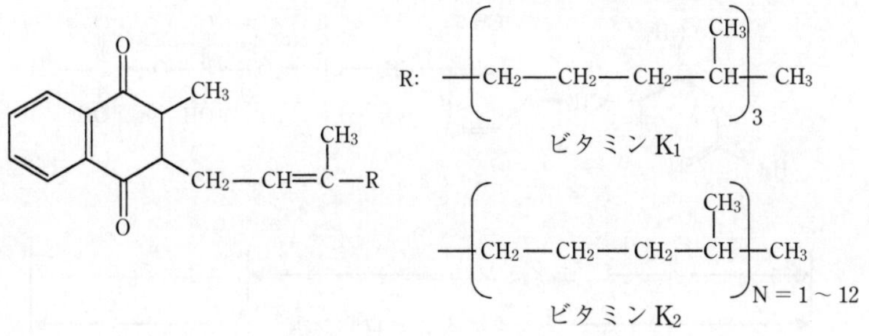

**図 15.22 ビタミン K の構造**

の化合物メナキノン（ビタミン $K_2$）の 2 種類が存在している．ビタミン $K_1$ は植物中に含まれているが，ビタミン $K_2$ は消化管内においてグラム陽性菌により合成される．

血液凝固因子の中で，II 因子（プロトロンビン），IV 因子，VII 因子，X 因子の生合成に関与する．これらの血液凝固因子は，ビタミン K がないと，肝臓で生理学的に不活性な前駆体として存在する．ビタミン K は，不活性前駆体のグルタミン酸残基を $\gamma$-カルボキシグルタミン酸（Gla）残基へと変換させる酵素（$\gamma$-glutamylcarboxylase）の補助因子として働く．Gla 残基の形成は，血液凝固活性発現に必須な $Ca^{2+}$ 結合能とリン脂質表面への結合性を前駆体に付与する．

血液凝固因子以外のタンパク質で Gla 残基をもつものとしては，骨組織のオステオカルシンや血液中の protein S，protein C が知られている．

**欠乏症**：新生児，乳児において，消化管機能障害による出血傾向．成人では肝疾患，胆道閉塞症，抗生物質の長期投与などに付随して出血傾向が見られる．また，血液中のビタミン K 濃度の低下により，骨密度の低下と骨折率の上昇を示す報告もある（ビタミン K 関連製剤については止血薬や骨粗鬆症治療薬の項を参照）．

## 15.2.2 水溶性ビタミン

水溶性ビタミンには，ビタミン B 群とビタミン C が含まれる．ビタミン B 群には，構造と生理学的役割の異なる数多くの化合物が含まれるが，酵素反応において，補酵素あるいは補助因子として働くという共通の性質を有すること，また，肝臓や酵母菌という共通のソースから分離されたことから，1 つのグループのビタミンとして取り扱われる．

### 1. ビタミン $B_1$（チアミン）

チアミンは，ピリミジンとチアゾール骨格がメチレン結合で連結した構造を有する．チアミンは，生体内でチアミンピロリン酸（TPP）に変化して，ピルビン酸や $\alpha$ ケトグルタル酸などの $\alpha$ ケト酸の脱炭酸反応の補酵素として働く．

**欠乏症**：重度のチアミン欠乏症として脚気が知られている．知覚麻痺や運動麻痺などの神経・筋症状や不整脈などの循環器系症状が現れる．ウェルニッケ脳症やリー症候群などの中枢神経系

の障害も知られ，チアミンは，神経活動に対して何らかの機能をもつと考えられている．白米食や過度の飲酒が誘因となる．

### 2. ビタミン $B_2$（リボフラビン）

リボフラビンは，ビタミンB群に含まれる熱に安定な成長促進因子として発見された．リボフラビンは，生体内ではフラビンモノヌクレオチド（FMN），フラビンアデニンジヌクレオチド（FAD）として存在し，フラビン酵素と呼ばれる酸化還元酵素の補助因子として機能する．

**欠乏症**：口内炎，舌炎，咽頭痛，脂漏性皮膚炎がみられる．

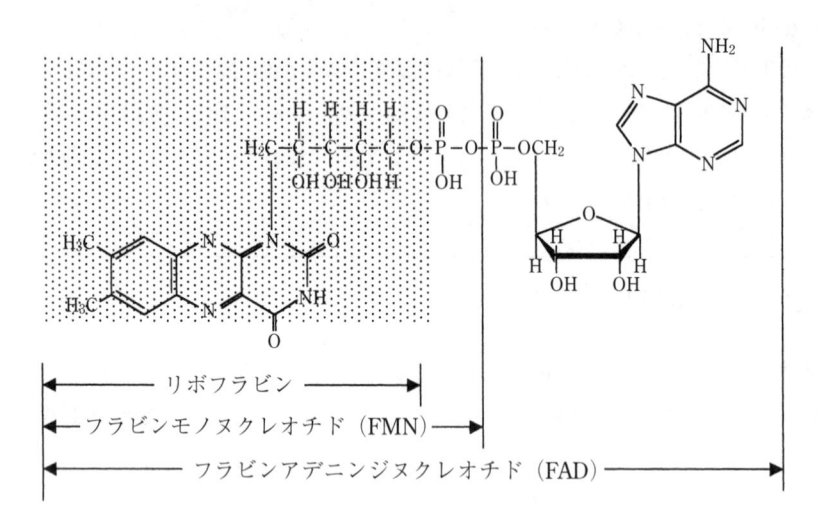

図15.24 リボフラビンの構造

### 3. ニコチン酸

抗ペラグラ因子として水溶性ビタミンB群中に見いだされた．ニコチン酸は，生体内でニコチンアミドアデニンジヌクレオチド（NAD）やニコチンアミドアデニンジヌクレオチドリン酸（NADP）に変換され，呼吸鎖の酸化還元反応を触媒する酵素の補酵素として機能する．ニコチ

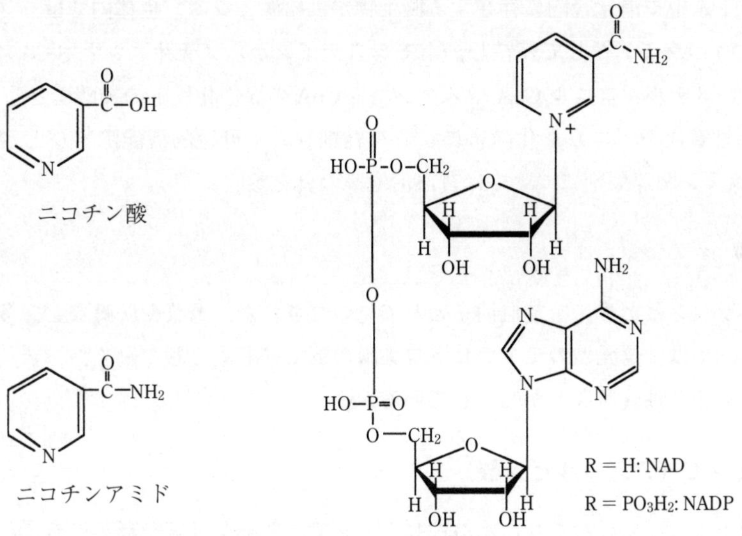

**図 15.25 ニコチン酸とその関連化合物の構造**

ン酸は，生体内ではトリプトファンから生合成される．

**欠乏症**：ペラグラと呼ばれる皮膚炎が知られている．ペラグラ患者では，胃腸障害による下痢症状や神経症状もみられる．

## 4. ビタミン $B_6$（ピリドキシン）

ネズミの抗皮膚炎因子として発見された．ピリドキシン，ピリドキサール，ピリドキサミンの3種類の化合物が天然に存在する．いずれの化合物も哺乳類の肝臓で活性型のピリドキサールリン酸に変換され，アミノ酸の脱炭酸，アミノ基転移およびラセミ化反応などの多岐のアミノ酸代謝反応に関与する酵素の補酵素として働く．また，ビタミン $B_6$ はトリプトファンの代謝にも関与し，ビタミン $B_6$ 欠乏患者では，多量のトリプトファン代謝物が尿中へ排泄される．

**欠乏症**：皮膚炎（口角炎，口内炎），神経炎，痙れん，貧血などが現れる．抗結核薬のイソニアジドや抗リウマチ薬のペニシラミンの長期服用により，ビタミン $B_6$ の欠乏症が生じることが知られている．

## 5. パントテン酸

酵母菌の成長に不可欠な栄養素として見いだされたパントテン酸は，生体内ではリン酸化を受けた後，コエンザイム A（CoA）となり，数多くのアセチル基転移反応の補助因子として働く．アセチル基転移反応は，解糖，糖新生，脂肪酸分解，アセチルコリン合成，ステロイドホルモン合成などに必須の反応である．

**欠乏症**：神経・筋接合部機能障害，副腎皮質機能障害による症状が現れる．

## 6. ビタミン $B_{12}$（シアノコバラミン）

シアノコバラミンは，抗悪性貧血因子として見いだされた．ヒトはシアノコバラミン産生能が

なく，土壌，下水中や消化管内に存在する微生物が供給源となる．生体内では，メチルコバラミンやデオキシコバラミンとして存在し，ホモシステインからメチオニンとS-アデニルメチオニンの産生や，L-メチルマロニルCoAやスクシニルCoAの異性化反応の補酵素として働く．

**欠乏症**：悪性貧血やミエリン化障害による神経細胞の不可逆的機能障害などが知られている（シアノコバラミン関連製剤については貧血治療薬の頁を参照）．

### 7. 葉　酸

シアノコバラミンとともに抗貧血因子として見いだされた．野菜や肝臓など，多くの食物に含まれる．生体内では，還元型のテトラヒドロ葉酸の形で補酵素として働く．

**欠乏症**：巨赤芽球性貧血などが知られている．

### 8. ビタミンC（アスコルビン酸）

抗壊血病因子として見いだされた水溶性ビタミンで，新鮮な果実や野菜に含まれているが，ヒトでは生合成されない．アスコルビン酸は，グルコースと構造的に類似したケトラクトン構造を有する．アスコルビン酸は還元性を有し，生体内で可逆的に酸化を受けてデヒドロアスコルビン酸になり，コラーゲン合成の過程において，プロリンやリジン残基の水酸化反応やペプチドホルモンのプロセシング過程におけるC末端カルボキシル基のアミド化反応などの補助因子として働く．

**欠乏症**：壊血病は，コラーゲンなどの細胞外基質構成成分の産生不良で，創傷治癒の不全，歯の形成不全，毛細血管の脆弱化による紫斑様出血などがみられる．

## 15.3　糖尿病治療薬

インスリン作用の不全による慢性的高血糖を主徴とする代謝性疾患で，口渇，多尿，体重減少や倦怠感などの症状を呈する．高血糖の持続は，血管障害を惹起し，網膜症，腎症，神経障害，脳血管障害や冠動脈障害などの合併症を生じる．糖尿病は，その発症機構から1型と2型に大別される．1型糖尿病は，膵臓のβ細胞の障害によるインスリンの絶対的な不足により起こる．30歳前の若齢で発症することが多く，遺伝および環境素因による免疫機構の異常が主たる病因とされる．2型糖尿病は，インスリン分泌の低下やインスリン抵抗性などによるインスリン作用の相対的不足により生じ，40歳以上の年齢で発症頻度が高まる．発症には遺伝的素因に加え，糖や脂肪の摂取過多などの生活習慣の関与が指摘されている．

### 1. 診断基準

早朝空腹時血糖126 mg/dL以上，随時血糖値（あるいは75 g糖負荷2時間後）200 mg/dL以上のいずれかが測定日を変えて2度確認されれば，糖尿病と診断される．$HbA_{1C}$（グリコヘモグロビン）は血糖値の長期変化の指標となり，糖尿病の診断とともに治療経過の観察に有用である．

表 15.1 血糖コントロールの指標と評価

| コントロールの指標 | 優 | 良 | 可 | 不可 |
|---|---|---|---|---|
| HbA$_{1C}$ (%) | 5.8 未満 | 5.8 ~ 6.4 | 6.5 ~ 7.9 | 8.0 以上 |
| 空腹時血糖値 (mg/dL) | 100 未満 | 100 ~ 119 | 120 ~ 139 | 140 以上 |
| 食後 2 時間血糖値 (mg/dL) | 120 未満 | 120 ~ 169 | 170 ~ 199 | 200 以上 |

(日本糖尿病学会編：糖尿病治療ガイド 2002-2003 より)

## 2. 治療法

1 型糖尿病では，インスリンの絶対的不足による高度の脱水，悪心，嘔吐，およびケトアシドーシスによる昏睡などの重篤な症状が現れるので，インスリン療法が主体となる．2 型糖尿病の治療には，食事療法と運動療法など生活習慣の改善に加えて，インスリン分泌促進薬，インスリン抵抗性改善薬が用いられる．また，インスリン分泌低下の著しい症例や食後高血糖の是正にはインスリンも用いられる．

インスリン製剤や血糖降下薬により血糖値のコントロールが可能となった現在では，糖尿病の治療は，患者の生命予後を左右する慢性合併症の発症・進展の防止に向けられている．糖尿病性慢性合併症は，細小血管障害に起因する網膜症と腎症，大動脈の動脈硬化を基盤とする脳血管障害，虚血性心疾患などの重篤な疾患が知られている．厳格な血糖コントロールにより，合併症の発症・進展が遅延することが証明されている．

## 3. インスリン製剤

インスリンは肝臓に働き，糖新生の抑制とグリコーゲン産生を促進する．また，骨格筋および脂肪細胞に働き，細胞膜表面のグルコーストランスポーター数を増加させて糖の細胞内への取り込みを促進し，血糖値を低下させる．

インスリンは消化管で分解されるので，基本的には皮下に注射されるが，糖尿病性昏睡時などには静脈内投与される．製剤に含有されるインスリン量は，重量ではなく生物学的力価（単位：ウサギにおける血糖値低下作用を指標に算出する）で表現される．また，作用の発現時間と持続時間から，超速効型，速効型，準速効型，中間型，混合型および遅効型に分類され，病態に応じて単独または混合製剤として使用される．

従来は，ブタやウシの膵臓から精製したインスリン製剤が用いられたが，過敏症などの問題が指摘され，近年，遺伝子組換え技術の導入によりヒト型インスリン製剤が普及している．

**インスリンリスプロ　insulin lispro**(劇)　超速効型インスリン．インスリンの $\beta$ 鎖のアミノ酸残基を置換し，溶液中での六量体形成を抑え，吸収時間を短縮する．作用発現 10 ~ 20 分，持続 3 ~ 5 時間．食後高血糖の抑制を目的に，1 回 2 ~ 20 単位を毎食事前に皮下注．

**中性インスリン注射液　neutral insulin injection**(劇)　速効型インスリン．作用発現 30 分，持続 8 時間．初期：1 回 4 ~ 20 単位，毎食前に皮下注．維持量：1 日 4 ~ 100 単位．糖尿病性昏睡には静注されることもある．

**インスリン亜鉛水性懸濁注射液　insulin zinc injection**(劇)　中間型インスリン．作用発現 1

時間,持続 16〜24 時間.初期:1 回 4〜20 単位,朝食前 30 分以内に皮下注.維持量:1 日 4〜80 単位.

**プロタミンインスリン亜鉛水性懸濁注射液　insulin zinc protamine injection**(劇)　遅効型インスリン.作用発現 4 時間,持続 24〜36 時間.初期:1 回 4〜20 単位,朝食前 30 分以内に皮下注.維持量:1 日 4〜80 単位.

持続型のインスリン製剤は,亜鉛を多く添加して種々のサイズの結晶を作らせ,吸収を遅らせた製剤である.

- ●**副作用**　低血糖,過敏症(発疹,血圧低下,アナフィラキシーショック),浮腫.

## 4. 強化インスリン療法

健常人の血糖値は,インスリンの基礎分泌と食後の追加分泌により上昇が抑制されている.したがって,1 型糖尿病患者の QOL を外部からのインスリン投与により維持するためには,一定量の基礎投与と食前の追加投与などにより,生体のインスリン需要に対応させることが不可欠であり,インスリンの頻回投与や持続投与などが実施されている.これを強化インスリン療法という.一般的には,各食事前に速効型インスリンを,就寝前に中間型または持続型インスリンを注射する 4 回注射法が行われるが,血糖の自己測定(保険適応)により,ライフスタイルの中で血糖値の変動を知り,より適したインスリン療法が選択される.

## 5. インスリン分泌促進薬

### a. スルホニル尿素薬

スルホニル尿素(SU)薬は,$\beta$ 細胞の表面に存在する ATP 感受性 $K^+$ チャネルに働き,その機能を阻害して細胞外への $K^+$ の流出を抑える(図 15.26).その結果,$\beta$ 細胞膜は脱分極し,電位依存性 $Ca^{2+}$ チャネルが開いて,インスリン分泌が促進される.効力比により第 1 世代と第 2 世代に分類(第 1 世代<第 2 世代)されている.第 3 世代は,インスリン分泌促進作用に加え,インスリン抵抗性改善作用を有する.

第 1 世代:**トルブタミド tolbutamide**(劇)内服:1 日 0.5〜1.0 g 朝または朝夕に服用.**クロルプロパミド chlorpropamide**(劇)内服:1 日 1 回 100〜125 mg 朝に服用.**アセトヘキサミド acetohexamide**(劇),内服:1 日 250 mg 朝または朝夕に服用.

第 2 世代:**グリベンクラミド glibenclamide**(劇)内服:1 日 1.25〜2.5 mg 朝または朝夕に服用.**グリクラジド gliclazide**(劇),内服:1 日 40 mg 朝またはは朝夕に服用.

第 3 世代:**グリメピリド glimepiride**(劇),内服:1 日 1〜4 mg 朝または朝夕に服用.

- ●**適　応**　食事療法・運動療法だけでは十分な効果が得られない 2 型糖尿病.
- ●**警　告**　重篤かつ遷延性の低血糖.
- ●**禁　忌**　重症ケトーシス,糖尿病性昏睡,1 型糖尿病.
- ●**副作用**　低血糖,再生不良性貧血,無顆粒球症,肝機能障害.

### b. 速効型インスリン分泌促進薬

SU 構造はもたないが,ATP 感受性 $K^+$ チャネルに結合し,SU 薬と同様に,その機能を阻害す

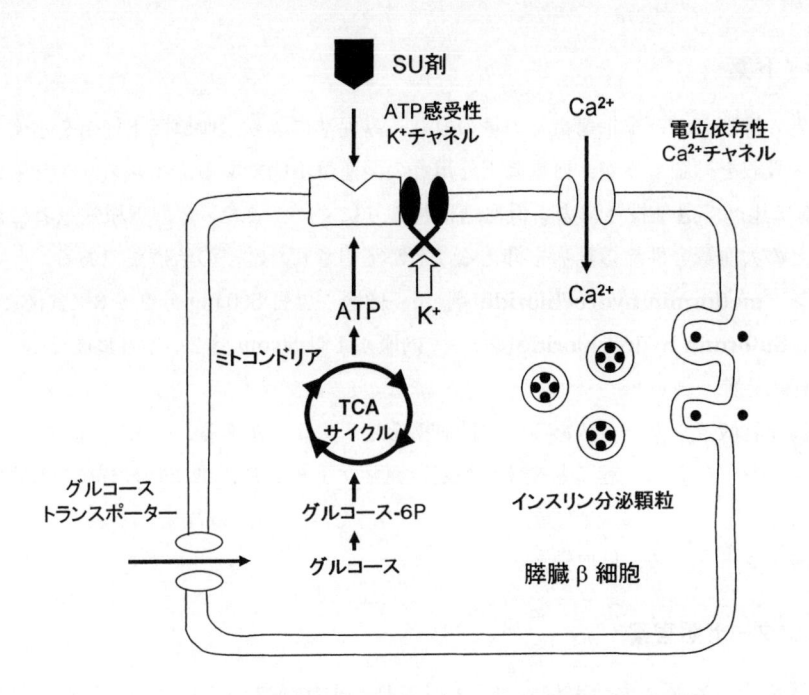

第 15 章　内分泌・代謝系に作用する薬物

**図 15.26　インスリン分泌促進薬の作用機構**
（NEW 薬理学, p.506, 南江堂参考）

る．SU薬に比べ，吸収が速く作用は迅速に現れ，かつ速やかに消失するので，食後の高血糖の是正に効果的である．

**ナテグリニド　nateglinide**　1回 90 mg，1日3回食直前（10分以内）に服用．
- **適　応**　2型糖尿病における食後高血糖の改善．
- **禁　忌**　重症ケトーシス，糖尿病性昏睡，1型糖尿病．
- **副作用**　肝機能障害，心筋梗塞，低血糖．

**ミチグリニドカルシウム水和物　mitiglinide calcium hydrate**　1回 10 mg，1日3回食直前（5分以内）に服用．
作用機序，適応，禁忌，副作用は，ナテグリニドと同様．

トルブタミド

グリベンクラミド

グリメピリド

ナテグリニド

**図 15.27　インスリン分泌促進薬の構造**

## 6. ビグアナイド薬

　肝臓での糖新生の抑制および末梢組織での糖の取り込み促進により，血糖降下作用を示す．小腸でのグルコース吸収を抑制するが，血糖降下作用との関連は不明である．インスリン分泌には影響せず，SU薬に比べて過量投与による低血糖は起こりにくい．また，2型糖尿病患者において冠動脈疾患などの大血管合併症の発症を抑えることが証明された唯一の治療薬である．

**塩酸メトホルミン　metformin hydrochloride**(劇)　　内服：1日500 mg 分2～3（食後）．
**塩酸ブホルミン　buformin hydrochloride**(劇)　　内服：1日50 mg 分2～3（食後）．
- ●適　応　2型糖尿病．
- ●警　告　重篤な乳酸アシドーシスあるいは低血糖を起こすことがある．
- ●禁　忌　乳酸アシドーシスを起こしやすい患者，重症ケトーシス，糖尿病性昏睡，1型糖尿病．
- ●副作用　乳酸アシドーシス，低血糖．

## 7. αグルコシダーゼ阻害薬

　糖類は唾液や膵液中のαアミラーゼによってオリゴ糖に消化され，さらに小腸粘膜細胞の微絨毛膜に存在するαグルコシダーゼ（マルターゼ）の働きで単糖類に消化された後に吸収される．αグルコシダーゼ阻害薬は，消化管内での単糖類産生を阻害し，糖の吸収を抑制することにより，食後の高血糖を是正する．

**アカルボース　acarbose**　　内服：1回100 mg，1日3回（食直前）．
**ボグリボース　voglibose**　　内服：1回0.2 mg，1日3回（食直前）．
- ●適　応　糖尿病の食後過血糖の改善．
- ●禁　忌　重症ケトーシス，糖尿病性昏睡．
- ●副作用　低血糖，腸閉塞様症状，肝機能障害．
- ●注　意　低血糖症状が生じたときは，ショ糖ではなくブドウ糖を服用するように患者に説明する．

## 8. チアゾリジンジオン誘導体

　2型糖尿病患者でみられるインスリン抵抗性に対し，改善作用を示す．脂肪細胞の分化を調節するPPAR（ペルオキシソーム増殖活性化受容体）γを活性化し，脂肪細胞分化の促進と肥大化脂肪細胞のアポトーシスを誘導する．脂肪滴を取り込んで肥大化した脂肪細胞では，インスリン抵抗性の原因物質とされる腫瘍壊死因子（TNF)-α産生が亢進している．チアゾリジンジオン誘導体はTNF-αの産生を抑制し，インスリン抵抗性改善作用を発現すると考えられている．

**塩酸ピオグリタゾン　pioglitazone hydrochloride**　　内服：1日1回30 mg 朝食前または後に服用．
- ●適　応　2型糖尿病．
- ●禁　忌　心不全既往歴，重篤な肝機能障害．
- ●副作用　心不全，劇症肝炎．

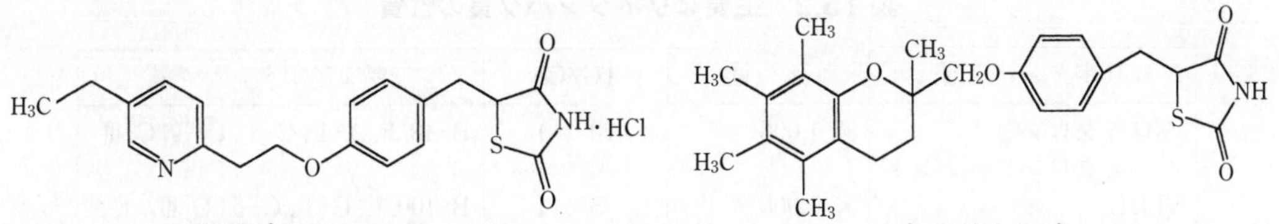

塩酸ピオグリタゾン　　　　　　　　トログリタゾン

**図 15.28　チアゾリジンジオン誘導体の構造**

日本ではトログリタゾンが最初に臨床応用されたが，劇症肝炎による死亡例が報告され，使用停止となった．

### TOPICS

**PPAR**

脂肪酸の酸化等に関与する細胞内小器官ペルオキシソームの活性化に関与する転写因子型核内受容体として最初に見出された．現在では，$\alpha$，$\beta$，$\gamma$および$\delta$の少なくとも4種類のサブタイプの存在が指摘されている．内因性リガンドは同定されていないが，脂肪細胞に特異的に発現するタンパク質の遺伝子の転写調節部位に働き，脂肪細胞の分化調節に寄与すると考えられている．

### 9. 糖尿病性末梢神経障害治療薬

アルドース還元酵素を阻害し，グルコースからソルビトールへの変換を抑制する．神経細胞へのソルビトールの過剰蓄積が原因で起こる糖尿病性末梢神経障害による疼痛，しびれ等の症状を改善する．

　エパルレスタット　epalrestat　　内服：1回 50 mg，1日 3回（食前）．

## 15.4　高脂血症治療薬

血液中の主要な脂質であるコレステロールと中性脂肪（トリグリセリド）は，リン脂質とアポタンパク質により構成されたミセル状構造（リポタンパク質）内に収納されて輸送される．高脂血症は，コレステロール値が高い高コレステロール血症と，トリグリセリド値が高い高トリグリセリド血症に分けられる．血液中の脂質濃度の上昇は，動脈の粥状硬化（アテローム性動脈硬化）の危険因子となり，虚血性心疾患や脳卒中の発生率を増加させることが，コホート試験で証明されている．

### 1. リポタンパク質による脂質の輸送

リポタンパク質は，比重に応じて分類され（表 15.2），脂質の生体内輸送においてそれぞれの

表 15.2 主要なリポタンパク質の性質

| リポタンパク質 | 比重 | TG/Ch | 主要なアポタンパク質 |
|---|---|---|---|
| キロミクロンと<br>キロミクロンレムナント | ≪ 1.006 | 10 : 1 | B-48, E, A-Ⅰ, C-Ⅰ, C-Ⅱ, C-Ⅲ |
| VLDL | < 1.006 | 5 : 1 | B-100, E, C-Ⅰ, C-Ⅱ, C-Ⅲ |
| IDL | 1.006 ~ 1.019 | 1 : 1 | B-100, E, C-Ⅱ, C-Ⅲ |
| LDL | 1.019 ~ 1.063 | NS | B-100 |
| HDL | 1.063 ~ 1.21 | NS | A-Ⅰ, A-Ⅱ, E, C-Ⅰ, C-Ⅱ, C-Ⅲ |

TG：triglyceride, Ch：cholesterol, NS：not significant（TG is less than 5 % of lipoprotein）
（Goodman & Gilman 10th edition p.973 参考）

役割を果たす．

**外来性経路**：消化管から吸収されたコレステロールとトリグリセリドは，消化管粘膜細胞内でキロミクロンとなり，リンパ管を介して血液中へ移行する．キロミクロンは，血管内皮細胞のリポプロテインリパーゼ（LPL）の働きより，ミセル内のトリグリセリドを筋肉細胞や脂肪細胞へ供給してキロミクロンレムナントとなり，肝臓に一時的に貯蔵される．

**内来性経路**：肝臓に貯蔵された脂質は，必要に応じて超低比重リポタンパク質，（VLDL）として血液中に分泌される．VLDLは，LPLの作用を受けてトリグリセリドを末梢組織に供給しながら，中間比重リポタンパク質（IDL）を経て，コレステロール含量の高い低比重リポタンパク質，（LDL）へと変化する．LDLは体循環の間にLDL受容体を発現している細胞に取り込まれ，コレステロールを供給する．肝細胞は高密度でLDL受容体を有し，血液中の過剰のLDLを取り込み，LDL量を一定に保つ働きを有する．一方，肝臓や消化管で産生された高比重リポタンパク質，（HDL）は，血液中のレシチン-コレステロールアシルトランスフェラーゼ（LCAT）の働きで末梢組織の過剰なコレステロールを回収し，肝臓へ運搬する役割を果たしている．したがっ

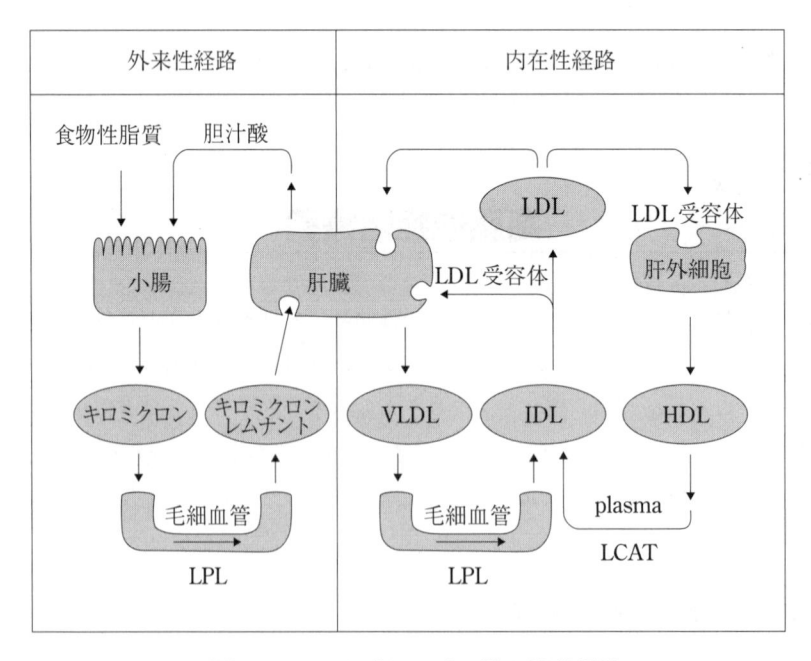

図 15.29 リポタンパク質の輸送経路

て，血液中のコレステロールの中で LDL 中に含まれるコレステロールは，末梢組織へ供給されるコレステロール（悪玉コレステロール），逆に HDL 中に含まれるコレステロールは末梢組織から回収されたコレステロール（善玉コレステロール）であり，高脂血症の診断において全く異なる意味をもつことになる．

アポタンパク質は，血漿リポタンパク質に特異的に存在するタンパク質で，A から E まで少なくとも 10 種類以上同定されている．その役割の詳細は不明であるが，アポ C-II は LPL の補酵素として，アポ B-100 は LDL 受容体との結合部位として働く．

## 2. 血漿コレステロール値とアテローム性動脈硬化

血液中の LDL 値が上昇すると，LDL は動脈壁に侵入し，内膜に蓄積しやすくなる．内膜に蓄積した LDL が酸化変性されると，体内の清掃に関与するマクロファージ（貪食細胞）が血管壁内へ誘導される．マクロファージは細胞表面に LDL 受容体（スカベンジャー受容体）を有し，酸化 LDL を貪食し，変性脂質を充満した泡沫細胞へ変化する．血管壁に LDL の沈着量が増えると泡沫細胞が沈着部位に集積し，脂肪斑（プラーク）を形成する．プラークが成長すると，動脈壁の肥厚，結合組織の増殖，石灰化が起こり，アテローム性動脈硬化（粥状動脈硬化）となる．この状態になると血管は弾力性を失い，血管内皮細胞が損傷され，血栓形成が亢進し，虚血性疾患などが起こりやすくなる．

## 3. 高脂血症の診断と治療

高脂血症，特に高コレステロール血症の患者では，アテローム性動脈硬化が原因と考えられる心筋梗塞や脳卒中などの虚血性疾患の予防を目的に，血管障害がみられなくても，血液中の脂質濃度を診断基準として治療に入る．治療は，食事療法と運動療法などの生活習慣の改善から始め，血清脂質値に改善がみられない場合は，薬物療法を併用する．

日本動脈硬化学会では，高脂血症の診断基準として血清総コレステロール値は 220 mg/dL 以

表 15.3 冠動脈危険因子により分類した患者カテゴリーと管理目標値

| 患者カテゴリー | | 脂質管理目標値（mg/dL） | | | |
|---|---|---|---|---|---|
| 冠動脈疾患 | 危険因子 | TCh | LDL-Ch | HDL-Ch | TG |
| A | 0 | < 240 | < 160 | | |
| B1 | 1 | < 220 | < 140 | | |
| B2　なし | 2 | < 220 | < 140 | ≧ 40 | < 150 |
| B3 | 3 | < 200 | < 120 | | |
| B4 | 4 以上 | < 200 | < 120 | | |
| C　あり | | < 180 | < 100 | | |

TCh：総コレステロール，LDL-Ch：LDL コレステロール，HDL-Ch：HDL コレステロール，TG：中性脂肪．動脈硬化の危険因子：加齢（男性 45 歳以上，女性 55 歳以上），高血圧，糖尿病，喫煙，冠動脈疾患の家族歴，低 HDL-コレステロール血症（< 40 mg/dL）（日本動脈硬化学会の動脈硬化性疾患治療ガイドライン（2002 年））

上，LDLコレステロール値は140 mg/dL以上，トリグリセリド値は150 mg/dL以上と設定した．また，冠動脈危険因子の有無で患者を分類し，それぞれの脂質管理目標値を定めている（表15.3）．

### 4. 高脂血症治療薬

#### a. HMG-CoA還元酵素阻害薬（スタチン系薬物）

ヒドロキシメチルグルタリル-CoA（HMG-CoA）還元酵素は，コレステロール生合成経路の律速反応であるHMG-CoAからメバロン酸の生成を触媒する酵素である．したがって，HMG-CoA還元酵素の阻害薬は肝細胞中のコレステロール含量を低下させる．肝臓は不足したコレステロールを補充するために，細胞膜表面のLDL受容体の発現を亢進させて血液中のLDLの肝細胞への回収を促進し，強力なLDLコレステロール低下作用を発現する．高コレステロール血症の第一選択薬として使用される．作用機構は不明であるがHDLコレステロール値上昇作用も有する．

**プラバスタチンナトリウム　pravastatin sodium**　内服：1日10 mg，1回または2回．
**シンバスタチン　simvastatin**　内服：1日5 mg，夕食後．
**フルバスタチンナトリウム　fluvastatin sodium**　内服：1日20〜30 mg，夕食後．
**アトルバスタチンカルシウム水和物　atorvastatin calcium hydrate**　内服：1日10 mg．

- ●**適応**　高コレステロール血症，家族性高コレステロール血症．
- ●**副作用**　横紋筋融解症（腎機能に異常がみられる患者では，本剤とフィブラート系薬物の併用は原則禁忌），肝機能障害，発疹などの過敏症．

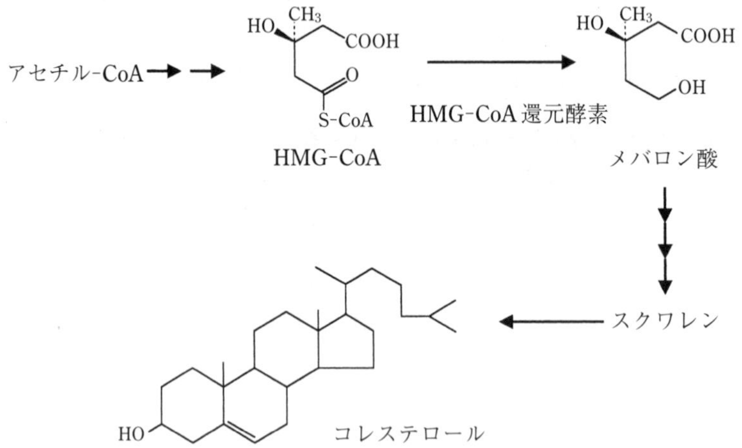

図15.30　コレステロール生合成経路

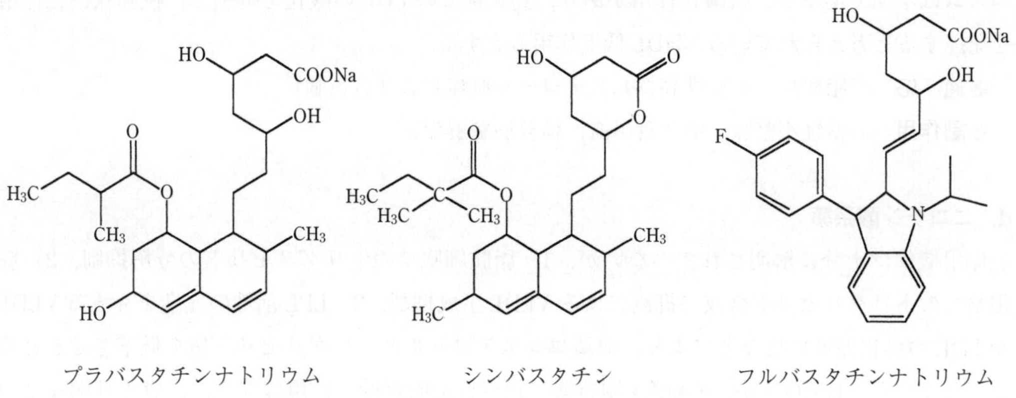

プラバスタチンナトリウム　　シンバスタチン　　フルバスタチンナトリウム

**図 15.31　HMG-CoA 還元酵素阻害薬の構造**

## TOPICS

### HMG-CoA 還元酵素阻害薬の血管作用

　スタチン系薬物は，血清コレステロール値低下作用に加えて，血管内皮細胞に直接作用し，抗動脈硬化作用を発現することを示すデータが集積されている．メバロン酸経路は，コレステロール以外に，small G タンパク質の機能発現に不可欠なプレニル化反応の基質となる FPP や GGPP などの中間代謝産物を産生することが知られている．スタチン系薬物は，血管内皮細胞において FPP や GGPP の産生を抑えて Rho などの small G タンパク質の機能を抑制し，NO 産生酵素の活性を増大させる．結果として，血管平滑筋弛緩因子 NO の産生が高まり，動脈硬化抑制効果が現れると考えられている．

### b. 陰イオン交換樹脂

　陰イオン交換樹脂は小腸内に分泌された胆汁酸と結合し，その再吸収を阻害する．胆汁酸は，肝細胞内でコレステロールを原料として産生されて十二指腸へ分泌され，小腸内で脂質とミセルを形成して再吸収される．陰イオン交換樹脂服用により，肝臓のコレステロール含量が低下し，肝臓は代償的に LDL 受容体数を増加して血液中の LDL の回収を促進し，血清の LDL コレステロール値が低下する．また，陰イオン交換樹脂は，小腸からのトリグリセリドやコレステロールの吸収も阻害する．

**コレスチラミン　colestyramine**　　内服：1回4gを100mLの水に懸濁して1日2～3回．
**コレスチミド　colestimide**　　内服：1回1.5g，1日2回（朝夕食前）．
　●適　応　高コレステロール血症．
　●副作用　便秘，腹部膨満感．

### c. プロブコール probucol

　家族性高コレステロール血症ホモ接合体患者の血清コレステロール値を低下させる唯一の薬物で，患者の皮膚などにみられる黄色腫退縮効果も有する．血清コレステロール値低下作用のメカ

ニズムは不明であるが，抗酸化作用があり，動脈壁での LDL の酸化を抑制し，抗動脈硬化作用を発揮すると考えられている．HDL 低下作用も有する．

● **適　応**　高脂血症（家族性高コレステロール血症および黄色腫）

● **副作用**　心室性不整脈，消化管出血，横紋筋融解症．

**d. ニコチン酸系薬**

作用機構は十分に解明されていないが，1）脂肪細胞でのトリグリセリドの分解抑制，2）肝細胞でのトリグリセリド合成の抑制による VLDL 生成抑制，3）LPL 活性の亢進を介する VLDL や LDL の異化促進作用などにより，血清コレステロールとトリグリセリド値を低下させると考えられている．HMG-CoA 還元酵素阻害薬に比べ血清脂質低下作用は弱く，皮膚の紅潮などの副作用が高頻度で発現するので，使用頻度が低下している．

**ニコモール　nicomol**　　内服：1 回 200 ～ 400 mg，1 日 3 回．

**ニセリトロール　niceritrol**　　内服：1 回 250 mg，1 日 3 回（毎食後）．

● **適　応**　高脂血症．

● **副作用**　顔面紅潮，かゆみ，発疹．

**e. フィブラート系薬**

主として，血中トリグリセリド値を低下させる．肝臓と褐色脂肪細胞の核内受容体 PPAR-$\alpha$ を活性化し，1）脂肪酸の $\beta$ 酸化を亢進させてトリグセリド値を低下，2）LPL 産生を転写レベルで亢進，3）LPL 活性を阻害するアポ C-Ⅲの産生を阻害し，トリグリセリドに富むリポタンパク質の血液中からのクリアランスを促進する．また，HDL の構成タンパク質であるアポ A-Ⅰとアポ A-Ⅱの産生を促進し，HDL 値を高める．

**クロフィブラート　clofibrate**　　内服：1 日 750 ～ 1,500 mg，1 日 2 ～ 3 回分服．

**ベザフィブラート　bezafibrate**　　内服：1 日 400 mg，1 日 2 回分服（朝・夕）．

**フェノフィブラート　fenofibrate**　　内服：1 日 200 ～ 300 mg，1 日 1 回．

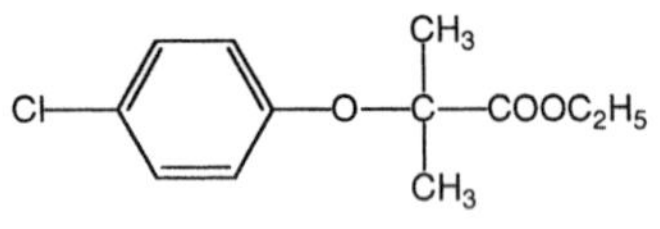


クロフィブラート

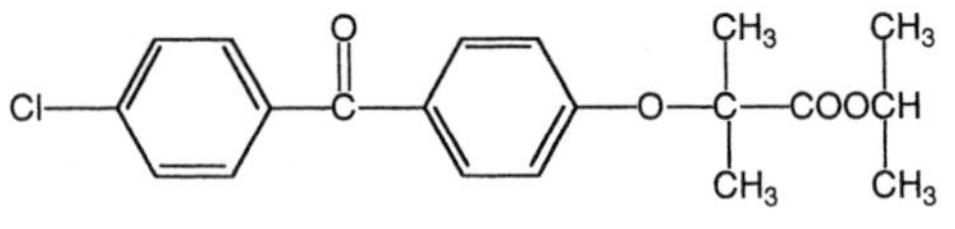


フェノフィブラート

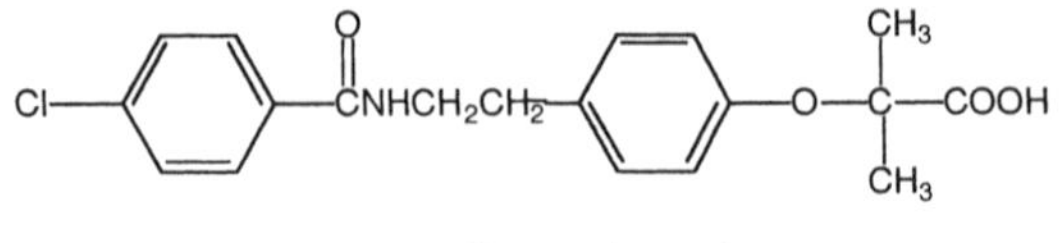


ベザフィブラート

**図 15.32　フィブラート系薬物の構造**

- ●適　応　高脂血症．
- ●禁　忌　胆石または既往歴．
- ●副作用　横紋筋融解症（腎機能に異常がみられる患者では，本剤とフィブラート系薬物の併用は原則禁忌），無顆粒球症，肝機能障害．

**f. デキストラン硫酸ナトリウムイオウ**

LPLや肝臓のトリグリセリドリパーゼ活性を高め，VLDLやLDLのクリアランスを促進する．
- ●適　応　高トリグリセリド血症．

## 15.5 高尿酸血症・痛風治療薬

尿酸 uric acid は，核酸の構成成分であるプリン体の最終代謝産物で，腎から尿中に排泄される．血清尿酸値が 7 mg/dL を超えると高尿酸血症と診断される．高尿酸血症は，プリン体の摂取過剰，尿酸の産生亢進や排泄低下などの代謝異常が原因で生じる．尿酸は水溶性が低く，高尿酸血症の患者では下肢の関節（特に母趾趾節関節）に尿酸塩の結晶が沈着しやすい．この結晶がはがれ落ちると貪食細胞や好中球が活性化され，激痛や腫脹などの急性関節炎症状が起こる．この状態を痛風 gout と呼ぶ．急性関節炎症状は自然寛解するが，高尿酸血症を放置すると再発を繰り返して慢性関節炎に移行し，関節の変形などを来す．また，痛風結節，尿路結石，腎機能障害の原因となる．

### 1. 痛風関節炎治療薬

**a. コルヒチン　colchicine（劇）**　内服：1回 0.5 mg（発作予感時），1日 3～4 mg，分6回（発作治療）

好中球の tubulin タンパク質に結合して微小管の形成を阻害し，1）炎症部位への浸潤，2）尿酸結晶の貪食，3）起炎物質の遊離などを抑制して，抗炎症作用を示す．コルヒチンの抗炎症作用は，痛風関節炎に選択的で治療効果は確実であるが，副作用が多く，現在では痛風発作の前兆期に少量を短期間使用に限られている．
- ●適　応　痛風発作の寛解および予防．
- ●副作用　過量投与で悪心，嘔吐，下痢，腹痛などの急性中毒症状が，慢性投与で顆粒球減少，再生不良性貧血などが出現する．

**b. 非ステロイド性抗炎症薬**

シクロオキシゲナーゼ（COX）を阻害し，$PGE_2$ などの起炎物質の産生を抑制する．急性関節炎症状の第一選択薬．即効性のジクロフェナクナトリウムなどのアリール酢酸系が使用される（第6章，抗炎症薬参照）．

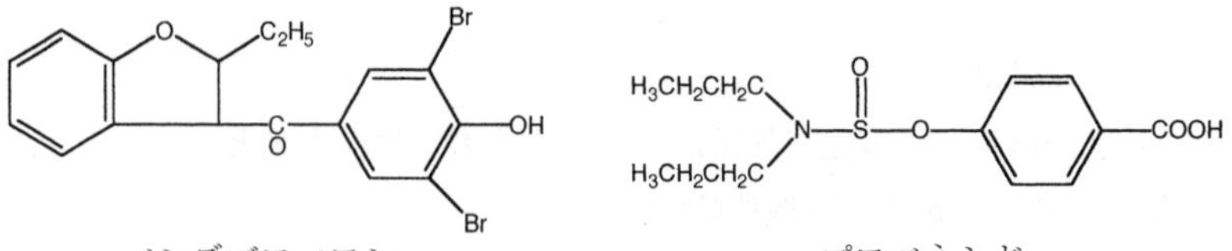

ベンズブロマロン　　　　　　　　　プロベネシド

図 15.33　尿酸排泄促進薬の構造

## 2. 高尿酸血症治療薬

尿酸排泄促進薬と尿酸産生阻害薬に大別され，原則として尿酸排泄低下型には前者を，尿酸産生過剰型には後者を用いる．痛風発作を誘導・増悪することがあるので，発作の寛解後に使用することが重要である．

**a. 尿酸排泄促進薬**

腎尿細管での尿酸の再吸収を抑制し，尿酸の尿中への排泄を促進する．腎機能は正常であるが，尿酸の尿中排泄が不十分な患者に有効である．尿が酸性の場合，尿路で尿酸結石が生じやすいので，水分摂取による尿量の増加や，アルカリ化薬（クエン酸カリウム・クエン酸ナトリウム）投与による尿のアルカリ化などを図る．腎結石症または高度の腎機能障害の患者には禁忌である．

**ベンズブロマロン　benzbromarone**(劇)　　内服：1回 50 mg，1日 1～3回．
- ●警　告　投与開始 6 か月以内に劇症肝炎などの重篤な肝障害が起こることがある．定期的に肝機能検査が必要である．
- ●禁　忌　肝障害，腎結石症または高度の腎機能障害の患者．

ヒポキサンチン　　　　キサンチン　　　　尿酸

キサンチンオキシダーゼ

⇐ 促進

⊣ 阻害

アロプリノール　　　　アロキサンチン

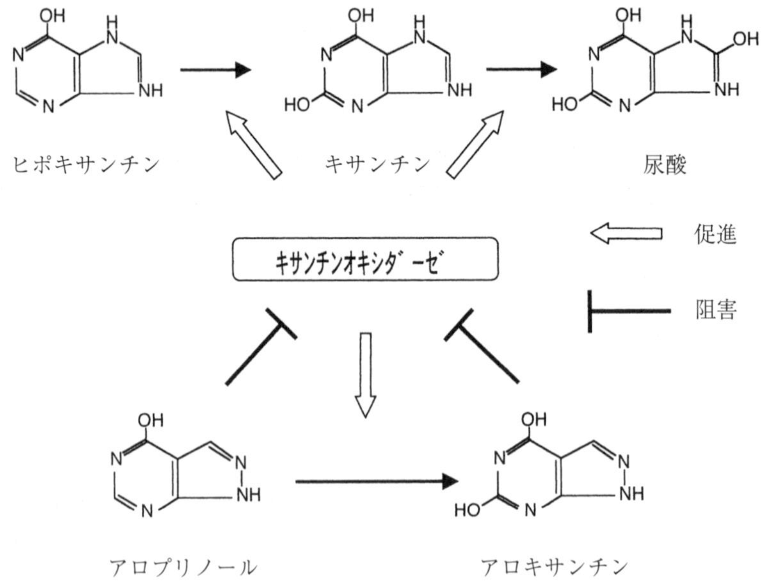

図 15.34　プリン体の代謝経路と尿酸産生阻害薬の作用機構

●副作用　肝障害, 過敏症.

**プロベネシド　probenecid**　　内服：初期量　1日0.5〜2g. 維持量1日1〜2g, 2〜4回分服.

#### b. 尿酸産生阻害薬

**アロプリノール　allopurinol**（劇）　　内服：1日200〜300 mg, 2〜3回分服.

　アロプリノールとその代謝物アロキサンチンは, キサンチンオキシダーゼ阻害作用を示し, ヒポキサンチンとキサンチンからの尿酸産生を阻害する. キサンチンとヒポキサンチンは, 腎尿細管でほとんど再吸収されず尿中へ排泄される. 尿酸産生亢進が主因の高尿酸血症患者に有効.

●相互作用　抗腫瘍薬メルカプトプリンの代謝を阻害するので, 併用時には投与量を減じるなどの処置が必要.

## 15.6 代謝性骨疾患治療薬

### 1. 骨代謝

　骨は主にヒドロキシアパタイト ($Ca_{10}(PO_4)_6(OH)_2$) の結晶で形成され, 生体の支持組織および $Ca^{2+}$ の貯蔵庫としての役割を果たしている. 骨は支持組織としての機能を維持するために, 成長後も分解-再形成を繰り返している. すなわち, 骨が古くなったり損傷を受けたりすると, 破骨細胞が誘導され, 損傷部位を分解・除去（骨吸収）する. 次いで, 骨芽細胞が骨吸収部位を元どおりの形に修復（骨形成）し, 骨量は一定に維持されている. これを骨のリモデリングと呼ぶ.

### 2. $Ca^{2+}$ 代謝

　血液中の $Ca^{2+}$ は, 腎臓の糸球体でろ過された後, 尿細管で99％再吸収されるが, 残りの1％ (100 mg/day) は尿中へ排泄される. この $Ca^{2+}$ の損失を補うために, ヒトは食事から $Ca^{2+}$ を摂取して $Ca^{2+}$ バランスを保持しなければならない. $Ca^{2+}$ の摂取量が持続的に不足すると, 体液中の $Ca^{2+}$ 濃度を一定に保つために, 骨が吸収され, 骨に貯蔵された $Ca^{2+}$ が体液へ補充される.

　加齢や $Ca^{2+}$ 摂取不足により骨代謝や $Ca^{2+}$ 代謝のバランスが崩れ, 骨吸収が骨形成を上回る状態が続くと, 骨粗鬆症 osteoporosis に代表される代謝性骨疾患となる.

### 3. 骨粗鬆症

　骨粗鬆症は「低骨量で骨組織の微細構造が変化し, そのため骨が脆くなり骨折しやすくなった病態」と定義され, 腰椎骨密度が若年成人平均値の70％未満であれば, 骨折や腰背部痛がなくても骨粗鬆症と診断される. 組織学的には骨の量的な減少がみられるが, 石灰化機構には異常はみられず, この点で骨軟化症と区別される.

一般に，加齢に伴う原発性と原因が特定できる続発性に分類される．原発性骨粗鬆症は骨粗鬆症の9割以上を占め，女性では閉経後，男性では60歳くらいから発症頻度が高まることが知られ，それぞれ閉経後骨粗鬆症と老人性骨粗鬆症と呼ばれる．

## 4. 骨軟化症

骨の石灰化障害による疼痛，骨格の変形，骨折など，骨症状を呈する骨疾患である．原因の多くはビタミンDの作用不全で，骨成長期（小児期）に発症した場合には，くる病 richets と呼ばれる．

## 5. 骨粗鬆症・骨代謝改善薬

### a. ビスホスホネート系薬物

ピロリン酸（O-P-O）類似の基本骨格を有する化合物で，骨組織に選択的に取り込まれて長期間残留する．細胞内に取り込まれると，ATP誘導体のAppCCl$_2$pに代謝され，細胞機能に障害を与えることが知られている．破骨細胞は，骨吸収の過程で骨基質とともにビスホスホネート系薬物を取り込み，細胞機能が障害されて骨吸収能を失う．

第一世代のエチドロン酸二ナトリウムは，骨Paget病の治療薬として開発された．第二世代の骨選択性を高めたアレンドロン酸ナトリウムが開発されて，骨粗鬆症への臨床応用が進展し，従来の骨粗鬆症治療薬より優れた骨塩量の増加と骨折予防効果を示すエビデンスが多数得られている．

**エチドロン酸ニナトリウム　etidronate disodium**（劇）　　内服：1日1回，200 mg（食間）2週間投与後，10〜12週間休薬期間をおく．

**アレンドロン酸ナトリウム水和物　alendronate sodium hydrate**（劇）　　内服：1日1回，5 mg 毎朝起床時に水180 mLとともに服用，服用後30分は上体を起こした姿勢を保つ．

**リセドロン酸ナトリウム水和物　sodium risedronate hydrate**（劇）　　内服：1日1回，

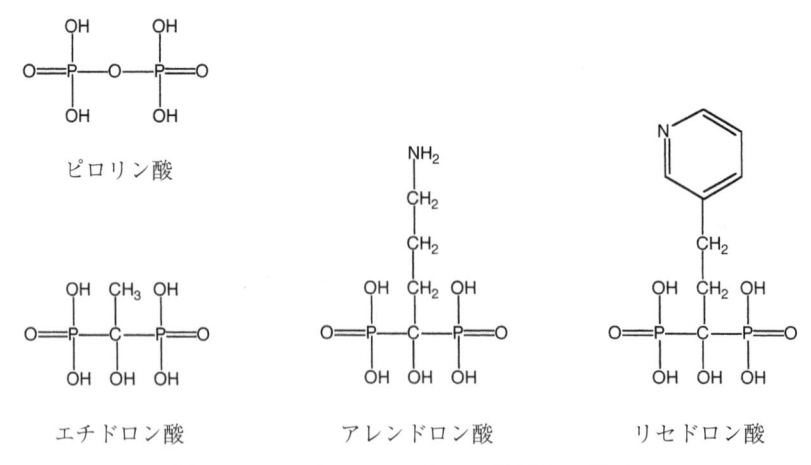

図15.35　ビスホスホネート系薬物の構造

2.5 mg 毎朝起床時に水 180 mL とともに服用，服用後 30 分は上体を起こした姿勢を保つ．
- ●適　応　骨粗鬆症，骨 Paget 病（エチドロン酸二ナトリウムのみ）．
- ●相互作用　2 価の陽イオンとキレートを形成するので，$Ca^{2+}$，Fe，Mg 等の金属を含む経口剤と併用禁忌．
- ●副作用　消化器症状（消化器潰瘍など）．

### b. 活性型ビタミン $D_3$ 製剤

活性型ビタミン $D_3$ は，腸管の $Ca^{2+}$ 吸収と腎尿細管での $Ca^{2+}$ 再吸収を高め，生体の $Ca^{2+}$ バランスを正に保持する．骨組織では，骨芽細胞に受容体の存在が証明されているが，骨代謝における役割については不明な点が多い．ビタミン $D_3$ は，紫外線刺激により皮膚で産生され，腎臓と肝臓で 1 位と 25 位の炭素がそれぞれ水酸化されて活性型となる（図 15.20 を参照）．高齢者ではビタミン $D_3$ の産生能低下が指摘され，活性型ビタミン $D_3$ 製剤が $Ca^{2+}$ 代謝の改善薬として用いられる．

**カルシトリオール　calcitoriol（$1\alpha, 25\text{-}(OH)_2\text{-}D_3$）（劇）**　内服：1 日 0.5 μg 2 回に分服．
**アルファカルシドール　alfacalcidol（$1\alpha(OH)\text{-}D_3$）**　内服：1 日 1 回，0.5〜1 μg．
- ●適　応　骨粗鬆症，骨軟化症（くる病），慢性腎不全．
- ●副作用　高 $Ca^{2+}$ 血症に基づく消化器症状（嘔吐，下痢）や精神神経症状（イライラ感，不眠）がみられる．血清 $Ca^{2+}$ 値が正常域を超えないように調整する．

### c. カルシトニン製剤

カルシトニンは，ヒトでは甲状腺の傍ろ胞細胞（C 細胞）から分泌されるペプチドホルモンで，破骨細胞に働いて骨吸収を抑制する．骨減少の防止効果は弱いが，中枢性の鎮痛作用を有し，骨粗鬆化に伴う疼痛に有効である．臨床では，受容体親和性が高く生物学的半減期が長い魚類（ウナギやサケ）のカルシトニンが用いられる．

**エルカトニン　elcatonin（劇）**　注射：骨粗鬆症における疼痛には，1 回 10 単位，週 2 回筋注，骨粗鬆症には，1 回 20 単位，週 1 回筋注．
**サケカルシトニン　calcitonin salmon（劇）**　注射：1 回 10 単位，週 2 回筋注．
- ●適　応　骨粗鬆症，骨粗鬆症における疼痛．
- ●副作用　顔面紅潮，ショック．

### d. ビタミン K 製剤

ビタミン $K_2$ は γ-カルボキシラーゼの補酵素として働き，骨基質特異的タンパク質のオステオカルシンのグルタミン酸残基（Glu）を，γ-カルボキシルグルタミン酸（Gla）とする．Gla 基は $Ca^{2+}$ との結合に必須な構造であり，ビタミン $K_2$ は骨の石灰化に促進的に作用すると考えられている．骨吸収に対する抑制作用を示す報告もあるが，抗骨粗鬆症作用との関連は不明である．Gla 基は，オステオカルシン以外ではプロトロンビンなどの血液凝固因子においても $Ca^{2+}$ 結合部位として機能している．

**メナテトレノン　menatetrenone**　内服：1 日 45 mg 分 3．

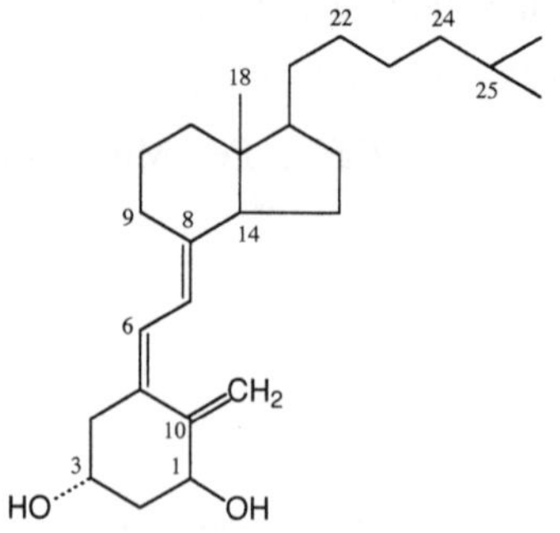

図 15.36　活性型ビタミン $D_3$ とビタミン $K_2$

アルファカルシドール 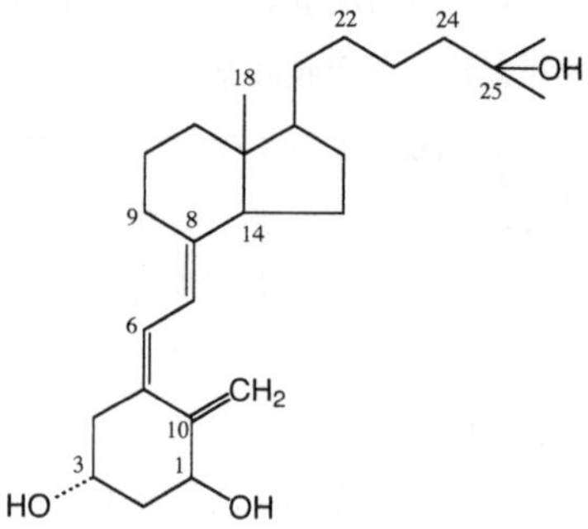　　カルシトリオール 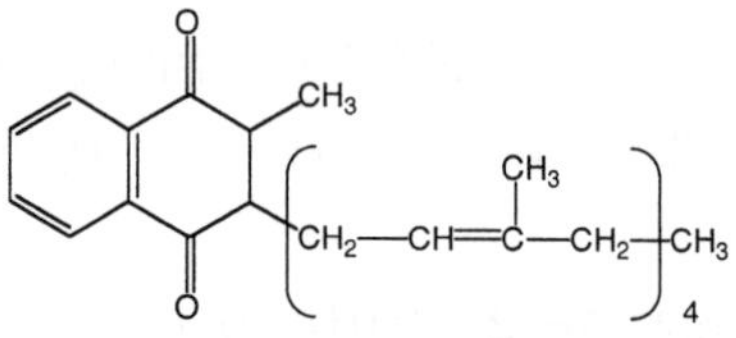　　メナテトレノン

- **適　応**　骨粗鬆症における骨量・疼痛の改善．
- **併用禁忌**　ワルファリンカリウム．
- **副作用**　消化器（胃部不快感，悪心，嘔吐）．

e. **エストロゲン類**

　閉経後骨粗鬆症において，ホルモン補充を目的に用いられる．閉経に伴うエストロゲンの欠乏により，骨組織では IL-1 などの破骨細胞誘導促進性サイトカインの産生が亢進されて，高回転型の骨代謝状態となり，骨量が急激に減少する．したがって，エストロゲン製剤は骨吸収を抑制し，閉経後の骨減少防止効果を発現するが，乳癌や子宮内膜癌のリスクや性器不正出血などの副作用が指摘され，わが国では普及していない．

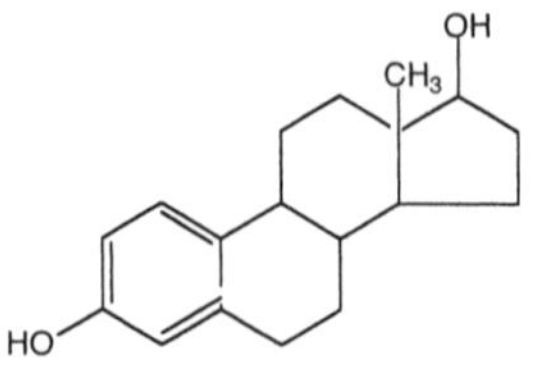

エストラジオール 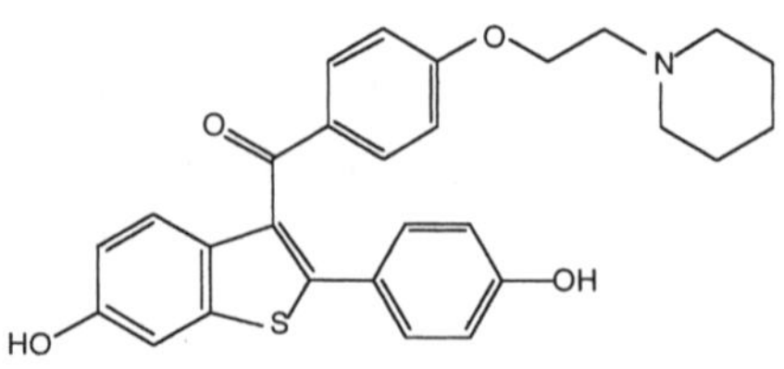　　ラロキシフェン

図 15.37　エストロゲンと選択的エストロゲン受容体モジュレーターの構造

**エストリオール　estriol**　　　内服：1回 0.1〜1 mg，1日 1〜2 回．
- ●**適　応**　更年期に伴う各種症状．
- ●**注　意**　服用中は乳房検診や婦人科検診を実施．
- ●**副作用**　血栓症，不正出血，乳房緊密感．

子宮内膜癌のリスク軽減を目的に黄体ホルモン（プロゲステロン）が併用される．

**塩酸ラロキシフェン　raloxifene hydrochloride**　　　内服：1回 50 mg．

組織選択性を示すエストロゲンで，乳腺および子宮に対してはエストロゲン拮抗作用を示すが，骨代謝や心・血管系に対してはエストロゲン作用を現す．SERM（選択的エストロゲン受容体モジュレーター）と呼ばれる．欧米の臨床試験では，閉経女性の骨量減少の防止や骨折率の改善を示すエビデンスが示され，生殖器に対する発癌リスクの低い新しい閉経後骨粗鬆症治療薬として期待されている．

**f.　イプリフラボン　ipriflavone**　　　内服：1回 200 mg，1日 3 回

*In vitro* で，破骨細胞の形成と骨吸収抑制効果が確認されているが，詳細な作用機構は不明である．消化性潰瘍などの副作用が多く，高齢者への長期投与には不適である．

# Chapter 16 病原微生物に作用する薬物

## 到達目標

- 抗菌薬を作用点に基づいて分類できる．
- 代表的な抗菌薬の基本構造を示すことができる．
- 代表的な抗菌薬の抗菌スペクトルと，有効な感染症を列挙し，使用上の注意について説明できる．
- 代表的な抗結核薬をあげ，作用機序を説明できる．
- 代表的な抗真菌薬をあげ，作用機序および臨床応用を説明できる．
- 代表的な抗ウイルス薬をあげ，作用機序および臨床応用を説明できる．
- 代表的な化学療法薬の主な副作用をあげ，その症状を説明できる．

　感染症の原因となる病原微生物を殺滅するか，またはその増殖を阻止する薬物を使って治療することを化学療法という．化学療法薬には，対象となる病原微生物の種類によって，抗細菌薬，抗真菌薬，抗ウイルス薬，抗寄生虫薬などがある．宿主に対して影響を与えることなく，特異的に病原微生物に対して毒性を示すことを選択毒性といい，化学療法薬は，選択毒性に優れていることが基本的条件である．この選択毒性の概念は，感染症治療だけでなく，悪性腫瘍の薬物治療にもあてはまる．本章では，感染症治療に用いられる化学療法薬について解説し，さらに，抗病原微生物作用を有する薬物として，局所的に適用される消毒薬についても併せて解説する．

## 16.1 抗細菌薬

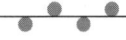

### 16.1.1 抗菌作用と抗菌スペクトル

　抗菌作用には，細菌を殺滅する殺菌作用と，その発育・増殖を抑制する静菌作用がある．一般的に，細菌の細胞壁や細胞膜に作用する薬物の多くは殺菌的であり，また，タンパク質合成に作用するものは静菌的なものが多い．これは絶対的なものではなく，薬物の濃度や対象となる細菌の種類によっても異なる（表16.1）．

表 16.1 殺菌作用あるいは静菌作用をもつ主な抗細菌薬

| 殺菌的（溶菌） | 静菌的（増殖抑制） |
|---|---|
| β-ラクタム系，キノロン系<br>リファンピシン，アミノグリコシド系 | マクロライド系，テトラサイクリン系<br>クロラムフェニコール，クリンダマイシン |

表 16.2 代表的な抗細菌薬の抗菌スペクトル

| 分類 | 菌種 | | 細胞壁合成阻害 | | | | | | | | | タンパク合成阻害 | | | | 核酸合成阻害 |
|---|---|---|---|---|---|---|---|---|---|---|---|---|---|---|---|---|
| | | | β-ラクタム系 | | | | | | | グリコペプチド | | ホスホマイシン | アミノグリコシド系 | マクロライド系 | リンコマイシン系 | テトラサイクリン系 | ニューキノロン系 |
| | | | ペニシリン系 | | セフェム系 | | | カルバペネム系 | ペネム系 | バンコマイシン | テイコプラニン | | | | | | |
| | | | 狭域 | 広域 | 第一世代 | 第二世代 | 第三世代 | 第四世代 | | | | | | | | | | |
| グラム陽性球菌 | ブドウ球菌属 | 黄色ブドウ球菌 | ● | ● | ● | ● | ▲ | ● | ● | ● | ● | ● | ● | ● | ● | ● | ● |
| | | MRSA | | | | | | | | | ● | ● | | ▲ | | | | |
| | 連鎖球菌属 | 化膿連鎖球菌 | | | | | | | | | | | | | | | | |
| | | 溶血性連鎖球菌 | ● | ● | ● | ● | ● | ● | ● | ● | ● | ● | | | ● | ● | ● |
| | | 肺炎連鎖球菌 | | | | | | | | | | | | | | | | |
| | 腸球菌 | | | ● | | | ▲ | ● | ● | | | | | | | | ● |
| | ペプトコッカス属 | | | | | ● | | ● | | | | | | | ● | | |
| | ペプトストレプトコッカス属 | | | | | ▲ | ● | ● | | | | | | ▲ | ● | | ▲ |
| グラム陽性桿菌 | クロストリジウム属 | デフィシル | | | | | | | | ● | | | | | | | |
| | 炭疽菌 | | | | | | | | | | | | | | | | ▲ | ▲ |
| グラム陰性球菌 | 淋菌 | | ● | ● | ▲ | ▲ | ▲ | | | | | | ▲ | ▲ | | | ● | ● |
| | 髄膜炎菌 | | ● | ▲ | | | | | | | | | | ▲ | | | | |
| グラム陰性桿菌 | 大腸菌 | | | | ● | ● | ● | ● | ● | ● | | | ● | ● | | | ● | ● |
| | クレブシエラ属 | 肺炎桿菌 | | | ● | ● | ● | ● | ● | ● | | | ● | | | | ● | ● |
| | インフルエンザ菌 | | | | ● | ▲ | ● | ● | | | | | ● | ▲ | | | ● | ● |
| | シュードモナス属 | 緑膿菌 | | | | ● | ▲ | ● | ● | | | | ● | ● | | | ▲ | ● |
| | セラチア属 | | | | | | ● | ● | ● | ● | | | ● | | | | | ● |
| | マイコプラズマ | | | | | | | | | | | | | | ● | ● | ● | ▲ |
| | リケッチア | | | | | | | | | | | | | | | | ● | ▲ |
| | クラミジア | | | | | | | | | | | | | | ● | | ● | ▲ |

●；有効    ▲；一部の抗細菌薬が有効    無印；無効，あるいは適応のないもの

最小阻止濃度 minimum inhibitory concentration（MIC：菌の増殖が見られない最小濃度）は，抗菌力の強さを定量的に示す指標として用いられる．ある抗細菌薬が有効な病原微生物の範囲（MIC に基づく）を，その薬物の抗菌スペクトルという（表 16.2）．抗菌スペクトルの範囲が広いものを"広域性"，狭いものを"狭域性"という．

## 16.1.2　postantibiotic effect（PAE）

抗菌薬を細菌に一定時間作用させた後に除去しても，細菌の再増殖が一定時間抑制される現象を PAE という．グラム陽性菌に対する PAE は，ほとんどの抗菌薬に存在するが，グラム陰性菌に対する PAE は，アミノグリコシド系薬，テトラサイクリン系薬，マクロライド系薬などのタンパク質合成阻害薬や，キノロン系薬などの核酸合成阻害薬にみられる．その作用機序から，タンパク質合成阻害薬でみられる PAE は，増殖に関連するタンパク質が合成されるまでの時間と考えられている．したがって，MIC 以上の血中濃度持続時間と PAE を加えた時間が，抗菌薬の投与間隔の目安となる．

## 16.1.3　抗細菌薬の種類

抗細菌薬は，その作用機序によって（1）細胞壁合成阻害薬，（2）タンパク質合成阻害薬，（3）

**表 16.3　作用機序による抗細菌薬の分類**

| 作用機序 | 抗細菌薬 |
| --- | --- |
| 細胞壁合成阻害 | $\beta$-ラクタム系，グリコペプチド系，ホスホマイシン |
| タンパク質合成阻害 | アミノグリコシド系，テトラサイクリン系，マクロライド系，クロラムフェニコール |
| 葉酸合成阻害 | サルファ剤，トリメトプリム |
| 核酸合成阻害 | キノロン系，リファンピシン |
| 細胞膜障害 | ポリミキシン |

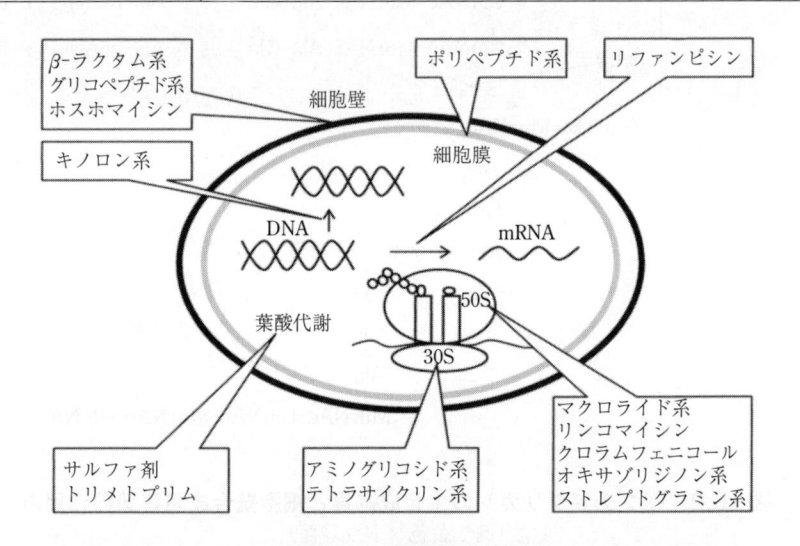

**図 16.1　抗菌薬の作用点**

補酵素（葉酸）合成阻害薬，(4) 核酸合成阻害薬，(5) 細胞膜障害薬の五つに大別することができる（表16.3）．代表的な抗細菌薬の作用点を図16.1に示す．

## 16.1.4 細胞壁（ペプチドグリカン）合成阻害薬

　細菌の多くは細胞壁をもち，細菌の形態を保っている．細胞壁をもたないマイコプラズマの形態は不定形である．グラム陽性菌とグラム陰性菌では，細胞壁の構造に違いがある．グラム陽性菌の細胞壁は，ペプチドグリカンの厚い多層構造からなるのに対し，グラム陰性菌のペプチドグリカンは薄く，多糖体やタイコ酸が存在する．さらにグラム陰性菌には，リポ多糖体（LPS）からなる外膜が存在する．この外膜には，ポーリンという小孔があり，薬物の透過性を規定している．

　ペプチドグリカンの合成過程は，細胞質内では，$N$-アセチルグルコサミン（GluNAc）からウリジン2-リン酸（UDP-GluNAc），次いでホスホエノールピルビン酸が取り込まれてUDP-$N$-アセチルムラミン酸（UDP-MurNAc）が合成され，このカルボキシル基にL-アラニン，D-グルタミン酸などが順次付加し，UDP-GluNAc-ペンタペプチドが合成される．これに続き細胞膜では，ペンタペプチドが細胞膜の脂質（$C_{55}$ ソプレノール）1-リン酸と結合して脂質−Ⓟ−Ⓟ−MurNAc−ペンタペプチドをつくり，ペンタペプチドの糖部分にGluNAcが結合し，ペプチドグリカンの1構成単位をつくる．1単位のペプチドグリカンは，細胞膜を通過し，グリコシド結合

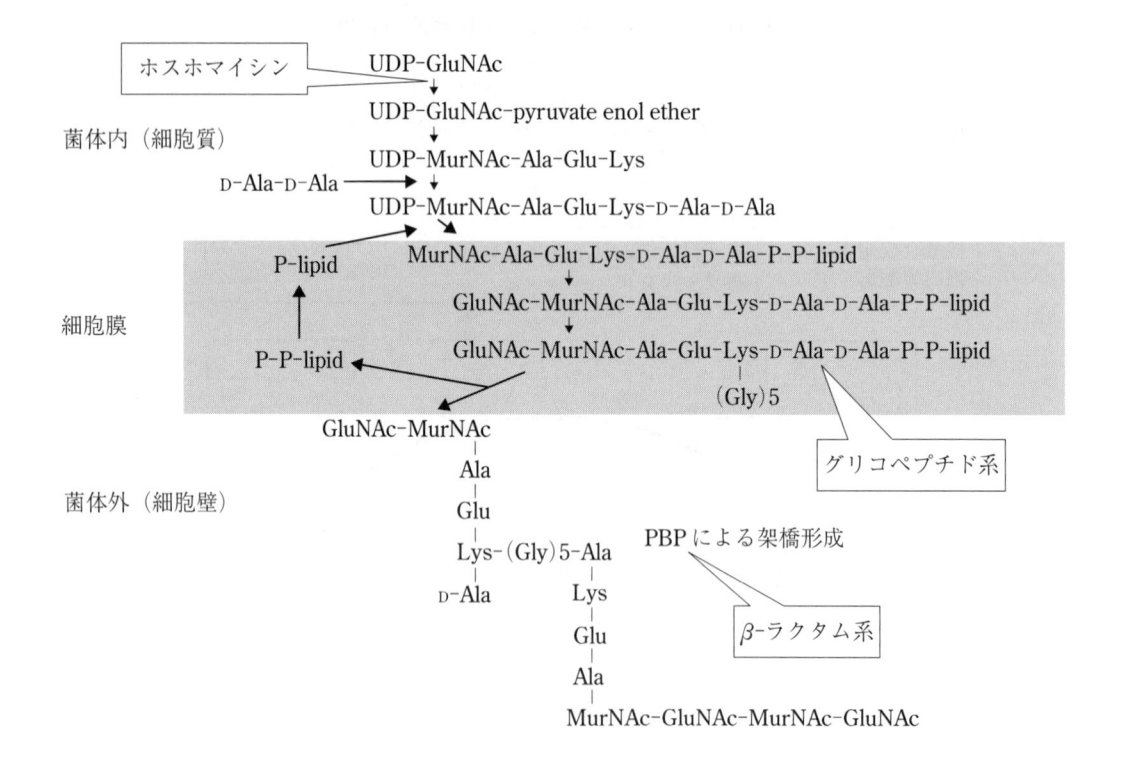

**図16.2　ペプチドグリカンの生合成過程と細胞壁合成阻害薬の作用点**
（例：黄色ブドウ球菌）

第 16 章　病原微生物に作用する薬物

表 16.4　細胞壁合成阻害薬の作用点

| 作用点 | 作用機序 | 主要抗細菌薬 |
| --- | --- | --- |
| 細胞壁での阻害 | ペプチドグリカン・ペプチド転移酵素およびD-Ala カルボキシペプチダーゼの競合阻害 | β-ラクタム系 |
| 細胞膜での阻害 | 直鎖状ペプチドグリカン末端の D-Ala-D-Alaと結合し，グリコシル転位反応を阻害 | グリコペプチド系 |
| 細胞質内での阻害 | UDP-GluNAc-エノールピルビン酸転移酵素を阻害 | ホスホマイシン |

　して直鎖状のペプチドグリカンを細胞質膜外に生成する．最終段階の細胞壁では，隣接する直鎖状ペプチドグリカンのペンタペプチドの間で，ペプチドグリカン・ペプチド転移酵素により架橋結合し，ペプチドグリカンの網目構造が形成される．このペプチドグリカン架橋反応を行う酵素群は，β-ラクタム系抗細菌薬と特異的に結合することから，ペニシリン結合タンパク質 penicillin binding protein（PBP）と呼ばれている（図 16.2）．

　ペプチドグリカンは，細菌特有のものであり，ペプチドグリカン合成阻害薬の選択毒性は高く，その作用は殺菌的である．細胞壁合成阻害薬の作用点として，菌体外（細胞壁），細菌細胞膜，菌体内（細胞質）の 3 段階があげられ，各段階に作用する抗細菌薬がある（表 16.4）．

### 1.　β-ラクタム系抗細菌薬

　β-ラクタム系抗細菌薬は，その基本構造に β-ラクタム環をもち，隣接する環が 5 員環ならばペニシリン系であり，この 5 員環に二重結合がなければペナム penam 系，二重結合があればペネム penem 系である．また，β-ラクタム環に隣接する環が 6 員環ならばセフェム cephem 系である．さらに，隣接環の S の代わりに O が入るとオキサ oxa，C が入るとカルバ carba という接頭語を付ける．β-ラクタム環のみの場合はモノバクタム monobactam 系である．

　β-ラクタム系抗細菌薬は，直鎖状ペプチドグリカンのペプチド末端である D-Ala-D-Ala と立体構造が類似しているため，ペプチドグリカン・ペプチド転移酵素および D-Ala カルボキシペプチダーゼを競合阻害し，架橋形成を阻害する．β-ラクタム系抗細菌薬の選択毒性は高く，その作用は殺菌的である．

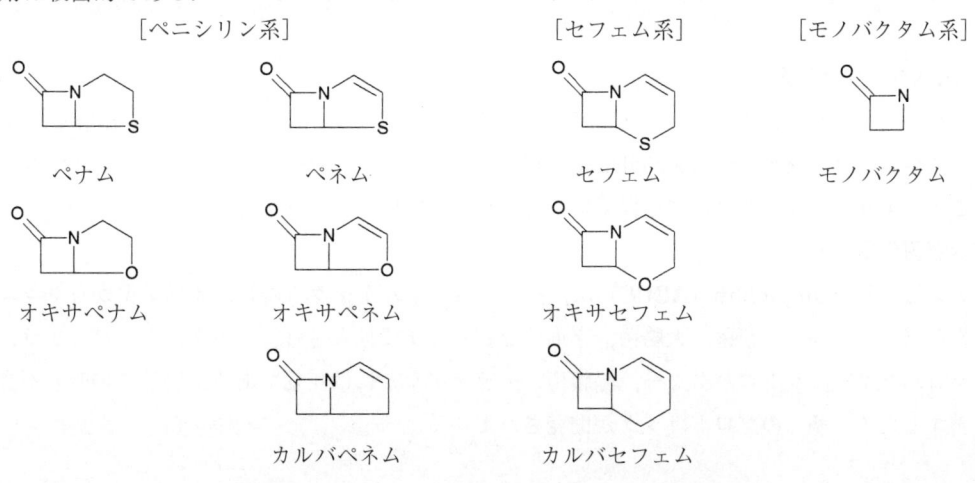

［ペニシリン系］　　　　　　　　　　　　　　　　［セフェム系］　　　　　［モノバクタム系］

ペナム　　　　　　　ペネム　　　　　　　セフェム　　　　　　モノバクタム

オキサペナム　　　　オキサペネム　　　　オキサセフェム

　　　　　　　　　　カルバペネム　　　　カルバセフェム

表16.5 抗菌スペクトルによるペニシリン系抗細菌薬の分類

| グループ | 代表的なペニシリン系抗細菌薬 |
|---|---|
| 狭域ペニシリン（グラム陽性球菌用） <br> 　天然型ペニシリン <br> 　酸耐性ペニシリン | ベンジルペニシリン <br> ベンジルペニシリンベンザチン，フェネチシリン |
| 広域ペニシリン <br> 　緑膿菌に無効 <br> 　緑膿菌に有効 | アンピシリン，アモキシシリン <br> スルベニシリン，ピペラシリン |

## 2. ペニシリン系抗細菌薬

ペニシリン系抗細菌薬は，その抗菌スペクトルから狭域および広域ペニシリン系抗細菌薬などのグループに分類される（表16.5）．

### a. 天然型ペニシリン系（狭域性）

**ベンジルペニシリンカリウム benzylpenicillin potassium（PCG）**　グラム陽性球菌（ブドウ球菌，連鎖球菌，肺炎球菌），グラム陰性球菌（淋菌，髄膜炎菌），スピロヘータに抗菌スペクトルを有するが，グラム陰性桿菌には無効である．ペニシリナーゼ（PCase）で不活性化される．

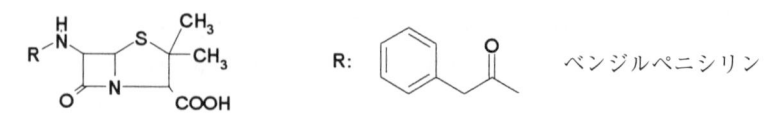

6-アミノペニシラン酸　　　　R:　　ベンジルペニシリン

ベンジルペニシリン benzylpenicillin は，胃酸で分解するため内服できないが，ベンジルペニシリンベンザチン benzylpenicillin benzathine（DEBCPCG）やフェネチシリンカリウム phenethicillin potassium（PEPC）などは，胃酸に安定で経口投与が可能である．

### b. 広域ペニシリン系

天然型ペニシリン系薬は，グラム陰性桿菌に無効であるが，ペニシリンの基本骨格である 6-アミノペニシラン酸 6-aminopenicillanic acid（6-APA）の 6 位のベンジルアミド基を化学修飾することにより，一部のグラム陰性桿菌にも有効な広域抗菌スペクトルを示す．

**抗緑膿菌作用（−）：**

アンピシリン ampicillin（ABPC）は，抗菌スペクトルがグラム陽性，陰性球菌からグラム陰性桿菌（インフルエンザ菌，大腸菌，赤痢菌など）にまで拡大されているが，クレブシエラ，エンテロバクター，シトロバクター，緑膿菌，セラチアなどには無効である．腸管での吸収不良を改善するため，多くのプロドラッグが開発されている．

アモキシシリン amoxicillin（**AMPC**）は，ABPC より高い吸収性を示し，ヘリコバクター・ピロリ除菌療法では，クラリスロマイシンとランソプラゾールとの3剤併用に用いられる．

**塩酸タランピシリン talampicillin hydrochloride（TAPC）**および**塩酸バカンピシリン bacampicillin hydrochloride（BAPC）**は，ABPC をエステル型にして脂溶性を高め，吸収性の増大を狙ったエステル化プロドラッグである．吸収後速やかに腸管壁細胞内の非特異的エステラーゼで加水分解され，本来の抗細菌薬となるので，高い血中濃度が得られる．

抗緑膿菌作用（＋）：

**スルベニシリンナトリウム sulbenicillin sodium（SBPC）**および**ピペラシリンナトリウム piperacillin sodium（PIPC）**は，広域性薬よりさらにグラム陰性桿菌に対する抗菌スペクトルが拡大し，緑膿菌，エンテロバクターなどにも有効である．PIPC は，さらにセラチアにも有効で，ペニシリン系薬のなかで最も抗菌スペクトルが広いが，緑膿菌に対する抗菌力はアミノグリコシド系薬より弱い．緑膿菌の耐性化，および抗緑膿菌活性を有するセフェム系薬やカルバペネム系薬の登場により，ペニシリン系抗緑膿菌薬の使用頻度は低下している．

- **適　応**　ペニシリン系薬感受性菌による次の感染症に用いる．

　　ペニシリンG：敗血症，細菌性心内膜炎，乳腺炎，扁桃炎，気管支炎，肺炎，淋疾，髄膜炎，ジフテリア，中耳炎，放線菌症など．

　　アンピシリン：敗血症，細菌性心内膜炎，乳腺炎，扁桃炎，腹膜炎，細菌性赤痢，膀胱炎，淋疾，髄膜炎，中耳炎，創傷，熱傷および手術後の二次感染，放線菌症，梅毒など．

　　ピペラシリン：敗血症，気管支炎，肺炎，肺化膿症，胆管，胆嚢炎，腎盂腎炎，膀胱炎，化膿性髄膜炎，子宮付属器炎，子宮内感染など．

- **副作用**　過敏（アレルギー）反応，皮膚発疹，じん麻疹，発熱，顆粒球減少症，血小板減少症，腎障害，胃腸障害（悪心，下痢，食欲不振），肝毒性，腸内細菌叢の変動と関連したビタミンK，B欠乏症，偽膜性大腸炎，製剤中のNaやKの過剰負荷に伴う電解質異常，まれに重篤な皮膚症状としてStevens-Johnson症候群と中毒性皮膚壊死症候群などがある．

## 3. β-ラクタマーゼ阻害薬

ペニシリン系薬は，PCase の作用を受けるので，β-ラクタマーゼ阻害薬との合剤が開発されている．β-ラクタマーゼ阻害薬の**クラブラン酸 clavulanic acid（CVA）**と**スルバクタムナトリウム sulbactam sodium（SBT）**は，それ自身の抗菌活性は極めて弱いが，酵素の活性中心（セリンの OH 基）と極めて安定なエステル結合をして，酵素の不活性化を起こす．そのため，これらを β-ラクタマーゼで不活性化される抗細菌薬と併用すると，単独使用時よりも抗菌力や抗菌スペクトルが増強・拡大され，耐性菌にも抗菌活性を示すようになる．合剤には，CVA とアモキシシリンの1：2の合剤，CVA とチカルシリンの1：15の合剤，SBT とセフォペラゾンの1：1の合剤，SBT とアンピシリンの1：2の合剤，トシル酸スルタミシリン sultamicillin tosilate（SBTPC）がある．SBTPC は，SBT とアンピシリンをエステル結合したもので，脂溶性が高く，腸から吸収後に体内のエステラーゼで分解され，SBT と ABPC を遊離する．

## TOPICS

### メチシリン耐性黄色ブドウ球菌 methicillin-resistant *Staphylococcus aureus*（MRSA）

MRSAは，ペニシリンG，アンピシリン，メチシリン，第二・第三世代セフェム薬，アミノグリコシド系やマクロライド系抗細菌薬などに耐性を示すため，易感染性宿主（高齢者，手術直後の患者など）の難治性感染症の起炎菌（院内感染菌）として警戒されている．肺炎や腸炎，敗血症などを起こして死亡する例もある．MRSAの耐性機構は，耐性菌に$\beta$-ラクタム薬に極めて親和性の低いPBP-2'（ムレイン架橋酵素であるペニシリン結合タンパク質の一種：MRSAだけに存在する外来性の *mecA* 遺伝子で作られる）が誘発されるため，$\beta$-ラクタム薬で黄色ブドウ球菌のPBP-1～4が失活しても，PBP-2'単独で細胞壁を合成できる．第三世代セフェム薬は，PBP-2'の誘導性が高いといわれるので，MRSA感染症が広がらないようにPBP-2'の誘導性の低い抗菌薬を初期に用いるとともに，MRSA感染予防のための院内感染対策も重要である．

MRSAの除菌にはもっぱらバンコマイシン，テイコプラニン（または硫酸アルベカシン（SBT/ABPC）と併用のことあり）が用いられる．最近，バンコマイシン耐性黄色ブドウ球菌やバンコマイシン耐性腸球菌の出現が問題となっている．バンコマイシン耐性腸球菌に対してはオキサゾリジノン系やストレプトグラミン系抗細菌薬が適用される．

ムピロシンカルシウム水和物 mupirocin calcium hydrate（MUP）は，イソロイシル-tRNA合成酵素とイソロイシンのAMP複合体の生成を阻害し，細菌のリボソームにおけるペプチド合成（タンパク質合成）を阻害することにより抗菌作用を示す．鼻腔内のMRSAの除菌に用いられる．鼻腔粘膜からは極めて吸収されにくく，副作用も軽度の局所反応程度と少ない．

## 4. セフェム系抗細菌薬

セフェム系抗細菌薬は，選択毒性が高いことや，PCaseに安定で耐性ブドウ球菌やグラム陰性桿菌にも有効であることなどから汎用されている．これまでに抗菌力の増強，抗菌スペクトルの拡大，セファロスポリナーゼ（CSase）に対する安定性，吸収，持続性の改善に向けて，第一，第二，第三，第四世代セフェム系抗細菌薬が開発されている．

7-アミノセファロスポラン酸

$R_2$: $-H$　セファレキシン

### a. 第一世代セフェム系

広域性ペニシリン系抗細菌薬とほぼ同様の抗菌スペクトルで，グラム陽性球菌（ブドウ球菌，

連鎖球菌，肺炎球菌）と強毒性グラム陰性桿菌（大腸菌，肺炎桿菌など）に有効であるが，インフルエンザ菌には弱く，弱毒性グラム陰性桿菌（エンテロバクター，セラチア，緑膿菌）には無効である．ブドウ球菌のPCaseでは分解されないが，グラム陰性桿菌の$\beta$-ラクタマーゼ（セファロスポリナーゼ；CSase）で分解される．若年，壮年の急性感染症や術後感染症（グラム陽性菌，特にペニシリン耐性ブドウ球菌，一部のグラム陰性桿菌）に用いられる．薬物アレルギーは，ペニシリン系薬より少ない．

注射剤：セファロチンナトリウム cephalothin sodium（CET），セファゾリンナトリウム cefazolin sodium（CEZ）など．

経口剤：セファレキシン cephalexin（CEX），セファクロル cefaclor（CCL）など．

### b. 第二世代セフェム系

$\beta$-ラクタマーゼに安定であり（第一世代耐性菌に有効），抗菌力は第一世代より強くなる．抗菌スペクトルは，第一世代の有効菌のほかに，インフルエンザ菌，エンテロバクター，シトロバクターにも拡大したが，緑膿菌には無効である．第二世代のうち，腸管での吸収が悪いものは注射で用いられるが，エステル化により吸収されやすくなったプロドラッグは経口投与可能である．

注射剤：**塩酸セフォチアム** cefotiam hydrochloride（CTM），セフメタゾールナトリウム cefmetazole sodium（CMZ）など．

経口剤：セフォチアムヘキセチル cefotiam hexetil hydrochloride（CTM-HE），セフロキシムアキセチル cefuroxime axetil（CXM-AX）など．

### c. 第三世代セフェム系

$\beta$-ラクタマーゼに対する安定性はさらに増大し，第二世代よりグラム陰性桿菌に対する抗菌力は増し，スペクトルは，さらに緑膿菌，セラチア，バクテロイデスなど大部分のグラム陰性桿菌にも拡大したが，反面グラム陽性菌には明らかに弱いため，これらの感染症には適用されない．重症感染症や日和見感染症の治療に欠くことのできない薬剤である．

注射剤：セフォペラゾンナトリウム cefoperazone sodium（CPZ），セフピラミドナトリウム cefpiramide sodium（CPM），セフォタキシムナトリウム cefotaxime sodium（CTX），セフチゾキシムナトリウム ceftizoxime sodium（CZX），**塩酸セフメノキシム** cefmenoxime hydrochloride（CMX），セフタジジム ceftazidime（CAZ），セフォテタン cefotetan（CTT），セフブペラゾンナトリウム cefbuperazone sodium（CBPZ），ラタモキセフナトリウム latamoxef sodium（LMOX），フロモキセフナトリウム flomoxef sodium（FMOX）など．

経口剤：セフィキシム cefixime（CFIX），セフテラムピボキシル cefteram pivoxil（CFTM-PI）など．

### d. 第四世代セフェム系

$\beta$-ラクタマーゼに安定で，第三世代の抗菌力を有し，緑膿菌にも有効で，かつ黄色ブドウ球菌（グラム陽性菌）に対する抗菌力を，第一・第二世代に匹敵するまでに高めたもので，**硫酸セ**

フピロム cefpirome sulfate（CPR），塩酸セフェピム cefepime dihydrochloride（CFPM），硫酸セフォセリス cefoselis sulfate（CFSL）がある．易感染性宿主 compromised host の難治・重症院内感染症の治療に用いられる．

- ●**適 応** 感染組織への移行性がよく，薬剤感受性菌による以下の感染症に用いる（薬剤により適応は異なる）．敗血症，細菌性心内膜炎，浅在性化膿性疾患（創傷・術後創傷感染症，火傷など），上気道感染症（咽・喉頭炎，扁桃炎），深在性化膿性疾患（リンパ管炎，骨髄炎など），呼吸器感染症（急性・慢性気管支炎，肺炎など），胸膜炎，肝・胆道感染症（肝膿瘍，胆嚢炎など），腹膜炎，尿路感染症（膀胱炎など），婦人科感染症（子宮内感染など），耳鼻科感染症（中耳炎など），眼科感染症（角膜潰瘍など），口腔外科感染症（歯周囲組織炎など），髄膜炎など．

    尿中排泄型（多くのセフェム系薬）は膀胱炎や腎盂腎炎などの尿路感染症に，胆汁排泄型（CPZ，CTT，CPM，CBPZ など）は胆管炎や胆嚢炎などの胆道感染症に，髄液移行型（CTX，CZX，LMOX など）は髄膜炎に，それぞれ有効である．

- ●**副作用** 過敏反応（アナフィラキシーショック，薬剤性発熱，薬疹，顆粒球減少，貧血など）で，その発生頻度はペニシリン系より低い．腎毒性は，第一世代のセファロリジン（CER），CET，CEZ などの大量連用投与時に問題となり，またフロセミドなどのループ利尿薬との併用により増大する恐れがある．セフェム系は，近位尿細管からの分泌能が高いので，ペニシリン系より発生頻度は高い．しかし，近年のセフェム系の腎毒性は弱くなっている．第二・三世代で胆汁内移行型のものは，消化器症状，腸内細菌叢変化による菌交代症，ビタミン K 産生抑制による出血傾向を示すことがある．

- ●**相互作用** 3 位側鎖に $N$-メチルチオテトラゾール基を有する CMD，CPZ，LMOX，CTT，CMZ，CMNX，CBPZ などは，胆汁中に排泄され，細菌により代謝を受けてテトラゾールチオールを生じる．これは肝アセトアルデヒド脱水素酵素を阻害するので，アンタビュース（嫌酒薬）様作用（悪心，嘔吐，めまい，頻脈など）を示すことがある．服薬中はアルコールの飲用を避ける．

### e. カルバペネム系

**イミペネム imipenem（IPM）** 細胞外膜透過性に優れ，それ自身 $\beta$-ラクタマーゼ阻害作用をもつ．抗菌力は，グラム陽性球菌（ブドウ球菌，連鎖球菌，肺炎球菌など），グラム陰性桿菌（インフルエンザ菌，肺炎桿菌，大腸菌，緑膿菌，エンテロバクター，セラチア，シトロバクター，プロテウスなど），嫌気性菌（バクテロイデスなど）にも及び，抗菌スペクトルは広い．$\beta$-ラクタム系薬やアミノグリコシド系薬と交叉耐性を示さないので，各種の耐性菌にも有効である．生体内では，腎尿細管上皮に存在するデヒドロペプチダーゼⅠにより代謝を受け，その分解物が腎毒性を示すので，この酵素の阻害薬である**シラスタチンナトリウム cilastatin sodium（CS）**と 1：1 の合剤として臨床使用されている．

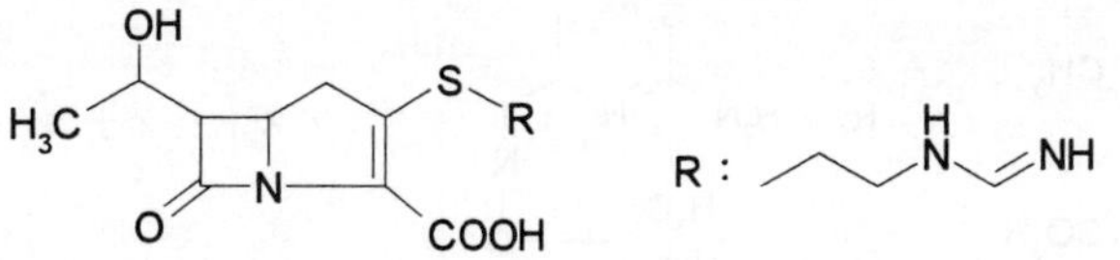

イミペネム

- **適 応** 敗血症，呼吸器感染症，腎・尿路感染症，肝・胆道感染症など多くの感染症に有効である．特に，緑膿菌に対する抗菌力が強いため，起炎菌不明の重症感染症や白血病など基礎疾患が重篤な症例の感染症に対しては，第一選択薬として単剤（monotherapy）で使用する．
- **副作用** 発疹，悪心，下痢などが時にみられる程度であるが，高齢者，腎機能低下者，中枢神経障害者では，痙れんなど中枢神経症状が現れるので注意を要する．他のβ-ラクタム系薬と同様，ショックが最も問題となる．腎排泄型の薬剤であるので，腎機能低下症例に使用する場合は減量が必要である．バルプロ酸ナトリウムの血中濃度を低下させ，痙れん発作を誘発する可能性があるので，併用禁忌である．

**パニペネム panipenem（PAPM）** グラム陽性菌，緑膿菌を含むグラム陰性菌，嫌気性菌などに幅広い抗菌スペクトルを有する．臨床的位置付けはIPMと同じである．腎毒性を軽減するために，腎皮質への薬剤取り込みを抑制する**ベタミプロン betamipron（BP）**をPAPMと1：1の割合で配合したものが，臨床使用されている．

**メロペネム三水和物 meropenem trihydrate（MEPM）** 前2者と同様の幅広い抗菌スペクトルを有する．抗菌力を前2者と比較すると，グラム陽性菌に対しては同様で，グラム陰性菌（特に，インフルエンザ菌，緑膿菌）に対しては優れ，腸球菌に対しては劣る．腎毒性と中枢神経毒性（痙れん誘発作用など）が軽減され，またデヒドロペプチダーゼⅠにも安定なため，単剤で使用される．

- **副作用** 発疹，下痢・軟便，GOT・GPT上昇などである．

**ファロペネムナトリウム faropenem sodium（FRPM）** グラム陽性菌（ブドウ球菌，連鎖球菌，肺炎球菌など），グラム陰性菌（インフルエンザ菌など，緑膿菌は除く）および嫌気性菌（バクテロイデス属など）に対して強い抗菌活性を有する．PC耐性肺炎球菌，OFLX耐性ブドウ球菌にも抗菌力を有する．

- **副作用** 下痢・軟便，腹痛，発疹など．

f. モノバクタム系

**アズトレオナム aztreonam（AZT）** β-ラクタマーゼに極めて安定である．抗菌作用は殺菌的で，グラム陰性菌（イミペネムとほぼ同様の抗菌スペクトル）にのみ有効であり，グラム陽性球菌，嫌気性菌には無効である．

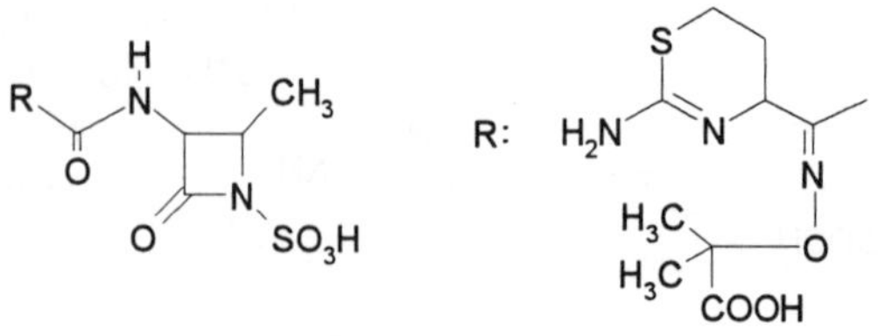

3-アミノモノバクタム酸　　　アズトレオナム

- ●**適　応**　グラム陰性桿菌による敗血症，インフルエンザ菌や緑膿菌による慢性気道感染症，グラム陰性桿菌による腎・尿路系感染症などに用いられる．抗菌力がグラム陰性菌にのみ有効であるので，起炎菌不明の症例に単独で第一選択薬として使用すべきでない．主に腎排泄型の薬物であるので，腎機能の低下例では減量が必要である．
- ●**副作用**　発疹や下痢などであるが，発現頻度は低い．使用中に軽度の肝機能障害（GOT・GPT上昇）が現れることがある．

**カルモナムナトリウム　carumonam sodium（CRMN）**　抗菌スペクトルや副作用はAZTとほぼ同様で，グラム陰性菌による敗血症，慢性気管支炎，胆道感染症，尿路感染症などに適応がある．

## 5. その他の細胞壁合成阻害薬

$\beta$-ラクタム系と異なった作用機序で細胞壁合成を阻害するものに，グリコペプチド系抗細菌薬とホスホマイシンがある．

### a. グリコペプチド系

細菌の細胞壁前駆体である直鎖状ペプチドグリカン末端のD-Ala-D-Alaと結合することにより，ペプチドグリカンの架橋形成を阻害して，殺菌的な抗菌作用を示す．$\beta$-ラクタム系とは作用点が異なるためMRSAに対して抗菌力を示す．

**塩酸バンコマイシン　vancomycin hydrochloride（VCM）**　ブドウ球菌とクロストリジウムに抗菌スペクトルを有するが，分子量が大きくて外膜のポーリンを通過できないので，グラム陰性菌にはほとんど抗菌力はない．他の抗細菌薬と交叉耐性を示さないので，耐性化の著しいブドウ球菌や腸球菌などのグラム陽性菌感染症に欠かせない薬剤である．特に，MRSA感染症の第一選択薬として重要な薬剤である．しかし，最近VCM耐性腸球菌（VRE）やVCM低感受性黄色ブドウ球菌（VISA）が出現し，臨床上問題となっている．経口投与では腸管からほとんど吸収されない．静注の場合，脳脊髄液への移行は悪いが，全身臓器に分布する．90％以上が代謝されずに，尿中に排泄される．有効域の狭い薬剤であるので，血中濃度モニタリング（TDM）の実施が薦められる．

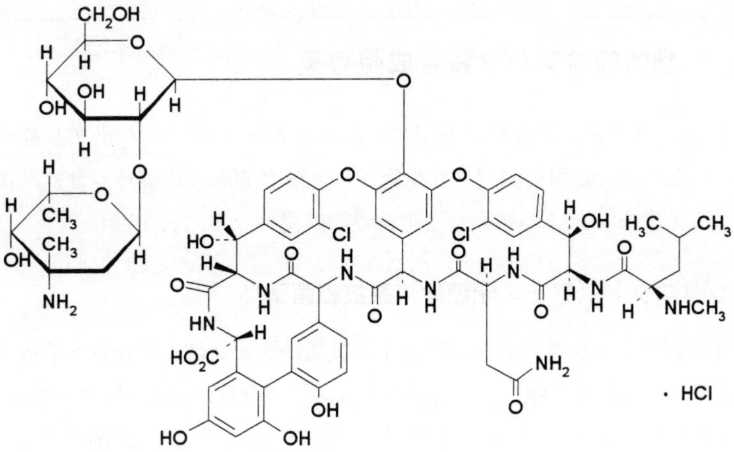

塩酸バンコマイシン

- ●**適　応**　経口では，骨髄移植時の消化管内殺菌と *Clostridium difficile* による偽膜性大腸炎．注射では，MRSA 感染症（敗血症，骨髄炎，表在性二次感染，肺炎，腹膜炎，髄膜炎など）に使用される．
- ●**副作用**　経口では，胃腸障害（下痢，悪心・嘔吐，食欲不振，口内炎），静注では，過敏症（発疹，かゆみ），肝・腎機能障害，聴器障害，血管痛，静脈炎などが現れることがある．ヒスタミン遊離作用による red neck 症候群や血圧降下などを起こすことがあるので，ゆっくり点滴静注する．

**テイコプラニン　teicoplanin（TEIC）**　6 種のグリコペプチドを主成分とする抗細菌薬で，VCM と同様の作用機序を有し，MRSA 感染症に用いる．血中半減期が長いため，1 日 1 回投与が可能である（VCM は，1 日 1～2 回投与）．red neck 症候群の発現は，VCM より少ないとされる．TEIC 耐性は VCM 耐性となる．そのほかは，VCM とほぼ同様である．

## b. ホスホマイシンナトリウム　fosfomycin sodium（FOM）

細菌細胞壁合成の初期段階（UDP-GluNAc-エノールピルビン酸転移酵素）を阻害するので殺菌的である．分子量が小さいので組織移行性に優れ，また血漿タンパク質結合率も低いので抗原性が低い．体内でほとんど代謝されずに，尿中に排泄される．グラム陽性球菌（ブドウ球菌），陰性桿菌（大腸菌，緑膿菌，セラチア，変形菌など）に広い抗菌スペクトルを有し，抗菌力も強い．しかし，肺炎球菌，インフルエンザ菌，嫌気性菌への抗菌力は弱い．既存の他の抗菌薬と交叉耐性を示さず，他剤耐性菌にも効果を示すので，$\beta$-ラクタム系薬と併用し，他剤で無効な難治性感染症や MRSA 感染症に対する薬剤として使用される．

- ●**適　応**　経口剤（FOM-Ca 塩）は尿路感染症，眼科・耳鼻咽喉科感染症に，静注（FOM-Na 塩）は敗血症，呼吸器感染症に使用される．
- ●**副作用**　内服で，胃腸障害（悪心・嘔吐，腹痛，下痢），肝臓・胆管系障害（GOT・GPT 上昇），静注で肝臓・胆管系障害，胃腸障害，血管痛，静脈炎が現れることがある．

## 16.1.5 細菌のタンパク質合成阻害薬

細菌（原核生物）のタンパク質合成系では，30Sと50Sリボソームサブユニットが結合した70Sリボソームが働くが，動物細胞（真核生物）は40Sと60Sリボソームサブユニットが結合した80Sリボソーム系であり，この相違が選択毒性の基礎となる（表16.5）．

### 1. アミノグリコシド（アミノ配糖体）系抗細菌薬

ヘキソース分子（アミノシクリトール）と1～数個のアミノ糖からなる水溶性の塩基性抗細菌薬で，広範な抗菌スペクトルと強い抗菌作用を有する．安全域が狭く，聴器・腎毒性を示すので，使用面ではペニシリン系やセフェム系に比べ選択毒性は劣る．**硫酸ストレプトマイシン streptomycin sulfate（SM）**と**硫酸カナマイシン kanamycin sulfate（KM）**は結核治療薬，硫酸ゲンタマイシン群は重篤感染症の治療薬として重要である．

**表16.5 タンパク質合成阻害薬の作用点**

| 作用点 | 作用機序 | 主な抗細菌薬 |
| --- | --- | --- |
| 30S リボソーム | リボソーム 30S 開始複合体阻害 | アミノグリコシド系 |
| | アミノアシル t-RNA 結合部位阻害 | テトラサイクリン系 |
| 50S リボソーム | アミノアシル t-RNA 転座反応阻害 | マクロライド系，リンコマイシン |
| | ペプチド転移反応阻害 | クロラムフェニコール |
| | 50S リボソーム，30S リボソーム，mRNA および f-Met-tRNA からなる開始複合体形成阻害 | オキサゾリジノン系 |
| | tRNA 結合阻害，ペプチジルトランスフェラーゼ活性阻害，伸長阻害 | ストレプトグラミン系 |

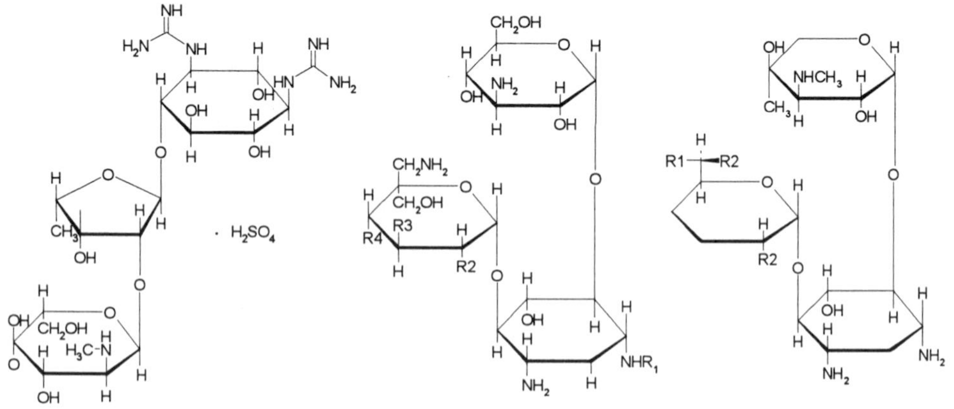

硫酸ストレプトマイシン　　　　カナマイシン群　　　　ゲンタマイシン群

細菌のリボソーム30Sに結合してポリソーム形成の初期段階を阻害することにより，タンパク質合成を阻害する．また，mRNAのコドンの読み違えを起こして異常タンパク質を生成する．さらに，細菌細胞（質）膜に対する障害作用も示すため，作用は殺菌的である．抗菌スペクトルは，結核菌，緑膿菌，セラチア，他剤耐性菌（大腸菌，クレブシエラ，黄色ブドウ球菌）に有効である．肺炎球菌，連鎖球菌，MRSAには弱く，嫌気性菌，リケッチア，クラミジア，マイコプラズマには無効である．

抗緑膿菌薬として，**硫酸ゲンタマイシン gentamicin sulfate（GM）**に続き，GM耐性菌に有効で毒性を軽減した**硫酸アミカシン amikacin sulfate（AMK）**，**硫酸アルベカシン arbekacin sulfate（ABK）**，**硫酸ネチルマイシン netilmicin sulfate（NTL）**，さらにAMKより抗菌力が強くて毒性が少なく，AMKやGMの耐性菌に有効な**硫酸イセパマイシン isepamicin sulfate（ISP）**がある．抗緑膿菌活性は，一般に，ISP，TOB＞ABK＞NTLの順である．なお，ABKは，MRSAに優れた抗菌力を示す．

耐性菌は，不活性化酵素の産生，リボソームの薬剤感受性の低下，菌体内への薬剤透過性の低下により耐性を獲得する．不活性化酵素（リン酸転移酵素AHH，アセチル転移酵素AAC，アデニル転移酵素AAD）は，不活性化する部位や基質に対する特異性を有し，多種多様である．代表的な薬剤の不活性化酵素に対する安定性は，ISP＞AMK＞GM＞KMの順である．

- ●**適応** SMとKMはもっぱら結核に，SMは細菌性心内膜炎（ペニシリンGまたはアンピシリンとの併用に限る）にも使用する．GM群は緑膿菌，セラチアなどのグラム陰性桿菌による難治性感染症の治療薬として重要である．この場合，単独で用いられることは少なく，β-ラクタム薬と併用される．ABKは，MRSA感染症に使用する．
- ●**副作用・使用上の注意** 腎毒性（腎不全）と聴器毒性（難聴と平衡感覚障害）がある．この毒性は用量依存性で，腎排泄の低下や投与量が多いと不可逆的となる．毒性軽減のため，ループ利尿薬（エタクリン酸，フロセミドなど），塩酸バンコマイシン，アムホテリシンBとの併用は腎毒性と聴器毒性を，シスプラチン，シクロスポリン，血漿増量剤（デキストランなど）との併用は腎毒性を増強する．副作用の発現は，血中濃度との関連が深いので，副作用の予防にはTDMを行い，至適血中濃度を維持することが大切である．現在，時間依存性の副作用軽減のため，1日量を1日1回投与する治療法が検討されているが，1日2および3回分割法により同等以上の臨床効果が得られ，さらに腎および臓器毒性が軽減されるとの報告があり，本治療法が勧められている．大量投与時には，神経・筋遮断作用により，急性筋麻痺あるいは無呼吸がみられる．この作用を麻酔薬や他の筋弛緩薬は増強する．特に，重症筋無力症の患者は敏感である．その他，過敏反応として，発疹，発熱，血液障害（白血球減少，好酸球増多）などが現れることがある．

## 2. マクロライド系抗細菌薬

大環状（14または16員環）ラクトンに数個の糖が結合したもので，**エリスロマイシン erythromycin（EM）**，**ロキシスロマイシン roxithromycin（RXM）**，**クラリスロマイシン clarithromycin（CAM）**などがある．

エリスロマイシン　　　　　　　　クラリスロマイシン

　細菌のリボソーム 50S サブユニットに結合し，ペプチジル tRNA の転座反応を阻害することによって，タンパク質合成を阻害する．マクロライド系は，菌体細胞をよく透過するが，ヒトの細胞には入りにくいので，選択毒性は優れている．グラム陽性菌（ブドウ球菌，連鎖球菌，肺炎球菌など），一部の陰性菌（淋菌，髄膜炎菌，インフルエンザ菌，百日咳菌，バクテロイデスなど）に強い抗菌力を示し，β-ラクタム系と交叉耐性を示さない．また，細胞壁をもたない（β-ラクタム系の無効な）マイコプラズマとクラミジア，細胞内寄生菌であるレジオネラにも抗菌力をもつのが特徴である．しかし，耐性を獲得しやすい欠点を有する．

- **適　応**　グラム陽性球菌（特にブドウ球菌）やマイコプラズマによる呼吸器感染症，ペニシリンアレルギー患者の肺炎球菌または溶連菌感染症に用いられるが，耳鼻咽喉科感染症（咽喉頭炎，中耳炎など），浅在性化膿性疾患，歯科・口腔外科領域感染症などにも用いられる．マイコプラズマ肺炎，クラミジア肺炎，レジオネラ感染症などには第一選択薬である．CAM は，急性・慢性気道感染症の第一選択薬にもなっている．予後の極めて不良であった慢性びまん性汎細気管支炎に，本系薬の少量長期投与が有効であることが注目されている．ヘリコバクター・ピロリ除菌の構成薬（プロトンポンプ阻害薬＋アモキシシリン＋ CAM）の一つでもある．
- **副作用**　大量投与で胃腸障害（悪心，嘔吐，下痢），発疹などが現れることがある．肝組織へ高濃度に移行するので，長期連用の際は肝障害（特にエステル型のもの）に注意する．
- **相互作用**　テオフィリン，ワルファリン，ジギタリスなどの血中濃度を高めることがあるので，慎重に投与する．また，CYP3A4 で代謝されるシサプリド（胃腸機能調節薬）などとの併用では，QT の延長や致死性不整脈を誘発する可能性があるため，併用禁忌である．

### 3. リンコマイシン系抗細菌薬

　**塩酸リンコマイシン lincomycin hydrochloride（LCM）とクリンダマイシン clindamycin（CLDM）**は，作用機序，抗菌スペクトル，副作用がマクロライド系と類似し，部分的に交叉耐性を示す．グラム陽性球菌（ブドウ球菌，連鎖球菌，肺炎球菌）感染症のほかに，嫌気性菌（ペプトコッカス，バクテロイデスなど）やマイコプラズマ感染症にも有効である．グラム陰性菌に対する抗菌力は弱い．臨床的には，呼吸器・腹腔内感染症に代表される嫌気性菌感染症（嚥下性

第 16 章　病原微生物に作用する薬物

### TOPICS

#### びまん性汎細気管支炎（DPB）とマクロライド少量療法

　DPB は呼吸細気管支領域の慢性炎症を特徴とし，予後の極めて悪い難治性呼吸器疾患であった．偶然，エリスロマイシンが有効であることが見出された．マクロライド少量長期療法には，エリスロマイシン（400〜600 mg/日）のほか，クラリスロマイシン（200〜400 mg/日）やロキシスロマイシン（150〜300 mg/日）も用いられる．

　DPB のほか，慢性気管支炎，気管支拡張症，慢性副鼻腔炎などの上下気道を通じた慢性気道炎症性疾患に広く用いられている．

　抗菌作用以外のもので，気道上皮細胞の Cl チャネルを介した水分泌抑制，好中球の血管内皮と気道上皮への接着抑制，上皮細胞と好中球の IL-8 遊離抑制などによる抗炎症作用，およびバイオフィルム形成の阻害作用による菌の宿主細胞への付着阻止により，炎症と感染の悪循環を断ち切り，炎症病態を改善するといわれている．

肺炎，肺膿瘍，腹膜炎など）に用いられる．

- **副作用**　肝障害（黄疸），血液障害（顆粒球減少），過敏症（皮膚発疹）などが現れることがある．特徴的な副作用として，*Clostridium difficile* の異常増殖（エンドトキシンの過剰産生）による偽膜性大腸炎が，まれに見られるので注意を要する．

R1=OH R2=H ：　リンコマイシン
R1=H R2=Cl ：　クリンダマイシン

### 4. テトラサイクリン系抗細菌薬

　テトラサイクリン核と呼ばれる4環構造を有するもので，**塩酸テトラサイクリン tetracycline hydrochloride（TC）**，**塩酸ミノサイクリン minocycline hydrochloride（MINO）**，**塩酸ドキシサイクリン doxycycline hydrochloride（DOXY）**などがある．

| R1 | R2 | R3 | R4 | |
|---|---|---|---|---|
| H | OH | CH₃ | H | テトラサイクリン（TC） |
| Cl | OH | CH₃ | H | クロルテトラサイクリン（CTC） |
| Cl | OH | H | H | デメチルクロルテトラサイクリン（DMCTC） |
| H | OH | CH₃ | OH | オキシテトラサイクリン（OTC） |
| H | H | CH₃ | OH | ドキシサイクリン（DOXY） |
| N(CH₃)₂ | H | H | H | ミノサイクリン（MINO） |

　細菌のリボソーム 30S サブユニットに結合して，アミノアシル tRNA のリボソームへの結合を阻害することによってタンパク質合成を阻害する．抗菌スペクトル（グラム陽性・陰性球菌，グ

ラム陰性桿菌，梅毒トレポネーマ，マイコプラズマ，クラミジア，リケッチア，レジオネラなど）は広く，耐性ブドウ球菌やブドウ糖非発酵性グラム陰性桿菌（日和見感染症の起炎菌）に対する有効性が高いことから注目され，血中濃度持続性の長い MINO や DOXY が使用されている．特に，MINO は，エンテロバクター，シトロバクター，緑膿菌，セラチア，MRSA にも有効で，その作用機序は殺菌的であり，耐性菌が少ないことから，その有用性は高く評価されている．

- **適　応**　β-ラクタム系が無効なマイコプラズマ感染症（非定型肺炎，非淋菌性尿道炎など），クラミジア感染症（オウム病，非淋菌性尿道炎など），リケッチア感染症（つつが虫病など）などである．
- **副作用**　時に胃腸障害（食欲不振，悪心・嘔吐），まれに肝機能異常（GOT・GPT 上昇），過敏症（発熱，発疹），光線過敏症，めまい（女性に多い）などが現れることがある．特異的な副作用として，$Ca^{2+}$ との難溶性キレート形成による骨の発育障害，歯牙の着色（TC ＞ DOXY ＞ MINO）があるため，妊婦，新生児，乳幼児には使用しないのが原則である．抗菌スペクトルが広いため，適用により菌交代症を起こす．
- **相互作用**　2 価イオン（$Ca^{2+}$，$Al^{3+}$，$Fe^{2+}$），$Mg^{3+}$ 含有製剤や牛乳は，難溶性のキレート形成により，また制酸剤との併用は pH の上昇により，それぞれ TC 系薬の吸収が低下するので，同時摂取を避ける．ワルファリンカリウムと併用するとワルファリン濃度が上昇し，スルホニル尿素系抗糖尿病薬と併用すると血糖降下作用が増強されるなどの相互作用がある．

### 5. クロラムフェニコール系抗細菌薬

リボソームの 50S サブユニットに作用し，ペプチジルトランスフェラーゼ活性を阻害することによりタンパク質合成を阻害する．**クロラムフェニコール chloramphenicol（CP）**，**チアンフェニコール thiamphenicol（TP）**がある．抗菌スペクトルは広く，グラム陽性菌（ブドウ球菌，連鎖球菌，肺炎球菌），グラム陰性球菌（淋菌，髄膜炎菌），グラム陰性桿菌（インフルエンザ菌，大腸菌，クレブシエラなど），マイコプラズマ，リケッチア，クラミジアなどに強い抗菌力を有するが，現在は多くの菌が耐性化している．

R: $-NO_2$　　クロラムフェニコール

R: $-SO_2CH_3$　　チアンフェニコール

### 6. オキサゾリジノン系抗細菌薬

**リネゾリド　linezolid（LZD）**　バンコマイシン耐性腸球菌 *Enterococcus faecium*（VRE）感染症治療薬として開発された．50S サブユニットのドメイン V に特異的に結合することにより，50S リボソーム，30S リボソーム，mRNA および f-Met-tRNA からなる開始複合体の形成を阻害するが，伸長反応を阻害しないという特有の作用機序を有するため，既存の抗細菌薬とは異なったタンパク質合成阻害薬である．作用は静菌的である．

- **適　応**　VRE（バンコマイシン耐性腸球菌 *Enterococcus faecium*）のうち，本剤感受性菌に

第 16 章　病原微生物に作用する薬物

よる感染症（菌血症の併発を含む）．
- **副作用**　骨髄抑制．

### 7. ストレプトグラミン系抗菌薬

ストレプトグラミンには A 型と B 型が存在し，タンパク質合成を阻害することにより抗菌作用を示す．ストレプトグラミン A 型化合物は，リボソームの 50S サブユニットのペプチジルトランスフェラーゼ領域に 1：1 で結合し，tRNA の結合やペプチジルトランスフェラーゼ活性を阻害し，基質の結合を抑制することによりタンパク質合成を阻害する．

ストレプトグラミン B 型化合物も 50S サブユニットのペプチジルトランスフェラーゼ領域の別の部位に結合し，不完全なポリペプチド鎖を放出させることによりペプチド伸長を阻害する．両者が共存すると，A 型の結合によるリボソームの立体構造の変化が，B 型のリボソーム親和性を増大させることにより相乗効果を示す．

**キヌプリスチン・ダルホプリスチン配合剤**　**quinupristin/dalfopristin**　ストレプトグラミン A 型のダルホプリスチンおよびストレプトグラミン B 型のキヌプリスチン 70：30 の混合物である．それぞれ単独での抗菌力はそれほど強くないが，併用により相乗効果を示して抗菌力が増強され，また耐性も獲得しにくい．また，グリコペプチド系とは作用機序が異なるため，バンコマイシン耐性腸球菌（VRE）に対して有効である．嫌気性菌を含むグラム陽性菌に，強い抗菌力と幅広いスペクトルを有する．特にバンコマイシン耐性腸球菌を含む各種の薬剤耐性菌，メチシリン耐性黄色ブドウ球菌，ペニシリン耐性肺炎球菌等にも優れた抗菌力を示す．
- **適応**　VRE（バンコマイシン耐性腸球菌 *Enterococcus faecium*）のうち本剤感受性菌による感染症（菌血症の併発を含む）．1 日 3 回，点滴静注．
- **副作用**　筋肉痛，関節痛，頭痛，下痢，肝機能障害などである．末梢血管からの投与では，血管刺激が強いため，中心静脈から投与しなければならない．
- **相互作用**　シクロスポリン，ニフェジピンなどの代謝を阻害する．

## 16.1.6　細菌の核酸合成阻害薬

細菌の核酸合成系は基本的には，動物細胞と同じであるが，DNA の構造や核酸合成に関わる酵素などに違いがみられ，それらが選択毒性の基礎となる．

表 16.6　核酸合成阻害薬の作用点

| 作用点 | 作用機序 | 抗細菌薬 |
|---|---|---|
| DNA 合成 | DNA ジャイレース阻害 | キノロン系 |
| RNA 合成 | RNA ポリメラーゼ阻害 | リファンピシン |

## 1. キノロン（ピリドンカルボン酸）系抗細菌薬

細菌のDNAは動物細胞と異なり，環状二重鎖DNA構造をとっている．細菌のDNAジャイレース（$α_2β_2$）は，らせん構造のない閉鎖環状の二重鎖DNAに作用し，一方の鎖の切断と再結合を繰り返すことにより，超らせん構造を形成する．キノロン系抗細菌薬が，本酵素の$α$サブユニットに結合してその活性を阻害すると，DNAは超らせん構造を形成することも，二本鎖を部分的に解くことも不可能となり，DNAの複製が止まる．作用は殺菌的である．DNAジャイレースは原核細胞にのみ存在し，真核細胞には存在しないので，キノロン系の選択毒性は高い．

**ナリジクス酸**を出発点とするキノロン系抗細菌薬は，グラム陰性菌に抗菌力を有するため，これまで尿路・胆道・腸管感染症に広く用いられてきた．近年，従来のグラム陰性菌に加え，グラム陽性菌，緑膿菌，セラチアにまで抗菌スペクトルを拡大し，抗菌力も強く，代謝安定性・組織移行性の優れた誘導体が開発されている．**ノルフロキサシン**以降のものはニューキノロン系と呼ばれ，経口抗細菌薬として汎用されている．

キノロン系は，化学構造上，ナフチリジン系，シノリン系，ピリドピリミジン系，キノリン系に分類される．

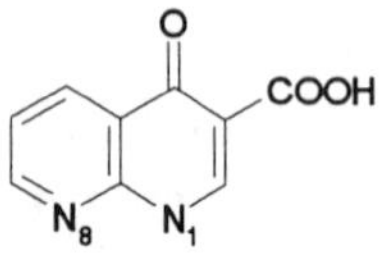

ナフチリジン系 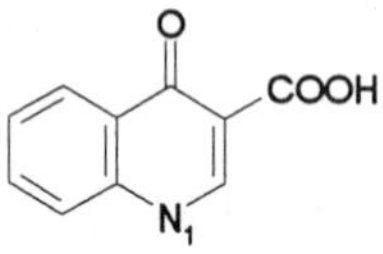　　　シノリン系 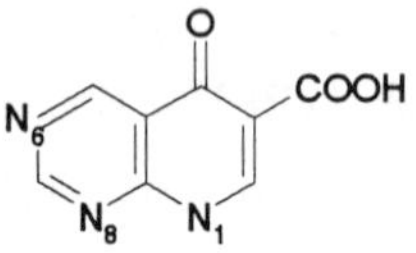　　　ピリドピリミジン系 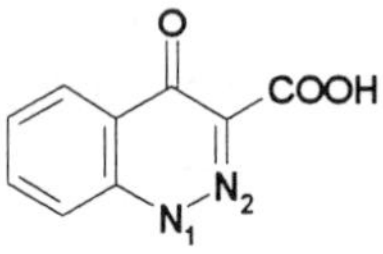　　　キノリン系

### a. 旧キノロン系

ナリジクス酸 nalidixic acid（NA），ピロミド酸 piromidic acid（PA），ピペミド酸 pipemidic acid（PPA），シノキサシン cinoxacin（CINX）がある．緑膿菌を除くほとんどのグラム陰性桿菌に有効（PAはブドウ球菌，PPAは緑膿菌にも有効）であるが，グラム陽性菌や嫌気性菌には無効である．消化管からの吸収はよく，主に尿中に排泄される．代謝されやすく，臓器への移行性が悪く，耐性ができやすい．

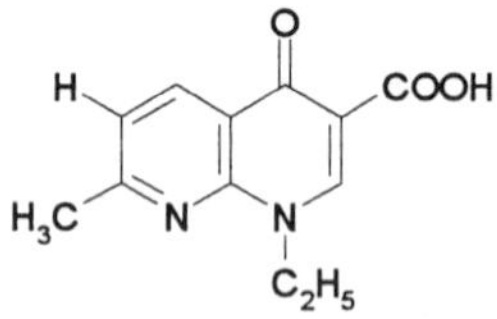

ナリジクス酸

### b. ニューキノロン系

ノルフロキサシン norfloxacin（NFLX），オフロキサシン ofloxacin（OFLX），エノキサシン enoxacin（ENX），塩酸シプロフロキサシン ciprofloxacin hydrochloride（CPFX），トシル酸トスフロキサシン tosufloxacin tosilate（TFLX），塩酸ロメフロキサシン lomefloxacin hydrochloride（LFLX），フレロキサシン fleroxacin（FLRX），スパルフロキサシン

sparfloxacin (SPFX), レボフロキサシン levofloxacin (LVFX), ナジフロキサシン nadifloxacin (NDFX) などがある. これらの薬物は, 6 位にフッ素と 7 位にピペラジン環を導入することにより, 疎水性と親水性のバランスが改良されて細胞壁の透過性が高く, さらに DNA・DNA ジャイレース複合体との結合が強いため抗菌力が高い.

ノルフロキサシン　　　　　　　オフロキサシン

エノキサシン　　　　　　　シプロフロキサシン

抗菌スペクトルは非常に広く, 緑膿菌を含むグラム陰性桿菌とグラム陽性球菌のほかに, 嫌気性菌, マイコプラズマ, クラミジアにも強い抗菌力を示す. 従来比較的弱いとされてきた肺炎球菌などに対する抗菌力も, TSFX や SPFX などでは増強されている. 爆発的な使用頻度の増加により, 耐性菌の出現が問題になっている. 耐性獲得機序は, 染色体支配の DNA ジャイレースの変異と細胞外膜の透過性低下・排出ポンプの亢進である.

- ●吸収・運命　経口時の吸収は速やかで, いずれの薬物も血漿タンパク質結合率が低いため, 体液や臓器 (腎・肝のほか, 肺・皮膚など) への移行は良好である. また, 喀痰, 前立腺, 食細胞内への移行も優れている. 体内ではほとんど代謝されずに腎と肝から排泄される. TFLX と SPFX を除けば, 本系薬は腎排泄型と解され, 腎機能障害者では血中濃度の低下が遅延する. 一方, CPFX, FLRX, SPFX などは胆汁中濃度や糞便中濃度が概して高く, その結果, 腸肝循環が血中半減期延長の原因となっている. SPFX や FRLX は, 1 日 1 回投与が可能である.
- ●適応　尿路・胆嚢・腸管感染症に加え, 呼吸器感染症, 表在性軟部組織感染症, 眼科・婦人科領域の諸感染症にも有効で, 既存抗細菌薬の耐性菌感染症の治療になくてはならない. 難治性の慢性気道感染症の急性増悪, 複雑性尿路感染症の外来治療にもよい適している. なお, 肺炎球菌関与の可能性の高い市中肺炎・急性気管支炎などには, ニューキノロン系の選択は注意を要する. NDFX は外皮用クリーム剤で, 尋常性痤瘡に使用される.
- ●副作用　胃腸障害 (悪心, 嘔吐, 食欲不振), 過敏症状 (発疹, じんま疹), 中枢神経障害 (めまい, 頭痛, 不眠), 横紋筋融解症, 低血糖. 光線過敏症は, 6 位と 8 位にフッ素を有する LFLX, TFLX, FLRX, SPFX に多いといわれる. なお, 幼弱動物で関節異常が認められているため, ノルフロキサシン (50 mg 錠) を除き, 小児への投与は禁忌となっている.

●相互作用　ENX, TFLX, CPFX は，一部の非ステロイド性抗炎症薬（フェンブフェン）との併用で痙れんを起こすことがある．これは，ニューキノロン系が，中枢の抑制性伝達物質である GABA の受容体結合を阻害するためといわれている．ENX, TFLX, CPFX は代謝酵素 CYP1A2 を阻害するので，テオフィリンとの併用により，テオフィリンの血中濃度を上昇させる．ニューキノロン系のうち，特に NFLX, CPFX, ENX, TFLX は，Al または Mg を含有する制酸剤と併用すると，その吸収が著しく低下するので注意を要する．

### 2. リファンピシン　rifampicin

DNA 依存性 RNA ポリメラーゼは，DNA を鋳型として mRNA を合成する転写酵素である．通常，細菌の RNA ポリメラーゼは 1 種類だが，動物細胞には 4 種類以上あり，それぞれ薬物感受性が異なる．リファンピシンは，細菌の RNA ポリメラーゼの $\beta$ サブユニットに結合して mRNA 合成を阻害するが（作用は殺菌的），動物の RNA ポリメラーゼにはほとんど作用しないので選択毒性は高い．結核治療薬として用いられる（本章抗結核薬の項参照）．

## 16.1.7　葉酸合成阻害薬

細菌は，グアノシンからプテリジンを生合成し，ジヒドロプテリン酸（DHP）合成酵素の介在で，パラアミノ安息香酸（PABA）を付加して DHP を生成する．これにグルタミン酸を付加して二水素葉酸（DHF）とし，DHF 還元酵素により四水素葉酸（THF）を合成する．これに対し，動物細胞では，DHP 合成酵素がないので葉酸を食物から摂取し，摂取された葉酸は還元されて THF となる．

スルホンアミド系やパラアミノサリチル酸（PAS）は DHP 合成酵素との競合阻害，またトリメトプリムは DHF 還元酵素の阻害により，それぞれ葉酸の合成を阻害する．THF は，プリンやチミンなどの核酸塩基合成，およびメチオニン，セリン，グリシンなどのアミノ酸合成に必須な補酵素であるため，それらの合成が阻害されると，細菌の増殖は抑制される（静菌的）．

スルホンアミド系などによる DHP 合成阻害は，動物細胞には影響しないし，トリメトプリムによる動物細胞の DHF 還元酵素抑制作用は，細菌のそれに比べ極めて弱いので，スルホンアミド系，PAS, トリメトプリムの選択毒性は高い．

スルホンアミド系（サルファ剤）sulfonamides は，現在は一部のクラミジアやノカルジア感染症に用いられる以外は，サラゾスルファピリジン，メサラジン，スルファメトキサゾール・トリメトプリム合剤，スルファドキシン・ピリメタミン合剤（抗マラリア薬）として用いられる程度である．

**スルファメトキサゾール・トリメトプリム合剤（ST 合剤）**

持続性スルホンアミド系の**スルファメトキサゾール sulfamethoxazole（SMX）**と 2,4-ジアミノピリジン系抗細菌薬の**トリメトプリム trimethoprim（TMP）**を，5：1 の割合で配合した合剤である．

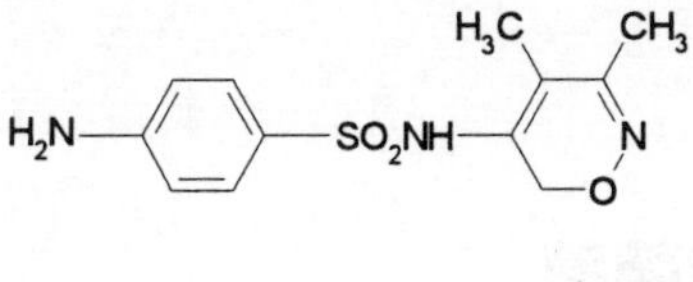

スルファメトキサゾール 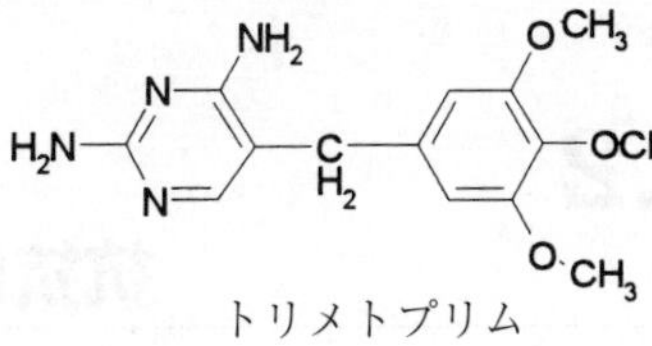　　　　　　トリメトプリム

　SMXは微生物体内での二水素葉酸合成を阻害し，TMPは葉酸の活性化（四水素葉酸の生成）を阻害して抗菌作用を示す．両者の併用により，抗菌作用が相乗的に増大する．抗菌力が強く，緑膿菌を除くほとんどのグラム陽性，陰性菌に有効で，抗菌スペクトルは広く，耐性菌はほとんどみられていない．

- **適　応**　血液障害やショック．最近は他剤が無効または使用できない場合のみ，慢性尿路感染症，慢性気管支炎，腸チフスなどに使用される（経口）．真菌である *Pneumocystis carinii* に有効なので，AIDSを始めとする易感染宿主に好発するカリニ肺炎の第一選択薬としても重要である（注射）．
- **相互作用**　胎児や新生児では血漿タンパク質と結合してビリルビンを遊離し，核黄疸を起こす危険性があるので，妊婦，新生児，未熟児への投与は禁忌である．抗腫瘍薬メトトレキサート，スルホニルウレア系経口糖尿病薬，ワルファリンカリウムなどとの併用により，これらの作用を増強することがある．またシクロスポリンとの併用により，腎機能障害が増強されることがある（特に腎移植後）．

## 16.1.8　細菌の細胞膜障害薬

### 1. ポリペプチド系抗細菌薬

　細菌の細胞膜を障害して膜透過性を変えるため，細胞内物質を漏出して殺菌作用（殺菌的）を示す．細胞膜の構造は，脂質とタンパク質を基本成分とし，動物と微生物で共通する点が多いため，選択毒性は低い．

**ポリミキシン　B polymixicinB（PL-B）およびコリスチン　colistin（CL）**　細菌細胞膜（特にグラム陰性桿菌）を障害し，殺菌的に作用する．選択毒性は低く，毒性が強い．腸管からは吸収されないので，全身投与は筋注で行う．グラム陽性菌に対する抗菌力は弱いが，緑膿菌，大腸菌，エンテロバクターなどのグラム陰性桿菌に優れた抗菌力を示す．

- **適　応**　経口投与では，白血病治療時の腸管内殺菌（PL-B）または腸炎，赤痢（CL）．局所投与（PL-B）では，他剤耐性の緑膿菌，大腸菌などによる感染症（創傷・手術後等の二次感染，膀胱炎，副鼻腔炎，角膜炎など）に使用される．
- **副作用**　腎機能障害が強く，その他，過敏症（発疹，かゆみ），胃腸障害（悪心・嘔吐），ショック，中枢神経障害（難聴，めまい，頭痛）が現れることがある．PL-Bには，神経・筋遮断作用があるので，麻酔薬，筋弛緩薬，アミノグリコシド系は慎重に投与する．

# 16.2 抗抗酸菌薬

抗酸菌は，脂質に富む細胞壁をもつため染色されにくいが，いったん染色されると，硫酸，塩酸，アルコールなどの脱色剤では脱色されないところから，抗酸菌と呼ばれている．このなかには，結核菌（*Mycobacterium tuberculosis*），非結核性抗酸菌，らい菌（*M. laprae*）が含まれる．

## 16.2.1 抗結核薬

結核の罹患率は，第二次世界大戦以降順調に低下していたが，1997年以降は前年比に対し増加に転じ，1999年7月には「結核緊急事態」が宣言され，特に学校や病院での集団発生が注目されている．

結核菌は，グラム陽性桿菌で，らい菌とともに抗酸性菌に属し，菌の増殖は緩慢である．また，菌体がロウ状の高級脂肪酸（ミコール酸）を含む厚い細胞壁で包まれているので，薬物に侵されにくい．そのため，一般細菌感染症に比較し，抗結核薬の投与は長期にわたるので，単剤使用は極めてまれである．2剤以上を併用して抗菌力を高める一方，耐性や副作用の発現をいかに抑えるかがポイントとなる．最近は，リファンピシンとピラジナミドを組み入れた初期強化療法が行われている．**イソニアジド isoniazid（INH），リファンピシン rifampicin（RFP），硫酸ストレプトマイシン streptomycin sulfate（SM），塩酸エタンブトール ethambutol hydrochloride（EB），ピラジナミド pyrazinamide（PZA）**などが用いられる．

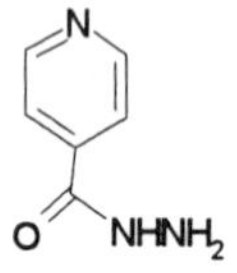

イソニアジド

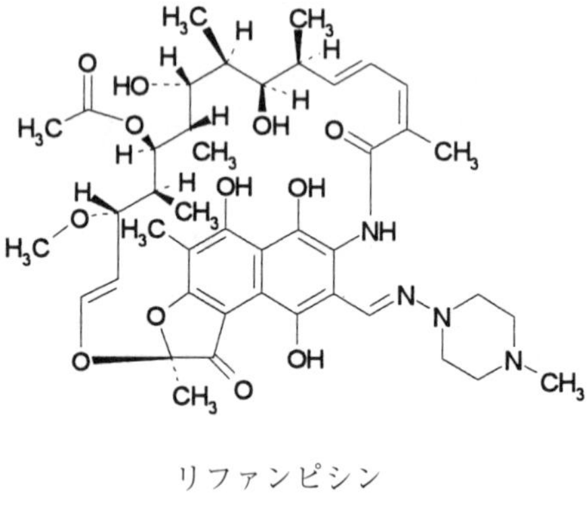

リファンピシン

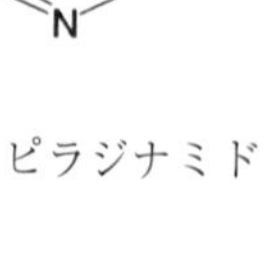

ピラジナミド

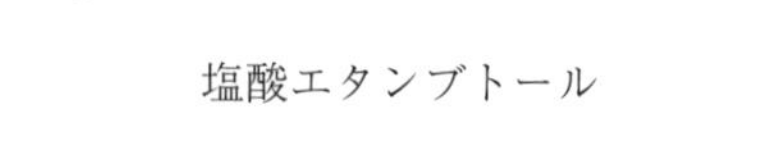

塩酸エタンブトール

**イソニアジド isoniazid（INH）** 抗酸菌に特有な菌体成分であるミコール酸の生合成を阻害する．MICは，0.02〜0.05 μg/mLで，強い抗菌力を有する．分裂・増殖の盛んな菌には殺菌

的に作用するが，休止している菌には静菌的にしか作用しない．腸管より吸収され，速やかに各組織に移行する．大部分はアセチル化され，尿中に排泄される．アセチル化酵素活性は，遺伝的素因で規定され，日本人はINHを迅速にアセチル化する者が多い．INHのアセチル化は，PZAにより阻害される．耐性の獲得は速やかであるが，他剤との交叉耐性はない．RFPとともに結核療法の中核をなす．

- ●**副作用** 抗結核薬のなかで最も少ない．ビタミン$B_6$と構造が類似するため，ビタミン$B_6$の代謝に影響し，末梢神経障害（四肢知覚異常，しびれ感）を起こすので，ビタミン$B_6$を併用する．ほかに，肝障害，過敏反応（皮膚発疹，発熱），中枢神経障害（幻覚，興奮）などが現れることがある．肝障害は，RFPの作用を増強するので注意を要する．
- ●**相互併用** INHは，抗てんかん薬やワルファリンカリウムなどの作用を増強する．また，経口糖尿病薬やインスリンの作用に影響するので注意を要する．

**リファンピシン rifampicin（RFP）** *Streptomyces mediterranei* の産生する rifamycin B から半合成されたものである．DNA依存性RNAポリメラーゼに作用し，mRNA合成を阻害する．動物のRNAポリメラーゼにはほとんど作用しないので，選択毒性は高い．MICは0.1 $\mu$g/mLで，INHに次いで強い抗菌力をもつ．分裂増殖期はもとより，分裂休止期にも殺菌的に働くので，短期化学療法が可能となった．腸管からよく吸収されて腸肝循環するため，作用は比較的持続性である．主に肝で代謝（脱アセチル化）されるので，肝疾患例には注意する．耐性の獲得は速やかであるが，他剤との交叉耐性はない．

- ●**副作用** INHと同様に少ないが，胃腸障害（食欲不振，悪心・嘔吐），肝機能の一過性異常（GOT・GPT上昇，黄疸），過敏反応（ショック症状，腎不全，溶血性貧血，発疹）などが現れることがある．大量投与時にはインフルエンザ様症状（発熱，頭痛，全身倦怠感，筋肉痛）をみることがある．肝疾患例では，他剤の副作用（EBの視力障害，INHの肝障害）も高率に発現する可能性があるので注意する．
- ●**相互作用** RFPは薬物代謝酵素（CYP3A4）を誘導するので，本酵素が関与する抗HIV薬（プロテアーゼ阻害薬：併用禁忌），ワルファリンカリウム，経口糖尿病薬，シクロスポリン，テオフィリンなど（以上，併用注意）の作用は減弱する．

**硫酸ストレプトマイシン streptomycin sulfate（SM）** 放線菌の一種 *Streptomycecs griseus* から，抗結核薬として初めて発見された抗細菌薬である．30Sリボソームに結合し，タンパク質合成を阻害する（本章タンパク質合成阻害薬の項 p.458 参照）．MICは，0.5〜1.0 $\mu$g/mLで，抗菌作用は静菌的である．pH 7.8で最も効果が優れ，新鮮な滲出性病巣によく効くが，古い乾酪病巣への効果は弱い．腸管から吸収されないので，静注・筋注する．生体内でほとんど代謝されずに，尿中に排泄される．耐性菌は出現しやすい．KMはSM耐性菌に有効であるが，SMはKM耐性菌に無効なため，SMはKMより先に使用される．

- ●**副作用** 腎毒性と第8脳神経障害が重要である．SMは主に前庭機能障害（めまい，歩行障害など），KMは主に聴力障害をきたす．

**塩酸エタンブトール ethambutol hydrochloride（EB）** グリセロール代謝とタンパク質合成を阻害する．静菌的に作用する．MICは1〜5 $\mu$g/mLである．腸管からよく吸収され，主に腎糸球体でろ過され，未変化体と代謝物（アルデヒド体，ジカルボン酸体）として尿中に排

泄される．腎障害時には投与量を減量する．耐性の獲得は遅く，他剤との交叉耐性はない．
- ●**副作用** 視力障害（視力減退，視野狭窄），知覚障害，過敏症が現れることがある．視力障害は不可逆性変化で，RFPにより増強されるので注意する．ビタミン$B_{12}$の投与が有効である．

**ピラジナミド pyrazinamide（PZA）** 脱アミノ作用を受けた生体内分解物のピラジン酸が結核菌の発育を阻止する．殺菌的に作用する．INHのアセチル化を抑制する作用もある．MICは200 μg/mLだが，酸性条件下（pH 5.5）では10〜50 μg/mLと抗菌力が増強する．以前は，副作用（肝障害，関節痛，高尿酸血症など）のためほとんど使用されなかったが，細胞内結核菌に対する作用が他剤より強いため，PZAもRFPとともに，短期化学療法の薬剤として重要である．腸管からの吸収は速やかで，大部分が代謝され，尿中へピラジン酸として排泄される．耐性の獲得は速やかであるが，INHの耐性獲得を遅らせる．
- ●**副作用** 肝障害，高尿酸血症，胃腸障害（食欲不振，悪心，嘔吐），過敏症（発熱，発疹）などが現れることがある．尿酸排泄を阻害するので，関節痛が出やすい．

## TOPICS

### 結核の短期化学療法

多剤耐性結核菌発生の最も大きな原因は，不規則な服薬や中断にあるので，直接観察下服薬短期化学療法 directly observed treatment, short course（DOTS）が，耐性化の予防と対策に極めて有効である．初回標準治療法を以下に示す．

(A) 法：RFP + INH + PZA に SM（or EB）の4剤併用で2か月間治療後，RFP + INH（+ EB）で4か月間治療する．

(B) 法：RFP + INH + SM（or EB）で6か月間治療後，RFP + INH（+ EB）で3か月間治療する．

原則として（A）法を用いるが，PZA投与不可の場合に限り，（B）法を用いる．

肺内の結核菌の分裂・増殖の状態はその存在場所により異なっており，薬剤感受性も異なっている．SMとINHは活発に分裂している菌に強い殺菌力をもっている．一方，RFPは酵素不足のために休眠状態にある菌（閉鎖乾酪巣内の菌）にも殺菌力をもつ．そのため，RFPを含まぬ従来の3剤併用療法では，休眠状態の菌が生残り再悪化の原因となるので，菌が分裂停止の状態になるまで長期の治療を必要とした．PZAはpHが酸性の環境（食細胞内）にいる菌に強い殺菌力をもつ．短期治療の初期に2か月間本剤を加えた4剤併用（標準治療法A）にすると，治療期間を6か月に短縮できることから，世界的に標準的な治療法となっている．

### 16.2.2　抗ハンセン病薬

世界保健機関（WHO）は，ハンセン病の根絶を大きな目標の一つに加え，世界の国々に対して，患者数の掌握，治療，治療完了後のフォローを推進している．多剤併用療法の試行的研究から，実際に体内に存在する菌数による病型分類（多菌型と少菌型）を考案し，この二つの型にそ

れぞれ最小の薬物量で，しかも最も良い効果を期待し得る多剤併用療法（MDT）を用いて治療することを強く提唱している．さらに，一定の期間に規定薬用量を服用し終えた患者を"治癒"という概念で扱うこととし，"患者"の概念から消去する作業を行っている．

ハンセン病治療には，ジアフェニルスルホン（DDS），リファンピシン（RFP），クロファジミン（CLF），オフロキサシン（OFLX）の4剤が適用される．

**ジアフェニルスルホン diaphenylsulfone（DDS）**：葉酸代謝を阻害し，静菌的に作用する．

**リファンピシン rifampicin（RFP）**：RNA合成を阻害し，殺菌的に作用する．

**クロファジミン clofazimine（CLF）**：DNAに作用し，静菌作用と弱い殺菌作用を示す．

**オフロキサシン ofloxacin（OFLX）**：らい菌のDNAジャイレースを阻害し，DNA合成を抑制する．殺菌的に作用する．

### TOPICS

#### 多剤併用療法 multidrug therapy（MDT）によるハンセン病治療

多菌型 multibacillary（MB）菌検査が陽性もしくは6個以上の皮疹がみられる場合：リファンピシン600 mg 月1回確認内服，クロファジミン300 mg 月1回確認内服，クロファジミン50 mg 毎日自己内服，ジアフェニルスルホン100 mg 毎日自己内服（3か年以内に24か月分の治療を終了）．

少菌型 paucibacillary（PB）菌検査が陰性で5個以下の皮疹がみられる場合：リファンピシン600 mg 月1回確認内服，ジアフェニルスルホン100 mg 毎日自己内服（9か月以内に6か月分の治療を終了）．

## 16.3 抗真菌薬

抗真菌薬の開発は，抗細菌薬開発の目覚ましい進歩に比べ，遅々としている．それは細菌が原核生物であるのに対し，真菌はヒトと同じ真核生物で，構造，機能ともに共通点が多く，抗真菌薬の選択毒性が低いためである．近年，抗悪性腫瘍薬，免疫抑制薬，ステロイド薬などが難治性疾患の治療に多用されており，その結果，真菌による日和見感染（カンジダ症，アスペルギルス症など）が増加している．抗真菌薬の作用点と主な薬剤を図16.3および表16.7に示す．

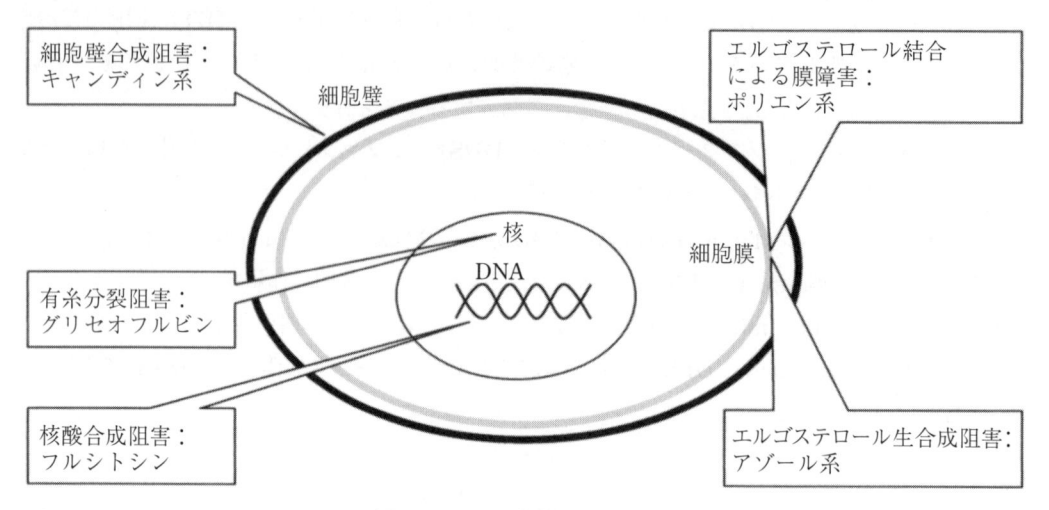

図 16.3 抗真菌薬の作用点

表 16.7 抗真菌薬の作用点

| 作用点 | 作用機序 | 抗真菌薬 |
|---|---|---|
| 真菌細胞膜 | エルゴステロールへの結合による膜障害 | ポリエン系 |
|  | エルゴステロール生合成阻害 | アゾール系 |
| 核酸合成 | thymidylate synthetase 阻害 | フルシトシン |
| 有糸分裂 | 微小管阻害 | グリセオフルビン |
| 真菌細胞壁 | $1,3$-$\beta$-D-glucan 合成阻害 | キャンディン系 |

## 16.3.1 真菌細胞膜に作用する抗真菌薬

### 1. ポリエン系抗真菌薬

**アムホテリシン B amphotericin-B（AMPH）** 真菌細胞膜の主要ステロールであるエルゴステロールと特異的に結合し，膜を貫通する孔を生じ，細胞内成分をろう出させる（殺菌的）．アスペルギルス，カンジダ，クリプトコッカス，ムコールなどによる深在性真菌症に有効である．全身性・中枢神経系・呼吸器系・尿路系真菌症の第一選択薬（注射）で，臨床上最もよく使用されるが，毒性が非常に強いので重篤な疾患だけに使用される．

最近，多彩なアジュバント作用（AMPH によるマクロファージの活性化など）も注目されており，本剤の治療効果は，真菌細胞膜の障害作用と感染に対する宿主抵抗性の刺激作用の和とも考えられている．耐性がみられ，ナイスタチンと交叉耐性がある．選択毒性は低いが，致命的な各種真菌症に対し，切札的な存在である．

腸管からの吸収が悪いので，消化管カンジダ症（内服）以外は点滴静注する．ときには局所注入する（髄腔内・気管内・胸腔内注入法など）．体内に広く分布するが，脳脊髄液，眼房へ

の移行は少ない．吸収された大部分は血漿タンパク質や細胞膜と結合し，その後徐々に血中または尿中に排泄される．

- **副作用** 腎障害．これに優る薬剤がないので，副作用の軽減を工夫しながら用いる．静注時には，発熱，悪寒，悪心，嘔吐，窒素血症が高頻度に発現し，腎障害，静脈炎，電解質異常，貧血などをきたすことが多い．

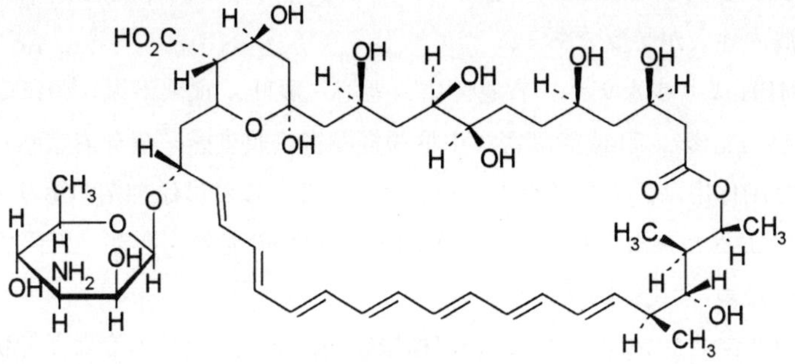

アムホテリシン B

**ナイスタチン　nystatin（NYS）**　カンジダに有効で，外用では皮膚・外陰カンジダ症，内服では消化管カンジダ症（菌交代症による腸内カンジダ異常増殖による胃腸障害）に用いる．作用機序はアムホテリシン B と同様で，膜の透過性障害作用である．耐性は通常みられないが，他のポエリン系抗細菌薬と交叉耐性を示す．

胃腸管より吸収されないので，深在性真菌症には無効である．消化管の真菌症には経口で，表在性真菌症には局所に適用される．

- **副作用** 悪心，嘔吐，下痢．

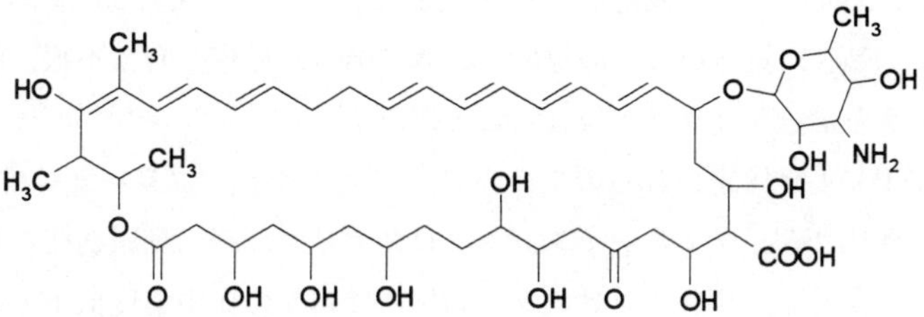

ナイスタチン

## 2. アゾール系抗真菌薬

イミダゾール系（5員環構造中に窒素を二つ含む）とトリアゾール系（5員環構造中に窒素を三つ含む）がある．真菌のミクロソームに作用してラノステロールの C-14 脱メチル反応を阻害する．エルゴステロール生合成が阻害されるため，細胞膜透過性の障害が起こる．作用は殺菌的である．

### a. イミダゾール系

**ミコナゾール　miconazole（MCZ）**　クリプトコッカス，カンジダ，アスペルギルスなどに有効で，これらによる真菌血症，肺・消化管・尿路真菌症，真菌髄膜炎に適応がある．口腔内カンジダ症にゲル経口用として，また皮膚真菌症やカンジダによる腟炎・外陰腟炎に外皮用・腟用として使用される．耐性獲得は起こりにくい．経口での吸収は悪いが，水溶性で静注可能である．組織移行性は比較的良いが，血漿タンパク質結合率が高く髄液中への移行が悪いため，髄膜炎には髄腔内注入が必要である．

- **●副作用**　AMPH より少ないが，胃腸障害（悪心・嘔吐，食欲不振）のほか，ときに過敏症状（そう痒感，発疹），肝機能障害，中枢神経障害（頭重感，全身倦怠感）などがある．最も注意すべき副作用はアナフィラキシーショックで，これは添加剤のポリオキシエチレン硬化ヒマシ油によると考えられている．AMPH に必発の発熱，悪寒，腎障害がないので（肝で代謝されるため），比較的使いやすい．

- **●相互作用**　ワルファリンカリウム，経口糖尿病薬，トリアゾラムなどとの併用で，これら薬物の作用が増強され，リファンピシンとの併用で本薬の血中濃度低下をみることがある．これらの薬物は，いずれも薬物代謝酵素 CYP3A4 と関連する．

### b. トリアゾール系

**フルコナゾール　fluconazole（FLCZ）**　カンジダ，クリプトコッカス，アスペルギルスに有効である．これらの真菌による真菌血症，呼吸器・消化管・尿路真菌症，真菌髄膜炎に用いられる．作用機序は MCZ と同じで，エルゴステロールの合成阻害により細胞膜透過性を障害する．腸管からの吸収は良く，経口投与も注射投与も可能である．血漿タンパク質結合率が低いため，髄液を含めて体液，組織移行性は良い．大部分が未変化体のまま尿中に排泄される．

- **●副作用**　MCZ と同じく，比較的少ない．内服で，ときに発疹，肝酵素の上昇，胃腸障害（腹痛，悪心，下痢），発熱など，静注で，ときに発熱，発疹，食欲不振，肝酵素の上昇，まれにアナフィラキシーショックが現れることがある．

- **●相互作用**　CYP3A4 で代謝されるので，トリアゾラムやシサプリドとの併用は禁忌である．ワルファリンカリウム，フェニトイン，シクロスポリン，経口糖尿病薬などとの併用でこれら薬剤の血中濃度上昇，リファンピシンとの併用で本薬の血中濃度低下をみることがある．

**イトラコナゾール　itraconazole（ITCZ）**　皮膚糸状菌，カンジダ，アスペルギルス，クリプトコッカスなどに幅広い抗菌スペクトルを有し，内臓真菌症と皮膚真菌症（表在性，深在性）の双方に適応をもつ初の内服薬である．上部腸管より吸収され，組織親和性は高く，移行性も良好である．主に肝で代謝され，糞中と尿中に排泄される．

- **●副作用**　胃腸障害（胃部不快感，便秘，腹痛），肝機能異常などが現れることがある．併用禁忌と併用注意は，MCZ とほぼ同様，CYP3A4 で代謝される薬物との間で，相互作用がみられる．

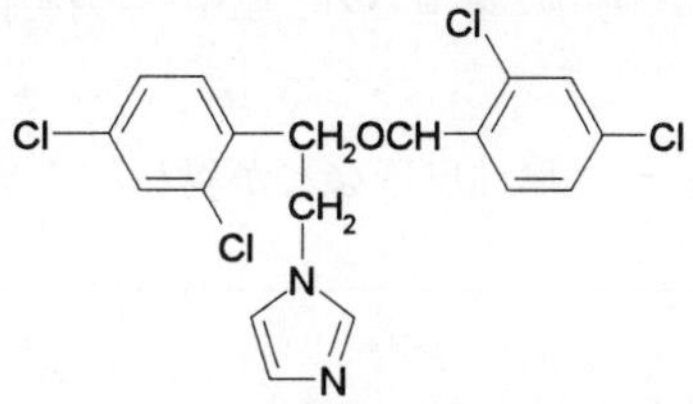

ミコナゾール 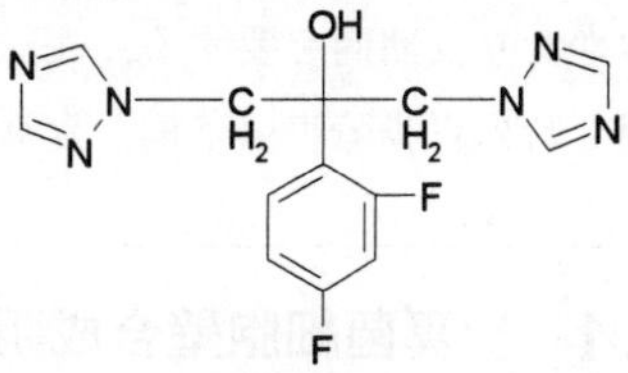                フルコナゾール

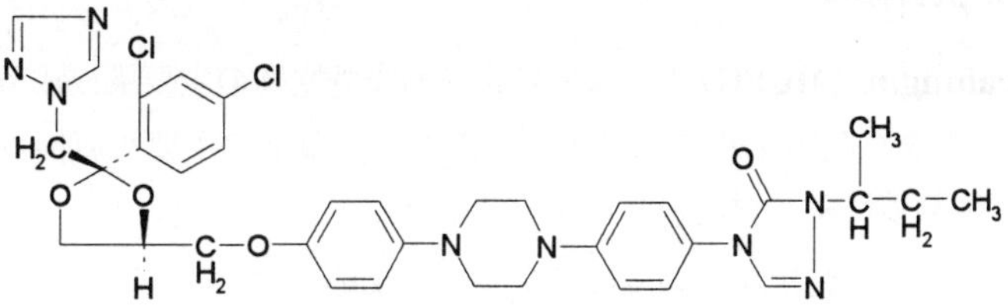

イトラコナゾール

## 16.3.2 核酸合成阻害薬

**フルシトシン　flucytosine（5-FC）**　クリプトコックス，カンジダ，アスペルギルスのほか，黒色真菌（ヒアロホーラ，ホンセカエア）による呼吸器・尿路・消化管感染症，敗血症，髄膜炎に有効である．クリプトコッカス髄膜炎の第一選択薬である．選択的に真菌細胞に取り込まれ，細胞内でフルオロウラシル（5-FU）になり，RNA，DNA合成を阻害する．耐性形成が速やかなので，必ずAMPHと併用され，単独では用いない．消化管からよく吸収される．血漿タンパク質結合率が低く，分子量が小さいために血中濃度は高く，肺，髄液への移行も良い．投与後ほとんどが未変化のまま尿中に排泄される．

- ●**副作用**　胃腸障害（食欲不振，嘔気，下痢）が主で，光線過敏症，肝機能障害，貧血，白血球・血小板減少などが現れることがある．最も注意すべきものは，骨髄抑制である．動物で催奇形性が見られるので，妊婦や妊娠可能な女性には使用を避ける．なお，AMPHとの併用では，AMPHの腎障害のために5-FCの血中濃度が上昇し，5-FCによる骨髄抑制が生じやすい．

## 16.3.3 有糸分裂阻害薬

**グリセオフルビン　griseofulvin（GSF）**　皮膚糸状菌による白癬，黄癬，渦状癬に有効である．内服で有効な皮膚糸状菌症の第一選択薬である．

　菌糸の微小管に作用し，有糸分裂を妨げて菌の生育を抑制する（静菌的）．消化管からの吸収はあまり良くない．血中のGSFはケラチンを含む爪，皮膚，毛髪の基底細胞に取り込まれ，ケラチンと結合し，角質層に寄生する真菌の生育を抑制する．生育を抑制された真菌は，新生する角質層が古い感染組織にとって変わることにより順次脱落していく．体液や他の組織には

ほとんど移行せず，服用した大部分が未変化のまま糞便中に排泄され，尿中への排泄は少ない．治療にはかなり長期間を要する．
- **副作用** 時に胃腸障害（下痢，食欲不振），頭痛，そう痒性皮疹などが現れることがある．

### 16.3.4 真菌細胞壁合成阻害薬

#### 1. キャンディン系抗真菌薬

**ミカファンギン micafungin（MCFG）** 真菌に特異的な細胞壁の主要構成成分の一つである 1,3-$\beta$-D-glucan の生合成を阻害することにより，深在性真菌症の主要な原因真菌であるカンジダ属およびアスペルギルス属などに対して抗真菌活性を示す．
- **副作用** 静脈炎，血管痛，発疹など軽度のアレルギー反応．

## 16.4 抗ウイルス薬

ウイルスは偏性細胞内寄生性の微生物であり，微生物のなかで最も小さく 0.02〜0.3 $\mu$m 程度である．ウイルスは，自分自身の複製に最小限度必要な遺伝子しかもっていないため，増殖に必要なエネルギー源やタンパク質合成機能などはすべて感染した宿主細胞に依存する．したがって，宿主細胞に影響することなくウイルスの増殖を阻止する選択毒性の高い薬剤の開発が難しい．

ウイルスは，DNA 型ウイルス（ヘルペスウイルス，ヘパドナウイルス［B 型肝炎ウイルス］など）と RNA 型ウイルス（インフルエンザウイルス，レトロウイルス［HIV］など）に分類される．

ウイルスの感染と増殖は，次のような機序で起こる．① ウイルスが宿主細胞に吸着する，② 細胞に吸着したウイルス粒子は，エンドサイトーシス，膜融合，または直接侵入の機序で細胞質内に侵入する，③ 侵入したウイルスのカプシドからゲノム（DNA または RNA）が放出（脱殻）される，④ 自分自身のゲノムを複製して遺伝子を発現する，⑤ 新たに生成されたカプシドにゲノムが収められて新しいウイルス粒子が組み立てられる，⑥ 成熟したウイルス粒子が宿主細胞表面膜から放出される，または出芽する．これらの各段階に作用する抗ウイルス薬を表 16.8 に示す．

### 16.4.1 抗ヘルペスウイルス薬，抗水痘・帯状疱疹ウイルス薬

単純ヘルペスウイルス感染症には，**アシクロビル**と**ビダラビン**，水痘・帯状疱疹ウイルス感染症には，**アシクロビル**，サイトメガロウイルス感染症には，**ガンシクロビル**と**ホスカルネットナトリウム水和物**が，それぞれ用いられる．なお，**アシクロビル**と**イドクスウリジン**の眼軟膏と点眼液は，単純ヘルペスウイルスに起因する角膜炎に用いられる．

第16章　病原微生物に作用する薬物

**表16.8　抗ウイルス薬の作用点**

| 作用点 | 作用機序 | 抗ウイルス薬 |
|---|---|---|
| 細胞内での脱殻 | A型インフルエンザウイルスのイオンチャネル形成タンパク質阻害 | アマンタジン |
| 細胞外への放出 | A・B型インフルエンザウイルスのノイラミニダーゼ阻害 | ザナミビル<br>リン酸オセルタミビル |
| 核酸合成 | ヘルペスウイルス由来チミジンキナーゼ活性化に基づくDNAポリメラーゼ阻害 | アシクロビル<br>ガンシクロビル |
| | HIVの逆転写酵素阻害 | ヌクレオシド性競合阻害薬<br>非ヌクレオシド性阻害薬 |
| ウイルス粒子の組み立て | HIV特異的プロテアーゼ阻害 | インジナビル |

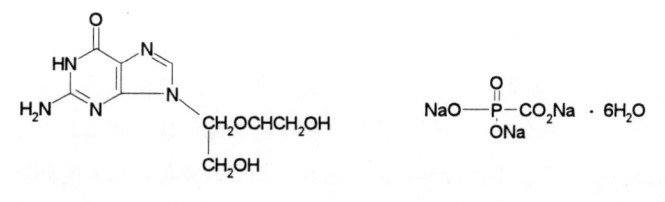

アシクロビル　　塩酸バラシクロビル　　ビダラビン　　イドクスウリジン

ガンシクロビル　　ホスカルネットナトリウム水和物

**アシクロビル　aciclovir（ACV）**　　ヌクレオシド類似の構造を有し，ウイルス感染細胞に入ると，ウイルス性チミジンキナーゼ（TK）によりリン酸化され，さらに活性型のACV-三リン酸になる．この活性型は，ウイルスDNAポリメラーゼを阻害するとともに，基質（dGTP）と競合して，ウイルスDNA合成を阻害する．正常細胞にはウイルス性TKは存在せず，ACVはほとんどリン酸化されないので，本薬の選択毒性は極めて高い．

● **治　療**　　単純ヘルペスウイルス（HSV）および水痘・帯状疱疹ウイルス（VZV）に強力な抗ウイルス活性を有する．点滴静注は易感染宿主（悪性腫瘍，自己免疫疾患など）に発症したHSVやVZVに起因する単純疱疹，水痘，帯状疱疹，脳炎，脊髄炎の治療に用いられる．経口では単純疱疹，帯状疱疹，骨髄移植時のHSV感染症の発症抑制，皮膚用軟膏では単純疱疹に，眼軟膏ではヘルペス角膜炎に，それぞれ用いられる．

● **副作用**　　ときに過敏症（発疹，発熱など），胃腸障害（下痢，胃痛），肝機能異常（GOT・

GPT 上昇）．

**塩酸バラシクロビル　valaciclovir hydrochloride**　アシクロビルのプロドラッグであり，投与後速やかにアシクロビルに変換されて抗ウイルス作用を発現する．吸収効率がよく，1日2〜3回の服用で済む（アシクロビルは1日5回）．

**ガンシクロビル　ganciclovir（GCV）**　ACV の側鎖にヒドロキシメチル基が挿入されたもので，サイトメガロウイルス感染細胞内で，感染細胞由来のデオキシグアノシンキナーゼによりリン酸化され，活性型の三リン酸化体になる．活性型はウイルス DNA ポリメラーゼの基質（dGTP）と競合的に拮抗し，DNA ポリメラーゼを阻害して感染細胞内ウイルスの複製を阻害する．ACV と異なり安全域が狭いので，宿主細胞への影響が出やすい．

易感染宿主（AIDS 感染，臓器移植，悪性腫瘍などの投与）に発症した重篤なサイトメガロウイルス感染症に，点滴静注で維持投与される．

● **副作用**　重篤な血液毒性（汎血球減少，顆粒球減少，血小板減少）が現れる．発熱，発疹，胃腸障害（悪心・嘔吐など），BUN，GOT，GPT の上昇などがかなり高頻度に現れる．

**ビダラビン　vidarabine（Ara-A）**　アデニンの D-リボースを D-アラビノースで置換したもので，宿主細胞によりリン酸化され，Ara-ADP を経て活性型の Ara-ATP となる．これが宿主細胞よりもウイルスの DNA 依存性 DNA ポリメラーゼを強力に阻害し，抗ウイルス作用を発現する．

単純ヘルペスウイルス，サイトメガロウイルス，水痘・帯状疱疹ウイルスなどの DNA 型ウイルスに効果を示すが，インフルエンザウイルスなどの RNA 型ウイルスには効果を示さない．点滴静注で単純ヘルペス脳炎，易感染宿主における帯状疱疹，外皮用で単純疱疹と帯状疱疹に用いられる．アロプリノールは Ara-A の代謝を阻害するので，アロプリノール投与患者には注意する．

● **副作用**　点滴静注で胃腸障害（吐気，嘔吐，食欲不振），過敏症状（発疹），肝機能異常（GOT・GPT 上昇），発熱など，外用で時に接触皮膚炎様症状，刺激感などが現れることがある．重篤な副作用として，中枢神経障害（振戦，幻覚，錯乱）や骨髄抑制を起こすことがある．

**イドクスウリジン　idoxuridine（IDU）**　IDU はヨードを置換したチミジン誘導体のため，ウイルスのチミジン取り込みを競合的に阻害し，DNA 合成を阻害する．宿主細胞の DNA 合成も阻害するので，毒性は強い．

ヘルペスウイルス，ワクシニアウイルス（DNA 型ウイルス）に作用するが，RNA 型ウイルスには作用しない．選択毒性が低いので，単純ヘルペスウイルスに起因する角膜炎に，点眼液や眼軟膏として使用される．副作用として，ときに眼に刺激性，過敏性（眼瞼炎，結膜炎）などを起こすことがある．頻繁に点眼すると，角膜上皮の点状びらんが取れにくくなる．

### 16.4.2　抗 HIV 薬

後天性免疫不全症候群 acquired immunodeficiency syndrome（AIDS）は，ヒト免疫不全ウイルス human immunodeficiency virus（HIV）がヘルパー T 細胞（CD4 陽性細胞）に感染すること

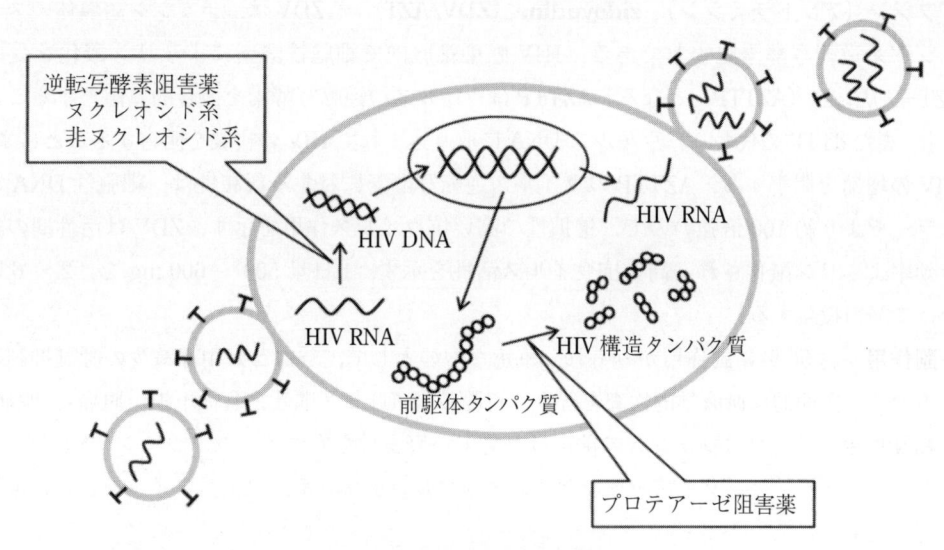

第 16 章 病原微生物に作用する薬物　　　479

**図 16.4　抗 HIV 薬の作用点**

によって引き起こされる．免疫応答の指令塔ともいえる CD4 陽性ヘルパー T 細胞が減少すると免疫不全に陥り，悪性カポジ肉腫やカリニ肺炎などの日和見感染症を併発する．

抗 HIV 薬には，ヌクレオシド系と非ヌクレオシド系逆転写酵素阻害薬，および HIV 特異的プロテアーゼ阻害薬がある（図 16.4）．

### 1. ヌクレオシド系逆転写酵素阻害薬

ヌクレオシド系逆転写酵素阻害薬には，ジドブジン zidovudine，ジダノシン didanosine，ザルシタビン zalcitabine，ラミブジン lamivudine，サニルブジン sanilvudine，硫酸アバカビル abacabir sulfate などがある．

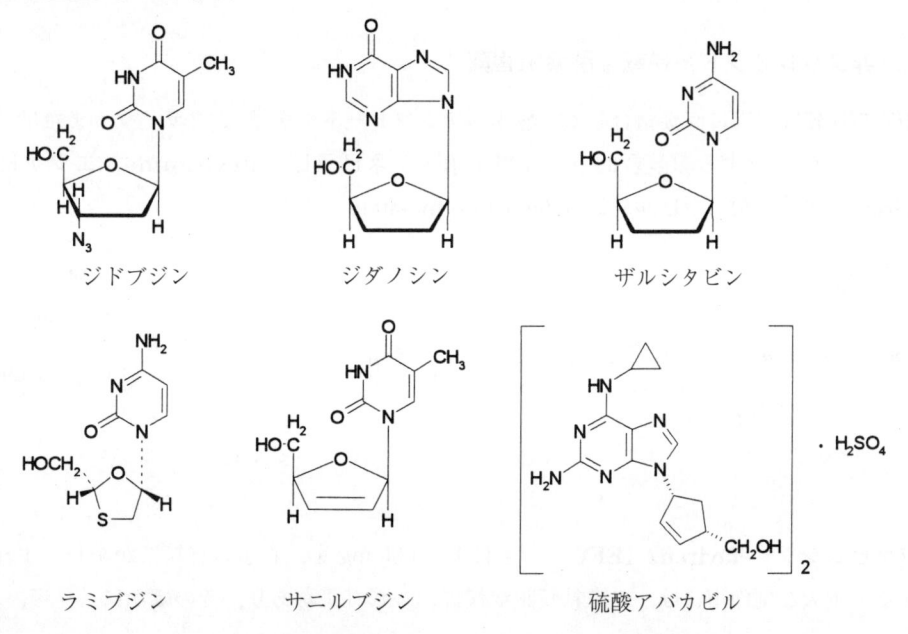

ジドブジン　　ジダノシン　　ザルシタビン

ラミブジン　　サニルブジン　　硫酸アバカビル

**ジドブジン（アジドチミジン） zidovudine（ZDV/AZT）** ZDV は，チミジン誘導体のヌクレオシド系逆転写酵素阻害薬である．HIV 感染細胞内で細胞性酵素によりリン酸化を受けて AZT-三リン酸（AZTTP）となる．AZTTP はウイルスの逆転写酵素を競合的に阻害することにより，また dTTP の代わりにウイルス DNA に取り込まれて HIV の複製を阻害することにより，HIV の増殖を阻害する．AZTTP のウイルス逆転写酵素に対する親和性は，細胞性 DNA ポリメラーゼより約 100 倍強いので，選択性の高い抗ウイルス作用を示す．ZDV は活性期の細胞で効率よくリン酸化され，高い抗ウイルス活性を示す．1 日量 500〜600 mg を，2〜6 回に分けて経口投与する．

- **副作用** 約 50％に副作用がみられ，重篤なものとして，貧血と好中球減少の骨髄抑制があるので，定期的に血液学的検査を行う．胃腸障害（吐気・嘔吐，食欲不振，腹痛），頭痛．
- **相互作用** イブプロフェンとの併用は禁忌で，腎毒性を有するペンタジミン，ST 合剤，ガンシクロビル，ビンクリスチンなど，およびフルコナゾール，フェニトインなどとは併用注意である．

**ラミブジン lamivudine（3TC）** 3TC は，シトシン誘導体のヌクレオシド系逆転写酵素阻害薬で，ZDV と同様に，5'-三リン酸化体となり，逆転写酵素を阻害し，また DNA 鎖に取り込まれて HIV の複製を阻害し，HIV の増殖を阻止する．ZDV 耐性ウイルスを，ZDV 感受性に戻す可能性がある．3TC は静止期の細胞内で効率よくリン酸化され，高い抗ウイルス活性を示す．1 日 300 mg を 2 回に分けて経口投与する（ジドブジンと必ず併用する）．

- **副作用** 重篤な副作用として，血液障害（汎血球減少，貧血など），膵炎，中枢神経障害（ニューロパシー，錯乱）など．胃腸障害，肝機能障害，頭痛，倦怠感，血清アミラーゼとリパーゼの上昇．ST 合剤との併用に注意する（3TC の血中濃度上昇）．

**コンビビル combivir（AZT・3TC）**

AZT と 3TC の合剤で，1 回 1 錠を 1 日 2 回の経口投与でよいことになり，服薬の煩雑さが解消される．

## 2. 非ヌクレオシド系逆転写酵素阻害薬

HIV の逆転写酵素に直接結合して，酵素のテンプレート（鋳型），プライマーまたはヌクレオシド三リン酸に対する非競合的阻害作用を示す．**ネビラピン nevirapine，エファビレンツ efavirenz，メシル酸デラビルジン delavirdine mesilate** がある．

ネビラピン　　エファビレンツ　　メシル酸デラビルジン

**エファビレンツ efavirenz（EFV）** 1 日 1 回 600 mg を，食事の有無にかかわらず経口投与する．重大な副作用には，皮膚粘膜眼症候群，多形紅斑があり，そのほかに，発疹，めまい，

下痢，頭痛，不眠などが生じることがある．

● **相互作用** EFV は，CYP3A4 と CYP2B6 により代謝される．また CYP3A4 を誘導するので，本酵素で代謝されるシサプリド，トリアゾラム，ミダゾラム，エルゴタミン製剤の代謝と競合するため，これらとは併用禁忌である．リファンピシン，クラリスロマイシン，経口避妊薬（エチニルエストラジオール）とは併用注意である．

### 3. プロテアーゼ阻害薬

ウイルス粒子の成熟（組み立て）過程において，HIV 特異的プロテアーゼはウイルス前駆体タンパク質を切断してウイルス酵素および構造タンパク質を生成する．プロテアーゼ阻害薬は，この過程を阻害することにより，抗 HIV 活性を発揮する．**硫酸インジナビルエタノール付加物 indinavir sulfate ethanolate，メシル酸サキナビル saquinavir mesilate，リトナビル ritonavir，メシル酸ネルフィナビル nelfinavir mesilate，アンプレナビル amprenavir** がある．

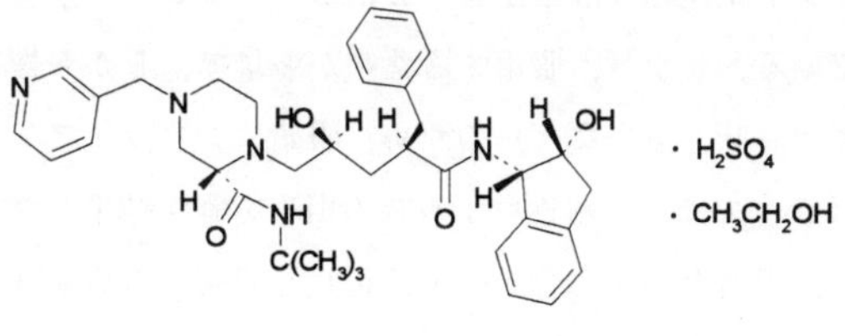

硫酸インジナビルエタノール付加物 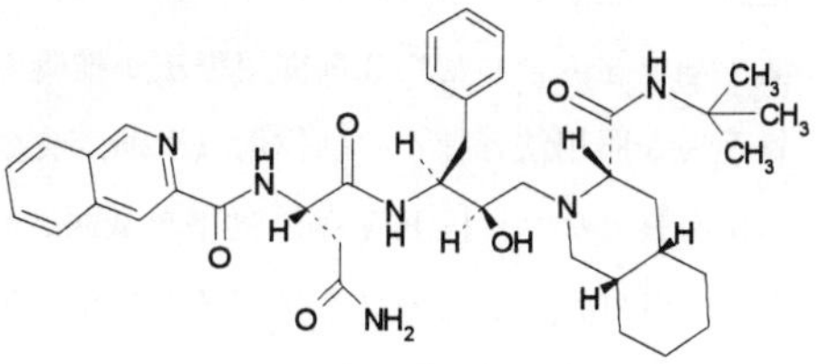　　　サキナビル

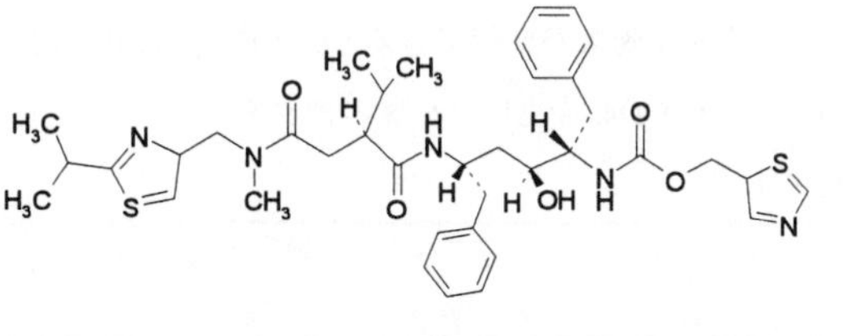

リトナビル 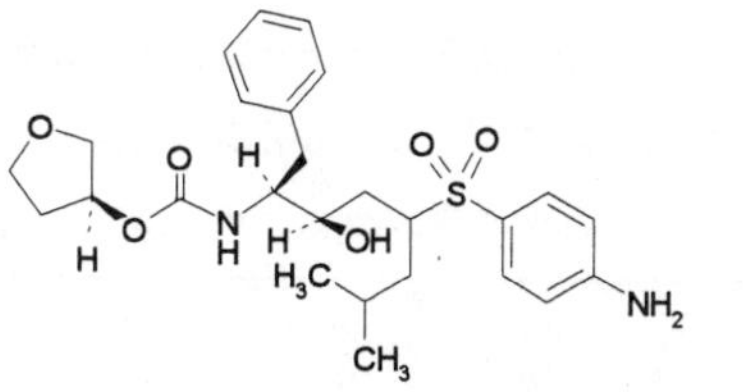　　　アンプレナビル

**硫酸インジナビルエタノール付加物　indinavir（IDV）**　IDV は，プロテアーゼの活性中心において，HIV 前駆体タンパク質と競合し，プロテアーゼ活性を阻害する．その結果，HIV 前駆体タンパク質の切断が妨げられ，感染性をもつ HIV の産生を抑制する．1 回 800 mg を 8 時間毎，1 日 3 回空腹時に経口投与する．

● **副作用** 80％以上にみられる．主なものに，腎石症，血友病患者での出血傾向の助長，肝障害，腎障害，胃腸障害，血清ビリルビン値の上昇などがある．腎石症の発現防止のため，1 日に 1.5 L 以上の水分を補給する．

● **相互作用** IDV は CYP3A4 で代謝されるため，多くの薬物と併用禁忌，併用注意となっている．例えば，本酵素で代謝される薬物のうち，トリアゾラム，リファンピシン（酵素誘導）などとの併用は禁忌であり，ケトコナゾール，フェニトイン，デキサメタゾンなどとは併用注意である．種々の副作用と併用薬剤との相互作用のため，服薬継続の困難などの難問が多い．

## TOPICS

### AIDS の治療

AIDS の治療開始時期は，原則として，CD4 陽性リンパ球（その時点での免疫障害の程度を示す指標）が 500 個/$\mu$L 以下の場合，または HIV-RNA（その後の病気の進行速度を示す指標）量が $10^4$copy/mL 以上の場合には，できるだけ早く 3 剤併用療法を開始すべきである（hit HIV and early の鉄則）．現在，抗 HIV 薬には，ヌクレオシド系逆転写酵素阻害薬，非ヌクレオシド系逆転写酵素阻害薬，プロテアーゼ阻害薬がある．AIDS は，かつては"死の病"であったが，最近は逆転写酵素阻害薬とプロテアーゼ阻害薬を組み合わせた強力な多剤併用療法 highly active antiretroviral therapy（HAART）が導入された結果，死亡率は著しく減少し，AIDS の治療はめざましい進歩を遂げている．

単剤や 2 剤併用療法では，抗ウイルス効果が不十分であり，長期投与で耐性ウイルスが出現して治療に失敗する確率が高いので，通常はヌクレオシド系逆転写酵素阻害薬 2 剤とプロテアーゼ阻害薬 1 剤を組み合わせた 3 剤併用療法が推奨されている．しかし，服用する薬剤が多量で，しかも複雑不便な服用法と種々の副作用（下痢，食欲不振，嘔吐，皮疹など）のため，服薬コンプライアンスが不良となり，抗 HIV 薬の効果を減弱させるばかりでなく，耐性ウイルスの出現を許す結果となる．それゆえ，患者のライフスタイルなどを考え，患者との話し合いの上，正しく服薬できる薬剤を選択することが重要である．

治療効果は，通常，血漿中の HIV-RNA 量で判定される．治療開始後 3 か月以内に HIV-RNA 量が $10^3$copy/mL 以下に下がれば，2〜3 年にわたる長期的な効果が期待できるが，$10^4$copy/mL 以上の場合は，耐性ウイルスが出現するので，HIV-RNA 量や CD4 陽性リンパ球の推移を観察して，それまでの薬剤と交叉耐性の少ない新しい薬剤に変更する．

### 16.4.3　抗インフルエンザウイルス薬

インフルエンザウイルスには，A，B，C の三つの型があり，このうち流行を起こすのは A 型および B 型である．抗インフルエンザウイルス薬として，脱殻阻害薬と放出阻害薬がある．

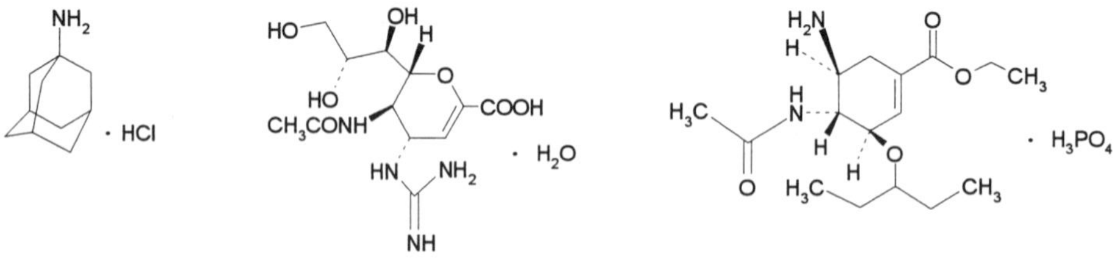

塩酸アマンタジン　　　　ザナミビル水和物　　　　リン酸オセルタミビル

#### 1. 脱殻阻害薬

**塩酸アマンタジン　amantadine hydrochloride**　　A 型インフルエンザウイルスに対し，感染

初期の内服で症状の発現を防止・軽減するが，B・C型インフルエンザウイルスや麻疹ウイルスには無効である．わが国では，抗パーキンソン病薬および脳梗塞に伴う意欲・自発性低下の改善薬としても認可されている．

感染初期に，A型ウイルス特有のイオンチャネル形成タンパク質であるM2チャネルを阻害することにより脱殻を阻害する．発症後なるべく早く（発症後48時間以内に）投与を開始し，耐性ウイルスの発現を抑えるため，長くても投与は1週間以内に止める．

● **副作用** 中枢神経障害（睡眠障害，幻覚），胃腸障害（悪心・嘔吐，食欲不振），悪性症候群などがあり，特に高齢者に多い．腎排泄されるため，腎障害者や高齢者では注意が必要である．妊婦には禁忌である．

## 2. 放出阻害薬

**ザナミビル水和物　zanamivir hydrate**　A型およびB型インフルエンザウイルスに有効である．ウイルスが感染細胞から遊離する際に必須とされるノイラミニダーゼを阻害することにより，感染細胞内からの拡大感染を阻害し，抗ウイルス作用を示す．発症後なるべく早く（48時間以内に）投与することが望ましい．ドライパウダー製剤であり，専用の吸入器を用いて吸入する．

**リン酸オセルタミビル　oseltamivir phosphate**　リン酸オセルタミビルはプロドラッグであり，経口投与が可能である．代謝により活性体に変換された後，抗ウイルス作用を示す．活性体はザナミビルと同様，ヒトA型およびB型インフルエンザウイルスのノイラミニダーゼを選択的に阻害し，新しく形成されたウイルスの感染細胞からの遊離を阻害することにより，ウイルスの増殖を抑制する．

● **用法および用量**　治療に用いる場合，通常，成人および体重37.5 kg以上の小児にはオセルタミビルとして1回75 mgを1日2回，5日間経口投与する．予防に用いる場合，通常，成人および13歳以上の小児にはオセルタミビルとして1回75 mgを1日1回，7〜10日間経口投与する．

## 16.4.4　抗B型，C型肝炎ウイルス薬

B型肝炎およびC型肝炎治療には，インターフェロン療法のほかに，抗B型肝炎ウイルス薬としてラミブジンが，抗C型肝炎ウイルス薬としてリバビリンが用いられる．

**インターフェロン　interferon（IFN）**　IFNは産生細胞や誘導方法の違いから，アルファ型，ベータ型，ガンマ型に分けられており，アルファ型とベータ型IFNはB型・C型慢性肝炎に使用されている．B型慢性肝炎に対する適応は，HBe抗原が陽性でかつHBV関連DNAポリメラーゼが陽性の慢性活動性肝炎である．また，C型肝炎については，HVC抗体またはHVC-RNAが陽性で，かつ肝生検で慢性活動性であることが確認された症例が対象となっている．

多くの細胞はウイルスの感染を受けると，細胞のもつ遺伝情報に基づいて，新たな糖タンパク質（IFN）を細胞外に放出する．IFNがウイルスの未感染細胞表面のIFN受容体に結合する

と，活性酵素であるオリゴアデニル酸合成酵素，タンパク質リン酸化酵素，ホスホジエステラーゼを誘導し，それぞれウイルスのmRNAの破壊，ポリソーム形成阻害（タンパク質合成阻害），tRNAの機能消失（ポリペプチド鎖伸長阻害）により，ウイルスの増殖を抑制する．

- ●**副作用** インフルエンザ様症状（発熱，頭痛，全身倦怠，食欲不振など）である．脱毛や血液異常（白血球・顆粒球・血小板減少）の頻度も高い．重大なものとして，うつ状態がみられることがある．既往歴にうつ病のある症例には原則として投与を避ける．また，間質性肺炎にも注意する．

**ラミブジン lamivudine** 細胞内でリン酸化され，B型肝炎ウイルスのDNAポリメラーゼと逆転写酵素によりウイルスDNAに取り込まれ，DNA鎖伸長を阻害する．

**リバビリン rivavirin** プリンヌクレオチド誘導体である．IFNα-2bとの併用により難治性のC型肝炎患者に対しても治療効果が認められている．

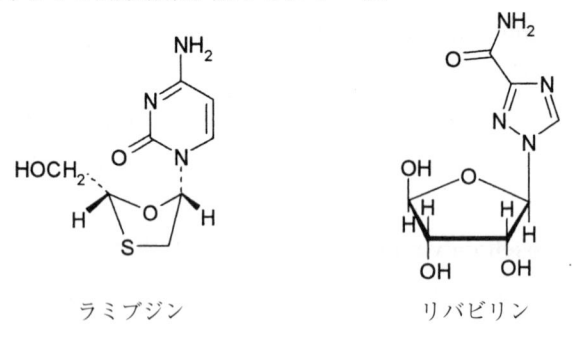

ラミブジン

リバビリン

## 16.4.5 抗RSウイルス薬

**パリビズマブ（遺伝子組換え） palivizumab（genetical recombination）** RSウイルス（respiratory syncytial virus）のFタンパク質上の抗原部位A領域に対する，特異的ヒト化モノクローナル抗体である．RSウイルスが宿主細胞に接着・侵入する際に重要な役割を果たすFタンパク質に結合して，ウイルスの感染性を中和し，ウイルスの複製および増殖を抑制する．新生児，乳児および幼児におけるRSウイルス感染による重篤な下気道疾患の発症抑制に適用される．

# 16.5 抗寄生虫薬

寄生虫は，単細胞性の原生動物（原虫類）と多細胞性の後生動物（蠕虫類）に大別される．熱帯，亜熱帯地域ではマラリアなどの寄生虫症が大きな問題になっている．また，寄生虫症の多くが人畜共通感染症であることから，わが国ではペットブームなどによる寄生虫症の増加が懸念されている．

## 16.5.1　抗原虫薬

　人体に寄生する単細胞生物である原生動物を原虫 protozoa と呼んでいる．マラリア原虫，赤痢アメーバ，トキソプラズマ，トリコモナス原虫などがある．原虫類はヒトと同じ真核生物であるため，細菌の場合とは異なり，生命の維持に重要な代謝機構も類似している．したがって，抗原虫薬 antiprotozoal drugs の作用機序は抗細菌薬のそれとは異なる．寄生虫疾患は宿主内で形態や代謝機構の変化を伴うことが多いので，薬物療法を行う際には，その過程に適した薬剤を用いるように注意しなければならない．また，虫体の存在場所と薬剤の特性を理解する必要がある．したがって，寄生虫症の薬物治療では，有効薬剤の短期大量投与が基本原則となる．また，虫体の溶解に伴う内容物の多量の放出は，宿主にアレルギー反応などを起こさせる可能性があるので注意を要する．

### 1. 抗マラリア薬　antimalarial agents

　感染症を起こすマラリア原虫には，熱帯熱マラリア原虫，三日熱マラリア原虫，四日熱マラリア原虫，卵型マラリア原虫の4種類があり，雌ハマダラカによって媒介される．マラリア原虫は感染後，循環系から肝実質細胞内に侵入して発育増殖し，この肝組織内発育期（5〜16日）には臨床症状を発現しない．肝細胞において増殖した原虫は，再び循環系に放出され，赤血球内に侵入してさらに無性的に発育し，ついには宿主の赤血球を破壊する．この時期に，臨床における熱発作が起こる．熱帯熱原虫と四日熱原虫は，赤血球内発育環に入れば肝組織内に原虫はほとん

**TOPICS**

**赤血球内の原虫に作用する薬物**

　**キニーネ quinine** は弱塩基類で，原虫感染した赤血球内に入り込み原虫を特異的に殺す作用を有している．これらの薬物の作用機序は現在のところ不明であるが，弱塩基性薬物による原虫リソソームの pH 上昇が作用に関与している可能性が最近示唆されている．

　哺乳類とは異なる原虫の酵素に作用して原虫を殺す薬物として，ジヒドロ葉酸還元酵素 dihydrofolate reductase 阻害薬の**ピリメタミン pyrimethamine**，ジヒドロ葉酸の生合成を阻害する（サルファ剤）の**スルファドキシン sulfadoxine**，タンパク質合成を阻害する**塩酸テトラサイクリン tetracycline hydrochloride** などが抗マラリア薬として使用される．臨床的にこれらの化合物は単独では作用が弱いため，他の薬物と併用投与される．

　葉酸代謝拮抗薬であるピリメタミン-スルファドキシン合剤に耐性を示す原虫による重篤な症状には，**塩酸メフロキン mefloquine hydrochloride**，キニーネ，塩酸テトラサイクリン類が現在のところ使用されているが，より良い化学療法薬の開発が求められている．

**肝細胞内の組織型原虫に作用する薬物**

　ピリメタミンは，感染初期の肝組織型原虫を殺す．赤血球内感染と発熱発作を予防する目的で用いられる．

ど存在しない．一方，三日熱原虫と卵型原虫は組織型原虫の一部が肝細胞内に残るため，最初の発作の数か月から数年後にこれが増殖し，赤血球内に感染を再発させる．

マラリア治療薬としては，赤血球内の原虫に作用して発熱発作を抑制する薬物と，肝細胞内の組織型原虫に作用して発病や再発を予防する薬物とがある．

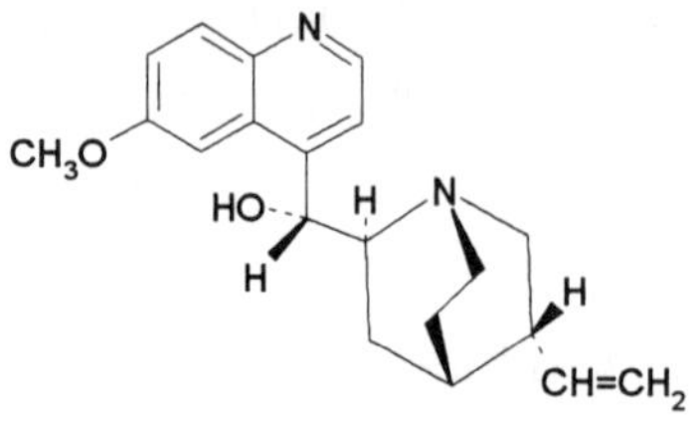

キニーネ 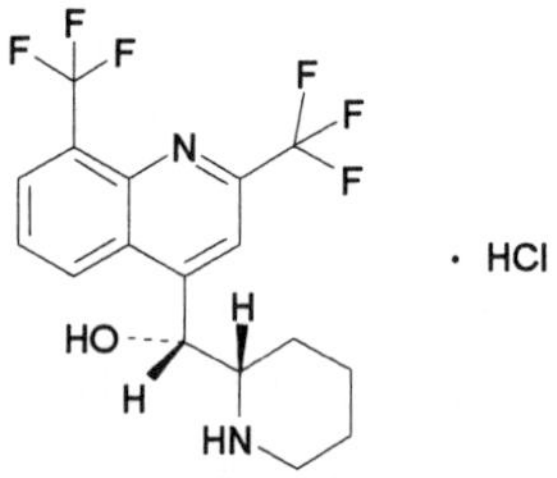　　　　　塩酸メフロキン

## 2. 抗トリコモナス薬

腟トリコモナス症 trichomoniasis を起こす原虫は，泌尿生殖器に寄生し，性交渉で感染する非常に多い疾患である．女性では腟炎を，男性では尿道炎を起こす．これらの治療には，**メトロニダゾール metronidazole** や**チニダゾール tinidazole** が使用されている．

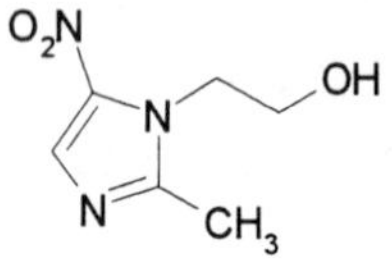

メトロニダゾール 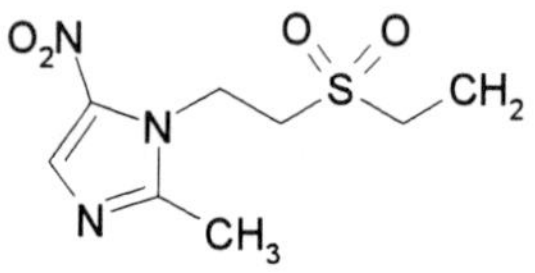　　　　　チニダゾール

## 16.5.2　駆虫薬

人体内部寄生虫のうち，多細胞生物で線形動物（線虫類），扁型動物（条虫類および吸虫類）のように左右対称で前後に長い下等動物を蠕虫類 helminths と総称している．駆虫薬 antihelmintics とは，蠕虫類を体内から駆除するために使用される薬物をいう．駆虫薬には，寄生虫を痙れん，麻痺させて消化管から排出させるものと，組織に侵入した寄生虫を代謝阻害により殺滅するものがある．消化管内の寄生虫を駆除する場合，駆虫薬としては消化管から吸収されにくい薬物が望ましい．一方，ヒトの組織内に侵入した寄生虫を駆除する場合には，当然組織内に移行する薬物でなければならない．また駆虫薬は，宿主であるヒトの細胞機能には作用せず，寄生虫に対してのみ選択的に作用することが望ましい．このような条件を備えた薬剤の開発が行われてきた結果，現在，消化管における蠕虫感染症のほとんどが，選択的で安全な駆虫薬により治療することが可能となった．

## 1. 線虫類感染症治療薬

線虫類としては，蛔虫，鈎虫，鞭虫，蟯虫，糞線虫，フィラリア（糸状虫）などがある．

**パモ酸ピランテル　pyrantel pamoate**　パモ酸ピランテルは，ニコチン様作用により神経筋接合部の脱分極性遮断を起こす．また，コリンエステラーゼの阻害作用も有している．これらの作用により寄生虫に痙れん性の麻痺を起こし体外に排除する．経口投与した場合，消化管からはほとんど吸収されないため腸全域における寄生虫に作用し，安全性も高い．経口投与量の大部分が糞中に排泄され，尿中排泄率は，1～3％である．

**メベンダゾール　mebendazole**　消化管内の線虫類寄生に対して広く使用される．特に，鞭虫に対して優れた薬効を示す．寄生虫に選択的に作用し，微小管を消滅させる．また，グルコースの取り込み阻害によりグリコーゲンを枯渇する．成虫，幼虫の両者に活性を有し，蛔虫卵および鞭虫卵の殺卵作用も有している．寄生虫に対する作用はゆっくりと発現し，寄生虫の消化管からの排除には投与後数日を要する．経口投与後の消化管からの吸収はほとんどない．

**チアベンダゾール　thiabendazole**　ベンズイミダゾールの誘導体で，南九州や沖縄で見られる糞線虫症に使用される．殺虫，駆虫の両作用を有すると共に，幼虫殺滅，殺卵作用も有する．蠕虫のミトコンドリアに特異的な酵素であるフマル酸還元酵素 fumarate reductase を阻害する作用を有しているが，実際の駆虫・殺虫作用機序は不明である．吸収は速やかで，投与後24時間以内に血中から消失する．

**アルベンダゾール　albendazole**　ベンズイミダゾール誘導体で包虫症の治療に用いられている．

**クエン酸ジエチルカルバマジン　diethylcarbamazine citrate**　フィラリア filariae は，ヒトや動物の血液およびリンパ液に寄生する．わが国ではほとんど見られないが，熱帯・亜熱帯に広く流行しているため，輸入感染が考えられる．感染は蚊などによって媒介され，このフィラリア感染の治療薬としてピペラジン誘導体である**ジエチルカルバマジン**がある．ジエチルカルバマジンは，消化管から容易に吸収され，血液中や組織内に存在するミクロフィラリアに作用する．酸素消費を抑制して筋活動を低下させるとともに，表面膜に変化を起こして抗原性を高め，宿主からの攻撃を受けやすくする．ジエチルカルバマジンの投与により，ミクロフィラリアは約2週間で消失する．経口投与後1～2時間で最高血中濃度に達し，半減期は10～12時間である．経口投与量の50％以上が酸性尿中に排泄される．

## 2. 吸虫類感染症治療薬

日本住血吸虫は現在日本ではほとんど見られないが，中国や東南アジアでは患者が広く分布している．また世界的には，マンソン住血吸虫やビルハルツ住血吸虫に感染した患者が南アメリカ，カリブ諸島，アラビア半島，アフリカなどに多く存在している．日本ではほかに，肝吸虫症，肝蛭症，肺吸虫症，横川吸虫症（アユが媒介する日本で最も多い感染症）などの患者が認められる．

**プラジカンテル　praziquantel**　海外においては，吸虫症および条虫症に対して広く臨床で有用性が確認されており，WHO は住血吸虫症の必須薬としている．

虫体に収縮と強直性麻痺を起こし，駆虫作用を示す．その作用機序の詳細は不明であるが，膜の陽イオン（主に $Ca^{2+}$）透過性を亢進させる作用が関連していると考えられている．

虫体への吸収も迅速であるが，人体においても経口投与後，急速に吸収される．そして速やかに代謝され尿中に排泄される．

# 16.6　消毒薬

消毒薬は，感染の発生を事前に防止すること，および発生した感染症が広がらないように管理することの二つの目的で使用される．消毒薬は，人体（皮膚・粘膜）に適用する手指消毒薬と，器物や施設の消毒に用いられる環境消毒薬の二つに大別される．消毒薬の環境適用や患者適用においては，その目的により様々な消毒レベルが存在し，環境消毒では，抗微生物スペクトルの広さにより高水準消毒，中水準消毒，低水準消毒に分類される（表16.9）．また，手指消毒は，皮膚常在菌を主な対象に含めるか否かにより衛生的手洗いと手術時手洗いに分類される．

消毒の目的により消毒法や消毒薬を選択する際には，上記の分類を明確に意識して選択することが必要である．

## 16.6.1　手指消毒薬

消毒薬は，①菌体成分であるタンパク質・核酸などの変性作用，②酵素機能の阻害・不活化作用，③細胞膜に損傷を起こす作用，④脂質の溶解作用などを有する化合物が主として使用されている．これらの性質を有するものの中で人体組織への毒性，刺激性の低い薬物が手指消毒薬

表 16.9　消毒水準分類

| 水　準 | 抗微生物スペクトル | 消毒薬 |
|---|---|---|
| 高水準消毒 high-level disinfection | 芽胞が多数存在する場合を除き，すべての微生物を死滅させる． | グルタラール，フタラール，過酢酸 |
| 中水準消毒 intermediate-level disinfection | 結核菌，栄養型細菌，ほとんどのウイルス，ほとんどの真菌を殺滅するが，必ずしも芽胞を殺滅しない． | 次亜塩素酸系（次亜塩素酸ナトリウムなど），ヨードホル・ヨウ素系（ポビドンヨード，ヨードチンキなど），アルコール系（エタノール，イソプロパノールなど），フェノール系（フェノール，クレゾールなど） |
| 低水準消毒 low-level disinfection | ほとんどの栄養型細菌，ある種のウイルス，ある種の真菌を殺滅する． | 四級アンモニウム塩（塩化ベンザルコニウム，塩化ベンゼトニウムなど），クロルヘキシジン（グルコン酸クロルヘキシジン），両性界面活性剤（塩酸アルキルジアミノエチルグリシンなど） |

として使用される．

## 1. アルコール類

殺菌作用は，タンパク質変性，酵素不活化，脂質溶解，細胞膜損傷作用などに基づく．アルコール類は，① 芽胞を除くすべての微生物に有効である，② 短時間で効力を発現（一般細菌を10秒間で殺滅），③ 揮発性である，などの長所を有する．一方，引火性という短所がある．消毒用エタノール ethanol（76.9～81.4 v/v%），70 v/v%イソプロパノール isopropanol および速乾性手指消毒薬などが使用されている．これらアルコール類は，皮膚の消毒に用いられるが刺激作用があるため，損傷のある皮膚や粘膜へは適用できない．また，体温計，聴診器，処置台などを消毒する環境消毒薬としても用いられる．

## 2. 界面活性剤

陽イオン界面活性剤は殺菌力を，陰イオン界面活性剤は洗浄力を有している．消毒薬としては陽イオンおよび両性界面活性剤が使用される．陽イオン界面活性剤は，刺激性や毒性が低いので，粘膜にも使用することができる．

### a. 陽イオン界面活性剤　cationic detergent

逆性石鹸あるいは陽性石鹸と呼ばれ，陽電荷が細菌内に侵入して菌体タンパク質に影響し，殺菌作用を示す．四級アンモニウムの**塩化ベンザルコニウム benzalkonium chloride** と**塩化ベンゼトニウム benzethonium chloride** がある．使用濃度は，① 0.01 w/v%：感染皮膚面，② 0.1～0.025 w/v%：手術部位粘膜，③ 0.01～0.05 w/v%：結膜嚢，④ 0.02～0.05 w/v%：腟，⑤ 0.1 w/v%：手指，⑥ 0.1～0.5 w/v%：医療器材，床などの環境である．陽イオン界面活性剤は無色・無臭で刺激性，毒性も低く，腐蝕性もないので，広く臨床で使用されているが即効性ではないので数分間の接触時間が必要である．

多くの細菌，真菌に対して有効であるが，芽胞や緑膿菌，結核菌，ウイルスに対しては無効である場合が多い．また，グラム陽性球菌やグラム陰性桿菌の一部に耐性菌が存在する．煮沸や高圧蒸気滅菌でもほとんど分解せず非常に安定で，金属腐蝕性もない．しかし，普通石鹸，陰イオン界面活性剤，有機物，リン酸塩などが共存する場合には効力が低下するので注意する必要がある．

### b. 両性界面活性剤　ampholytic detergent

生体に対しては低毒性であるが，脱脂作用のため手荒れが激しく，手指消毒には適さない．基本的には環境消毒薬である（16.6.2 環境消毒薬参照）．

**グルコン酸クロルヘキシジン　chlorhexidine gluconate**（ヒビテン）　水，アルコールに難溶のため，グルコン酸塩として用いられている．殺菌作用は，タンパク質や核酸の変性，酵素不活化，細胞膜損傷作用による．使用濃度は，① 0.02 w/v%：外陰部，外性器の皮膚，結膜嚢，② 0.05 w/v%：創傷部位，③ 0.1～0.5 w/v%：手指，皮膚，医療器材，床などの環境，である．皮膚には低毒性で，かつ吸着して持続的殺菌効果を示すが，アナフィラキシーショックを

起こす可能性から一般粘膜には使用不可である．

殺菌スペクトルは，陽性石鹸と類似しており，広い殺菌効果を有するが，結核菌，芽胞，真菌，ウイルスには無効である．毒性や皮膚粘膜に対する刺激性が少なく，作用が確実で即効性があるので，皮膚，創傷，器具の消毒に臨床で広く使用されている．有機物による失活は比較的少なく金属腐蝕性もない．

## 3. ハロゲン含有化合物類

**ヨウ素系消毒薬**および**塩素酸塩系消毒薬**がある．両者とも菌体タンパク質，酵素のハロゲン化あるいは酸化により殺菌作用を生じる．無芽胞細菌（結核菌，緑膿菌を含む），真菌だけでなく，芽胞やウイルスにも有効である．作用機構がタンパク質のハロゲン化や酸化であるから，有機物の共存により効力が低下する．ヨウ素系消毒薬は手指消毒薬として，塩素酸塩系消毒薬は医療器具や床などを消毒する環境消毒薬として用いられる．

### a. ヨウ素系消毒薬

皮膚などに応用される消毒薬の中では最も作用スペクトルが広い．特有の色は，有効ヨウ素濃度の指標となるので長所といえる．弱い金属腐蝕性があり，銅，銀，亜鉛が侵されやすい．

**ヨードチンキ　iodine tincture**　ヨードチンキは，ヨウ素 60 g とヨウ化カリウム 40 g を 70％エタノールに溶解して 1000 mL として調製される．外科手術の際に無傷の皮膚の消毒に使用されるが，刺激作用が強く皮膚障害を生じる．そこで，等量の 70％エタノールで希釈した希ヨードチンキも皮膚や創傷の消毒に用いられる．咽頭などの粘膜用には，グリセリンを加えて刺激性を緩和した複方ヨード・グリセリン compound iodine glycerin（ザイフェルト液，改良ルゴール液）がある．ヨウ素 12 g とヨウ化カリウム 24 g をグリセリン 900 mL に溶解し，ハッカ水 45 mL とフェノール 5 mL を加え，水で 1000 mL として調製する．

**ヨードホル　iodophor**　ヨウ素は強力な殺菌作用を有しているが，水に難溶なうえ，不安定で局所刺激も高い．そこで①ヨウ素を担体と結合することにより水溶性を増し，②担体からヨウ素を徐々に遊離させて組織刺激性を減少したのがヨードホルである．担体としては，ポリビニルピロリドン polyvinylpyrrolidone，シクロデキストリン cyclodextrin，界面活性剤などが使われている．

**ポビドンヨード povidone iodine**（イソジン）はポリビニルピロリドンを担体とした化合物であり，ヨードチンキに匹敵する殺菌力を有している．ポビドンヨードは，皮膚刺激性，組織障害性がほとんどなく，作用も持続的であるという特徴を有している．

### b. 塩素酸塩系消毒薬

次亜塩素酸（HOCl または OCl$^-$）を発生することにより，酸化作用を発現する物質が消毒薬として使用される．無機系化合物と有機系化合物があり，有機系塩素化合物としては**クロラミンT**が，無機系化合物では**次亜塩素酸ナトリウム**が使用される．次亜塩素酸ナトリウムは，① 0.01～0.05％溶液を手指・皮膚の消毒目的で，② 0.005～0.01％溶液を手術部位の皮膚・粘膜の消毒目的で使用する．なお，塩素系薬剤の特徴については環境消毒薬の項で述べる．

### 4. 酸化剤

酸化剤はヒドロキシラジカル（HO·）の強力な酸化作用により殺菌作用を発現する．酸化剤は，嫌気性細菌に対して効力が強い．**オキシドール oxydol**（過酸化水素）が創傷・潰瘍および口腔粘膜の殺菌・消毒と外耳・中耳の炎症に，**過マンガン酸カリウム potassium permanganate** が創傷・潰瘍の消毒に用いられる．

### 5. 重金属化合物

#### a. 水銀化合物

作用機序は SH 基を有する酵素の阻害である．有機水銀化合物である**マーキュロクロム mercurochrome** が用いられている．マーキュロクロムは皮膚表面の一般消毒目的には 2〜5％液が，創傷・潰瘍面の殺菌・消毒目的には 0.2〜2％液が用いられている．水銀化合物は，無芽胞細菌や真菌に有効であるが，その殺菌作用はあまり強くなく，芽胞やウイルスには効果がない．環境問題から使用頻度は低下している．

#### b. 銀化合物

銀化合物は，殺菌作用のほかに腐蝕作用や収斂作用も有している．$Ag^+$ は，タンパク質の沈殿や代謝活動の抑制により殺菌作用を発現する．**硝酸銀 silver nitrate** が新生児膿漏眼の予防に点眼薬として使用されている．

### 6. 色素類

消毒に使用されるのは，酵素の不活化，核酸や細胞壁の合成阻害作用を有する色素類である．皮膚，粘膜への刺激性は少ないが，芽胞には無効である．**アクリノール acrinol** が化膿局所の消毒や化膿性疾患（扁桃炎，副鼻腔炎，中耳炎など）に使用されている．

### 7. 酸 類

酵素不活化や菌体成分の加水分解を起こすが，殺菌作用は弱い．ホウ酸，酢酸，安息香酸，サリチル酸などの弱酸が使用される．

## 16.6.2　環境消毒薬

組織障害を起こす作用が強い化合物は，人体に直接使用することができず，水，医療器具，施設などの消毒に使用される．

### 1. 無機系塩素化合物

無機系の塩素化合物である**塩素，サラシ粉，次亜塩素酸ナトリウム sodium hypochlorite**（NaOCl）は，水中で HClO または $OCl^-$ を遊離して殺菌作用を発現する．殺菌作用を有する HClO または $OCl^-$ に変化しうる塩素の総量を有効塩素量，消費された後も残存している有効塩

素を残留塩素と呼んでいる．殺菌力は強力で，無芽胞細菌，真菌のほか，ウイルス（B型肝炎ウイルスを含む）や芽胞にも有効である．有機物の存在により有効塩素量が減少して殺菌力が弱まるので注意が必要である．また，塩素化合物は金属腐蝕性が強い．塩素およびサラシ粉は水の消毒に使用される．次亜塩素酸ナトリウムは，0.02〜0.05％溶液が医療器具や手術の消毒に用いられる．

## 2. アルデヒド類

タンパク質や核酸の官能基と結合して変性させ，殺菌作用を発現する．殺菌作用は強力で，芽胞やウイルスを含む（一部抵抗性のものもある）ほとんどすべての微生物に有効である．**ホルマリン formalin**（ホルムアルデヒド）は，古くから病室の消毒のための燻蒸剤として使用されてきた．グルタラール glutaral（グルタルアルデヒド）は局所刺激性・金属腐蝕性が弱いので，手術器具や医療器具の消毒に主として使用される（内視鏡消毒の第一選択薬である）．殺菌力は強力であるので，長時間（8時間以上）漬けておけばほぼ完全に滅菌することが可能である．

## 3. 両性界面活性剤　ampholytic detergent

両性石鹸 ampholytic soap とも呼ばれる．グリシン系化合物に殺菌作用があり，**塩酸アルキルジアミノエチルグリシン alkyldiaminoethylglycine hydrochloride** が医療器具，手術室および病室の消毒使用されている．陽イオン界面活性剤（逆性石鹸）と比べて広いpH領域で作用し，広い抗菌スペクトルを有する（結核菌や緑膿菌にも有効）．また，陰イオン界面活性作用による強い洗浄力も有している．

## 4. フェノール類

殺菌効果は，タンパク質変性，酵素不活化，細胞膜損傷作用による．無芽胞細菌（結核菌，緑膿菌を含む）と真菌には有効であるが，芽胞とウイルスに対しては無効である．有機物の共存による効力の低下がほとんどないなどの長所を有する．**フェノール**および**クレゾール**は排泄物，衣類，医療器具の消毒に用いられる．

## 5. 消毒薬の効力の比較

個々の消毒薬が効力を有する微生物のスペクトルには差があるため，単純にその効力を比較することはできない．しかし一つの目安として使用されている指標に石炭酸係数 phenol coefficient がある．

# Chapter 17

# 抗悪性腫瘍薬

## 到達目標

- 代表的な抗悪性腫瘍薬を列挙できる．
- 代表的なアルキル化薬をあげ，作用機序を説明できる．
- 代表的な代謝拮抗薬をあげ，作用機序を説明できる．
- 代表的な抗悪性腫瘍性抗生物質をあげ，作用機序を説明できる．
- 抗悪性腫瘍薬として用いられる代表的な植物アルカロイドをあげ，作用機序を説明できる．
- 抗悪性腫瘍薬として用いられる代表的なホルモン療法薬をあげ，作用機序を説明できる．
- 代表的な白金錯体をあげ，作用機序を説明できる．
- 代表的な抗悪性腫瘍薬の基本構造を示すことができる．
- 主要な抗悪性腫瘍薬の主な副作用を列挙することができる．
- 副作用軽減のための対処法を説明できる．

　悪性腫瘍に対する合理的な治療法は，早期に発見し，外科的に処置できる場合には，速やかに切除を行うことである．外科的手術の対象とならない場合には，化学療法（抗悪性腫瘍薬の投与），放射線療法あるいは温熱療法の対象となる．悪性腫瘍は不治の病であると考えられてきたが，早期発見と各種療法の併用によって，その5年生存率は飛躍的に向上している．

　現在までに開発され，臨床上で用いられている抗悪性腫瘍薬は，①アルキル化薬，②代謝拮抗薬，③抗生物質，④白金錯体，⑤天然物由来物質，⑥ホルモン療法薬，⑦免疫療法薬，⑧分子標的治療薬，などに分類することができる．実際の治療に際しては，腫瘍細胞の薬剤耐性の問題や，副作用軽減の目的で，多剤併用が一般化している．

　有糸分裂によって細胞が増殖する過程は，細胞周期と呼ばれ，$G_1$期（DNA合成前期），S期（DNA合成期），$G_2$期（DNA合成後期），M期（分裂期）の過程を経る．M期の後，分裂した細胞は再び$G_1$期に戻るが，一部は細胞周期を逸脱して$G_0$期（休止期）に入る．抗悪性腫瘍薬には，細胞周期特異的に作用するものと，細胞周期非特異的に作用するものとがある．細胞周期特異的に作用する薬物は，時間依存的に作用し，細胞周期非特異的に作用する薬物は，濃度依存的に作用する．細胞周期特異的に作用する薬物としては，代謝拮抗薬（S期），トポイソメラー

```
         細胞周期
    ┌─────────────┐
    │ M期(分裂期) │ G₁期
    │ ┌─────────┐ │(DNA合成前期)
    │ │微小管作用薬│ │
    │ └─────────┘ │
    │ G₂期        │ S期(DNA合成期)
    │(DNA合成後期)│ ┌────────┐
    │ ┌────────┐  │ │代謝拮抗薬│
    │ │ブレオマイシン│ └────────┘
    │ └────────┘  │
    │   ┌──────────────┐   │
    │   │トポイソメラーゼ阻害薬│
    └───┴──────────────┴───┘
```

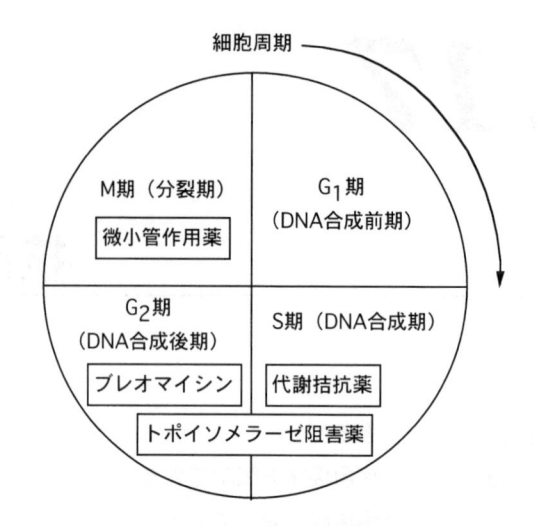

**図 17.1  細胞周期と抗悪性腫瘍薬**

ゼ阻害薬（S期またはG₂期），微小管作用薬（M期）などがあり，アルキル化薬など多くの抗悪性腫瘍薬は細胞周期非特異的に作用する．

　抗悪性腫瘍薬の多くのものは，DNA合成，RNA合成やタンパク質合成を阻害することにより抗腫瘍活性を現す．このような合成系は，あらゆる細胞に共通の基本的代謝系であり，正常細胞への影響が副作用として発現しやすい．薬効に直接関係したこのような副作用は，特に，増殖の盛んな細胞（骨髄造血系，消化器系，皮膚粘膜系など）において認められる．すなわち，骨髄抑制作用としては貧血，白血球減少，血小板減少などが，胃腸症状としては悪心・嘔吐，食欲不振，味覚異常，下痢，腹痛，便秘などが，皮膚粘膜症状としては口内炎，脱毛，皮膚炎などが現れる．また，倦怠感，頭痛，眩暈，意識障害，不眠，痙れんのような精神神経症状を示す薬物も少なくない．

　抗悪性腫瘍薬による白血球（好中球）減少症には，遺伝子組換え型顆粒球コロニー刺激因子granulocyte colony-stimulating factor （G-CSF）製剤であるフィルグラスチム，レノグラスチム，ナルトグラスチムなどが用いられる．また，抗悪性腫瘍薬による悪心・嘔吐には，ドパミン $D_2$ 遮断薬やセロトニン $5-HT_3$ 遮断薬などが用いられる．そのほかに，各抗悪性腫瘍薬に特徴的な副作用としては，シクロホスファミドによる出血性膀胱炎，アントラサイクリン系抗生物質による心毒性，ブレオマイシンによる肺毒性，ホルモン類による内分泌異常症や血栓症などがあり，分子標的治療薬ゲフィチニブの肺毒性は大きな医療問題となっている．

　抗悪性腫瘍薬に対する多剤耐性機構の一つとして，P-糖タンパク質 P-glycoprotein の関与が示唆されている．P-糖タンパク質は，血液-脳関門，肝臓，腎臓，小腸などにおいて，有機カチオン輸送担体として機能するが，*MDRI*遺伝子産物として癌細胞膜に過剰発現すると，細胞内に取り込まれた抗悪性腫瘍薬を能動的に細胞外に排出する．そして，その基質特異性が低いために，多剤耐性を誘導することになる．P-糖タンパク質において競合する薬物は，抗悪性腫瘍薬の細胞外排出を抑制することから，多剤耐性克服薬として注目される．

## 17.1 アルキル化薬

アルキル化薬 alkylating agents に分類される抗悪性腫瘍薬は，その化学構造にアルキル化能を示す官能基を有しており，次に示す作用により，特に腫瘍細胞の核酸とタンパク質の代謝を阻害する．

$$\underset{(\text{アルキル化薬})}{\text{R-CH}_2\text{-Y}} + \underset{(\text{受容体})}{\text{X}} \longrightarrow \text{R-CH}_2\text{-X} + \text{Y}$$

**図 17.2**

この一般式におけるX（受容体）は，化学的に電子密度の高い部位で，負電荷の有機または無機イオンや，一級，二級および三級アミン類，-SH基，複素環の窒素原子などである．核酸合成の阻害は，そのグアニン基7位のアルキル化が関与するとされている．抗腫瘍作用以外の生物学的アルキル化作用としては，突然変異誘発作用，発癌作用，細胞増殖抑制作用，特に造血器障害とそれに伴う免疫抑制作用が認められている．アルキル化薬には，①ナイトロジェンマスタード類，②エチレンイミン類，③メタンスルホン酸類，④ニトロソ尿素類，⑤トリアゼン類などがある．

### 17.1.1 ナイトロジェンマスタード類 nitrogen mustards

第一次世界大戦ではじめて使用された毒ガスである**イペリット（sulfur mustard）**が，腫瘍細胞に対して細胞毒として作用することが認められて以来，数多くの誘導体の抗腫瘍作用が検討された．そのなかで，SをNで置換したものが，**ナイトロジェンマスタード**として臨床的に用いられた．現在では，その強い副作用のためあまり使用されていない．**ナイトロジェンマスタード-$N$-オキシド nitrogen mustard $N$-oxide** は，同等の効力を有しており，より安定で副作用も少ない．それ自体は不活性であり，生体内でナイトロジェンマスタードに代謝されて効力を示すとされている．

**シクロホスファミド cyclophosphamide（CPA）**（劇）も肝臓で代謝されて抗腫瘍活性を現す薬物である．最も強い抗腫瘍活性を現す代謝物は，肝薬物代謝酵素である**シトクロム P450**（主として CYP2B6）で代謝されて生じる **4-hydroxycyclophosphamide** であるとされている．したがって，フェノバルビタールのような酵素誘導薬は，シクロホスファミドの抗腫瘍活性を増強することが認められている．シクロホスファミドは，乳癌，子宮頸癌，子宮体癌，卵巣癌，肺癌，急性白血病，悪性リンパ腫などに用いられる．シクロホスファミドの類似体である**イホスファミド ifosfamide（IFM）**（劇）は小細胞肺癌，前立腺癌，子宮頸癌，骨肉腫の治療に用いられる．シクロホスファミドやイホスファミドの尿中代謝物は，膀胱粘膜に作用して出血性膀胱炎の副作用を誘発するため，尿中代謝物の膀胱への接触を抑制する**メスナ mesna** が解毒薬として併用さ

れる.

　ナイトロジェンマスタードにアミノ酸を結合させることにより，代謝細胞に選択的な作用をもたせる目的で**メルファラン melphalan**（L-フェニルアラニンマスタード L-phenylalanine mustard）（L-PAM）（毒）が開発された．メルファランの悪性メラノーマ細胞（メラニンの前駆体であるフェニルアラニンの取り込みが亢進）への選択性は証明されていないが，多発性骨髄腫への治療効果は認められている．

　**リン酸エストラムスチンナトリウム estramustine phosphate sodium**（劇）は，ナイトロジェンマスタードと卵胞ホルモンであるエストラジオールとを結合させた化学構造を有している前立腺癌の治療薬である．エストラジオール部に前立腺への誘導機能をもたせ，その抗アンドロゲン作用による腫瘍細胞増殖抑制作用（ホルモン療法薬の項参照）と，アルキル化薬としての抗腫瘍活性とを併せもつ．

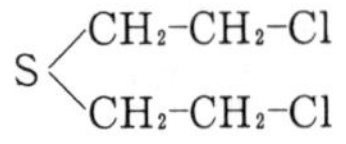

イペリット 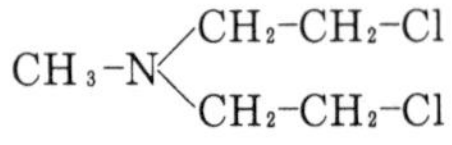　　　　　　ナイトロジェンマスタード 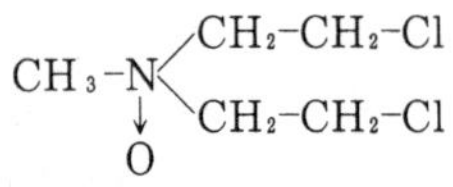　ナイトロジェンマスタード-$N$-オキシド

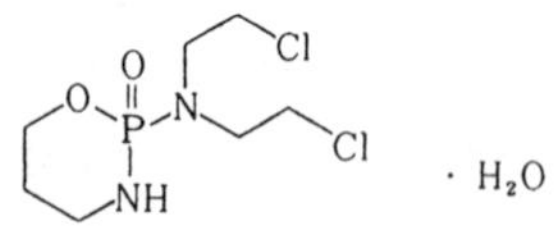

シクロホスファミド 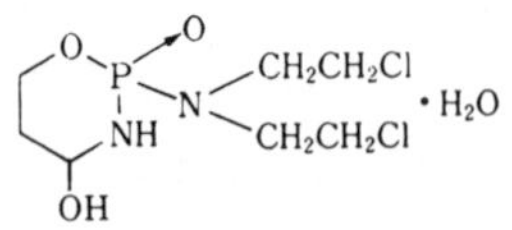　　ヒドロキシシクロホスファド 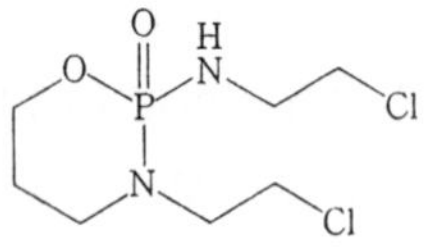　　イホスファミド

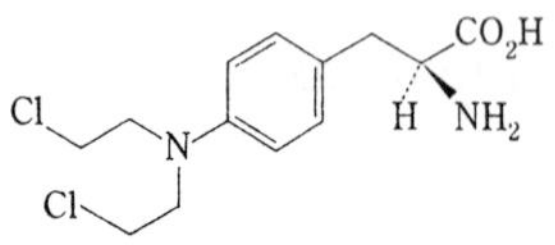

メルファラン

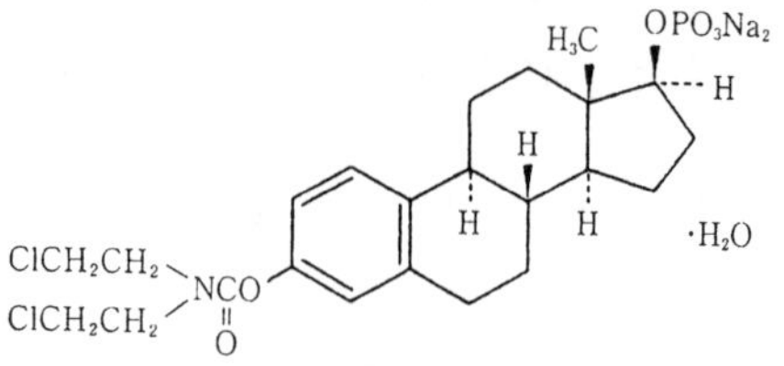

リン酸エストラムスチンナトリウム

## シクロホスファミド　cyclophosphamide（CPA）(劇)　　注（100・500 mg/V）

● 用法・用量

1. 単独使用：1日1回100 mg 連日静注（患者が耐えられる場合，1日200 mg に増量），総量：3,000〜8,000 mg
2. 造血幹細胞移植の前治療：
〔急性白血病，慢性骨髄性白血病，骨髄異形成症候群〕1日1回60 mg/kg（無水物換算）点滴静注，連日2日間
〔重症再生不良性貧血〕1日1回50 mg/kg（無水物換算）点滴静注，連日4日間
〔悪性リンパ腫〕1日1回50 mg/kg（無水物換算）点滴静注，連日4日間
〔遺伝性疾患（免疫不全，先天性代謝障害および先天性血液疾患：Fanconi 貧血，Wiskott-Aldrich 症候群，Hunter 病等）〕1日1回50 mg/kg（無水物換算）点滴静注，連

日2日間.
＊投与終了後24時間は，150 mL/時間以上の尿量を保つように1日3 L以上の輸液を行うとともに，メスナを併用．
- **薬理作用**　主にCYP2B6で代謝されて活性化され，悪性腫瘍細胞のDNAをアルキル化して核酸代謝を阻害する．
- **適応**
  1) 以下の疾患の自覚的ならびに他覚的症状の寛解：a) 多発性骨髄腫，悪性リンパ腫（ホジキン病，リンパ肉腫，細網肉腫），乳癌，急性白血病，真性多血症，肺癌，神経腫瘍（神経芽腫，網膜芽腫），骨腫瘍，性器癌（子宮頸癌，子宮体癌，卵巣癌），b) 以下の疾患については，他の抗悪性腫瘍薬と併用することが必要である：慢性リンパ性白血病，慢性骨髄性白血病，咽頭癌，胃癌，膵癌，肝癌，結腸癌，精巣腫瘍，絨毛性疾患（絨毛癌，破壊胞状奇胎，胞状奇胎），横紋筋肉腫，悪性黒色腫
  2) 以下の疾患における造血幹細胞移植の前治療：急性白血病，慢性骨髄性白血病，骨髄異形成症候群，重症再生不良性貧血，悪性リンパ腫，遺伝性疾患（免疫不全，先天性代謝障害および先天性血液疾患：Fanconi貧血，Wiskott-Aldrich症候群，Hunter病等）
- **警告**
  1) ペントスタチンとの併用により，致命的な心毒性が発現するおそれがある（併用禁忌）．
  2) 造血幹細胞移植の前治療に本剤を投与する場合には，強い骨髄抑制により致命的な感染症などが発現するおそれがある．
- **禁忌**　ペントスタチンを投与中，本剤の成分に重篤な過敏症の既往歴，重症感染症を合併している患者
- **副作用**　ショック，アナフィラキシー様症状，骨髄抑制，出血性膀胱炎，排尿障害，イレウス，胃腸出血，間質性肺炎，肺線維症，心筋障害，心不全，抗利尿ホルモン不適合分泌症候群（SIADH），皮膚粘膜眼症候群（Stevens-Johnson症候群），中毒性表皮壊死症（Lyell症候群）など
- **相互作用**　〈併用禁忌〉ペントスタチン．〈併用注意〉他の抗悪性腫瘍薬，アロプリノール，放射線照射併用で骨髄抑制などの副作用増強，薬物代謝酵素誘導薬（フェノバルビタール）により作用増強，薬物代謝酵素阻害薬（副腎皮質ホルモン，クロラムフェニコール）により作用減弱，インスリン，オキシトシン，バソプレシンの作用増強など

**シクロホスファミド**　錠（50 mg），内服：1日100〜200 mg
- **適応**　注射薬に準ずる．ただし，子宮頸癌，子宮体癌，卵巣癌では，他剤と併用

## 17.1.2　エチレンイミン類　ethyleneimines

3員環のエチレンイモニウム基を含む化合物であり，酸性下においてアルキル化作用を現す．**チオテパ thiotepa**（トリエチレンチオホスホラミド triethylene thiophosphoramide）（**TESPA**）（劇），**カルボコン carboquone**（**CQ**）（劇）などが知られている．チオテパは，慢性リンパ性白血病，慢性骨髄性白血病，乳癌，卵巣癌，膀胱腫瘍などに用いられる．カルボコンは抗悪性腫瘍

性抗生物質であるマイトマイシン C の活性構造をも有している．DNA 合成阻害が主な作用であり，DNA 鎖の切断，低分子化作用も認められる．慢性骨髄性白血病，悪性リンパ腫，卵巣癌，胃癌，肺癌に用いられる．

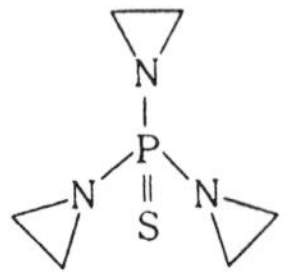

チオテパ（TESPA）

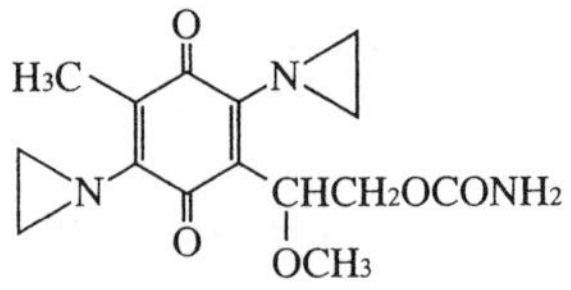

カルボコン（CQ）

## 17.1.3　メタンスルホン酸類　methane sulfonates

**ブスルファン busulfan（BUS）**（劇）　2 個のスルホン酸エステル基によるアルキル化作用を有しており，慢性骨髄性白血病および真性多血症の治療に用いられる．

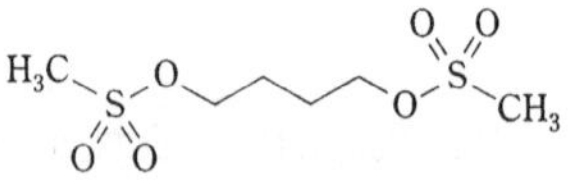

ブスルファン（BUS）

## 17.1.4　ニトロソ尿素類　nitrosoureas

ニトロソ尿素系抗悪性腫瘍薬である**塩酸ニムスチン nimustine hydrochloride（ACNU）**（劇）や**ラニムスチン ranimustine（MCNU）**（劇）は，生体内で分解して形成される diazohydroxide や 2-chlorethylamine によるアルキル化作用に加えて，アミノ酸のカルバモイル化作用による数種の酵素の阻害作用をもつことが知られている．また，これらの薬物は，脂溶性が高く生理的 pH でもほとんどイオン化しないため，血液-脳関門をよく通過し，各種の脳腫瘍にも有効である．

塩酸ニムスチンは，脳腫瘍，消化器癌，肺癌，悪性リンパ腫，慢性白血病に用いられ，ラニムスチンは，膠芽腫，骨髄腫，悪性リンパ腫，慢性骨髄性白血病，真性多血症，本態性血小板増多症に用いられる．

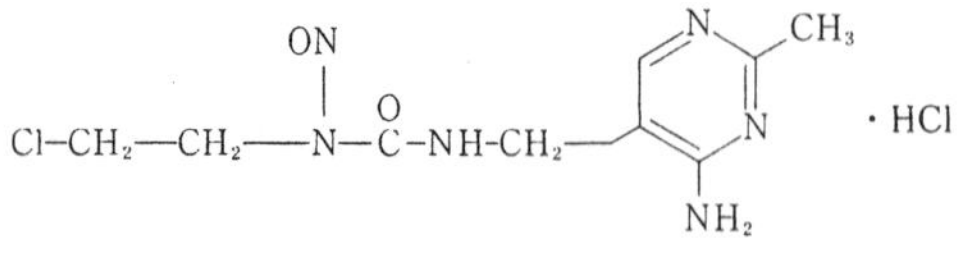

塩酸ニムスチン（ACNU）

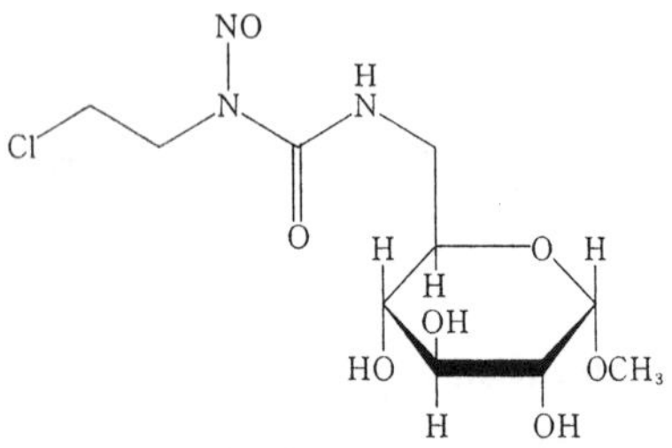

ラニムスチン（MCNU）

## 17.1.5 トリアゼン類 triazenes

**ダカルバジン dacarbazine（DTIC）（劇）** プリン生合成の中間代謝物の一つである 5-amino-imidazole-4-carboxamide の同族体であるが，その抗腫瘍作用は代謝拮抗作用によらず，生体内で生じるジアゾメタンを介するアルキル化作用によるとされている．低濃度では $G_1$ 期に，高濃度では $G_2$ 期にも作用する．悪性黒色腫やホジキンリンパ腫に用いられる．

ダカルバジン（DTIC）

# 17.2 代謝拮抗薬

腫瘍細胞の発育に必須な代謝物質と拮抗して，抗腫瘍作用を現す薬物群を代謝拮抗薬 antimetabolites といい，① 葉酸代謝拮抗薬 antifolics，② ピリミジン代謝拮抗薬，③ プリン代謝拮抗薬に分類される．

## 17.2.1 葉酸代謝拮抗薬

葉酸 folic acid は，細胞発育にとって必須の因子であり，哺乳動物では外部から補給する必要のあるビタミンの一つであると考えられている．葉酸は，細胞内で還元されて活性型テトラヒドロ葉酸 tetrahydrofolic acid となり（15.2 ビタミンの項参照），核酸塩基の生合成過程でホルミル

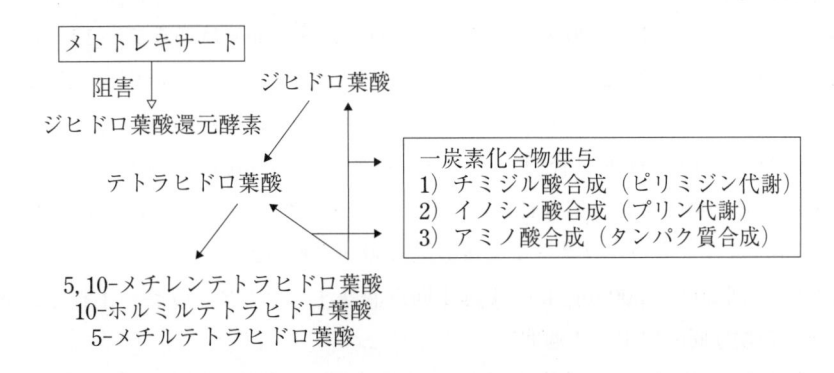

**図 17.3 葉酸代謝とメトトレキサート**

基などの転移反応に関与する．**メトトレキサート methotrexate（MTX）**（劇）は，ジヒドロ葉酸還元酵素に拮抗することにより，ジヒドロ葉酸からテトラヒドロ葉酸への還元を阻害して核酸代謝を阻害し，抗腫瘍活性を現す．S期に作用する．メトトレキサートは，急性リンパ性白血病や絨毛上皮腫に有効であるが，副作用として口内炎が頻発し，また骨髄抑制作用（白血球減少，血小板減少，貧血），肝障害，消化管障害，肺毒性も認められている．

**ホリナートカルシウム calcium folinate**（ロイコボリンカルシウム calcium leucovorin）は，細胞の葉酸プールに取り込まれて活性型葉酸となるため，メトトレキサートなどの葉酸代謝拮抗薬の大量投与による骨髄障害を軽減することから，生体内正常細胞を保護する目的で用いられる．

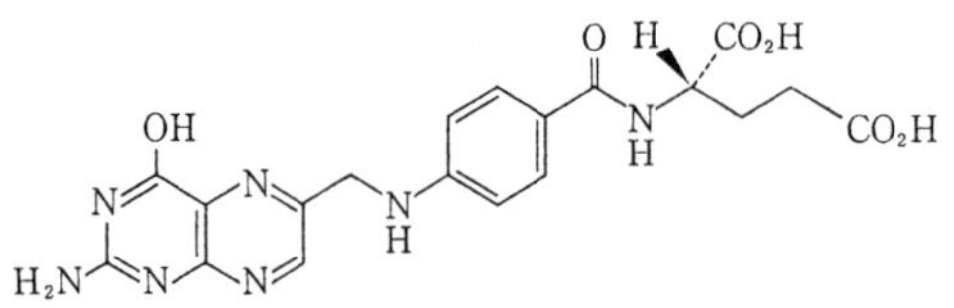

葉酸

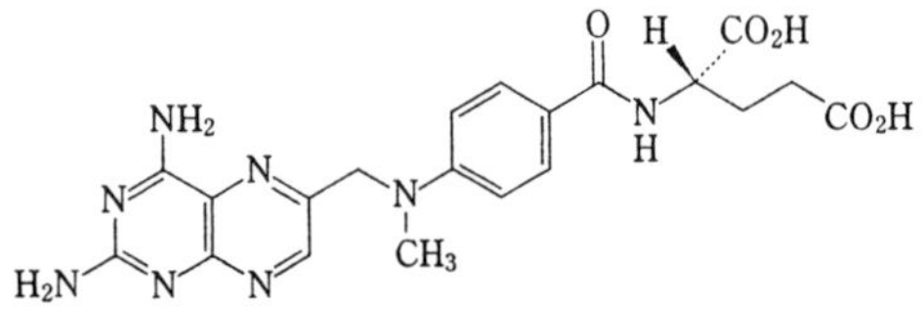

メトトレキサート

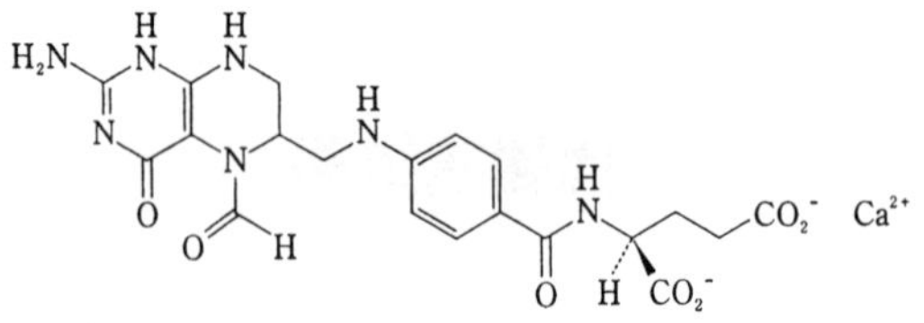

ホリナートカルシウム

### メトトレキサート　methotrexate（MTX）（劇）　注（5・50 mg/V，200 mg/8 mL/V）

●用法・用量

1. メトトレキサート通常療法（5・50 mg）：静脈内，髄腔内，筋肉内（必要に応じて動脈内，腫瘍内）に注射．

   〔白血病〕1日5～10 mg，1週3～6回（幼児1.25～2.5 mg，小児2.5～5 mg，1週3～6回）

   〔白血病の髄膜浸潤による髄膜症状（髄膜白血病）〕1回0.2～0.4 mg/kg 髄腔内，2～7日ごとに1回

   〔絨毛性疾患〕1日10～30 mg（1クール5日間，休薬期間は通常7～12日間）

2. CMF療法（5・50 mg）：シクロホスファミドおよびフルオロウラシルとの併用

   〔乳癌〕1回40 mg/m$^2$，静注（標準的な1日投与量および投与方法：シクロホスファミド65 mg/m$^2$ を14日間連日経口，メトトレキサート40 mg/m$^2$ およびフルオロウラシル500 mg/m$^2$ を第1日目と第8日目に静注，これを1クールとして4週毎に繰り返す）

3. メトトレキサート・ホリナート救援療法（50・200 mg）

   〔肉腫〕1回100～300 mg/kg（1週1回点滴静注．その後ホリナート投与．メトトレキサートの投与間隔は1～4週間）

   〔急性白血病，悪性リンパ腫〕1回30～100 mg/kg（1週1回点滴静注．その後ホリナートの投与．メトトレキサートの投与間隔は1～4週間）

4. メトトレキサート・フルオロウラシル交代療法（50 mg）

　　1回 100 mg/m² （3 mg/kg）静注（メトトレキサート投与後 1〜3 時間後にフルオロウラシル 1回 600 mg/m²（18 mg/kg）静注・点滴静注，その後ホリナートを投与．本療法の間隔は 1 週間）

- ●薬理作用　ジヒドロ葉酸還元酵素を阻害して核酸代謝を阻害し，抗腫瘍活性を現す．
- ●適　応
  1) 以下の疾患の自覚的ならびに他覚的症状の寛解（メトトレキサート通常療法）：急性白血病，慢性リンパ性白血病，慢性骨髄性白血病，絨毛性疾患（絨毛癌，破壊胞状奇胎，胞状奇胎）
  2) CMF 療法：乳癌
  3) メトトレキサート・ホリナート救援療法：肉腫（骨肉腫，軟部肉腫等），急性白血病の中枢神経系および精巣への浸潤に対する寛解，悪性リンパ腫の中枢神経系への浸潤に対する寛解
  4) メトトレキサート・フルオロウラシル交代療法：胃癌に対するフルオロウラシルの抗腫瘍効果の増強
- ●警　告　メトトレキサート・ホリナート救援療法およびメトトレキサート・フルオロウラシル交代療法は高度の危険性あり．
- ●禁　忌　本剤の成分に重篤な過敏症の既往歴，肝障害，腎障害，胸水，腹水など
- ●副作用　ショック，アナフィラキシー様症状，骨髄抑制，感染症，肝障害，腎障害，間質性肺炎，肺線維症，皮膚障害，腸炎，膵炎，骨粗鬆症，痙れん，失語，片麻痺，脳症，痴呆，麻痺，ギラン・バレー症候群，昏睡など．
- ●相互作用　〈併用注意〉サリチル酸等の非ステロイド性抗炎症薬で腎排泄阻害，スルホンアミド系薬物・テトラサイクリン・クロラムフェニコール・フェニトイン・バルビツール酸誘導体によりメトトレキサートの血漿タンパク質結合阻害，スルファメトキサゾール・トリメトプリム・ピペラシリン Na により副作用増強など．

**メトトレキサート**　錠（2.5 mg）．〔白血病〕1日 5〜10 mg，1週 3〜6回（幼児 1.25〜2.5 mg，小児 2.5〜5 mg，1週 3〜6回）．〔絨毛性疾患〕1日 10〜30 mg（1 クール 5 日間，休薬期間は通常 7〜12 日間）

- ●適　応　以下の疾患の自覚的ならびに他覚的症状の寛解（メトトレキサート通常療法）：急性白血病，慢性リンパ性白血病，慢性骨髄性白血病，絨毛性疾患（絨毛癌，破壊胞状奇胎，胞状奇胎）

## 17.2.2　ピリミジン代謝拮抗薬

ピリミジン代謝拮抗薬 antipyrimidines は，フッ化ピリミジン系化合物とシトシンアラビノシド系化合物に分類される．主として S 期に作用する．フッ化ピリミジン系薬物として**フルオロウラシル 5-fluorouracil**（5-FU）（劇）がある．フルオロウラシルは，生体内で 5-fluoro-2′-deoxyuridine-5′-monophosphate（FdUMP）および 5-fluorouridine-5′-monophosphate（FUMP）

に変換されて抗腫瘍活性を現す．

FdUMPは，チミジル酸合成酵素を非可逆的に阻害することによりDNA合成を抑制する．一方，FUMPは，RNAに取り込まれてRNAの機能を阻害するとされている．消化器癌，乳癌，子宮頸癌・子宮体癌，卵巣癌などに用いられる．

その他のフッ化ピリミジン系薬物には，**テガフール tegafur**（TGF）（劇），**カルモフール carmofur**（HCFU）（劇），**ドキシフルリジン doxifluridine**（5′-DFUR）（劇），**カペシタビン capecitabine**（劇）があるが，いずれも生体内で5-FUに変換されて薬効を現す．テガフールは，消化器癌（胃癌，結腸・直腸癌），乳癌，頭頸部癌に，カルモフールは消化器癌（胃癌，結腸・直腸癌），乳癌に，ドキシフルリジンは胃癌，結腸・直腸癌，乳癌，子宮頸癌，膀胱癌に，カペシタビンは手術不能または再発乳癌に用いられる．

フルオロウラシルのチミジル酸合成酵素阻害作用は，FdUMP・チミジル酸合成酵素・5,10-メチレンテトラヒドロ葉酸の三者複合体の形成を介して発現するため，フルオロウラシルの抗腫瘍効果を増強する目的で，L-ロイコボリンであるレボホリナートが併用される（レボホリナート・フルオロウラシル療法）．レボホリナート・フルオロウラシル療法は，手術不能または再発胃癌および結腸・直腸癌に用いられる．

また，テガフールの抗腫瘍活性増大や毒性軽減を目的とした合剤に，テガフール・ウラシル合剤およびテガフール・ギメラシル・オテラシルカリウム合剤がある．ウラシルやギメラシルは，フルオロウラシルの分解を抑制して抗腫瘍作用を増強する．オテラシルカリウムは，フルオロウラシルが消化管で5-フルオロヌクレオチドに代謝されるのを阻害し，フルオロウラシルの消化管毒性を軽減する．このように，他の薬物（modulator）を，抗悪性腫瘍薬の投与前・投与後あるいは同時に投与することで，効果増強や副作用軽減をはかり，治療係数を増大させることをbiochemical modulation（BCM）と呼ぶ．

シトシンアラビノシド系薬物としては，**シタラビン cytarabine**（Ara-C）（劇）（シトシンアラビノシド cytosine arabinoside），シタラビンのプロドラッグとして開発された**シタラビンオクホスファート cytarabine ocfosfate**（劇），**塩酸ゲムシタビン gemucitabine hydrochloride**（劇）がある．いずれも，生体内で代謝されてDNAに取り込まれたり，DNAポリメラーゼを阻害することにより，抗腫瘍活性を現すとされている．シタラビンは，急性白血病，悪性リンパ腫，消化器癌，肺癌，乳癌，子宮癌，膀胱癌などに，シタラビンオクホスファートは，成人急性非リンパ性白血病や骨髄異形成症候群に，塩酸ゲムシタビンは，非小細胞肺癌や膵癌に用いられる．

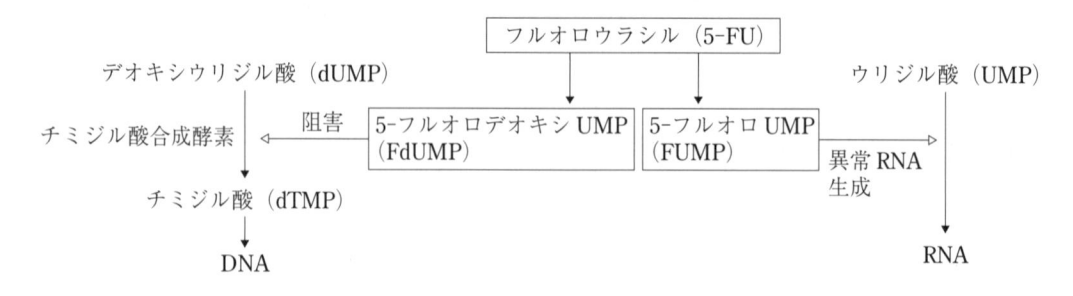

**図 17.4　フルオロウラシルの作用機序**

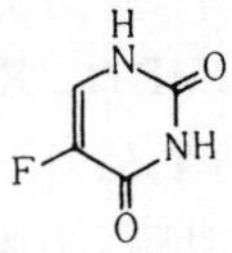

## 第17章　抗悪性腫瘍薬

フルオロウラシル（5-FU） 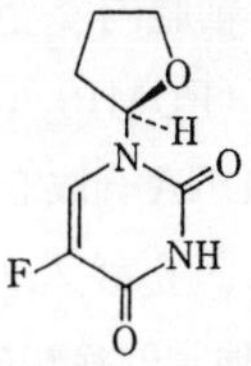　　テガフール（TGF） 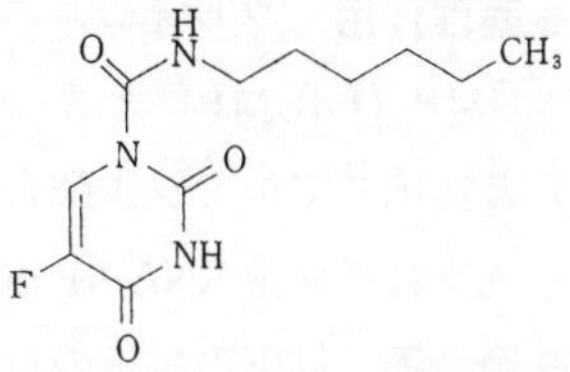　　カルモフール（HCFU）

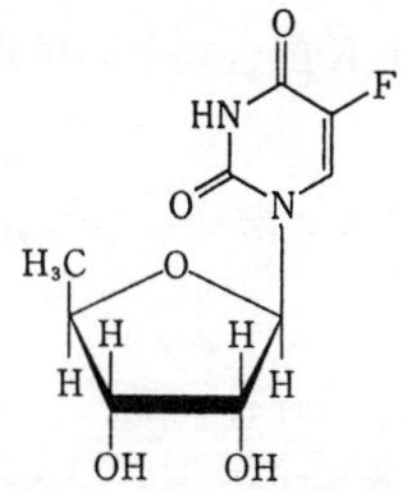

ドキシフルリジン（5'-DFUR） 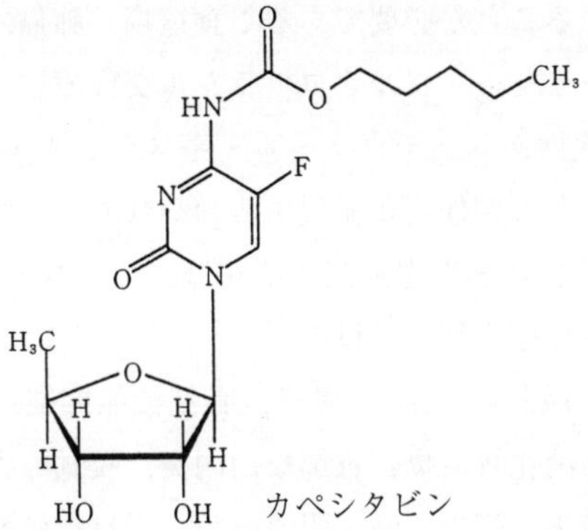　　カペシタビン 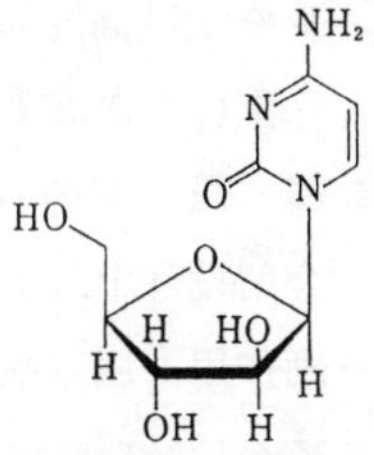　　シタラビン（Ara-C）

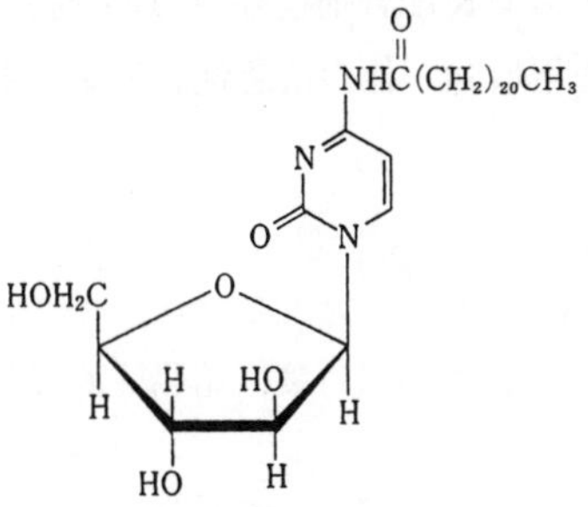

エノシタビン（BH-AC） 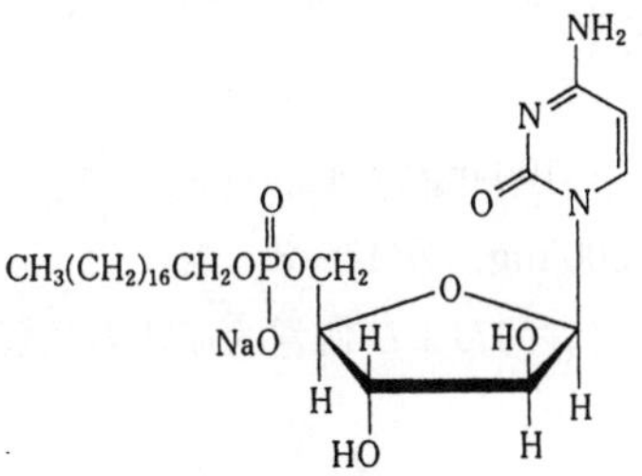　　シタラビンオクホスファート 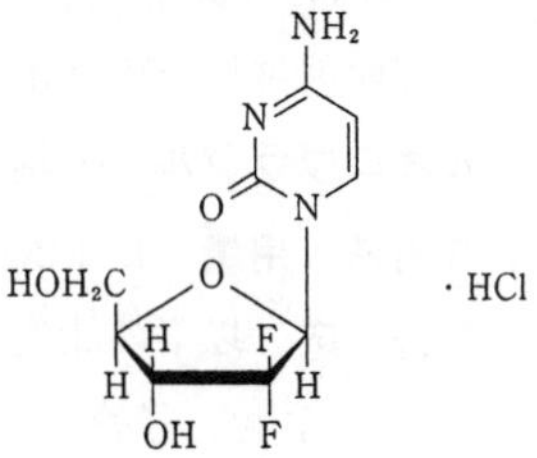　　塩酸ゲムシタビン

**フルオロウラシル　5-fluorouracil（5-FU）（劇）　　注（250 mg/5 mL/A）**

● 用法・用量

〔単独使用の場合〕

1) 1日 5～15 mg/kg：
   a) 最初の 5 日間：連日 1 日 1 回静注・点滴静注，以後：5～7.5 mg/kg，隔日に 1 日 1 回
   b) 隔日に 1 日 1 回静注・点滴静注
2) 1 日 1 回 5 mg/kg，10～20 日間連日静注・点滴静注
3) 1 日 10～20 mg/kg，週 1 回静注・点滴静注
4) 1 日 5 mg/kg，必要に応じて適宜動注

〔他の抗悪性腫瘍薬または放射線と併用する場合〕

　1 日 5～10 mg/kg を他の抗悪性腫瘍薬または放射線と併用し，単独使用の場合に準じ，または間欠的に週 1～2 回用いる．

- ●**薬理作用** フルオロウラシルは，腫瘍細胞内でウラシルと同じ経路で 5-フルオロデオキシ UMP（FdUMP）と 5-フルオロ UMP（FUMP）に変換される．FdUMP は，生体内 dUMP と拮抗してチミジル酸合成を阻害し，DNA 合成を阻害する．また，FUMP は，RNA に組み込まれて異常 RNA（F-RNA）を生成し，リボソーム RNA の形成を阻害する．
- ●**適 応** 以下の疾患の自覚的ならびに他覚的症状の寛解：胃癌，肝癌，結腸・直腸癌，乳癌，膵癌，子宮頸癌，子宮体癌，卵巣癌．ただし，以下の疾患については，他の抗悪性腫瘍薬または放射線と併用することが必要である：食道癌，肺癌，頭頸部腫瘍
- ●**警 告** メトトレキサート・フルオロウラシル交代療法，レボホリナート・フルオロウラシル療法は高度の危険性あり．テガフール・ギメラシル・オテラシル K 配合剤との併用により重篤な血液障害などの副作用が発現するおそれあり（併用禁忌）．
- ●**禁 忌** 本剤の成分に重篤な過敏症の既往歴，テガフール・ギメラシル・オテラシル K 配合剤投与中および投与中止後 7 日以内
- ●**副作用** 脱水症状（激しい下痢），腸炎，骨髄機能抑制，白質脳症，精神神経症状，間質性肺炎，肝機能障害，消化管潰瘍，重篤な口内炎，嗅覚障害，ショック，アナフィラキシー様症状，心不全，腎障害，膵炎，肝・胆道障害，手足症候群など
- ●**相互作用** 〈併用禁忌〉テガフール・ギメラシル・オテラシル K 配合剤投与中および投与後 7 日間．〈併用注意〉フェニトイン・ワルファリン K の作用増強，他の抗悪性腫瘍薬・放射線照射併用で副作用増強

**フルオロウラシル** 錠（50・100 mg）
- ●**用法・用量** 1 日 200〜300 mg，分 1〜3，連日
- ●**適 応** 以下の諸疾患の自覚的および他覚的症状の寛解：消化器癌（胃癌，結腸・直腸癌など），乳癌，子宮頸癌

**フルオロウラシル** ドライシロップ（5％：1・2 g/包）．1 日 100〜300 mg，分 1〜3，連日
- ●**適 応** 以下の諸疾患の自覚的および他覚的症状の寛解：消化器癌（胃癌，結腸・直腸癌など），乳癌

**フルオロウラシル** 坐薬（100 mg）．1 回 100 mg，1 日 1〜2 回，または，1 日 1 回 200 mg 連日直腸内投与
- ●**適 応** S 状結腸・直腸癌の自覚的および他覚的症状の寛解

**フルオロウラシル** 軟膏（5％：5・20 g/本）．1 日 1〜2 回，患部に塗布
- ●**適 応** 皮膚悪性腫瘍

**シタラビン cytarabine（Ara-C）**（劇） 注（20・40・60・100・200 mg/1・2・3・5・10 mL/A, 400 mg/20 mL/A, 100 mg/V）
- ●**用法・用量**
  1) 通常療法
  〔急性白血病〕① 寛解導入：1 日 0.8〜1.6 mg/kg（小児 1 日 0.6〜2.3 mg/kg）点滴静注・静注，通常 2〜3 週間連続投与，② 維持療法：上記用量を 1 週 1 回皮下・筋注・静注

〔消化器癌，肺癌，乳癌，女性性器癌など〕① 静注：他の抗悪性腫瘍薬と併用するときは，1回 0.2～0.8 mg/kg を週 1～2 回点滴静注・静注，② 局所動注：1日 0.2～0.4 mg/kg を他の抗悪性腫瘍薬と併用して持続注入ポンプで投与

〔膀胱腫瘍〕単独膀胱内注入：200～400 mg，他の抗悪性腫瘍薬と併用：100～300 mg，1日1回または週 2～3 回膀胱内注入

2) 大量療法

〔急性骨髄白血病〕1回 2 g/m$^2$，最大 6 日間連日点滴静注（小児 1 回 3 g/m$^2$，3 日間連日点滴静注）

〔急性リンパ性白血病〕他の抗悪性腫瘍薬と併用して，1回 2 g/m$^2$，最大 6 日間，連日点滴静注する（小児 1 回 2 g/m$^2$，3 日間連日点滴静注）

〔悪性リンパ腫〕他の抗悪性腫瘍薬と併用して，1回 2 g/m$^2$，1 日 1～2 回，1～2 日間（最大 2 回）連日点滴静注

- **薬理作用** DNA ポリメラーゼを阻害して抗腫瘍作用を現す．
- **適 応** （通常療法用）急性白血病（赤白血病，慢性骨髄性白血病の急性転化例を含む），消化器癌（胃癌，胆嚢癌，胆道癌，膵癌，肝癌，結腸癌，直腸癌など），肺癌，乳癌，女性性器癌（子宮癌，卵巣癌など）など，膀胱腫瘍．（大量療法用）再発または難治性の下記疾患：急性白血病（急性骨髄性白血病，急性リンパ性白血病）・悪性リンパ腫
- **警 告** シタラビン大量療法は高度の危険を伴う．
- **禁 忌** 本剤に重篤な過敏症の既往歴，（大量療法）重篤な感染症を合併している患者．〈原則禁忌〉（大量療法）骨髄抑制のある患者
- **副作用** 骨髄機能抑制に伴う血液障害，ショック，消化管障害，急性呼吸促迫症候群，間質性肺炎，急性心膜炎，心嚢液貯留など
- **相互作用** 〈併用注意〉他の抗悪性腫瘍薬・放射線照射併用で副作用増強

## 17.2.3　プリン代謝拮抗薬

**メルカプトプリン 6-mercaptopurine**（6-MP）（劇），**チオイノシン thioinosine**（6-メルカプトプリンリボシド 6-mercaptopurine riboside）（6-MPR）（劇）は，生体内でチオイノシン酸に変換されて抗腫瘍活性を現す．チオイノシン酸は，主にイノシン酸からアデニロコハク酸 adenylosuccinic acid およびキサンチル酸 xanthylic acid への変換を阻害し，アデニル酸，グアニル酸の生成，すなわち DNA 合成を阻害する（図 17.5）．これらの薬物は，主として S 期に作用する．メルカプトプリンは，急性白血病や慢性骨髄性白血病に，チオイノシンは，急性および骨髄性白血病に用いられる．

**リン酸フルダラビン fludarabine phosphate**（2F-ara-AMP）（劇）は，血漿中で脱リン酸化されて細胞内に取り込まれた後，デオキシシチジンキナーゼ deoxycytidine kinase によりリン酸化され，最終的に活性代謝物 2-fluoro-9-$\beta$-D-arabinofuranosyl-adenine triphosphate（2F-ara-ATP）となる．2F-ara-ATP は，DNA に取り込まれ，DNA polymerase，DNA primase および DNA ligase 活性を阻害し，また，RNA 合成に対しても阻害作用を示すことから，DNA

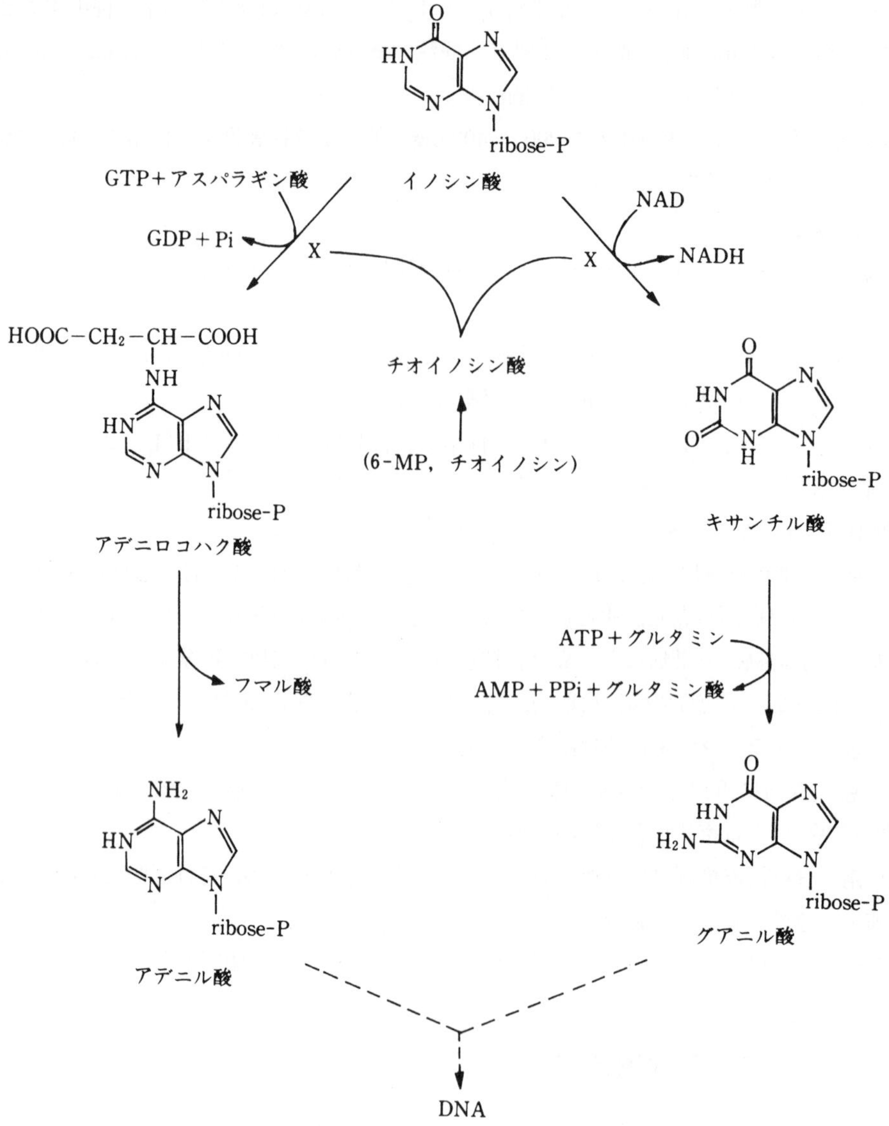

図17.5 イノシン酸からアデニル酸，グアニル酸への合成経路とチオイノシン酸による阻害部位

およびRNA合成を阻害することにより，抗腫瘍効果を発揮すると考えられている．慢性リンパ性白血病に用いられる．

**メルカプトプリン　6-mercaptopurine（6-MP）**（劇）　散（10%）
- **用法・用量**　寛解導入：1日2〜3 mg/kg，寛解後：寛解導入量を下回る量
- **薬理作用**　メルカプトプリンは，細胞内でチオイノシン酸（TIMP）に変換されてイノシン酸代謝を阻害し，アデニル酸やグアニル酸の生成，すなわちDNA合成を阻害する．
- **適　応**　以下の疾患の自覚的ならびに他覚的症状の寛解：急性白血病，慢性骨髄性白血病
- **副作用**　骨髄抑制，肝障害，腎障害，消化器障害，過敏症など
- **相互作用**　〈併用注意〉アロプリノールやアミノサリチル酸誘導体（メサラジン，サラゾス

ルファピリジンなど）併用で代謝阻害・作用増強，酵素誘導によりワルファリン K の代謝促進・作用減弱

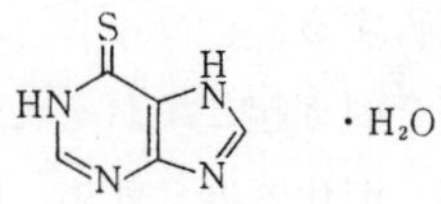

6-メルカプトプリン 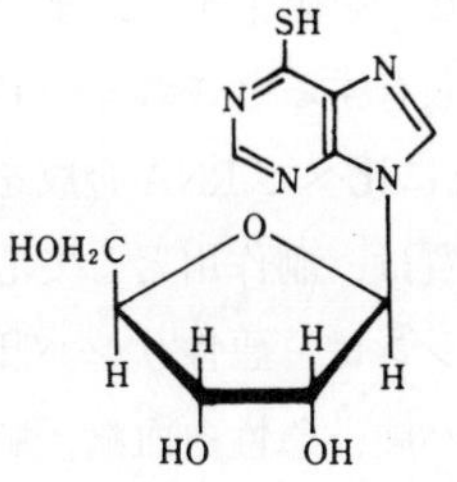　　　　チオイノシン（6-MPR） 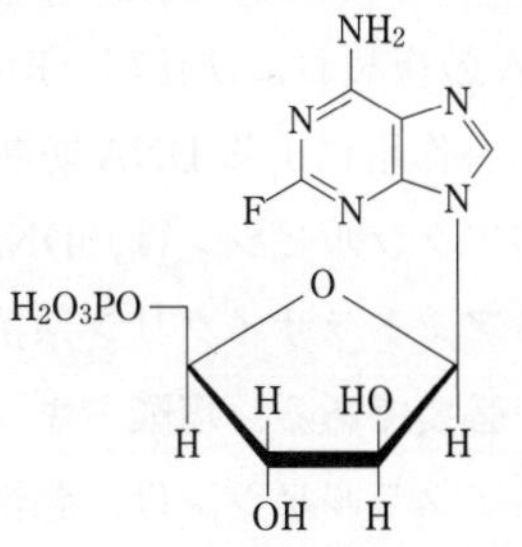　　　　リン酸フルダラビン

## 17.2.4　その他

**ヒドロキシカルバミド　hydroxycarbamide（HU）（劇）**　リボヌクレオチド還元酵素 ribonucleotide reductase を阻害して，細胞内 dNTP 含量，特にプリン体（dATP, dGTP）含量を急激に低下させることにより，DNA の合成を阻害し，細胞増殖を抑制する．主に慢性骨髄性白血病の治療に用いられる．

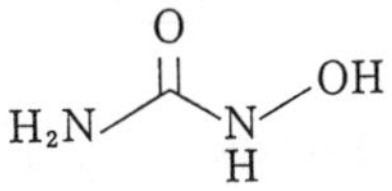

ヒドロキシカルバミド（HU）

# 17.3　抗生物質

アクチノマイシン C は，グラム陽性菌および一部のグラム陰性菌や真菌に対して有効であったが，細胞傷害性があったため，各種感染症への応用が困難であった．しかし，本薬物は，エールリッヒ腹水腫瘍の発育を抑制することが明らかとなり，種々の抗悪性腫瘍性抗生物質の発見の契機となった．作用機序としては，タンパク質合成阻害，RNA 合成阻害および DNA 合成阻害に分類できるが，タンパク質合成阻害薬は，毒性が強く臨床的に有用でないものが多い．

## 17.3.1　RNA（および DNA）合成阻害薬

**塩酸ドキソルビシン doxorubicin hydrochloride（アドリアマイシン adriamycin）（DXR）（劇）**，**塩酸ダウノルビシン daunorubicin hydrochloride（DNR）（劇）**，**塩酸アクラルビシン aclarubicin hydrochloride（アクラシノマイシン A aclacinomycin A）（ACR）（劇）**，**塩酸エピルビシン epirubicin hydrochloride（EPI）（劇）**，**塩酸ピラルビシン pirarubicin hydrochloride（THP）（劇）**，**塩酸イダルビシン idarubicin hydrochloride（IDR）（毒）**および**塩酸アム**

ルビシン amrubicin hydrochloride（劇）はアントラサイクリン系に属する抗生物質で，細胞内でDNAの2本らせん鎖と平板状のテトラサイクリン環が挿入された形で結合することにより，DNAの複製および転写（RNA合成）を阻害する．また，ラジカル産生作用やトポイソメラーゼⅡ阻害作用によるDNA切断作用も有するとされる（17.5 天然物由来物質の項参照）．このうち塩酸アクラルビシンは，DNA合成に比べてRNA合成を強く阻害する．

これらアントラサイクリン系抗生物質は，副作用として心筋障害を引き起こすおそれがあるので注意が必要である．塩酸ドキソルビシンは，悪性リンパ腫，肺癌，消化器癌，乳癌，膀胱腫瘍に，塩酸アクラルビシンは，悪性リンパ腫，急性白血病，肺癌，胃癌，乳癌，卵巣癌に，塩酸エピルビシンは，悪性リンパ腫，急性白血病，胃癌，肝癌，乳癌，卵巣癌，尿路上皮癌に，塩酸ピラルビシンは，頭頸部癌，悪性リンパ腫，急性白血病，胃癌，乳癌，卵巣癌，子宮癌，尿路上皮癌に，塩酸アムルビシンは，肺癌に，塩酸ダウノルビシンや塩酸イダルビシンは，急性骨髄性白血病に用いられる．

アントラサイクリン系抗生物質と同様にDNAに結合し，DNA依存性RNAポリメラーゼを阻害することにより抗腫瘍活性を現す抗生物質として，**アクチノマイシンD actinomycin D（ダクチノマイシン dactinomycin）（ACT-D）（劇）** が知られている．アクチノマイシンDは，ウ

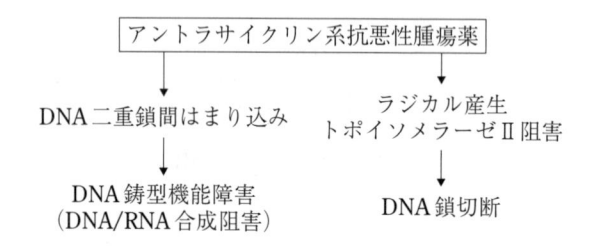

**図17.6 アントラサイクリン系抗悪性腫瘍薬の作用機序**

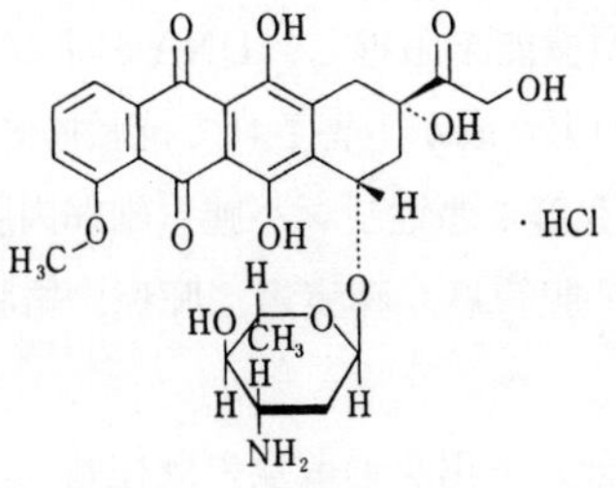

第 17 章　抗悪性腫瘍薬

塩酸エピルビシン（EPI）

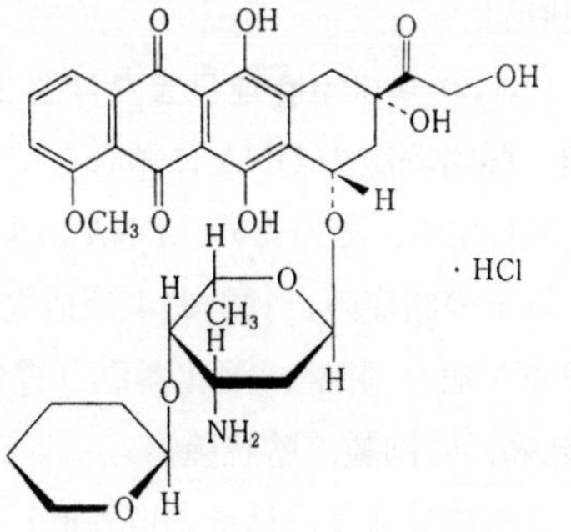

塩酸ピラルビジン（THP）

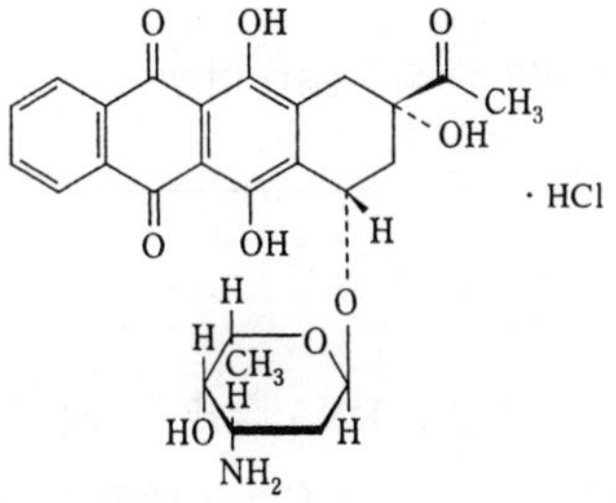

塩酸イダルビシン

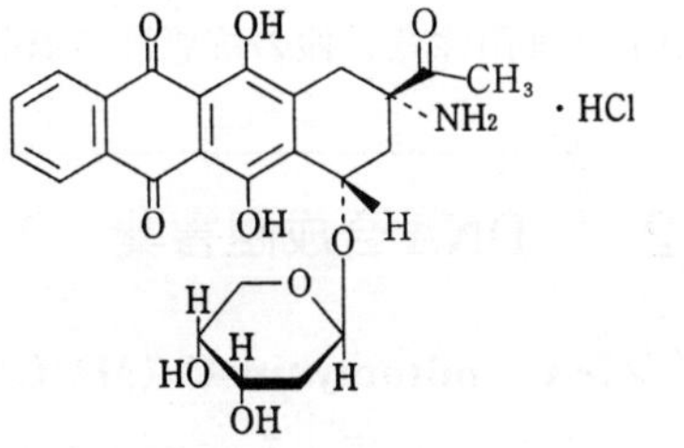

塩酸アムルビシン

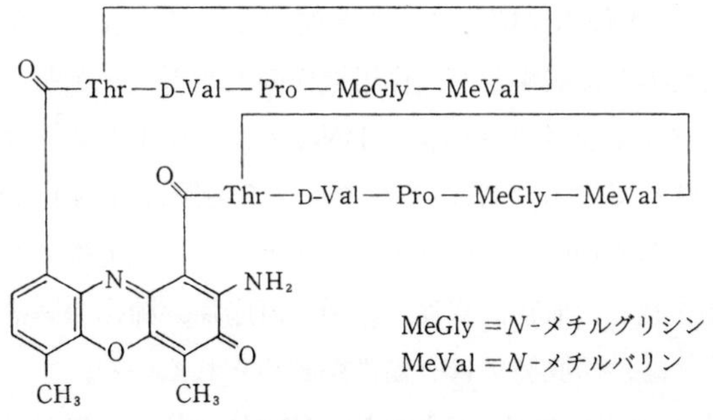

MeGly ＝ N-メチルグリシン
MeVal ＝ N-メチルバリン

アクチノマイシン D（ACT-D）

ィルムス腫瘍，絨毛上皮腫，破壊性胞状奇胎に用いられる．

**塩酸ドキソルビシン　doxorubicin hydrochloride（DXR）（劇）　　注（10 mg/V）**

● **用法・用量**

〔悪性リンパ腫．肺癌，消化器癌，乳癌，骨肉腫〕総投与量：500 mg/m$^2$（体表面積）以下

① 1 クール：1 日 1 回 10 mg（0.2 mg/kg）4〜6 日間連日静脈内ワンショット投与後，7〜10 日間休薬（2〜3 クール繰り返す）

② 1 クール：1 日 1 回 20 mg（0.4 mg/kg）2〜3 日間連日静脈内にワンショット投与後，7〜10 日間休薬（2〜3 クール繰り返す）

③ 1 クール：1 日 1 回 20 mg〜30 mg（0.4〜0.6 mg/kg）3 日間連日静脈内にワンショット投与後，18 日間休薬（2〜3 クール繰り返す）

〔膀胱腫瘍〕
　　1日1回30～60 mg 連日または週2～3回膀胱腔内注入
- **薬理作用**　腫瘍細胞のDNAに結合してDNA鋳型機能を阻害し，DNAおよびRNAポリメラーゼを阻害する．そのため，DNAおよびRNAの生合成が阻害されて抗腫瘍効果が現れる．
- **適　応**　以下の諸症の自覚的および他覚的症状の寛解：悪性リンパ腫（細網肉腫，リンパ肉腫，ホジキン病），肺癌，消化器癌（胃癌，胆囊・胆管癌，膵臓癌，肝癌，結腸癌，直腸癌など），乳癌，骨肉腫，膀胱腫瘍
- **禁　忌**　心機能異常またはその既往歴，本剤の成分に重篤な過敏症の既往歴
- **副作用**　心筋障害・心不全，骨髄機能抑制，ショック，膀胱腔内注入療法によって萎縮膀胱など
- **相互作用**　〈併用注意〉他の抗悪性腫瘍薬，放射線照射併用で副作用増強

## 17.3.2　DNA 合成阻害薬

**マイトマイシン C　mitomycin C（MMC）**　タンパク質，RNA合成を抑制しない濃度で，DNA合成を選択的に阻害することが認められている．マイトマイシンCの生体内でのキノン骨格の還元，メトキシ基の除去によるアジリジン aziridine 構造の活性化，カルボニウムイオンの形成が，DNA合成阻害作用に関与することが知られている．すなわち，マイトマイシンCは，抗悪性腫瘍性抗生物質に属するが，作用機構の上からは，アルキル化薬としての性質を有している．しかし，マイトマイシンによるDNAアルキル化の部位は，グアニン基の7位ではなく，6位であるとされている（17.1 アルキル化薬参照）．DNA合成前期（$G_1$）後半からDNA合成期（S）前半にある細胞に高い効果を示すとされ，抗腫瘍スペクトラムは広く，慢性リンパ性白血病，慢性骨髄性白血病，胃癌，結腸・直腸癌，肺癌，膵癌，肝癌，子宮頸癌，子宮体癌，乳癌，頭頸部腫瘍，膀胱腫瘍に有効性が認められている．

**塩酸ブレオマイシン　bleomycin hydrochloride（BLM）（劇）**　末端アミノ基をもつ数種類の糖ペプチドの混合物（A群，B群）として産生される．臨床的には，腎毒性の軽減のため，ブレオマイシンとして $A_2$ 体を 60～70% 含有するものが用いられている（塩酸塩注射剤，硫酸塩油性注射剤・硫酸塩軟膏）．ブレオマイシンは，細胞内で $Fe^{2+}$ とキレートを形成し，DNAと結合する．キレート中の $Fe^{2+}$ に結合した酸素が酸化的に活性化されてDNAのデオキシリボース部分と反応して，DNA切断を引き起こすとされている（図17.7）．主として $G_2$ 期に作用するとされる．ブレオマイシンは臓器中のアミノペプチダーゼにより分解されるが，皮膚や肺組織にはこの酵素が欠損しており，この薬物の臨床効果（扁平上皮癌に対する有効性）や副作用（肺線維症，皮膚肥厚）と関連づけられている．

　ブレオマイシンは，皮膚癌，頭頸部癌（上顎癌，舌癌，口唇癌，咽頭癌，喉頭癌，口腔癌など），肺癌（特に原発性および転移性扁平上皮癌），食道癌，子宮頸癌，悪性リンパ腫（細網肉腫，リンパ肉腫，ホジキン病など），神経膠腫，甲状腺癌に用いられる．

**硫酸ペプロマイシン peplomycin sulfate（PEP）（劇）**　は，ブレオマイシンの肺毒性を軽減する目的で開発された誘導体である．皮膚癌，頭頸部悪性腫瘍（上顎癌，舌癌，その他の口腔癌，

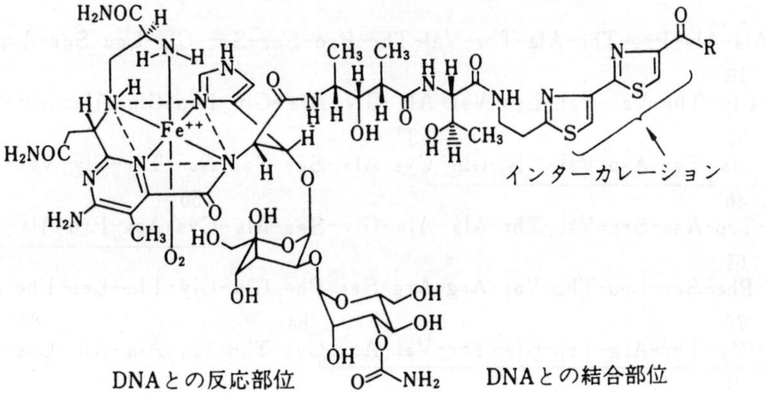
インターカレーション
DNAとの反応部位
DNAとの結合部位

**図 17.7　ブレオマイシン $A_2$ と DNA の相互作用**
（伊藤信平（1988）薬の発明そのたどった途　2，25-85，日本薬学会）

咽頭癌，喉頭癌），肺癌（扁平上皮癌），前立腺癌，悪性リンパ腫に用いられる．

**ネオカルチノスタチン　neocarzinostatin（NCS）**（劇）　ペプチド部および非ペプチド性クロモフォア（発色団）からなる抗悪性腫瘍性抗生物質である．抗腫瘍活性は，クロモフォア部分が有しており，DNA と結合し，その分解を促進するとされている．ペプチド部は，クロモフォアの安定化薬，その作用部位へのキャリアーとして機能しているとされている．急性白血病，

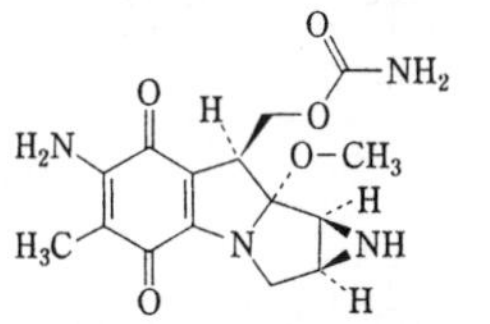

マイトマイシン C（MMC）

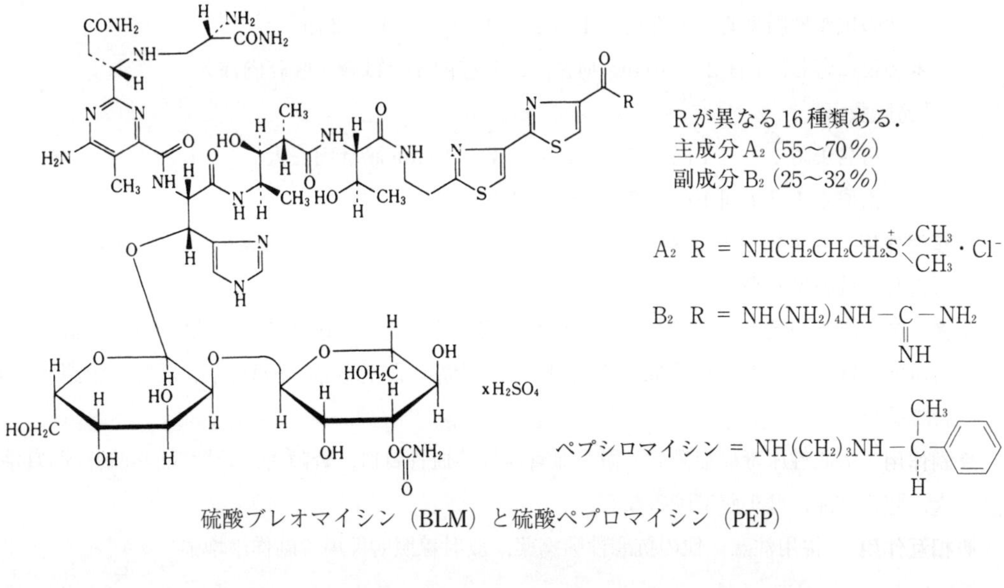
Rが異なる16種類ある．
主成分 A₂（55〜70％）
副成分 B₂（25〜32％）
A₂ R = NHCH₂CH₂CH₂S⁺(CH₃)₂・Cl⁻
B₂ R = NH(NH₂)₄NH－C(=NH)－NH₂
ペプシロマイシン = NH(CH₂)₃NH－CH(CH₃)－C₆H₅
xH₂SO₄

硫酸ブレオマイシン（BLM）と硫酸ペプロマイシン（PEP）

```
 1
Ala-Ala-Pro-Thr-Ala-Thr-Val-Thr-Pro-Ser-Ser-Gly-Leu-Ser-Asp-
 16
-Gly-Thr-Val-Val-Lys-Val-Ala-Gly-Ala-Gly-Leu-Gln-Ala-Gly-Thr-
 31                      37
-Ala-Tyr-Asp-Val-Gly-Gln-Cys-Ala-Ser-Val-Asn-Thr-Gly-Val-Leu-
 46                                      56
-Trp-Asn-Ser-Val-Thr-Ala-Ala-Gly-Ser-Ala-Cys-Asx-Pro-Ala-Asn-
 61
-Phe-Ser-Leu-Thr-Val-Arg-Arg-Ser-Phe-Glu-Gly-Phe-Leu-Phe-Asp-
 76                          84                      89
-Gly-Thr-Arg-Trp-Gly-Thr-Val-Asx-Cys-Thr-Thr-Ala-Ala-Cys-Gln-
 91
-Val-Gly-Leu-Ser-Asp-Ala-Ala-Gly-Asp-Gly-Glu-Pro-Gly-Val-Ala-
 106
-Ile-Ser-Phe-Asn
```

ネオカルチノスタチンのペプチド部

消化器癌（胃癌，膵臓癌），膀胱癌に用いられる．

**ジノスタチンスチマラマー　zinostatin stimalamer**　ネオカルチノスタチンにブチルエステル化したスチレンマレイン酸交互共重合体を結合させたもので，高い腫瘍集積性を有しており，肝細胞癌の治療に用いられる．

**マイトマイシン C　mitomycin C（MMC）**　注（2・10 mg/V）（2 mg 注：(劇)，10 mg 注：(毒)）

● **用法・用量**
　〔通常〕
　　間欠投与法：1 日 4～6 mg 静注，週 1～2 回
　　連日投与法：1 日 2 mg 連日静注
　　大量間欠投与法：1 日 10～30 mg 静注，1～3 週間以上の間隔をあける．
　　他の抗悪性腫瘍薬との併用：1 日 2～4 mg，週 1～2 回
　＊必要に応じ，1 日 2～10 mg 動脈内，髄腔内または胸・腹腔内注入
　〔膀胱腫瘍〕
　　再発予防：1 日 1 回（または隔日）4～10 mg 膀胱内注入
　　治療：1 日 1 回 10～40 mg 膀胱内注入

● **薬理作用**　腫瘍細胞の DNA と結合し，二重鎖 DNA への架橋形成を介して DNA の複製を阻害し，抗腫瘍効果を示す．

● **適応**　以下の疾患の自覚的ならびに他覚的症状の寛解：慢性リンパ性白血病，慢性骨髄性白血病，胃癌，結腸・直腸癌，肺癌，膵癌，肝癌，子宮頸癌，子宮体癌，乳癌，頭頸部腫瘍，膀胱腫瘍

● **副作用**　溶血性尿毒症症候群，微小血管症性溶血性貧血，腎障害，骨髄機能抑制，間質性肺炎，肺線維症，肝・胆道障害など

● **相互作用**　〈併用注意〉他の抗悪性腫瘍薬，放射線照射併用で副作用増強

塩酸ブレオマイシン　bleomycin hydrochloride（BLM）（劇）　　注（5・15・30 mg/V）
- ●用法・用量　　15〜30 mg 静注，15〜30 mg 筋注または皮下注，5〜15 mg 動注，1週2回を原則とし，症状に応じて1日1回（連日）ないし1週1回に適宜増減，投与総量 300 mg 以下
- ●薬理作用　　DNA 合成阻害および DNA 鎖切断により抗腫瘍作用を現す．
- ●適　応　　皮膚癌，頭頸部癌（上顎癌，舌癌，口唇癌，咽頭癌，喉頭癌，口腔癌など），肺癌（特に原発性および転移性扁平上皮癌），食道癌，子宮頸癌，悪性リンパ腫（細網肉腫，リンパ肉腫，ホジキン病など），神経膠腫，甲状腺癌
- ●警　告　　重篤な肺症状（肺線維症，間質性肺炎など）を呈し，致命的な経過をたどることなどがあり要注意．
- ●禁　忌　　重篤な肺機能障害，本剤の成分または類似化合物（ペプロマイシン）に過敏症の既往歴，重篤な腎機能障害，重篤な心疾患，胸部およびその周辺部への放射線照射を受けている患者
- ●副作用　　間質性肺炎・肺線維症，ショック，出血など
- ●相互作用　　〈併用禁忌〉胸部およびその周辺部への放射線照射．〈併用注意〉他の抗悪性腫瘍薬，頭頸部放射線照射

硫酸ブレオマイシン　　注（30 mg/2 mL/V）．1回 3〜30 mg，週 1〜2回，局所投与（腫瘍の大きさまたは状態に応じ，腫瘍部位 1〜5 か所くらいに 1 か所当たり 3〜6 mg），投与総量 180 mg 以下
- ●適　応　　頭頸部癌，皮膚悪性腫瘍
- ●禁　忌　　大動脈血管壁に腫瘍が浸潤の疑い

硫酸ブレオマイシン　　軟膏（0.5％：5・20 g/本）．1日1回閉鎖密封療法，閉鎖密封療法が困難な場合は 1日 2〜3 回単純塗布（標準的な用量：患部 100 cm$^2$（10 × 10 cm）につき 1〜2.5 g（5〜12.5 mg））
- ●適　応　　皮膚悪性腫瘍

## 17.4　白金錯体

　シスプラチン cisplatin（CDDP）（毒）は，白金錯体化合物であり，抗菌活性とともに抗腫瘍活性が認められた．その作用機序はアルキル化薬に類似しており，腫瘍細胞内の DNA 二本鎖に結合し，DNA 合成および細胞分裂を阻害するとされている．性器癌（精巣腫瘍，卵巣癌，子宮頸癌），泌尿器癌（膀胱癌，腎盂・尿管腫瘍，前立腺癌），消化器癌（食道癌，胃癌），頭頸部癌，神経芽細胞腫，肺癌，骨肉腫に用いられる．難治性の固形癌にも有力であるが，副作用として悪心・嘔吐，食欲不振などの消化器症状がほぼ全例に出現する．その他，難聴や腎毒性が認められる．シスプラチンの悪心・嘔吐作用は，抗悪性腫瘍薬の中では最も強く，しばしば治療の継続を不可能にしている．

シスプラチンによる悪心・嘔吐には，従来の制吐薬は無効であり，その発現機構も不明であった．しかし，シスプラチンが腸クロム親和性細胞からのセロトニン遊離を引き起こし，そのセロトニンが5-$HT_3$受容体を刺激することにより，迷走神経を介して嘔吐反射を引き起こすことが明らかとなった．選択的5-$HT_3$受容体遮断薬である**塩酸グラニセトロン granisetron hydrochloride**，**塩酸オンダンセトロン ondansetron hydrochloride**，**塩酸アザセトロン azasetron hydrochloride**，**塩酸トロピセトロン**，およびわが国で開発された**塩酸ラモセトロン ramosetron hydrochloride**などが，シスプラチンのみならず，シクロホスファミドや放射線療法に伴う嘔吐を抑制するためにも用いられている．また，シスプラチンの腎毒性を軽減する目的で輸液が行われ，必要に応じてマンニトールおよびフロセミドなどの利尿薬が投与される．

シスプラチンよりも副作用の少ない薬物として，**カルボプラチン carboplatin（CBDCA）**（毒）や**ネダプラチン nedaplatin**（毒）などの誘導体が開発されている．

シスプラチン（CDDP）　　カルボプラチン（CBDCA）　　ネダプラチン

**シスプラチン　cisplatin（CDDP）**（毒）　　注（10・25・50 mg/20・50・100 mL/V）

● **用法・用量**
以下の用量・用法を繰り返す．ただし患者の状態により（　）内の療法を選択．
〔精巣腫瘍，膀胱癌，腎盂・尿管腫瘍，前立腺癌〕A法（C法）
〔卵巣癌〕B法（A法，C法）
〔頭頸部癌〕D法（B法）
〔非小細胞肺癌〕E法（F法）
〔食道癌〕B法（A法）
〔子宮頸癌〕A法（E法）
〔神経芽細胞腫，胃癌，小細胞肺癌〕E法
〔骨肉腫〕
　　A法：1日1回15～20 mg/m$^2$，5日間連続後2週間以上休薬
　　B法：1日1回50～70 mg/m$^2$，3週間以上休薬
　　C法：1日1回25～35 mg/m$^2$，1週間以上休薬
　　D法：1日1回10～20 mg/m$^2$，5日間連続後2週間以上休薬
　　E法：1日1回70～90 mg/m$^2$，3週間以上休薬
　　F法：1日1回20 mg/m$^2$，5日間連続後2週間以上休薬
　　G法：1日1回100 mg/m$^2$，3週間以上休薬

● **薬理作用**　癌細胞の一本鎖DNAあるいは二本鎖DNA間に白金架橋を形成し，DNA合成およびそれに引き続く細胞分裂を阻害して抗腫瘍作用を示す．

● **適　応**　精巣腫瘍，膀胱癌，腎盂・尿管腫瘍，前立腺癌，卵巣癌，頭頸部癌，非小細胞肺癌，

食道癌，子宮頸癌，神経芽細胞腫，胃癌，小細胞肺癌，骨肉腫
- **禁　忌**　重篤な腎障害，本剤または他の白金を含む薬剤に過敏症の既往歴，妊婦または妊娠の可能性のある女性
- **副作用**　腎不全，骨髄抑制，ショック，アナフィラキシー様症状，聴力低下・難聴，うっ血乳頭，脳梗塞，溶血性尿毒症症候群，心筋梗塞，溶血性貧血，間質性肺炎，抗利尿ホルモン不適合分泌症候群（SIADH），肝機能障害，消化管障害，膵炎，高血糖，糖尿病の悪化，横紋筋融解症など
- **相互作用**　〈併用注意〉他の抗悪性腫瘍薬，放射線照射併用で副作用の増強，アミノグリコシド系抗生物質，塩酸バンコマイシン，アムホテリシンB，フロセミド併用で腎毒性増強，塩酸バンコマイシン，フロセミド，ピレタニド併用で聴器毒性増強，フェニトインの作用減弱など

## 17.5　天然物由来物質

ビンカアルカロイド製剤である**硫酸ビンクリスチン vincristine sulfate（VCR）**（劇）および**硫酸ビンブラスチン vinblastine sulfate（VLB）**（劇）は，細胞内微小管の構成タンパク質であるチュブリンの重合を阻害して脱重合させ，紡錘糸の形成を障害することにより有糸分裂を阻害する．細胞周期はM期で中止する．また，リボソームのRNAの産生を阻害する作用も報告されている．硫酸ビンクリスチンは，白血病，悪性リンパ腫，小児腫瘍に，硫酸ビンブラスチンは，悪性リンパ腫，絨毛性疾患に用いられる．**硫酸ビンデシン vindesine sulfate（VDS）**（劇）や**酒石酸ビノレルビン vinorelbine ditartrate**（毒）は，半合成ビンカアルカロイド製剤である．硫酸ビンデシンは，急性白血病，悪性リンパ腫，肺癌，食道癌に，酒石酸ビノレルビンは，非小細胞肺癌に用いられる．

イチイの一種 *Taxus breviflolia* から分離されたアルカロイドである**パクリタキセル paclitaxel**（タキソール Taxol®）（毒）は，ビンカアルカロイド製剤とは対照的にチュブリンの脱重合を阻害して重合を促進する．その作用により微小管の安定化・過剰形成を引き起こし，紡錘体の機能を障害することにより細胞分裂を阻害する．細胞周期は，M期で中止する．パクリタキセルのタクサン環に結合した側鎖を修飾して作用を強めた同族体に，**ドセタキセル水和物 docetaxel hydrate**（タキソテール Taxotere®）（毒）がある．パクリタキセルやドセタキセル水和物は，非小細胞肺癌，乳癌，卵巣癌，胃癌などに用いられる．

RNAおよびDNA合成阻害作用をもつ抗悪性腫瘍性アルカロイドであるカンプトテシン camptothecin から合成された**塩酸イリノテカン irinotecan hydrochloride**（劇）および**塩酸ノギテカン nogitecan hydrochloride**（劇）は，トポイソメラーゼⅠを阻害し，DNA超らせん構造の弛緩阻害とDNA断片化により細胞死を誘導する．主としてS期に作用するとされる．塩酸イリノテカンは，肺癌，乳癌，卵巣癌，子宮頸癌，胃癌，結腸・直腸癌，悪性リンパ腫（非ホジキンリンパ腫）の治療に，塩酸ノギテカンは小細胞肺癌に用いられる．

メギ科根茎から抽出されたポドフィロトキシンの半合成誘導体である**エトポシド etoposide (VP-16)** は，DNA二本鎖を切断する作用により抗腫瘍活性を現すとされる．S期からG$_2$期に作用する．エトポシドは，悪性リンパ腫，小細胞肺癌，子宮頸癌，急性白血病，精巣腫瘍，膀胱癌，絨毛性疾患に用いられる．

**硫酸ビンクリスチン　vincristine sulfate（VCR）**（劇）　　注（1 mg/V）

- ●**用法・用量**　0.02～0.05 mg/kg 週1回静注（小児 0.05～0.1 mg/kg 週1回静注），1回量2 mgを超えない．
- ●**薬理作用**　細胞内微小管の構成タンパク質チュブリンの重合を阻害し，紡錘糸の形成を障害することにより，有糸分裂を阻害する．また，リボソームのRNAの産生を阻害する．
- ●**適　応**　白血病（急性白血病，慢性白血病の急性転化時を含む），悪性リンパ腫（細網肉腫，リンパ肉腫，ホジキン病），小児腫瘍（神経芽腫，ウィルムス腫瘍，横紋筋肉腫，精巣胎児性癌，血管肉腫等）
- ●**禁　忌**　本剤に重篤な過敏症の既往歴，脱髄性シャルコー・マリー・トゥース病の患者，髄

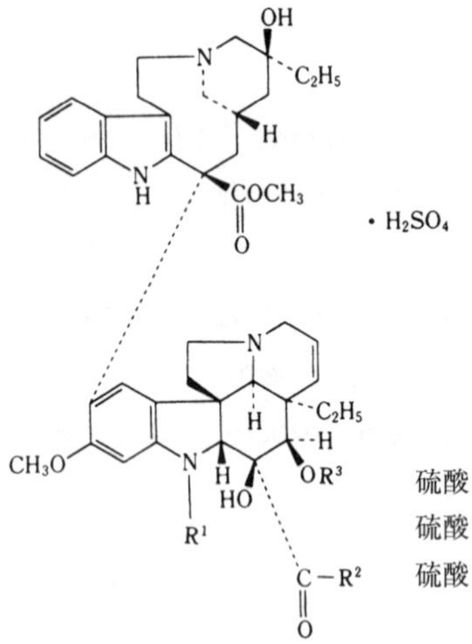

|  | R$^1$ | R$^2$ | R$^3$ |
|---|---|---|---|
| 硫酸ビンブラスチン | －CH$_3$ | －OCH$_3$ | －COCH$_3$（VLB） |
| 硫酸ビンクリスチン | －CHO | －OCH$_3$ | －COCH$_3$（VCR） |
| 硫酸ビンデシン | －CH$_3$ | －NH$_2$ | －H |

硫酸ビンブラスチン，硫酸ビンクリスチンおよび硫酸ビンデシン

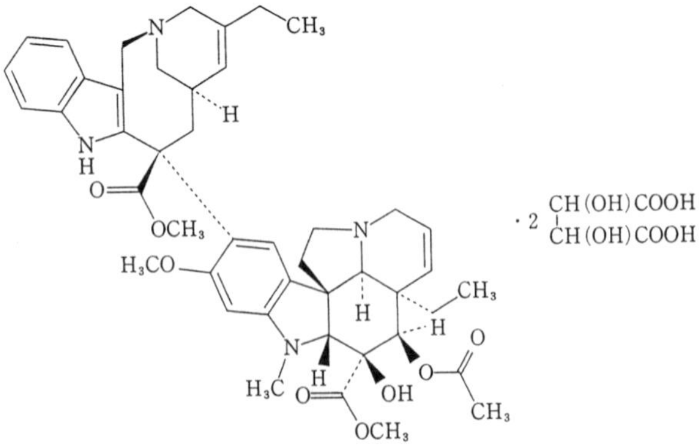

酒石酸ビノレルビン 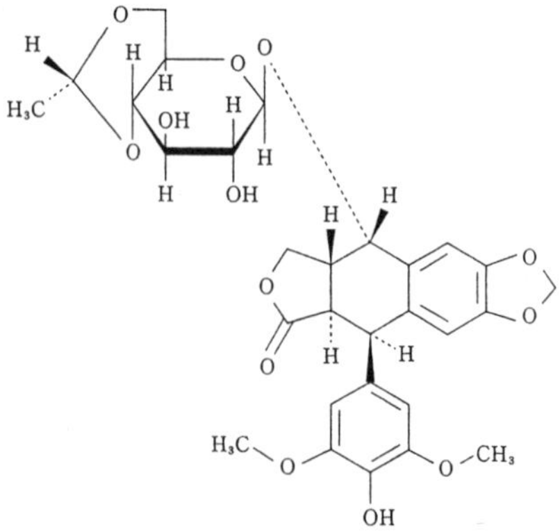　　　　　エトポシド（VP-16）

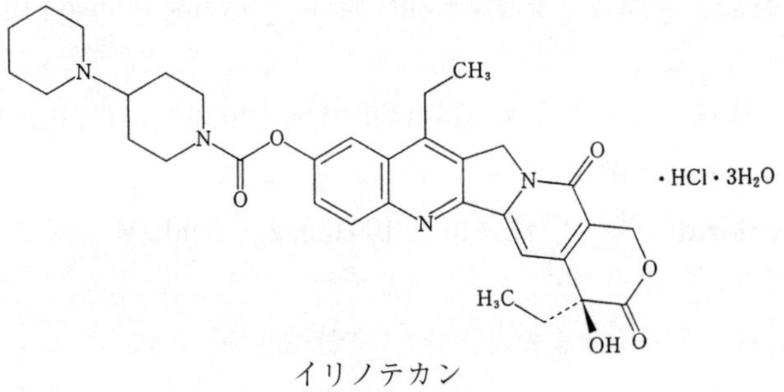

第 17 章 抗悪性腫瘍薬

イリノテカン

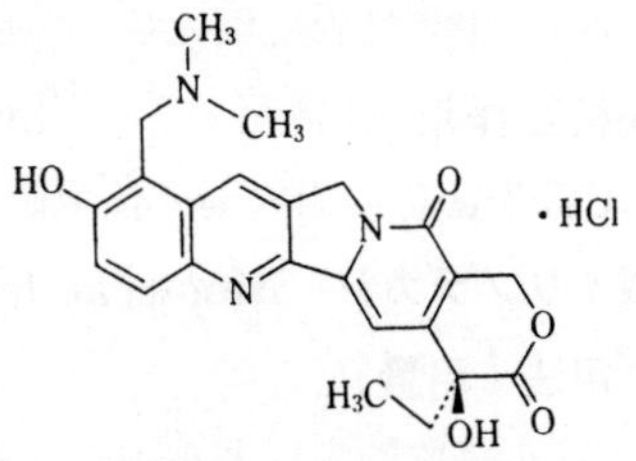

塩酸ノギテカン

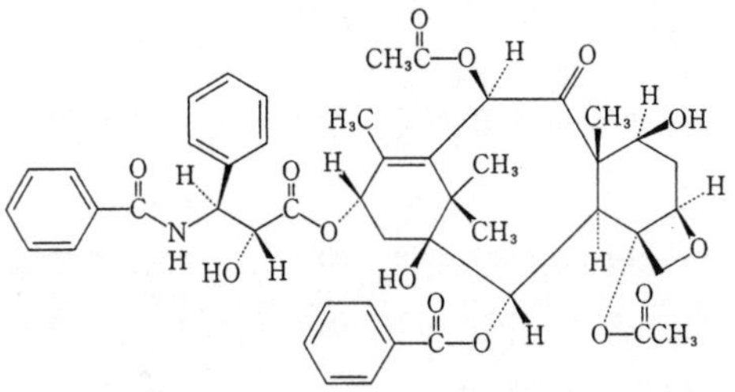

パクリタキセル

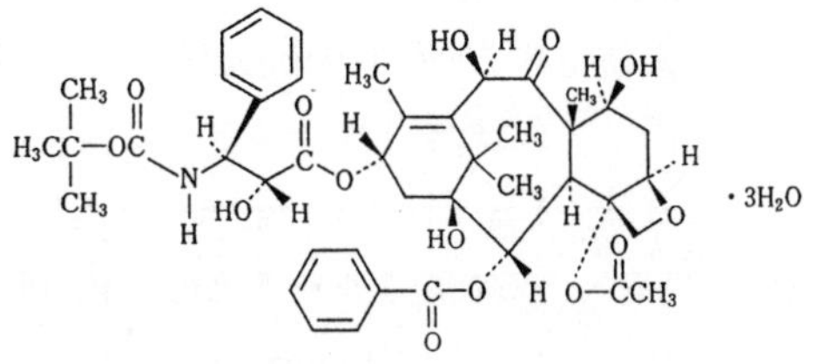

ドセタキセル水和物

腔内投与
- **副作用** 末梢神経障害，骨髄抑制，錯乱，昏睡，消化管障害，抗利尿ホルモン不適合分泌症候群（SIADH），アナフィラキシー様症状，心筋虚血，脳梗塞，難聴，呼吸困難および気管支痙れん，間質性肺炎，肝機能障害など
- **相互作用** 〈併用注意〉CYP3A4 代謝阻害薬で副作用増強，フェニトインの作用減弱，神経毒性を有する薬物や白金製剤で聴覚障害増強，L-アスパラギナーゼ併用で肝クリアランスが低下し，神経系・造血器系障害増強，マイトマイシン C 併用で息切れ・気管支痙れん，他の抗悪性腫瘍薬や放射線照射の併用で骨髄抑制の増強

**パクリタキセル　paclitaxel**（毒）　　注（30・100 mg/5・16.7 mL/V）
- **用法・用量** 1 日 1 回 210 mg/m$^2$ 点滴静注後，少なくとも 3 週間休薬（これを 1 クールとして繰り返す）
- ＊重篤な過敏症状の発現を防止するため，必ず前投薬を行う［前投薬：リン酸デキサメタゾン Na 静注，塩酸ジフェンヒドラミン内服，塩酸ラニチジンまたはファモチジン静注］．
- **薬理作用** 微小管タンパク質の重合を促進することにより，微小管の安定化・過剰形成を引き起こし，紡錘体機能を障害させることによって細胞分裂を阻害し，抗腫瘍活性を現す．
- **適応** 卵巣癌，非小細胞肺癌，乳癌，胃癌
- **警告** 骨髄抑制に起因したと考えられる死亡例（敗血症，脳出血），あるいは前投薬を実施しなかった患者で，高度の過敏反応に起因したと考えられる死亡例あり．
- **禁忌** 重篤な骨髄抑制，感染症を合併，本剤またはポリオキシエチレンヒマシ油含有製剤（例：シクロスポリン注射液など）に対し過敏症の既往歴，妊婦または妊娠している可能性
- **副作用** ショック，骨髄抑制，末梢神経障害，麻痺，心筋梗塞，うっ血性心不全，肺梗塞，

難聴，消化管障害，肝機能障害，膵炎，腎障害，皮膚粘膜眼症候群（Stevens-Johnson 症候群），中毒性表皮壊死症（Lyell 症候群）など
- **相互作用** 〈併用注意〉他の抗悪性腫瘍薬や放射線照射併用で副作用増強，CYP2C8，CYP3A4 等の阻害薬で代謝阻害・副作用の増強など

**塩酸イリノテカン　irinotecan hydrochloride**（劇）　　注（40・100 mg/2・5 mL/V）
- **用法・用量**

    〔小細胞肺癌，非小細胞肺癌，乳癌（手術不能または再発），有棘細胞癌〕A 法

    〔子宮頸癌，卵巣癌，胃癌（手術不能または再発），結腸・直腸癌（手術不能または再発）〕A 法またはB 法

    〔悪性リンパ腫（非ホジキンリンパ腫）〕C 法

    A 法：1 日 1 回 100 mg/m$^2$，1 週間間隔で 3〜4 回点滴静注後，少なくとも 2 週間休薬（これを 1 クールとして繰り返す）

    B 法：1 日 1 回 150 mg/m$^2$，2 週間間隔で 2〜3 回点滴静注後，少なくとも 3 週間休薬（これを 1 クールとして繰り返す）

    C 法：1 日 1 回 40 mg/m$^2$，3 日間連日点滴静注，1 週毎に 2〜3 回繰り返し，少なくとも 2 週間休薬（これを 1 クールとして投与を繰り返す）

- **薬理作用** カルボキシルエステラーゼにより活性代謝物（SN-38）に変換され，トポイソメラーゼⅠを阻害することにより，DNA 合成を阻害する．
- **適応** 小細胞肺癌，非小細胞肺癌，子宮頸癌，卵巣癌，胃癌（手術不能または再発），結腸・直腸癌（手術不能または再発），乳癌（手術不能または再発），有棘細胞癌，悪性リンパ腫（非ホジキンリンパ腫）
- **警告** 骨髄機能抑制あるいは下痢に起因したと考えられる死亡例あり．
- **禁忌** 骨髄機能抑制，感染症を合併，下痢，腸管麻痺，腸閉塞，間質性肺炎または肺線維症，多量の腹水，胸水，黄疸，本剤に過敏症の既往歴
- **副作用** 骨髄機能抑制（重症感染症，播種性血管内凝固症候群（DIC）），消化管障害，間質性肺炎，ショック，アナフィラキシー様症状，肝機能障害，腎障害，肺塞栓症，心筋梗塞，心室性期外収縮など
- **相互作用** 〈併用注意〉他の抗悪性腫瘍薬・放射線照射併用で副作用増強，末梢性筋弛緩薬の作用減弱，CYP3A4 阻害薬併用で骨髄機能抑制，下痢等の副作用が増強，CYP3A4 誘導薬併用で作用減弱

**エトポシド　etoposide（VP-16）**（劇）　　注（100 mg/5 mL/V）
- **用法・用量**

    1 日 60〜100 mg/m$^2$．5 日間連続点滴静注後，3 週間休薬（これを 1 クールとして反復）

- **薬理作用** トポイソメラーゼⅡを阻害し，DNA 鎖切断を誘起する．細胞周期の S 期後半および G$_2$ 期にある細胞に対して殺細胞作用を示す．
- **適応** 肺小細胞癌，悪性リンパ腫，急性白血病，精巣腫瘍，膀胱癌，絨毛性疾患
- **禁忌** 重篤な骨髄機能抑制，本剤に重篤な過敏症の既往歴，妊婦または妊娠の可能性
- **副作用** 骨髄抑制，ショック，アナフィラキシー様症状，間質性肺炎など

●**相互作用** 〈併用注意〉抗悪性腫瘍薬，放射線照射併用で副作用増強

**エトポシド**　カプセル（25・50 mg）．〔肺小細胞癌〕成人 1 日 175 〜 200 mg，5 日間連続投与し 3 週間休薬（これを 1 クールとし反復）．〔悪性リンパ腫〕A 法：成人 1 日 175 〜 200 mg，5 日間連続投与し 3 週間休薬（これを 1 クールとし反復）B 法：成人 1 日 50 mg，21 日間連続投与し 1 〜 2 週間休薬（これを 1 クールとし反復）．〔子宮頸癌〕成人 1 日 50 mg，21 日間連続投与し 1 〜 2 週間休薬（これを 1 クールとし反復）

●**適応**　小細胞肺癌，悪性リンパ腫，子宮頸癌

## 17.6 ホルモン療法薬

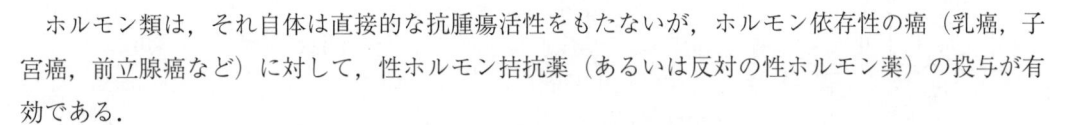

ホルモン類は，それ自体は直接的な抗腫瘍活性をもたないが，ホルモン依存性の癌（乳癌，子宮癌，前立腺癌など）に対して，性ホルモン拮抗薬（あるいは反対の性ホルモン薬）の投与が有効である．

抗エストロゲン薬である**クエン酸タモキシフェン tamoxifen citrate（TAM）**，**クエン酸トレミフェン toremifene citrate**，**メピチオスタン mepitiostane**（劇），**エピチオスタノール epitiostanol** は，乳癌組織などのエストロゲン受容体に競合的に結合することにより作用を現す．また，**塩酸ファドロゾール水和物 fadrozole hydrochloride hydrate**（劇），**アナストロゾール anastrozole**（劇），**エキセメスタン exemestane** は，アロマターゼを阻害して，アンドロゲンからエストロゲンへの合成を抑制することにより，閉経後乳癌の増殖を抑制する．一方，黄体ホルモン薬である**酢酸メドロキシプロゲステロン medroxyprogesterone acetate（MPA）**も，強い抗エストロゲン作用，アンドロゲン作用を有しており，乳癌や子宮体癌に用いられている．

男性ホルモンの依存性が高い前立腺癌に対しては，合成エストロゲン薬であり間脳・下垂体・睾丸系のゴナドトロピン機能を抑制して抗アンドロゲン作用を発現する，**ホスフェストロール fosfestrol**（リン酸ジエチルスチルベストロール diethylstilbestrol phosphate）が有効である．大量投与時では，直接前立腺に作用して $5\alpha$-リダクターゼを阻害し，テストステロンから $5\alpha$-ジヒドロテストステロンへの反応を抑制する作用も考えられている．また，**フルタミド flutamide**（劇）や**ビカルタミド bicalutamide**（劇）は，前立腺腫瘍組織のアンドロゲン受容体を阻害して抗腫瘍効果を発揮する．

**酢酸ゴセレリン goserelin acetate**（劇）や**酢酸リュープロレリン leuprorelin acetate**（劇）は，強力な性腺刺激ホルモン放出ホルモン LH-RH 様作用薬であり，単回投与では下垂体の LH-RH 受容体を刺激して性腺刺激ホルモン gonadotropin を分泌させるが，反復投与すると LH-RH 受容体数が減少し（ダウン・レギュレーション down regulation），性腺刺激ホルモン分泌能が低下して性ホルモンの分泌が低下する．酢酸ゴセレリンは，前立腺癌，閉経前乳癌，子宮内膜症に，酢酸リュープロレリンは，前立腺癌，閉経前乳癌，子宮内膜症・子宮筋腫に用いられる．

副腎皮質ホルモン薬は，造血器腫瘍に対して欠かすことのできない薬物である．**プレドニゾロン prednisolone** や**プレドニゾン prednisone** は他の抗悪性腫瘍薬と併用して，白血病や悪性リ

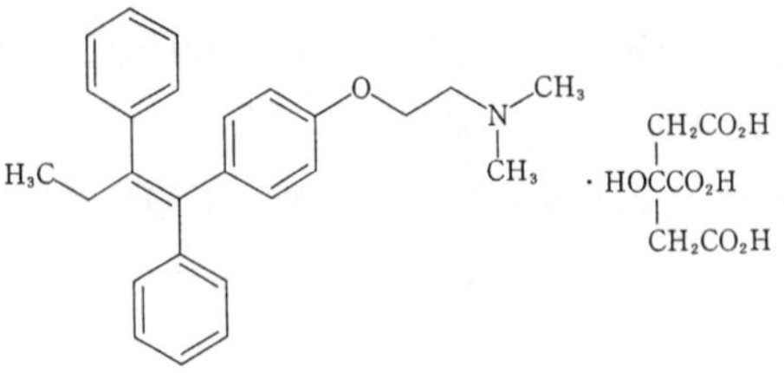

クエン酸タモキシフェン 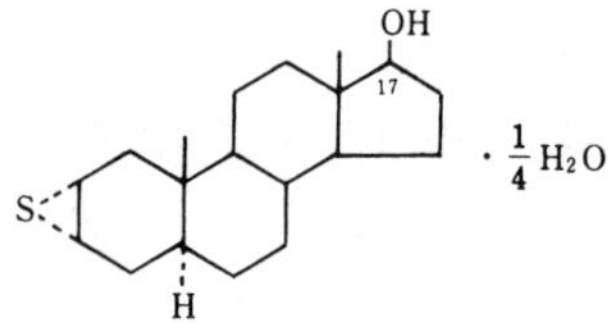　　エピチオスタノール

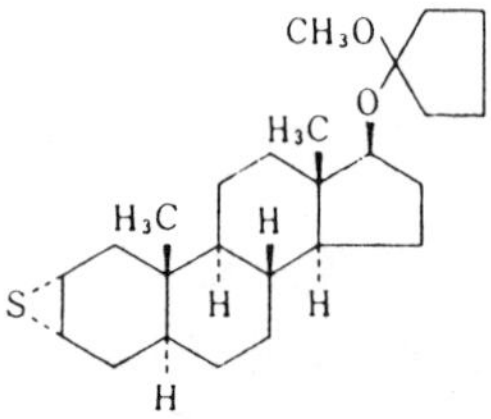

メピチオスタン 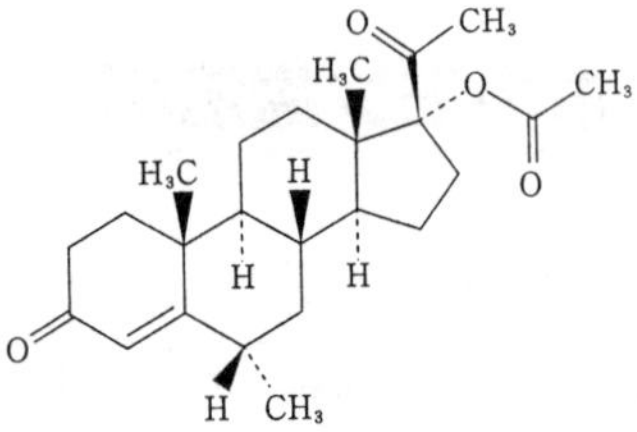　　酢酸メドロキシプロゲステロン 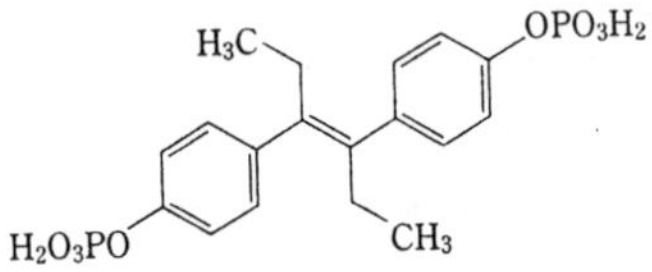　　ホスフェストロール

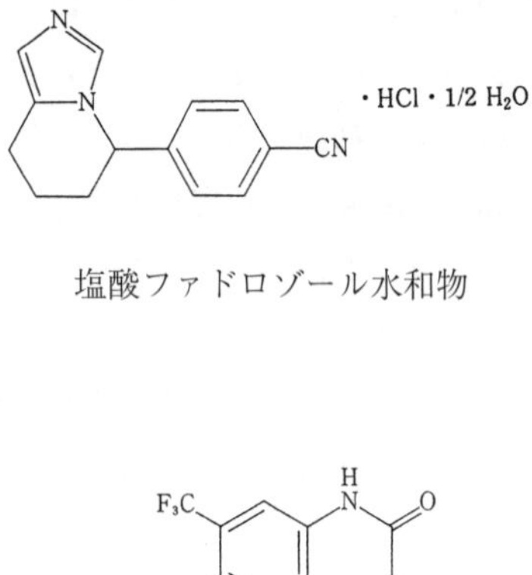

塩酸ファドロゾール水和物 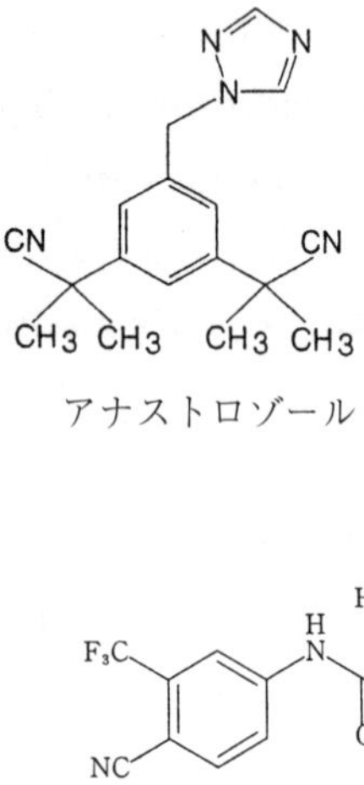　　アナストロゾール 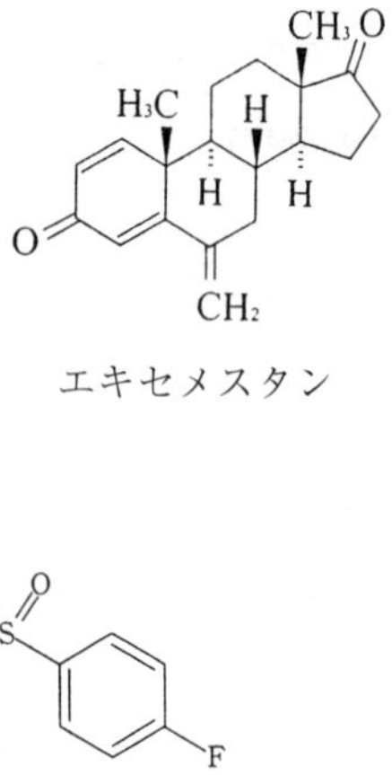　　エキセメスタン

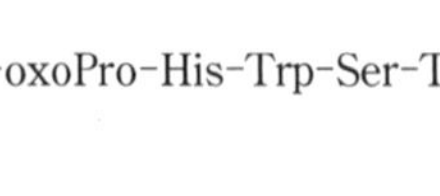

フルタミド 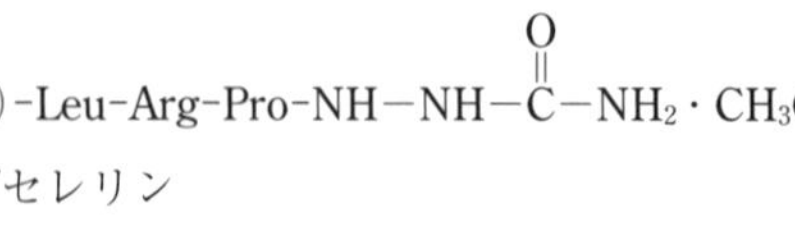　　ビカルタミド

H–5-oxoPro-His-Trp-Ser-Tyr-D-Ser($t$-Bu)-Leu-Arg-Pro-NH–NH–C(=O)–NH$_2$ · CH$_3$CO$_2$H
酢酸ゴセレリン

5–oxo–Pro–His–Trp–Ser–Tyr–D–Leu–Leu–Arg–Pro–NH–CH$_2$–CH$_3$ · CH$_3$COOH
酢酸リュープロレリン

ンパ腫の治療に用いられる．これらの薬物の作用には，ホルモン感受性細胞の細胞質ホルモン受容体への結合が関与する．

**クエン酸タモキシフェン　tamoxifen citrate（TAM）　錠（10 mg・20 mg）**
- ●用法・用量　1日20 mg（1日最高量：40 mg）
- ●薬理作用　乳癌組織等のエストロゲン受容体において，エストロゲンと競合的に結合し，抗エストロゲン作用を示すことにより抗乳癌作用を現す．
- ●適応　乳癌
- ●禁忌　妊婦または妊娠している可能性，本剤の成分に対し過敏症の既往歴
- ●副作用　血液障害，視覚障害，血栓塞栓症，静脈炎，肝障害，高Ca血症，子宮筋腫，間質性肺炎，アナフィラキシー様症状，血管浮腫，皮膚粘膜眼症候群（Stevens-Johnson症候群），水疱性類天疱瘡，膵炎など
- ●相互作用　〈併用注意〉代謝阻害によるワルファリン，リトナビルの作用増強など

**フルタミド　flutamide（劇）　錠（125 mg）**
- ●用法・用量　1回125 mg，1日3回
- ●薬理作用　前立腺癌組織のアンドロゲン受容体に対するアンドロゲンの結合を阻害することにより，抗腫瘍効果を現す．
- ●適応　前立腺癌
- ●警告　劇症肝炎などの重篤な肝障害による死亡例が報告されている．
- ●禁忌　肝障害，本剤に過敏症の既往歴
- ●副作用　肝障害，間質性肺炎など
- ●相互作用　〈併用注意〉ワルファリンの抗凝固作用増強

**酢酸ゴセレリン　goserelin acetate（劇）　注（ゴセレリンとして1.8 mg・3.6 mg・10.8 mg/筒）**
- ●用法・用量
　〔子宮内膜症〕1.8 mg筒を4週（28日）ごとに1回，前腹部皮下投与（初回投与は必ず月経中に行う）
　〔閉経前乳癌〕3.6 mg筒を4週（28日）ごとに1回，前腹部皮下投与
　〔前立腺癌〕3.6 mg筒を4週（28日）ごとに1回，あるいは10.8 mg筒を12～13週ごとに1回，前腹部皮下投与
- ●薬理作用　LH-RHアゴニストとして下垂体LH-RH受容体に作用し，初期刺激時には，ゴナドトロピン分泌能を増大させるが，継続的刺激により受容体数の低下（ダウン・レギュレーション）を誘発するため，ゴナドトロピン分泌能を低下させる．その結果，性ホルモンの分泌が抑制され，子宮内膜症，閉経前乳癌，前立腺癌に対する治療効果が現れる．
- ●適応　子宮内膜症，閉経前乳癌，前立腺癌
- ●禁忌　診断のつかない異常性器出血，妊婦またはその可能性の婦人，授乳中の婦人，本剤の成分またはLH-RH作動薬に対して過敏症の既往歴
- ●副作用　前立腺癌随伴症状の増悪，アナフィラキシー，間質性肺炎，肝機能障害など

## 17.7 免疫療法薬

生物学的反応修飾物質 biological response modifiers（BRM）は，生体の悪性腫瘍に対する固有の抵抗性を調節，あるいは変化させる薬物で，悪性腫瘍の治療に用いられる．このなかには，非特異的免疫賦活薬やサイトカイン類などが含まれる．

溶連菌の凍結乾燥製剤である**ピシバニール Picibanil® （OK-432）**，カワラタケの菌糸体由来の**クレスチン Krestin® （PSK）**，シイタケ由来の**レンチナン lentinan**，スエヒロタケ由来の**シゾフィラン schizophyllan （SPG）**，抗生物質の**ウベニメクス ubenimex** などは，すでに免疫賦活薬として他の化学療法薬と併用して悪性腫瘍の治療に用いられている．

**インターフェロン interferon （アルファ型，ベータ型，ガンマ型）**は，末梢血リンパ球に作用して，ナチュラルキラー（NK）活性や抗体依存性細胞傷害活性を増強することにより，あるいは直接に腫瘍細胞に作用して，増殖抑制作用を示す．アルファ型は腎癌，多発性骨髄腫，慢性白血病に，ベータ型は膠芽腫，皮膚悪性黒色腫瘍に，ガンマ型は腎癌に対して用いられている．天然型（アルファ，ベータ，ガンマ-n1）および遺伝子組換え型（アルファ-2a；-2b，アルファコン-1，ベータ-1b，ガンマ-1a）の数種の製剤がある．副作用としては，インフルエンザ様の発熱，倦怠感のほか，間質性肺炎や精神症状（抑うつ，意識障害，知覚異常など）が報告されている．

**インターロイキン-2** は，T細胞やNK細胞を活性化し，細胞傷害能の高いキラーT細胞を誘導することなどによって抗腫瘍作用をもたらす．遺伝子組換え型インターロイキン-2 製剤として，アミノ酸133個よりなる**セルモロイキン celmoleukin** およびアミノ酸134個よりなる**テセロイキン teceleukin**（劇）があり，セルモロイキンは血管肉腫に，テセロイキンは血管肉腫と腎癌に用いられる．

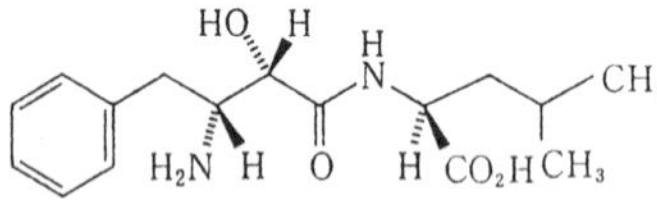

ウベニメクス

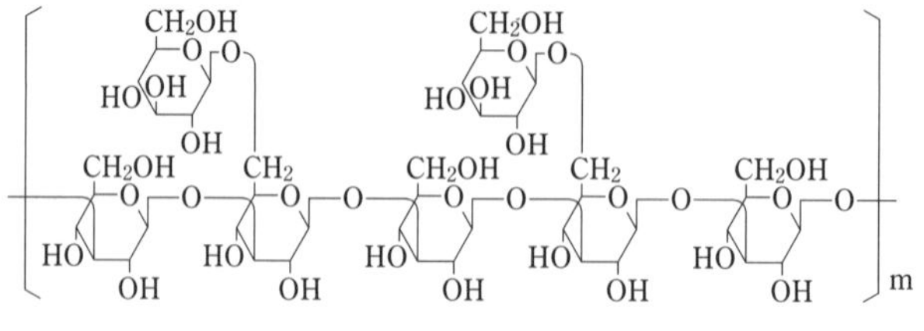

レンチナン

シゾフィラン

```
  1                                          10
Met-Ala-Pro-Thr-Ser-Ser-Ser-Thr-Lys-Lys-Thr-Gln-Leu-Gln-Leu-
                     20                                  30
Glu-His-Leu-Leu-Leu-Asp-Leu-Gln-Met-Ile-Leu-Asn-Gly-Ile-Asn-
                                 40
Asn-Tyr-Lys-Asn-Pro-Lys-Leu-Thr-Arg-Met-Leu-Thr-Phe-Lys-Phe-
                 50                                      60
Tyr-Met-Pro-Lys-Lys-Ala-Thr-Glu-Leu-Lys-His-Leu-Gln-Cys-Leu-
                                         70
Glu-Glu-Glu-Leu-Lys-Pro-Leu-Glu-Glu-Val-Leu-Asn-Leu-Ala-Gln-
                 80                                  90    S
Ser-Lys-Asn-Phe-His-Leu-Arg-Pro-Arg-Asp-Leu-Ile-Ser-Asn-Ile-|
                             100                           S
Asn-Val-Ile-Val-Leu-Glu-Leu-Lys-Gly-Ser-Glu-Thr-Thr-Phe-Met-
             110                                     120
Cys-Glu-Tyr-Ala-Asp-Glu-Thr-Ala-Thr-Ile-Val-Glu-Phe-Leu-Asn-
                         130              134
Arg-Trp-Ile-Thr-Phe-Cys-Gln-Ser-Ile-Ile-Ser-Thr-Leu-Thr
```

テセロイキン

**インターフェロンアルファ　interferon-α**　注（300万・600万 IU/1 mL/V・シリンジ）

● **用法・用量**

〔腎癌，多発性骨髄腫，ヘアリー細胞白血病〕1日1回300万〜600万 IU 筋注・皮下注（増減または隔日）

〔慢性骨髄性白血病〕1日1回300万〜600万 IU 筋注・皮下注（増減または隔日）

〔B型慢性活動性肝炎〕1日1回300万〜600万 IU 筋注・皮下注

〔C型慢性肝炎〕1日1回300万〜900万 IU 連日または週3回筋注

〔亜急性硬化性全脳炎〕イノシンプラノベクスと併用し，1日1回100万〜300万 IU 週1〜3回髄腔内投与（脳室内投与を含む）

〔HTLV-I 脊髄症（HAM）〕1日1回300万 IU 筋注・皮下注

● **薬理作用**　NK細胞，K細胞，単球・マクロファージを活性化させて生体の免疫応答力を高め，腫瘍細胞・ウイルスに対する傷害性を現す．また，2′,5′-オリゴアデニル酸合成酵素を誘導し，2′,5′-オリゴアデニル酸はリボヌクレアーゼ（RNase）を刺激してウイルスRNAの分解を促進するため，抗ウイルス作用を現す．

● **適応**　腎癌，多発性骨髄腫，ヘアリー細胞白血病，慢性骨髄性白血病，B型慢性活動性肝

炎，C型慢性肝炎，亜急性硬化性全脳炎，HTLV-I脊髄症（HAM）
- ●警　告　間質性肺炎，自殺企図が現れることがある．
- ●禁　忌　本剤または他のインターフェロン製剤およびウシ由来物質に過敏症の既往歴，ワクチン等の生物学的製剤に過敏症の既往歴，小柴胡湯を投与中，自己免疫性肝炎
- ●副作用　間質性肺炎，抑うつ・自殺企図，不眠・不安・焦燥等，糖尿病増悪または発症，自己免疫現象，腎障害，溶血性尿毒症症候群，汎血球減少，敗血症，ショック，心不全，消化管障害，脳出血・脳梗塞，意識障害，四肢筋力低下・顔面神経痛・末梢神経障害，網膜症，難聴，皮膚潰瘍・皮膚壊死など
- ●相互作用　〈併用禁忌〉小柴胡湯（間質性肺炎）．〈併用注意〉テオフィリン，アンチピリン，ワルファリンの代謝抑制

**テセロイキン　teceleukin**　注（35万単位/V）
- ●用法・用量
  〔血管肉腫〕1日70万単位，分1〜2，連日点滴静注（最大投与量：1日140万単位）
  〔腎癌〕1日70万単位，分1〜2，連日点滴静注（最大投与量：1日210万単位）
- ●薬理作用　T細胞やNK細胞を活性化することにより，細胞傷害能の高いキラー細胞を誘導して抗腫瘍作用を現すとともに，B細胞やマクロファージを活性化して免疫を賦活する．
- ●適　応　血管肉腫，腎癌
- ●禁　忌　本剤の成分に過敏症の既往歴，ワクチン等の生物学的製剤に過敏症の既往歴
- ●副作用　体液貯留，うっ血性心不全，抑うつ・自殺企図，誘発感染症・感染症の増悪，自己免疫現象など
- ●相互作用　〈併用注意〉副腎皮質ホルモン薬併用で抗腫瘍効果減弱など

## 17.8　分子標的治療薬

　**メシル酸イマチニブ imatinib mesilate**（劇）は，慢性骨髄性白血病の病因となるBcr-Ablチロシンキナーゼを選択的に阻害することにより抗腫瘍効果を発現する．汎血球減少症，体液貯留による心不全などの副作用がある．

　**ゲフィチニブ gefitinib**（劇）は，上皮成長因子受容体（EGFR）チロシンキナーゼの自己リン酸化を強力かつ選択的に阻害することにより，腫瘍細胞の増殖をもたらすシグナル伝達を抑制する．また，アポトーシス誘導作用，血管内皮増殖因子産生抑制を介した腫瘍内血管新生阻害作用により，抗腫瘍効果を発揮する．手術不能または再発非小細胞肺癌に用いられる．副作用として，急性肺障害，間質性肺炎などの重篤な肺障害があり，致死的な転帰をたどる例が多く，注意を要する．

　ヒト癌遺伝子HER2/neu（c-erbB-2）産物であるHER2タンパク質は，チロシンキナーゼ内蔵型上皮増殖因子受容体であり，乳癌細胞の増殖に関与する．**トラスツズマブ trastuzumab**は，HER2に対するヒト/マウスのキメラ型モノクローナル抗体であり，HER2に特異的に結合した

メシル酸イマチニブ　　　　　　　　　　　　　　　ゲフィチニブ

後，NK 細胞・単球を介した抗体依存性細胞傷害作用により抗腫瘍効果を発揮する．HER2 過剰発現が確認された転移性乳癌に用いられる．心不全などの重篤な心障害の副作用がある．

**リツキシマブ rituximab** は，B リンパ球表面に発現する CD20 抗原に対するヒト/マウスのキメラ型モノクローナル抗体である．CD20 抗原に特異的に結合した後，補体依存性細胞傷害作用および抗体依存性細胞介在性細胞傷害作用により抗腫瘍効果を発現する．CD20 陽性の低悪性度またはろ胞性 B 細胞性非ホジキンリンパ腫，マントル細胞リンパ腫に用いられる．アナフィラキシー様症状，重度の肺障害，心障害などの副作用がある．

**メシル酸イマチニブ　imatinib mesilate**（劇）　　カプセル（100 mg）

- ●用法・用量
  〔慢性骨髄性白血病〕
  　慢性期：1 日 1 回 400 mg 食後（1 日 1 回 600 mg まで増量可）
  　移行期または急性期：1 日 1 回 600 mg 食後（1 日 800 mg 分 2 まで増量可）
  〔KIT（CD117）陽性消化管間質腫瘍〕
  　1 日 1 回 400 mg 食後（年齢・症状により適宜減量）
  ＊消化管刺激作用を最低限に抑えるため，食後に多めの水で服用
- ●薬理作用　慢性骨髄性白血病の病因となる Bcr-Abl チロシンキナーゼを選択的に阻害する．
- ●適　応　慢性骨髄性白血病，KIT（CD117）陽性消化管間質腫瘍
- ●禁　忌　本剤の成分に対し過敏症の既往歴，妊娠またはその可能性のある婦人
- ●副作用　骨髄抑制，出血，肝機能障害，体液貯留，感染症，腎障害，間質性肺炎，皮膚症状など
- ●相互作用　CYP3A4 基質・阻害薬で作用増強，CYP3A4 誘導薬で作用減弱，CYP2C9 阻害によりワルファリンの作用増強，アセトアミノフェンの肝毒性増強など

**ゲフィチニブ　gefitinib**（劇）　　錠（250 mg）

- ●用法・用量　1 日 1 回 250 mg 経口
- ●薬理作用　EGFR チロシンキナーゼの自己リン酸化を強力かつ選択的に阻害することにより，腫瘍細胞の増殖を抑制する．
- ●適　応　手術不能または再発非小細胞肺癌
- ●警　告　致死的な急性肺障害，間質性肺炎が現れるおそれあり
- ●禁　忌　本剤の成分に対し過敏症の既往歴．〈原則禁忌〉妊娠またはその可能性のある婦人
- ●副作用　急性肺障害，間質性肺炎，下痢，脱水，中毒性表皮壊死症（Lyell 症候群），多形紅

斑，肝障害，血尿，出血性膀胱炎，膵炎など
- ●相互作用　〈併用注意〉CYP3A4基質・阻害薬で作用増強，CYP3A4誘導薬で作用減弱，プロトンポンプ阻害薬やH$_2$受容体遮断薬などによる胃内pH上昇で吸収阻害，ワルファリンの作用増強など

トラスツズマブ　**trastuzumab**　注（150 mg/V）
- ●用法・用量　1日1回，初回投与時4 mg/kg（2回目以降2 mg/kg）1週間間隔で点滴静注
- ●薬理作用　HER2に特異的に結合した後，NK細胞，単球を作用細胞とした抗体依存性細胞傷害作用 antibody-dependent cell-mediated cytotoxicity（ADCC）により抗腫瘍効果を現す．
- ●適　応　HER2過剰発現が確認された転移性乳癌
- ●警　告　心不全などの重篤な心障害が現れ，死亡に至った例も報告されている．
- ●冒頭注意　ウシ成分を製造工程に使用しており，伝達性海綿状脳症（TSE）の潜在的伝播の危険性を完全に排除することはできない．
- ●禁　忌　本剤の成分に対し過敏症の既往歴．〈原則禁忌〉重篤な心障害
- ●副作用　心障害，アナフィラキシー様症状，肺障害・間質性肺炎，血液障害，肝障害，腎障害，昏睡，脳血管障害・脳浮腫，敗血症など

リツキシマブ　**rituximab**　注（100・500 mg/10・50 mL/V）
- ●用法・用量　1回量375 mg/m$^2$を1週間間隔で点滴静注（最大投与回数は8回）
- ●薬理作用　抗CD20モノクローナル抗体であり，Bリンパ球表面に発現するCD20抗原に特異的に結合した後，補体依存性細胞傷害作用 complement-dependent cytotoxicity（CDC）および抗体依存性細胞介在性細胞傷害作用 antibody-dependent cell-mediated cytotoxicity（ADCC）により効果を発現する．
- ●適　応　CD20陽性のB細胞性非ホジキンリンパ腫（CD：cluster of differentiation）
- ●警　告　1）投与開始後30分〜2時間より現れる infusion reaction のうちアナフィラキシー様症状，重度の肺障害，心障害などの重篤な副作用（低酸素血症，肺浸潤，急性呼吸促迫症候群，心筋梗塞，心室細動，心原性ショック等）により，死亡に至った例が報告．2）腫瘍量の急激な減少に伴い，腎不全，高K血症，低Ca血症，高尿酸血症，高Al-P血症などの腫瘍崩壊症候群 tumor lysis syndrome が現れ，本症候群に起因した急性腎不全による死亡例および透析が必要となった例が報告．3）皮膚粘膜眼症候群（Stevens-Johnson症候群），中毒性表皮壊死症（Lyell症候群）などの皮膚粘膜症状が現れ，死亡に至った例が報告．
- ●冒頭注意　ウシ成分を製造工程に使用しており，伝達性海綿状脳症（TSE）の潜在的伝播の危険性を完全に排除することはできない．
- ●禁　忌　本剤の成分またはマウスタンパク質由来製品に対する重篤な過敏症またはアナフィラキシー反応の既往歴
- ●副作用　アナフィラキシー様症状，肺障害，心障害，腫瘍崩壊症候群，皮膚粘膜眼症候群（Stevens-Johnson症候群）・中毒性表皮壊死症（Lyell症候群）などの皮膚障害，血液障害，間質性肺炎，腎障害，肝障害，血圧下降，脳神経症状など
- ●相互作用　リンパ球傷害作用により，生ワクチンまたは弱毒生ワクチン投与で発病のおそれ，

免疫抑制薬併用で，過度の免疫抑制作用による感染症誘発の危険性

## TOPICS

### チロシンキナーゼ －抗悪性腫瘍薬の分子標的－

　チロシンキナーゼは，タンパク質のチロシン残基をリン酸化する酵素であり，細胞増殖をもたらす情報伝達に関与することで悪性腫瘍と密接に関連する．以下に四つのチロシンキナーゼ（Bcr-Abl, c-Kit, EGFR, HER2）について記す．

　[Bcr-Abl，c-Kit] 慢性骨髄性白血病細胞に出現するフィラデルフィア染色体は，9番染色体と22番染色体との間の転座により発現し，この異常染色体キメラ遺伝子の翻訳産物が，細胞質内 Bcr-Abl チロシンキナーゼである．メシル酸イマチニブは，この Bcr-Abl チロシンキナーゼを阻害して慢性骨髄性白血病に効果を現す．また，難治性の消化管間質腫瘍細胞に発現する c-Kit は，リガンド非依存的に活性化される異常な膜受容体型チロシンキナーゼであり，メシル酸イマチニブは，この c-Kit チロシンキナーゼを阻害して消化管間質腫瘍に効果を現す．

　[EGFR] 上皮増殖因子受容体 epidermal growth factor receptor（EGFR）は，上皮増殖因子（EGF）に対するチロシンキナーゼ内蔵型受容体であり，非小細胞肺癌をはじめとする多くの悪性腫瘍で発現あるいは過剰発現することが知られている．非小細胞肺癌に適用されるゲフィチニブは，EGFRチロシンキナーゼを阻害して腫瘍細胞の増殖を抑制し，また，EGFRシグナル伝達を介した血管内皮細胞増殖因子（VEGF）の分泌を抑制することで，腫瘍細胞への血液供給にかかわる血管新生を二次的に阻害する．

　[HER2] ヒト上皮増殖因子受容体2型 human epidermal growth factor receptor type 2（HER2）は，チロシンキナーゼ内蔵型 EGF 受容体ファミリーに属する．乳癌患者の 20～30 ％に HER2 過剰発現が観察され，再発率の上昇や生存期間の低下をもたらす．トラスツズマブは，ヒト HER2 に対するヒト化モノクローナル抗体であり，HER2 依存性の乳癌細胞の増殖を抑制する．

## 17.9　その他

　トレチノイン **tretinoin**（劇）は，all-*trans*-レチノイン酸製剤であり，急性前骨髄球性白血病細胞に対する増殖抑制作用および正常な成熟顆粒球への分化誘導作用を発揮する．また，再発または難治性の急性前骨髄球性白血病に対して三酸化ヒ素（亜ヒ酸 $As_2O_3$）製剤も用いられる．

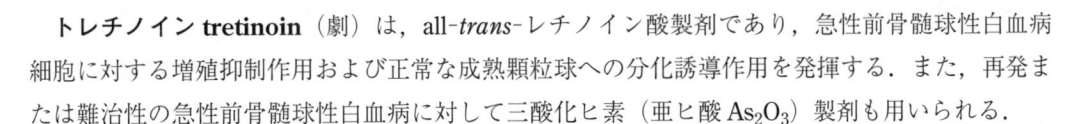

　L-アスパラギナーゼ **L-asparaginase** は，大腸菌由来の酵素製剤で，血中の L-アスパラギンを分解し，急性白血病，悪性リンパ腫などのアスパラギン要求性腫瘍細胞を栄養欠乏状態にすることにより抗腫瘍作用を現す．

　塩酸プロカルバジン **procarbazine hydrochloride**（劇）は，モノアミンオキシダーゼ阻害薬として合成されたものである．抗腫瘍作用機序は明確ではないが，種々の中間代謝物が DNA，RNA およびタンパク質合成を阻害するとされている．悪性リンパ腫に用いられる．

　塩酸ミトキサントロン **mitoxantrone hydrochloride**（毒）は，アントラキノン系の合成抗悪

性腫瘍薬であり，アントラサイクリン系抗生物質であるドキソルビシンに比べて，心毒性は弱いとされている．DNA と架橋形成し，DNA・RNA 合成を阻害して抗腫瘍作用を現す．急性白血病，悪性リンパ腫，乳癌，肝細胞癌に用いられる．

**ペントスタチン pentostatin**（DCF）（劇）は，アデノシンデアミナーゼを阻害し，その結果，デオキシアデノシンなどの抗腫瘍効果を有するアデノシン誘導体を出現させることにより，抗腫瘍作用を発揮するとされている．成人 T 細胞白血病リンパ腫，ヘアリー細胞白血病に用いられる．

**クラドリビン cladribine**（劇）は，deoxycytidine kinase によってリン酸化を受け，さらに活性型の三リン酸化体 2-chloro-2′-deoxy-$\beta$-D-adenosine triphosphate（2-CdATP）にまで変換されて細胞毒性を発現する．リンパ球や単球では，クラドリビン活性化に関与する deoxycytidine kinase 活性が高く，また，クラドリビンの不活性化に関与する 5′-nucleotidase 活性が低いため，これらの細胞に対して選択的な殺細胞効果を有する．ヘアリー細胞白血病などに用いられる．

**ソブゾキサン sobuzoxane**（劇）は，DNA 鎖の切断を伴わずにトポイソメラーゼⅡを阻害することによって，細胞周期の $G_2$/M 期にある細胞に対し殺細胞作用を示す．成人 T 細胞白血病リンパ腫，悪性リンパ腫に用いられる．

**ポルフィマーナトリウム porfimer sodium**（劇）やタラポルフィンナトリウム（劇）は，腫瘍細胞に選択的に取り込まれた後，レーザー光照射により励起されると腫瘍組織中の酸素と反応して活性酸素（特に一重項酸素）を生じさせる．この活性酸素が抗腫瘍効果を示す．早期肺癌，表在性早期胃癌，表在型食道癌，子宮頸部初期癌および異形成に用いられる．ミトタンは，副腎皮質ステロイド合成阻害作用を有するため，副腎癌や手術適応とならないクッシング症候群に用いられる．

トレチノイン

塩酸プロカルバジン

塩酸ミトキサントロン

ペントスタチン

クラドリビン

アセグラトン

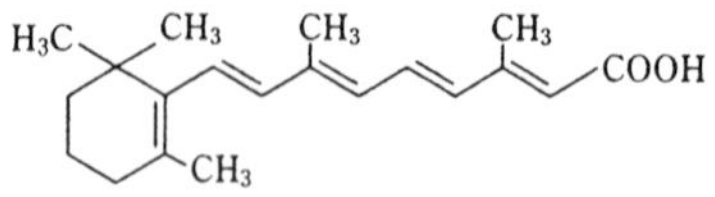

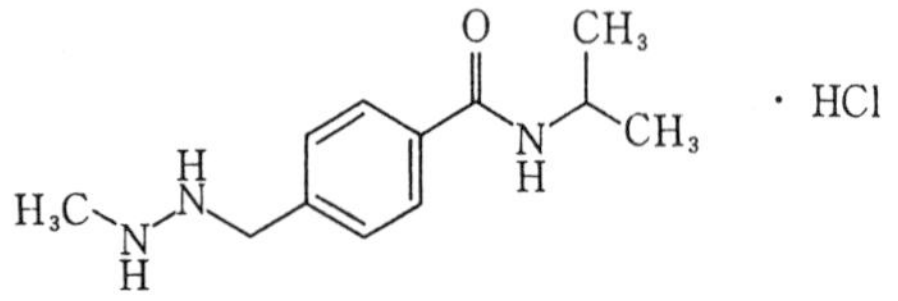

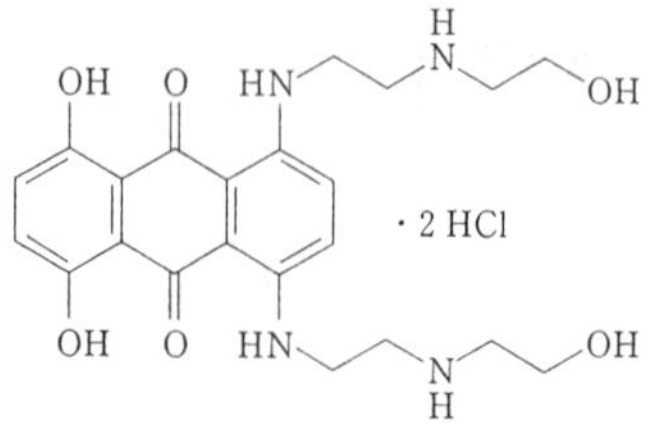

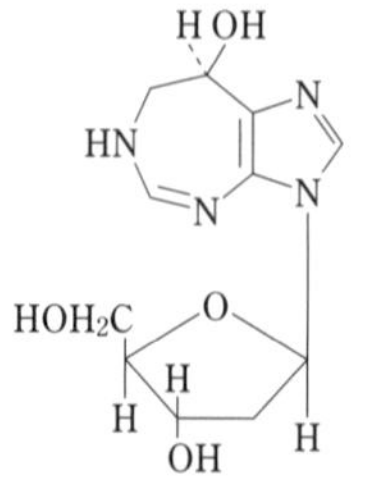

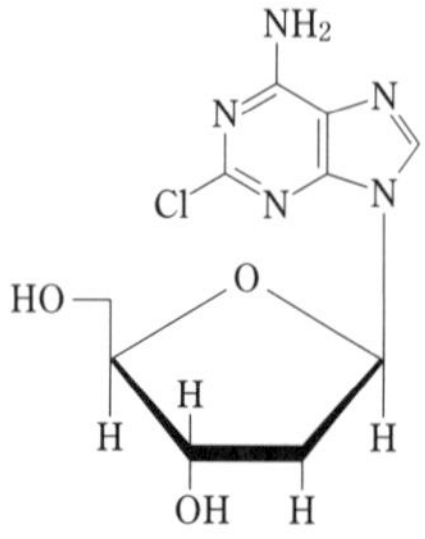

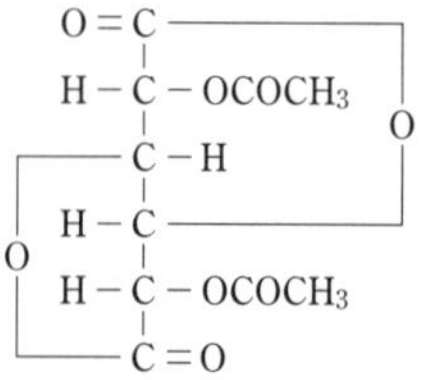

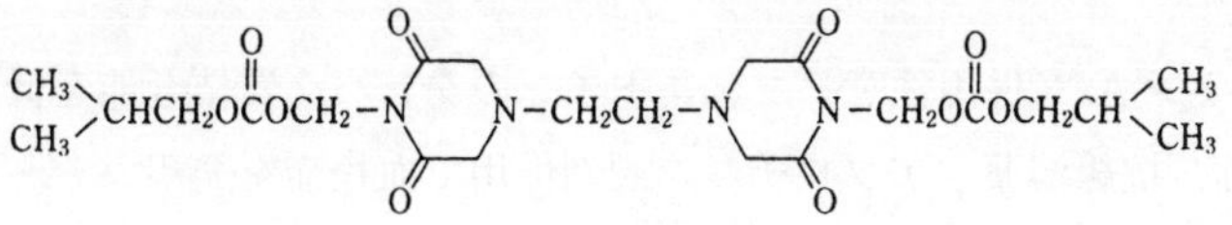

ソブゾキサン

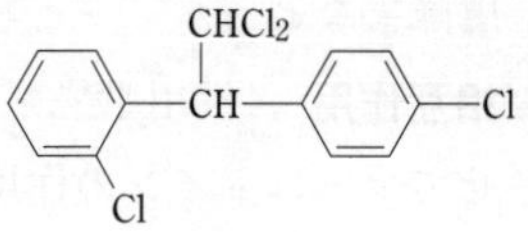

ミトタン

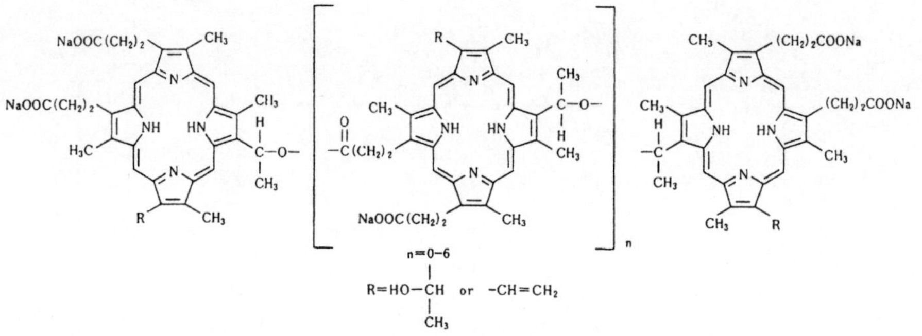

ポルフィマーナトリウム

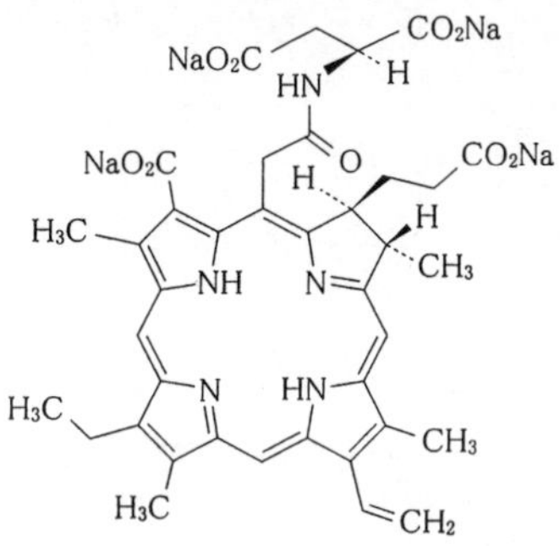

タラポルフィンナトリウム

　アセグラトン aceglatone は，膀胱癌の術後再発を抑制する $\beta$-グルクロニダーゼ阻害薬である．グルクロナイド抱合により不活化されて，尿中排泄された発癌物質が，尿中または膀胱粘膜由来の $\beta$-グルクロニダーゼにより再び活性型となるのを阻止する．

　BCG（bacillus calmette and querin）製剤は，膀胱内注入により非特異的炎症反応を誘発し，その結果，マクロファージの腫瘍組織浸潤を促進して抗膀胱癌活性を現す．表在性膀胱癌，膀胱上皮内癌に用いられる．

**トレチノイン　tretinoin**（劇）　　カプセル（10 mg）
- **用法・用量**　寛解導入法として1日 60〜80 mg（45 mg/m$^2$）分3
- **薬理作用**　急性前骨髄球性白血病細胞に対して増殖を抑制するとともに，成熟顆粒球への分化を誘導する．
- **適　応**　急性前骨髄球性白血病
- **警　告**　催奇形性あり．
- **禁　忌**　妊婦または妊娠している可能性，肝障害，腎障害，ビタミンA製剤投与中・ビタミンA過剰症，本剤の成分に過敏症の既往歴．〈原則禁忌〉妊娠する可能性のある婦人
- **副作用**　レチノイン酸症候群，白血球増多症，血栓症，血管炎，感染症，錯乱，肝障害，皮

膚障害など
- **相互作用**　〈併用禁忌〉ビタミン A．〈併用注意〉フェニトインのタンパク質結合能を低下させてフェニトインの作用増強，抗線溶薬・アプロチニン製剤併用で血栓症を発現

# Chapter 18 診断用薬

### 到達目標
- 造影剤の使用目的と代表的な薬物について説明できる．
- 代表的な機能検査薬の種類と使用目的を列挙できる．
- 放射性診断薬の使用目的について説明できる．
- 代表的な体外検査薬の種類と使用目的を列挙できる．

　疾病の有無，あるいは病状を正確に把握するため，種々の検査診断が行われる．診断のやり方としては心電図やレントゲンなど機器を用いるものや，診断用薬を用いる方法がある．本章では，①機器による検査の補助手段として用いる「造影剤」，②内分泌腺，外分泌腺を刺激してホルモンなどの分泌機能を調べる「内・外分泌機能診断薬」，③臓器による代謝や処理能力を調べる「臓器機能検査薬」，④薬物の分布状態から臓器・組織の状態を把握する「放射性診断薬」，⑤血液や尿などの臨床化学的診断に用いる「体外検査薬」，について解説する．

## 18.1 造影剤

　造影剤は，X線や核磁気共鳴を利用した臓器の撮影検査の際に，障害部分や機能変化を見やすくするために用いる薬物である．X線造影剤としては，ヨウ素化合物や硫酸バリウムなど，周囲の組織よりX線吸収率の高い物質が，磁気共鳴断層撮影（MRI）診断には，近傍組織の水素原子と相互作用をもつ常磁性のガドリニウムや鉄を含む化合物が用いられる．また，エコー図検査での血管・卵管造影には，ガラクトース・パルミチン酸混和物などにより安定化させた微小気泡を管内へ投与し，空気と組織との超音波に対する反響の差を利用して造影する．

### 18.1.1　X線診断用

**イオタラム酸メグルミン　meglumine iotalamate**　　イオン性ヨード造影剤
- **適応**　血管，胆管，尿路，関節腔の撮影に用いる．通常成人1回について，30％液を静脈性尿路撮影で150〜220 mL，逆行性尿路撮影で5〜20 mL投与．

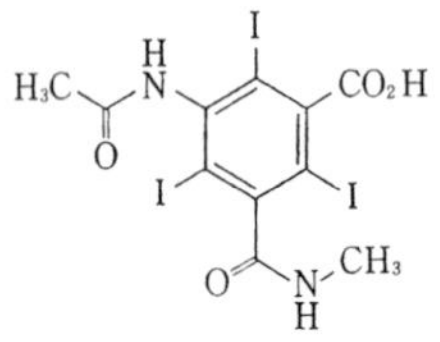

イオタラム酸 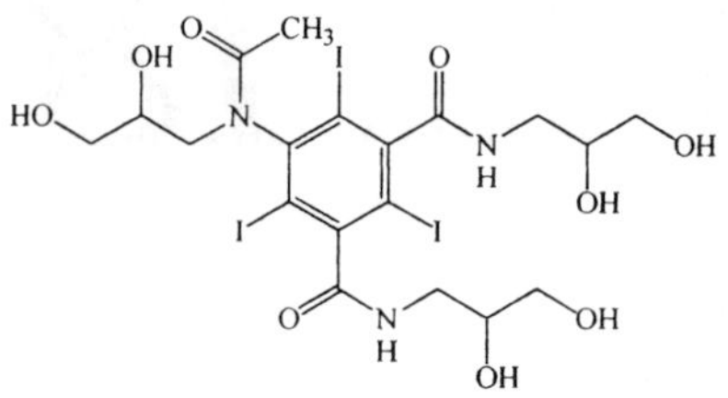              イオヘキソール

- ●**警　告**　ヨード含有造影剤に共通して，ショックなどの重篤な副作用が現れることがある．
- ●**禁　忌**　ヨード過敏症，重篤な甲状腺疾患のある患者．

**イオトロラン iotrolan，イオヘキソール iohexol**：非イオン性ヨード造影剤．尿路血管，脊髄，脳血管，子宮卵管の撮影に用いる．

**硫酸バリウム barium sulfate**：経口剤は食道，胃，十二指腸の撮影，注腸剤は大腸の撮影に用いる．

### 18.1.2　磁気共鳴断層撮影（MRI）用

**ガドペンテト酸メグルミン meglumine gadopentetate，ガドジアミド水和物 gadodiamide hydrate**：ガドリニウム含有化合物．MRI における脳，脊髄，脳幹部，四肢の造影に用いる．ヨード化合物より低用量（0.1 mmol/kg）で造影効果が得られる．

**フェルモキシデス ferumoxides**：酸化鉄コロイドを含有する．肝腫瘍の局在診断のための肝臓造影に用いる．

### 18.1.3　超音波診断用

**ガラクトース・パルミチン酸混和物（999：1）mixture of galactose・palmitic acid**：心エコー図検査，ドップラー検査，子宮卵管エコー図検査で用いる．200～300 mg/mL 溶液を 5～18 mL 注入．

### 18.1.4　造影補助剤

撮影検査の際，臓器によっては造影剤の効果を高めるため薬物を用いる．それらは造影補助剤と呼ばれ，消化器透視時の発泡剤として用いる**炭酸水素ナトリウム・酒石酸 sodium bicarbonate tartaric acid**，胃腸間運動や胃液分泌を抑制する**臭化ブチルスコポラミン scopolamine butylbromide**，大腸検査（X 線，内視鏡）前処置での内容物の排除に用いる**クエン酸マグネシウム magnesium citrate**，腹部 X 線検査時の腸内ガスの除去に用いる**ジメチコン dimeticone**（ジメチルポリシロキサン dimethylpolysiloxane）などがある．

## 18.2 内・外分泌機能検査薬

### 18.2.1 下垂体機能検査に用いるもの

副腎皮質刺激ホルモン（ACTH），ゴナドトロピン，甲状腺刺激ホルモン（TSH），プロラクチンなど下垂体ホルモンの分泌能を検査する際，それらホルモンの分泌細胞を刺激する物質を投与する．そして，刺激物質に対するホルモン分泌の反応性より，下垂体の機能を診断する．

**メチラポン metyrapone**：下垂体 ACTH 分泌予備能の測定に用いる．副腎皮質ホルモン合成阻害薬．500〜750 mg を 1 日 6 回 4 時間ごとに内服する．

**コルチコレリン corticorelin**：視床下部・下垂体・副腎皮質ホルモン分泌機能検査に用いる．副腎皮質刺激ホルモン放出ホルモン（CRH）として下垂体前葉に作用して ACTH を放出させる．生食に溶解し 100 μg を静注．

**酢酸ゴナドレリン gonadorelin diacetate**
- 薬理作用　下垂体前葉を刺激してゴナドトロピン（LH，FSH）の分泌を促進する．
- 適応　下垂体 LH 分泌機能検査に用いる．0.1 mg を静注，皮下注，筋注．視床下部性性腺機能低下症の改善にも用いる．
- 副作用　下垂体卒中．

**プロチレリン protireline**
- 薬理作用　下垂体前葉を刺激して TSH およびプロラクチンの分泌を促進する．
- 適応　下垂体 TSH およびプロラクチン分泌機能検査に用いる．0.1〜0.5 mg を皮下注・静注．酒石酸塩は，遅延性意識障害および脊髄小脳変性症の改善にも用いられる．
- 副作用　下垂体腺腫患者に投与した場合の下垂体卒中，一過性の血圧低下・ショック様症状

**塩酸アルギニン arginine hydrochloride**：下垂体分泌機能の低下に対し，下垂体成長ホルモン（GH）分泌の減少は最も早く高頻度に生じる．そのため，下垂体成長ホルモン分泌刺激作用をもつ塩酸アルギニンは，下垂体機能異常の早期発見，病態解明に用いられる．0.5 g/kg を静注する．

**酢酸ソマトレリン somatorelin acetate**：下垂体成長ホルモン分泌機能検査に用いる．下垂体成長ホルモン放出ホルモンとして，直接に下垂体前葉に作用する．100 μg を静注する．副作用は下垂体卒中．妊婦または妊娠の可能性のあるものには禁忌．

**グルカゴン glucagon**：下垂体成長ホルモン分泌機能検査のほか，インスリノーマの診断，肝型糖原病検査に用いる．

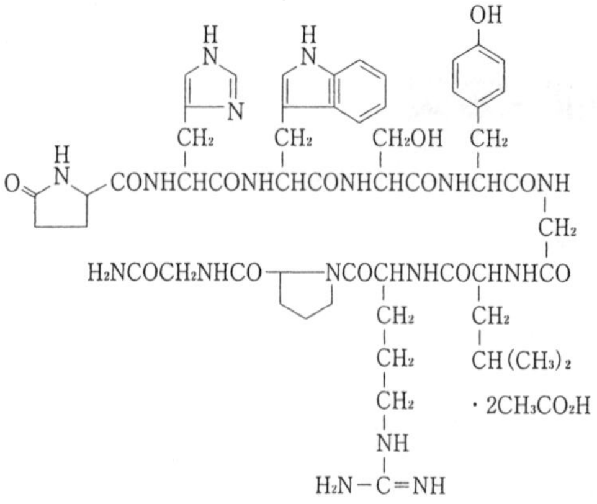

酢酸ゴナドレリン

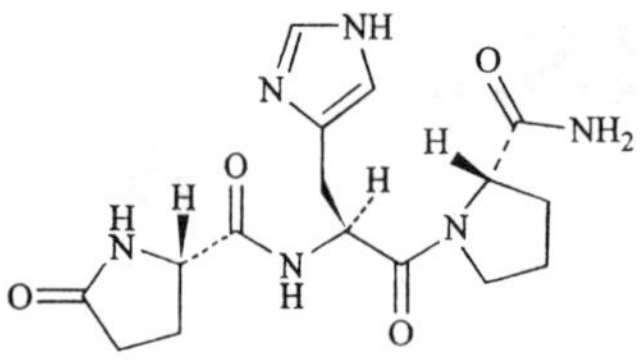

プロチレリン

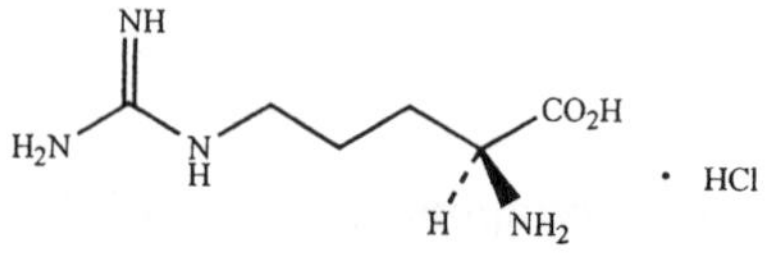

塩酸 L-アルギニン

## 18.2.2 インスリン分泌機能検査に用いるもの

糖尿病を診断する際の糖負荷試験には，**デンプン部分加水分解物**を用いる．ブドウ糖として50〜100 g 相当の量を経口投与し，血糖値および血中インスリン量を経時的に測定する．

## 18.2.3 副甲状腺機能検査に用いるもの

**酢酸テリパラチド teriparatide acetate** は，ヒト副甲状腺ホルモン（PTH）の部分ペプチドであり，低カルシウム血症の識別診断に用いられる（Ellsworth-Howard 試験）．高カルシウム血症患者や，妊婦または妊娠の可能性のあるものには禁忌．

## 18.2.4 外分泌機能検査に用いるもの

慢性膵炎などによる膵機能低下の診断には，セクレチンやベンチロミドを用いた消化酵素の分泌能の測定が行われる．胃液検査の際の胃酸分泌刺激剤としては，**アモガストリン amogastrin** が用いられる．

**セクレチン secretin**：膵臓からの消化酵素分泌促進作用より，膵外分泌機能検査に用いられる．
**ベンチロミド bentiromide**
- ●作　用　合成ペプチドで，経口ではほとんど吸収されず，膵酵素の $\alpha$-キモトリプシンにより特異的に分解される．分解産物のパラアミノ安息香酸（PABA）は，吸収後に速やかに尿中に排泄される．
- ●適　応　膵外分泌機能検査に用いる．1回 500 mg 内服後に尿中の PABA 量を測定し，膵機能を評価する．
- ●副作用　下痢，腹痛，胃重感，悪心，嘔吐，ふらつき感，頭痛．

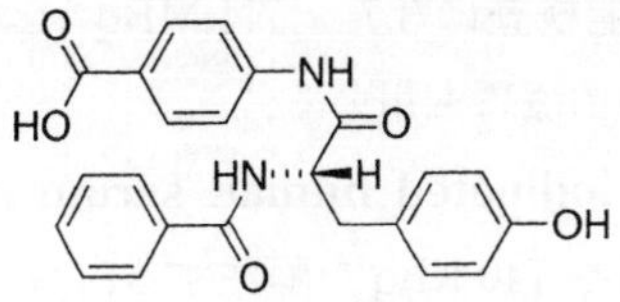

ベンチロミド

## 18.3 肝・腎機能検査薬

**インドシアニングリーン　indocyanine green（ICG）**
- **作　用**　血漿タンパク質と結合し，血中から選択的に肝に取り込まれる．胆汁中に排泄されるが，腸肝循環や腎排泄はない．
- **適　応**　肝機能検査のうち，血漿消失率および血中停滞率測定では 0.5 mg/kg を静注．肝血流量測定では，25 mg を用いる．循環機能検査では，5～10 mg を用いる．
- **禁　忌**　本剤に過敏症の既往歴，ヨウ素過敏症の既往歴のある者．
- **副作用**　ショック

**インジゴカルミン indigocarmine，フェノールスルホンフタレイン phenolsulfonphthalein，パラアミノ馬尿酸ナトリウム p-aminohippurate sodium（PAH）**：これらは静注後，速やかに糸球体および尿細管より尿中へ排泄される．腎障害があると排泄時間が遅延するため，腎機能の検査に用いられる．

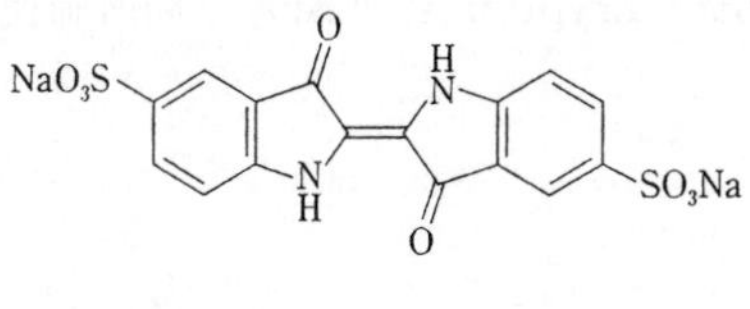

インジゴカルミン 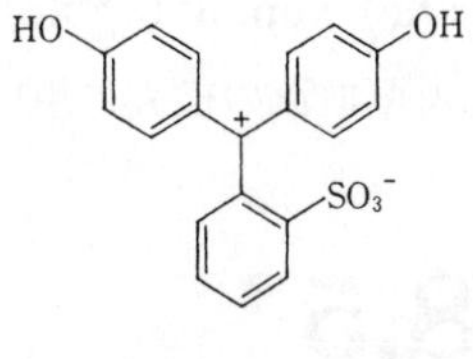　　　　　　　　　フェノールスルホンフタレイン

## 18.4 放射性診断薬

ガンマ線を放出する放射性同位元素で標識した化学物質であり，微量投与により各種機能検査およびシンチグラフィ（放射性診断薬をトレーサーとして投与し，その集積した臓器や組織の放射能を体外から測定し，シンチカメラにより画像化する検査法）に用いられる．これらを使用する場合には，指定された施設内で，放射線障害を受けないように扱わねばならない．

**ヨウ化ナトリウム（$^{123}$I, $^{131}$I) sodium iodide（$^{123}$I, $^{131}$I）**：甲状腺シンチグラフィおよ

び甲状腺摂取率による甲状腺機能検査に 3.7 ～ 7.4 MBq*を経口投与する．ヨウ化ナトリウム($^{131}$I) は甲状腺機能亢進症などの治療にも用いる．

**ヨウ化人血清アルブミン ($^{131}$I) iodinated human serum albumin-$^{131}$I**：循環血漿量，循環血液量，心拍出量の測定に 185 ～ 740 KBq を静注する．

**ヨウ化ヒプル酸ナトリウム ($^{131}$I) sodium iodohippurate-$^{131}$I**：腎および尿路疾患の診断に用いる．シンチグラフィの際には 1.85 ～ 18.5 MBq を用いる．

**過テクネチウム酸ナトリウム ($^{99m}$Tc) sodium pertechnetate-$^{99m}$Tc**：健常人の BBB を通過できない性質より，脳腫瘍や脳血管障害など，BBB 機能の低下を伴う疾患の診断に用いる．また甲状腺，唾液腺，胃粘膜などに集積しやすく，これらの疾患の診断にも用いる．

**クエン酸第二鉄 ($^{59}$Fe) ferric citrate**：鉄代謝異常または造血機能の診断に 185 kBq 以下の量を用いる．静注された $^{59}$Fe は血漿から骨髄赤芽球に移行し，ヘモグロビン合成に利用される．赤血球に成熟した赤芽球が骨髄から放出されるとともに $^{59}$Fe は末梢血中に生じる．

**クエン酸ガリウム ($^{67}$Ga) gallium citrate ($^{67}$Ga)**：悪性腫瘍や腹部膿瘍，肺炎，関節炎などにおける炎症性病変の診断に用いる．

**塩化インジウム ($^{111}$In) indium ($^{111}$In) chloride**：骨髄シンチグラフィによる造血骨髄の診断に用いる．

**インジウム ($^{111}$In) オキシキノリン indium ($^{111}$In) oxyquinolin**：$^{111}$In 標識血小板シンチグラフィによる血栓形成部位の診断，$^{111}$In 標識白血球シンチグラフィによる炎症部位の診断に用いる．

**塩化タリウム ($^{201}$Tl) thallium ($^{201}$Tl) chloride**：心筋シンチグラフィによる心臓疾患の診断，腫瘍シンチグラフィによる脳腫瘍，甲状腺腫瘍，腫瘍，肺腫瘍，骨・軟骨腫瘍および縦隔腫瘍の診断に用いる．

**キセノン ($^{133}$Xe) xenon ($^{133}$Xe)，クリプトン ($^{81m}$Kr) krypton ($^{81m}$Kr)**：局所肺換気機能の検査，局所脳血流の検査に用いる．

## 18.5 体外検査薬（妊娠，糖尿，潜血など）

　排卵および妊娠時には，種々の性ホルモン分泌量が変化する．したがって，尿中に排泄されるホルモンを検出することで，これらの診断ができるものがある．受精卵の一部から生じる胎盤の絨毛組織は，ヒト絨毛性ゴナドトロピン（hCG）を産生する．分泌された hCG は直ちに母体尿中へ排泄されるため，尿中の hCG 検出は妊娠の成立を示す．一般向けに市販されている妊娠検査薬は，尿中の hCG を抗体反応で検出するものである．また排卵検査薬は，排卵前に尿中排泄量が増加するヒト黄体形成ホルモン（hLH）やエストロン-3-グルクロニドを検出する．

　一般尿検査で行われる尿中グルコースの検出には，グルコースオキシダーゼ glucose oxidase

---

*　Bq（ベクレル）とは放射能量を表す単位．

を用いた酵素反応が，尿タンパク質検出には，アルブミンに対して反応性の高いテトラブロムフェノールブルー tetrabromo phenol blue が用いられる．尿潜血の検査には，赤血球ヘモグロビンと反応する 1,4-ジイソプロピルベンゼンジヒドロパーオキサイドとテトラメチルベンジシンが指示薬として用いられる．

## 18.6 その他

**精製ツベルクリン**：結核の診断（ツベルクリン反応）に用いる．加熱殺菌した培養ヒト型結核菌のろ液より，結核菌感染者に特異的な反応を起こす活性成分を精製したものである．

**尿素（$^{13}$C） urea（$^{13}$C）**
- ●**適 応** ヘリコバクター・ピロリ H. pylori の感染診断に用いる．尿素（$^{13}$C）として 100 mg を経口投与する．H. pylori は高いウレアーゼ活性をもち，尿素（$^{13}$C）を胃内でアンモニアと $^{13}CO_2$ に分解する．呼気中の $^{13}CO_2$ を検出することで感染を診断する．
- ●**副作用** 腹部膨満感，下痢，血清 K 値の上昇．

**ベメグリド bemegride**：皮質起源による脳波上の発作波を誘発し，てんかんなどの診断に用いる．

**フルオレセインナトリウム fluorescein sodium**
- ●**適 応** 蛍光造影剤としてぶどう膜，網膜，視神経の疾患の診断に用いる．200～500 mg を肘静脈に注射．
- ●**警 告** 重篤な副作用としてショック等が現れることがある．
- ●**禁 忌** 全身衰退，重篤な糖尿病，重篤な心疾患，重篤な脳血流障害，妊婦または妊娠の可能性

フルオレセインナトリウム

**キセノン xenon**：非放射性の希ガス．$^{133}$Xe も局所肺換気機能や局所脳血流の検査に用いられる．X 線 CT を用いた局所脳血流量および局所脳血流量分布の測定に用いる．

**塩化エドロホニウム edrophonium chloride**：重症筋無力症の診断に 10 mg を静注する．持続時間の短いコリンエステラーゼ阻害薬．

**メシル酸フェントラミン phentolamine mesilate**：非選択的 α 受容体遮断薬．褐色細胞腫の診断に 5 mg を静注または筋注する．投与後，収縮期圧 35 mmHg 以上，拡張期圧 25 mmHg 以上の血圧低下を示し，かつ血圧降下が投与後速やかに生じた場合は，褐色細胞腫を示唆する．

# Chapter 19

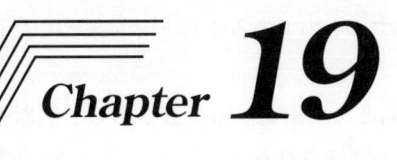

## 薬効薬理と一般薬理

### 到達目標

- 新医薬品開発における基礎研究から承認までのプロセスを説明できる．
- 非臨床試験の目的と実施概要を説明できる．
- 非臨床試験における薬効薬理試験および一般薬理試験の目的を概説できる．
- 市販後調査について説明できる．
- **GLP，GCP，GVP，GPSP** の概略と意義について説明できる．

薬物の薬理作用は，対象とする疾患の治療に関する作用（薬効薬理作用）とそれ以外の作用（一般薬理作用）に分けられる．薬物を創り，医薬品として承認を受けるまでのプロセスで，候補化合物についてこれらの作用を明らかにする種々の薬理学的な試験が行われる．それらの試験を行うことの妥当性とデータの信頼性を確保するために遵守すべき，いくつもの指針・ガイドラインが示されている．本章では医薬品開発のプロセスについて概説するとともに，医薬品開発における薬理学的試験の役割，および，それらに関連する事項について解説する．

## 19.1 医薬品開発のプロセス

ある化合物が，医薬品を目指して創られ，それが疾病の治療に用いられるまでには，以下のプロセスを経なければならない．

1. **医薬品リード化合物の選定**：対象疾患の治療と関連する標的分子（受容体，チャネル，酵素）の決定．そして合成された多くの新規物質群の中から，標的分子に対して治療と関連する効果を有する物質を選別（スクリーニング）し，"リード化合物"を決定する．製薬会社では数10万～数100万個の化合物を有しており，このときの選別方法は，簡便かつ迅速な試験方法が望まれる．
2. **リード化合物の最適化**：リード化合物が見出された後に，化合物の修飾と薬物活性の検討を繰り返し，より高い有効性と安全性をもつ化合物に変えていく，"リード化合物の最適化"が行われる．
3. **非臨床試験**：非臨床試験は，対象とする化合物のヒトでの有効性と安全性を予測する試験デ

ータを，動物試験や試験管内での試験により，収集するものである．ヒトを対象とした試験を行う価値があるのかを判定するプロセスである．

4. **臨床試験（治験）**：非臨床試験の結果より，医薬品として開発する意義があると判断された化合物は，ヒトを対象とした試験で有効性・安全性が判断される．
5. **申請・承認・発売**：非臨床試験および臨床試験のデータをもとに，製造承認申請，販売承認申請を受けた後，医薬品として市販される．
6. **市販後調査**：市販後に得られた医薬品の品質，有効性および安全性，その他適正な使用についての必要な情報を収集し，その結果に基づいて適切な対応を行うことが，医薬品製造業者には義務づけられている．

現在，わが国で行われているこの医薬品開発プロセスでは，医薬品の開発開始から承認取得までに15～17年の年月を要し，候補化合物でみた成功率はわずか11,300分の1（約0.009％）である．また，候補化合物を見つけ，非臨床試験をスタートさせてから上市までの成功確立は0.13％で，一品目上市のために費やす開発費は260～360億円，必要な期間は11～12年といわれている（「"生命の世紀"を支える医薬品産業の国際競争力強化にむけて」，平成14年8月，厚生労働省報告書より）．

このように現在の医薬品開発は，巨額な研究開発費を必要とするにも関わらず，非常に低い確率でしか成功しない状況である．そのため，近年その発展のめざましい創薬手法，技術を各プロセスに取り入れ，上市率の増加や開発期間の短縮を達成させることが必要である．

**コンビナトリアル・ケミストリー combinatorial chemistry とゲノム創薬**：共に，医薬品のスクリーニングの効率を上げるための手法・概念である．医薬品開発プロセスでのランダムスクリーニングの成功率を上げるには，まず多種多様の化合物群をもたなければならない．

コンビナトリアル・ケミストリーとは，作業ロボットの導入により多種多様な新規化合物を自動的に高速で合成する技術で，1990年代に発展・普及した．これにより，従来年間50～100個程度であった新規化合物の合成が，今では50,000個以上も作れるようになり，リード化合物を見出すまでの期間が短縮された．また，スクリーニングの効率を上げるための手法・技術も進歩してきた．ゲノム創薬 genome medicine とは，急速に蓄積されつつあるヒトの遺伝子情報（ゲノム情報）をもとに，疾病の原因となる遺伝子を見つけ，その遺伝子が作るタンパク質を薬物の標的分子としようとする創薬手法である．標的タンパク質が特定されれば，その立体構造の解析により，タンパク質の活性部位へ直接に作用しうる化合物の基本骨格などが予測できる．その結果，従来の偶然に頼るランダムスクリーニングに比べ，より"リード化合物となる可能性の高い化合物"のみをスクリーニングすることができ，労力の減少と効率の向上がみこまれる．

**ジェネリック医薬品**：高齢社会のわが国では，現在，医薬品を含めた保健医療費の増加が問題視されている．この医療費の増加を抑えるために推奨されているのが，ジェネリック医薬品の使用である．新薬の特許は出願してから20～25年間は開発者がその権利を所有するが，特許が切れた後は，同じ化合物を開発者以外のものが後発品として発売することができる．この後発品は，欧米では商品名ではなく一般名 generic name で処方されることが多く，これらの医薬品は"ジェネリック医薬品"と呼ばれる．一般にジェネリック医薬品は，研究開発に関する

## 表 19.1　医薬品ができるまでのプロセス

| 開発過程 | | 検討する事柄 | 関連する事柄 | ガイドライン・省令 |
|---|---|---|---|---|
| 基礎研究 | 薬物標的の決定 | 生体内機能タンパク質分子（受容体，チャネル，酵素）を解析し，それらが疾病治療の有効な標的となるのかを研究する． | ゲノム創薬，プロテオミクス，リバース・ファーマコロジー，バイオインフォマティクス | |
| | リード化合物の探索・最適化 | 薬物標的に作用を示す化合物を見つけ出す．その化合物を修飾し，より有効性と安全性の高い化合物を創る． | コンビナトリアル・ケミストリー，ハイスループット・スクリーニング | |
| 非臨床試験 | 薬効薬理試験 | 被験物質の生理活性を明らかにして，その薬効を裏付ける試験． | 病態モデル動物，遺伝子改変動物 | |
| | 一般薬理試験安全性薬理試験 | 被験物質のもつ，疾病治療と関連する作用以外の生理活性を検討する． | コア・バッテリー試験 | GLP |
| | 毒性試験 | ヒトに投与する場合の安全な投与量・投与期間，および考えうる副作用に関する情報を集める． | 一般毒性試験，特殊毒性試験，トキシコキネティクス | |
| | 薬物動態試験 | 被験物質が体内でどのような吸収，分布，代謝，排泄を受けるのかを明らかにする． | | |
| | 薬剤学的試験 | 被験物質の物理化学的性質，安定性を明らかにする． | | |
| 臨床試験（治験） | 第Ⅰ相試験 | 少数の成人健常者を対象として，被験薬の投与量の推測，薬物動態および薬理作用の確認を行う． | インフォームドコンセント，治験コーディネーター（CRC） | ヘルシンキ宣言 GCP |
| | 第Ⅱ相試験 | 少数の患者に対して，安全性，有効性の確認，投与方法，投与期間，適応疾患の探索的試験を行う． | | |
| | 第Ⅲ相試験 | 多数の患者を対象とし，疾患に対しての治療上の有用性を証明することを目的とする． | | |
| | 第Ⅳ相試験 | 市販後臨床試験として，承認された適応についての適正使用に必要な情報の収集を行う． | | |
| 市販後調査 | 副作用・感染症報告制度 | 製造業者は，医薬品に関して，副作用によると思われる死亡，障害，感染症などの情報を得た場合，厚生労働大臣に報告する． | 企業報告制度，医薬品等安全性情報報告制度，WHO 国際医薬品モニタリング制度 | GVP GPSP |
| | 再審査制度 | 新規性ある医薬品は，承認から4～10年後に有効性と安全性の再確認が行われる． | 使用成績調査，特別調査，市販後臨床試験 | |
| | 再評価制度 | 既に承認された医薬品について，現在の医学・薬学の学問水準から，その有効性・安全性が見直される． | | |

製造会社の投資が小さいため，安価で患者に提供される．欧米では，処方される医薬品中でのジェネリック医薬品の割合は40〜50％であるが，わが国では10％程度とまだ低い．

## 19.2 非臨床試験

新しい医薬品開発の承認申請に必要な資料のなかで非臨床試験に関するものは，原薬および製剤の物理化学的性質，規格および試験法ならびに安定性，薬理作用，薬物動態（吸収，分布，代謝，排泄），毒性（単回投与毒性，反復投与毒性，生殖・発生毒性，その他）などである．適切な非臨床試験が行われるように，医薬品毒性試験法ガイドライン，薬物動態試験ガイドラインおよび安全性薬理試験ガイドラインなどが制定されている．

### 19.2.1 薬理試験

#### 1. 一般薬理試験および安全性薬理試験

「一般薬理試験ガイドライン（平成3年1月，厚生省通知）」において，「一般薬理試験の目指すところは薬効薬理作用以外の作用について，その種類と程度を全般的に把握するとともに，臨床適用時に発現する可能性がある副作用を予測し，さらにその対策を講ずる上での重要な情報を得ることである．また，生体機能に及ぼす影響のうち，毒性試験によっては必ずしも明らかにし難い有害作用についても考慮する」と記されている．一般薬理試験ガイドラインでは，用いる試験動物の種類や，丸ごとの動物，摘出された器官・臓器などといった試験系の種類のほか，具体的な一般薬理作用の全体像の把握のため，すべての被験物質について行う試験項目として以下の事項をあげている．

- 一般症状および行動に及ぼす影響
- 中枢神経系に及ぼす影響（自発運動量，麻酔作用，痙れん作用，痛覚への作用，体温への作用）
- 自律神経系および平滑筋に及ぼす作用（摘出回腸を用いて検討する）
- 呼吸・循環器系に及ぼす影響（呼吸運動，血圧，血流量，心拍数および心電図への作用）
- 消化器系に及ぼす作用
- 水および電解質代謝に及ぼす影響（尿中ナトリウム，カリウム，塩素イオン濃度への作用）
- その他の重要な薬理作用

また，被験物質の投与経路については臨床適用経路またはそれに準ずる経路とし，用量の設定は薬効薬理作用を示す量からみて十分な量を用いるように記されている．

一方，「安全性薬理試験」とは，日米EU医薬品規制調和国際会議 International Conference on Harmonization of Technical Requirements for Registration of Pharmaceuticals for Human Use (ICH) での合意に基づき提唱された用語で，「治療用量およびそれ以上の曝露に関連した被験物

質の生理機能に対する潜在的な望ましくない薬力学的作用を検討する試験」と定義される．ICHの合意に基づいた「安全性薬理試験ガイドライン（平成13年6月，厚生労働省通知）」には，検討すべき薬理作用は，被験物質の特性により選択・計画されるものであるが，一般的な配慮として，1）被験物質の治療別分類の関連する作用：作用機序から特定できる有害作用，2）化学構造もしくは治療別分類の要素に関連した有害作用で，効力を裏付ける薬力学作用とは関連のないもの，3）有害作用の可能性を示す，リガンド結合あるいは酵素の測定，4）既に実施された非臨床試験，もしくはヒトの使用から得られた結果で，有害反応との関連性を立証し，特徴づけるための更なる試験を必要とさせるもの，といった点への配慮を勧めている．また，本ガイドラインでは，安全性薬理試験の中で特に「生命維持に重要な影響を及ぼす器官系における被験物質の作用を目的とする試験」をコア・バッテリー試験として，中枢神経系（運動量，行動変化，協調性，感覚/運動反射反応，体温），心血管系（血圧，心拍数，心電図），呼吸系（呼吸数，他）といった，被験物質の重篤な有害作用を評価する上で，最低限必要と考えられる試験項目を指定している．

**日米EU医薬品規制調和国際会議（ICH）**：1991年に日本，米国，欧州連合（EU）間における新薬開発の国際調和を図るICHが発足した．すなわち，ICHの目指すものは，新薬の製造・輸入承認申請に必要となるデータの国際的な相互受入れを実現し，臨床試験や動物実験などの不必要な繰り返しを防ぎ，承認審査を迅速化させ，新薬の開発を促進させることにある．わが国で適用されている「医薬品毒性試験ガイドライン」，「安全性薬理試験ガイドライン」あるいは「臨床試験の一般指針」は，ICHガイドラインに準じたものであり，海外で臨床試験を行った場合など，これらの適用により新薬承認までの期間が短縮される．しかし一方で，国内の製薬会社が治験に時間のかかる日本を避け，海外で行ったデータを持ち込み，申請する「治験の空洞化」という問題も起きている．

**GLP省令**：good laboratory practice（GLP）とは，非臨床試験におけるデータの信頼性を確保するために定められた，医薬品の安全性に関する非臨床試験の実施基準であり，わが国では1997年に厚生省令として制定された．この中では動物実験などの作業の標準化，データの記録・保存方法，施設に関する規定があり，安全性薬理試験はGLP省令に定められた基準のもとで行われる．

## 2. 薬効薬理試験

薬効薬理試験は，被験物質のもつ疾病の治療や予防に関連する生理活性を明らかにする試験で，薬効を裏付けるための薬理試験といえる．薬効薬理試験は，医薬品開発プロセスでは，創製研究のスクリーニングから臨床段階での薬理作用と臨床効果の関連付けに至るすべての段階で行われ，丸ごとの動物，動物やヒトの組織・細胞などを用いて，同種同効薬との薬理作用の比較および薬効発現の作用機序を明らかにすることが重要である．医薬品開発の各段階で，薬効薬理試験により明確にされるべき事柄とは，

**創製研究**：スクリーニングによる候補化合物の探索，薬効に関連する作用機序の予測と治療の対象とする疾病・症状の方向付け

**前臨床段階**：ヒトの病態を反映した適切な動物モデルでの評価，ヒトへ投与する際の用法・用量

の推定, 対象疾患・症状の明確化, 臨床での評価指標の探索

**承認申請時**：臨床試験での有効用量の妥当性および薬理作用と臨床効果との関連の説明, 市販後の製品コンセプトの明確化

である. また, 薬効薬理試験は GLP の適用外であるが, 薬事法により試験データの信頼性確保の必要性が定められている.

**医薬品申請に必要な薬理試験：ICH 国際共通化資料における薬理試験の分類**

ICH では, 医薬品承認審査用の提出資料の共通様式（国際共通化資料）について合意があり, わが国でも平成 15 年 7 月 1 日以降, この様式に従い, 医薬品の申請が行われている. ICH 国際共通化資料に準じたガイドラインでは, 薬理学的試験を「効力を裏付ける試験」,「副次的薬理試験」,「安全性薬理試験」および「薬力学的薬物相互作用試験」に分類している.

- **効力を裏付ける試験**：期待した治療標的に関連した被験物質の作用もしくは効果の機序に関する試験
- **副次的薬理試験**：期待した治療標的に関連しない被験物質の作用もしくは効果の機序に関する試験. この実施については「一般薬理試験ガイドライン（平成 3 年 1 月, 厚生省通知）」を参考にするよう記されている.
- **安全性薬理試験**：前項参照
- **薬力学的薬物相互作用試験**：薬力学的薬物相互作用は, 相加, 相乗, 拮抗などの薬物相互作用に関する試験

## 19.2.2 毒性試験

わが国における医薬品毒性試験に対する最初の具体的ガイドライン「胎児に及ぼす影響に関するガイドライン」が示されたのは, 昭和 38 年にまでさかのぼる. これには, 当時社会的な問題となっていたサリドマイド薬害の反省に立ったという背景がある. そして, 幾度かの必要とされる毒性試験の追加とガイドラインの修正が行われ, 現在, 医薬品の承認申請時に必要とされる毒性試験は, 次の通りである（平成 13 年 6 月, 厚生労働省通知）.

① **一般毒性試験**

- **単回投与毒性試験**：被験物質を哺乳類動物に投与し, その後の一般状態の変化を主な指標として被験物質の毒性を解明し, 反復投与の用量設定のための情報を得ることを目的とする. 急性毒性試験とも呼ぶ.
- **反復投与毒性試験**：被験物質を哺乳動物に繰り返して投与したときに生じる毒性変化を, 用量と時間の関連で把握することを目的とする. 臨床試験での投与期間より長期間の反復投与により, 毒性変化を生じる量と毒性変化を認めない用量（無毒性量）を推定する.

② **特殊毒性試験**

- **生殖発生毒性試験**：医薬品の生体への適用が, 生殖細胞の形成, 受胎, 妊娠の維持, 分娩などの母体に対して, あるいは胎児の発生, 奇形の発生, 発育遅滞などに影響するかどうかを推定することを目的として行う動物実験.
- **遺伝毒性試験**：被験物質が DNA の構造や機能に影響を与え, その結果, 障害を引き起こすか

を明らかにする試験．変異原性試験とも呼ぶ．現行の遺伝毒性試験ガイドライン（平成11年11月）では，①細菌を用いる遺伝子突然変異試験，②哺乳類細胞を用いる染色体異常試験あるいはマウスリンフォーマ試験，③げっ歯類造血細胞を用いた染色体損傷検出のためのin vivo試験，の組み合わせを標準的なものとしている．
- **癌原性試験**：被験物質のもつ催腫瘍性を，動物を用いて検討し，ヒトでの発癌性のリスクを予測する試験．癌原性試験が必要となるのは，被験物質の化学構造・化学的性質や動物での毒性試験のデータより，発癌との関連が懸念される場合，あるいは長期間にわたり投薬されることが予測される場合，である．現行の癌原性試験ガイドラインでは，臨床での使用が6か月以上継続される場合には，癌原性試験が必要としている．
- **抗原性試験**：被験物質が抗原あるいはハプテンとして働き，即時性過敏症反応（アナフィラキシー）を惹起しうるかを予測する試験．能動全身アナフィラキシー反応，受身皮膚アナフィラキシー反応，IgE抗体産生能検出試験が行われる．
- **局所刺激性試験**：被験物質が皮膚や粘膜に対して刺激性を示すか否かを明らかにする試験．

**トキシコキネティクス**：化学物質の生体内における吸収，分布，代謝，排泄の時間経過を毒性の発現と関連づけて速度論的に評価しようとする考え方．例えば経口的に投与された化合物の場合に，従来，毒性は投与量を基準として評価されてきた．「トキシコキネティクス（毒性試験における全身的曝露の評価）に関するガイダンス」（平成8年7月）では，「毒性試験に使用している動物あるいはそれと同様の条件下にある動物から採血し，薬物濃度を測定することにより，薬物による全身的曝露の状況を明らかにし，毒性試験結果と臨床での血中濃度を考慮した，ヒトでの安全性評価に資することを主に意図したもの」とある．

## 19.2.3 薬剤学的試験

**薬物動態試験**：医薬品の承認申請時に要求される吸収，分布，代謝，排泄に関する非臨床試験については，「非臨床薬物動態試験ガイドライン（平成10年6月，厚生省通知）」に従い行う．この中では検討すべき項目として，被験物質の最高血中濃度（$C_{max}$），最高血中濃度到達時間（$T_{max}$），血中濃度時間曲線下面積（AUC），消失半減期，クリアランス，分布容積，生物学的利用率などのパラメーターとともに，体内動態の非線形性の有無を検討する，とある．

# 19.3 臨床試験（治験）

動物などを用いた非臨床試験の結果，安全でかつ疾病の治療に有用であると判断された化合物は，ヒトにおいて，その安全性と有効性が確認されなければならない．これが臨床試験であり，臨床試験の中で新しい医薬品の開発のために行うものを治験と呼ぶ．臨床試験の始めは，少人数の被験者を対象に低用量の薬物で行い，その後，用量，投与期間，被験者数を増加させていく．臨床試験はその進展に応じて，一般に，第Ⅰ相（phase Ⅰ），第Ⅱ相（phase Ⅱ），第Ⅲ相

(phase Ⅲ) および第Ⅳ相 (phase Ⅳ) 試験と呼ばれる.

**第Ⅰ相試験**：健常な成人（通常は男性）を対象にして，被験薬の安全な投与量の推測と，薬物動態および薬理作用の確認（臨床薬理試験）を行う.

**第Ⅱ相試験**：少数の患者に対して，第Ⅰ相試験で安全性が確認された用量の範囲で被験薬を投与する．患者に対する安全性，有効性の確認，投与方法，投与期間，適応疾患の探索的臨床試験.

**第Ⅲ相試験**：多数の患者を対象とし，疾患に対しての治療上の有用性を証明することを目的とする．承認の取得に必要なデータを収集する検証的試験の多くが，この段階で行われる.

**第Ⅳ相試験**：製造承認され，市販された後に追加して実施される試験で，一般に，市販後臨床試験と呼ばれる.

**GCP省令**：good clinical practice (GCP) は医薬品の臨床試験の実施基準であり，臨床試験に関する計画，実施，モニタリング，監査，記録，および報告などに関して遵守すべき項目を示したものである．わが国では最初，1989年に行政指導としてのGCPが定められたが，その後1997年に，患者を臨床試験へ参加させる際に同意文書を必要とするなど，ICHによる国際調和に沿った現行GCPが厚生省令として示された.

**治験コーディネーター clinical research coordinator (CRC)**：現行のGCPでは，医療機関の長が指名した医師が治験の責任を負うこととなっているが，治験責任医師を補佐し，治験依頼者，被験者，医療関係者（医師，薬剤師，看護師）など，治験に関わるすべての人々の調整を担うのがCRCである．わが国でのCRC導入は，現行GCPの実施以降であり，治験の場においてCRCが十分に活躍できているとはいえない．そのため平成15年に公表された文部科学省および厚生労働省による「全国治験活性化3か年計画」では，治験の質の向上のためCRCの養成と，その増員を図っていくことが述べられている.

**ヘルシンキ宣言**：1964年にヘルシンキで開催された第18回世界医師会において採択された，ヒトを対象とした医学研究の倫理原則を規定したものである．ヘルシンキ宣言では，ヒトを対象とした医学的試験を行う際には，第三者による倫理審査を受けること，被験者に研究目的，方法，危険性などを十分に説明し，試験実施への同意を得ることが定められている．その内容はGCPの中で，インフォームド・コンセントを得るための説明文書に引用されている.

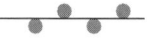

## 19.4 市販後調査

市販後調査 post-marketing surveillance (PMS) とは，製造業販売者などが医薬品の品質や副作用など適正な使用についての必要な情報を収集し，それらに基づいた安全対策を行うことをいう．市販後調査は，①副作用・感染症報告制度，②再審査制度，③再評価制度，の三つの制度で構成される．これらにより医薬品は，承認時，再審査時および再評価時の医学・薬学の進歩に合った有用性の確保が行われる．

①企業による副作用・感染症報告：製造した医薬品，または既に使用されている同一成分の医

薬品に関して，副作用によると思われる死亡，障害，感染症など重要な情報を得た場合，製造販売業者などは 15 日または 30 日以内に厚生労働大臣に報告しなければならない．
② 再審査制度：有効成分，用法・用量，効能・効果において新規性をもつ医薬品は，承認から 4 〜 10 年後に有効性と安全性の再確認が行われる．再審査の結果で，承認の継続，あるいは取り消しなどの措置が取られる．
③ 再評価制度：既に承認された医薬品について，現在の医学・薬学の学問水準から，その有効性・安全性を見直す制度．

**「GVP」「GPSP」**：good post-marketing surveillance practice（GPMSP）とは，医薬品の市販後調査の実施に関する基準のことであり，わが国では，1997 年に，製造業者，輸入販売業者，外国製造承認取得者などが，市販後調査の際に従うべきものとして省令化された．その後，2002 年に公布された改正薬事法に従い，品質管理の基準である good quality practice（GQP），および市販後の安全性管理に関する基準である good vigilance practice（GVP）が設置され，市販後の医薬品等の安全対策が強化された．一方，GVP が新たに設置されたことに伴い，従来の GPMSP 省令のうち，再審査・再評価のため行う試験・調査に関する部分は good post-marketing study practice（GPSP）省令として整備された．

# Chapter 20

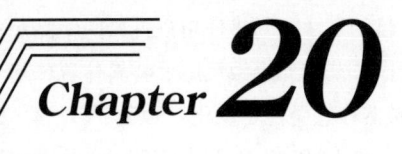

# 医薬品の安全性

　医薬品開発時の非臨床・臨床試験の結果からは，発売後のすべての副作用を予測できない．2005年4月に改正された薬事法では，医薬関係者は副作用報告の義務を課せられることになった．過去の薬害事件（多数の死者を出した）では，被害が拡大している過程で情報の不正確さや不適切な対応などが共通の問題となっている．すなわち，サリドマイドによる奇形誘発，キノホルムによるスモン病，ソリブジン併用によるフルオロウラシルの致死毒性，血液製剤によるウイルス汚染（HIV, HBV, HCVなど），ベンズブロマロンによる劇症肝炎やグルクロン酸転移酵素の遺伝子多型と排泄トランスポーターの1塩基多型（SNP）によるイリノテカン毒性などは，副作用発覚後の対応の遅れと認識不足により被害が拡大した．詳細はこれらの総説を参照していただきたい．しかし，これらの薬害は，副作用情報（機序，個人差や遺伝多型など）で未然に防げたか，あるいは軽減できた可能性があった．近年，キノロン系抗細菌薬，抗ヒスタミン薬，カルシウム拮抗薬，非ステロイド性抗炎症薬（NSAIDs）などのQT時間延長や肝毒性などが明らかとなり，販売が中止されている．

　医薬品の安全性確保のためには，副作用の種類と副作用発現機序およびファーマコゲノミクスを理解して，医薬品の安全性試験の意味，医薬品の安全な使用方法と適正な投与量を知ることが必須条件である．

## 20.1 副作用とその作用機序

　医薬品の適正な投与量は，正確には，患者一人一人の医薬品の吸収条件，血漿タンパク質の量と結合力，代謝能力，排泄能力および医薬品に対する生体側の受容体の量と活性などに応じて決定しなければならない．薬物効果と副作用発現には個人差があり，その原因としては，薬物代謝酵素や薬物排泄トランスポーターおよび薬物作用発現に関与する受容体（レセプター）の遺伝子多型などがあげられる．これらの要因は後述するとして，歴史的視野から副作用の分類を述べる．

### 20.1.1 副作用の分類

　医薬品の**有害作用（副作用）**は，D.M. Daviesによると，その発現機序から，1）薬効が過大

となった場合に出現する薬理作用に基づくもの，2) 目的とする効果作用以外に医薬品が本来もっている薬理作用に基づくもの，3) 患者の素質，素因に基づく過敏反応と特異体質に基づくもので，遺伝的要因あるいは疾患が薬物に対する標的臓器の感受性を変化させるもの，4) 薬物相互作用に基づくものなどに大別される．また，臨床面からは Rawlins および Thompson が述べているように，副作用を**予期しうる副作用**（A 型副作用）と**予期できない副作用**（B 型副作用）に大別できる．

**A 型副作用**は，量的異常反応で，通常の治療用量で薬物の過剰作用により惹起される副作用である．この場合は，正常な薬理作用に伴った過剰治療効果で起こるため，罹患率は高いが死亡率は低い．臨床的には，A 型副作用は用量依存性であるので，予期することができ，用量の変更，あるいはその作用に拮抗する薬物を加えることなどで軽減できる．

**B 型副作用**は，質的異常反応で，治療用量を通常の投与経路で摂取したときに，薬物の薬理作用からは予測できない異常作用である．これは一般的な薬理試験や毒性試験では観察されないし，罹患率は低いが死亡率は高い．麻酔時の有害な異常高熱，急性ポルフィリン症および多くの免疫反応で代表される．副作用が出現したときは，その薬物の投与を中止することになる．

## 20.1.2　副作用の機序

医療従事者として薬剤師に求められているのは，薬物の単なる副作用情報とか併用薬の組み合わせの是非を知るのみでなく，副作用の機序や併用薬による薬効・毒性発現機序を理解することである．

### 1. 予期しうる副作用

A 型副作用の機序は，薬理作用と毒性に関する用量反応曲線に依存する．

**a. 医薬品の主作用に基づく場合**

薬物の主作用が過剰に現れて生じる副作用の例として，糖尿病薬による低血糖症，抗高血圧薬による低血圧症，アドレナリン $\beta$ 受容体遮断薬による徐脈，抗凝血薬による出血，ベンゾジアゼピン系抗不安薬による嗜眠状態などがある．また，他の作用部位で薬理作用が出現する例として，NSAIDs による消化性潰瘍と出血，糖質コルチコイドによる骨粗鬆症がある．

**b. 医薬品が主作用以外に本来もっている薬理作用に基づく場合**

多くの A 型副作用は，薬物の主作用によるのではなく，その薬物が有している他の性質による．例えば，フェノチアジン系薬，ヒスタミン $H_1$ 遮断薬および多くの三環系抗うつ薬は抗コリン作用を有しているので，口渇，眼調節障害，尿の停留などが観察される．これ以外に，プロゲステロンやシメチジンの抗アンドロゲン作用，キノロン系薬の GABA 拮抗作用，エリスロマイシンのモチリン様作用，塩酸アミオダロンの甲状腺への作用などがある．

#### c. 薬物動態の変化による量的異常に基づく場合

薬物動態学的要因による副作用機序のところで後述する．

#### d. 薬物相互作用に基づく場合

薬物相互作用は，薬物動態学的相互作用と薬力学的相互作用とに分けられる．A型の副作用は薬物動態学的相互作用に基づくものが主である．

### 2. 予期できない副作用

B型副作用の場合には，薬物の薬理作用が異常になっており，その機序は解明されていない．ただ，その原因としては，製剤学的原因，薬物動態学的原因および薬力学的原因（標的臓器の反応性）が考えられる．

#### a. 製剤学的原因の場合

①活性成分の崩壊，②添加剤，安定剤，色素，賦形剤の作用，③活性成分の副生成物の作用に分けられる．例えば，テトラサイクリンは副作用として，アミノ酸尿，糖尿，アセトン尿，タンパク尿，膿尿，光線過敏症を惹起するが，クエン酸を緩衝液として用いないと，37℃でテトラサイクリンが分解する．また，添加剤によっては低血圧症，高脂血症，異常血液像およびアナフィラキシーを惹起することがある．

#### b. 薬物動態学的原因の場合

吸収，分布，排泄に異常が生じた患者では，ときとしてB型副作用が生じる．フェナセチンによるメトヘモグロビン血症が一例であるが，遺伝子の解析で予測できる．

#### c. 薬力学的原因の場合

標的臓器の感受性は，薬物受容体および生理的恒常機構の障害によっても影響され，さらに，他の薬物によっても影響される（薬力学的相互作用）．例えば，クロフィブラートやチロキシンは抗凝血作用を示さないが，ワルファリンカリウムの作用を増強する．これは薬物動態学的機序でなく，肝受容体との親和性を増大させるためである．

①**薬物受容体の場合**：受容体は細胞膜上，細胞質内あるいは核に存在し，薬物と結合して応答する．例えば，塩酸モルヒネと塩酸ブプレノルフィンの$\mu$受容体を介する作用を比較すると，前者は最大の応答を引き出すが，後者は高濃度でも部分的にしか応答を引き出さない．また，疾患によっては受容体の数が変化する．これ以外に，神経伝達物質（ノルエピネフリン，ドパミン，アセチルコリン）に対する受容体多型，また，ホルモン，ビタミンおよび脂質（糖質コルチコイド，コルチコトロピン（ACTH），性ホルモン，ビタミンD，ビタミンK，LDL）に対する受容体多型などが知られている．

②**生理的恒常機構の場合**：薬物の作用力は生理的因子に依存する．例えば，硫酸アトロピンは心拍数を増加する．

③**異常応答に対する遺伝的原因（特異体質による薬物に対する奇妙な応答）の場合**：例えば，

赤血球の G6PD 欠損患者は，細胞内 GSH を維持できないので，酸化性薬物により細胞障害，すなわち，網状赤血球増加，ハインツ小体形成，溶血，極度の疲労などを生じる．このような障害を惹起する薬物は，プリマキン，スルホンアミド系薬物，スルホン系薬物，アスピリン，フェナセチン，サリチル酸誘導体，プロベネシド，キニーネ，硫酸キニジンなどがある．G6PD は X 染色体の長腕に存在し，異型接合の女性に欠損が高い．

メトヘモグロビン還元酵素欠損患者は，酸化性薬物でメトヘモグロビン血症やチアノーゼを起こす．

アミノレブリン酸（ALA）合成酵素を誘導してポルフィリン症を惹起する薬物としては，バルビツレート，スルホンアミド，グリセオフルビン，エストロゲン，抗痙れん薬，トランキライザー，エタノール，クロロキン，トルブタミドなどがある．

## 20.2　薬物動態学的要因による副作用

併用薬物の是非を知るのみでなく，予期できる副作用発現を未然に防ぐためにも，薬物動態学的相互作用の発現機序に対する総合的な知識が必要である．特に，肝障害や腎障害患者では，薬物動態学的要因に基づく副作用に注意が必要である．

薬物動態学的要因に関しては，次のような点を考慮する必要がある．
① 吸収：胃腸液の pH の変動，消化器官の運動（体内滞留時間の変動を含む），薬物輸送タンパク質（トランスポーター）の遺伝的多型
② 血漿タンパク質との結合性：血漿中の遊離型（非結合型）薬物の増減
③ 排泄：トランスポーターの遺伝的多型による尿細管分泌競合阻害および pH の変動による尿細管再吸収の変化
④ 薬物代謝酵素の阻害および誘導と遺伝的多型：代謝酵素阻害による薬物の体内滞留時間の延長，代謝酵素誘導により活性薬物が増加して毒性が増強する．

### 20.2.1　薬物の吸収と副作用

細胞内への吸収において，水溶性小分子やイオンはチャネルや孔を通って拡散する．一方，脂溶性分子は浸透して吸収される．

吸収速度や吸収量は，粘液，細胞間隙吸収，膜透過性，消化管の運動性および排泄系のトランスポーター（P-糖タンパク質）など複雑な因子により異なる．特に安全血中濃度領域（有効量と毒性量の差）の狭い薬物では TDM が必要である．また，テオフィリンを pH 依存性膜の製剤にした場合は，中性からアルカリ性で膜が崩壊するので，食後に毒性が出現しやすい．

薬物の吸収に及ぼす要因としては，生体側の変化と薬物側の変化がある．

### 1. 生体側の変化

① **胃腸のpHと運動性**：胃内のpHは成人のほうが小児より低い．
② **胃内容排泄速度（GER）**：GERの変化は薬物吸収量より吸収速度に影響する．GERを遅らせる薬物には，エタノールや抗コリン薬があり，メチルジゴキシン，ペニシリン類，メチルドパはGERが遅れると代謝されて薬効が減弱する．
③ **小腸の運動性**：小腸の運動性の変化は吸収量に影響する．臭化プロパンテリンはジゴキシンの吸収を遅らせる．
④ **腸内細菌叢の変化**：ナドロールは腸内細菌による加水分解で不活性となるが，マクロライド系，アミノグリコシド系の抗生物質を併用すると，腸内細菌による加水分解が抑制されて薬物の作用が増強される．
⑤ **トランスポーターや代謝酵素の競合阻害**：消化管上皮細胞中のP-糖タンパク質やシトクロムP450系酵素（CYP）3A4の競合阻害による血中濃度上昇で作用が増強される．
⑥ **加齢による身体（肝，腎，心臓）機能の低下と多臓器疾患に伴う多剤併用**：加齢により疾患の罹病率が増加し，併用薬の多様化による薬物相互作用の結果，A型副作用が惹起されやすくなる．また，加齢による肝代謝機能，腎排泄機能が低下し，体内へ薬物が蓄積しやすくなる．例えば，抗うつ薬の塩酸イミプラミンや睡眠薬のトリアゾラムの作用．

### 2. 薬物側の変化

コレスチラミンは，胆汁酸と結合するので，胆汁酸とミセルを形成して吸収される脂溶性ビタミンの吸収を減少させ，ビタミン欠乏症を惹起する．鉄，アルミニウム，マグネシウムなどのイオンやこれらの酸化物は，キレートを形成してペニシラミンやテトラサイクリンの吸収を阻害する．一方，クエン酸とアルミニウム含有薬剤との併用の場合は，キレート形成で吸収が増加し，アルミニウムの副作用（脳症，骨症）が現れることがある．

## 20.2.2　薬物の分布と副作用

循環血流量，臓器・組織血流量，血漿タンパク質との結合性などが影響して，副作用が現れることがある．例えば，肝血流量の低下および心臓障害は薬物の血液中濃度を増加させる．また，血漿タンパク質との結合性の高い薬物が静注などで急速に投与されると，非結合型薬物の濃度が上昇して，代謝に負担をかけることになる．

組織結合性という点では，塩酸ノルトリプチリンのような分布容積の高い薬物は，副作用を惹起しやすい．テトラサイクリンは，オルトリン酸カルシウムと複合体を形成するので，小児では骨の成長を阻害する．また，クロロキンやフェノチアジン系薬物は，メラニンとの親和性が高いので，メラニン含有組織の眼に異常蓄積する．

### 20.2.3　薬物の排泄と副作用

　NSAIDsによるPGE合成阻害で腎血流量が低下して糸球体ろ過量が減少した場合，あるいは糸球体ろ過量が少ない小児，高齢者および内因性腎障害者では，排出速度が減少して血液中，組織中の薬物量が増加するので，副作用を惹起しやすくなる．例えば，ジゴキシン，アミノグリコシド系抗生物質，グリコペプチド系抗生物質，アンギオテンシン変換酵素（ACE）阻害薬，抗不整脈薬（フレカイニド，ジソピラミド）がこれに属する．

　尿細管分泌に関しては，アニオン輸送系，カチオン輸送系およびP-糖タンパク質による輸送系があるが，同じ輸送系を利用する基質（薬物）が併用されると腎クリアランスが減少して副作用が現れることがある．また，生体成分の場合も，例えば，高尿酸尿症や痛風は尿酸（アニオン系）の腎クリアランス低下が一因となっているので，アニオン系のフロセミド，チアジド系利尿薬，アスピリン，プロベネシドの併用により病状が悪化する．

　有機アニオン輸送系薬物は酸性薬物で，アセタゾラミド，インドメタシン，エタクリン酸，サリチル酸系薬物，$\beta$ラクタム系抗生物質，チアジド系利尿薬，フロセミド，プロベネシドなどがある．ケトプロフェンの重篤な副作用は有機アニオントランスポーターの競合である．

　有機カチオン輸送系薬物は塩基性薬物で，塩酸アミトリプチリン，塩酸イミプラミン，塩酸エチルモルヒネ，塩酸クロルプロマジン，シメチジン，塩酸チクロピジン，塩酸ノルトリプチリン，塩酸ヒドララジン，塩酸プロカインアミド，塩酸プロプラノロール，塩酸メタンフェタミンなどがある．

　P-糖タンパク質輸送系薬物は，塩酸アセブトロール，塩酸ドキソルビシン，エトポシド，ジギトキシン，シクロスポリン，塩酸ジルチアゼム，タクロリムス水和物，塩酸ニカルジピン，ニフェジピン，ビンクリスチン，メシル酸ブロモクリプチン，塩酸ベラパミル，メトトレキサートなどである．

　尿細管再吸収に関しては，尿のpH変化で薬物の非イオン型の割合が変化して再吸収が影響を受ける．例えば，アセタゾラミドは炭酸脱水酵素阻害により尿細管の$Na^+$-$H^+$交換系を抑制して，尿をアルカリ化するので，塩基性薬物の再吸収が促進されて血中濃度が増加する．尿をアルカリ化する薬物としては，そのほかにチアジド系利尿薬，制酸薬などがある．また，尿を酸性化する薬物には塩化アンモニウム，サリチル酸誘導体などがある．

### 20.2.4　薬物の代謝と副作用

　代謝には，第I相反応として加水分解，酸化，還元があり，第II相反応として抱合体形成がある．代謝に関連した副作用では，薬物代謝酵素の遺伝的変動，薬物代謝酵素の競合的利用と阻害薬，肝障害，環境因子などが代謝速度を減少させると薬物の蓄積が起こり，A型副作用の可能性が高くなる．逆に，代謝速度が亢進すると治療効果が減少するが，薬物の代謝物が活性体の場合には副作用が現れやすくなる．

## 1. 第Ⅰ相反応と副作用

**① 加水分解の例**：血漿偽性コリンエステラーゼが先天的に欠損している患者では，塩化スキサメトニウムの代謝が行われず，筋弛緩や無呼吸が数時間続くことがある．塩酸コカインとエタノールを併用すると，カルボキシエステラーゼの作用で活性体のエチルコカインとなり，死亡率の高い肝毒性が現れる．

**② 還元反応の例**：ビタミンKエポキシドは無毒であるが，ビタミンKエポキシド還元酵素で還元され，ワルファリンの作用を阻害する．

**③ 酸化反応の例**：シトクロムP450系酵素（CYP）による反応と非シトクロムP450系酵素による反応に分けられる．前者のCYP依存性薬物代謝の約40％は，遺伝的多型によって量的・質的に変化し，代謝が亢進されたり，抑制されたりする．例えば，カルバマゼピンの神経毒性は，エポキシヒドラーゼが阻害されると増強される．加齢の場合は，肝薬物酸化酵素の活性低下，肝クリアランス低下などによる体内濃度の上昇でA型副作用が起こる．モノアミン酸化酵素（MAO）で代謝されるチラミンやフェニルプロピルアミン系薬物は，MAO阻害薬を併用すると肝初回通過効果を受けずに循環してA型副作用を惹起する．

また，この酸化反応は生理的，環境的要因でも変動する．すなわち，環境因子には食事内容，環境汚染物質，喫煙，飲酒，他の薬物および病態がある．食事のタンパク質，炭水化物や野菜はテオフィリン，アンチピリン，フェナセチンの酸化に影響し，エタノールの急性摂取は，ワルファリン，アセトアニリド，アミトリプチリンの酸化を阻害する．また，肝障害はフェニトインの肝代謝（酸化）を低下させる．このような変動により三環系抗うつ薬，抗凝固薬，抗痙れん薬，フェノチアジン系薬，ベンゾジアゼピン系薬，抗不整脈薬およびフェニトインはA型副作用（運動失調症，眼球振など）を惹起することがある．

## 2. 第Ⅱ相 抱合体形成反応と副作用（アセチル化抱合，グルクロン酸抱合，硫酸抱合など）

抱合体形成反応は第Ⅰ相反応後にも起こり，酸化と同様に薬物間の競合が起こる．抱合体形成反応のうち，グルクロン酸抱合，硫酸抱合およびアセチル化ならびにメチル化抱合は活性化された高エネルギー補因子cofactorとの反応により行われる．アミノ酸やグルタチオン（GSH）による抱合体形成は活性化された薬物において引き起こされる．これらの抱合を司る転移酵素にも遺伝子多型が認められている（表20.1）．

**① アセチル抱合の例**：アセチル抱合は，芳香族アミン系薬物やヒドラジン系薬物ならびにシステイン抱合体に対して腎や肝で起こるが，脂肪族アミン系薬物に対してはまれである．細胞質中の$N$-acetyltransferase（NAT，アセチル転移酵素）はacetyl-coenzyme Aを用いてアセチル化を行い，ときには，$O$-アセチル化もする．アセチル抱合されるスルホンアミド系薬物，イソニアジド，ヒドララジン，プロカインアミドなどは，アセチル化能の速い人（rapid acetylator）と遅い人（slow acetylator）で副作用の出方が異なり，遅い人ではA型副作用が惹起されやすい．イソニアジドの場合は，代謝能の速い人では活性代謝物が誘導されて肝障害を起こし，遅い人では末梢神経症を起こす．

**② グルクロン酸抱合の例**：グルクロン酸抱合は，UDP-glucuronosyltransferase（グルクロン酸

**表 20.1　抱合体形成の酵素と副作用発現**

| アセチル基転移酵素 | | ヒトでは N-acetyltransferases（NATs）1 と NAT2 の存在が知られている．NAT1 は多くの組織に存在し，9 種類の遺伝子多型が確認されている．ヒトでは基質として p-アミノサリチル酸，p-アミノ安息香酸，クロナゼパム，スルファメトキサゾール，ニトラゼパムが受ける．NAT2 は肝と腸に存在し，NAT1 と NAT2 は 79〜95 ％アミノ酸が同一性である．ヒトでは，イソニアジド，スルファメタジン，ヒドララジン，プロカインアミドなどが基質となる．また，19 種類の遺伝子多型が報告され，NAT2 遺伝子の変異は NAT2 の活性を低下し，日本人では 4 種類の変異（*4，*5B，*6A，*7B）が確認されている． |
|---|---|---|
| | 副作用発現 | イソニアジドの代謝能の遅い人（slow acetylator）はエジプト，サウジアラビア，モロッコ人の約 70 ％，コーカサス人の約 50 ％，アジア人（25 ％以下）で，速い人（rapid acetylator）では肝障害を起こす．イソニアジドの肝障害は NAT でアセチル化された後に，したがって，誘導剤のリファンピシンやアルコールは肝細胞障害を増加する（FMO, P450, NAT2）．ヒドラジンの代謝能の遅い人は神経障害（イソニアジドやダプソンでも同じである）を示し，また，速い人は紅斑性狼瘡を示す．また，遅い人はスルホンアミドに対して中毒性表皮壊死症やスティーブンス・ジョンソン症候群を高頻度で惹起する． |
| グルクロン酸転移酵素 | | UDP-glucuronosyltransferases（グルクロン酸転移酵素，UGT）は肝，腎，腸，皮膚，脳，脾臓，鼻粘膜に存在し，分子種には UGT1 と UGT2 がある．UGT1 は A1 から A10 に分かれ，基質としてフェノール類，NSAID，フラボン類，三級アミン類，カルボン酸類，アントラキノン類が知られている．UGT1A1 は肝でビリルビンの抱合に関与し，高ビリルビン血症を呈する Crigler-Najjar 症候群や Gilbert 症候群の原因酵素であり，クロフィブラート，デキサメタゾン，フェノバルビタールにより誘導される．UGT1A6 はアセトアミノフェンのグルクロン酸抱合化に関与し，喫煙，キャベツおよび芽キャベツで誘導される．UGT2 は二つのファミリー（A と B）に分類され，UGT1 の基質にも関与し，モルヒネは UGT2B7 で 3 位と 6 位の水酸基が抱合され，6 位抱合体はモルヒネより 50 倍の活性を呈する． |
| | 副作用発現 | イリノテカンは UGT1A1 と 1A7 でグルクロン酸抱合化を受け，抱合能の遅い人に胃腸障害を惹起する．CYP3A 誘導剤は UGT を誘導して TSH を刺激し，その結果，甲状腺悪性腫瘍を惹起する．グルクロン酸抱合化では，グルクロン酸抱合体形成が競合する場合は，代謝および腎臓からのアニオン輸送系を競合するので，副作用を惹起する．NSAIDs のジクロフェナク，ジフルニサル，エトドラク，ケトプロフェンなどは反応性に富んだグルクロン酸抱合体となり，タンパク質と結合して生成した新生抗原が免疫肝炎の原因と考えられている． |
| 硫酸転移酵素 | | sulfotransferases（硫酸転移酵素，SULT）は肝，腎，腸管，肺，血小板および脳に存在する．SULT の活性には ST1 および ST2 などの遺伝的多型に基づく個人差が認められている．ヒト ST1 分子種はフェノール性水酸基を有する薬物（ドパミンは 1A5，$\beta$-エストラジオールは 1E4 など）を基質とし，さらに，熱安定な分子種 1A3 と熱不安定な 1A5 が存在し，日本人には 3 種類の 1A3 の多型が報告されている．ST2A 分子種はアルコール性水酸基の硫酸抱合反応を触媒し，ST2A3 によるデヒドロエピアンドロステロン硫酸抱合体の血中濃度と循環器病との間に相関性が認められている． |
| | 副作用発現 | 安息香酸，サリチル酸，ナプロキセンなどは硫酸転移酵素（SULT）の競合的阻害剤である． |

| | |
|---|---|
| 阻害剤 | 硫酸抱合体は腸では arylsulfatase で加水分解される．中には更に代謝を受けるものがある．例えば，デヒドロエピアンドロステロンの3-硫酸抱合体は CYP3A7（ヒト胎児）で $16\alpha$-水酸化体となる．<br>強い阻害剤はフェノールの $o$ 位あるいは $p$ 位に電子吸引基を有する薬物で，酵素と結合する． |
| グルタチオン $S$-転移酵素 | glutathione-$S$-transferase（GST）は肝，腸，腎，精巣，副腎，肺の細胞質に95％以上存在し，小胞体には5％以下である．また，セレン非依存性ペルオキシダーゼ活性を有し，還元解毒にも関与している．$\alpha$-クラスのGSTA1 および2は塩基性の等電点を示し，肝，腎に存在する．Mu（$\mu$）-クラスのGSTM1a，1b，M2（筋肉），M3（脳）は中性の等電点を示し，オキサイド，エポキシドに抱合を形成し，肝，小腸，精巣，リンパ球に存在する．Pi（$\pi$）-クラスのGSTP1a,1b は，酸性等電点を示し，胎盤，肺，腸，赤血球に存在している．$\theta$-クラスは肝と赤血球に存在し，過酸化脂質の解毒に関与し，2種の対立遺伝子系が存在している．$\alpha$-と $\mu$-クラスはフェノバルビタール，コルチコステロイドが誘導される． |
| 副作用発現 | GSH 抱合体形成で毒性代謝物となるものには，ハロゲン化薬物，キノン薬物，キノンイミン薬物がある． |

転移酵素）の求核攻撃（酸素，窒素，硫黄原子を攻撃）により起こる．例えば，フェニルブタゾンやスルフィンピラゾンの炭素原子が攻撃される．グルクロン酸抱合体形成が競合する場合は，代謝（抱合）およびアニオン輸送系の尿細管分泌も影響を受けて副作用を惹起することがある．

③ **硫酸抱合の例**：硫酸抱合は，硫酸転移酵素 sulfotransferase（SULT）の作用で，PAPS の切断を伴って PAPS の求電子性硫黄原子が酸素あるいは窒素原子を求核攻撃して形成される．安息香酸，サリチル酸，ナプロキセンなどには硫酸転移酵素の競合的阻害作用がある．

④ **グルタチオン抱合の例**：グルタチオン（GSH）抱合では，GSH-$S$-transferase（グルタチオン-$S$-転移酵素）が電子吸引性基の F，Cl，Br，I，$NO_2$，CN，CHO，COOH などに作用する．GSH 抱合体形成で毒性代謝物となるものには，ハロゲン化薬物，キノン薬物，キノンイミン薬物がある．

⑤ **メチル抱合の例**：メチル抱合に関与するメチル基転移酵素の phenol-$O$-methyltransferase および catechol-$O$-methyltransferase は，すべての組織（赤血球も含めて）のミクロソーム中および細胞質中にそれぞれ存在する．特に肝および腎に多く存在し，エピネフリン，ノルエピネフリンなどのカテコール基にメチル基を導入する．また，赤血球ではジクロフェナク，レボドパ，ヒスタミン，ニコチンアミド，セロトニン，$R$-ニコチン（＞ $S$-ニコチン）をメチル化する．赤血球中の histamine-$N$-methyltransferase は遺伝的差が大きい．ヒトでは対立遺伝子の COMT[L]（low activity）と COMT[H]（high activity）とが存在している．さらに，6-メルカプトプリンやアザチオプリンは，チオプリンメチル基転移酵素の多型（点突然変異）者で骨髄抑制による急性の汎血球症を惹起する．

⑥ **その他の抱合の例**：グリシンやグルタミン酸抱合については毒性との関係が報告されていないので，省略する．

## 20.3 シトクロム P450 の多型と副作用発現

### 20.3.1 シトクロム P450 の多型

ヒトのシトクロム P450 酵素（CYP）には 1A2（12％），2A6（4％），2C9（20％），2D6（4％），2E1（6％），3A4（28％），3A5（8％）の分子種の存在（これ以外は 1％以下か，まだ報告がない）が報告されているので，五つの酵素に関する存在，阻害薬，誘導薬および代謝される薬物などを表 20.2 にまとめた．CYP 分子種の中で，特に，2D6，2C19，2C9 の遺伝子多型は数多く，臨床的に重要で，副作用は代謝力の弱いヒト poor metabolizer（PM）で強く起こる．代謝クリアランスが PM で低下する塩酸イミプラミン，塩酸デシプラミンおよび塩酸ノルトリプチリンは口渇，排尿困難，不整脈を，ハロペリドールやチオリダジンは錐体外路症状を，酒石酸メトプロロールや塩酸プロプラノロールなどは A 型副作用を惹起する．また，腎機能障害者で 2D6 の PM では，フレカイニド（抗不整脈薬）が心血管系の副作用を惹起しやすい．

表 20.2　ヒト肝ミクロソーム・シトクロム P450（CYP）分子種の基質，阻害薬および誘導薬と副作用発現

| CYP 分子種 | |
|---|---|
| CYP1A1 と 1A2： | 1A1 はヒト肝では少量で，肝以外には主に存在し，1A2 は肝のみである．1A1/2 は $O$-脱アルキル化；1A1 はロイコトリエン $D_4$ 受容体遮断薬のエポキシ化；1A2 は $N$-水酸化，$O$-脱アルキル化（フェナセチン），アセトアニリドの 4-水酸化などに関与し，また，アセトアミノフェンのベンゾキノンイミン化やカフェインの N3 脱メチル化を行い，さらに，ゾルミトリプタンを活性体へ代謝する． |
| その他の基質（薬物） | アミノピリン，イミプラミン，エストラジオール，エトポシド，オランザピン，コリンテオフィリン，クロミプラミン，タモキシフェン，テオフィリン，テオブロミン，$S$-ナプロキセン，ピペミジン酸，フルボキサミン，プロパフェノン，プロプラノロール，メキシレチン，メトキシレゾルフィン，リゾフィリン，$R$-ワルファリン |
| 誘導薬 | 喫煙，炭焼き肉，アブラナ科の野菜，オメプラゾール，プロトンポンプ阻害薬 |
| 阻害薬 | 1A1/2 は $\alpha$-ナフトフラボン，1A1 はエリプチシン，1A2 はフラフィリン，フルボキサミン |
| CYP2C9： 基質 | 水酸化，脱メチル化に関与する．基質は酸性薬物で，トルブタミドのメチル基の水酸化，フェニトインの 4 水酸化，ジクロフェナクの 4′ 水酸化，ピロキシカムおよびテノキシカムの 5′ 水酸化，$S$-イブプロフェン，ナプロキセン（$O$-脱メチル化），$S$-ワルファリン，$S$-フルルビプロフェン，メスタノール，$R$-イブプロフェン（2C8），ザフィルルカスト，ジアゼパム（2C8：脱メチル化），テトラヒドロカンナビノール，トラニラスト，トラセミド，メシル酸デラビルジン |
| その他の基質（薬物） | エチゾラム，エトスクシミド，クロミプラミン，トリメタジオン，フェノバルビタール，ロルノキシカム |

|  |  |  |
|---|---|---|
|  | 誘導薬 | バルビツール酸, リファンピシン |
|  | 阻害薬 | スルファフェナゾール, スルフィンピラゾン |
|  | 副作用発現 | チエニール酸はチオフェンスルホキシドで免疫アレルギー性の肝炎, トルブタミドのメチル基の水酸化は2C9 (Arg144, Tyr358, Ile359, Gly417) を2C9 (Arg144 → Cys144) にすると活性が2倍となるが, $S$-ワルファリンの6および7-水酸化酵素の活性は欠如する. したがって, このワルファリンに対して代謝の遅い人は, トルブタミドに対しては速い代謝となる.<br>CYP2C9が欠損するとメフェニトインの副作用が惹起する. |
| CYP2C19 :<br>基質 |  | 水酸化, $N$-脱メチル化に関与する.<br>$S$-メフェニトインの代謝では, 主に4′水酸化体であり, 従は$N$-脱メチル化である. したがって, 遅い代謝能の人は尿中には4′水酸化体は認められず, 脱メチル体が認められる. しかし, R体は$N$-メチル体が認められる.<br>アミトリプチリン, イミプラミン, オメプラゾール (5-水酸化), クロミプラミン, ジアゼパム ($N$-脱メチル化), ゾニサミド, ノルトリプチリン, ヘキソバルビタール, ペンタミジン, フルボキサミン, プログアニール (シクログアニール, 活性抗マラリア薬), プロプラノロール, メサントイン, メシル酸デラビルジン, メシル酸ネルフィナビル, ランソプラゾール |
|  | 阻害薬 | スルファフェナゾール, MAO阻害薬, トラニールプロミン, $d$-キニジン ($l$体は活性なし), フルオロセチン, アジマリン, メシル酸デラビルジン, ヨヒンビン |
| CYP2D6 :<br>基質 |  | 水酸化, $N$-脱メチル化, $O$-脱メチル化, $S$-酸化に関与する.<br>基質は塩基性窒素含有薬物 (脂肪族アミンとグアニジノ基) であり, アミトリプチリン, アルプラゾラム, イミプラミン, オランザピン, クロミプラミン, コデイン, スパルテイン, セレギリン, チオリダジン, デキストロメトルファン, デブリソキン, ノルトリプチリン, ハロペリドール, パロキセチン, ブプラノロール, フルボキサミン, フルフェナジン, フレカイニド, プロパフェノン, ブロマゼパム, プロプラノロール, ペルフェナジン, マプロチリン, メトプロロールなどである. |
|  | 誘導薬 | 知られていない. |
|  | 阻害薬 | チオリダジン, ペルフェナジン, クレマスチン, ヨヒンビンおよびキニジン |
|  | 副作用発現 | プロプラノロールは2D6で4-水酸化されてアドレナリン$\beta$-受容体遮断薬となる. また, 2C19で側鎖の酸化が起こる. コデインは$O$-脱メチル体 (モルフィン) となるので, コデインによるペインコントロールは2D欠損の患者では減少する. デキストロメトルファンは$O$-脱メチル体となり, さらに, グルクロン酸抱合体となるが, 3A4で代謝された場合は$N$-脱メチル体となるが, グルクロン酸抱合体とならない. 多くの病気は2D6の遺伝系と関連する.<br>CYP2D6によるデブリソキンの4水酸化の遅い人種 (英国人, カナダ人, ガーナ人, ナイジェリア人の8%, スウェーデン人の3%, サウジアラビア人の1%) はフェナセチン, フェンホルミン, メトプロロール, チモロール, ノルトリプチリン, フレカイニド, エンカイニドに対してA型副作用を示し, 激しい体位性高血圧症を示す.<br>CYP2D6の欠損はトルブタミドの副作用を惹起する. |
| CYP2E1 :<br>基質 |  | シトクロム$b_5$を要求する酵素<br>アセトアミノフェン, イソフルラン, エトポシド, エンフルラン, カフェイン, セボフルラン, テオフィリン, トリメタジオン, ハロタン |
|  | 誘導薬 | エタノールとイソニアジド |
|  | 阻害薬 | フルラゼパム, ミダゼパム, ジヒドロカプサイシン, ジスルフィラム |
|  | 副作用発現 | 肝外組織での病気, 喫煙や飲酒に関連する癌 |
| CYP3A : |  | ヒトの場合は性差なし<br>CYP3A1は男性および女性に存在するが, 3A2は男性に特異的なタンパク質で, 肝ミクロソームに存在し, 女性より活性が10倍高い. |

| | |
|---|---|
| | 3A4は3A3の対立遺伝子で肝,小腸に存在<br>3A5は10〜30％の同等性で80％腎に存在<br>3A7は胎児の酵素 |
| 3A4の基質 | アステミゾール,アセトアミノフェン,アミオダロン,アミトリプチリン,アムロジピン,アラニジピン,アルプラゾラム,アンプレナビル,イホスファミド,イミプラミン,イリノテカン,エチニルエストラジオール,エチゾラム,エトポシド,エファビレンツ,エホニジピン,エリスロマイシン,オメプラゾール,オンダンセトロン,カベルゴリン,カルバマゼピン,キニーネ,キニジン,クエチアピン,グラニセトロン,クロバザム,クロミプラミン,クロルプロマジン,コデイン,コルチゾール,コルヒチン,サキナビル,ジアゼパム,ジギトキシン,シクロスポリン,シクロホスファミド,ジソピラミド,ジルチアゼム,シルニジピン,シロスタゾール,シンバスタチン,セレギリン,ゾニサミド,ゾルピデム,タキソール,タクロリムス,タモキシフェン,テオフィリン,デキサメタゾン,テストステロン,テトラヒドロカンナビノール,テルフェナジン,トリアゾラム,トリメタジオン,トレミフェン,トロピセトロン,トロレアンドマイシン,ニカルジピン,ニソルジピン,ニトレンジピン,ニフェジピン,ニルバジピン,パクリタキセル,バルニジピン,ハロペリドール,ピモジド,フェロジピン,フルタミド,ブデソニド,フルボキサミン,プレグネノロン,プレドニゾロン,ブロチゾラム,プロパフェノン,ブロモクリプチン,ベニジピン,ベラパミル,マニジピン,ミダゾラム,メキサゾラム,メシル酸デラビルジン,メシル酸ネルフィナビル,ランソプラゾール,リドカイン,レチン酸,ロサルタン,ワルファリン |
| 3A4の誘導薬 | リファンピシン,デキサメタゾン,フェノバルビタール,フェニトイン,トロレアンドマイシン,カルバマゼピン,デキサメタゾン,スルファメタジン,スルフィンピラゾン |
| 3A4の阻害薬 | イミダゾール誘導体(ケトコナゾール,クロトリマゾール,イトラコナゾール),エチニルプロゲステロン,ゲストデン,グレープフルーツジュース,ニフェジピン,ミコナゾール,メシル酸デラビルジン,メシル酸ネルフィナビル,エリスロマイシンおよび他のマクロライド,トロレアンドマイシンなど |
| 副作用発現 | CYPの活性化により毒性が増強する場合はアセトアミノフェン,シクロホスファミド,イホスファミドであり,シクロスポリンの場合は腸と肝で濃度が増加し,免疫抑制作用が増強する.<br>3A4の阻害薬はテルフェナジンの血中濃度を増加させ,心臓$K^+$チャネルを遮断して不整脈を惹起する. |

## 20.3.2　シトクロムP450の阻害による薬物(食物)相互作用と副作用

　CYP活性を阻害する薬物が併用されたり,あるいは,同じCYPで代謝される薬物が併用されると,薬物の代謝が進まず血液中に留まることになり,過剰投与と同じ結果となる.

**a. 阻害的に薬物-薬物相互作用を示す場合**

① **同じCYPを競合する場合**:例えば,オメプラゾールとジアゼパムとの2C19の競合.

② **基質とならない薬物との競合の場合**:硫酸キニジンと臭化水素酸デキストロメトルファンとの併用において,前者の硫酸キニジンは2D6と高い親和性を有するが代謝されず,後者の2D6による$O$-脱メチル化を阻害する.ただし硫酸キニジンは3A4で代謝される.

③ **非競合的阻害の場合**:マクロライド系抗生物質は3A4でヘムに強く結合する代謝物となり,酵素の活性部位から遊離しないので,テオフィリンなどの代謝を阻害する.

④ **自殺不活性化剤の場合**：ハロゲン化アルカン類，ハロゲン化アルケン類，アリル化合物，フラフィリン（1A2），8-メトキシプソラレン（2A6）など．

また上記阻害薬は，下記のように3種類に分けることができる．

ⓐ 可逆的に結合する薬物：
　ⅰ）疎水性領域に結合：メチラポン，ケトコナゾール
　ⅱ）ヘム鉄に配位
　ⅲ）特別な水素結合あるいはイオン相互作用

ⓑ ヘム鉄と半不可逆的配位する薬物：エリスロマイシンの $N$-メチル基は酸化的に脱メチル化された後に $Fe^{2+}$ と配位する．また，ヒドラジン基を有するイソニアジド，ヒドララジン

ⓒ タンパク質部分あるいはヘム部分と不可逆的に結合する薬物あるいは，ヘム部分を分解させる薬物：メトキサレン，スピロノラクトン，クロラムフェニコール，17$\beta$-エチニルプロゲステロン

## b. 阻害的に薬物-食物相互作用を示す場合

薬物相互作用は，医薬品だけでなく，食品との間でも起こり，表20.3は代表的な事例である．

**表20.3 薬物-食物相互作用による副作用発現**

| 飲食物・嗜好品名 | 相互作用 | 薬物名 |
|---|---|---|
| ヒスチジン含有魚[*1] | ヒスタミン中毒[*1] | イソニアジド（抗結核薬） |
| チラミン含有食物[*2] | 血圧上昇，動悸 | イソニアジド（抗結核薬） |
| モノアミン含有食物[*3] | 血圧上昇 | MAO阻害薬（セレギリン：抗パーキンソン病薬） |
| グレープフルーツジュース[*4] | 作用増強　　吸収増加 | カルシウム拮抗薬，CYP3A4で代謝を受ける薬物　小腸上皮細胞でCYP3A4の代謝を受ける薬物 |
| 緑茶，紅茶，コーヒー | 血中濃度増加 | カフェインの血中からの消失減少でカフェインの心臓血管や中枢神経系への作用増強 |
| エタノール | 作用増強　作用減弱 | ほとんどの薬物の作用を増強するが，慢性的なアルコール摂取はCYP2E1を誘導し，併用薬物の代謝が促進され作用が減弱する．トルブタミド，フェニトイン，ワルファリン，アセトアミノフェン |

[*1] イワシ，サバ，サヨリ，サワラ，サンマ，ハマチ，ブリ，マグロに多く含有される．イソニアジドがヒスタミン代謝酵素を阻害してヒスタミンが蓄積し，頭痛，嘔吐，顔面紅潮，痒みなどを惹起する．
[*2] チラミンはチーズ，酵母菌エキス調味料，牛肉エキス，バナナの皮，ラズベリー，多くのワイン，キャビア，ツルナ，アボガドなどに含まれている．モノアミンオキシダーゼ（MAO）阻害薬（抗うつ薬）を摂取している患者は，チーズや酵母菌エキス（tyramineやhistamine含有）で血圧上昇する．
[*3] チーズ，レバー，そら豆，バナナなどはモノアミン含有量が多く，MAO阻害薬の塩酸セレギリンで，頭痛と急激な血圧上昇を惹起する．
[*4] グレープフルーツジュースの成分がシトクロム P450(CYP)3A4 による薬物代謝を阻害する．

### 20.3.3　シトクロム P450 の誘導による代謝物の毒性

　CYP により代謝されて活性体となる薬物の場合は，CYP 誘導薬との併用で薬理活性あるいは副作用が増強されることになる．

　臨床的に CYP 誘導薬で活性代謝物（毒性）に変化する薬物：CYP3A や 2C の誘導薬によるシクロスポリン，ワルファリンおよび避妊性ホルモン剤の代謝促進，2E1 や 3A4 の誘導薬によるアセトアミノフェンからのキノンイミン体の生成促進，2E1 誘導薬によるカフェインからのテオブロミンとテオフィリンへの代謝促進などがある．さらに，誘導薬のフェノバルビタール，フェニトインならびにエタノールは，ヘムの生合成系酵素（ウロポルフィリノーゲン脱カルボキシラーゼ）欠損患者において遅発性皮膚ポルフィリン症を惹起する．

　その他の薬物としては，アミトリプチリン，イミプラミン，シクロホスファミド（出血性膀胱炎はアクロレインによる），セファロスポリン（抗凝固作用は $N$-メチルチオテトラゾールによる）がある．

# 日本語索引

## ア

アイソザイム
　シクロオキシゲナーゼ　168
アカルボース　430
悪性高熱症　91
悪性症候群　126, 127
悪性貧血　352
悪玉コレステロール　433
アクタリット　192
アクチノマイシンD　508
アクラシノマイシンA　507
アクラトニウム　316
アクラルビシン　507
アクリノール　491
アザセトロン　216, 323, 514
アザチオプリン　186
亜酸化窒素　106, 107
アシクロビル　476, 477
アジソン病　411
アジドチミジン　480
アジマリン　259
亜硝酸アミル　265
アスコルビン酸　364, 426
アズトレオナム　455
アストロサイト　102
L-アスパラギナーゼ　527
アスピリン　167, 168, 231, 238, 367
アスピリン喘息　303
アズレン　388, 390
アセグラトン　528, 529
アセタゾラミド　146, 339, 386
アセチル化抱合　555
アセチル基転移酵素　556
N-アセチルグルコサミン　448
アセチルコリン　64, 65
　合成と代謝　37
　生合成と分解　36
アセチルコリンエステラーゼ　34, 37
アセチルコリン受容体　96, 97
アセチルシステイン　299
アセチルフェネトライド　146
アセトアミノフェン　168, 169
アセトヘキサミド　428
アセブトロール　58, 59
アセメタシン　238

アゼラスチン　205, 311
アゾセミド　337
アゾール系抗真菌薬　473
圧受容器反射　246
アデニル酸シクラーゼ　9
アデノシン　157, 233, 234
アデノシン三リン酸（ATP）　181
アテノロール　58, 59
アテローム性動脈硬化　431, 433
アトピー性白内障　381
アトピー性皮膚炎　394
アドリアマイシン　507
アトルバスタチン　434
アドレナリン　42, 43, 303
アドレナリン作動性神経　33
　遮断薬　60
　薬物の分類　40
アドレナリン作動薬　41, 378
　化学構造と分類　42
アドレナリン受容体　11, 97
　分類　38
アドレナリン受容体遮断薬　53
アドレナリン反転　55
アドレナリンα受容体遮断薬　282, 288
アドレナリン$α_1$受容体遮断薬　341, 385
アドレナリンβ受容体刺激薬　251, 289
アドレナリンβ受容体遮断薬　256, 262, 267, 280
アドレノクロム剤　364
アドレノクロムモノアミノグアニジン　364
アトロピン　71, 72, 378
アトロピン代用薬　74
アナストロゾール　519
アナフィラキシー　197
アバカビル　479
アプラクロニジン　383
アプリンジン　261
アフロクアロン　147, 148
アプロチニン　218
アヘン　162
アヘンアルカロイド　162
アポモルヒネ　322
アポB-100　433

アポC-Ⅱ　433
アマンタジン　154, 155, 179, 482
アミオダロン　262
アミカシン　459
アミトリプチリン　37, 136, 137, 139, 167
アミノ安息香酸エチル　81, 321
アミノグリコシド系抗細菌薬　458
アミノ酸トランスポーターファミリー　24
アミノシクリトール　458
7-アミノセファロスポラン酸　452
アミノ配糖体系抗菌薬　458
アミノピリン　168
アミノフィリン　171, 253, 306
6-アミノペニシラン酸　450
アミラーゼ　316
アミロライド　339
アミン貯蔵顆粒　33
アムホテリシンB　472
アムリノン　254
アムルビシン　507
アムロジピン　269, 274
アモガストリン　534
アモキサピン　137
アモキシシリン　322, 451
アモスラロール　280, 281
アモバルビタール　117
アラキドン酸
　シクロオキシゲナーゼ経路　227
　リポキシゲナーゼ経路　228
アラキドン酸シクロオキシゲナーゼ（COX）　303
アラセプリル　222
アルガトロバン　363
アルギニン　533
アルキル化薬　495
アルコール
　血中濃度と中枢症状　120
アルコール依存症　121
アルコール脱水素酵素　120, 121
アルツハイマー病　181
アルデヒド脱水素酵素　120,

121
アルデヒド類　492
アルテプラーゼ　371, 373
アルドステロン　410
アルファカルシドール　441, 442
アルブミン　375
アルプラゾラム　131
アルプレノロール　58, 59
アルプロスタジル　231, 287
アルプロスタジルアルファデクス　287, 391
アルベカシン　459
アルベンダゾール　487
アルミニウムクロロヒドロキシアラントイネート　390
アレコリン　66
アレルギー
　分類　197
アレルギー性結膜炎治療薬　387
アレンドロン酸ナトリウム　440
アロエ　325
アロチノロール　58, 280
アロディニア　166
アロプリノール　439
アンギオテンシン
　代謝物質の構造　220
アンギオテンシンⅡ　219
　生合成・分解　220
アンギオテンシンⅡ受容体　221
アンギオテンシンⅡ受容体遮断薬　223, 278, 256
アンギオテンシン変換酵素　222, 279
アンギオテンシン変換酵素阻害薬　276
　化学構造　222
安全性　549
安全性薬理試験　542
安全性薬理試験ガイドライン　543
安息香酸ナトリウムカフェイン　171
アンチトロンビンⅢ　375
アンチピリン　168, 169
安定狭心症　265
アントラキノン誘導体　325
アントラサイクリン系抗悪性腫瘍薬
　作用機序　508
アンドロゲン　351

アンドロステンジオン　413
アンナカ　171
アンピシリン　450, 451
アンフェタミン　42, 51, 171, 172
アンプレナビル　481
アンブロキソール　299
アンベノニウム　69
アンモニアウイキョウ精　301
アンレキサノクス　207, 311, 387
α 運動ニューロン　147
α グルコシダーゼ阻害薬　430
α 作動薬　47
$α_2$ 作動薬　47
α 受容体遮断薬　53, 288
$α_1$ 受容体遮断薬　341, 385
α-リモネン　328
5α-レダクターゼ欠損症　413
$α_1β$ 受容体遮断薬　385
IgA 腎症　342
Rab ファミリー　16
RALES 試験　256
Ras ファミリー　16
Rho ファミリー　16
RNA 型ウイルス　476
RNA 合成阻害薬　507
RS ウイルス　484
up and down 現象　153

**イ**

イオタラム酸メグルミン　531
イオトロラン　532
イオヘキソール　532
イオン性ヨード造影剤　531
イオンチャネル　8, 19
イオンチャネル内蔵型受容体　12, 96
閾値　34
異型アルコール脱水素酵素　121
イコサペント酸エチル　367, 369
イセパマイシン　459
イソニアジド　468
イソクスプリン　289, 347
イソジン　490
イソソルビド　340
イソフルラン　106, 107
イソプレナリン　42, 46, 175, 252, 303
イソプロテレノール　42, 46, 303

イソプロパノール　489
イソプロピルウノプロストン　385
痛み
　経路　157
　受容　156
　種類　166
イダルビシン　507
一塩基多型　22
1 型糖尿病　426
　治療法　427
一硝酸イソソルビド　265
胃腸機能調節薬　316
1 回膜貫通型受容体群　12
一般作用　1
一般毒性試験　544
一般薬理作用　539
一般薬理試験　542
一般薬理試験ガイドライン　542
イデベノン　180
遺伝毒性試験　544
イドクスウリジン　476, 478
イトプリド　316
イトラコナゾール　474
胃内容排泄速度（GER）　553
イヌリン　332
イノシトールヘキサニコチネート　288
イノシトール 3 リン酸（$IP_3$）　409
イノシトール-1-リン酸分解酵素　140
イフェンプロジル　177
イブジラスト　178, 311
イプシロン-アミノカプロン酸　366
イブプロフェン　238
イプラトロピウム　308
イプリフラボン　443
イプロニアジド　139
イペリット　495
イホスファミド　495
イマチニブ　524, 525
イミダゾール系　474
イミノスチルベン誘導体　145
イミプラミン　136, 137, 139
イミペネム　454
イムノフィリン　187
医薬品開発
　プロセス　539
医薬品の安全性　549
医薬品リード化合物　539
イリノテカン　515, 518

陰イオン交換樹脂　435
インジウム（$^{111}$In）オキシキノリン　536
インジゴカルミン　535
インジナビルエタノール付加物　481
インスリン　407
　生合成経路　407
　生理作用　408
インスリン亜鉛水性懸濁注射液　427
インスリン受容体　12
インスリン分泌機能検査　534
インスリン分泌促進薬　428
　構造　429
　作用機構　429
インスリン様増殖因子　401
インスリンリスプロ　427
インダパミド　337
インターフェロン　483, 522
インターフェロンアルファ　523
インターフェロン-α2a　189
インターフェロン-α2b　189
インターフェロン-β　189
インターフェロン-γ1a　190
インターロイキン 2（IL-2）　187, 190, 522
インデノロール　58
インドシアニングリーン　535
インド蛇木　61
インドメタシン　231, 238
インドメタシン点眼液　381
インドール酢酸誘導体　238
インバースアゴニスト　8
インフォームド・コンセント　546
インフリキシマブ　193, 195
インフルエンザウイルス　476, 482
EGF 受容体　12, 16

## ウ

ウアバイン　249
ウイキョウ　316
内向き整流性 K$^+$ チャネル　21
うつ状態　128
うつ病　128, 134
　生物学的成因仮説　135
うつ病エピソード　134
うつ病性障害　134
ウベニメクス　189, 191, 522
ウルソデオキシコール酸　327

ウロキナーゼ　371, 372
ウロキナーゼ前駆体　371
運動神経　28
wearing off 効果　153
Wernicke 脳症　121

## エ

エイコサノイド　225
　薬理作用　229
エイコサノイド受容体　228, 231
エイズ
　治療　482
エカベトナトリウム　321
エキセメスタン　519
エクスタシー　172
エスタゾラム　115
エストラジオール　415, 442
エストラムスチン　496
エストリオール　415, 443
エストロゲン　348
エストロン　415
エストロン-3-グルクロニド　536
エスモロール　262
エゼリン　67
エタクリン酸　337
エタノール　119, 489
　代謝経路　121
エタンブトール　468, 469
エチゾラム　131
エチドロン酸二ナトリウム　440
エチニルエストラジオール　415
エチニルエストラジオール・デソゲストレル配合剤　348
エチニルエストラジオール・ノルエチステロン配合剤　348
エチニルエストラジオール・レボノルゲストレル配合剤　348
L-エチルシステイン　299
エチルモルヒネ　164
エチレフリン　47, 284
エチレンイミン類　497
エーテル　106, 107
エテンザミド　167, 168
エトスクシミド　145
エトポシド　516, 518, 519
エトレチナート　393
エドロホニウム　68
エナラプリル　222, 223, 256,

276, 277
エノキサシン　464
エバスチン　312
エパルレスタット　431
エピチオスタノール　519
エピナスチン　205, 311
エピニン　42
エピネフリン　42, 252, 303
エピリゾール　240
エピルビシン　507
エファビレンツ　480
エフェドリン　42, 52, 303
エプラジノン　296, 298
エペリゾン　147, 148
エポエチンアルファ　351
エポエチンベータ　351
エホニジピン　274
エメダスチン　311
エメチン　322
エリスロポエチン　350
エリスロマイシン　459
エルカトニン　441
エルゴカルシフェロール（D$_2$）　421
エルゴステロール　421
エルゴタミン　54
エルゴメトリン　54, 346
遠位尿細管　334
塩化インジウム（$^{111}$In）　536
塩化エドロホニウム　537
塩化タリウム（$^{201}$Tl）　536
塩化ベンザルコニウム　489
塩化ベンゼトニウム　489
塩化リゾチーム　300, 390
塩基性抗アレルギー薬　207
塩基性抗炎症薬　238, 240
塩酸アルキルジアミノエチルグリシン　492
遠心路　27
延髄麻痺期　104
塩素　491
塩素酸塩系消毒薬　490
エンドセリン　223
　生合成と分布　224
エンドセリン拮抗薬　225
エンドセリン受容体　225
エンフルラン　106, 107
エンプロスチル　232, 321
塩類下剤　324
A 型インフルエンザウイルス　482
A 型副作用　550
ABC トランスポーター　23
ABC トランスポーターファミ

リー 23
ACE依存的アンギオテンシンII産生系 220
ACE阻害薬 255
ACE非依存的アンギオテンシンII産生系 220
ANP（心房性ナトリウム利尿ペプチド）受容体 12
Arfファミリー 16
$AT_1$受容体拮抗薬 223
ATP
　貯蔵と代謝 233
ATP依存性薬物トランスポーター 23
FK結合タンパク（FKBP） 187
$H_1$受容体 201
$H_2$受容体 201
$H_3$受容体 201
$H_4$受容体 201
$H_1$受容体遮断薬
　化学構造 204, 206
$H_3$受容体遮断薬 207
HMG-CoA還元酵素 434
HMG-CoA還元酵素阻害薬 272, 434
　血管作用 435
　構造式 435
$5\text{-}HT_{1A}$受容体 132
$5\text{-}HT_{2A}$受容体 122, 129
$5\text{-}HT_3$受容体 212
$5\text{-}HT_{2A}$受容体遮断薬 139
$5\text{-}HT_1$受容体ファミリー 212
$5\text{-}HT_2$受容体ファミリー 212
LDLコレステロール値 434
LT拮抗薬 210
M期 493
MAPキナーゼ 16
$Na^+$チャネル 19
$Na^+\text{-}K^+\text{-}2Cl^-$共輸送体 334
NK細胞 185
NK-1受容体 219
NK-2受容体 219
NK-3受容体 219
$N_M$受容体 85
NMDA拮抗薬 167
NMDA受容体 123
NMDA受容体拮抗薬 109
S期 493
SH基製剤 192
SH2領域 16
SH3領域 16
X線診断用剤 531

## オ

黄色腫 436
黄体形成ホルモン 348, 400, 401
黄体形成ホルモン放出ホルモン 400
黄体ホルモン 348, 401, 413
　生理作用 417
オウバク 316
桜皮エキス 301
オウレン 316
オキサゼパム 130, 132
オキサゾラム 131
オキサゾリジノン系抗細菌薬 462
オキサゾリジン誘導体 144
オキサトミド 205, 209, 311
オキサプロジン 238
オキシカム誘導体 240
オキシコドン 164
オキシトシン 346, 403
オキシドール 491
オキシトロピウム 308
オキシブチニン 342
オキシブプロカイン 81, 379
オキシメタゾリン 380
オキシメテバノール 295
オキセサゼイン 82, 321
オクスプレノロール 58, 59
オクトレオチド 398, 409
オザグレル 209, 231, 313
オザグレルナトリウム 367, 368
オセルタミビル 482, 483
オータコイド 210
オートレセプター 55
オピオイド 159
オピオイド受容体 159
　サブタイプ 160
　種類 160
オピオイドペプチド 159
オーファン受容体 22
オフロキサシン 464, 471
オメプラゾール 318
オーラノフィン 191
オランザピン 129
オルシプレナリン 49, 50, 303
オルノプロスチル 232, 321
オルプリノン 254
オルメサルタンメドキソミル 278
オロパタジン 312

オンダンセトロン 216, 323, 514
温熱性侵害受容器 156
穏和精神安定薬 129
on and off効果 153

## カ

開口分泌 34
外呼吸 291
外傷性潰瘍 390
外傷性白内障 381
外分泌機能検査 534
開放隅角緑内障 382
外用抗真菌薬 394
潰瘍性大腸炎 329
化学シナプス 94
化学受容器反射 246
化学受容器引き金帯 54, 124, 163, 322
化学的神経伝達物質 28
化学伝達物質 33
　生合成と分解 35
化学伝達物質遊離阻害薬 311
過換気症候群 130
過感受性 100, 126, 135
角化症 392
核酸合成阻害薬 475
　作用点 463
覚せい
　ポリグラフ 113
覚せいアミン類 171
覚せい剤 172
覚せい剤取締法 172
覚せい時現象 109
核内受容体 397
核内受容体スーパーファミリー 420
角膜治療薬 379
過酸化水素 491
ガジュツ 316
下垂体機能検査 533
下垂体後葉ホルモン 402
　一次構造 403
下垂体性性腺刺激ホルモン 401
下垂体前葉ホルモン 400
　分泌調節機構 402
ガストリン 72, 315, 418
仮性疼痛反応 157
家族性高コレステロール血症 434, 436
家族性再生不良性貧血 350
褐色細胞腫 57

活性型ビタミン $D_3$　441, 442
活動電位　85, 93, 258
過テクネチウム酸ナトリウム
　（$^{99m}$Tc）　536
カテコールアミン
　合成と代謝経路　36
　生合成と分解　35
カテコール-$O$-メチル基転移酵
　素　35
ガドジアミド水和物　532
ガドペンテト酸メグルミン
　532
カドララジン　283
カナマイシン　458
カフェイン　170, 171, 234
カフェイン飲料　171
カフェイン拘縮　170
カプトプリル　218, 222, 276,
　277
過分極　33
カペシタビン　502
カベルゴリン　153
過マンガン酸カリウム　491
仮面うつ病　136
ガラクトース・パルミチン酸混
　和物　532
カリウムチャネル作用薬
　てんかん　143
カリウム保持性利尿薬　338
カリクレイン　290
カリクレイン-高分子キニノー
　ゲン系　217
カリクレイン-低分子キニノー
　ゲン系　217
カリジノゲナーゼ　290
顆粒球　356
顆粒球コロニー刺激因子　357,
　494
カルシウム拮抗薬　273
カルシトニン　406
カルシトニン製剤　441
カルシトリオール　441, 442
カルシポトリオール　393
カルテオロール　58, 384
カルニチン　316
カルバコール　65
カルバゾクロムスルホン酸ナト
　リウム　364
カルバペネム系　454
カルバマゼピン　134, 140, 145,
　167
カルビドパ　153
カルプロニウム　326
カルベジロール　58, 59, 256,
　280
カルペリチド　255
カルボキシメチルセルロース
　324
カルボコン　497, 498
L-カルボシステイン　300
カルボプラチン　514
カルモナムナトリウム　456
カルモフール　502
眼圧調節機構　384
冠拡張薬　270
眼球
　水平断面図　377
眼球運動　112
肝吸虫症　487
環境消毒薬　491
癌原性試験　545
ガンシクロビル　476, 478
感情障害　133
環状ヌクレオチドホスホジエス
　テラーゼ（PDE）　14
肝・腎機能検査薬　535
眼精疲労　380
間接型アドレナリン作動薬　51
間接作用　1
関節リウマチ（RA）　193
乾癬　392
完全拮抗薬　7
完全作動薬　7
乾燥抗D（Rho）人免疫グロブ
　リン　375
乾燥水酸化アルミニウムゲル
　320
乾燥BCG　189, 190
カンデサルタンシレキセチル
　223, 278
肝蛭症　487
カンテン　324
含糖酸化鉄　356
カンプトテシン　515
肝ミクロソーム　363
肝由来有機アニオントランスポ
　ーターファミリー　23
カンレノ酸カリウム　280, 338
冠れん縮性狭心症　265
$\gamma$-アミノ酪酸（GABA）　146,
　181
$\gamma$ 運動ニューロン　147
$\gamma$-カルボキシルグルタミン酸
　（Gla）　441
$\gamma$（ガンマ）環　147

## キ

気管支喘息
　発作の悪循環　302
気管支喘息治療薬　301
キサンチン誘導体　170, 306
キサントシン—リン酸（XMP）
　186
器質性狭心症　265
キシナホ酸サルメテロール
　304
偽性コリンエステラーゼ　37
キセノン　536, 537
拮抗薬　3, 31, 39
気道潤滑薬　299
気道粘液修復薬　300
気道粘液溶解薬　299
気道分泌促進薬　298
キナプリル　222
キニジン　259
キニナーゼⅡ阻害薬　218
キニーネ　485
キニン類　216
　構造と受容体への作用　216
キヌプリスチン・ダルホプリス
　チン配合剤　463
キノロン系抗細菌薬　464
揮発性麻酔薬　104
気分安定薬　133, 134, 140
気分障害　133
　生物学的成因仮説　135
逆作動薬　8
逆性石鹸　492
逆流性食道炎　319
キャンディン系抗真菌薬　476
吸収
　副作用　552
球状赤血球症　356
求心路　27
急性冠症候群　264, 271
急性腎炎　342
急性ニコチン中毒　77
急性ハイパーカプニア　292
吸息運動　291
吸息筋　291
吸息中枢　291
吸着薬　326
吸虫類感染症治療薬　487
吸入麻酔薬　105
　特徴　106
休養と栄養　31
強化インスリン療法　428
狭隅角緑内障　386

凝固因子製剤　375
競合拮抗薬　6
競合的遮断薬　87, 89
凝固促進薬　365
狭心症　264
　　分類　264
狭心症治療薬　265
強心配糖体　248
強心薬　248
強直間代痙れん発作　142
強直性/間代性発作　142
キョウニンエキス　301
強迫神経症　130
恐怖症　130
共輸送系　23
強力精神安定薬　122
局所作用　1
局所止血薬　366
局所麻酔薬　78, 321, 379
　　基本構造　80
　　作用機序　79
虚血性心疾患　264
虚血性心疾患治療薬　243, 264
巨赤芽球性貧血　351, 352, 426
去痰薬　294, 298
魚鱗癬治療薬　392
起立性低血圧　126
銀化合物　491
筋固縮　150
金製剤　191
金チオリンゴ酸ナトリウム　191
GABA受容体　19
$GABA_A$受容体　96, 117
$GABA_B$受容体　97
$GABA_C$受容体　96
GABAトランスアミラーゼ阻害薬　146

## ク

グアイフェネシン　296, 298
グアナベンズ　48, 282
グアネチジン　62, 63
　　作用機序　62
グアノシン一リン酸（GMP）　186
グアンファシン　48, 282
隅角　382
空腹時血糖　426
クエチアピン　129
クエン酸ガリウム（$^{67}Ga$）　536
クエン酸シルデナフィル　344
クエン酸第一鉄ナトリウム　355
クエン酸第二鉄（$^{59}Fe$）　536
クエン酸タンドスピロン　131
クエン酸マグネシウム　532
グスペリムス　187
駆虫薬　486
クッシング症候群　411
苦味健胃薬　316
クラドリビン　528
グラニセトロン　216, 323, 514
クラブラン酸　451
クラリスロマイシン　322, 451, 459
クラーレ　87
クリアランス　333
グリクラジド　428
グリコペプチド系　456
グリシン　98
グリシン受容体　96
グリセオフルビン　475
グリチルリチン酸二カリウム　388
クリプトン（$^{81m}Kr$）　536
グリベンクラミド　428, 429
グリメピリド　428, 429
クリンダマイシン　460
グルカゴン　407, 409, 533
グルカゴン受容体　409
グルクロン酸転移酵素　556
グルクロン酸抱合　555
グルコースオキシダーゼ　536
グルコース輸送担体　408
グルタチオン　381
グルタチオン-$S$-転移酵素　557
グルタミン酸受容体　19, 96, 97
グルタラール　492
グルタルアルデヒド　492
クレアチニン　332
クレアチンキナーゼ（CK）　268
グレーヴス病　405
クレスチン　191, 522
クレゾール　492
クレチン病　404, 405
グレープフルーツジュース
　　$Ca^{2+}$チャネル遮断薬　269
グレリン　398
クレンブテロール　49, 51, 304, 305
クロキサゾラム　131
クロザピン　123, 128, 129
クロストーク　15
クロタミトン　391
クロチアゼパム　130, 131, 132
クロナゼパム　146, 167
クロニジン　47, 282
クロファジミン（CLF）　471
クロフィブラート　436
クロフェダノール　296
グロブリン　375
クロペラスチン　296
クロベンプロピット　207
クロミフェン　416
クロミプラミン　137, 139
クロム親和性細胞　417
クロム親和性細胞腫　57
クロモグリク酸ナトリウム　207, 311, 387
クロラミンT　490
クロラムフェニコール　462
クロラムフェニコール系抗細菌薬　462
クロルジアゼポキシド　130, 131, 318
クロルタリドン　255, 337
クロルフェニラミン　204
クロルフェネシン　147, 148
クロルプロパミド　428
クロルプロマジン　123, 125, 127, 129, 323
クロルヘキシジン　489
クロルマジノン　417
クローン病　329

## ケ

経口抗凝固薬　362
経口鉄剤　355
経口避妊薬　417
ケイ酸マグネシウム　320
軽症高血圧　272, 273
ケイヒ　316
経皮的冠動脈形成術（PTCA）　264
外科的除神経　30
外科的麻酔期　103
劇症肝炎　431
下剤　324
ケシ　162
ケタミン　106, 108, 123, 167
血圧値
　　分類　272
血圧反転　55
血液/ガス分配係数　105
血液凝固線溶系　359
血液凝固阻害薬　358, 359

血液循環　243
血液製剤　374
血液・造血器官　349
血液代用薬　373
血液-脳関門　63, 101
結核
　　短期化学療法　470
結核菌　468
血管
　　構造と機能　245
血管強化薬　364
血管収縮薬　380
血管内皮細胞増殖因子
　　（VEGF）　527
血管内皮由来平滑筋弛緩因子
　　（EDRF）　15
月経前緊張症　130
血漿カリクレイン-高分子キニ
　　ノーゲン系　217
血漿コレステロール値　433
血漿増量液　374
血小板活性化因子
　　生合成・分解　232
血小板凝集阻害薬　367
　　作用点　368
血小板由来成長因子受容体　12
欠神発作　142
血清クレアチンキナーゼ　268
血清総コレステロール値　433
血栓溶解薬　371
血中濃度モニタリング（TDM）
　　バンコマイシン　456
血糖コントロール
　　指標と評価　427
血糖値
　　糖尿病の診断　426
結膜炎
　　アレルギー反応　387
血友病A　375
血友病B　375
ケトチフェン　205, 311
ケトプロフェン　238
解熱鎮痛薬　156, 167
ケノデオキシコール酸　328
ゲノム創薬　22, 540
ゲファルナート　321
ゲフィチニブ　524, 525
ケミカルメディエーター拮抗薬
　　210
ケミカルメディエーター合成阻
　　害薬　209
ケミカルメディエーター遊離阻
　　害薬　207
ゲムシタビン　502

ゲメプロスト　231, 345
健胃消化薬　316
幻覚薬　122
嫌酒薬　121
ゲンタマイシン　459
原虫　485
原発開放隅角緑内障
　　模式図　382
原発性アルドステロン症　411
原発閉塞隅角緑内障
　　模式図　382
$K^+$チャネル　20
$K^+$保持性利尿薬　280

## コ

コア・バッテリー試験　543
抗悪性腫瘍性抗生物質　507
抗悪性腫瘍薬　493
　　細胞周期　494
抗悪性貧血因子　425
抗アルツハイマー病薬　181
抗アルドステロン薬　338
抗アレルギー性 $H_1$ 拮抗薬
　　205
抗アレルギー薬　197
　　作用部位　198
　　薬理作用　208
高閾値圧受容器　156
抗インフルエンザウイルス薬
　　482
抗ウイルス薬　476
　　作用点　477
抗うつ薬　133
　　作用機序　136
　　症状別作用スペクトラム
　　140
　　モノアミン仮説　135
好塩基球　356
抗炎症薬　235
高眼圧　382
交感神経　28
交換輸送系　23
抗寄生虫薬　484
抗菌スペクトル　445
　　抗細菌薬　446
　　ペニシリン系抗菌薬　450
抗菌薬　379
抗くる病因子　421
高血圧症
　　分類　272
高血圧症治療薬　272
高血圧治療ガイドライン　272
抗結核薬　468

抗血清　193
抗原性試験　545
抗原虫薬　485
抗抗酸菌薬　468
抗甲状腺薬　403
　　構造　405
抗コリン性パーキンソン病治療
　　薬　125
抗コリン薬　71, 154, 308, 320,
　　342, 347, 378
高コレステロール血症　431,
　　433, 434
抗細菌薬　445, 446
　　抗菌スペクトル　446
　　種類　447
虹彩毛様体炎　378
好酸球　356
抗酸菌　468
高脂血症　436
高脂血症治療薬　431, 434
鉱質コルチコイド　402, 409
　　生理作用　411
甲状腺機能亢進症　405
甲状腺機能低下症　404, 405
甲状腺刺激ホルモン　399, 401
甲状腺刺激ホルモン放出ホルモ
　　ン　399
甲状腺ホルモン　403
　　生合成経路　404
甲状腺ホルモン合成阻害薬
　　405
甲状腺ホルモン受容体　420
高所恐怖症　130
抗真菌薬　394, 471
　　作用点　472
抗水痘・帯状疱疹ウイルス薬
　　476
抗精神病薬　122
向精神薬　122
　　分類　123
合成男性ホルモン
　　構造　414
合成糖質コルチコイド　411
　　構造　412
抗生物質
　　悪性腫瘍　507
合成$\alpha$受容体遮断薬　55
抗線溶薬　366
酵素　18
構造活性相関　21
構造タンパク質　21
抗体製剤　188, 193, 194
高炭酸ガス血症　292
抗男性ホルモン薬　415

好中球　356
好中球減少症　356
抗てんかん薬　134, 141, 143
　一般構造式　145
　作用機序　142
後天性甲状腺機能低下症　405
後天性白内障　381
後天性免疫不全症候群　478
抗ドパミン薬　316
高トリグリセリド血症　431
抗トリコモナス薬　486
抗トロンビン薬　363
高尿酸血症治療薬　437
抗パーキンソン病薬　148, 151
　作用部位　150
抗破傷風人免疫グロブリン　375
抗ハンセン病薬　470
高比重リポタンパク質（HDL）361, 432
抗ヒスタミン薬　174, 198
　化学構造　204
抗ヒト胸腺細胞ウマ免疫グロブリン　351
抗ヒトミオシン抗体　195
抗ヒトTリンパ球ウサギ免疫グロブリン　351
抗不安薬　129
　分類　131
興奮性経路　98
興奮性シナプス後電位（EPSP）98
興奮分泌連関　95
抗ヘルペスウイルス薬　476
硬膜外麻酔　79
抗マラリア薬　485
高密度リポタンパク質（HDL）361, 432
抗免疫抗体　351
抗リウマチ薬　191
抗利尿ホルモン　403
抗HBs人免疫グロブリン　375
抗HIV薬　478
　作用点　479
抗RSウイルス薬　484
コカイン　37, 80, 172
呼吸器系　291
　生理・解剖　291
呼吸興奮薬　292
呼吸調節中枢　291
呼吸反射　246
黒質-線条体系　123, 125
黒質-線条体系ドパミン作動性神経　149

黒色真菌　475
ゴセレリン　400, 519, 521
呼息運動　291
呼息筋　291
呼息中枢　291
骨疾患治療薬　439
骨髄移植　350
骨粗鬆症　439
骨粗鬆症改善薬　440
骨代謝改善薬　440
骨軟化症　440
コデイン　164, 295
古典的血管拡張薬　283
ゴナドレリン　400, 533
コバマミド　353
コリスチン　467
コリン　33
コリンアセチラーゼ　36
コリンアセチル基転移酵素　36
コリンエステラーゼ　64
コリンエステラーゼ再賦活薬　71
コリンエステラーゼ阻害薬　67, 341
コリンエステル　64
　薬理学的性質　65
コリン作動性アルカロイド　66
コリン作動性神経　33
　薬物の分類　40
コリン作動薬　63, 386
コリンテオフィリン　253, 306
コルチコレリン　533
コルチゾール　410, 411
コルチゾン　411
コルヒチン　437
コルホルシンダロパート　254
コレカルシフェロール（$D_3$）421
コレシストキニン　418
コレシストキニン-パンクレオザイミン　315
コレスチミド　435
コレスチラミン　435
コレステロール
　生合成経路　434
コロニー刺激因子　357
混合機能酸化酵素系　25
コンズランゴ　316
コンドロイチン硫酸・鉄コロイド　356
コンドロイチン硫酸ナトリウム　379, 387
コンビナトリアル・ケミストリー　540

コンビビル　480
COX-2選択的阻害薬　240
Korsakoff症候群　121

## サ

サイクリックAMP（cAMP）13
サイクリックGMP（cGMP）15
サイクリックGMPホスホジエステラーゼ　9
最小阻止濃度　447
最小肺胞内濃度　105
再生不良性貧血
　治療薬　350
最大受容体結合量　4
催胆薬　327
最適化　539
サイトカイン受容体
　シグナル伝達機構　18
サイトカイン類　189
催吐薬　322
再取込み　37
ザイフェルト液　490
再分極　258
細胞外液補充液　374
細胞周期　493
　抗悪性腫瘍薬　494
細胞障害反応　197
細胞毒性薬　185
細胞内サイクリックヌクレオチド作動性チャネル　19
細胞内サイクリックAMP　409
細胞内脂溶性リガンド受容体　13
細胞内情報伝達物質　13
細胞壁合成阻害薬　448
細胞膜受容体　396
細胞膜障害薬　467
催眠薬　110, 113
　分類　114
サキナビル　481
サクシニミド誘導体　145
サクシニルコリン　90
サケカルシトニン　441
殺菌作用　446
作動薬　3, 31
作動薬濃度-作動薬効果曲線　5
ザナミビル　482, 483
サニルブジン　479
ザフィルルカスト　210, 232, 314
サブユニットワクチン　194

サフラジン　139
サラシ粉　491
サラゾスルファピリジン　192
サラシン　223
サリチルアミド　167, 168
サリチル酸　393
サリチル酸ナトリウム　167, 168, 238
サリチル酸誘導体　167
サリチル酸類　238
サリドマイド薬害　544
サリン　69
ザルシタビン　479
サルブタモール　49, 50, 303
サルポグレラート　216, 367, 371
サルメテロール　49, 51, 304, 305
酸化亜鉛　391
酸化剤　491
酸化セルロース　367
酸化マグネシウム　324
三環系抗うつ薬　37, 136
酸性抗アレルギー薬　207
　化学構造　208
酸性抗炎症薬　237
　副作用・投与上の注意　241
散瞳薬　378
三半規管　174

## シ

次亜塩素酸ナトリウム　490, 491
ジアスターゼ　316
ジアゼパム　130, 131, 146, 318
シアナミド　122
シアノコバラミン　353, 425
ジアフェニルスルホン　471
ジアミンオキシダーゼ　199
ジイソプロピルフルオロホスフェート　69
ジエチルカルバマジン　487
ジエチルスチルベストロール　519
ジェネリック医薬品　540
ジオクチルソジウムスルホサクシネート　324
紫外線白内障　381
視覚サイクル　420
磁気共鳴断層撮影（MRI）　532
ジギトキシン　248, 249
子宮弛緩薬　346
子宮収縮薬　344

糸球体ろ過　332
糸球体ろ過量　332
子宮卵管エコー図検査　532
シグナル伝達機構
　受容体　8
ジクマロール　362
シクロオキシゲナーゼ（COX）　167, 237, 437
　アイソザイム　168
シクロオキシゲナーゼ経路　225
シクロオキシゲナーゼ阻害薬　231
シクロスポリン　186, 350, 351, 356
シクロデキストリン　490
シクロピロロン誘導体　115
ジクロフェナクナトリウム　238
ジクロフェナクナトリウム点眼液　381
シクロペントラート　74, 378
シクロホスファミド　186, 495, 496, 497
ジクロロイソプロテレノール　60
刺激性下剤　325
刺激伝導系　244
刺激薬　31, 38
止血薬　358, 364, 365
ジゴキシン　248
自己受容体　39, 55, 96
自己調節能　104
自己免疫疾患　185, 357
時差症候群　111
ジシクロベリン　75
止瀉薬　326
視床下部　397
視床下部-下垂体系　397
視床下部-下垂体前葉系　123
視床下部ホルモン　398
次硝酸ビスマス　326
ジスチグミン　69, 378
シスプラチン　323, 513, 514
ジスルフィラム　122
持続性ドパミン作動薬
　構造　399
ジソピラミド　259
シゾフィラン　522
ジダノシン　479
シタラビン　502, 504
シタラビンオクホスファート　502
シチコリン　181

刺痛　157
疾患修飾抗リウマチ薬（DMARDs）　191
疾病利得　130
至適血圧　272
シデフェロン　356
シトクロム $c$　181
シトクロム P450　25, 421, 495
　多型　558
　副作用発現　558
　誘導　562
シトシンアラビノシド　502
ジドブジン　479, 480
シナプス　94
シナプス間隙　34
シナプス小胞　33
シナプス電位　97
シナプス伝達　33, 94
シネフリン　42
シノキサシン　464
ジノスタチンスチマラマー　511
ジノプロスト　231, 345
ジノプロストン　231, 345
市販後調査　540, 546
　実施の基準　547
ジヒドロエルゴタミン　286
ジヒドロエルゴトキシン　180
ジヒドロコデイン　164, 295
ジヒドロピリジン系カルシウム拮抗薬　273
ジヒドロプテリン酸（DHP）合成酵素　466
ジピベフリン　378, 383
ジピリダモール　234, 270, 367, 370
ジフェニドール　175
ジフェンヒドラミン　174, 204, 323
ジブカイン　82
ジフルニサル　238
シプロキシファン　207
ジプロフィリン　253, 306
シプロフロキサシン　464
シプロヘプタジン　204
シベンゾリン　259
脂肪族アルコール類　119
ジメチコン　532
シメチジン　206, 319
ジメチルトリプタミン　214
ジメチルポリシロキサン　532
ジメモルファン　296
ジメンヒドリナート　174, 323
次没食子酸ビスマス　326

ジモルホラミン　173
シャイ-ドレーガー症候群　284
灼熱痛　157
瀉下薬　324
遮断薬　31, 39
シャトルボックス　126
シャブ　172
臭化ジスチグミン　378
臭化ブチルスコポラミン　323, 532
重金属化合物　491
集合管　334
収縮期血圧　272
収縮期高血圧　272
重症筋無力症　68
重症高血圧　272, 273
終板　85
終板電位　85
収れん薬　326
縮瞳薬　378
主作用　1
手指消毒薬　488
出血性ショック　253
出血性素因　364, 365
受容体　2, 37, 85
　情報伝達　8
　同定　21
　特異性　3
受容体型グアニル酸シクラーゼ　12
受容体型セリン・スレオニンキナーゼ　12
受容体型チロシンキナーゼ　12
受容体作動性 $Ca^{2+}$ チャネル　20
受容体サブタイプ　21
受容体脱感作　10
シュレム管　72, 382
消炎薬
　皮膚　391
消化管ホルモン　417
消化器潰瘍　130
消化器系　315
消化性潰瘍治療薬　317
笑気　107
条件回避反応　124
症候性眼性疲労　380
上行性脳幹網様体賦活系　111
硝酸イソソルビド　255, 265
硝酸化合物　265
硝酸銀　491
小循環　243
脂溶性ビタミン　419
小腸刺激性下剤　325

消毒水準分類　488
消毒薬　488
　効力の比較　492
消毒用エタノール　489
承認　540
上皮成長因子受容体（EGFR）
　チロシンキナーゼ　524
上皮増殖因子受容体　527
小発作　141, 142
静脈麻酔薬　108
初回通過効果　25
褥瘡　390
植物性神経　28
除神経　30
除神経効果　61
女性ホルモン
　構造　415
徐波睡眠　111, 112
シラスタチンナトリウム　454
ジラゼプ　270
自律神経系　27
　役割　31
自律神経作用薬　40
自律神経節遮断薬　76
ジリュートン　209
ジルチアゼム　263, 269, 275
シルデナフィル　343, 344
シルドの式　6
シルニジピン　274, 275
シロシビン　215
シロスタゾール　367, 369
シロリムス　271
心エコー図検査　532
腎炎　342
侵害刺激　156
侵害受容器　156
侵害受容性疼痛　166
心気症　130
新規成長ホルモン分泌促進因子　398
心筋梗塞　264
真菌細胞壁合成阻害薬　476
神経因性疼痛　166
神経機能賦活薬　178
神経筋接合部　83, 85, 94
　模式図　85
神経筋接合部遮断薬　83, 89
神経系
　分類　28
神経細胞　93
神経遮断性鎮痛法　109
神経遮断薬　109
神経症　129
神経新生仮説　135

神経性調節機構　246
神経性皮膚炎　130
神経節　28
神経伝達物質　95
神経毒ガス　69
心血管系リモデリング　221
腎血漿流量　333
心原性ショック　253
浸潤性下剤　324
浸潤麻酔　78
心身症　130
真性コリンエステラーゼ　37
申請・承認・発売　540
腎性貧血　351
振戦　150
腎臓　332
心臓
　構造と機能　244
心臓血管系　243
診断用薬　531
浸透圧性利尿薬　340
心肺圧受容器反射　246
シンバスタチン　434, 435
心不全　248
　病態と薬物療法　247
心不全治療薬　243, 247
心房性ナトリウム利尿ペプチド　246, 247, 248
心房性ナトリウム利尿ペプチド受容体　12
C 型インフルエンザウイルス　483
C 型ナトリウム利尿ペプチド　248
$Ca^{2+}$-結合タンパク　407
$Ca^{2+}$ チャネル　19
$Ca^{2+}$ チャネル遮断薬　263, 265, 269
　グレープフルーツジュース　269
$G_0$ 期　493
$G_1$ 期　493
$G_2$ 期　493
G-ストロファンチン　249
G タンパク質　8
　活性化　10
G タンパク質共役型受容体　9, 97, 201, 228, 396
GCP 省令　546
GTP 結合タンパク質　9
GTP 結合タンパク質共役型 7 回膜貫通型受容体　396

## ス

膵アミラーゼ 316
水銀化合物 491
随時血糖値 426
膵臓ホルモン 407
錐体外路 84
錐体外路系
　パーキンソン病 149
錐体外路障害 128
錐体路 84
膵ポリペプチド 407, 409
睡眠 111
　脳波パターン 112
　ポリグラフ 113
水溶性ビタミン 423
スウィート・クローバー病 362
スカベンジャー受容体 433
スキサメトニウム 90
スクラルファート 321
スクリーニング 539
スコポラミン 71, 73
スタチン系薬物 434
スタノゾロール 414
スターリングの心臓の法則 247
ステロイド外用薬 391
ステロイド性抗炎症薬 235
　作用機序 236
　種類 236
　薬理作用 236
ステロイド白内障 381
ステロイド緑内障 382
ストラウプの挙尾反応 163
ストリキニーネ 173
ストレプトグラミン系抗細菌薬 463
ストレプトマイシン 458, 468, 469
スニップ 22
スパルフロキサシン 464
スピード 172
スピペロン 127
スピロノラクトン 256, 280, 338, 412, 413
スプラタスト 209, 313
スマトリプタン 215
スミチオン 69
スリンダク 238
スルタミシリン 451
スルバクタムナトリウム 451
スルピリド 128, 321
スルピリン 168, 169
スルファジアジン銀 390
スルファドキシン 485
スルファメトキサゾール 466
スルファメトキサゾール・トリメトプリム合剤 466
スルベニシリンナトリウム 451
スルホニル尿素薬 428

## セ

性機能不全治療薬 343
静菌作用 446
制酸薬 320
正常眼圧緑内障 382
正常血圧 272
正常高血圧 272
生殖器系 343
生殖発生毒性試験 544
精神運動発作 141
精神遮断薬 122
精製ツベルクリン 537
性腺刺激ホルモン 401
性腺刺激ホルモン放出ホルモン 400
製造販売後安全管理基準 547
生体内リガンド受容体 2
成長ホルモン 400
成長ホルモン放出ホルモン 398
制吐薬 322, 323
正のフィードバック機構 55
生物学的反応修飾物質 522
性ホルモン 413
セイヨウオトギリソウ 251
生理食塩液 374
セカンドメッセンジャー 8, 13
赤色骨髄 349, 351
脊髄興奮薬 169, 173
脊髄（脊椎）麻酔 79
石炭酸係数 492
セクレチン 72, 315, 418, 534
セコバルビタール 117
セチプチリン 137
セチリジン 312
赤血球 350
赤血球数 349
節遮断薬 76
セネガ 301
セファレキシン 452
セファクロル 453
セファゾリンナトリウム 453
セファレキシン 453
セファロスポリナーゼ（CSase） 452
セファロチンナトリウム 453
セフィキシム 453
セフェピム 454
セフェム 449
セフェム系 449
セフェム系抗細菌薬 452
セフォセリス 454
セフォタキシムナトリウム 453
セフォチアム 453
セフォチアムヘキセチル 453
セフォテタン 453
セフォペラゾンナトリウム 453
セフタジジム 453
セフチゾキシムナトリウム 453
セフテラムピボキシル 453
セフピラミドナトリウム 453
セフピロム 453
セフブペラゾンナトリウム 453
セフメタゾールナトリウム 453
セフメノキシム 453
セフロキシムアキセチル 453
セボフルラン 106, 107
セミアルカリプロテイナーゼ 300
ゼラチン 367
セラトロダスト 210, 232, 313
セラペプターゼ 300
セルトラリン 215
セルモロイキン 190, 522
セレギリン 155
セレコキシブ 231, 240
セロトニン 157, 211
　生合成と分布 211
セロトニン受容体 96, 97, 212
　サブタイプ特異的リガンドの化学構造 213
セロトニン受容体サブタイプ 133
セロトニン・ドパミンアンタゴニスト（SDA） 122
セロトニントランスポーター 215
セロトニントランスポーター阻害薬
　化学構造 215
セロトニン・ノルアドレナリン

再取込み阻害薬　134, 139
セロトニン 5-HT$_{2A}$ 受容体　129
前骨髄球性白血病　421
全静脈麻酔　109
全身作用　1
全身麻酔薬　102
　　作用機序　104
喘息
　　重症度対応段階的薬物療法　310
　　発作の悪循環　302
選択作用　1
選択的エストロゲン受容体モジュレーター　443
選択的セロトニン再取込み阻害薬　134, 138
選択的卵胞ホルモン受容体調節因子　416
選択的 PDE Ⅲ 阻害薬　254
善玉コレステロール　433
先端恐怖症　130
蠕虫類　486
線虫類感染症治療薬　487
先天性甲状腺機能低下症　404
先天性溶血性貧血　356
先天性 5α-レダクターゼ欠損症　413
セント・ジョーンズ・ワート　251
センナ　325
全般発作　142
センブリ　316

## ソ

躁うつ病　133, 134
　　生物学的成因仮説　135
造影剤　531
造影補助剤　532
早期後脱分極　258
造血幹細胞　349
爪白癬　394
躁病　127, 134
躁病エピソード　136
創薬
　　薬物受容体　21
即時痛　157
促進薬　1
足白癬　394
速波睡眠　111
組織型プラスミノーゲン活性化因子　371
組織カリクレイン-低分子キニ

ノーゲン系　217
ソタロール　262
速効型インスリン分泌促進薬　428
ゾニサミド　145
ゾピクロン　115
ソファルコン　321
ソブゾキサン　528
ソマトスタチン　398, 407, 409
　　一次構造　398
ソマトメジン C　401
ソマトレリン　533
ソマトロピン　401
ソムノグラム
　　バルビツール酸誘導体　118
D-ソルビトール　325

## タ

第一世代セフェム系　452
第Ⅰ相試験　546
第Ⅰ相反応　25
体液　331
体液性調節機構　246
ダイオウ　325
体外検査薬　536
第Ⅸ因子　375
第三世代セフェム系　453
第Ⅲ相試験　546
胎児トリメタジオン症候群　144
代謝
　　副作用　554
代謝拮抗薬　499
代謝性骨疾患治療薬　439
第ⅩⅢ因子　375
体循環　243
大循環　243
体性神経系　27, 83
体性痛　166
大腸刺激性下剤　325
タイトジャンクション　102
第Ⅶ因子　375
第二世代セフェム系　453
第Ⅱ相試験　546
第Ⅱ相反応　26
大脳皮質興奮薬　169, 170
ダイノルフィン　159
第Ⅷ因子　375
胎盤性性腺刺激ホルモン　401
大発作　141, 142
第四世代セフェム系　453
第Ⅳ相試験　546
ダウノルビシン　507

ダウン・レギュレーション　519
タカルシトール　393
ダカルバジン　499
タキキニン受容体　218
タキキニン受容体遮断薬　219
タキキニン類
　　一次構造　219
　　生合成　218
タキソテール　515
タキソール　515
タキフィラキシー　52
ダクチノマイシン　508
タクロリムス　186, 394
多形性心室頻拍　257
多元受容体標的化抗精神病薬　122, 129
多剤耐性結核菌　470
多剤排出トランスポーター　23
多剤併用療法　471
タザノラスト　207, 311
多シナプス反射　147
ダゾキシベン　231
脱殻阻害薬　482
脱感作　100, 135, 400
　　受容体　10
脱分極　33, 244, 258
脱分極型遮断薬　89
脱力発作　142
多糖類分解酵素　300
ダナパロイドナトリウム　361
多能性幹細胞　350, 351
タブン　69
タムスロシン　57, 341
タモキシフェン　416, 519, 521
タラポルフィンナトリウム　528, 529
タラモナール　109
タランピシリン　451
タリペキソール　153
タルチレリン　399
ダルテパリンナトリウム　360
単回投与毒性試験　544
単球　356
炭酸ガス　293
炭酸ガスナルコーシス　294
炭酸水素ナトリウム　320
炭酸水素ナトリウム・酒石酸　532
炭酸脱水酵素　334
炭酸脱水酵素阻害薬　146, 339, 386
炭酸リチウム　134, 140
単シナプス反射　147

単純部分発作 141
男性ホルモン 351, 401, 413
　構造 414
　生理作用 413
胆石溶解薬 328
タンドスピロン 131, 132, 215
　作用機構 132
ダントロレンナトリウム 91
タンニン酸アルブミン 326
タンパク質合成阻害薬
　作用点 458
タンパク質同化ホルモン 351
タンパク質同化ステロイド 414
タンパク質分解酵素 300

## チ

チアジド系利尿薬 279
チアジド類似薬 279
チアゾラム 115
チアゾリジンジオン誘導体 430
　構造 431
チアプリド 179
チアベンダゾール 487
チアマゾール 405
チアミラール 117
チアミラールナトリウム 106, 108
チアミン 423
チアラミド 240
チアンフェニコール 462
チエノジアゼピン誘導体 115, 130
チエモニウム 75
遅延型反応 197
遅延後脱分極 258
チェーン-ストークス呼吸 162
遅延痛 157
チオイノシン 505, 507
チオテパ（TESPA） 497, 498
チオトロピウム 308
チオペラミド 207
チオペンタール 117
チオペンタールナトリウム 106, 108
チオリダジン 123, 125, 127
知覚神経 28
チキジウム 75
チクロピジン 367, 370
治験 540, 545
治験コーディネーター 546
治験責任医師 546

チソキナーゼ 371, 372
腟トリコモナス症 486
チニダゾール 486
遅発性ジスキネジア 100
チペピジン 296, 298
チミジンキナーゼ（TK） 477
チミペロン 128
チメピジウム 75
チモロール 59, 383
チャネル内蔵型受容体 19
中間型アドレナリン作動薬 52
中間比重リポタンパク質（IDL） 432
中枢興奮薬 169
　分類 169
中枢神経系 27, 93
中枢神経作用薬 93
　作用点 100
中枢性筋弛緩薬 83, 147
中枢性交感神経抑制薬 282
中枢性呼吸興奮薬 173
中枢性制吐薬 323
中枢性鎮咳薬 295
中枢・末梢性制吐薬 323
中性インスリン注射液 427
中性脂肪 431
中等症高血圧 272, 273
中脳黒質-線条体系 123, 125
中枢性筋弛緩薬 146
腸運動抑制薬 326
超音波診断用 532
調節性眼精疲労 380
超低比重リポタンパク質（VLDL） 432
直接型アドレナリン作動薬 42
直接観察下服薬短期化学療法 470
直接作用 1
チラミン 42, 51
チロキサポール 301
チロキシン 403
チロシン 33
チロシンキナーゼ 527
チロシンキナーゼシグナル 16
チロシン水酸化酵素 35
鎮暈薬 174
鎮咳・去痰薬 294
鎮痛補助薬 166
鎮痛薬 156
　皮膚 391
鎮痒薬
　皮膚 391

## ツ

痛覚
　発現機構 156
　抑制機構 158, 159
痛覚求心路 158
痛風関節炎治療薬 437
痛風治療薬 437
ツベルクリン反応 537
ツボクラリン 87
ツロブテロール 49, 50, 304, 305

## テ

低カリウム血症 411
低血圧症治療薬 284
テイコプラニン 457
低比重リポタンパク質（LDL） 432
低分子量GTP結合タンパク質 16
低分子量Gタンパク質 16
低密度リポタンパク質（LDL） 361
低用量アスピリン 271
定量噴霧式吸入剤 305
デオキシシチジンキナーゼ 505
テオフィリン 170, 171, 234, 306, 307
テオブロミン 170, 171
テガフール 502
デカメトニウム 91
デキサメタゾン 236, 411
デキストラン40 374
デキストラン70 374
デキストラン製剤 374
デキストラン硫酸ナトリウムイオウ 437
デキストロメトルファン 296
デコイ受容体 406
デシプラミン 136, 137
テストステロン 413, 414
デスモプレシン 403
デスラノシド 248
テセロイキン 190, 522, 524
鉄 350
鉄芽球性貧血 354
鉄欠乏性貧血
　治療薬 354
鉄剤
　注射 355

テトラエチルアンモニウム　77
テトラエチルピロホスフェート　71
テトラカイン　81
テトラコサクチド　402
テトラサイクリン　461, 485
テトラサイクリン系抗細菌薬　461
テトラヒドロゾリン　380
テトラヒドロ葉酸　426, 499
テトラブロムフェノールブルー　537
テノキシカム　240
デノパミン　48, 252, 253
デヒドロコール酸　327
7-デヒドロコレステロール（DHC）　421
デプレニル　155
テプレノン　321
テラゾシン　56, 282
デラビルジン　480
デラプリル　222
テリパラチド　534
テルグリド　399
テルビナフィン　394
テルブタリン　49, 50, 303
テルミサルタン　278
電位依存性チャネル　19
電位依存性$Ca^{2+}$チャネル　20
電位依存性$K^+$チャネル　20
電位依存性$Na^+$チャネル　19, 143
てんかん　141
　カリウムチャネル作用薬　143
　種類　141
　脳波　141
てんかん重積症　146
てんかん発作
　発生機序　142
点眼薬　377
電気シナプス　94
電撃ショック誘発痙れん　145
転写調節部位　13
点状表層角膜症　379
伝達物質　28
点頭てんかん　142
伝導（伝達）麻酔　78
天然ケイ酸アルミニウム　326
天然物由来物質　515
デンプン部分加水分解物　534
$D_2$受容体　123
Daleの提唱　33
DNA型ウイルス　476

DNA合成阻害薬　507, 510
T細胞　185, 197, 356
Th1細胞　209
Th2サイトカイン阻害薬　209, 313
Th2細胞　209
TNF-$\beta$（トランスフォーミング成長因子）受容体　12
$TXA_2$　209
$TXA_2$拮抗薬　210

## ト

動眼神経　163
盗血現象　177
瞳孔括約筋　378
統合失調症　122, 128
糖質コルチコイド　402, 410
　抗炎症作用　236
　生理作用　410
　免疫抑制作用　188
糖質コルチコイド受容体　13
闘争と驚愕　31
闘争と逃走　31
導入期　103
糖尿病
　診断基準　426
糖尿病性末梢神経障害治療薬　431
糖尿病治療薬　426
　$\beta$遮断薬　268
糖尿病白内障　381
糖尿病網膜症　383
トウヒ　316
逃避反応　126
洞房結節　244
糖類下剤　325
ドカルパミン　252, 253
ドキサゾシン　56, 282
ドキサプラム　292
トキシコキネティクス　545
ドキシサイクリン　461
ドキシフルリジン　502
トキソイド　194
ドキソルビシン　507, 509
特異性
　受容体　3
特異的免疫抑制薬　186
特殊毒性試験　544
毒性試験　544
トコフェロール　422
トスフロキサシン　464
ドスレピン　137
ドセタキセル　515

ドップラー検査　532
トドララジン　283
ドネペジル　182
ドパ　35
ドパミン　35, 42, 52, 148, 252, 253, 398
ドパミン仮説　122
ドパミン作動性神経　148
ドパミン作動薬　153
ドパミン受容体　97
ドパミン遊離促進薬　154
ドブタミン　48, 252, 253
トラスツズマブ　195, 524, 526
トラセミド　337
トラゾドン　139, 215
トラゾリン　288
トラニラスト　207, 311, 387
トラネキサム酸　366
トラピジル　270
トラフェルミン　391
トランスデューシン　9
トランスフォーミング成長因子受容体　12
トランスポーター　23
トリアゼン類　499
トリアゾール系　474
トリアムシノロン　411
トリアムシノロンアセトニド　236
トリアムテレン　280, 339
トリエチレンチオホスホラミド　497
トリグリセリド（TG）　361, 431
トリグリセリド値　434
トリクロホスナトリウム　119
トリクロホエチルリン酸　119
トリクロルメチアジド　279, 336
トリコモナス症　486
トリパミド　337
トリフルオペラジン　125
トリフルプロマジン　125
トリヘキシフェニジル　125, 154, 155
トリミプラミン　137, 139
トリメタジオン　144
トリメタジジン　270
トリメタファン　78
トリメトキノール　49, 50, 303
トリメトプリム　466
トリメブチン　317
トリヨードチロニン　403

トリロスタン 412
トルサ・デ・ポアン 257
ドルゾラミド 339, 386
トルブタミド 428, 429
トルペリゾン 147, 148
トレチノイン 527, 528, 529
トレチノイントコフェリル 390
トレミフェン 519
ドロキシドパ 152, 154, 155, 285
トロキシピド 321
トログリタゾン 431
トロスピウム 75
トロピカミド 74, 378
トロピセトロン 514
ドロペリドール 109, 127, 128
トロンビン 366
トロンボキサン 225
トロンボキサン阻害薬 313
トロンボキサン $A_2$（$TXA_2$）合成阻害薬 209, 231
ドンペリドン 316

## ナ

内因性オピオイドペプチド
　化学構造 159
内因性交感神経興奮様作用（ISA） 60
内因性モルヒネ様物質 159
内因性リガンド受容体 18
内・外分泌機能検査薬 533
内在性生理活性物質 180
　神経機能賦活作用 181
ナイスタチン 473
内臓求心路 28
内臓痛 166
ナイトロジェンマスタード類 495
ナイトロジェンマスタード-$N$-オキシド 495
内分泌・代謝系 395
内リンパ水腫 176
ナサルプラーゼ 371, 372
ナジフロキサシン 465
ナテグリニド 429
ナトリウムポンプ 249
ナトリウム利尿ペプチド 248
ナドロール 59
7回膜貫通（7 TM）型受容体 9
ナパジシル酸アクラトニウム 316

ナファゾリン 380, 387
ナファレリン 400
ナフトピジル 57, 341
ナプロキセン 238
生ワクチン 194
ナリジクス酸 464
ナルトグラスチム 357
ナロキソン 165, 293
ナロルフィン 165
ナンドロロン 414

## ニ

2型糖尿病 426
ニコチン 76
ニコチンアミドアデニンジヌクレオチド（NAD） 424
ニコチンアミドアデニンジヌクレオチドリン酸（NADP） 424
ニコチン酸 288, 424
　構造 425
ニコチン酸アミド 288
ニコチン酸系薬 288, 436
ニコチン酸トコフェロール 288
ニコチン受容体 12, 19, 39, 143
ニコチン $N_M$ 受容体 85
ニコモール 288, 436
ニコランジル 270
ニザチジン 206, 319
二酸化炭素 293
二次性全般化 142
二重支配 31
ニセリトロール 288, 436
ニセルゴリン 177
ニトラゼパム 113, 115, 130, 131
ニトログリセリン 255, 265
　血管拡張機序 266
ニトロソ尿素類 498
ニフェカラント 262
ニフェジピン 269, 273
ニプラジロール 385
ニムスチン 498
ニメタゼパム 115
乳酸リンゲル液 374
ニューキノロン系 464
ニューロキニン仮説 135
尿酸 437
尿酸産生阻害薬 439
　作用機構 438
尿酸排泄促進薬 438

　構造 438
尿素（$^{13}C$） 537

## ヌ

ヌクレオシド系逆転写酵素阻害薬 479

## ネ

ネオカルチノスタチン 511
ネオスチグミン 68
ネダプラチン 514
ネチルマイシン 459
熱傷潰瘍 390
熱ショックタンパク質（HSP） 13, 410
熱帯熱マラリア原虫 485
ネビラピン 480
ネルフィナビル 481
粘膜保護・組織修復薬 321

## ノ

脳下垂体 397
脳幹興奮薬 169
脳虚血スコア 182
濃グリセリン 340
脳血管拡張薬 175, 177
脳循環改善薬 177
脳循環代謝改善薬 176
脳性ナトリウム利尿ペプチド（BNP） 248
脳代謝改善薬 178
能動輸送系 23
脳波パターン 111
ノギテカン 515
ノスカピン 296
ノルアドレナリン 42, 43
ノルエチステロン 417
ノルエピネフリン 42, 252
ノルトリプチリン 136, 137, 139
ノルフロキサシン 464
ノンレム睡眠 112

## ハ

肺吸虫症 487
肺循環 243
排泄
　副作用 554
排胆薬 328
排尿障害治療薬 341

ハイパーカプニア　292
肺表面活性物質　294
バカンピシリン　451
パーキンソン症候群　84
パーキンソン病　148
　　遺伝的要因　150
　　錐体外路系　149
　　病態生理　148
パーキンソン病治療薬　125,
　　151
白糖・ポビドンヨード配合剤
　　390
白内障治療薬　381
パクリタキセル　515, 517
バクロフェン　147, 148
橋本病　405
バージャー病　287
播種性血管内凝固症候群　360,
　　362
バシリキシマブ　188, 195
バセドウ病　405
バソプレシン　334, 403
麦角アルカロイド　53, 54, 345
　　薬理作用　54
白金錯体　513
白血球減少症治療薬　356
発痛物質　157
発揚期　103
パニック障害　129
パニペネム　455
パパベリン　289
ハプテン　357
パプリカ　364
ハマダラカ　485
パミテプラーゼ　371, 373
パモ酸ピランテル　487
パラアミノ馬尿酸　333
パラアミノ馬尿酸ナトリウム
　　535
パラアミノフェノール誘導体
　　168
バラシクロビル　478
パラチオン　69
パリビズマブ　195, 484
バルサルタン　223, 278
バルデナフィル　260, 343, 344
パルナパリンナトリウム　360
バルビツール酸系催眠薬　117
バルビツール酸誘導体　144
　　ソムノグラム　118
バルプロ酸ナトリウム　134,
　　140, 146, 167
ハルマリン　214
ハルミン　214

バレタメート　75
ハロキサゾラム　115
パロキセチン　138
ハロゲン含有化合物類　490
ハロゲン炭化水素　107
ハロタン　106, 107
ハロペリドール　127, 128
パンクレアチン　316
パンクロニウム　88
バンコマイシン
　　血中濃度モニタリング
　　　（TDM）　456
バンコマイシン耐性腸球菌
　　（VRE）　456, 462
バンコマイシン低感受性黄色ブ
　　ドウ球菌（VISA）　456
ハンセン病　470
反跳性不眠　116
パントテン酸　425
反復投与毒性試験　544
Hachinskiの脳虚血スコア
　　182

## ヒ

ヒアルロン酸ナトリウム　380
ヒアロホーラ　475
ピオグリタゾン　430, 431
非可逆的拮抗薬　6
光受容機構　420
ビカルタミド　415, 519
非競合的遮断薬　89
ビグアナイド薬　429
ピクロトキシン　174
ピコスルファートナトリウム
　　325
ビサコジル　325
皮質脳波パターン　112
ピシバニール　191, 522
ヒス束　244
ヒスタミナーゼ　199
ヒスタミン　198
　　生合成と分布　199
　　生理作用　202
　　遊離機構　200
ヒスタミン受容体　201
ヒスタミン受容体サブタイプ
　　情報伝達機構　202
ヒスタミン受容体遮断薬　204
ヒスタミン $H_1$ 受容体遮断薬
　　311, 323
ヒスタミン $H_2$ 受容体遮断薬
　　319
ヒスタミン N-メチル基転移酵

　　素　199
ヒスチジン脱炭酸酵素　199
ヒステリー　130
非ステロイド外用薬　391
非ステロイド性抗炎症薬
　　（NSAIDs）　166, 437
　　化学構造　239
　　作用機序　237
　　種類　238
ビスホスホネート系薬物
　　構造　440
非選択的 PDE 阻害薬　253
ビソプロロール　58, 59, 256
ビタミン　418
ビタミン A　393, 419
　　基本構造　419
　　欠乏症と過剰症　421
ビタミン A 受容体
　　遺伝子転写調節機構　420
ビタミン $B_1$　423
ビタミン $B_2$　424
ビタミン $B_6$　425
ビタミン $B_6$ 反応性貧血　354
ビタミン $B_{12}$　350, 352, 425
ビタミン $B_{12}$ 欠乏症　353
ビタミン C　364, 426
ビタミン D　421
ビタミン D 受容体（VDR）
　　420
ビタミン $D_2$　421
ビタミン $D_3$　407, 421, 441
　　生合成経路　422
ビタミン E　421
　　構造　422
ビタミン K　363, 422
　　構造　423
ビタミン K 製剤　365, 441
ビタミン $K_1$　365
ビタミン $K_2$　365, 441, 442
ビタミン P　364
ビダラビン　476, 478
ヒダントイン誘導体　144
非鎮静性 $H_1$ 遮断薬　205
ヒト黄体形成ホルモン（hLH）
　　536
人血清アルブミン　375
ヒト絨毛性ゴナドトロピン
　　（hCG）　536
ヒト上皮増殖因子受容体 2 型
　　527
人免疫グロブリン　375
ヒト免疫不全ウイルス　478
ヒドララジン　283
ヒドロキシアパタイト　439

ヒドロキシエチルデンプン 374
ヒドロキシカルバミド 507
5-ヒドロキシトリプタミン 211
ヒドロキシメチルグルタリル-CoA還元酵素 434
ヒドロキソコバラミン 353
ヒドロクロロチアジド 336
ヒドロコルチゾン 411
泌尿器系 331
避妊薬 348
非ヌクレオシド系逆転写酵素阻害薬 480
ビノレルビン 515
ピパンペロン 128
ヒビテン 489
皮膚 389
皮膚潰瘍治療薬 390
ピペミド酸 464
ピペラシリンナトリウム 451
ビペリデン 125, 154, 155
ピペリドレート 75, 347
ビホナゾール 394
ヒマシ油 325
非麻薬性鎮咳薬 296
肥満細胞 200
びまん性汎細気管支炎（DPB） 461
ヒメクロモン 328
ピモジド 128
ピモベンダン 254
表層角膜症 379
標的分子 2
表皮成長因子受容体 12
表面麻酔 78
$l$-ヒヨスチアミン 71
ピラジナミド 468, 470
ピラゾロン誘導体 168
ピラルビシン 507
ピリドキサールリン酸 354
ピリドキシン 354, 425
ピリドスチグミン 69
ピリドンカルボン酸系抗菌薬 464
ピリミジン代謝拮抗薬 499, 501
ピリメタミン 485
ピリン系解熱鎮痛薬 168
非臨床試験 539, 542
ピル 417
ピルジカイニド 261
ピルメノール 260
ピレタニド 337

ピレノキシン 381
ピレンゼピン 39, 75, 320
ピロカルピン 65, 66, 378, 386
ピロキシカム 240
ピロヘプチン 154, 155
ヒロポン 172
ピロミド酸 464
ピロリン酸 440
ピロリン酸第二鉄 355
ビンクリスチン 515, 516
貧血 349
貧血治療薬 349
ビンデシン 515
ピンドロール 58, 59
頻尿治療薬 341, 342
ビンブラスチン 515
ビンロウ 66
B型インフルエンザウイルス 483
B型肝炎ウイルス 476
B型副作用 550
B細胞 185, 356
BZ/GABA複合受容体 132
P-糖タンパク質 23, 494
$P_1$受容体 234
$P_2$受容体 234
PAF受容体 233
PDGF（血小板由来成長因子）受容体 12
PH領域 16
PTB領域 16
P2X受容体 19

## フ

ファドロゾール 417, 519
ファモチジン 206, 319
ファロペネムナトリウム 455
不安神経症 129
不安定狭心症 265
フィゾスチグミン 67
フィトナジオン 365
フィブラート系薬物
　構造 436
フィブリノーゲン 375
フィブリン網 372
フィラリア 487
フィルグラスチム 357
フェキソフェナジン 311
フェナセチン 168, 169
フェナム酸誘導体 239
フェニトイン 144, 261
フェニルアミノプロパン 172
フェニルエタノールアミン 42

フェニルエタノールアミン-$N$-メチル基転移酵素 36
フェニル酢酸誘導体 238
フェニル尿素誘導体 146
フェニルメチルアミノプロパン 172
フェニレフリン 42, 47, 378
フェネチシリンカリウム 450
フェノキシベンザミン 53, 55
フェノチアジン系薬物 323
フェノチアジン誘導体 123, 125
フェノテロール 49, 50, 303
フェノバリン 325
フェノバルビタール 117, 144
フェノフィブラート 436
フェノール 492
フェノールスルホンフタレイン 535
フェノール類 492
フェルモキシデス 532
フェンシクリジン 109, 123
フェンタニル 109, 127, 164
フェントラミン 537
フェンブフェン 238
フォンタナ腔 72
不活化ワクチン 194
副交感神経 28
副交感神経興奮様薬 316
副甲状腺機能検査 534
副甲状腺ホルモン 406
複雑部分発作 142
副作用 1
　機序 550
　作用機序 549
　分類 549
　薬物-食物相互作用 561
　薬物動態学的要因 552
副腎 409
副腎髄質ホルモン 413
副腎皮質機能不全症 411
副腎皮質刺激ホルモン（ACTH） 399, 402
副腎皮質刺激ホルモン放出ホルモン 399
副腎皮質ステロイド薬 309
副腎皮質ホルモン 188, 409
　構造 410
　受容体と情報伝達機構 410
副腎皮質ホルモン合成阻害薬 412
副腎皮質ホルモン緑内障 382
複方ヨード・グリセリン 490
ブクモロール 58

ブクラデシンナトリウム　254, 390
ブシラミン　192
不随意神経　28
ブスピロン　216
ブスルファン　498
不整脈　257
不整脈治療薬　243, 257, 258
ブセレリン　400
ブチリルコリンエステラーゼ　37
ブチロフェノン誘導体　127
二日酔　121
ブデソニド　309
プテリジン誘導体　339
ブドウ糖加リンゲル液　374
ブトキサミン　58
フドステイン　300
ブドララジン　283
ブトルファノール　165
ブトロピウム　75
ブナゾシン　56, 282, 385
負のフィードバック機構　55, 402
ブフェトロール　58, 59
ブプラノロール　58
ブプレノルフィン　165
部分作動薬　7, 60
部分発作　141
ブホテニン　215
ブホルミン　430
フマル酸第一鉄　355
不眠症
　タイプ　111
　薬物の選択　111
ブメタニド　337
ブラウノトール　321
プラジカンテル　487
ブラジキニン　157
ブラジキニン拮抗薬　218
ブラジキニン受容体　217
プラスミノーゲン　366
プラスミノーゲン活性化因子　366
プラスミン阻害因子　366
プラゼパム　131
プラゾシン　56, 282
プラバスタチン　434, 435
フラビンアデニンジヌクレオチドナトリウム　380
フラボキサート　342
フラボノイド　364
プラリドキシム　71
プランルカスト　314

プランルカスト水和物　210
プリミドン　144
プリン受容体　234
ブリンゾラミド　339, 386
プリン体
　代謝経路　438
プリン代謝拮抗薬　499, 505
プリン誘導体　233
フルオキセチン　138, 139
フルオシノロンアセトニド　236
フルオレセインナトリウム　537
フルオロウラシル（5-FU）　475, 501, 503, 504
　作用機序　502
プルキンエ線維　244
フルコナゾール　474
フルジアゼパム　131
フルシトシン　475
フルタゾラム　131
フルタミド　415, 519, 521
フルダラビン　505, 507
フルチカゾン　236, 309
フルトプラゼパム　131
フルドロコルチゾン　412
フルニトラゼパム　115
フルバスタチン　434, 435
フルフェナジン　123, 125, 127
フルフェナム酸　239
フルボキサミン　138, 167, 215
フルマゼニル　116, 132, 293
フルラゼパム　115
ブレオマイシン　510, 511, 513
フレカイニド　261
プレコンディショニング　270
ブレチリウム　63
プレドニゾロン　188, 236, 411, 519
プレドニゾン　519
フレロキサシン　464
プロインスリン　407
プロカイン　80
プロカインアミド　259
プロカテロール　49, 50, 303
プロカルバジン　527, 528
プロキシフィリン　253, 306
プログルミド　321, 418
プロクロルペラジン　125, 323
プロゲステロン　348, 417
プロスシラリジン　249
プロスタグランジン（PG）　225, 321
プロスタグランジン受容体作動

薬　231
　化学構造　232
プロスタグランジン製剤　287, 344
プロスタグランジン類受容体　228
プロスタグランジン $E_2$　157
プロスタグランジン $F_{2\alpha}$　385
フロセミド　280, 337
プロタミンインスリン亜鉛水性懸濁注射液　428
プロチゾラム　115
プロチレチン　533
プロチレリン　181
プロテアーゼ阻害薬　481
プロテインキナーゼ　15
プロテオミクス創薬　22
プロテオーム解析　22
プロトンポンプ阻害薬　318
プロナーゼ　300
プロパフェノン　261
プロパンテリン　74
プロピオン酸誘導体　238
プロピベリン　342
プロピルチオウラシル　405
プロフェナミン　154, 155
プロブコール　435
プロプラノロール　58, 59, 262, 267
フロプロピオン　328
プロベネシド　439
プロポフォール　106, 109
ブロマゼパム　131
ブロムヘキシン　298
ブロムペリドール　128
ブロムワレリル尿素　119
プロメタジン　204
ブロメライン　300
フロモキセフナトリウム　453
ブロモクリプチン　54, 153, 399
プロラクチン　401
分子標的治療薬　524
分布
　副作用　553
Fanconi貧血　350
Fontaineの分類　287
VDT症候群　380

　　　　　　へ

平滑筋弛緩薬　342
閉所恐怖症　130
閉塞隅角緑内障　382, 386

禁忌の薬剤　387
閉塞性血栓性血管炎（TAO）　287
閉塞性動脈硬化症（ASO）　287
併発性白内障　381
ベインブリッジ反射　246
ヘキサメトニウム　77
ヘキソバルビタール　117
ベクレル　536
ベクロニウム　88
ベクロメタゾン　236, 309
ベザフィブラート　436
ベスナリノン　254
ヘスペリジン　364
ベタキソロール　384
ベタネコール　65
ベタヒスチン　176
ベタミプロン　455
ベタメタゾン　236, 411
ペチジン　164
ヘテロレセプター　55
ベナゼプリル　222
ペナム　449
D-ペニシラミン　192
ペニシリン系　449
ペニシリン系抗細菌薬
　分類　450
ペニシリン結合タンパク質　449
ペニシリンG　451
ベニテングタケ　66
ペネム　449
ヘパドナウイルス　476
ヘパリノイド　361
ヘパリンカルシウム　360
ヘパリン製剤　360
ヘパリンナトリウム　360
ヘパリン誘発性血小板減少症　361
ベバントロール　280
ペプシン　316
ペプチドグリカン合成阻害薬　448
ペプチドトランスポーターファミリー　23
ベフノロール　384
ベプリジル　263
ヘプロニカート　288
ペプロマイシン　510, 511
ベポタスチン　312
ヘマトクリット（Hct）　349
ヘミコリニウム-3　37
ペミロラストカリウム　207, 311, 387

ベメグリド　173, 537
ヘモグロビン濃度　350
ヘモコアグラーゼ　366
ベラドンナアルカロイド　71
ベラパミル　263, 269
ベラプロスト　232, 287
ベラプロストナトリウム　367, 369
ヘリコバクター・ピロリ除菌療法　451
ヘーリング・ブロイエル反射　292
ペルオキシソーム増殖剤活性化受容体（PPAR）　420
ペルゴリド　153
ヘルシンキ宣言　546
ヘルパーT細胞　187
ペルフェナジン　125, 323
ヘルペスウイルス　476
ベルベリン　327
変閾作用　245
変時作用　245
ベンジルペニシリンカリウム　450
ベンジルペニシリンベンザチン　450
ベンズブロマロン　438
ベンセラジド　153
ベンゾイソキサゾール誘導体　145
ベンゾジアゼピン
　作用機構　132
ベンゾジアゼピン系催眠薬　113
ベンゾジアゼピン拮抗薬　116, 293
ベンゾジアゼピン誘導体　115, 130, 146, 148, 336
ベンゾチアゼピン系カルシウム拮抗薬　275
ペンタゾシン　165
ベンチルヒドロクロロチアジド　336
ベンチロミド　534
ペンテトラゾール　173
ペンテトラゾール誘発痙れん　145
変伝導作用　245
ペントキシベリン　296
ペントスタチン　528
ペントバルビタール　117
ベンプロペリン　296
変力作用　245
ヘンレの係蹄　333

$\beta_3$アドレナリン受容体刺激薬　39
$\beta$アレスチン　11
$17\beta$-エストラジオール　415
$\beta$-エンドルフィン　159
$\beta_1$作動薬　48
$\beta_2$作動薬　51
$\beta$遮断薬　59, 267
　糖尿病治療薬　268
　薬理的性質の比較　60
$\beta_2$受容体作動薬　50, 303, 347
　構造式　49
$\beta$受容体刺激薬　289
$\beta$受容体遮断薬　57, 383
$\beta_1$受容体遮断薬　384
$\beta$-ラクタマーゼ阻害薬　451
$\beta$-ラクタム環　449
$\beta$-ラクタム系抗細菌薬　449
Henderson-Hasselbalchの式　331

## ホ

芳香性健胃薬　316
芳香族-L-アミノ酸脱炭酸酵素　152
房室結節　244
放射性診断薬　535
放射性ヨウ素　405
放出阻害薬　483
房水　383
抱水クロラール　119
紡錘波　112
膨張性下剤　324
ボグリボース　430
ホスカルネットナトリウム　476
ホスファチジルイノシトール・カルシウムシグナル伝達機構　15
ホスフェストロール　416, 519
ホスホジエステラーゼ（PDE）　253
ホスホジエステラーゼ阻害薬　253
ホスホマイシンナトリウム　457
ホスホリパーゼ$A_2$　410
ホスホリパーゼ$A_2$阻害薬　231
ホスホリパーゼC　14
補体　197
勃起不全治療薬　260
ポビドンヨード　490

ホマトロピン　74
ボーマン囊　332
ホミノベン　296
ポリエン系抗真菌薬　472
ポリカルボフィルカルシウム　327
ポリグラフ
　　覚せい　113
　　睡眠　113
ホリナートカルシウム　500
ポリビニルピロリドン　490
ポリペプチド系抗細菌薬　467
ポリミキシンB　467
ポリモーダル侵害受容器　156
ポルフィマーナトリウム　528, 529
ホルマリン　492
ホルムアルデヒド　492
ホルモテロール　49, 50, 303, 305
ホルモン　395
ホルモン受容体　395
ホルモン療法薬　519
ホンセカエア　475
本態性高血圧　272

## マ

マイトマイシンC　510, 511, 512
マキサカルシトール　393
マーキュロクロム　491
膜安定化作用　60
マクロファージコロニー刺激因子　357, 358
マクロライド系抗細菌薬　459
マクロライド少量療法　461
マザチコール　154
麻疹ウイルス　483
麻酔深度　103
麻酔前投薬　110
麻酔用エーテル　107
末梢血管拡張薬　287
末梢循環障害治療薬　287
末梢神経系　27
末梢性筋弛緩薬　84, 86
末梢性交感神経抑制薬　283
末梢性制吐薬　323
マブテロール　49, 51, 304, 305
マプロチリン　137
麻薬及び向精神薬取締法　172
麻薬拮抗性鎮痛薬　165
麻薬拮抗薬　165, 293
麻薬性鎮咳薬　295

麻薬性鎮痛薬　156, 161
マラリア原虫　485
慢性胃炎　130
慢性骨髄性白血病　507
慢性腎炎　342
慢性ニコチン中毒　77
マンニトール　340
MAO阻害薬　155

## ミ

ミアンセリン　137
ミオクローヌス発作　142
ミカファンギン　476
ミグレニン　169
ミクロソーム混合機能酸化酵素系　25
ミクロソーム代謝酵素群　26
ミコナゾール　474
ミコフェノール酸モフェチル　188
ミコール酸　468
ミソプロストール　232, 321
ミゾリビン　186, 192
ミチグリニド　429
三日熱マラリア原虫　485
ミトキサントロン　527, 528
ミトタン　412, 529
ミドドリン　47, 284
ミノサイクリン　461
ミリモスチム　358
ミルナシプラン　139
ミルリノン　254
$\mu$受容体　161

## ム

無機系塩素化合物　491
無症候性心筋虚血　264
ムスカリン　65, 66
ムスカリン受容体　39
　　分類と機能　38
ムスカリン性アセチルコリン受容体　128
ムスカリン $M_1$ 受容体　75
無動　150
ムピロシンカルシウム　452
ムロモナブ-CD3　188, 195
無$\gamma$-グロブリン血症　375

## メ

迷走神経反射　43
メカセルミン　401

メカミラミン　78
メキサゾラム　131
メキシレチン　167, 261
メキタジン　205, 311
メクロフェノキサート　178
メコバラミン　353
メサドン　164
メスナ　341, 495
メタコリン　65
メダゼパム　131
メタラミノール　42
メタルビタール　117
メタロドプシンⅡ　419
メタンスルホン酸類　498
メタンフェタミン　42, 51, 171, 172
メチオニン-エンケファリン　159
メチキセン　154, 155
メチクラン　337
メチシリン耐性黄色ブドウ球菌　452
メチセルジド　216
メチラポン　412, 533
メチルアニソトロピン　75
メチルエフェドリン　42, 52, 303
メチルエルゴメトリン　54, 346
メチル基転移酵素　557
メチルジゴキシン　248
L-メチルシステイン　299
メチルテストステロン　414
メチルドパ　48, 282
メチルフェニデート　172
メチルプレドニゾロン　188, 236, 350, 356
メチルベナクチジウム　75
メチル硫酸アメジニウム　285
メチル硫酸ネオスチグミン　380
メテノロン　414
メトキサミン　47
メトキシフェナミン　49, 50, 303
メトクロプラミド　316
メトトレキサート（MTX）　186, 192, 193, 500
　　葉酸　499
メトニウム化合物　91
メトプロロール　58, 59, 256
メトホルミン　430
メドロキシプロゲステロン　417, 519

メトロニダゾール 486
メナテトレノン 365, 441, 442
メニエル病 174, 176
メパジン 125
メピチオスタン 519
メピバカイン 83
メピラミン 204
メフェナム酸 239
メフェネシン 147, 148
メフルシド 255, 337
メフロキン 485
メペンゾラート 75
メベンダゾール 487
めまい治療薬 174
メランコリー親和型 134
メルカプトプリン 505, 506
6-メルカプトプリン 507
6-メルカプトプリンリボシド 505
メルファラン 496
メロペネム 455
免疫グロブリン 375
免疫系 185
免疫性溶血性貧血 356
免疫増強薬 189
免疫調節薬 191
免疫賦活薬 189
免疫複合体反応 197
免疫抑制薬 185, 192, 351
　糖質コルチコイド 188
免疫療法薬 522

## モ

網膜桿状体 420
モサプリド 216, 317
持ち越し効果 116
モノアミンオキシダーゼ（MAO） 155
モノアミン仮説
　抗うつ薬 135, 136
モノアミン酸化酵素 35
モノアミン酸化酵素（MAO）阻害薬 139
モノアミン取込み阻害作用 139
モノクローナル抗体製剤 195
モノバクタム系 449, 455
モペロン 128
モルヒネ 161
　作用点 162
モンテプラーゼ 371, 373
モンテルカスト 210, 314
モンテルカストナトリウム 232

## ヤ

薬剤学的試験 545
薬剤溶出ステント 271
薬物効果曲線 4
薬物受容体
　サブタイプ 21
　創薬 21
　副作用 551
薬物-食物相互作用
　副作用 561
薬物相互作用
　副作用 551
薬物代謝酵素 24
薬物動態学的相互作用 551
薬物動態試験 545
薬物濃度-薬物反応曲線 6
薬物の吸収
　副作用 552
薬物の代謝
　副作用 554
薬物の排泄
　副作用 554
薬物の分布
　副作用 553
薬用炭 326
薬力学的相互作用 551
薬理ゲノミクス 22
薬効薬理作用 539
薬効薬理試験 543

## ユ

有害作用 549
有機イオントランスポーターファミリー 23
有機リン化合物 69
有糸分裂 493
有糸分裂阻害薬 475
遊離脂肪酸（FFA） 361
ユビデカレノン 257
UDP-GluNAc-エノールピルビン酸転移酵素 457

## ヨ

陽イオン界面活性剤 489
ヨウ化エコチオパート 71
ヨウ化オキサピウム 75
ヨウ化ナトリウム（[123]I, [131]I） 535
ヨウ化人血清アルブミン（[131]I） 536
ヨウ化ヒプル酸ナトリウム（[131]I） 536
幼牛血液抽出物 390
溶血性貧血
　治療薬 356
葉酸 350, 352, 426, 499
　メトトレキサート 499
葉酸合成阻害薬 466
葉酸代謝拮抗薬 499
ヨウ素 390
ヨウ素系消毒薬 490
用量と反応
　解析 3
用量-反応曲線 4
予期しうる副作用 550
予期できない副作用 550
抑制性シナプス後電位（IPSP） 98
抑制薬 1
横川吸虫症 487
余剰受容体 4
四日熱マラリア原虫 485
ヨードチンキ 490
ヨードホル 490
ヨヒンビン 53, 55
四環系抗うつ薬 137

## ラ

らい菌 468
ラクツロース 325
ラタノプロスト 385
ラタモキセフナトリウム 453
ラナトシド C 248
ラニチジン 206, 319
ラニムスチン 498
ラフチジン 206
ラベタロール 58, 59, 280
ラベプラゾール 318
ラマトロバン 313
ラミブジン 479, 480, 484
ラモセトロン 514
ラロキシフェン 416, 442, 443
卵型マラリア原虫 485
ランゲルハンス島 407
ランジオロール 262
ランソプラゾール 318, 451
卵胞刺激ホルモン（FSH） 348, 400, 401
卵胞ホルモン 348, 401, 413, 417
　生理作用 415
Leydig 細胞 413

## リ

リアノジン受容体（RYP₁） 107
リエントリー
　発生機序 258
リオチロニンナトリウム 405
リガンド
　構造 3
リガンド作動性チャネル 19
リシノプリル 222, 256
リスペリドン 123, 128, 129, 215
リスリド 180
リセドロン酸ナトリウム 440
リゼルグ酸 345
リゼルグ酸ジエチルアミド 54
利胆薬 327
リツキシマブ 195, 525, 526
律速段階 35
リドカイン 82, 261, 379
リード化合物 539
　最適化 539
リトドリン 49, 51, 347
リトナビル 481
利尿薬 335
リネゾリド 462
リパーゼ 316
リバビリン 484
リファンピシン（RFP） 466, 468, 469, 471
リポキシゲナーゼ経路 226
5-リポキシゲナーゼ阻害薬 231
リボヌクレオチド還元酵素 507
リボフラビン 424
　構造 424
リポプロテインリパーゼ（LPL） 432
リマプロスト 231
リマプロストアルファデクス 287
硫酸鉄 355
硫酸転移酵素 556, 557
硫酸銅 322
硫酸ナトリウム 324
硫酸バリウム 532
硫酸プロタミン 360

硫酸抱合 555
硫酸マグネシウム 324
硫酸モルヒネ 161
リュープロレリン 400, 519
両性界面活性剤 489, 492
良性家族性新生児痙れん 143
両性石鹸 492
緑内障
　眼圧 382
緑内障治療薬 382
リルマザホン 115
リンゲル液 374
リンコマイシン 460
リンコマイシン系抗細菌薬 460
臨床試験（治験） 540, 545
リンパ球 356

## ル

ルイスの3重反応 202
ルゴール液 490
ルチン 364
ループ利尿薬 280, 337

## レ

レイノー病 57, 287
レヴィ小体 148
レシチン-コレステロールアシルトランスフェラーゼ（LCAT） 432
レシナミン 283
レセプター 37
レセルピン 61, 283
　作用機序 61
レチノイド受容体 420
レチノイドX受容体（RXR） 404, 420
レチノイン酸受容体（RAR） 420, 421
レチノール 419, 421
レトロウイルス 476
レニン-アンギオテンシン 219
レニン-アンギオテンシン-アルドステロン系 246
レニン-アンギオテンシン系抑制薬 276
レニン分泌抑制薬 222
レノグラスチム 357

レバロルファン 165, 293
レビパリンナトリウム 360
レピリナスト 207, 311
レフルノミド 192
レボカバスチン 387, 388
レボチロキシンナトリウム 405
レボドパ 151, 152
レボブノロール 384
レボフロキサシン 465
レボメプロマジン 125, 127
レム睡眠 111, 112
レンショウ細胞 174
レンチナン 522

## ロ

ロイコトリエン 225
ロイコトリエン拮抗薬 314
ロイコトリエン（LT）合成阻害薬 209
ロイコトリエン類受容体 229
ロイコボリンカルシウム 500
ロイシン-エンケファリン 159
老人性白内障 381
ロキサチジンアセタート 206, 319
ロキシスロマイシン 459
ロキソプロフェンナトリウム 238
ロサルタン 223
ロサルタンカリウム 223, 278
ロドプシン 419
ロドプシン型受容体 9
ロピニロール 153
ロフェコキシブ 240
ロフェプラミン 137
ロペラミド 326
ロベンザリットニナトリウム 192
ロメフロキサシン 464
ロラゼパム 131
ロラタジン 312

## ワ

ワクチン 193, 194
ワルファリンカリウム 362, 363

# 外国語索引

## A

abacabir 479
ABK 459
ABPC 450
acarbose 430
ACE 222, 276
aceglatone 529
ACE inhibitors 255
acemetacin 238
acetaminophen 168
acetazolamide 146, 339
acetohexamide 428
acetylcholine 64
acetylcholinesterase（AChE） 34, 37
acetylcysteine 299
acetylpheneturide 146
$N$-acetyltransferases（NATs） 556
AChE 37
aciclovir（ACV） 477
acid rebound 320
aclacinomycin A 507
aclarubicin 507
aclatonium napadisilate 316
ACNU 498
acquired immunodeficiency syndrome（AIDS） 478
ACR 507
acrinol 491
actarit 192
ACT-D 508
ACTH 399, 402
actinomycin D 508
action potential 85, 93
acute coronary syndrome 264
ACV 477
ADAS-Jcog 182
adenosine 157
ADH 121, 403
ADP 233, 234
adrenal gland 409
adrenaline 303
adrenaline reversal 55
adrenergic agents 41
$\alpha$-adrenergic blocking agents 53

$\beta$-adrenergic blocking agents 57
adrenergic neuron 33
adrenergic neuron blocker 61
$\beta$-adrenoceptor blocking drugs 256, 267
$\beta$-adrenoceptor stimulating drugs 251
adrenochrome monoaminoguanidine 364
adrenocorticotropic hormone（ACTH） 402
adriamycin 507
affective disorders 133
afferent nerve fiber 27
afloqualone 147
agar 324
agonist 31, 38
agonist-antagonist analgesics 165
AIDS 478, 482
ajmaline 259
akinesia 150
albendazole 487
albumin 375
albumin tannate 326
alcohol dehydrogenase（ADH） 120, 121
alcohol dependence syndrome 121
aldehyde dehydrogenase（ALDH） 120, 121
ALDH 121
aldosterone 410
alendronate sodium 440
alfacalcidol 441
aliphatic alcohols 119
alkylating agents 495
alkyldiaminoethylglycine hydrochloride 492
allodynia 166
allopurinol 439
aloe 325
alprostadil 231, 287
alprostadil alfadex 287, 391
alteplase 373
aluminium chlorohydroxy allantoinate 390
Alzheimer disease 181

*Amanita muscaria* 66
amantadine 154, 179, 482
ambenonium 69
ambroxol 299
amezinium metilsulfate 285
amikacin sulfate（AMK） 459
amiloride 339
amine precursor uptake and decarboxylase 417
$\gamma$-aminobutyric acid 98
$\varepsilon$-aminocaproic acid 366
$p$-aminohippurate sodium（PAH） 535
$p$-aminohippuric acid 333
6-aminopenicillanic acid（6-APA） 450
aminophylline 171, 253, 306
amiodarone 262
amitriptyline 136
AMK 459
amlexanox 207, 311, 387
amlodipine 269, 274
amobarbital 117
amogastrin 534
amosulalol 280, 281
amoxicillin（AMPC） 322, 451
AMPC 451
AMPH 472
amphetamine 51, 171
ampholytic detergent 489, 492
ampholytic soap 492
amphotericin-B 472
ampicillin（ABPC） 450
amprenavir 481
amrinone 254
amrubicin 508
amylase 316
amyl nitrite 265
anabolic steroid 414
analgesics 156
*Anamirta cocculus* 174
anastrozole 519
androgen 351, 401, 413
androstenedione 413
anemia 349
anesthetic ether 107
angina pectoris 264
angiotensin Ⅱ 219
angiotensin $AT_1$ receptor

blocking drugs (ARB) 256
angiotensin converting enzyme (ACE) 276
anisotropine methyl bromide 75
ANP 248
antagonist 31, 39
anthraquinone derivatives 325
antianxiety drugs 129
anticholinergic agents 71
antidepressant drugs 133
antidiuretic hormone (ADH) 403
antiepileptic drugs 141
antifolics 499
antihelmintics 486
antimalarial agents 485
antimetabolites 499
antiparkinsonism drugs 148
antiprotozoal drugs 485
antipsychotics 122
antipyretic analgesics 156
antipyrimidines 501
antipyrine 168
6-APA 450
aplastic anemia 350
apomorphine 322
apricot kernel 301
aprindine 261, 383
aprotinin 218
APUD 417
Ara-A 478
Ara-C 502, 504
ARB 256, 278
arbekacin sulfate (ABK) 459
*Areca catechu* 66
arecoline 66
argatroban 363
arginine 533
aromatic-L-amino acid decarboxylase 152
arotinolol 280
arrhythmia 257
ascorbic acid 364
ASO 287
L-asparaginase 527
aspirin 167, 231, 238, 367
atorvastatin 434
ATP 23, 181, 234
atrial natriuretic peptide (ANP) 248
atrioventricular node 244
*Atropa belladonna* 71
atropine 71, 378

atropine substitutes 74
auranofin 191
autacoids 210
autonomic nervous system 27
autoreceptor 39, 96
autoregulation 104
azasetron 216, 323, 514
azathioprine 186
azelastine 205, 311
azosemide 337
AZT 455
aztreonam (AZT) 455
AZT・3TC 480
azulene 388, 390

## B

bacampicillin 451
bacille Calmette and Guérin (BCG) 529
baclofen 147
Bainbridge reflex 246
BAPC 451
barbiturates 117, 144
barium sulfate 532
basiliximab 188
bathomotropic action 245
BCG 189, 190, 529
BCM 502
beclometasone 236, 309
befunolol 384
belladonna alkaloids 71
bemegride 173, 537
benproperine 296
benserazide 153
bentiromide 534
benzalkonium chloride 489
benzbromarone 438
benzethonium chloride 489
benzodiazepine derivatives 130
benzodiazepines 113, 146
benzothiadiazine derivatives 336
benzoylmethylecgonine 80
benzylhydrochlorothiazide 336
benzylpenicillin benzathine (DEBCPCG) 450
benzylpenicillin potassium (PCG) 450
bepotastine 312
bepridil 263
beraprost 232, 287

beraprost sodium 369
berberine 327
betahistine 176
betamethasone 236, 411
betamipron (BP) 455
betaxolol 384
bevantolol 280
bezafibrate 436
bicalutamide 415, 519
bifonazole 394
biochemical modulation (BCM) 502
biological response modifiers (BRM) 522
biperiden 154
bisacodyl 325
bismuth subgallate 326
bismuth subnitrate 326
bisoprolol 256
bitter orange peel 316
bleomycin (BLM) 510
BLM 510, 511
blocker 31, 39
blood-brain barrier 101
blood/gas partition coefficient 105
BNP 248
BP 455
bradykinin 157
brain natriuretic peptide (BNP) 248
bretylium 63
brinzolamide 339, 386
BRM 522
bromelain 300
bromhexine 298
bromocriptine 153, 399
bromvaleryl urea 119
bucillamine 192
bucladesine 254
bucladesine sodium 390
budesonide 309
budralazine 283
Buerger's disease 287
buformin 430
bufotenine 215
bumetanide 337
bunazosin 53, 56, 282, 385
bundle of His 244
buprenorphine 165
BUS 498
buserelin 400
busulfan (BUS) 498
butorphanol 165

butropium 75
butyrophenone derivatives 127

## C

$Ca^{2+}$-ATPase 19, 266
cabergoline 153
$Ca^{2+}$ channel blocking drugs 269
cadralazine 283
caffeine 170, 234
caffeine and sodium benzoate 171
calbindin 407
calcipotriol 393
calcitonin 406
calcitonin salmon 441
calcitoriol 441
calcium folinate 500
calcium leucovorin 500
CAM 459
cAMP 13, 409
camptothecin 515
candesartan cilexetil 223, 278
capecitabine 502
captopril 218, 223, 276, 277
carbamazepine 145
carbazochrome sodium sulfonate 364
carbidopa 153
L-carbocysteine 300
carbon dioxide（$CO_2$） 293
carbonic anhydrase 334
carbonic anhydrase inhibitors 146
carboplatin（CBDCA） 514
carboquone（CQ） 497
carboxymethylcellulose 324
cardiac glycosides 248
cardiotonics 248
cardiovascular system 243
carmofur（HCFU） 502
carnitine 316
carperitide 255
carpronium 326
carteolol 384
carumonam sodium（CRMN） 456
carvedilol 256, 280
castor oil 325
CAT 36
catechol-$O$-methyltransferase （COMT） 35, 557
cationic detergent 489

CAZ 453
CBDCA 514
CBPZ 453
CCK-PZ 315
CCL 453
CDDP 513, 514
CDR（Clinical Dementia Rating） 182
cefaclor（CCL） 453
cefazolin sodium（CEZ） 453
cefbuperazone sodium（CBPZ） 453
cefepime（CFPM） 454
cefixime（CFIX） 453
cefmenoxime hemihydrochloride（CMX） 453
cefmetazole sodium（CMZ） 453
cefoperazone sodium（CPZ） 453
cefoselis sulfate（CFSL） 454
cefotaxime sodium（CTX） 453
cefotetan（CTT） 453
cefotiam hexetil hydrochloride（CTM-HE） 453
cefotiam hydrochloride（CTM） 453
cefpiramide sodium（CPM） 453
cefpirome sulfate（CPR） 454
ceftazidime（CAZ） 453
cefteram pivoxil（CFTM-PI） 453
ceftizoxime sodium（CZX） 453
cefuroxime axetil（CXM-AX） 453
celecoxib 231, 240
celmoleukin 190, 522
centrally acting muscle relaxants 83, 147
cephalexin（CEX） 453
cephalothin sodium（CET） 453
cephem 449
CET 453
cetirizine 312
CEX 453
CEZ 453
CFIX 453
CFPM 454
CFSL 454
CFTM-PI 453

cGMP 15
chemical neurotransmitter 28
chemical synapse 94
chemoreceptor trigger zone （CTZ） 54, 124, 163, 216, 322
chenodeoxycholic acid 328
cherry bark extract 301
chloral hydrate 119
chloramphenicol（CP） 462
chlordiazepoxide 130, 318
chlorhexidine 489
chlormadinone 417
chlorphenesin 147
chlorpheniramine 204
chlorpromazine 123, 127, 323, 428
chlortalidone 255, 337
cholecystokinin 418
cholecystokinin-pancreozymin （CCK-PZ） 315
choline 33
choline acetylase 36
choline acetyltransferase （CAT） 36
choline esterase 64
choline esters 64
cholinergic agents 63
cholinergic blocking agents 71
cholinergic neuron 33
cholinesterase inhibitors 67
choline theophylline 253, 306
*Chondodendron tomentosum* 87
chondroitin sodium sulfate 388
chondroitin sulfate, iron colloid 356
choresterol 434
chronotropic action 245
cibenzoline 259
ciclosporin（CYA） 186, 351, 356
cideferron 356
cilastatin sodium（CS） 454
cilnidipine 274, 275
cilostazol 369
cimetidine 206, 319
cinnamon bark 316
cinoxacin（CINX） 464
CINX 464
ciprofloxacin hydrochloride （CPFX） 464
cisplatin（CDDP） 323, 513, 514
CK 268

CL 467
cladribine 528
clarithromycin (CAM) 322, 459
*Claviceps purpurea* 54, 345
clavulanic acid (CVA) 451
CLDM 460
clearance 333
clenbuterol 51, 304
CLF 471
clindamycin (CLDM) 460
clinical research coordinator (CRC) 546
clofazimine (CLF) 471
clofedanol 296
clofibrate 436
clomifene 416
clonazepam 146
clonidine 47, 282
cloperastine 296
*Clostridium difficile* 461
clotiazepam 130
clozapine 129
CMX 453
CMZ 453
CNP 248
cobamamide 353
cocaine 80
codeine 164, 295
colchicine 437
colestimide 435
colestyramine 435
colforsin daropate 254
colistin (CL) 467
combinatorial chemistry 540
combivir 480
competitive blocking agents 87
compound iodine glycerin 490
COMT 35
COMT$^H$ 557
COMT$^L$ 557
conditional avoidance response 126
conduction anesthesia 78
condurango 316
copper sulfate 322
coptis rhizome 316
corticorelin 533
corticotropin-releasing hormone (CRH) 399
cortisol 410, 411
cortisone 411
*Corynanthe yohimbe* 55

COX 167, 237, 303, 437
COX-1 168, 237, 367
COX-2 168, 237
CP 462
CPA 186, 495, 496, 497
CPFX 464
CPM 453
CPR 454
CPZ 453
CQ 497, 498
CRC 546
creatinine 333
CRH 399
CRMN 456
crotamiton 391
CS 454
CSase 452
CTM 453
CTM-HE 453
CTT 453
CTX 453
CTZ 54, 124, 163, 216, 322
curare 87
CV-11974 223
CVA 451
CXM-AX 453
CYA 186
cyanamide 122
cyanocobalamin 353
cyclodextrin 490
cyclopentolate 74, 378
cyclophosphamide (CPA) 186, 495, 496, 497
CYP1A1 558
CYP1A2 307
CYP3A 559
CYP2B6 495
CYP2C19 559
CYP2C9 558
CYP2D6 295, 559
CYP2E1 559
cyproheptadine 204
cytarabine (Ara-C) 502, 504
cytarabine ocfosfate 502
cytochrome P-450 120
cytosine arabinoside 502
CZX 453

# D

dacarbazine (DTIC) 499
dactinomycin 508
dalteparin sodium 360
danaparoid sodium 361

dantrolene sodium 91
DAO 199
*Datula tramonium* 71
daunorubicin 507
DCF 528
DCI 57
DDS 471
DEBCPCG 450
dehydrocholic acid 327
delavirdine 480
denervation 30
denervation effect 61
denopamine 48, 252
deoxycytidine kinase 505
depolarization 33
depolarizing blocking agents 89
deprenyl 155
depressive disorder 134
desensitization 100, 135
desipramine 136
deslanoside 248
desmopressin 403
dexamethasone 236, 411
dextran 374
dextromethorphan 296
DFP 69
DHC 421
DHP 466
diabetes mellitus 426
diamine oxidase (DAO) 199
diaphenylsulfone (DDS) 471
diastase 316
diazepam 130, 146, 318
dibenamine 53
dibucaine 82
DIC 360, 362
dichloroisoproterenol (DCI) 57
diclofenac sodium 238
dicumarol 362
dicycloverine 75
didanosine 479
diethylcarbamazine 487
diethylstilbestrol phosphate 519
difenidol 175
diflunisal 238
digitoxin 248, 249
digoxin 248
dihydrocodeine 164, 295
dihydroergotamine 286
dihydroergotoxine 180
dihydroxyphenylalanine 35

diisopropylfluorophosphate 69
dilazep 270
diltiazem 263, 269, 275
dimemorfan 296
dimenhydrinate 174, 323
dimethylpolysiloxane 532
dimethyltryptamine 215
dimeticone 532
dimorphoramine 173
dinoprost（$PGF_{2\alpha}$） 231, 345
dinoprostone（$PGE_2$） 231, 345
dioctyl sodium sulfosuccinate 324
diphenhydramine 204, 323
dipivefrine 378, 383
dipotassium glycyrrhizinate 388
diprophylline 253, 306
dipyridamole 234, 270, 370
directed synapse 94
directly observed treatment, short course（DOTS） 470
disopyramide 259
disseminated intravascular coagulation（DIC） 362
distigmine 69
distigmine bromide 379
disulfiram 122
DMARDs 191
DNR 507
dobutamine 48, 252
docarpamine 252
docetaxel 515
domperidone 316
donepezil 182
DOPA 35
L-DOPA 151
dopamine 35, 52, 252, 398
dorzolamide 339, 386
DOTS 470
down regulation 400, 519
doxapram 292
doxazosin 56, 282
doxifluridine 502
doxorubicin 507, 509
DOXY 461
doxycycline hydrochloride（DOXY） 461
DPB 461
dried aluminium hydroxide gel 320
dromotropic action 245
droperidol 127

droxidopa 154, 285
DTIC 499
dual innervation 31
DXR 507, 509

## E

EB 468, 469
ebastine 312
EBM 272
ecabet sodium 321
ecothiopate iodide 71
EDRF 15
edrophonium 68
edrophonium chloride 537
efavirenz 480
efferent nerve fiber 27
efonidipine 274
EFV 480
EGFR 527
elcatonin 441
electrical synapse 94
EM 459
emedastine 311
emergence phenomenon 109
emetine 322
enalapril 223, 256, 276, 277
endothelin（ET） 224
endplate 85
endplate potential 85
enflurane 107
enoxacin（ENX） 464
enprostil 232, 321
*Enterococcus faecium*（VRE） 462
ENX 464
epalrestat 431
eperisone 147
ephedrine 52, 303
EPI 507
epidermal growth factor receptor（EGFR） 527
epidural anesthesia 79
epilepsy 141
epinastine 205, 312
epinephrine 42, 252, 303
epirizole 240
epirubicin 507
epitiostanol 519
epoetin alpha 351
epoetin beta 351
eprazinone 296, 298
EPSP 98, 99
ergocornine 54

ergocristine 54
ergocryptine 54
ergometrine 346
ergot alkaloid 54, 345
ergotoxine 54
erythromycin（EM） 459
erythropoietin 350
*Erythroxylon coca* 80
escape response 126
esmolol 262
estradiol 415
$17\beta$-estradiol 415
estramustine 496
estriol 415, 443
estrogen 401, 413
estrone 415
ET-1 224
ET-2 224
ET-3 224
ethacrynic acid 337
ethambutol hydrochloride（EB） 468, 469
ethanol 119, 489
ethenzamide 167
ethinylestradiol 415
ethosuximides 145
ethyl aminobenzoate 81, 321
L-ethyl cysteine 299
ethyleneimines 497
ethyl icosapentate 369
ethylmorphine 164
etidronate disodium 440
etilefrine 47, 284
etoposide（VP-16） 516, 518
etretinate 393
evidence based medicine 272
excitation-secretion coupling 95
excitatory postsynaptic potential（EPSP） 98
excitement 103
exemestane 519
exocytosis 34
EXP 3174 223
extrapyramidal tract 84

## F

Fab-ETPA-In111 195
fadrozole 417
fadrozole hydrochloride hydrate 519
famotidine 206, 319
faropenem sodium（FRPM）

455
5-FC  475
fenbufen  238
fennel  316
fenofibrate  436
fenoterol  50, 303
fentanyl  127, 164
ferric citrate  536
ferric pyrophosphate  355
ferrous fumarate  355
ferrous sulfate  355
ferumoxides  532
fexofenadine  311
FFA  361
fight and flight  31
fight and fright  31
filariae  487
filgrastim  357
first pain  157
first-pass effect  25
five lipoxygenase activating
  protein  226
FK506  187
FKBP  187
FLAP  226
flavoxate  342
FLCZ  474
flecainide  261
fleroxacin (FLRX)  464
flomoxef sodium (FMOX)
  453
flopropione  328
FLRX  464
fluconazole (FLCZ)  474
flucytosine (5-FC)  475
fludarabine  505
fludrocortisone  412
flufenamate  239
flumazenil  116, 293
fluocinolone acetonide  236
fluorescein sodium  537
5-fluorouracil (5-FU)  501,
  503, 504
fluoxetine  138
fluphenazine  123, 127
flutamide  415, 519, 521
fluticasone  236, 309
fluvastatin  434
fluvoxamine  138, 215
FMOX  453
foeniculated ammonia spirit
  301
folic acid  350, 499
follicle stimulating hormone

(FSH)  348, 401
FOM  457
fominoben  296
formalin  492
formoterol  50, 303
fosfestrol  416, 519
fosfomycin sodium (FOM)
  457
freeze-dried BCG  190
FRPM  455
FSH  348, 400, 401
5-FU  475, 502, 503, 504
fudosteine  300
furosemide  280, 337

## G

GABA  98, 146, 181
gadodiamide hydrate  532
gallium citrate ($^{67}$Ga)  536
ganciclovir (GCV)  478
ganglion  28
ganglion blockers  76
ganglionic blocking agents  76
gastrin  72, 315, 418
G-CSF  357, 358, 494
GCV  478
gefarnate  321
gefitinib  524, 525
gelatin  367
gemeprost (PGE$_1$)  231, 345
gemucitabine  502
general anesthetics  102
generic name  540
genome medicine  540
gentamicin sulfate (GM)  459
GER  553, 332
GH  400
ghrelin  398
GHRH  398
GINA  301
Gla  441
glibenclamide  428
gliclazide  428
glimepiride  428
glomerular filtration rate
  (GFR)  332
GLP  543
glucagon  407, 409, 533
glucocorticoid  402, 410
glucose oxidase  536
GluNAc  448
glucose transporter  408
GLUT2  408

$\gamma$-glutamylcarboxylase  365,
  423
glutaral  492
glutathion  381
glutathione-$S$-transferase
  (GST)  557
glycerin  340
glycine  98
GM  459
GM-CSF  358
GMP  186
Gn-RH  400
gonadorelin  400
gonadorelin diacetate  533
gonadotropin  401
gonadotropin-releasing
  hormone (Gn-RH)  400
good clinical practice (GCP)
  546
good laboratory practice (GLP)
  543
good post-marketing study
  practice (GPSP)  547
good post-marketing
  surveillance practice
  (GPMSP)  547
good vigilance practice (GVP)
  547
goserelin  400
goserelin acetate  519, 521
GPCR  9, 201
GPMSP  547
G protein-coupled receptor
  (GPCR)  9, 201
GPSP  547
granisetron  216, 323, 514
granule  33
granulocyte colony-stimulating
  factor (G-CSF)  357, 494
granulocyte macrophage
  colony-stimulating factor
  358
griseofulvin (GSF)  475
growth hormone (GH)  400
growth hormone-releasing
  hormone (GHRH)  398
GSF  475
GSH-$S$-transferase  557
GST  557
G-strophanthin  249
guaifenesin  296, 298
guanabenz  48, 282
guanethidine  62
guanfacine  48, 282

gusperimus 187
GVP 547

## H

haloperidol 127
halothane 107
hangover 116, 121
harmaline 214
harmine 214
Hartmann's solution 374
HbA$_{1C}$ 426
HCFU 502
hCG (HCG) 401, 536
HDC 199
HDL 361, 432
*Helicobacter pylori* 317, 322
helminths 486
hemicholinium-3 37
hemocoagulase 366
hemolytic anemia 356
heparin calcium 360
heparin-induced thrombocytopenia (HIT) 361
heparin sodium 360
hepronicate 288
HER2 527
hesperidin 364
heteroreceptor 55
hexamethonium 77
hexobarbital 117
high threshold mechanoreceptor 156
histamine 198
histamine *N*-methyltransferase (HMT) 199
histidine decarboxylase (HDC) 199
HIT 361
HIV 478, 482
hLH 536
HMG 401
HMG-CoA 434
HMT 199
homatropine 74
hot flash 416
HSP 410
5-HT 211
5-HT$_{2A}$ 123
HU 507
human menopausal gonadotropin (HMG) 401
human anti-HBs

immunoglobulin 375
human anti-tetanus immunoglobulin 375
human chorionic gonadotropin (HCG) 401
human epidermal growth factor receptor type 2 (HER2) 527
human immunodeficiency virus (HIV) 478
human normal immunoglobulin 375
human serum albumin 375
hyaluronate sodium 380
hydralazine 283
hydrochlorothiazide 336
hydroxocobalamin 353
hydroxycarbamide (HU) 507
hydroxyethylated starch 374
hymecromone 328
*Hyoscyamus niger* 71
hyperpolarization 33
hypnotics 110
hypothalamus 397

## I

$^{131}$I 405
ibudilast 178, 311
ibuprofen 238
IC$_{50}$ 124
ICG 535
ICH 542, 543
idarubicin 507
idebenone 180
IDL 432
idoxuridine (IDU) 478
IDR 507
IDU 478
IDV 481
ifenprodil 177
IFM 495
IFN 483
IFN-$\alpha$ 189
IFN-$\beta$ 189
IFN-$\gamma$ 189
ifosfamide (IFM) 495
IgE 197
IGF-I 401
IgG 197, 356
IgM 197
IL-2 187, 189
imatinib mesilate 524, 525
iminostilbenes 145

imipenem (IPM) 454
imipramine 136
indapamide 337
indigocarmine 535
indinavir (IDV) 481
indium ($^{111}$In) chloride 536
indium ($^{111}$In) oxyquinolin 536
indocyanine green (ICG) 535
indometacin 231, 238
infiltration anesthesia 78
infliximab 193
INH 468
inhibitory postsynaptic potential (IPSP) 98
inositol hexanicotinate 288
inositol monophosphatase 140
inotropic action 245
insulin 407
insulin-like growth factor-I (IGF-I) 401
insulin lispro 427
insulin receptor substrate 408
insulin zinc injection 427
insulin zinc protamine injection 428
interferon (IFN) 483, 522
interferon-$\alpha$ 523
interferon-$\alpha$2a 189
interferon-$\alpha$2b 189
interferon-$\beta$ 189
interferon-$\gamma$1a 190
introduction 103
inulin 332
involuntary nerve 28
iodinated human serum albumin-$^{131}$I 536
iodine 390
iodine tincture 490
iodophor 490
iohexol 532
iotrolan 532
IP$_3$ 409
IPM 454
ipratropium 308
ipriflavone 443
iproniazid 139
IPSP 98, 99
irinotecan hydrochloride 515, 518
iron 350
iron deficiency anemia 354
IRS 408
ISA 60

ischemic heart disease 264
isepamicin (ISP) 459
isoflurane 107
isoniazid (INH) 468
isoprenaline 252, 303
isoprenaline hydrochloride 46
isopropanol 489
isopropyl unoprostone 385
isoproterenol 46, 303
isosorbide 340
isosorbide dinitrate 255, 265
isosorbide mononitrate 265
isotonic sodium chloride solution 374
isoxsuprine 289, 347
ISP 459
ITCZ 474
itopuride 316
itraconazole (ITCZ) 474

## J

JAK-STAT 17
janus kinase 17

## K

kallidinogenase 290
kanamycin sulfate (KM) 458
ketamine 108
ketoprofen 238
ketotifen 205, 311
KM 458
Krestin 191, 522
krypton ($^{81m}$Kr) 536

## L

labetalol 280
lactulose 325
lafutidine 206
lamivudine 479, 480, 484
lanatoside C 248
landiolol 262
lansoprazole 318
latamoxef sodium (LMOX) 453
latanoprost 385
LCAT 432
LCM 460
LDL 361, 432
leflunomide 192
lenograstim 357
lentinan 522

*Leuconostoc mesenteroides* 374
leukocytopenia 356
leukotriens (LT) 225
leuprorelin 400
leuprorelin acetate 519
levallorphan 165, 293
levobunolol 384
levocabastine 387
levodopa 151
levofloxacin (LVFX) 465
levomepromazine 127
levothyroxine sodium ($T_4$-Na) 405
Lewis's triple response 202
Lewy body 148
LFLX 464
LH 348, 400, 401
LH-RH 400
lidocaine 82, 261, 379
limaprost 231
limaprost alfadex 287
α-limonene 328
lincomycin hydrochloride (LCM) 460
linezolid (LZD) 462
liothyronine sodium ($T_3$-Na) 405
lipase 316
lisinopril 256
lisuride 180
lithium carbonate 140
LMOX 453
lobenzarit disodium 192
local anesthesics 78
Lock's solution 374
lomefloxacin hydrochloride (LFLX) 464
loop of Henle 333
loperamide 326
loratadine 312
losartan potassium 223, 278
loxoprofen sodium 238
LPL 432
LSD 214
LSD-25 54
LT 209, 225
luteinizing hormone (LH) 348, 401
luteinizing hormone-releasing hormone (LH-RH) 400
LVFX 465
lysergic acid 345
lysergic acid diethylamide (LSD-25) 54

lysozyme chloride 300, 390
LZD 462
mabuterol 51, 304

## M

MAC 105
macrophage colony-stimulating factor (M-CSF) 358
magnesium citrate 532
magnesium oxide 324
magnesium silicate 320
magnesium sulfate 324
major tranquilizer 122
malignant syndrome 127
mania 134
D-mannitol 340
MAO 35
$MAO_A$ 155
$MAO_B$ 155
maprotiline 137
MARTA 122, 129
masked depression 136
maxacalcitol 393
mazaticol 154
MCFG 476
MCNU 498
M-CSF 358
MCZ 474
MDI 305
MDMA 172
MDR 23
MDT 471
mebendazole 487
mecamylamine 78
mecasermin 401
meclofenoxate 178
mecobalamin 353
medicinal carbon 326
medroxyprogesterone 417
medroxyprogesterone acetate (MPA) 519
mefenamic acid 239
mefloquine 485
mefruside 255, 337
megaloblastic anemia 351
meglumine gadopentetate 532
meglumine iotalamate 531
melphalan 496
menatetrenone 365, 441
MEOS 120, 121
mepenzolate 75
mephenesin 147
mepitiostane 519

mepivacaine 83
MEPM 455
mepyramine 204
mequitazine 205, 311
6-mercaptopurine (6-MP) 505, 506
6-mercaptopurine riboside 505
mercurochrome 491
meropenem (MEPM) 455
mesna 341, 495
metarbital 117
metenolone 414
metered dose inhaler (MDI) 305
metformin 430
methadone 164
methamphetamine 51, 171
methane sulfonates 498
methicillin-resistant *Staphylococcus aureus* (MRSA) 452
methotrexate (MTX) 186, 192, 500
methoxamine 47
methoxyphenamine 50, 303
methylbenactyzium 75
L-methyl cysteine 299
methyldopa 48, 282
3,4-methylendioxymethamphetamine 172
methylephedrine 52, 303
methylergometrine 346
methylphenidate 172
methylprednisolone 188, 236, 356
methyltestosterone 414
meticrane 337
metildigoxin 248
metixene 154
metoclopramide 316
metoprolol 256
metronidazole 486
metyrapone 412, 533
mexiletine 261
mianserin 137
MIC 447
micafungin (MCFG) 476
miconazole (MCZ) 474
microsomal ethanol oxidizing system (MEOS) 120, 121
midodrine 47, 284
migrenin 169
milnacipran 139

milrinone 254
mineralocorticoid 402, 409
Mini-Mental State Examination 182
minimum alveolar concentration 105
minimum inhibitory concentration (MIC) 447
MINO 461
minocycline hydrochloride (MINO) 461
minor tranquilizer 129
mirimostim 358
misoprostol 232, 321
mitiglinide 429
mitogen-activated protein 16
mitomycin C (MMC) 510, 512
mitotane 412
mitoxantrone hydrochloride 527
mixed function oxidase 25
mixture of galactose・palmitic acid 532
mizoribine 186, 192
MMC 510, 511, 512
MMSE 182
monoamine oxidase (MAO) 35
monoamine oxidase (MAO) inhibitor 139
monobactam 449
montelukast 210, 314
montelukast sodium 232
monteplase 373
mood disorders 133
mood stabilizer 133, 134, 140
morphine 161
morphine sulfate 161
mosapride 216, 317
motor nerve 28
6-MP 505, 506
MPA 188, 519
6-MPR 507, 505
MRP 23
MRSA 452
MTX 186, 192, 193, 500
multiacting receptor targeted antipsychotics (MARTA) 122, 129
multidrug resistance 23
multidrug resistance-associated protein (MRP) 23
multidrug therapy (MDT)

471
MUP 452
mupirocin calcium 452
muromonab-CD3 188
muscarine 66
muscarinic receptor 39
myasthenia gravis 68
mycophenolate mofetil 188
myocardial infarction 264

## N

NA 464
NAD 424
nadifloxacin (NDFX) 465
NADP 424
nafarelin 400
naftopidil 57, 341
$Na^+, K^+$-ATPase 249
nalidixic acid (NA) 464
nalorphine 165
naloxone 165, 293
NANC 343
nandrolone 414
naphazoline 380, 387
naproxen 238
narcotic analgesics 156
nartograstim 357
nasaruplase 372
nateglinide 429
NATs 556
natural aluminium silicate 326
NCS 511
NDFX 465
nedaplatin 514
negative feedback mechanism 55
nelfinavir mesilate 481
neocarzinostatin (NCS) 511
neostigmine 68
netilmicin sulfate (NTL) 459
neuroleptics 109, 122
neuroleptoanalgesia (NLA) 109
neuromuscular junction 83, 94
neuropathic pain 166
neurosis 129
neurotransmitter 95
neutral insulin injection 427
neutropenia 356
nevirapine 480
NF-AT 187
NF-$\kappa$B 17
NFLX 464

nicergorine 177
niceritrol 288, 436
nicomol 288, 436
nicorandil 270
nicotinamide 288
*Nicotina tabacum* 76
nicotine 76
nicotinic receptor 39
nicotinic acid 288
nifedipine 269, 273
nifekalant 262
nimustine hydrochloride (ACNU) 498
nipradilol 385
nitrates 265
nitrazepam 113, 130
nitrogen mustard *N*-oxide 495
nitrogen mustards 495
nitroglycerin 255, 265
nitrosoureas 498
nitrous oxide ($N_2O$) 107
nizatidine 206, 319
NLA 109
NMDA 109
nociceptor 156
nogitecan hydrochloride 515
noncompetitive blocking agents 89
non-directed synapse 95
non-REM sleep 112
norepinephrine 43, 252
norethisterone 417
norfloxacin (NFLX) 464
nortryptyline 137
noscapine 296
noxious stimuli 156
NRGC 161
NRM 159
NSAIDs 166
NTL 459
nuclear factor for $\kappa$-chain gene in B cells 17
NYS 473
nystatin (NYS) 473

## O

OAT 23
obidoxime 71
OCT 23
octreotide 398
ofloxacin (OFLX) 464, 471
OFLX 464, 471
OK-432 522

OKY-1581 231
olanzapine 129
olmesartan medoxomil 278
olopatadine 312
olprinone 254
omeprazole 318
ondansetron 216, 323, 514
opioid peptides 160
opioid receptors 159
opioids 159
opium 162
orciprenaline 50, 303
organic anion transporter 23
organic cation transporter 23
organic phosphorous compounds 69
ornoprostil 232, 321
oseltamivir 483
osteoporosis 439
ouabain 249
oxapium iodide 75
oxaprozin 238
oxatomide 205, 209, 311
oxazepam 130
oxazolidines 144
oxethazaine 82, 321
oxidized cellulose 367
oxitropium 308
oxybuprocaine 81, 379
oxybutynin 342
oxycodone 164
oxydol 491
oxymetazoline 380
oxymethebanol 295
oxytocin 346, 403
ozagrel 209, 231, 313
ozagrel sodium 368

## P

PA 464
paclitaxel 515, 517
PAE 447
PAF 232
PAH 535
palivizumab 484
PAM 71
pamiteplase 373
L-PAM 496
pancreas 407
pancreatic polypeptide 407
pancreatin 316
pancuronium 88
panipenem (PAPM) 455

papaverine 289
*Papaver somniferum* 162
PAPM 455
parasympathetic nerve 28
parasympatholytics 71
parasympathomimetics 63
parathyroid hormone (PTH) 406
parnaparin sodium 360
paroxetine 138, 215
partial agonist 60
PBP 449
PCG 450
PDE 14, 253
pemirolast potassium 207, 311, 387
penam 449
penem 449
penicillamine 192
penicillin binding protein (PBP) 449
pentazocine 165
pentetrazol 145, 173
pentobarbital 117
pentostatin 528
pentoxyverine 296
PEP 510, 511
PEPC 450
peplomycin (PEP) 510
pepsin 316
pergolide 153
peripherally acting muscle relaxants 84
pernicious anemia 352
perphenazine 323
pethidine 164
PG 225
$PGE_1$ 345
$PGE_2$ 231, 345
$PGF_{2\alpha}$ 231, 345, 385
P-glycoprotein 494
phellodendron bark 316
phenacetin 168
phencyclidine 109
phenethicillin potassium (PEPC) 450
phenobarbital 117, 144
phenol coefficient 492
phenol-*O*-methyltransferase 557
phenolsulfonphthalein 535
phenothiazine derivatives 123
phenovalin 325
phenoxybenzamine 53, 55

phentolamine 53, 537
phenylephrine 47, 378
phenylethanolamine-*N*-methyl-transferase（PNMT） 36
phenytoin 144, 261
pheochromocytoma 57
phosphodiesterase inhibitors 253
*Physostigma venenosum* 67
physostigmine 67
phytonadione 365
Picibanil 191, 522
picrotoxin 174
pilocarpine 66, 378, 386
pilsicainide 261
pimobendan 254
pimozide 128
pioglitazone 430
PIPC 451
pipemidic acid（PPA） 464
piperacillin sodium 451
piperidolate 75, 347
pirarubicin 507
pirenoxine 381
pirenzepine 75, 320
piretanide 337
pirmenol 260
piroheptine 154
piromidic acid（PA） 464
piroxicam 240
pituitary 397
PL-B 467
plasmin inhibitor 366
plasminogen activator 366
platelet activating factor（PAF） 232
plaunotol 321
PMS 546
PNMT 36
polycarbophil calcium 327
polymixicin B（PL-B） 467
polymodal nociceptor 156
polyvinylpyrrolidone 490
porfimer sodium 528
positive feedback mechanism 55
postantibiotic effect（PAE） 447
post-marketing surveillance（PMS） 546
potassium canrenoate 280, 338
potassium permanganate 491
povidone iodine 490
PPA 464

PPAR 421, 431
pralidoxime 71
pranlukast hydrate 210
pravastatin 434
praziquantel 487
prazosin 53, 56, 282
preanesthetic medication 110
prednisolone 188, 236, 411, 519
prednisone 519
primidone 144
PRL 401
probenecid 439
probucol 435
procainamide 259
procaine 80
procarbazine hydrochoride 527
procaterol 50, 303
prochlorperazine 323
profenamine 154
progesterone 401, 417
progestin 413
proglumide 321, 418
prolactin（PRL） 401
promethazine 204
pronase 300
propafenone 261
propantheline 74
propiverine 342
propofol 109
propranolol 58, 262, 267
propylthiouracil 405
proscillaridin 249
prostaglandins（PG） 225
protamine sulfate 360
protireline 533
protozoa 485
pro-urokinase 371
proxyphylline 253, 306
pseudocholinesterase 37
psilocybin 215
PSK 522
psychosomatic disease 130
psychotropic drugs 122
PTCA 264
PTH 406
Purkinje fiber 244
pyramidal tract 84
pyrantel pamoate 487
pyrazinamide（PZA） 468, 470
pyridostigmine 69
pyridoxal phosphate 354
pyridoxine 354

pyrimethamine 485
PZA 468, 470

Q

quetiapine 129
quinidine 259
quinine 485
quinupristin/dalfopristin 463

R

RA 193
rabeprazole 318
raloxifene 416, 443
ramatroban 313
ramosetron 514
Ran 16
ranimustine（MCNU） 498
ranitidine 206, 319
RANK 406
RANKL 406
rapid eye movement 112
rapid eye movement sleep 111
RAR 420, 421
rate limiting step 35
*Rauwolfia serpentina* 61
Raynaud's disease 287
Raynaud's syndrome 57
rebound insomnia 116
receptor 37, 85
receptor activator of NF-λB ligand 406
REM sleep 111
renal anemia 351
renal plasma flow（RPF） 333
repirinast 207, 311
rescinnamine 283
reserpine 61, 283
respiratory syncytial virus 484
response element 13
rest and repast 31
retinol 421
reuptake 37
reviparin sodium 360
RFP 468, 469, 471
rhubarb 325
ribonucleotide reductase 507
rifampicin（RFP） 466, 468, 469, 471
rigidity 150
Ringer's solution 374
risperidone 129, 215
ritodrine 51, 347

ritonavir 481
rituximab 525, 526
rivavirin 484
rofecoxib 240
ropinirol 153
round the clock 307
roxatidine 319
roxatidine acetate 206
roxithromycin (RXM) 459
RPF 333
RTC 307
rutin 364
RXM 459
RXR 404, 420
RYP$_1$ 107

## S

saccharated ferric oxide 356
safrazine 139
salazosulfapyridine 192
salbutamol 50, 303
salicylamide 167
salmeterol 51, 304
sanilvudine 479
saquinavir 481
saralasin 223
Sarl 16
sarpogrelate 216, 371
SBPC 451
SBT 451
SBTPC 451
Schild equation 6
schizophrenia 122
schizophyllan (SPG) 522
scopolamine 73
scopolamine butylbromide 323, 532
SDA 122
*Secale cornutum* 54
secobarbital 117
second pain 157
secretin 72, 315, 418, 534
selective estrogen receptor modulators (SERM) 416
selective serotonin reuptake inhibitor (SSRI) 134, 138
selegiline 155
semi-alkaline proteinase 300
senega 301
senna 325
sensory nerve 28
seratrodast 210, 232, 313
SERM 416, 443

serotonin 157, 211
serotonin-noradrenaline reuptake inhibitor (SNRI) 134, 139
serrapeptase 300
setiptiline 137
sevoflurane 107
shuttle box 126
Shy-Drager syndrome 284
sideroblastic anemia 354
signal transducer and activator of transcription 17
sildenafil 344
silent myocardial ischemia 264
silver nitrate 491
simvastatin 434
single nucleotide polymorphism 22
sinoatrial node 244
sirolimus 271
slow wave sleep 111
SM 458, 468, 469
SMX 466
SNP 22
SNRI 129, 134, 139
sobuzoxane 528
sodium aurothiomalate 191
sodium bicarbonate 320
sodium bicarbonate tartaric acid 532
sodium chondroitin sulfate 379
sodium cromoglicate 207, 311, 387
sodium ferrous citrate 355
sodium flavine adenin dinucleotide 380
sodium hypochlorite 491
sodium iodide ($^{123}$I, $^{131}$I) 535
sodium iodohippurate-$^{131}$I 536
sodium pertechnetate-$^{99m}$Tc 536
sodium picosulfate 325
sodium risedronate 440
sodium salicylate 167, 238
sodium sulfate 324
sodium valproate 146
sofalcone 321
somatic nervous system 27, 83
somatic pain 166
somatorelin 533
somatostatin 398, 407
somatropin 401
D-sorbitol 325

sotalol 262
sparfloxacin (SPFX) 465
SPFX 465
SPG 522
spinal anesthesia 79
spindle wave 112
spiperone 127
spironolactone 280, 338, 412
SSRI 129, 134, 138
stage of medularly paralysis 104
stage of surgical anesthesia 103
stanozolol 414
STAT 17
steal phenomenon 177
stimulant 31, 38
*Streptomycecs griseus* 469
*Streptomyces mediterranei* 469
streptomycin (SM) 458, 468, 469
strychnine 173
succinimides 145
succinylcholine 90
sucralfate 321
sulbactam sodium (SBT) 451
sulbenicillin sodium 451
sulfadiazine silver 390
sulfadoxine 485
sulfamethoxazole (SMX) 466
sulfotransferase 556, 557
sulfur mustard 495
sulindac 238
sulpiride 128, 321
sulpyrine 168
SULT 556
sultamicillin tosilate (SBTPC) 451
sumatriptan 215
supersensitivity 100, 126, 135
suplatast 209, 313
surface anesthesia 78
suxamethonium 90
swertia herb 316
sympathetic nerve 28
sympathomimetic agents 41
sympathomimetics 41
synapse 94
synaptic cleft 34
synaptic transmission 94
synaptic vesicle 33

## T

T₃ 403
T₄ 403
tacalcitol 393
tachyphylaxis 53
tacrolimus 186, 394
talampicillin 451
talipexole 153
taltirelin 399
TAM 519, 521
tamoxifen 416
tamoxifen citrate (TAM) 519, 521
tamsulosin 57, 341
tandospirone 132, 215
TAO 287
TAPC 451
tardive dyskinesia 100
Taxol 515
Taxotere 515
tazanolast 207, 311
TC 461
3TC 480
TDM 456
teceleukin 190, 522, 524
tegafur (TGF) 502
TEIC 457
teicoplanin (TEIC) 457
telmisartan 278
tenoxicam 240
TEPP 71
teprenone 321
terazosin 56, 282
terbinafine 394
terbutaline 50, 303
terguride 399
teriparatide 534
TESPA 497, 498
testosterone 413, 414
tetrabromophenol blue 537
tetracaine 81
tetracosactide 402
tetracycline 485
tetracycline hydrochloride (TC) 461
tetraethylammonium 78
tetraethylpyrophosphate (TEPP) 71
tetrahydrofolic acid 499
tetrahydrozoline 380
TFLX 464
TG 361

TGF 502
thallium (²⁰¹Tl) chloride 536
theobromine 170
theophylline 170, 234, 306
thermal nociceptor 156
thiabendazole 487
thiamazole 405
thiamphenicol (TP) 462
thiamylal 117
thiamylal sodium 108
thioinosine 505
thiopental 117
thiopental sodium 108
thioridazine 123, 127
thiotepa 497
THP 507
threshold 34
thrombin 366
thromboxane (TX) 225
thyroid hormone responsive element (TRE) 404
thyroid-stimulating hormone (TSH) 401
thyrotropin-releasing hormone (TRH) 399
thyroxine (T₄) 403
tiapride 179
tiaramide 240
ticlopidine 370
tiemonium 75
timepidium 75
timolol 383
tinidazole 486
tiotropium 308
tipepidine 296, 298
tiquizium 75
tisokinase 372
tissue-type plasminogen activator (t-PA) 371
TIVA 109
TK 477
TMP 466
T₃-Na 405
T₄-Na 405
tobacco amblyopia 77
tocopherol 422
tocopherol nicotinate 288
todralazine 283
tolazoline 53, 288
tolbutamide 428
tolperizone 147
torasemide 337
toremifene citrate 519
torsades de pointes 254, 257

tosufloxacin tosilate (TFLX) 464
total intravenous anesthesia (TIVA) 109
toxic amblyopia 77
TP 462
t-PA 371
TPP 423
TR 420
trafermin 391
tranexamic acid 366
tranilast 207, 311, 387
transmitter 28
trapidil 270
trastuzumab 524, 526
trazodone 139
TRE 404
tremor 150
tretinoin 527, 529
tretinoin tocoferil 390
TRH 399
triamcinolone 411
triamcinolone acetonide 236
triamterene 280, 339
triazenes 499
trichlormethiazide 279, 336
trichomoniasis 486
triclofos sodium 119
tricyclic antidepressants 136
triethylene thiophosphoramide 497
trihexyphenidyl 154
triiodothyronine (T₃) 403
trilostane 412
trimebutine 317
trimetaphan 78
trimetazidine 270
trimethadione 144
trimethoprim (TMP) 466
trimetoquinol 50, 303
tripamide 337
tropicamide 74, 378
trospium 75
troxipide 321
true cholinesterase 37
TSH 399, 401
tubocurarine 87
tulobuterol 50, 304
TX 225
TXA₂ 367
tyloxapol 301
tyramine 51
tyrosine 33
tyrosine hydroxylase (TH) 35

## U

ubenimex 191, 522
ubidecarenone 257
UDP-glucuronosyltransferases 556
UGT 556
urea ($^{13}$C) 537
uric acid 437
urokinase 372
ursodeoxycholic acid 327

## V

vaccine 194
vagus reflex 43
valaciclovir 478
valethamate 75
valsartan 223, 278
vancomycin hydrochloride（VCM）456
vardenafil 260, 344
vasopressin 334, 403
VCM 456
VCR 515, 516
VDR 420
VDS 515
vecuronium 88
vegetable nerve 28
VEGF 527
verapamil 263, 269
vesnarinone 254
vidarabine（Ara-A）478
vinblastine sulfate（VLB）515
vincristine sulfate（VCR）515, 516
vindesine sulfate（VDS）515
vinorelbine ditartrate 515
VISA 456
visceral afferent fibers 28
visceral pain 166
vitamin $B_{12}$ 350
VLB 515
VLDL 432
voglibose 430
VP-16 516, 518, 519
VRE 456, 462

## W

warfarin potassium 362

## X

xanthine derivatives 170
xenobiotics 24
xenon ($^{133}$Xe) 536, 537
XMP 186

## Y

yohimbine 55

## Z

zafirlukast 210, 232, 314
zalcitabine 479
zanamivir 483
ZDV/AZT 480
zedoary 316
zidovudine 479, 480
zileuton 209
zinc oxide 391
zinostatin stimalamer 512
zonisamide 145

薬 理 学
―医薬品の作用―

定　価（本体 7,600 円＋税）

編集　竹内　幸一行一
　　　福井　裕順
　　　栗原

発行者　廣川節男
東京都文京区本郷3丁目27番14号

平成 17 年 9 月 15 日　初版発行©
平成 22 年 8 月 30 日　3 刷発行

発　行　所　株式会社　廣川書店

〒 113-0033　東京都文京区本郷 3 丁目 27 番 14 号
〔編集〕電話　03(3815)3656　FAX　03(5684)7030
〔販売〕　　　03(3815)3652　　　　03(3815)3650

Hirokawa Publishing Co.
27-14, Hongō-3, Bunkyo-ku, Tokyo